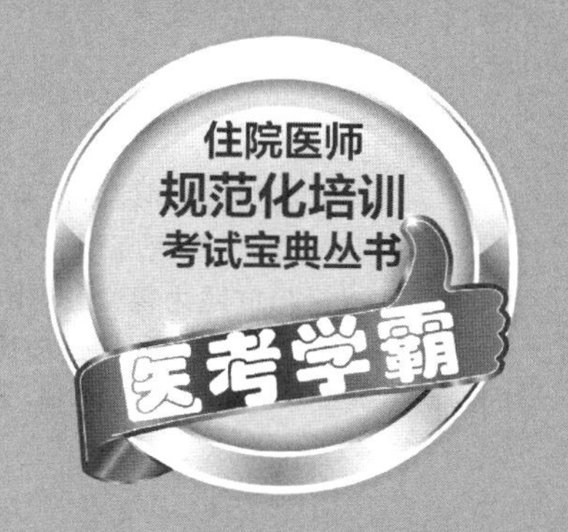

住院医师规范化培训

影像科

模拟试题及精析

住院医师规范化培训考试宝典编委会 编

第2版

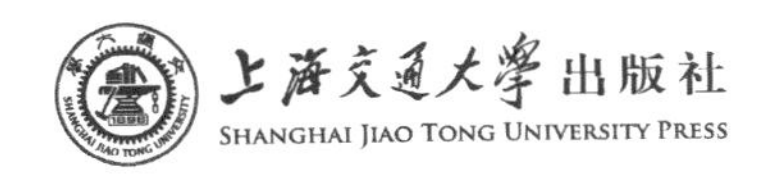

内容提要

本书系影像科住院医师规范化培训考试辅导教材，试题设计紧扣《住院医师规范化培训结业理论考核大纲》和《住院医师规范化培训结业实践技能考核指导标准》，总结全国住院医师规范化培训考试的经验，以模拟试题为媒介，对相关考点进行解析，并对相对较难的知识点进行扩展解读，以帮助考生了解考试形式和内容，顺利地通过出科考核。

本书可供参加放射科、超声医学科和核医学科住院医师规范化培训的住院医师及相关带教老师参考。

图书在版编目(CIP)数据

住院医师规范化培训影像科模拟试题及精析/梁轶群，汤巧主编. —2版. —上海：上海交通大学出版社，2023.3

(住院医师规范化培训考试宝典丛书)

ISBN 978-7-313-26207-3

Ⅰ.①住… Ⅱ.①梁…②汤… Ⅲ.①影像诊断—岗位培训—题解 Ⅳ.①R445-44

中国国家版本馆CIP数据核字(2023)第037263号

住院医师规范化培训影像科模拟试题及精析(第2版)

ZHUYUAN YISHI GUIFANHUA PEIXUN YINGXIANGKE MONI SHITI JI JINGXI

主　　编：梁轶群　汤　巧

出版发行：上海交通大学出版社　　地　　址：上海市番禺路951号

邮政编码：200030　　电　　话：021-64071208

印　　制：苏州市越洋印刷有限公司　　经　　销：全国新华书店

开　　本：787mm×1092mm　1/16　　印　　张：34.75

字　　数：885千字

版　　次：2019年1月第1版　2023年3月第2版　　印　　次：2023年3月第3次印刷

书　　号：ISBN 978-7-313-26207-3

定　　价：84.00元

住院医师规范化培训影像科模拟试题及精析

编　委　会

主　　审　姚秀芬

主　　编　梁铁群　汤　巧

编　　者　陈张敏　杨　丹　李卫斌　孟令玉

编　　委　（按汉语拼音排序）

陈佳敏　陈张敏　付桥桥　关健斌　郭亚雄　何梦娟
焦　丽　靳　丹　荆浈岂　雷筱菁　李飞虎　李　敏
李　瑞　李卫斌　李智山　梁铁群　蔺　扬　刘乾生
刘先洪　刘　鑫　刘云昊　罗世杰　马艳芳　孟令玉
苗　咪　莫勇军　倪朋芸　欧国峰　潘凯婷　平英瑶
任小朋　孙艳玲　邰迎春　汤　巧　王　甜　薛瑶瑶
荀世宁　闫　歌　杨　丹　杨锦欣　杨志宏　姚秀芬
殷宏振　余金文　岳聪聪　张　津　张夏青　张小侠
张玉勤　赵二伟　赵　静　周程成

前　　言

医疗是关系国人身家性命的大事。完整的医学教育包括院校教育、毕业后教育和继续教育，而住院医师规范化培训是毕业后教育的重要组成部分，是医学生成长为合格医生的必由阶段，是合格医师成才的关键培养时期。培训水平的高低直接决定了医生今后的医疗水平，其重要性不言而喻。根据《关于建立住院医师规范化培训制度的指导意见》，要求到 2015 年，各省（区、市）全面启动住院医师规范化培训工作；到 2020 年，基本建立住院医师规范化培训制度，所有新进医疗岗位的本科及以上学历临床医师均接受住院医师规范化培训。参加住院医师规范化培训对全国各地的新进住院医师来说已是大势所趋。

对参加培训的年轻医师来说，培训考核（包括过程考核和结业考核）则是一道必经的门槛，未能通过结业考核的医师则可能面临延期出站甚至重新培训的后果。但是，目前国内关于住院医师规范化培训考核的辅导教材尚不多见，考生往往缺乏理想的复习资料。为此，上海交通大学出版社在上海市卫生和计划生育委员会的支持下，汇集多年住院医师规范化培训的经验，组织 300 多位专家，编写了一套《住院医师规范化培训示范案例》。图书一经推出，获得了巨大反响，深受住院医师欢迎，为解决住院医师实践不足的问题提供了抓手。但也有反馈，希望能够获得指导住院医师规范化培训考试的专门指导书。为此，在充分调研的基础上，上海交通大学出版社委托本丛书编委会，以国家出台的《住院医师规范化培训结业理论考核大纲》和《住院医师规范化培训结业实践技能考核指导标准》要求掌握的考点为标准，总结全国住院医师规范化培训考试的经验，以广西英腾教育股份有限公司《住院医师考试宝典》的庞大题库为平台，强调高效、精准的练习，编写了此套“住院医师规范化培训考试宝典”丛书，以适应住院医师规范化培训考核的需要，帮助住院医师了解考试形式和内容，更好地掌握相关知识点，顺利地通过出科考核。

本套图书有以下特点：

(1) 学科体系完整。本套丛书暂定推出 10 册，包括内科、外科、妇产科、儿科、全科医学科、急诊科等 9 个住院医师规范化培训热门专业以及实践技能的训练。今后还将陆续出版精神科、耳鼻咽喉科、眼科、医学检验科、临床病理科等，全面涵盖住院医师规范化培训所要求的各个专业。

(2) 题量丰富，题型全面。本套丛书所选题目经历了市场的多年检验，不乏各省乃至全国住院医师规范化培训考试中的仿真题，题量大，涵盖各个科目结业考核的各种题型。

(3) 模拟真实考试，精准复习。本套丛书以《住院医师规范化培训结业理论考核大纲》所要求掌握的内容进行章节练习，同时附有模拟考卷，不仅包含专业理论知识考核，还有公共理论、心电图及 X 线结果判读等，题型接近真实考试，覆盖各类知识点，以达到高效、全面、精准的复习效果。

本套丛书的编者来自全国各地的高校及医院，具有丰富的教学及临床工作经验，为本系列丛书的编写提供了质量保证。本书在编写过程中得到了上海交通大学出版社和广西英腾教育股份有限公司的大力支持，在此表示感谢。本版次对第1版中存在的一些差错和疏漏之处进行了修正，请广大读者继续对本书的编写提出宝贵建议，以便我们不断修改完善。

“住院医师规范化培训考试宝典”编委会

目　　录

第三部分 核 医 学

第四部分 其 他

第五部分 模拟试卷

题 型 说 明

A1 型题：单句型最佳选择题

每道试题由一个题干和 A、B、C、D、E 五个备选答案组成。备选答案中只有一个答案为正确答案，其余四个均为干扰答案。

例：碘造影剂可发生过敏反应，下列不属于轻度反应的是

A. 恶心、呕吐

B. 气喘、呼吸困难

C. 面色潮红

D. 头晕、头痛

E. 荨麻疹

正确答案：B

A2 型题：病历摘要型最佳选择题

每道试题由一个简要病历作为题干，一个引导性问题和 A、B、C、D、E 五个备选答案组成。备选答案中只有一个答案为正确答案，其余四个均为干扰答案。

例：男性，56 岁。右下腹痛、贫血 3 个月。钡灌肠检查示：盲肠充盈缺损，袋形消失，黏膜皱襞中断。首先应考虑诊断为

A. 淋巴结增生症

B. 平滑肌瘤

C. 淋巴瘤

D. 结肠炎块

E. 盲肠癌

正确答案：E

A3 型题：病历组型最佳选择题

每道试题先叙述一个以患者为中心的临床场景，然后提出若干个相关问题，每个问题均与开始叙述的临床场景有关，但测试要点不同，且问题之间相互独立。每个问题下面都有 A、B、C、D、E 五个备选答案。备选答案中只有一个答案为正确答案，其余四个均为干扰答案。

例：患者，28 岁。5 天前后背部出现红肿，当时诊断为疖，3 天前患者发热、寒战，最高 39℃，伴咳嗽，黄色痰，BP 80/40 mmHg，吸氧 2 L/min，氧分压 65 mmHg，胸部 CT 示双肺多发斑片影。

1. 该患者诊断为重症肺炎，判断肺炎严重程度的 CURB－65 所含指标不包括
A. 年龄大于 65 岁
B. 意识状态
C. 尿素氮
D. 肌酐
E. 血压
正确答案：D
2. 该患者最有可能感染的致病菌为
A. 葡萄球菌
B. 肺炎克雷伯杆菌
C. 流感嗜血杆菌
D. 卡他莫拉菌
E. 铜绿假单胞菌
正确答案：A
3. 以下药物对该致病菌最敏感的是
A. 万古霉素
B. 莫西沙星
C. 亚胺培南
D. 青霉素
E. 阿奇霉素
正确答案：A

A4 型题：病历串型最佳选择题

每道试题先叙述一个以患者为中心的临床场景，然后提出若干个相关问题。当病情逐渐展开时，可以逐步增加新的信息。每个问题均与开始叙述的临床场景有关，也与新增加的信息有关，但测试要点不同，且问题之间相互独立。每个问题下面都有 A、B、C、D、E 五个备选答案。备选答案中只有一个答案为正确答案，其余四个均为干扰答案。

例：39 岁，女性。无特殊病史，体检超声发现肝右叶实质性病灶。实验室检查：肝功能正常，AFP 不增高。超声描述：肝右前叶低回声区，大小为 3.9 cm×2.9 cm，边界尚清，内回声欠均。

1. 为检查肝细胞癌的病灶内血流，最简便有效的彩色多普勒技术为

A. M型彩色多普勒

B. 彩色多普勒血流显像

C. 多普勒能量图

D. 彩色多普勒能量图

E. B型彩色多普勒

正确答案：B

2. 若进行超声造影检查，见低回声区动脉期周边结节状增强，中间未见明显增强，门脉期造影剂逐渐向内填充，回声类似于周围肝组织，延迟期造影剂渐消退，回声类似于周围肝组织。此病灶考虑为

A. 肝癌

B. 腺瘤

C. 肝血管瘤

D. 肝癌

E. 肝囊肿

正确答案：C

3. 若患者选择不治疗，定期观察，则最方便的观察病灶有无变化的有效方法是

A. CT

B. MRI

C. 腹部平片

D. 超声

E. 核医学成像

正确答案：D

X型题：多项选择题

每道试题由一个题干和A、B、C、D、E五个备选答案组成。备选答案中有两个或两个以上的正确答案。多选、少选、错选均不得分。

例：关于鞍上池横断面解剖部位的描述正确的是

A. 池内前部有“V”字形视交叉

B. 位于两个颅中窝之间

C. 五角形的鞍上池左缘邻接大脑脚

D. 鞍上池可呈五角形或六角形

E. 鞍上池的后角位于后缘中央，为脚间池

正确答案：ABDE

第一部分
放 射 影 像 学

第一章

影像基础理论知识

一、A1/A2 型题

1. 碘造影剂可发生过敏反应，下列不属于轻度反应的是
A. 恶心、呕吐
B. 气喘、呼吸困难
C. 面色潮红
D. 头晕、头痛
E. 荨麻疹

2. 根据 CT 工作原理，X 线穿过人体后首先被下列哪一部分接收？
A. 计算机
B. 阵列处理机
C. 探测器
D. 磁盘
E. 照相机

3. 目前 MRI 用来成像哪种元素的原子核？
A. 氦原子核
B. 氧原子核
C. 氢原子核
D. 氮原子核
E. 锂原子核

4. X 线有物理特性、化学特性和生物特性。下列属于化学特性的是
A. 穿透作用
B. 荧光作用
C. 电离作用
D. 干涉与衍射、反射与折射作用
E. 感光作用

5. X 线检查程序可以简化为
A. X 线→被照物→信号→检测→图像形成
B. 被照物→X 线→信号→检测→图像形成
C. X 线→被照物→检测→图像形成→信号
D. 被照物→X 线→检测→信号→图像形成
E. X 线→被照物→检测→信号→图像形成

6. 关于照片影像密度、对比度、锐利度的关系，错误的是
A. 密度是对比度、锐利度的基础
B. 对比度可随密度的改变而改变
C. 锐利度与对比度无直接关系
D. 观片灯的亮度影响照片对比度的视觉效果
E. 高密度下对比度小的物体影像难以辨认

7. MRI 成像的基础是
A. 组织间吸收系数的差别

B. 组织间密度高低的差别
C. 组织间形态的差别
D. 组织间弛豫时间上的差别
E. 组织间大小的差别

8. 下列情况中可形成T1加权像的是
A. 长TR,短TE
B. 长TR,长TE
C. 短TR,短TE
D. 长TE
E. 短TE

9. 下列情况中可形成T2加权像的是
A. 长TR,短TE
B. 长TR,长TE
C. 短TR,短TE
D. 长TR
E. 短TR

10. 下列情况中可形成质子密度加权像的是
A. 长TR,短TE
B. 长TR,长TE
C. 短TR,短TE
D. 长TR
E. 短TR

11. 有关MR血管造影,下列论述错误的是
A. 无须向血管内注射对比剂
B. 仅向血管内注射少量对比剂
C. 简单安全,属于无创性检查
D. 常用技术有时间飞跃和相位对比
E. 适用于各种血管病变的检查

12. MRI对比增强常用的对比剂是
A. 泛影葡胺
B. 碘海醇
C. 碘普罗胺
D. 碘曲仑
E. Gd-DTPA

13. 头颅侧位片,下列正常蝶鞍形态中,不正确的是
A. 圆形
B. 椭圆形
C. 扁圆形
D. 双鞍底
E. 桥形蝶鞍

14. 解决常规X线摄片的数字化问题的核心部分是
A. 三维信号的数字采集
B. 二维信号的数字采集
C. 三维信号的图像采集
D. 二维信号的图像采集
E. 三维信号的图像处理

15. 散射线量与有关因素正确的关系是
A. 与mA成反比
B. kV升高,散射线量增加
C. 与肢体厚度成反比
D. 与距离成正比
E. 以上都不是

16. 十二指肠降部位于哪几个脊椎的右缘?
A. 第11~12胸椎
B. 第1~3腰椎
C. 第10~11胸椎
D. 第2~5腰椎
E. 第4~5腰椎

17. 大肠中见不到结肠带的一段是
A. 盲肠
B. 升结肠
C. 横结肠
D. 降结肠
E. 直肠

18. 人体各组织对X线的衰减,由大变小的顺序是
A. 骨、脂肪、肌肉、空气

B. 骨、肌肉、脂肪、空气
C. 脂肪、骨、肌肉、空气
D. 肌肉、骨、脂肪、空气
E. 肌肉、脂肪、骨、空气

19. 以下关于对比剂的描述，不正确的是
A. 低密度对比剂称为“阴性”对比剂
B. 高密度对比剂称为“阳性”对比剂
C. 非离子型对比剂的渗透压比离子型的低
D. 非离子型对比剂比离子型安全
E. 碘海醇、碘普罗胺是常用的离子型对比剂

20. 下列与X线穿过均匀物质时无关的因素是
A. 物质的厚度
B. X线经过的距离
C. X线强度
D. 物质的衰减系数
E. 物质的面积

21. 与下颌角同一平面的椎体是
A. 第1颈椎
B. 第2颈椎
C. 第3颈椎
D. 第4颈椎
E. 第5颈椎

22. 男性乳头的位置，相当于
A. 第10胸椎水平
B. 第6胸椎水平
C. 第8胸椎水平
D. 第4胸椎水平
E. 第2胸椎水平

23. 下述关于像素和体素的概念不准确的是
A. CT图像的基本组成单元称为体素
B. 像素大小与图像的分辨率高低成反比
C. 体素是一个三维概念
D. 体素是按矩阵排列分隔的基本成像单元
E. 像素实际上是体素在成像时的表现

24. 下列层厚层距扫描参数中，属于连续无间隔扫描的是
A. 层厚10 mm，层距10 mm
B. 层厚10 mm，层距0 mm
C. 层厚10 mm，层距20 mm
D. 层厚10 mm，层距5 mm
E. 以上都不是

25. X线在医学上应用的原理中不包括
A. 利用其穿透作用进行X线检查
B. 利用其荧光作用进行透视检查
C. 利用其摄片作用进行照片检查
D. 利用其电离作用进行CT扫描
E. 利用其生物效用进行肿瘤治疗

26. 外耳孔与同侧眼外眦的连线称为
A. 听眦线
B. 听眶线
C. 听鼻线
D. 听口线
E. 瞳间线

27. CT成像原理利用的是
A. 多方位成像特性
B. 横断面图像显示特性
C. X线的吸收衰减特性
D. 数据采集系统(DAS)特性
E. 线透过被照体之后的直进性

28. 下列关于螺旋CT技术中重建间隔的概念中正确的是
A. 重建时采用的成像算法
B. 重建的相邻两横断面之间长轴方向的距离
C. 两层面之间设置的参数
D. 与螺旋扫描原始数据有关的螺距
E. 相邻两层之间的一种加权参数

29. 增强CT扫描可以
A. 区别肿瘤的恶性程度
B. 区别肿瘤的良恶性
C. 将肿瘤与瘤周水肿分开
D. 区分先天和后天性肿瘤
E. 区别肿瘤和脑脓肿

30. 显示野不变、矩阵缩小一半与显示野增加1倍、矩阵不变相比,其像素大小
A. 前者较后者大
B. 后者较前者大
C. 两者相等
D. 前者是后者2倍
E. 后者是前者2倍

31. CT图像中从白到黑的灰度影像,称为
A. 密度分辨率高
B. 空间分辨率高
C. 灰阶
D. 窗宽窗位
E. 噪声

32. 关于CT的窗宽窗位的叙述,错误的是
A. 窗宽窗位技术能抑制无用的信息
B. 窗宽窗位技术能增强显示有用的信息
C. 窗宽窗位的调节并不能增加图像本身的信息
D. 增加窗宽可使图像的信息量增加
E. 窗宽窗位是CT中一项重要的图像处理技术

33. CT用含碘造影剂进行增强扫描,关于碘过敏反应,下列正确的是
A. 用同一批号造影剂做过敏试验
B. 属过敏体质的患者,应用前可给以一定量的抗过敏药
C. 碘过敏试验阴性则不会发生碘过敏反应
D. 检查室应备足抢救设备和药品
E. 多见于血管内给药

34. 喉部的CT扫描范围应该是
A. 舌骨平面向下至环状软骨下缘
B. 会厌部向下至主动脉弓上缘
C. 口咽部向下至胸骨柄上缘
D. 第3颈椎上缘至第7颈椎下缘
E. 声门上方向下至声门下方

35. CT检查的成像技术条件包括的项目有
A. 检查体位
B. 重建方法
C. 窗宽
D. 窗位
E. 以上全是

36. 下列有关CT值的知识,不正确的是
A. 调整窗中心不影响组织的CT值
B. 特定组织的CT值是恒定的
C. 调整窗宽不影响组织的CT值
D. CT值受部分容积效应影响
E. CT值受管电压影响

37. 能将模拟信号转换为数字信号的是
A. 探测器
B. 准直器
C. 阵列处理机
D. A/D转换器
E. D/A转换器

38. DSA最常用的减影方式是
A. 时间减影
B. 能量减影
C. 混合减影
D. 体层减影
E. 双能量K缘减影

39. 关于DSA的成像原理的简述中,错误的是
A. 未造影图像和造影图像处理的X线信号
B. 高分辨率的摄像机对造影图像的扫描
C. 信息经模/数转换成不同值的数字

D. 造影图像的信息与未造影图像信息相减
E. 血管像被减去，获得骨骼与软组织影像

40. 双侧大脑半球最大的连接结构是
A. 大脑镰
B. 透明隔
C. 脑干
D. 胼胝体
E. 内囊

41. 下列结构不通过颈静脉孔的是
A. 第Ⅴ对脑神经的第3支
B. 第Ⅸ对脑神经
C. 第Ⅹ对脑神经
D. 第Ⅺ对脑神经
E. 颈内静脉

42. Meckel腔内有
A. 颈内动脉
B. 三叉神经节
C. 滑车神经
D. 舌下神经
E. 颈外动脉

43. 关于Verga腔的描述，错误的是
A. 为透明隔腔向后缘延续
B. 又称第5脑室
C. 可与脑室相通
D. CT扫描其内容物与脑脊液密度相等
E. 可借一狭窄通道与透明隔腔相通

44. 半卵圆中心是由下列哪一组神经纤维组成的？
A. 投射纤维，联络纤维，联合纤维
B. 投射纤维，联络纤维
C. 联络纤维，联合纤维
D. 投射纤维，联合纤维
E. 以上都是

二、X型题

45. 下列与辐射损伤有关的因素为
A. 辐射线的性质
B. X线剂量
C. 照射部位和范围
D. 血型
E. 照射方式

46. 增感屏保护层的作用是
A. 有助于防止静电现象
B. 对质脆的荧光体进行物理保护
C. 进行表面清洁时可保护荧光体不受损害
D. 增强对X线的吸收
E. 增强荧光的转换效率

47. 右下叶支气管的分支包括
A. 内基底支
B. 前基底支
C. 外基底支
D. 后基底支
E. 背支

48. 关于CR成像优缺点的叙述，错误的是
A. X线剂量比常规X线摄片降低
B. 可与原有的X线摄片设备匹配工作
C. 有后处理功能
D. 时间分辨率高
E. 空间分辨率高

49. 关节基本病变的X线表现为
A. 关节肿胀
B. 关节破坏
C. 关节退行性变
D. 关节强直
E. 关节脱位

50. CT增强中最常用的对比剂有
A. 氧气

B. 硫酸钡
C. 碘油
D. 离子型有机碘水
E. 非离子型有机碘水

51. 在MRI中表现为低T1WI的组织为
A. 水肿
B. 瘤结节
C. 钙化
D. 胆固醇
E. 脂肪

52. 下列MRI检查中,应用了水成像技术的是
A. MR胆胰管造影
B. MR脊髓造影
C. MR血管造影
D. MR内耳成像
E. MR尿路造影

53. 关于MRI增强机制,说法正确的有
A. 与CT增强机制不同
B. 增强的效果只与对比剂的浓度和剂量有关而与扫描参数无关
C. 与CT增强机制相同
D. 增强的效果除与对比剂的浓度和剂量有关外还与扫描参数有关
E. 靠影响邻近质子的弛豫时间而引起强化

54. 颅底位可显示
A. 圆孔
B. 卵圆孔
C. 破裂孔
D. 蝶腭孔
E. 眶下神经血管孔

55. 蝶鞍层面可见的解剖结构有
A. 前床突
B. 脑桥
C. 枕大池
D. 第四脑室
E. 垂体

56. 对于大脑基底节区的解剖论述正确的是
A. 尾状核、壳核、苍白球构成基底节
B. 基底节内侧为侧脑室
C. 基底节外侧为外囊
D. 基底节内部可见内囊前支
E. 丘脑位于基底节后方,其内侧为第三脑室,外侧为内囊后肢

57. 关于鞍上池横断面解剖部位的描述正确的是
A. 池内前部有“V”字形视交叉
B. 位于两个颅中窝之间
C. 五角形的鞍上池左缘邻接大脑脚
D. 鞍上池可呈五角形或六角形
E. 鞍上池的后角位于后缘中央,为脚间池

第二章

基本病变的影像学特征

一、A1/A2 型题

1. 产生液气胸的常见原因是胸腔积液并发

A. 感染
B. 外伤
C. 出血
D. 胸膜粘连
E. 肺转移瘤

2. 下面疾病较少见直径大于 4 cm 肺肿块影的为

A. 肺脓肿
B. 肺癌
C. 转移瘤
D. 肺动静脉瘘
E. 坏死性肉芽肿

3. 最常见的颅内生理性钙化是

A. 侧脑室脉络丛钙化
B. 基底节钙化
C. 大脑镰钙化
D. 小脑幕钙化
E. 松果体钙化

4. MRI 表现为高信号的组织是

A. 亚急性出血
B. 急性出血
C. 含铁血黄素
D. 骨钙
E. 流空血管

5. 与流动血液的信号无关的是

A. 流动方向
B. 流动速度
C. 层流
D. 湍流
E. 流动血液黏稠度

6. 在 MRI 检查中显示欠佳的病变是

A. 肿块
B. 坏死
C. 出血
D. 水肿
E. 钙化

7. 关于脑水肿，不正确的是

A. 多发生在白质
B. 脑脓肿易发生脑水肿
C. 脑水肿程度并不一定与肿瘤大小完全一致
D. 瘤周水肿多为指状
E. 指状水肿是脑肿瘤的特征性表现

8. 晚反应组织应除外的是

A. 软骨
B. 神经系统

C. 骨
D. 肾
E. 骨髓

9. 下列慢性颅内压增高所引起的头颅X线改变，错误的是
A. 脑回压迹增多加深
B. 颅缝增宽
C. 蛛网膜粒压迹扩大增深
D. 枕大孔扩大
E. 蝶鞍扩大，前后床突及鞍背的骨质吸收

10. Kerley B线的范围为
A. 长2～3 cm，宽1 mm
B. 长5～6 cm，宽0.5～1 mm
C. 长1 cm，宽0.5 mm
D. 长10 cm，宽1 mm以上
E. 长0.5～1 cm，宽0.5～1 mm

11. 胸腔中量积液时，与形成的弧形曲线无关的为
A. 胸腔的负压
B. 液体的重力
C. 肺组织的弹力
D. 液体的性质
E. 液体表面张力

12. 钡餐检查，回肠黏膜皱襞多呈
A. 弹簧状
B. 腊肠状
C. 羽毛状
D. 雪花状
E. 鱼骨状

13. 可出现外高内低的弧线的积液类型为
A. 游离性胸腔积液
B. 包裹性胸腔积液
C. 肺底积液
D. 肺囊肿
E. 肺脓肿

14. 对以下组织影像特点的描述，不正确的是
A. 骨皮质：CT平扫极高密度，T1、T2加权像极低信号
B. 脑脊液：CT平扫低密度，T1加权像极低信号，T2加权像极高信号
C. 主动脉：CT平扫中等密度，T1、T2加权像极低信号
D. 肌肉：CT平扫中等密度，T1、T2加权像略低信号
E. 脂肪：CT平扫极低密度，T1、T2加权像极高信号

15. 颅脑CT没有病理意义的钙化是
A. 侧脑室三角区内球形钙化
B. 额-颞部脑回状钙化
C. 室管膜下结节状钙化
D. 灰白质交界小环形钙化
E. 松果体直径>10 mm不均匀钙化

16. 脑肿瘤内：①钙化②囊液③脂肪④新鲜出血。其CT值从大到小依次排列为
A. ①②③④
B. ①③②④
C. ①④②③
D. ②③④①
E. ④①②③

17. 构成肺门阴影最主要的结构是
A. 肺动、静脉
B. 神经
C. 主支气管
D. 肺组织
E. 淋巴结

18. 下列关于病变空洞的描述，错误的是
A. 肺气囊：薄壁空洞
B. 肺脓肿：均匀厚壁空洞
C. 浸润性肺结核：薄壁空洞，有卫星灶
D. 肺癌：偏心空洞，有壁结节
E. 慢性纤维空洞性肺结核：纤维厚壁空洞

19. 肺内球形病灶称为肿块的直径应大于
A. 2 cm
B. 3 cm
C. 4 cm
D. 5 cm
E. 6 cm

20. 无壁空洞最常见于
A. 周围性肺癌
B. 干酪性肺炎
C. 肺转移瘤
D. 肺脓肿
E. 浸润性肺结核

21. 游离性胸膜腔积液在胸部摄片上就可见到，一般体积应为
A. 10 ml
B. 30 ml
C. 100 ml
D. 200 ml
E. 300 ml

22. 后壁空洞的洞壁厚度超过
A. 3 mm
B. 5 mm
C. 7 mm
D. 9 mm
E. 10 mm

23. 由 3～5 支终末细支气管组成的肺结构称为
A. 肺小叶
B. 初级小叶
C. 次级小叶
D. 肺段
E. 肺腺泡

二、X 型题

24. 以下属于软骨内化骨的是
A. 锁骨两端
B. 脊柱
C. 躯干
D. 面骨
E. 四肢骨

25. 空洞洞壁的成分可以是
A. 坏死组织
B. 肉芽组织
C. 纤维组织
D. 肿瘤组织
E. 正常组织

26. 下述疾病可出现空洞的是
A. 肺结核
B. 肺脓肿
C. 肺炎
D. 真菌病
E. 韦格氏肉芽肿

27. 骨骼基本病变的 X 线表现为
A. 骨质疏松
B. 骨质软化
C. 骨质破坏
D. 骨膜增生
E. 软组织肿块

28. 以下疾病可以见到钙化的是
A. 错构瘤
B. 淋巴结结核
C. 周围型肺癌
D. 中央型肺癌
E. 肺泡微石症

29. 软组织基本病变 X 线表现为
A. 软组织肿胀
B. 软组织肿块
C. 软组织内气体
D. 肌肉萎缩
E. 软组织内钙化和骨化

30. 诊断良性骨肿瘤的X线诊断依据是

A. 骨质膨胀破坏,骨皮质亦破坏

B. 破坏区边界清楚

C. 无软组织肿块

D. 无骨膜反应

E. 并发病理性骨折时,可有骨膜增生

第三章

神经系统影像

一、A1/A2 型题

1. 颅内最常见的肿瘤是
A. 星形细胞瘤
B. 混合胶质瘤
C. 脑膜瘤
D. 髓母细胞瘤
E. 室管膜瘤

2. 生殖细胞瘤最常见的部位是
A. 鞍上区
B. 鞍旁区
C. 桥小脑角区
D. 松果体区
E. 脑室内

3. 蛛网膜下腔出血的主要 CT 表现是
A. 侧脑室呈高密度影
B. 第三脑室呈高密度影
C. 外侧裂池见高密度影
D. 基底节区见高密度影
E. 枕叶见高密度影

4. 星形细胞瘤分 4 级，属Ⅰ级星形细胞瘤的是
A. 常无增强
B. 团状增强
C. 花冠状增强
D. 瘤周水肿明显
E. 有占位效应

5. 关于听神经瘤的描述，错误的是
A. 脑外肿瘤
B. 内听道口扩大
C. 常有强化
D. 可坏死、囊变
E. 一般不影响第四脑室

6. 关于垂体瘤的 CT 表现，不正确的是
A. 蝶鞍扩大
B. 鞍底下陷
C. 瘤周水肿
D. 肿瘤有强化
E. 垂体柄移位

7. 关于颅咽管瘤的 CT 表现，错误的是
A. 圆形或椭圆形低密度影
B. 斑块样或蛋壳样钙化
C. 常见瘤周水肿
D. 位于脑外
E. 可造成脑积水

8. 颅内脊索瘤好发于
A. 蝶鞍部
B. 斜坡
C. 中颅凹

D. 桥小脑角区
E. 颈静脉孔区

9. 下列鞍区肿瘤平扫示混杂密度影的是
A. 动脉瘤
B. 垂体瘤
C. 颅咽管瘤
D. 脑膜瘤
E. 脊索瘤

10. 无脑儿是指
A. 无颅顶和脑组织
B. 无脑组织而颅骨发育正常
C. 器官发育完全而智力极度低下
D. 无颅顶骨而颅底发育完全
E. 无颅底而颅顶发育完全

11. 组成脊神经的成分中,错误的项是
A. 颈神经7对
B. 胸神经12对
C. 腰神经5对
D. 骶神经5对
E. 尾神经1对

12. 脑出血与脑梗死CT扫描表现相似是在
A. 超急性期
B. 急性期
C. 亚急性早期
D. 亚急性晚期
E. 慢性期

13. 蝶鞍侧位片上可测量其前后径及深径,它们的平均值分别为
A. 10.5 cm, 9.5 cm
B. 11.7 cm, 9.5 cm
C. 12 cm, 10 cm
D. 5 cm, 10 cm
E. 10 cm, 20 cm

14. 对外伤脑内血肿描述错误的是
A. 常见部位是额叶和颞叶
B. 可破入脑室
C. 均一高密度肿块
D. 周边血肿较深部血肿吸收快
E. 常在脑挫裂伤区

15. 关于垂体的说法,错误的是
A. 是内分泌腺
B. 位于蝶骨体上方
C. 可影响其他内分泌腺的活动
D. 可分泌与生长有关的激素
E. 能分泌与维持血钙平衡有关的激素

16. 对脑挫裂伤描述错误的是
A. 低密度水肿区出现斑片状高密度出血灶
B. 明显占位效应
C. 病变局部脑池沟变小、消失
D. 可发生在白质或灰质,不能同时受累
E. 可伴有蛛网膜下腔出血

17. 骨缝分离的诊断标准是
A. >0.5 mm
B. >1.0 mm
C. >1.5 mm
D. >2.0 mm
E. >2.5 mm

18. 不属于良性星形细胞瘤征象的是
A. 位置表浅
B. 轻度水肿
C. 轻度增强
D. 钙化
E. 有出血、坏死

19. 室管膜瘤最好发于
A. 左侧脑室
B. 右侧脑室
C. 第四脑室
D. 第三脑室

E. 导水管

20. 与转移瘤 CT 表现不符的是
A. 多发散在的环形等密度影
B. 多发的结节影
C. 灶旁水肿明显
D. 位置较表浅
E. 无强化

21. 患者右侧听力下降,CT 扫描示右侧桥小脑角池增宽,内可见 2 cm×3 cm 肿块,相邻岩骨增生,内听道无扩张,应考虑
A. 脑膜瘤
B. 三叉神经瘤
C. 听神经瘤
D. 胆脂瘤
E. 胶质细胞瘤

22. CT 扫描示鞍上池囊实性占位病变,囊壁可见蛋壳样钙化,增强后实性部分强化,应考虑
A. 脑膜瘤
B. 垂体瘤
C. 生殖细胞瘤
D. 颅咽管瘤
E. 动脉瘤

23. 关于胆脂瘤的 CT 表现,错误的是
A. 瘤体可以呈低密度
B. 瘤体可以呈等密度
C. 瘤体本身可以强化
D. 瘤体占位效应较轻
E. 瘤体周围无水肿带

24. 女性,56 岁。食管癌术后 9 个月,头痛伴恶心、呕吐十余天。CT 强化扫描示双侧大脑半球多个大小不一环状及结节状强化灶,周围见低密度水肿带。CT 诊断首选
A. 脑膜瘤
B. 室管膜瘤
C. 脑囊虫病
D. 转移瘤
E. 动静脉畸形

25. 以下关于脑皮质梗死的描述错误的是
A. 脑梗死的基本病理改变是水分比例增加
B. 其基本 CT 表现是低密度(与正常脑组织相比)
C. 发病 2~15 天水肿最重
D. 可有占位效应
E. "模糊效应"期常出现在第 1 周以内

26. 下列描述不符合化脓性脑膜炎的是
A. 基底池密度增高
B. 增强后脑膜强化
C. 脑室壁强化
D. 脑实质内低密度区合并团块状强化
E. 脑室扩大

27. 男性,25 岁。CT 扫描示双侧听神经鞘瘤,应考虑诊断为
A. 神经纤维瘤病Ⅰ型
B. 神经纤维瘤病Ⅱ型
C. 神经纤维瘤病Ⅲ型
D. 神经纤维瘤病Ⅳ型
E. 神经纤维瘤病Ⅴ型

28. 男性,30 岁。头颅外伤 5 h,CT 轴位平扫示左额骨骨折,头皮血肿,额顶部梭形不均匀高密度,中线结构右移。诊断为
A. 急性硬膜外血肿
B. 急性硬膜下血肿
C. 急性脑血肿伴硬膜外血肿
D. 脑挫裂伤伴硬膜下血肿
E. 亚急性硬膜下血肿

29. 男性,70 岁。突然昏迷,CT 扫描示额顶、颞部呈新月形高密度影,CT 值为 75 Hu,中线结构左移。拟诊断为

A. 急性出血性脑梗死
B. 急性硬膜外血肿
C. 蛛网膜下腔出血
D. 急性硬膜下血肿
E. 脑内血肿

30. 颅脑外伤,CT扫描示大脑脚、胼胝体压部呈斑点样高、低密度。首选的诊断为
A. 脑震荡
B. 脑挫裂伤
C. 脑出血
D. 脑剪切伤
E. 脑白质出血

31. 急性脑梗死发病8～24 h内,病变区常见CT表现为
A. 高密度,边界不清,无明显占位效应
B. 低密度,边界清楚,轻微占位效应
C. 低密度,边界不清,轻微占位效应
D. 等密度,占位效应明显
E. 混杂密度,占位效应不明显

32. 脑梗死脑细胞水肿期,病变区CT表现为
A. 高密度
B. 低密度
C. 等密度边界清楚
D. 低密度边界模糊
E. 等密度

33. CT图像出现“带征”提示
A. 脑炎
B. 脑囊虫
C. 脑出血
D. 脑血管病变可出现岛带征,即岛带区
E. 脑梗死

34. 男性,48岁。头痛,CT扫描示鞍上池前角有一直径0.8 cm软组织密度影,增强扫描呈均匀高密度。拟诊断为
A. 垂体瘤
B. 颅咽管瘤
C. 前交通动脉瘤
D. 后交通动脉瘤
E. 大脑中动脉瘤

35. 海绵窦动静脉瘘的CT表现不包括
A. 眼上静脉扩张
B. 脑出血性改变
C. 增强扫描鞍旁高密度影
D. 脑缺血性改变
E. 眼球突出

36. 鞍区最常见的肿瘤是
A. 垂体瘤
B. 脊索瘤
C. 血管母细胞瘤
D. 胶质细胞瘤
E. 海绵状血管瘤

37. 男性,65岁。右侧肢体肌力弱,CT扫描示左额顶有一3.5 cm×4 cm的混杂密度,中线右移,增强扫描示不均匀强化,有的呈结节样。最可能的诊断为
A. 脑膜瘤
B. 少枝胶质细胞瘤
C. 胶质母细胞瘤
D. 出血性脑梗死
E. 淋巴瘤

38. 女性,28岁。头痛3年,CT扫描示鞍上有一3 cm×4 cm的囊实性病变,伴弧形钙化,第三脑室受压,侧脑室扩大。首选诊断为
A. 垂体腺瘤
B. 颅咽管瘤
C. 脑膜瘤
D. 脊索瘤
E. 囊性星形细胞瘤

39. 易经第四脑室向枕大孔生长的肿瘤是
A. 小脑星形细胞瘤

B. 第四脑室室管膜瘤
C. 小脑髓母细胞瘤
D. 听神经瘤
E. 脑膜瘤

40. 男性，40 岁，头痛。CT 扫描示斜坡破坏，有一 3 cm×4 cm 的混杂密度影伴斑点状钙化，脑干后移。拟诊断为
A. 脊索瘤
B. 脑膜瘤
C. 垂体瘤
D. 颅咽管瘤
E. 基底动脉瘤

41. 患儿，男，8 岁。头痛，CT 扫描示松果体区有一 1.5 cm×1.5 cm 的稍高密度影，明显增强，侧脑室室管膜明显增厚。拟诊断为
A. 松果体细胞瘤
B. 恶性胶质瘤
C. 生殖细胞瘤
D. 恶性淋巴瘤
E. 脑膜瘤

42. 脑转移瘤的常见 CT 表现不包括
A. 多发
B. 瘤周显著水肿
C. 出血、坏死
D. 不同形式的强化并存
E. 钙化

43. 平扫 CT 上一个高密度的脑部病变 CT 值为 40～50 Hu，增强后呈薄环状强化。最可能的诊断为
A. 脑转移瘤
B. 脑脓肿
C. 脑梗死
D. 慢性脑内血肿
E. 高级别胶质瘤

44. 女，72 岁。患高血压病 26 年，言语不清、肢体无力。CT 平扫示：双侧大脑皮质下多发片状密度减低区，基底节区也可见多个小囊状低密度灶，脑沟、脑裂增宽（见下图）。首选诊断是

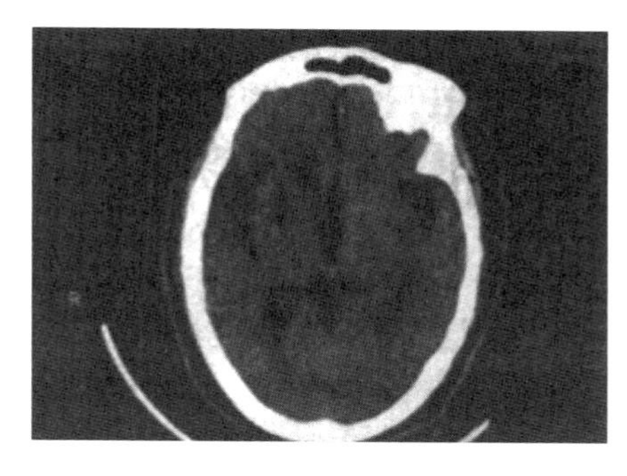

A. 多发脑梗死
B. 蛛网膜出血
C. 皮质下动脉硬化性脑病
D. 脑出血
E. 脑包虫病

45. CT 扫描示一侧球后肌锥内类圆形肿块，边缘光滑，眶壁受压扩大。增强扫描，病变随时间延长强化更明显。首先应考虑为
A. 炎性假瘤
B. 视神经胶质瘤
C. 海绵状血管瘤
D. 神经鞘瘤
E. 脑膜瘤

46. 男性，30 岁。CT 扫描示双侧听神经鞘瘤，右侧脑室三角区脑膜瘤。可诊断为
A. 神经纤维瘤病Ⅴ型
B. 神经纤维瘤病Ⅲ型
C. 神经纤维瘤病Ⅰ型
D. 神经纤维瘤病Ⅱ型
E. 神经纤维瘤病Ⅳ型

47. 女性，20 岁。右颈部包块 2 年。CT 扫描示右颈动脉鞘区有一 2 cm×3 cm 囊实性肿块，实性部分增强。可诊断为
A. 腮腺囊肿

B. 颈动脉球瘤
C. 神经鞘瘤
D. 恶性淋巴瘤
E. 腮裂囊肿

48. 下列选项不符合神经源性肿瘤CT表现的是
A. 一侧脊柱旁区圆形或椭圆形肿块影
B. 增强扫描常不强化
C. 起源于椎管内神经根的神经纤维瘤可呈哑铃状
D. 多数神经鞘瘤因含脂肪较多而呈比周围肌肉低的密度
E. 边缘锐利,附近骨骼可形成压迹

49. 最常见的椎管内神经源性肿瘤是
A. 神经鞘瘤
B. 神经纤维瘤
C. 神经纤维肉瘤
D. 神经节细胞瘤
E. 神经节母细胞瘤

50. 神经纤维瘤病Ⅱ型的主要表现包括
A. 多发性脊柱神经鞘瘤
B. 双侧听神经瘤
C. 视神经纤维瘤
D. 双侧三叉神经纤维瘤
E. 多发性脑膜瘤

51. 脑脓肿壁短T2低信号最可能是
A. 钙化
B. 含铁血黄素沉着
C. 血管影
D. 胶原结构
E. 铁沉积

52. 最常见的颅神经鞘瘤是
A. 三叉神经鞘瘤
B. 听神经鞘瘤
C. 面神经鞘瘤
D. 视神经鞘瘤
E. 舌下神经鞘瘤

53. 颅脑CT增强扫描无强化的是
A. 转移瘤
B. 脑膜瘤
C. 脑脓肿
D. 脑炎
E. 动脉瘤

54. 在星形细胞瘤与脑梗死鉴别中,下列最有意义的是
A. 低密度
B. 不增强
C. 单脑叶分布
D. 多脑叶分布
E. 不按血管支配区分布

55. 男性,30岁,癫痫3个月余。CT扫描示额叶有一个1.0～1.5 cm囊样低密度影,边界清楚,囊周无水肿,轻度强化,内有点状增强。最可能的诊断为
A. 脑结核性脓肿
B. 脑脓肿
C. 星形细胞瘤
D. 脑囊虫病
E. 胶质母细胞瘤

56. 下列关于脑梗死的描述错误的是
A. 梗死灶常呈楔形或扇形
B. CT表现为低密度或等密度改变
C. 梗死灶与病变动脉供血区一致
D. MRI急性期呈长T1、长T2信号
E. 增强扫描后各期脑梗死病灶均不强化

57. 垂体瘤不会引起的症状是
A. 泌乳闭经综合征
B. Cushing综合征
C. 肢体偏瘫
D. 肢端肥大症和巨人症
E. 视力障碍

58. 关于脑外伤性脑内血肿的描述(见下图)，下列错误的是

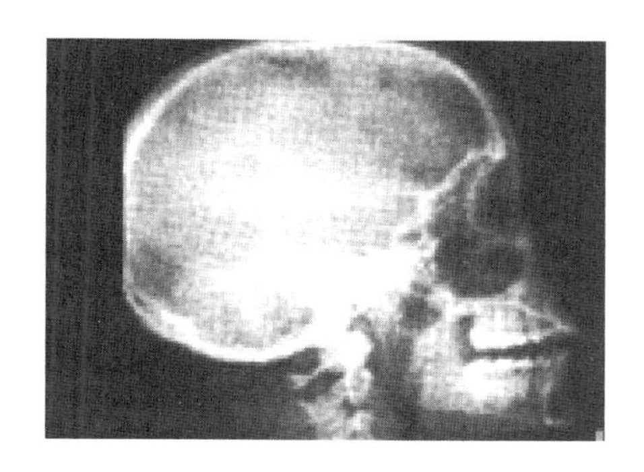

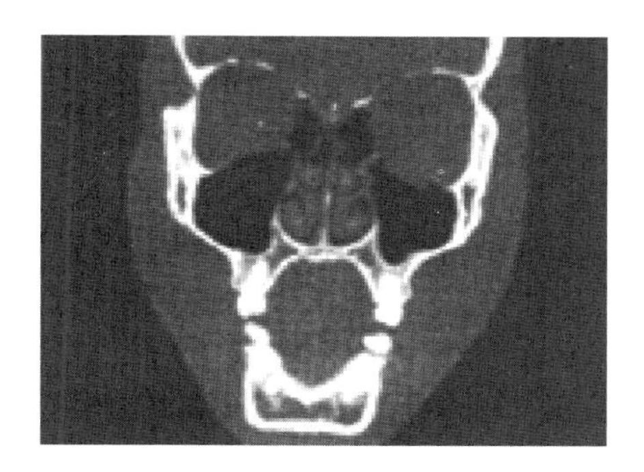

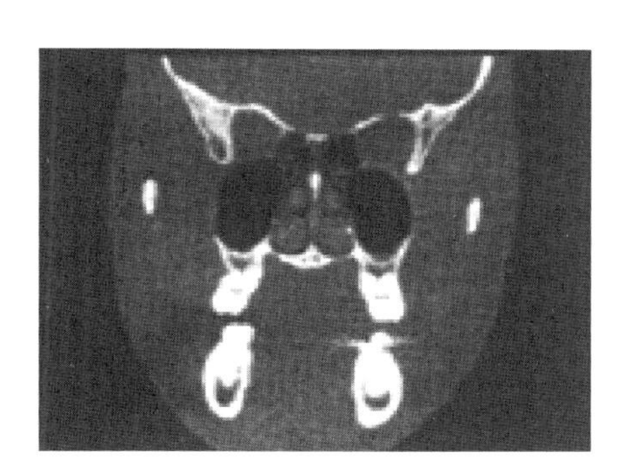

A. 常见部位是额叶和颞叶
B. 均一高密度肿块
C. 急性期不行增强扫描
D. 周边血肿较深部血肿吸收快
E. 常在脑挫裂伤区内

59. 男性，58 岁，工人。近 1 周内出现头痛、头晕，2 h 前突发右下肢乏力，摔倒在地，影像检查如下图。最可能的诊断是

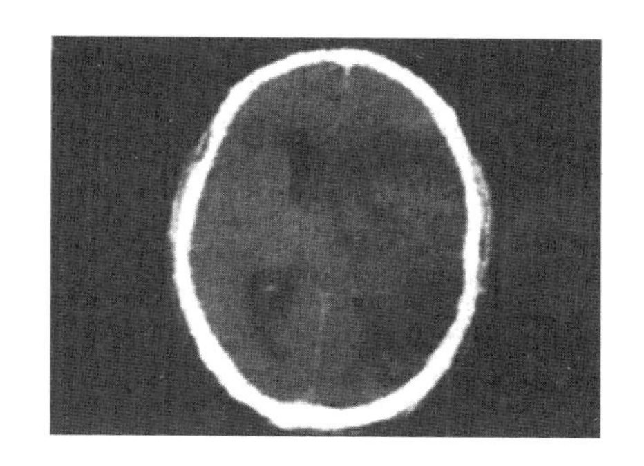

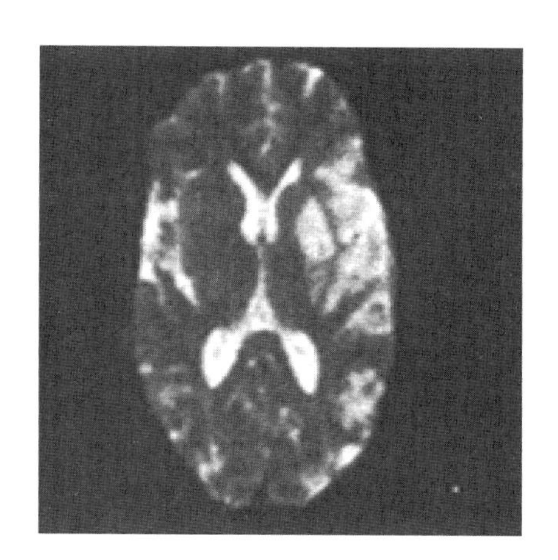

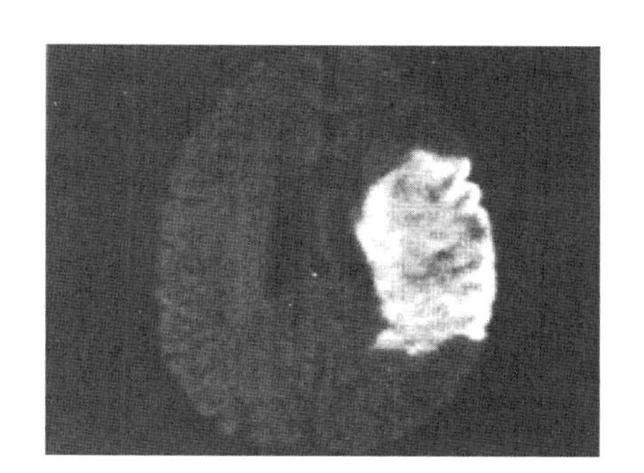

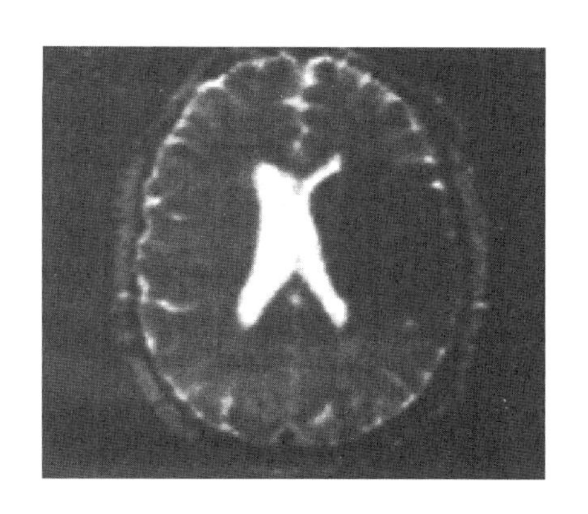

A. 左侧大脑中动脉梗死
B. 胶质瘤
C. 脑出血
D. 脑膜瘤
E. 动静脉畸形

60. 女性,12岁。视物模糊8个月,伴多饮多尿,月经未来潮。CT检查如下图,根据CT图像正确诊断应为

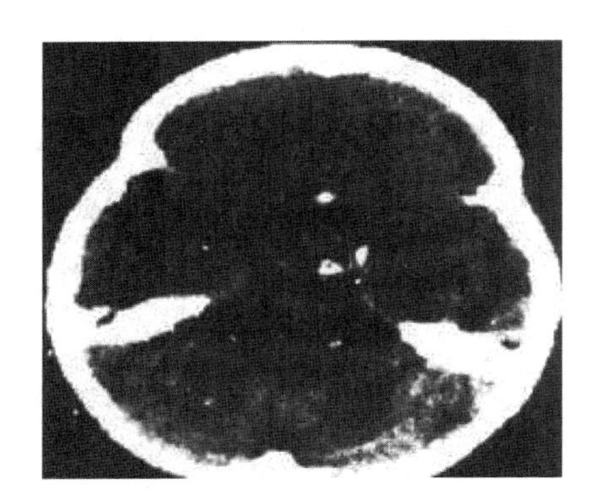

A. 动脉瘤
B. 颅咽管瘤
C. 错构瘤
D. 垂体瘤
E. 脑膜瘤

61. 男性,45岁,头晕。CT检查发现额部左侧可见一类"D"字形略高密度影,病灶边界锐利光整,内可见点片状钙化。宽基底与脑膜相连,增强扫描均匀一致强化,瘤周可见片状低密度水肿区。该患者首先考虑的诊断是
A. 转移瘤
B. 星形细胞瘤
C. 蛛网膜囊肿
D. 脑膜瘤
E. 淋巴瘤

62. 女性,40岁。CT扫描发现额叶异常密度灶,无任何症状及体征。CT诊断最可能是
A. 正常钙化灶
B. 脑膜瘤
C. 少突胶质细胞瘤
D. 海绵状血管瘤
E. 脑出血

63. 成人,头痛、发热、血象高。CT检查见脑实质内不规则的稍低密度灶;增强扫描显示低密灶未见强化,周边轻度强化。最可能的诊断是
A. 脑梗死
B. 脑脓肿
C. 皮样囊肿
D. 胶质瘤
E. 脑膜瘤

64. 当Gd-DTPA用于中枢神经系统检查时,以下不是其特征的是
A. 鉴别水肿与病变组织
B. 确定脑内或脑外肿瘤
C. 发现平扫未发现的病变
D. 完全判定肿瘤性病变与非肿瘤性病变
E. 进一步显示肿瘤内部情况

65. 关于多发性硬化的描述错误的是
A. 多见于年轻女性
B. 多见于年轻男性
C. 症状多变
D. 病灶多位于脑白质
E. 无明显占位征象

66. 按WHO分类关于Ⅱ级星形细胞瘤的CT表现的描述,错误的是
A. 肿瘤与水肿不易区分
B. 病灶几乎不强化
C. 病灶呈不均匀强化
D. 病灶边缘清楚
E. 占位效应较轻

67. 不符合化脓性脑膜炎CT表现的是

A. 基底池密度增高
B. 增强后脑膜强化
C. 脑室壁强化
D. 脑实质内片状低密度区
E. 脑室扩大

68. 不属于髓母细胞瘤病理特点的是
A. 恶性程度高
B. 属于胚胎性肿瘤
C. 多发于小脑蚓部
D. 易出现坏死
E. 可沿脑脊液播散

69. 不是髓母细胞瘤 CT 表现的是
A. 造成梗阻性脑积水
B. 肿瘤明显强化
C. 可以见到瘤周水肿
D. 脂肪密度
E. 发生于小脑蚓部

70. 表皮样囊肿最常见的部位是
A. 鞍上池
B. 桥小脑角区
C. 四叠体池
D. 外侧裂池
E. 侧脑室

71. 颅内动静脉畸形 CT 平扫，一般可为高、等、低 3 种密度。低密度是指
A. 胶质增生
B. 尚未钙化的血栓
C. 梗死区及脑萎缩的脑脊液充填区
D. 周围水肿
E. 脑实质

72. 不属于 NF－Ⅰ型神经纤维瘤 CT 表现的是
A. 可并发脑膜病
B. 蝶骨大翼发育不全
C. 颞角脉络丛钙化
D. 颞叶向眼眶疝出
E. 双侧内听道扩大

73. 海绵窦动静脉瘘的 CT 表现不包括
A. 眼上静脉扩张
B. 眼球突出
C. 增强扫描鞍旁高密度影
D. 脑缺血性改变
E. 脑出血性改变

二、A3/A4 型题

（74～77 题共用题干）

男性，59 岁。突发剧烈头痛、呕吐，左半身不遂。CT 平扫示：右侧基底节区不规则形高密度灶，边界清，CT 值 72 Hu，周围低密度水肿区，右侧脑室受压，中线结构左移。

74. 本病例最可能诊断为
A. 脑脓肿
B. 脑膜瘤
C. 脑出血
D. 胶质瘤
E. 脑梗死

75. 患者当日行 MRI 检查，其最可能的表现为
A. T1WI 和 T2WI 可呈等信号或低信号
B. T1WI 和 T2WI 上病变周围信号增高，中心信号稍低
C. T1WI 呈低信号，T2WI 呈高信号
D. T1WI 和 T2WI 均呈高信号，周围有明显的低信号环
E. T1WI 和 T2WI 均呈高信号，周围无低信号环

76. 本病例第 5 天复查 MRI 检查，其最可能的表现为
A. T1WI 呈低信号，T2WI 呈高信号
B. T1WI 和 T2WI 可呈等信号或低信号
C. T1WI 和 T2WI 均呈高信号周围有明显的低信号环

D. T1WI和T2WI上病变周围信号增高，中心信号稍低
E. T1WI和T2WI均呈高信号,周围无低信号环

77. 本病例第20天行MRI检查,其最可能的表现为
A. T1WI和T2WI均呈高信号,周围无低信号环
B. T1WI和T2WI可呈等信号或低信号
C. T1WI和T2WI上病变周围信号增高中心信号稍低
D. T1WI呈低信号,T2WI呈高信号
E. T1WI和T2WI均呈高信号,周围有明显的低信号环

(78～79题共用题干)

女性,68岁。右侧肢体活动不利8天。有风湿性心脏病史12年。CT平扫示:脑桥左侧示卵圆形低密度灶,边界清。

78. 本病例最有可能的诊断为
A. 脑出血
B. 脑囊肿
C. 脑梗死
D. 脑脓肿
E. 胶质瘤

79. 进一步确诊应做的检查为
A. 脑血流图
B. 脑地形图
C. MRI检查
D. 脑电图
E. 开颅检查

(80～82题共用题干)

男性,62岁。左下肢活动不利3天,CT平扫示:右基底节区见一圆形低密度灶,边界欠清,直径约为0.5 cm,脑中线居中。

80. 本病例最可能诊断为
A. 脑出血
B. 腔隙性脑梗死
C. 星形细胞瘤
D. 脑囊虫病
E. 脑软化灶

81. 最为敏感的检查方法是
A. CT平扫
B. 脑电图
C. 脑血管造影
D. CT增强扫描
E. MRI检查

82. 最需要与本病例进行鉴别诊断的是
A. 脑软化灶
B. 脑囊虫病
C. 脑出血
D. 星形细胞瘤
E. 腔隙性脑梗死

三、X型题

83. 关于Dandy-Walker综合征的CT和MRI表现特征有
A. 小脑蚓部缺如或体积变小
B. 第四脑室扩大
C. 枕大池扩大
D. 枕骨为薄
E. 第四脑室侧隐窝消失

84. 海绵状血管瘤在CT和MRI上的表现特点有
A. 可发生在脑外或脑内
B. 有明显占位效应
C. 可合并出血
D. 常伴钙化
E. 在MRI的T2加权像上常有一低信号环

85. 脑挫裂伤的CT征象有
A. 损伤区局部呈低密度改变
B. 散在点片状出血
C. 不合并蛛网膜下腔出血
D. 占位及萎缩表现
E. 合并脑内血肿

86. 化脓性脑膜炎的CT表现是
A. 脑室系统扩大
B. 脑内不规则形低密度区
C. 软脑膜、蛛网膜可见线形强化
D. 基底池及脑沟显影模糊
E. 颅骨内板下新月形低密度区

87. 脑脓肿CT表现的分期为
A. 急性脑炎早期
B. 急性脑炎晚期
C. 脓肿形成期
D. 病灶吸收期
E. 包膜形成期

88. 女性，32岁。闭经泌乳半年。CT冠状扫描示：垂体左侧可见低密度灶，直径约8 mm。影像学分析正确的是
A. 冠状位增强扫描
B. 后延迟扫描显示病灶最清楚
C. 增强早期垂体显示最佳，病灶最易显示
D. 局部骨质破坏，应考虑垂体微腺瘤
E. 垂体柄根部偏移，应考虑垂体微腺瘤

89. 多发性硬化CT表现的三大特点是
A. 急性期病灶可强化
B. 多发
C. 位于脑室旁
D. 无占位效应
E. 病灶小

90. 胼胝体发育不全的MRI征象，描述正确的是
A. 胼胝体缺如或部分缺如，合并脂肪瘤
B. 顶、枕、距叶裂的会聚点消失
C. 第三脑室扩大上移，插入两侧侧脑室体部之间
D. 侧脑室后角及体部增宽
E. 侧脑室前角呈“八”字形分离

91. 下述室管膜瘤的诊断要点正确的是
A. CT平扫呈低密度影
B. 脊髓不规则增粗
C. 蛛网膜下腔增宽
D. 增强扫描肿瘤可轻度强化
E. MRI扫描肿瘤T1WI呈低信号，T2WI呈高信号

92. 下列脑内血肿的MRI表现正确的是
A. 呈圆形或不规则形，其影像特征及信号演变与自发性脑内血肿一致
B. 超急性期血肿T1WI呈略低信号，T2WI和PDWI呈高信号
C. 急性期血肿T1WI呈等信号，T2WI呈低信号
D. 亚急性期血T1WI呈等信号，T2WI呈高信号
E. 慢性期血肿T1WI和T2WI上核心层和核外层均为高信号

93. 脑脓肿化脓期和包膜形成期的MRI征象，下列描述正确的是
A. T1WI脓肿和其周围水肿为高信号
B. 用Gd-DTPA脓肿壁显著强化
C. 延迟扫描，增强环厚度向外进一步扩大
D. 脓肿壁欠光滑，有多发小结节
E. 多房脓肿可形成壁结节假象

94. 脑梗死的各期根据MRI表现可分为
A. 超急性期(0～6 h)
B. 急性期(6～24 h)
C. 亚急性期(2～7 d)
D. 稳定期(8～14 d)
E. 慢性期(>15 d)

第四章

头颈部影像

A1/A2 型题

1. 下列关于眼眶肿瘤的叙述,错误的是
A. 海绵状血管瘤和部分表皮样囊肿是回声较强的肿瘤
B. 淋巴细胞浸润型和部分表皮囊肿回声较少或缺乏
C. 脑膜瘤和硬化型假性肿瘤声衰减较显著
D. 囊肿吸收声能少
E. 血肿吸收声能多

2. 硬膜下血肿呈
A. 梭形
B. 新月形
C. 弥漫型脑沟型
D. 脑室形
E. 混杂密度片状形

3. 颅内最常见的肿瘤是
A. 胶质瘤
B. 髓母细胞瘤
C. 脑膜瘤
D. 松果体瘤
E. 生殖细胞瘤

4. 诊断眼眶爆裂骨折,最好的检查方法是
A. X线平片
B. CT 冠状扫描
C. CT 横断扫描
D. 矢状面重建
E. MRI

5. 正常变异较大的脑池是
A. 视交叉池
B. 鞍上池
C. 环池
D. 枕大池
E. 大脑大静脉池

6. 脑梗死好发于
A. 大脑前动脉供血区
B. 大脑中动脉供血区
C. 大脑后动脉供血区
D. 椎动脉供血区
E. 基底动脉供血区

7. 头颅外伤 2 天,CT 扫描示蝶窦有气-液平面,颅内有积气。诊断为
A. 急性筛窦炎
B. 蝶窦炎
C. 颅底骨折
D. 化脓性蝶窦炎
E. 额骨骨折

8. 侧位 X 线片成人眼眶呈
A. 锥形

B. 圆形
C. 长方形
D. 卵圆形
E. 椭圆形

9. 女性，20 岁。左眼突出伴疼痛，运动障碍。CT 扫描示眼肌附着处眼环增厚、模糊，眼外肌增粗，轻度增强。可能性较大的诊断是
A. 脑膜瘤
B. 炎性假瘤
C. 海绵状血管瘤
D. 视神经胶质瘤
E. 视网膜母细胞瘤

10. 男性，47 岁。鼻涕中带血月余。CT 鼻咽冠状位扫描显示：右侧咽隐窝软组织突出并导致鼻咽腔变小，咽隐窝消失，破裂孔显示扩大，邻近骨质显示破坏，颈部未见明显肿大淋巴结。最可能的诊断是
A. 鼻咽纤维血管瘤
B. 转移瘤
C. 恶性胆脂瘤
D. 淋巴瘤
E. 鼻咽癌

11. 男性，30 岁。右耳流脓 1 年，鼓膜穿孔。CT 扫描显示外耳道棘骨消失，听小骨破坏，鼓室壁破坏，内有软组织密度影。首选诊断为
A. 血管球瘤
B. 胆脂瘤
C. 转移瘤
D. 中耳癌
E. 面神经纤维瘤

12. 下列关于眶内脑膜瘤的影像特点，说法错误的是
A. 视神经肿块
B. 常有沙砾样钙化
C. 增强扫描，肿瘤明显强化
D. 肌锥内分布，圆形、卵圆形肿块
E. 视神经轨道征

13. 男性，12 岁。左眼突出伴视力下降 2 个月余。CT 扫描示左侧视神经柱形增粗，有轻度增强，左侧视神经孔扩大，视交叉左侧亦增粗、增强。最可能的诊断是
A. 视神经脑膜瘤
B. 视神经胶质瘤
C. 炎性假瘤
D. 视神经母细胞瘤
E. 视神经血管瘤

14. 女性，52 岁。左颈部无痛性包块渐进性增大，MRI 检查如下图。最可能的诊断是

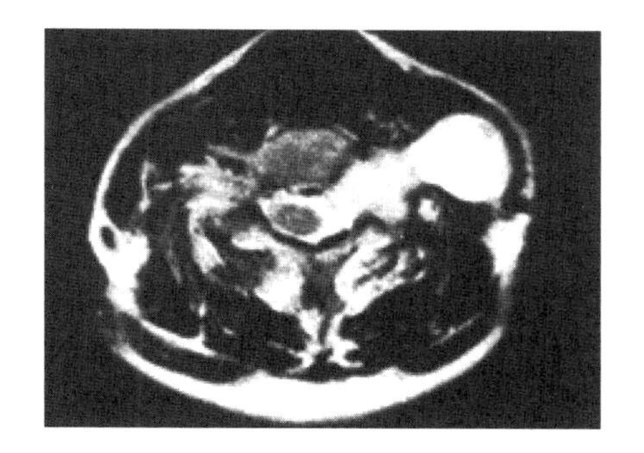

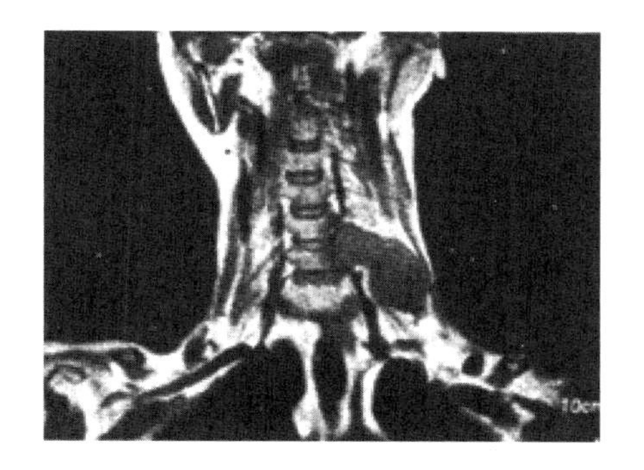

A. 左侧颈部神经鞘瘤
B. 左侧颈部神经纤维瘤
C. 左侧颈部动脉瘤
D. 左侧颈部转移瘤
E. 左侧颈部脂肪瘤

15. 女性,57岁。颈部不适,CT扫描如下图所示。最可能的诊断是

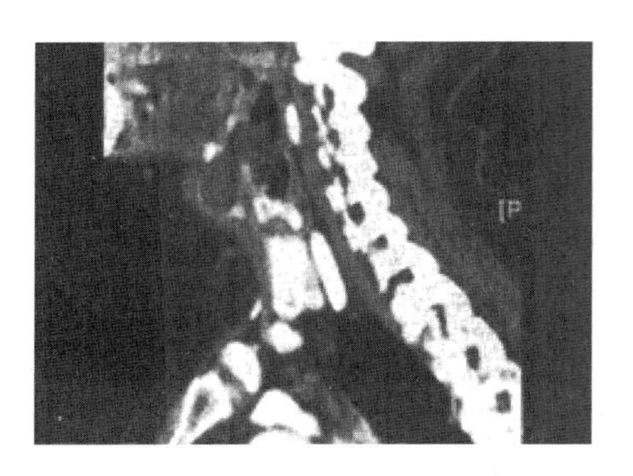

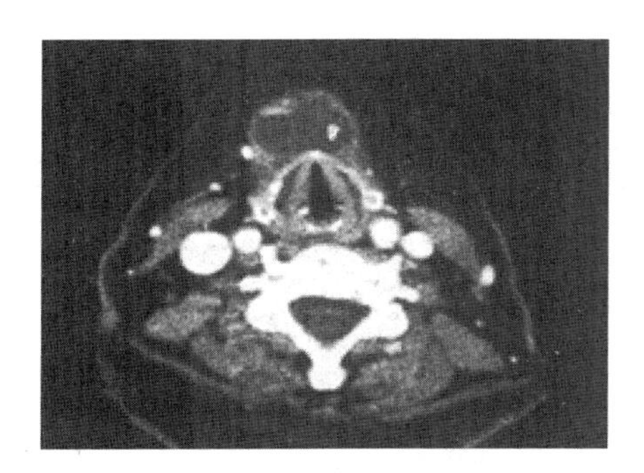

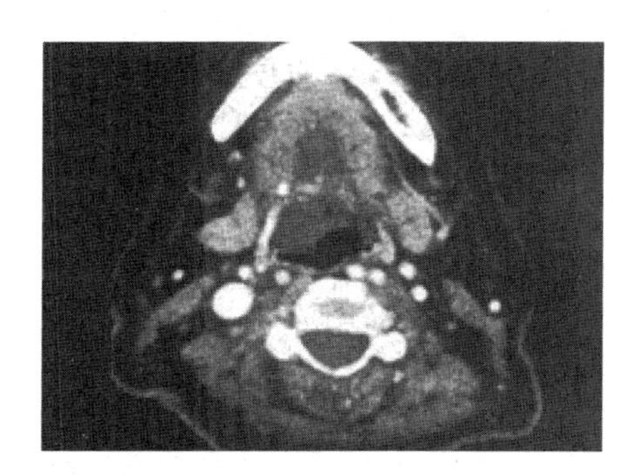

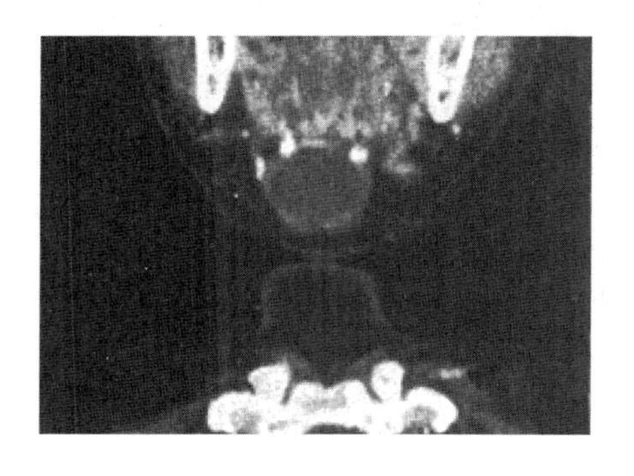

A. 咽囊囊肿
B. 鳃裂囊肿
C. 甲状舌管囊肿
D. 颈部淋巴管瘤
E. 颈部神经鞘瘤

16. 男性,41岁。右侧咽部不适2年余,有异物感,声音嘶哑,CT扫描如下图。最可能的诊断是

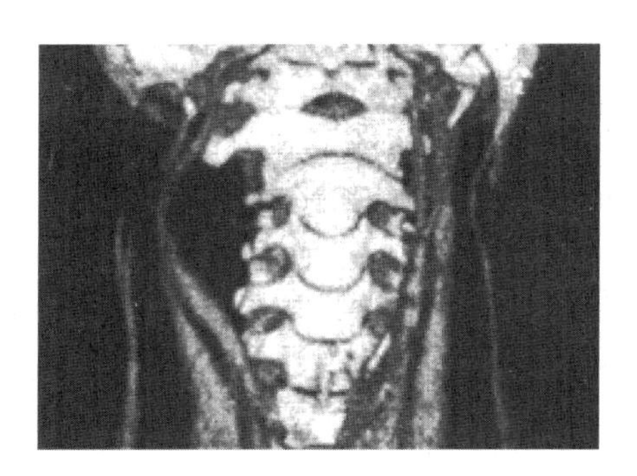

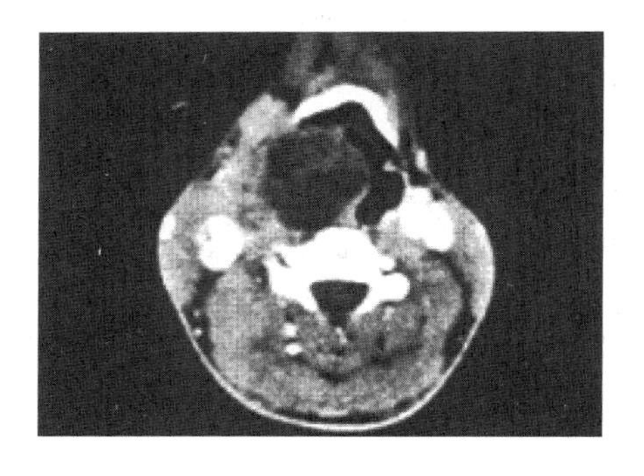

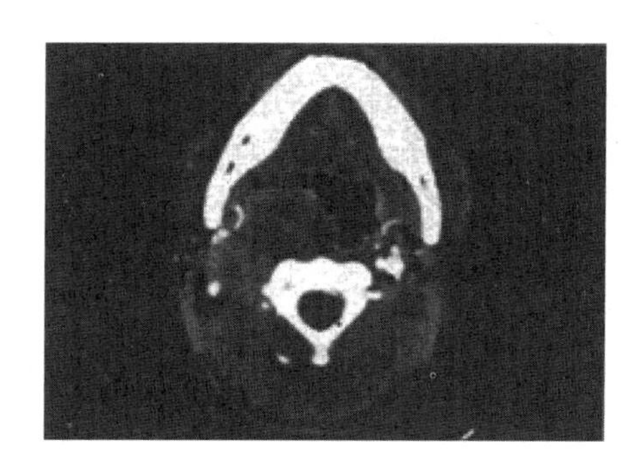

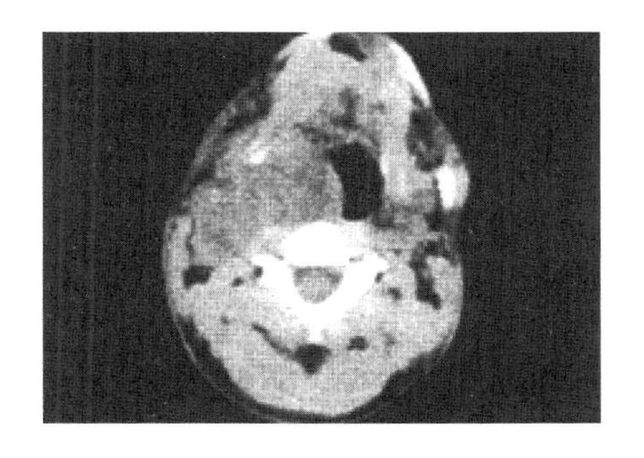

A. 颈动脉体瘤
B. 咽旁转移瘤
C. 咽旁淋巴瘤
D. 小唾液腺瘤
E. 咽旁神经鞘膜瘤

17. 关于眼眶肿瘤，下列最常见的是
A. 泪腺混合瘤
B. 脑膜瘤
C. 视神经胶质瘤
D. 血管瘤
E. 神经鞘膜瘤

18. 男性，43 岁。右颈部扪及一包块，CT 扫描如下图所示。最可能的诊断是

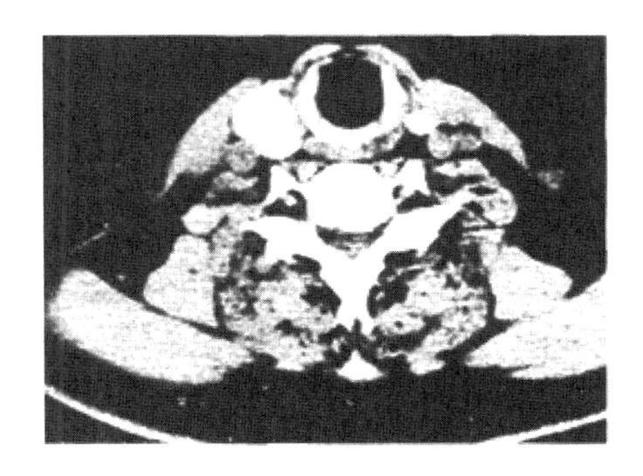

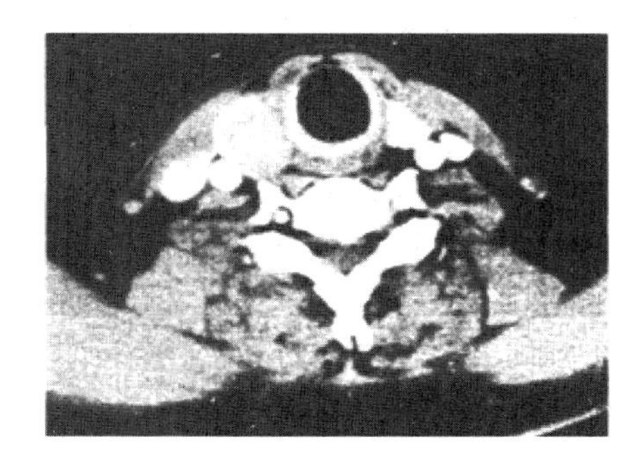

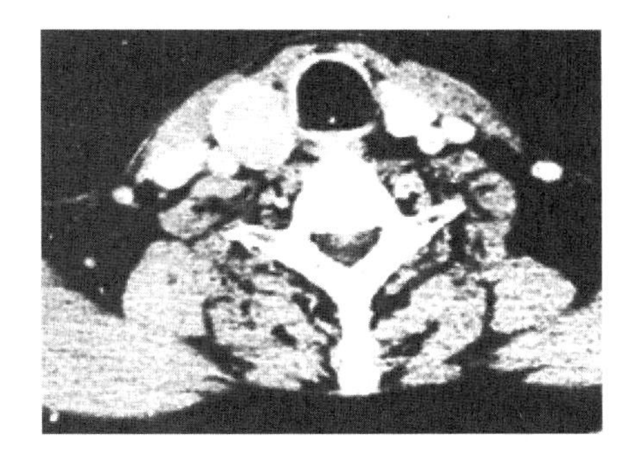

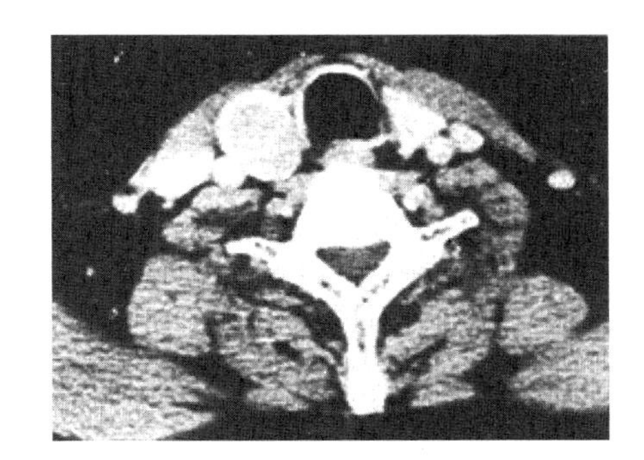

A. 甲状腺腺瘤
B. 甲状腺腺癌
C. 结节性甲状腺肿
D. 甲状腺原发淋巴瘤
E. 甲状腺转移瘤

19. 女性，39 岁。左耳鸣、耳聋 2 年，CT 扫描如下图所示。诊断是
A. 听神经瘤
B. 动脉瘤
C. 胶质瘤
D. 脑膜瘤
E. 胆脂瘤

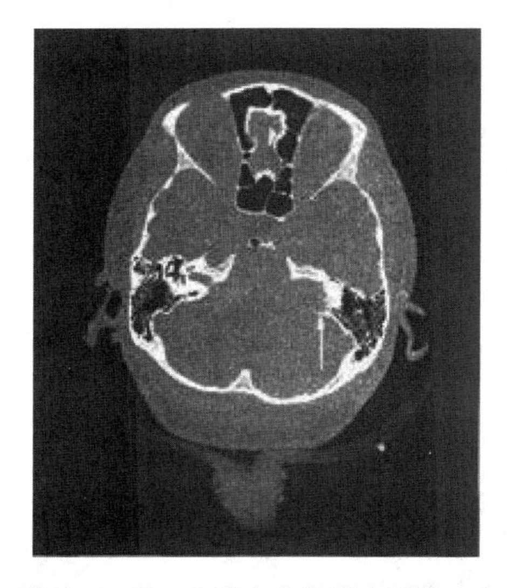

20. 男性,13岁。左眼突出伴视力下降2个月。CT扫描示左侧视神经柱形增粗,有轻度强化,左侧视神经孔扩大,视交叉左侧亦增粗、增强。诊断可能为
A. 视神经母细胞瘤
B. 视神经脑膜瘤
C. 炎性假瘤
D. 视神经胶质瘤
E. 视神经血管瘤

21. 男性,32岁。右耳流脓1年。鼓膜穿孔。CT扫描示外耳道嵴骨消失,听小骨破坏,鼓室壁破坏,内有软组织密度影。诊断可能为
A. 中耳癌
B. 血管球瘤
C. 胆脂瘤
D. 转移瘤
E. 面神经纤维瘤

22. 有关Hansch构效关系学说不正确的是
A. 特定的生物效应(以 I/C 表示)与药物的电性相关
B. I/C 与药物的立体效应相关
C. I/C 与药物的疏水效应相关
D. 电性影响、立体效应影响及疏水效应影响彼此不是独立的
E. Hansch构效关系学说是进行药物定量构效关系研究及药物结构设计的一个重要理论

23. 放射性碘标记下列描述错误的是
A. 常用的标记方法有亲电取代标记与连接标记
B. 固相氧化法标记率高,但对蛋白质生物活性有损伤
C. 氯胺T法:用氯胺T作氧化剂,用偏重亚硫酸钠终止反应
D. 乳过氧化物酶法:用乳过氧化物酶与微量氧化剂(H_2O_2)底物进行氧化,反应温和,对蛋白质生物活性损伤小
E. 连接标记先用$^{123}I/^{131}I$标记一前体,再将标记的前体与待标记的蛋白质等分子连接

24. 下列关于脑底动脉环的描述错误的是
A. 脑底动脉环位于脑底面,由一条前交通动脉和成对的大脑前动脉近侧段、颈内动脉、后交通动脉及大脑后动脉近侧段组成
B. 脑底动脉环的主要功能是平衡血流,保持脑血液均衡配布
C. 脑底动脉环不仅是颈内动脉系与椎底动脉系之间的吻合,并且也是两侧颈内动脉系间的吻合
D. 正常情况下,左、右动脉环间血流互不沟通,当环的某一部分动脉血流量突然变化时,血液可由一侧流向另一侧,从而保证各部脑组织血流量相当或起侧支循环的作用
E. 脑底动脉环不能平衡大脑血流

25. 下列关于脑的解剖描述错误的是
A. 每侧大脑半球分为额叶、顶叶、颞叶、枕叶和岛叶5个叶
B. 端脑的表面为灰质,称大脑皮质。皮质深面是由出入皮质的神经纤维形成的

白质，称大脑髓质

C. 位于大脑半球底部深埋于端脑基底髓质白质中的一群灰质核团，称基底神经核

D. 基底神经核由纹状体、屏状核和豆状核构成

E. 纹状体包括尾状核和豆状核，后者又分为壳核和苍白球

26. 正常成人脑血流量是

A. 约 10 ml/(min • 100 g)

B. 约 20 ml/(min • 100 g)

C. 约 50 ml/(min • 100 g)

D. 约 80 ml/(min • 100 g)

E. 约 100 ml/(min • 100 g)

27. 脑组织中灰质血流量与白质血流量的关系为

A. 白质血流量是灰质血流量的 2 倍

B. 灰质血流量是白质血流量的 2 倍

C. 白质血流量是灰质血流量的 3～4 倍

D. 灰质血流量是白质血流量的 3～4 倍

E. 白质血流量是灰质血流量的 1 倍

28. 有关脑血流的描述错误的是

A. 尽管动脉血压在很大范围内变化，然而流经脑的血流量基本保持相对恒定

B. 血压下降、血供不足，脑组织局部代谢产物积聚，引起血管舒张

C. 血压升高、血流增多，代谢产物被清除，引起脑血管收缩，脑血流量减少

D. 血压下降、血供不足，脑组织局部代谢产物积聚，引起血管收缩，脑血流量减少

E. 脑血管的自身调节在保证脑血液供应上极为重要

29. 下列肯定不能通过完整的血脑屏障的物质是

A. 带负电荷分子

B. 相对分子质量小于 500

C. 脂溶性分子

D. 电中性分子

E. 水分子

30. 心血池显像时，常用于封闭甲状腺及胃黏膜的药物是

A. 氯化亚锡

B. 苯巴比妥

C. 过氯酸钾

D. 卢戈氏碘溶液

E. 枸橼酸盐

31. 门控心血池显像中，心动电影见局部室壁无运动多见于

A. 心肌梗死

B. 可逆性心肌缺血

C. 肥厚性心肌病

D. 扩张性心肌病

E. 室壁瘤

32. 关于心血池显像，显示左室激动传导的最佳方式是

A. 相位图

B. 振幅图

C. 时相直方图

D. 矛盾量图

E. 时相电影

33. 下列不能作为室壁瘤在心血池显像上诊断依据的是

A. 心动电影显示室壁呈反向运动

B. 相角程＞135°

C. 时相直方图上，房室峰之间出现异常峰

D. 左室局部出现囊袋样膨出影像

E. 相位图上色阶分布均匀

34. 亲梗死灶显像，常用于诊断

A. 心内膜下心肌梗死

B. 心肌梗死合并左束支传导阻滞

C. 陈旧性心肌梗死基础上再发急性心肌梗死
D. 无痛性心肌梗死
E. 以上都是

35. 抗肌凝蛋白单克隆抗体显像的显像剂为
A. ^{111}In－AM
B. ^{111}In－DTPA
C. ^{99m}Tc－PYP
D. ^{99m}Tc－MDP
E. ^{99m}Tc－Glu

36. 关于冬眠心肌,下列叙述正确的是
A. 严重缺血再灌注后,心肌细胞功能立即恢复
B. 严重缺血再灌注后,心肌细胞功能数小时、数周后可自行恢复
C. 慢性长期低灌注条件下,局部血流改善后,心肌细胞功能全部恢复
D. 慢性长期低灌注条件下,局部血流改善后,心肌细胞功能可部分或全部恢复
E. 以上均不对

37. 下列评价心肌活力的检查中,最为准确的是
A. 灌注+代谢显像
B. ^{201}Tl 再注射法显像
C. 小剂量多巴酚丁胺介入灌注显像
D. 硝酸盐介入灌注显像
E. 门控心肌灌注显像

38. 心肌灌注显像和心肌^{18}F-FDG 葡萄糖代谢显像结合评价存活心肌,错误的是
A. 灌注、代谢显像均正常,是心肌存活的表现
B. 灌注、代谢均缺失,即灌注/代谢匹配,也表示心肌有一定的活力
C. 灌注异常,代谢存在,即灌注/代谢不匹配,是心肌存活的表现
D. 灌注、代谢均缺失,即灌注/代谢匹配,表示心肌梗死或者瘢痕
E. ^{13}N-NH_3灌注/^{18}F-FDG 代谢 PET 显像检测存活心肌较 SPECT 显像方法,如^{201}Tl 再注射法、^{99m}Tc-MIBI 硝酸盐介入法等更为准确可靠

39. 关于主动脉狭窄在核素动脉显像上的图像特点,下列错误的是
A. 主动脉局部影像变细、变淡
B. 主动脉局部有扩张影
C. 血池相局部有放射性滞留
D. 动脉相病变处放射性提前到达
E. 好发部位为升主动脉和降主动脉

40. 下腔静脉阻塞时,核素静脉显像的特点包括
A. 局部放射性异常浓聚
B. 下腔静脉影中断
C. 无侧支循环影
D. 肝部尾状叶浓聚
E. 能精确定位病变处

41. 门静脉输入肝脏的血量占肝输入血量的
A. 20%～30%
B. 30%～40%
C. 50%～60%
D. 70%～80%
E. 80%～90%

42. 对诊断贲门失迟缓症有较高敏感性的是
A. 胃食管反流显像
B. 食管通过显像
C. 胃排空试验
D. 十二指肠胃反流显像
E. 肝胆动态显像

43. 单纯液体试餐的正常胃排空时间 $t_{1/2}$ 为
A. 3～4 min
B. 5～10 min
C. 10～20 min

D. 15～25 min
E. 20～30 min

44. ^{99m}Tc 硫胶体在血清中的半衰期 $t_{1/2}$ 约为
A. 3 min
B. 6 min
C. 8 min
D. 15 min
E. 20 min

45. ^{32}P 多次给药治疗原发性血小板增多症每次剂量不应超过(1 mCi＝37 MBq)
A. 3 mCi
B. 4 mCi
C. 5 mCi
D. 7 mCi
E. 10 mCi

46. 下列不属于分子水平放射性核素治疗的是
A. 放射免疫治疗
B. 放射反义治疗
C. 放射受体治疗
D. 放射性种子植入治疗
E. 以上均不正确

47. 不支持鼓室血管球瘤的是
A. 搏动性耳鸣
B. 蓝色鼓膜
C. 传导性耳聋
D. CT 示鼓室内软组织小肿块
E. 肿物增强明显，与颈静脉增强一致

48. 一小儿因一侧眼有黄光反射，做眼眶 CT 平扫：一侧眼环内后极部见软组织团块，伴有较大不规则钙化，相邻视神经明显增厚。首先考虑为
A. 视网膜血管瘤
B. 视网膜母细胞瘤
C. 脉络膜骨瘤
D. 黑色素瘤
E. 视网膜星形细胞瘤

第五章

呼吸系统影像

一、A1/A2 型题

1. 超声图像的后处理功能，以下不包括的项为

A. 灰阶变换
B. 彩色编码变化
C. 图像储存
D. 图像平滑化
E. 时间增益补偿(TGC)

2. 通常医用波长的范围为

A. 0.1～1.5 mm
B. 1.5～2 mm
C. 2～5 mm
D. 5.5～15 mm
E. 2.5～10 mm

3. 人体组织体液回声按其强弱排列，正确的是

A. 胰腺<肝、脾
B. 肝、脾<肾皮质
C. 肾皮质<肾骨髓质
D. 肾窦<胰腺
E. 胆汁<血液

4. 下腔静脉的主要属支包括

A. 髂总静脉、脾静脉
B. 髂总静脉、胃左静脉
C. 肾静脉、肠系膜上静脉
D. 髂总静脉、肾静脉
E. 髂总静脉、肠系膜上静脉

5. 下列对肥厚型梗阻性心肌病超声所见的叙述错误的是

A. 主动脉瓣收缩中期部分关闭
B. 室间隔明显增厚
C. 左室后壁增厚，但增厚程度小于室间隔
D. 心室壁呈弥漫性向心性肥厚
E. 室间隔厚径与左室后壁厚径比值>1.5

6. 肺叶不张的 CT 表现不包括

A. 肺体积收缩
B. 胸廓变小
C. 纵隔向健侧移位
D. 同侧膈肌升高
E. 叶间胸膜移位

7. 大量气胸的 X 线胸片可见

A. 横膈下降
B. 肋间隙增宽
C. 纵隔健侧移位
D. 肺完全压缩
E. 以上均是

8. 肺脓肿急性化脓性炎症阶段，X 线片示

A. 小片状阴影

B. 大片状阴影
C. 空洞
D. 胸腔积液
E. 粟粒状阴影

9. 过敏性肺炎的X线特征是
A. 密度较低的云雾状影
B. 病变可见相互重叠
C. 病变不按肺段分布
D. 病灶具有散在性和游走性
E. 呈结节状和粟粒状

10. 中央型肺水肿典型X线征象是
A. 双肺大小不一的弥漫性片状模糊影
B. 双肺下野可见柯氏A线和B线
C. 肺门阴影轻度大而模糊
D. 以肺门为中心的蝶翼状阴影
E. 局部的肺叶实变阴影

11. 心包脂肪垫阴影的位置是
A. 左心膈角处
B. 右心膈角处
C. 心底部
D. 心腰大血管角处
E. 左心耳处

12. X线平片肺动脉高压的诊断标准为右下肺动脉横径
A. <15 mm
B. >15 mm
C. <10 mm
D. >10 mm
E. 不大于15 mm

13. 在透视下最易漏诊的结核类型是
A. 慢性纤维空洞型肺结核
B. 原发综合征
C. 急性粟粒型肺结核
D. 浸润型肺结核
E. 结核球

14. 下列新生儿胸片影像中错误的是
A. “帆征”提示有胸腺瘤
B. 心胸比例比成人大
C. 左膈比右膈高
D. 外带无肺纹理
E. 心尖不明显

15. 在X线对周围型肺癌的诊断中，诊断意义最大的是
A. 空洞
B. 钙化
C. 无卫星病灶
D. 肺门或纵隔淋巴结肿大
E. 肿块有分叶和毛刺

16. 正常人体温(腋测法)为
A. 36～37℃
B. 36.5～37.5℃
C. 36.3～37.2℃
D. 36.5～37.4℃
E. 36.5～37.7℃

17. 发热最常见的病因为
A. 变态反应
B. 感染性疾病
C. 内分泌代谢障碍
D. 无菌性坏死组织吸收
E. 体温调节中枢功能失调

18. 下列疾病可引起先昏迷后发热的为
A. 败血症
B. 脑出血
C. 流行性出血热
D. 流行性乙型脑炎
E. 流行性脑脊髓膜炎

19. 头面部的疼痛传导的神经为
A. 三叉神经
B. 面神经
C. 交感神经

D. 视神经
E. 听神经

20. 头痛伴剧烈呕吐者,最可能提示下列疾病中的
A. 颅内压增高
B. 偏头痛
C. 颅内肿瘤
D. 蛛网膜下腔出血
E. 脑血管畸形

21. 风心病主动脉瓣狭窄患者伴随的胸痛与下述有关的为
A. 炎症刺激
B. 缺血、缺氧
C. 肌张力改变
D. 肿瘤浸润
E. 物理、化学因子

22. 常表现为慢性腹痛的疾病为
A. 胆囊结石
B. 急性胆囊炎
C. 急性胰腺炎
D. 结核性腹膜炎
E. 异位妊娠破裂

23. 引起右上腹部阵发性绞痛的疾病有
A. 肝癌
B. 肝脓肿
C. 胆石症
D. 急性胰腺炎
E. 十二指肠球部溃疡

24. 下列常引起空腹疼痛的疾病为
A. 胰腺炎
B. 胃溃疡
C. 胆囊炎
D. 慢性胃炎
E. 十二指肠溃疡

25. 大叶性肺炎典型患者咳出的痰为
A. 黄痰
B. 白色泡沫痰
C. 铁锈色痰
D. 胶冻状痰
E. 黯红色黏稠血痰

26. 咯血最常见的病因是
A. 支气管扩张
B. 支气管结核
C. 流行性出血热
D. 支气管子宫内膜异位
E. 肺出血型钩端螺旋体病

27. 引起肺结核大咯血的原因是
A. 支气管肺癌
B. 结核侵蚀小血管
C. 结核破坏了肺组织
D. 肺结核空洞,空洞内动脉瘤破裂
E. 肺结核所致毛细血管渗透性增高

28. 室性早搏引起心悸的感觉正确是
A. 恐惧感
B. 紧缩感
C. 停跳感
D. 饥饿感
E. 灼热感

29. 下列心源性水肿的特点正确的是
A. 从眼睑面部开始延及全身
B. 从足部开始向上延及全身
C. 水肿时最先出现腹水
D. 上肢、颈部水肿
E. 单侧、下肢、凹陷性水肿

30. 引起心源性水肿的机制是
A. 毛细血管通透性增高
B. 淋巴液回流受阻
C. 毛细血管滤过压升高
D. 血浆胶体渗透压降低

E. 组织液蛋白含量高

31. 反射性呕吐的疾病为
A. 急性胆囊炎
B. 抗癌药物
C. 晕动病
D. 癔症
E. 脑出血

32. 可引起头痛伴喷射性呕吐的疾病为
A. 急性胃炎
B. 霍乱
C. 胃潴留
D. 颅内高压
E. 幽门梗阻

33. 引起器质性便秘的疾病有
A. 结肠冗长
B. 肠易激综合征
C. 先天性巨结肠症
D. 滥用泻药造成对泻药的依赖
E. 进食量少或食物缺乏纤维素

34. 惊厥伴高血压可见于
A. 脑炎
B. 肾炎
C. 脑膜炎
D. 脑出血
E. 脑血吸虫病

35. 下列情况可引起意识障碍伴瞳孔缩小的为
A. 癫痫
B. 酒精中毒
C. 颠茄类中毒
D. 氰化物中毒
E. 有机磷农药中毒

36. Dubin-Johnson 综合征是由于
A. 血清非结合胆红素增加
B. 肝细胞将结合胆红素向毛细胆管排泄障碍
C. 肝细胞摄取非结合胆红素障碍
D. 肝细胞缺乏葡萄糖醛酸转换酶
E. 肝细胞摄取及排泄结合胆红素障碍

37. 下列疾病可引起胆汁淤积性黄疸的为
A. 中毒性肝炎
B. 病毒性肝炎
C. 钩端螺旋体病
D. 毛细胆管型病毒性肝炎
E. 遗传性球形红细胞增多症

38. 区别药物性黄染和黄疸最有意义的部位是
A. 巩膜
B. 手掌
C. 角膜
D. 皮肤
E. 口腔黏膜

39. 一患者体温渐上升达 39℃或以上，数天后又逐渐下降至正常水平，持续数天后又逐渐上升，如此反复多次。此种热型为
A. 稽留热
B. 弛张热
C. 间歇热
D. 波状热
E. 回归热

40. 一患者每天体温最高波动在 39.6～40.1℃，最低体温在 37.6℃左右，持续 10 天，其热型属于
A. 波状热
B. 稽留热
C. 弛张热
D. 间歇热
E. 回归热

41. 男性，37 岁。饮酒后突发上腹部剧痛 20 min，伴恶心、呕吐、腹胀。查体：强迫体位，上腹部带状压痛，轻度肌紧张，无反跳

痛。诊断首先考虑
A. 消化性溃疡穿孔
B. 急性胰腺炎
C. 急性胆囊炎
D. 急性胃肠炎
E. 急性阑尾炎

42. 老年男性患者,胸骨后疼痛伴有消瘦及痰中带血,应考虑的疾病为
A. 急性心肌梗死
B. 肺癌
C. 食管炎
D. 肺梗死
E. 纵隔肿瘤

43. 男性,35岁。反复上腹疼痛8年,进食后可缓解,常有夜间疼醒,此次复发5天来就诊。查体:剑突下偏右压痛(+),无肌紧张及反跳痛。该患者最可能的诊断是
A. 胃溃疡
B. 十二指肠溃疡
C. 促胃液素(胃泌素)瘤
D. 慢性胆囊炎
E. 慢性胃炎

44. 男性,42岁。上腹胀痛,不放射,恶心,呕吐胃内容物。查体:无巩膜黄染,心肺听诊未见异常,腹软,上腹正中压痛,无反跳痛,肝脾未触及。下列支持幽门梗阻的诊断为
A. 伴腹泻
B. 呕吐隔宿食物
C. 喷射性呕吐
D. 伴眩晕,眼球震颤
E. 伴黄疸

45. 一患者20年前患乙型肝炎,3 h前突然呕吐鲜红色血液约1 000 ml,心悸头晕,血压下降。查体:可见蜘蛛痣,脾大肋下2 cm。最可能的诊断是
A. 急性胃黏膜病变
B. 胃溃疡
C. 胆管癌
D. 食管静脉曲张破裂
E. 结肠炎

46. 中年女性,左下腹痛,伴黏液脓血便,反复发作2年,近1个月来再次复发,每日排便5~8次,服用小檗碱等无效。查体:贫血貌,P 108次/分,心尖部2/6级收缩期杂音,左下腹压痛阳性。可能的诊断为
A. 肠结核
B. 溃疡性结肠炎
C. 结肠癌
D. 阿米巴痢疾
E. 克罗恩病

47. 女性,22岁。近5天来发热寒战,头痛,尿呈酱油色,巩膜黄染,心肺未见异常,腹软,无压痛,肝脾未触及。下列检查支持溶血性贫血诊断的是
A. 血清非结合胆红素正常
B. 血清结合胆红素增加
C. 尿胆红素阳性
D. 尿胆原增加
E. 血清碱性磷酸酶增加

48. 肺气肿患者为改善其呼吸功能,主要措施为
A. 应用抗生素预防感染
B. 长期服用祛痰止咳药
C. 长期应用解痉平喘药
D. 长期吸入糖皮质激素
E. 进行呼吸肌功能锻炼

49. 慢性支气管炎急性发作期的主要治疗措施为
A. 控制呼吸道感染
B. 给予祛痰药物
C. 给予止咳药物
D. 应用解痉平喘药

E. 吸入糖皮质激素

50. 关于慢性支气管炎的病因描述不正确的是
A. 感染是慢支急性发作的主要诱因
B. 吸烟、大气污染是慢支发生、发展的重要因素
C. 急性发作期的主要病原菌为肺炎球菌和流感嗜血杆菌
D. 慢支是感染性和非感染性多种因素长期综合作用所致
E. 多种抗原引起的过敏反应，气道免疫功能低下亦为慢性支气管炎的病因

51. 男性，58 岁。反复咳嗽、咳痰 15 年。体检：双肺叩诊呈过清音，呼吸音减弱，肺底部有湿啰音，剑突下心尖冲动明显，该处可闻收缩期杂音，肺动脉瓣区第二音亢进。该例最可能的诊断为
A. 慢性支气管炎(慢支)
B. 慢支＋肺气肿
C. 慢支＋肺气肿＋肺心病
D. 慢支＋风湿性心瓣膜病
E. 慢支＋冠心病

52. 女性，26 岁。因发作性喘息 14 年，再发 1 周入院。查体：右肺满布哮鸣音，左上肺呼吸音消失，心率 118 次/分。FEV_1 占预计值 64%。经“氨茶碱、糖皮质激素”等静脉滴注治疗喘息仍不能缓解。考虑最可能的原因是并发
A. 感染
B. 气胸
C. 严重缺氧
D. 严重脱水
E. 变应原未能清除

53. 开放性气胸的急救首先是
A. 充分给氧
B. 肋间插管引流
C. 开胸探查
D. 迅速封闭胸壁伤口
E. 气管插管辅助呼吸

54. 女性，51 岁。间断上腹疼痛 2 年，疼痛发作与情绪、饮食有关。查体：上腹部轻压痛。胃镜：胃窦皱襞平坦，黏膜粗糙无光泽，黏膜下血管透见。此病例考虑诊断为
A. 消化性溃疡
B. 急性胃炎
C. 慢性浅表性胃炎
D. 胃癌
E. 慢性萎缩性胃炎

55. 自发性细菌性腹膜炎常见致病菌应是
A. 大肠杆菌和副大肠杆菌
B. 溶血链球菌和肺炎双球菌
C. 厌氧菌和链球菌
D. 大肠杆菌和厌氧菌
E. 铜绿假单胞菌和葡萄球菌

56. 急性胰腺炎一般治疗原则中，未被包括在内的为
A. 解痉止痛
B. 抑制胰腺分泌
C. 水电解质平衡与支持治疗
D. 防治感染
E. 八肽生长抑素类似物静脉滴注

57. 诊断缺铁最肯定的依据是
A. 慢性失血史
B. 小细胞低色素性贫血
C. 转铁蛋白饱和度降低
D. 血清铁降低
E. 骨髓小粒可染铁消失

58. 男性，25 岁。近年夜尿增多，偶有水肿。BP 190/110 mmHg，Hb 60 g/L，尿蛋白(＋)，RBC 0～1 个/HP，WBC 0～1 个/HP，颗粒管型 1～2 个/HP，肌酐清除率降低。应诊断为

A. 急进性肾炎
B. 急性肾炎
C. 隐匿性肾炎
D. 慢性肾炎
E. 高血压病肾动脉硬化

59. 某患者,周身高度水肿伴有腹水。检查尿蛋白(+++),24 h尿蛋白>3.5 g,合并高脂血症,血浆蛋白<30 g/L,诊断为肾病综合征。其主要依据是
A. 尿蛋白(+++)
B. 高度水肿伴腹水
C. 高脂血症
D. 24 h尿蛋白>3.5 g
E. 血浆清蛋白<30 g/L

60. 不能引起肾病综合征的疾病是
A. 糖尿病肾病
B. 过敏紫癜性肾炎
C. 急性肾盂肾炎
D. 肾淀粉样变性
E. 系统性红斑狼疮性肾炎

61. 男性,30岁。颜面水肿3天,无力,尿400 ml/24 h,血压130/80 mmHg,血红蛋白130 g/L,尿蛋白(+++),红细胞20~40个/HP,颗粒管型0~2个/HP。可能性最大的诊断是
A. 急进性肾炎
B. 隐匿性肾炎
C. 急性肾炎
D. 慢性肾炎
E. 肾盂肾炎

62. 男性,15岁。高度水肿,尿蛋白(+++),管型少许,血清蛋白15 g/L,血胆固醇10 mmol/L,应用泼尼松治疗4周,尿量增加,水肿消退,尿蛋白(++)。此时应采取的措施为
A. 泼尼松原剂量继续治疗
B. 加用ACTH、泼尼松减量
C. 加用清蛋白、泼尼松减量
D. 泼尼松开始减量
E. 加用吲哚美辛、泼尼松减量

63. 男性,24岁。1年前诊断肾病综合征,应用激素治疗4周,尿蛋白转阴后减量,治疗共8周,停药已半年,近1个月来又出现水肿,尿蛋白(+++)。应首选
A. 环磷酰胺
B. 甲泼尼龙冲击治疗
C. 泼尼松1 mg/kg
D. 吲哚美辛治疗
E. 雷公藤治疗

64. 急性肾炎2周,血压140/90 mmHg,尿红细胞散在、满视野。首先选用
A. 休息对症治疗
B. 氮芥
C. 环磷酰胺
D. 泼尼松
E. 吲哚美辛

65. 金黄色葡萄球菌肺炎特征性X线征象包括
A. 肺不张
B. 两肺多发团片影
C. 肺气囊形成
D. 肺脓肿形成
E. 脓气胸

66. 下述肺硅沉着症的间接征象,不正确的一项是
A. 肺气肿
B. 肺不张
C. 胸膜增厚、粘连
D. 胸腔积液
E. 肺源性心脏病

67. 下列属于原发性肺结核最典型X线征象的是
A. 哑铃状双极征

B. 肺内浸润阴影
C. 纵隔淋巴结肿大
D. NIT 淋巴结肿大
E. 胸腔积液

68. 下述肺血增多 X 线表现，错误的是
A. 肺纹理增多
B. 肺动脉段搏动增强
C. 右下肺动脉影可增粗
D. 肺透亮度正常
E. 心腰凹陷

69. X 线平片示两肺野出现大小、密度、分布“三均匀”的弥漫性粟粒结节，直径 1～2 mm，边界清楚，应考虑为
A. 小叶性肺炎
B. 亚急性血行播散型肺结核
C. 支气管肺泡癌
D. 病毒性肺炎
E. 急性血行播散型肺结核

70. 关于肺气肿 X 线平片表现，说法不正确的是
A. 胸骨后间隙增宽
B. 膈肌低平
C. 深吸气时肺体积变化明显
D. 肺透亮度增高、“三均匀”
E. 心影狭长，心尖离开膈肌

71. 下列属于肺泡性肺水肿典型 X 线征象的是
A. 肺门旁“蝶翼状”影
B. 肺纹理模糊
C. 胸膜腔少量积液
D. 出现间隔线
E. “支气管充气征”

72. 下列情况可有肺血减少 X 线征象的是
A. 高血压性心脏病
B. 室间隔缺损
C. 原发性肺动脉高压
D. 风湿性心脏病二尖瓣狭窄
E. 以上都不是

73. 男性，58 岁。近期出现声音嘶哑而就诊，检查发现左声带麻痹，未见肿物，患者无明显咳嗽、咯血症状。胸部透视发现左肺门影增大，左侧膈肌矛盾运动。行 CT 检查见左肺门影增大，左上叶支气管狭窄、截断，主肺窗显示不清，左膈肌升高。下列诊断最恰当的是
A. 左侧中心型肺癌侵及喉返神经及膈神经
B. 左肺炎伴有纵隔淋巴结肿大
C. 左肺门支气管结核伴膈神经粘连
D. 纵隔淋巴瘤侵犯喉返神经
E. 左侧周围型肺癌淋巴结转移累及喉返及膈神经

74. 结节病患者 CT 表现为肺门及纵隔淋巴结肿大，双肺体积缩小并见斑片状、纤维条索状影，应属于
A. Ⅳ期
B. Ⅰ期
C. Ⅲ期
D. Ⅱ期
E. Ⅴ期

75. 婴幼儿肺结核最常见的 X 线表现是
A. 空洞和肺门淋巴肿大
B. 结核球
C. 肺内浸润影像和肺门淋巴结肿大
D. 胸腔积液
E. 散在结核钙化影

76. 下列肺脓肿的 X 线表现中最能提示为慢性肺脓肿的是
A. 张力性空洞及同侧肺门淋巴结增大
B. 多腔相通、多支引流和多叶蔓延
C. 较大斑片状阴影中央局部密度减低
D. 内壁光滑有液平面，外缘清晰

E. 以上都不是

77. 肺内团块状阴影,轮廓清楚、光滑,密度均匀,常有钙化,呈少量至大量斑点状或爆米花状,无空洞形成,应诊断为
A. 肺囊肿
B. 结核球
C. 炎性假瘤
D. 周围型肺癌
E. 错构瘤

78. 诊断肺隔离症最重要的依据包括
A. CT增强扫描示明显强化的团块影
B. 隔离肺组织由独立的脏层胸膜包裹
C. X线平片示左肺下叶紧贴膈面的团块状阴影
D. 隔离肺组织同正常肺组织被同一层胸膜包裹
E. 隔离肺组织由主动脉或肋动脉分支供血

79. 关于肺气肿X线表现,错误的是
A. 横膈低平
B. 肺透亮度降低
C. 肺纹理稀疏
D. 心影变窄小
E. 肋间隙增宽

80. 进展期中央型肺癌的X线表现中,直接征象是
A. 阻塞性肺炎
B. 肺不张
C. 黏液嵌塞征
D. 肺门肿块
E. 肺气肿

81. 关于支气管肺炎说法不正确的是
A. 多见于双下肺
B. 是指肺泡内的纤维素性炎症
C. X线主要表现为沿支气管分布的斑片影
D. 多见于婴幼儿及年老体弱患者
E. 治疗不佳可形成脓胸、慢性炎症及支气管扩张

82. 诊断风湿性心脏病二尖瓣严重损害,最重要的X线征象是
A. 右心房重度增大
B. 肺循环高压
C. 二尖瓣区钙化
D. 左心房重度增大
E. 重度间质性肺水肿

83. 辐射所致的细胞凋亡主要经历引发性刺激、(　　)和死亡反应3个过程。
A. DNA断裂
B. DNA修复
C. 滞后阶段调节
D. 基因表达
E. RNA复制

84. 放射性工作场所应保持通风,风向应
A. 由高活性工作室向低活性工作室流动
B. 由低活性工作室向高活性工作室流动
C. 循环流动
D. 由中等活性工作室分别向低活性和高活性工作室流动
E. 由低活性工作室和高活性工作室向中等活性工作室流动

85. 男性,42岁。右下肢疼痛、肿胀3周,诊断股深静脉血栓性静脉炎,抗凝治疗效果不显著。3天前开始气急,呈进行性加重,咳嗽伴血痰,右侧胸痛,X线和超声检查确认右侧胸腔积液,则胸腔内积液考虑为
A. 血性胸腔积液
B. 乳糜性胸腔积液
C. 渗出性胸腔积液
D. 漏出性胸腔积液
E. 浆液血性胸腔积液

86. 女性，28 岁。1 周来高热，右侧胸痛，于咳嗽和深呼吸时疼痛加剧。目前胸痛有明显缓解，但高热不退，体征和影像学检查确诊为右侧胸腔积液。以下可能性最大的是

A. 血性胸腔积液
B. 乳糜性胸腔积液
C. 渗出性胸腔积液
D. 漏出性胸腔积液
E. 浆液血性胸腔积液

87. 女性，75 岁。慢性咳嗽、咳痰病史 20 余年，冬季加重。因呼吸困难、双下肢水肿、少尿 2 天入院。以下检查结果中对诊断慢性肺源性心脏病最有帮助的是

A. X 线检查示右下肺动脉干横径 18 mm
B. X 线检查示右下肺动脉横径/气管横径为 0.07
C. 肺功能检查示混合性通气功能障碍，弥散减低
D. 心电图检查示 $RV_1 + SV_5 = 1.02\ mV$
E. 心电图检查示重度逆钟向转位

88. 女性，24 岁。近 2 个月来午后低热，剧烈咳嗽，痰中带血，进食少，无力，消瘦，使用消炎镇咳药无效，痰中 2 次找到结核菌，胸片及 CT 检查未见异常。最可能的诊断为

A. 慢性支气管炎
B. 过敏性肺炎
C. 肺结核
D. 支气管内膜结核
E. 肠结核

89. 女性，21 岁。反复轻咳，盗汗 3 年。3 年前曾有两次少量咯血，伴乏力，消瘦。胸片右上肺可见高密度结节影，直径 1.5 cm，边缘光滑，可见钙化影，周围有卫星灶。最可能的诊断是

A. 炎性假瘤
B. 结核球
C. 错构瘤
D. 周围型肺癌
E. 包裹型积液

90. 男性，25 岁。10 天前左臀疖肿，前天开始发热伴寒战、咳嗽、咳脓痰，3 天来痰中带血，胸痛。血象：WBC $25 \times 10^9/L$，N 91%。胸片示两肺散在密度较淡的片状阴影，内有透光区及可疑气液平面。应考虑为

A. 金黄色葡萄球菌肺炎
B. 肺炎链球菌肺炎
C. 肺炎克雷伯杆菌肺炎
D. 多发性肺囊肿并感染
E. 肺结核

91. 患者，学生。阵发性咳嗽，无咳痰，咽痛，乏力，肌肉酸痛 2 周，自服青霉素 V 钾片 4 天无效。白细胞计数 $6.9 \times 10^9/L$，分类正常。该病例最可能的胸部 X 线表现是

A. 肺叶或肺段实变，其中可见支气管气道征
B. 肺叶或小叶浸润，可见空洞及肺气囊肿
C. 肺小叶实变，蜂窝状脓肿，叶间隙下坠
D. 弥漫性支气管肺炎
E. 下叶间质性支气管肺炎

92. 男性，50 岁。1 天来寒战高热 39.6℃，咳嗽伴有胸痛，咳痰呈砖红色胶冻状，量多。查体轻发绀，BP 80/50 mmHg，左肺叩浊，呼吸音低。X 线片示左肺多发性蜂窝状阴影。该患者最可能的诊断是

A. 肺炎链球菌肺炎，休克型
B. 葡萄球菌肺炎
C. 厌氧菌肺炎
D. 军团菌肺炎
E. 克雷伯杆菌肺炎

93. 男性，68 岁。糖尿病患者，突发高热、寒战、右胸痛，次日咳痰，为黄色脓性带血丝，量多。X 线显示右下肺实变，其中有多个液性囊腔。最可能的诊断是

A. 干酪性肺炎
B. 铜绿假单胞菌肺炎
C. 克雷伯杆菌肺炎
D. 葡萄球菌肺炎
E. 军团菌肺炎

94. 女性,20 岁。近 2 个月胸闷,乏力,咳嗽。查体:颈部淋巴结肿大,心肺(一)。胸片:肺门及纵隔淋巴结肿大。WBC 7.2×10^9/L,结核菌素实验(1∶10 000)48 h 观察(+++)。诊断应首先考虑
A. 胸内淋巴结结核
B. 肺结节病
C. 淋巴细胞白血病
D. 支气管肺癌
E. 淋巴肉瘤

95. 男性,60 岁。MRI 扫描示脑内多发异常信号且有明显环形增强,伴灶周水肿。首先考虑
A. 脑血管瘤
B. 急性播散性脑炎
C. 病毒性脑炎
D. 边缘性脑炎
E. 肺癌脑转移

96. 男性,34 岁。因反复干咳、咯血 2 月、发热 1 周来院门诊。查体:T 39.2℃,消瘦,左上肺语颤增强,叩诊呈实音,呼吸音减弱。WBC 7.8×10^9/L,PPD 试验(1 结素单位)强阳性。X 线胸片示左上肺大片云雾状、密度较低、边缘模糊之阴影。最可能的诊断是
A. 肺炎球菌肺炎
B. 干酪性肺炎
C. 支原体肺炎
D. 克雷伯杆菌肺炎
E. 支气管扩张症

97. 女性,21 岁。因发热、干咳、乏力 20 天,咯血 2 天入院。查体:T 38.5℃,消瘦,右上肺触觉语颤增强,叩诊浊音,可闻及支气管呼吸音。PPD 试验(1 结素单位)硬结 20 mm,表面有水泡。X 线胸片于右上第 2～4 前肋处见密度高,浓淡不均阴影。最可能的诊断是
A. 右上肺癌
B. 右上肺结核
C. 右上包裹性积液
D. 右上大叶性肺炎
E. 右上支气管扩张症

98. 女性,60 岁。咳嗽、痰中带血,胸痛 1 个月,无明显发热。胸片示右下肺周边有一直径 5 cm 的结节状阴影。首先应考虑为
A. 肺脓肿
B. 结核瘤
C. 周围型肺癌
D. 团块状硅结节
E. 转移性肺癌

99. 男性,64 岁。近 1 个月来出现低热、胸痛、咳嗽、咳痰,有时痰中混有血丝。体格检查:消瘦,左锁骨上可触及一团质硬固定肿大淋巴结。胸部 X 线平片及胸部 CT 扫描显示左上肺叶不张。最可能的临床诊断是
A. 肺结核
B. 肺炎
C. 肺脓肿
D. 支气管扩张
E. 支气管肺癌

100. 女性,56 岁。10 天来咳嗽、发烧 38℃,自服感冒药不见好转,黄痰逐渐增多,30～50 ml/d,偶尔有脓血痰。白细胞 19×10^9/L。胸片见右肺有大片模糊阴影,其中有一带液平面的薄壁空洞,门诊首先考虑
A. 空洞型肺结核
B. 中央型肺癌
C. 支气管肺炎

D. 肺脓肿
E. 周围型肺癌

101. 关于结核性胸膜炎特点的描述错误的是
A. 多见于儿童
B. 起病多缓慢
C. 可有结核中毒症状
D. X线胸片可呈肋膈角消失或外高内低影
E. X线胸片除胸液影外，还应有肺内结核灶

二、A3/A4型题

（102～104题共用题干）

患者，28岁。5天前后背部出现红肿，当时诊断为疖，3天前患者发热，寒战，最高39℃，伴咳嗽，黄色痰，BP 80/40 mmHg，吸氧2 L/min，氧分压65 mmHg，胸部CT扫描双肺多发斑片影。

102. 该患者诊断为重症肺炎，判断肺炎严重程度的CURB－65所含指标不包括以下的项为
A. 年龄＞65岁
B. 意识状态
C. 尿素氮
D. 肌酐
E. 血压

103. 该患者最有可能感染的致病菌是
A. 葡萄球菌
B. 肺炎克雷伯杆菌
C. 流感嗜血杆菌
D. 卡他莫拉菌
E. 铜绿假单胞菌

104. 以下药物对该致病菌最敏感的是
A. 万古霉素
B. 莫西沙星
C. 亚胺培南
D. 青霉素
E. 阿奇霉素

（105～107题共用题干）

男性，高中生。3天前因咽痛、流涕、干咳、发热而就诊，体温多在38℃左右，自服感冒药无效。同寝室有类似患者。体检右下肺有少量干啰音。X线片显示右下肺淡薄阴影。WBC 7.6×10^{9}/L，中性粒细胞82%。

105. 根据病情，推测其最可能的病原体是
A. 肺炎支原体
B. 流感病毒
C. 流感嗜血杆菌
D. 肺炎链球菌
E. EB病毒

106. 针对该病原体，下列抗生素效果较好的是
A. 青霉素
B. 林可霉素
C. 氯霉素
D. 红霉素
E. 万古霉素

107. 该病疗程一般为
A. 7天
B. 3天
C. 5～7天
D. 7～10天
E. 10～14天

（108～111题共用题干）

男性，30岁。因受凉后出现畏寒、发热，咯铁锈色痰，伴左侧胸痛。胸片左下肺大片密度高阴影。

108. 最可能的诊断是
A. 金黄色葡萄球菌肺炎
B. 肺炎链球菌肺炎

C. 结核性胸膜炎
D. 肺癌合并阻塞性肺炎
E. 肺脓肿

109. 该患者应用抗生素治疗后体温先接近正常后又升高，最可能的原因是
A. 药物热
B. 抗生素用量不足
C. 加用退热药
D. 出现并发症
E. 细菌产生耐药

110. 该病原体肺炎容易并发
A. 脓胸
B. 肺气肿
C. 肺纤维化
D. 机化性肺炎
E. 以上都不是

111. 该病原体耐药的主要机制为
A. PBP结构改变
B. 产生生物被膜
C. 膜通透性降低
D. 主动外排系统
E. 产AmpC酶

(112～114题共用题干)

男性，55岁。咳嗽5年余，近来加重，咳少量脓痰，伴发热。胸片检查显示：双肺纹理增多，以右下肺为著。

112. 首先考虑的诊断是
A. 肺脓肿
B. 肺结核
C. 慢性支气管炎急性发作
D. 支气管炎
E. 支气管肺炎

113. 该病加重的主要因素为
A. 感染
B. 心功能不全
C. 依从性不佳
D. 过敏
E. 吸入刺激性气体

114. 治疗应首选
A. 止咳、化痰
B. 解痉、止血
C. 手术治疗
D. 适当的抗菌药物
E. 抗结核治疗

(115～117题共用题干)

男性，20岁。平素健康，淋雨后突发寒战、高热、头痛，第2天出现右侧胸痛、咳嗽、咳痰，胸片示右上肺大片实变影。

115. 体检不会出现的体征是
A. 右上肺叩诊浊音
B. 气管向左侧偏移
C. 右上肺触觉语颤增强
D. 急性病容
E. 脉率增快

116. 最可能的诊断为
A. 胸膜增厚
B. 肺脓肿
C. 肺结核
D. 大叶性肺炎
E. 肺梗死

117. 该患者最有可能的致病菌为
A. 流感嗜血杆菌
B. 卡他莫拉菌
C. 肺炎链球菌
D. 肺炎支原体
E. 肺炎军团菌

(118～120题共用题干)

男性，58岁。吸烟30年，咳嗽咳痰20余

年，活动后气急4年，偶有下肢轻度水肿。查体：桶状胸，两肺呼吸音弱，少量湿啰音，肺动脉瓣区第二心音亢进。

118. 最可能的诊断是
A. 慢性支气管炎
B. 慢性支气管炎合并阻塞性肺气肿
C. 慢性支气管炎、阻塞性肺气肿、肺源性心脏病
D. 慢性支气管炎合并支气管扩张
E. 慢性支气管炎性心功能不全

119. 该患者X线表现一般不出现
A. 右下肺动脉干横径小于10 mm
B. 肺动脉段突出
C. 右心室增大
D. 膈肌低平
E. 两下肺纹理紊乱

120. 下面心电图对该病诊断没有意义的为
A. 重度顺钟向转位
B. V_1导联R∶S>1
C. V_5导联R∶S<1
D. $RV_1+SV_5 \geq 1.02$
E. 肺型P波

（121～122题共用题干）

患者，10天前左下肢皮肤划破，1周前突然畏寒、发热，3天来咳嗽、气急，伴右侧胸痛。胸片检查示肺部多发气囊样改变，部分可见液平，右侧可见少量胸腔积液。

121. 其病原体最可能为
A. 化脓性链球菌
B. 金黄色葡萄球菌
C. 厌氧菌
D. 铜绿假单胞菌
E. 军团杆菌

122. 最有效的抗生素为
A. 环丙沙星
B. 万古霉素
C. 甲硝唑
D. 红霉素
E. 头孢类抗生素

（123～126题共用题干）

男性，18岁。反复午后发热1个月，体温在37.3～37.8℃，疲乏无力，消瘦。近1周咳嗽，偶尔咯血性痰，夜间盗汗，无胸痛、气短。外院X线检查见右锁骨上斑片状阴影，痰结核菌检查阴性。

123. 为确定诊断应做的检查为
A. 血清PPD抗体
B. 血沉
C. 肿瘤标记物
D. 痰标本用聚合酶链反应方法检查结核菌
E. 结核菌素试验

124. 该患者最可能的诊断是
A. 浸润型肺结核
B. 支气管肺癌
C. 支气管扩张合并感染
D. 军团菌肺炎
E. 真菌性肺炎

125. 确诊后治疗应选择的治疗药物为
A. 青霉素静滴
B. 阿奇霉素静滴
C. 抗结核联合化疗
D. 庆大霉素静滴
E. 氟喹诺酮类药物静滴

126. 该患者1个月药物治疗后症状完全消失，自行停用所有药物。2个月后再次出现发热、咳嗽，咳血性痰，每日约20 ml，极度疲乏，不能坚持正常学习，再次来诊。需做以下用以协助确诊的检查为

A. 血常规
B. 痰细菌培养
C. 血沉测定
D. 胸部 CT
E. 肝功能检测

第六章

循环系统影像

一、A1/A2 型题

1. 正常成人心胸比值一般不超过
   A. 0.45
   B. 0.5
   C. 0.55
   D. 0.60
   E. 0.40

2. 有关右心室的描述,错误的是
   A. 是心腔最靠后的部分
   B. 入口为三尖瓣
   C. 入口为右房室口
   D. 出口为肺动脉瓣
   E. 流出道又称动脉圆锥

3. 下列心脏病不引起两肺门增大的是
   A. 房间隔缺损
   B. 室间隔缺损
   C. 肺动脉狭窄
   D. 肺源性心脏病
   E. 动脉导管未闭

4. Kerley B 线最常见的疾病是
   A. 房间隔缺损
   B. 肺结核
   C. 肺癌
   D. 二尖瓣狭窄
   E. 慢性支气管炎

5. 肺源性心脏病最常见的原因是
   A. 慢性支气管炎
   B. 支气管扩张
   C. 肺结核
   D. 机化性肺炎
   E. 胸膜增厚粘连

6. 不是房间隔缺损的 X 线征象的是
   A. 右心室增大
   B. 右心房增大
   C. 左心房增大
   D. 左房不大
   E. 主动脉缩小

7. 同时出现双室增大的疾病是
   A. 二尖瓣狭窄
   B. 二尖瓣关闭不全
   C. 室间隔缺损
   D. 主动脉瓣狭窄
   E. 心包炎

8. 二尖瓣狭窄的心影 X 线表现为
   A. 靴形
   B. 梨形
   C. 烧瓶形
   D. 球形

E. 以上都不是

9. X 线诊断心包积液较可靠的方法是
A. 透视下看心脏搏动情况
B. X 线片看心影是否呈烧瓶状
C. 右前斜位吞钡看食管压迹有无加深
D. 左前位 X 线片看室间沟深浅
E. 以上都不是

10. 心脏最大径是指
A. 心影左侧最突点至中线距离与右心缘最突点至中线距离之和
B. 右心缘上下部交界点至心尖部之间距离
C. 心缘左侧最突点至中线距离
D. 心影左右两侧最突点之间距离
E. 心缘右侧最突点至中线距离

11. 左心房增大一般最先向哪一方向增大?
A. 向后增大
B. 向左增大
C. 左心耳增大
D. 向上增大
E. 向右增大

12. 左心室增大见不到的 X 线征象为
A. 心尖部左下延伸
B. 左室壁隆凸
C. 相反搏动点上移
D. 室间沟向上移位
E. 左前斜位心室与脊柱重叠

13. 右心室增大见不到的 X 线征象是
A. 肺动脉段突出
B. 相反搏动点上移
C. 左前斜位心膈接触面延长
D. 主动脉结小
E. 右前斜位心前间隙小或消失

14. 诊断心肌炎的主要 X 线征象为
A. 左心室大
B. 右心室大
C. 肺动脉段外凸
D. 主动脉结大
E. 左心室及主动脉搏动均减弱

15. 左、右心衰的共同 X 线表现是
A. 上腔静脉影增宽
B. 肺静脉扩张
C. 横膈抬高
D. 胸腔积液
E. 肺水肿

16. 肺门舞蹈这一 X 线征象见于
A. 心肌炎
B. 法洛四联症
C. 主动脉瓣狭窄及关闭不全
D. 房间隔缺损
E. 高血压性心脏病

17. 房间隔缺损和室间隔缺损的主要区别是
A. 心脏呈二尖瓣形
B. 肺动脉段高度隆起
C. 肺门搏动更明显
D. 左心房不大
E. 左心室不大

18. 指出下列与肺心病不符的 X 线征象是
A. 肺气肿
B. 右心室增大
C. 左心房增大
D. 右心房增大
E. 右下肺动脉直径＞15 mm

19. MRI 扫描发现左心房附壁血栓最可能的原因是
A. 慢性肺源性心脏病
B. 风湿性心脏瓣膜病
C. 房间隔缺损
D. 室间隔缺损

E. 心肌病

20. 患者X线胸片表现：肺血增多，主动脉结大小正常，肺动脉段轻度突出，左心房和左、右心室增大。心血管造影检查表现不包括
A. 有肺动脉高压者，主肺动脉增宽，右心室壁增厚
B. 房间隔不连续
C. 左、右心室扩大，以左心房为著
D. 室间隔局限性缺损
E. 心室壁增厚

21. 单纯二尖瓣狭窄左心耳突出表现是
A. 右心缘双弧影
B. 左心缘出现第4弓
C. 左侧主支气管抬高
D. 食管左心房压迹增深
E. 心间圆隆

22. 男性，50岁。车祸后送至急诊室，主诉心前区绞痛。患者躁动不安，面色苍白。查体：颈静脉怒张，静脉压升高，动脉压降低，脉压减小。下列不支持心包出血的诊断项是
A. 透视下心脏搏动减弱
B. X线心影明显增大
C. 上腔静脉增宽
D. 增强前后心脏周围病变的CT值无明显变化
E. MRI心脏周围病变的信号与心包积液信号相似

23. 关于脑受体显像用放射性配体的要求，错误的选项是
A. 通过血脑屏障
B. 与特定受体的亲和力强
C. 特异性高
D. 带负电荷
E. 能得到高的靶/非靶比值，以利于显像和进行定量分析

24. 原发性肝癌最主要的转移部位是
A. 肺
B. 肝内播散
C. 骨
D. 左锁骨上淋巴结
E. 脑

25. 正常后前位X线胸片，心腰对应的解剖部位为
A. 肺动脉段与左肺动脉
B. 左心耳
C. 左心室
D. 上腔静脉
E. 以上均不是

26. 动脉导管未闭与其他左向右分流的先心病具有鉴别意义X线征象是
A. 左心室增大
B. 左心房增大
C. 主动脉弓增宽
D. 右心室增大
E. 肺血增多

27. 动脉导管未闭最典型的X线征象是
A. 肺血增多
B. 主动脉结增宽凸出
C. 左心室增大
D. 右心室增大
E. 左心房增大

28. 缩窄性心包炎的特征性X线征象包括
A. 上腔静脉扩张
B. 心影近似三角形
C. 心搏减弱，消失
D. 两心缘僵直，分界不清，伴胸膜炎改变
E. 心包壳状钙化

29. 患儿生后4个月出现发绀，杵状指，气急，X线平片示心影呈“靴形”，右心室增大，肺血少，最可能为

A. 法洛四联症
B. 房间隔缺损
C. 动脉导管未闭
D. 室间隔缺损
E. 先天性肺动脉狭窄

30. 体外放射分析是指在体外条件下对微量物质进行定量分析的一类分析方法的总称，其基础是
A. 放射性核素标记的配体
B. 放射性测量
C. 特异性结合反应
D. 竞争性结合反应
E. 非竞争状态下进行的结合反应

31. 女性，30岁。心悸、气短、下肢水肿1年。查体：呼吸困难，颈静脉怒张，心界向两侧扩大，有舒张期奔马律，心3/6级收缩期吹风样杂音，肝肋下3 cm。X线检查：心影向两侧增大。经强心、利尿治疗2个月后，症状基本消失，心界明显缩小，心脏杂音较前减轻，奔马律消失，最可能的诊断是
A. 风湿性心脏病二尖瓣关闭不全
B. 急性心肌炎
C. 急性心包炎
D. 肥厚型梗阻性心肌病
E. 原发性扩张型心肌病

32. 1岁小儿，曾多次患肺炎，不发绀，胸骨左缘第2肋间3/6级粗糙收缩期杂音，肺动脉瓣区第二音亢进。X线检查肺动脉段突出，肺野充血，左心室及左心房增大，主动脉结影增宽。诊断考虑
A. 室间隔缺损(Roger病)
B. 大型室间隔缺损
C. 房间隔缺损
D. 动脉导管未闭
E. 艾森曼格综合征

33. 下列不属于主动脉夹层CT及MRI均可显示的异常表现的为
A. 内膜钙化内移
B. 内膜片
C. 假腔内血栓
D. 真、假腔
E. 内破口

34. 男性患者，45岁。有动脉粥样硬化病史。突然感到剧烈刀割样胸痛2小时，向背部放射。查体发现主动脉瓣区可闻及舒张期杂音。考虑为主动脉夹层可能。下列胸片表现常见的有
A. 主动脉影位置改变
B. 主动脉弓部和降主动脉上部影增宽
C. 主动脉搏动增强
D. 主动脉影狭小
E. 主动脉影外形改变

35. MRI为了观察心房与心室的关系，主动脉根部及左室流出道应选的扫描位置为
A. 平行于室间隔的心脏长轴位
B. 垂直于室间隔的心脏长轴位
C. 横轴位
D. 矢状位
E. 垂直于室间隔的心脏短轴位

36. 女性，26岁。端坐呼吸、乏力、腹胀，心音遥远，胸部正侧位摄片示心影增大如下图，最可能的诊断是

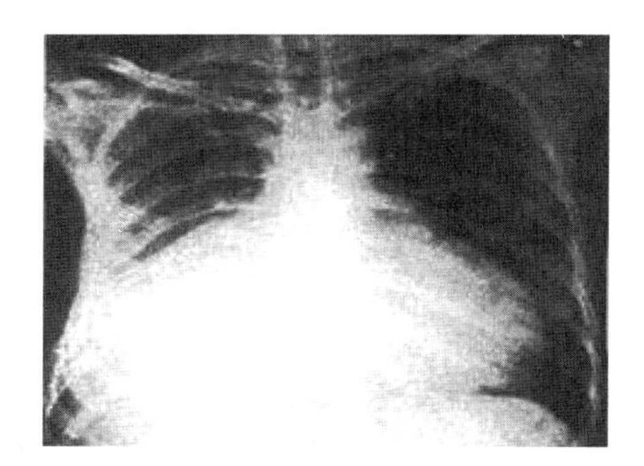

A. 心包积液
B. 缩窄性心包炎

C. 扩张性心肌病
D. 肥厚性心肌病
E. 风湿性心脏病二尖瓣狭窄

37. 诊断室壁瘤最主要的 X 线征象是
A. 左心室缘局限性膨出
B. 左心室增大
C. 左心室缘的搏动异常
D. 左心室缘的钙化
E. 左心室缘纵隔心包粘连

38. 男性，58 岁，胸骨后阵发性疼痛半年余，透视见心影稍大，CT 结果如下图，最可能的诊断是

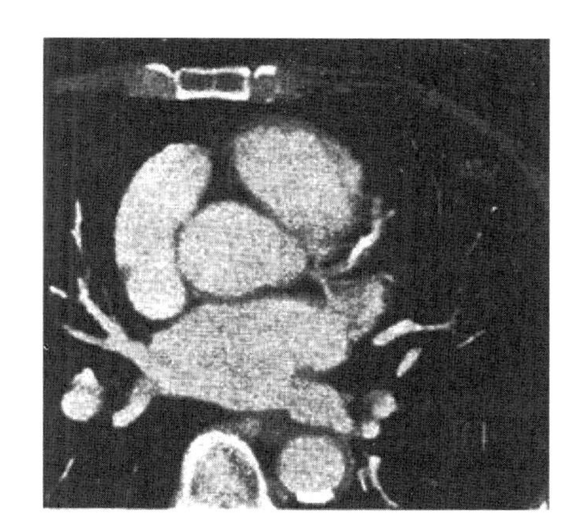

A. 慢性肺源性心脏病
B. 缩窄性心包炎
C. 高血压性心脏病
D. 冠状动脉粥样硬化性心脏病
E. 风湿性心脏病二尖瓣狭窄

39. 关于淋巴结转移癌，下列描述不正确的是
A. T1WI 呈等或略高信号，T2WI 呈等信号或高信号
B. 淋巴结转移可单发或多发
C. 胃癌、胰腺癌及肾癌常转移至腹膜后淋巴结
D. 淋巴结肿大常大于 1.5 cm
E. MRI 可以明确判断肿大淋巴结的组织学改变

40. 男性，23 岁。右心房、室增大，肺动脉段凸出，两肺门大而搏动增强，右下肺动脉干增粗达 17 mm，两肺纹理增多增粗，边界清晰，肺野透过度正常。其肺循环变化是
A. 肺缺血
B. 肺充血
C. 肺瘀血
D. 肺出血
E. 肺栓塞

二、X 型题

41. 室间隔缺损的血流动力学改变有
A. 左心室增大
B. 右心室增大
C. 左心房增大
D. 右心房增大
E. 肺动脉高压

42. 下列有关主动脉硬化的表现，正确的有
A. 由于升主动脉扩张，右心缘第 1 弓突出
B. 主动脉钙化为线状，大多见于主动脉弓
C. 降主动脉迂曲，多偏向左侧
D. 左前斜位，主动脉弓向前向后上方移位，主动脉窗扩大
E. 左心缘第 1 弓明显突出

43. 典型的二尖瓣关闭不全患者的 X 线表现有
A. 左心房和左心室增大为主
B. 伴有右心室增大
C. 左心房呈中度到重度增大
D. 肺淤血
E. 病变晚期可见明显的肺循环高压

44. 先天性主动脉缩窄的 X 线表现为
A. 肋骨切迹
B. 3 字征
C. 升主动脉扩张
D. 上纵隔阴影增宽
E. 降主动脉上段的狭窄后扩张

45. 肺动脉狭窄的 X 线表现有
A. 心脏大小正常或轻度增大
B. 肺动脉段明显突向前上方
C. 右肺门大于左肺门
D. 主动脉结正常
E. 肺血较少

46. 中等量心包积液时可见的 X 线征象为
A. 心影普遍增大
B. 上纵隔影变短变宽
C. 心尖搏动减弱或消失
D. 主动脉搏动正常
E. 肺纹理正常或减少

47. 二尖瓣狭窄或(和)关闭不全时,胸片可见到的表现有
A. 肺内无结节状影
B. 肺内含铁血黄素沉着
C. 间隔线
D. 上肺静脉增粗,下肺静脉变细
E. 肺动脉段凹陷

48. “继发孔型房间隔缺损”可分为的类型有
A. 中央型/卵圆窝型
B. 上腔型
C. 下腔型
D. 周边型
E. 混合型

49. 法洛四联症在胸部后前位片上的 X 线表现为
A. 心脏无明显增大
B. 肺门缩小,肺血管纤细
C. 心尖圆钝、上翘、心腰凹陷
D. 肺血少者可能见到侧支循环
E. 伴有右位主动脉弓则主动脉结在右侧

50. 下列“无发绀型先天性心脏病”中,属于“肺血正常”的疾病是
A. 肺动脉狭窄
B. 主动脉瓣狭窄
C. 主动脉缩窄
D. 三尖瓣下移
E. 以上均为“肺血正常”的“无紫绀型先天性心脏病”

51. 主动脉夹层的 CT 检查可有的表现为
A. 钙化内膜片内移
B. 可显示撕裂的内膜瓣片
C. 可显示真腔和假腔
D. 胸腔或心包积液
E. 升主动脉或降主动脉增宽

52. 在诊断动脉瘤方面,与常规血管造影比较,CT 的优点为
A. 可显示瘤体大小
B. 可显示瘤内附壁血栓及其钙化
C. 可显示瘤壁钙化
D. 可显示瘤腔外的情况
E. 可显示受累的动脉分支

53. 下列关于 MRI 用于诊断动脉瘤描述,错误的是
A. 可显示瘤体大小
B. 可显示瘤内附壁血栓及其钙化
C. 可显示瘤壁钙化
D. 可显示瘤腔外的情况
E. 可显示受累的动脉大分支

54. 心肌梗死及其并发症在 MRI 的表现有
A. 急性心肌梗死时,梗死区心肌信号强度增高,在 T2WI 表现明显
B. 急性期室壁瘤瘤壁呈高信号,陈旧性室壁瘤瘤壁呈低信号
C. 急性心肌梗死增强后扫描,梗死处心肌在 T1WI 呈明显高信号
D. 急性心肌梗死合并的附壁血栓在 T1WI 上呈较高信号,在 T2WI 上信号强度不变或略有减低
E. 陈旧性心肌梗死时在 T2WI 梗死处心肌

信号强度减弱

55. 冠心病冠状动脉造影时的主要表现为
A. 病变段管腔狭窄
B. 病变段管腔阻塞
C. 管壁不规则
D. 有充盈缺损
E. 侧支循环建立

第七章

消化系统影像

一、A1/A2 型题

1. 下列疾患不能由腹部平片诊断的是
A. 胆囊阳性结石
B. 肠梗阻
C. 慢性胰腺炎
D. 消化道穿孔
E. 小儿先天性肛门闭锁

2. 检查肝囊肿最简便而实用的方法是
A. MRI
B. CT
C. 选择性动脉造影
D. 核医学
E. 灰阶超声

3. 以下病变中 T1 加权像比肝脏信号高的是
A. 脂肪瘤
B. 单纯性肝囊肿
C. 转移性肝癌
D. 肝脓肿
E. 肝血管瘤

4. 胃肠道穿孔最常见于
A. 外伤性
B. 肿瘤性
C. 溃疡性
D. 感染性
E. 医源性

5. 男性，56 岁。右下腹痛、贫血 3 个月。钡灌肠检查示：盲肠充盈缺损，袋形消失，黏膜皱襞中断。首先应考虑的诊断为
A. 淋巴结增生症
B. 平滑肌瘤
C. 淋巴瘤
D. 结肠炎块
E. 盲肠癌

6. 男性，40 岁。腹痛 2 天伴腹胀，呕吐，无排气，肠鸣音亢进，3 年前有腹部手术史。首先考虑的诊断为
A. 痉挛性肠梗阻
B. 粘连性肠梗阻
C. 麻痹性肠梗阻
D. 绞窄性肠梗阻
E. 蛔虫性肠梗阻

7. 日本内镜协会对早期胃癌的定义是根据
A. 肿瘤的大小
B. 有无溃疡
C. 有无转移
D. 有无穿孔
E. 肿瘤限于黏膜和黏膜下层

8. 男性，3 岁。腹痛、腹胀伴呕吐 1 天。透视

见腹部有多个气液平面。首先考虑的诊断是
A. 结肠息肉
B. 息肉恶变
C. 结肠癌
D. 肠梗阻
E. 结肠炎

9. 食管静脉曲张是下列哪种疾病的重要并发症?
A. 食管癌
B. 贲门癌
C. 肝癌
D. 肝硬化
E. 胰腺癌

10. 男性,60 岁。左下腹痛,消瘦 3 个月,左髂窝处可触及约 3 cm×5 cm 大小包块,位置固定,表面不光滑。首先考虑的诊断是
A. 结肠息肉
B. 结肠憩室
C. 结肠癌
D. 乙状结肠冗长
E. 结肠炎

11. 食管癌恶性程度最高的是
A. 髓质型
B. 溃疡型
C. 浸润型
D. 蕈伞型
E. 腔内型

12. 下列征象中,不符合诊断肠结核的 X 线表现的是
A. 回盲部激惹现象
B. 黏膜溃疡
C. 小息肉样充盈缺损
D. 病变偏于肠管一侧
E. 可形成瘘管

13. 胃癌的好发部位依次是
A. 胃小弯、贲门、胃窦
B. 胃窦、胃小弯、贲门
C. 贲门、胃窦、胃大弯
D. 胃小弯、胃窦、胃大弯
E. 胃窦、贲门、胃小弯

14. 食管异物最易发生的部位为
A. 食管中段
B. 食管生理狭窄处,以食管入口处最多见
C. 食管下端壶腹部
D. 易存留于主动脉弓压迹之下方
E. 以上都不正确

15. 为提高食管静脉曲张的检出率,下列方法较好的是
A. 稠钡有利于病变的显示
B. 多做吞咽动作
C. 立位比卧位好,不需摄点片
D. 少量稀钡,加用 Valsalva 法或应用抗胆碱药物易于显示
E. 以上都不是

16. 有关溃疡性结肠炎的说法中,错误的是
A. 是一种非特异性大肠黏膜的慢性炎症性病变
B. 多数学者认为与免疫异常、感染、遗传等因素有关
C. 起病多急骤,发展迅速,中毒症状重
D. 病变多发生在结肠下段,也可遍及整个结肠甚至末端回肠
E. 常发生于 20～40 岁的青壮年

17. 胃复合溃疡是指
A. 胃溃疡同时伴发十二指肠溃疡
B. 高位溃疡并贲门痉挛
C. 幽门前区溃疡并幽门梗阻
D. 胃溃疡并出血、穿孔
E. 小弯溃疡并慢性胃炎

18. 绞窄性肠梗阻的可靠征象是
A. 假肿瘤征
B. 足球征
C. 空肠换位征
D. 肠管双壁征
E. 肠曲截断征

19. 不属于胃癌基本X线表现的是
A. Garman综合征
B. 胃壁僵硬、边缘不齐
C. 项圈征及狭颈征
D. 黏膜皱襞破坏中断
E. 胃呈皮革状变形

20. "硬化型"食管癌的特征性影像表现是
A. 食管局限性狭窄
B. 食管腔内充盈缺损
C. 不规则龛影
D. 牵引性憩室
E. 食管扩张下端呈鸟嘴状

21. 关于肠结核的描述,正确的是
A. 平片常有"狗耳征"
B. 肠结核好发于回盲部
C. 通常分溃疡型、平坦型和增生型
D. 病变肠段明显增宽、延长
E. 原发灶以腹腔结核最常见

22. 下列X线征象作为食管静脉曲张与食管癌的鉴别要点的是
A. 串珠状充盈缺损
B. 管腔边缘凹凸不平
C. 蠕动减弱,钡剂通过缓慢
D. 纵行黏膜皱襞消失
E. 管腔扩张及舒缩性存在

23. 关于结肠癌,下列错误的是
A. 绝大多数结肠癌是腺癌
B. 好发于降结肠
C. 浸润型表现为肠腔狭窄,局限于一侧或呈环形
D. 增生型表现为腔内充盈缺损
E. 混合型多是晚期表现

24. 腹部X线平片检查最常用于诊断
A. 胃癌
B. 肠梗阻
C. 胃溃疡
D. 结肠癌
E. 食管癌

25. 肝脓肿X线平片检查主要的征象为
A. 肝区含气或液平的脓腔影
B. 右膈肌膨隆
C. 右下肺盘状肺不张
D. 右胸膜肥厚
E. 胸腔少量积液

26. 细菌性肝脓肿的主要感染途径不包括
A. 胆道
B. 肠系膜上静脉
C. 肝总动脉
D. 下腔静脉
E. 直接蔓延

27. 直肠癌的主要转移方式是
A. 血行转移
B. 淋巴道转移
C. 种植性转移
D. 直接外侵
E. 以上都不是

28. 有关肝脂肪变性的描述,不正确的是
A. 肝硬化脂肪变性与单纯脂肪沉积的病理基础相同
B. 肝/脾CT值之比<0.85即可诊断脂肪肝
C. CT平扫肝实质密度明显下降,肝内血管影显示不清或不能显示
D. 增强特征与正常肝脏一致,但仍低于增

强后的脾脏

E. 肝内血管有时受挤压变细，但无推移包绕现象

29. 女性，55 岁。CT 扫描示胆总管重度扩张，形态不规则，在胰头上方中断消失。最可能的诊断是

A. 胆总管结石
B. 胆总管炎性狭窄
C. 胆总管癌
D. 胆囊癌
E. 胰头癌

30. 关于肝血管瘤的描述，下列不正确的是

A. 病理上可分为海绵状血管瘤和毛细血管性血管瘤
B. 平扫多呈低密度
C. 增强扫描从病灶周边部开始强化
D. 病灶边缘增强的密度与同一层面的主动脉密度相似
E. 与肝癌相比，血管瘤向病灶中心增强的速度较快

31. 我国肝癌协作病理诊断小肝癌的标准是

A. 单个癌结节最大直径≤3.0 cm；多个癌结节数目≤2 个，其最大直径总和≤3.0 cm
B. 单个癌结节最大直径≤2.0 cm；多个癌结节数目≤3 个，其最大直径总和≤2.0 cm
C. 单个癌结节最大直径≤3.0 cm；多个癌结节数目≤3 个，其最大直径总和≤3.0 cm
D. 单个癌结节最大直径≤2.0 cm；多个癌结节最大直径总和≤3.0 cm
E. 单个癌结节最大直径≤2.0 cm；多个癌结节数目≤3 个，其最大直径总和≤3.0 cm

32. 有关肝硬化的 CT 表现，不正确的是

A. 肝左叶及尾状叶增大较为常见
B. 肝实质密度一般与正常肝无明显变化
C. 肝表面凹凸不平，肝缘变钝
D. 肝硬化再生结节 CT 动态增强扫描无明显强化
E. 胃底部可见小球形或扭曲的条虫样影

33. 急性胰腺炎，CT 发现肿大胰腺周围出现气体影则提示

A. 消化道穿孔
B. 肠麻痹
C. 脓肿形成
D. 肠梗阻
E. 以上均不是

34. 下列不是胰腺癌改变的项是

A. 局部实质肿块
B. 肿块远侧的腺体萎缩
C. 胰周脂肪消失
D. 胰管不规则钙化
E. 胰周血管受侵包裹

35. 在胰腺癌的 CT 影像中，出现“双管征”同时增宽、扩张是指

A. 门静脉和肝动脉
B. 肝内胆管和胆总管
C. 胆总管和胰导管
D. 胰导管和肝内胆管
E. 脾静脉和肠系膜上静脉

36. 下列不是急性胰腺炎 CT 表现的是

A. 胰腺肿大，轮廓模糊
B. 吉氏筋膜增厚
C. 胰腺萎缩
D. 蜂窝织炎和假囊肿形成
E. 合并脓肿

37. 关于壁厚型胆囊癌的 CT 特征性表现，下列说法错误的是

A. 胆囊壁均匀增厚超过 3 mm

B. 胆囊壁局限性不对称增厚
C. 胆囊壁弥漫性不规则增厚
D. 增强扫描显示胆囊不规则增强
E. 肝门周围常有淋巴结转移

38. 下列常作为CT诊断脂肪肝的标准的是
A. 肝脏密度增高
B. 肝CT值与脾相等
C. 平扫肝内血管呈低密度
D. 平扫肝CT值低于脾脏
E. 增强扫描肝CT值高于脾

39. 下列不是慢性胆囊炎的CT表现的是
A. 胆囊缩小
B. 囊壁增厚
C. 囊壁水肿
D. 囊壁欠规则
E. 囊壁可钙化

40. 典型肝硬化的CT表现是
A. 脾大,脾、胃底静脉曲张,肝各叶比例正常
B. 肝各叶比例失调,肝密度不均匀,脾大
C. 肝密度增高,各叶比例失调,脾正常大小
D. 肝各叶比例正常,密度增高,腹水
E. 肝各叶比例失调,密度均匀降低,平扫可见高密度血管影

41. 国内肝细胞癌的分型包括
A. 单结节型,多结节型,弥漫型
B. 中心型,周围型,肝门型
C. 结节型,巨块型,弥漫型
D. 内生型,外生型,浸润型
E. 小肝癌型,巨块型,弥漫型

42. 胃憩室的好发部位是
A. 胃小弯
B. 胃大弯
C. 胃窦部
D. 幽门部
E. 以上都不是

43. 胰腺病变中,下列疾病不发生钙化的是
A. 胰腺囊肿
B. 单纯性急性胰腺炎
C. 慢性胰腺炎
D. 胰腺癌
E. 胰岛细胞癌

44. 小肝血管瘤与小肝癌的CT不同点是
A. 小肝癌的增强高峰持续时间短
B. 小血管瘤没有假包膜
C. 增强后动脉期小肝癌整个病灶强化
D. 平扫时血管瘤多呈等密度
E. 以上都不是

45. 转移性肝癌最常见的CT强化类型是
A. 充填式强化
B. 环形强化
C. 不强化
D. 明显均匀强化
E. 包膜征

46. 胰腺癌CT主要的直接征象是
A. 肿瘤侵犯胰周脏器
B. 胰管阻塞
C. 胆总管阻塞
D. 胰腺局部增大、肿块形成
E. 肿瘤侵犯胰周血管

47. 可诊断为脂肪肝的肝/脾CT值之比为
A. <1.0
B. <0.85
C. >1.0
D. >1.5
E. <0.65

48. 下述胆囊癌CT征象,错误的是
A. 胆囊未显示

B. 胆囊内组织肿块影，可强化
C. 胆囊腔缩小或增大
D. 胆囊壁不规则增厚
E. 琴键征

49. 关于肝硬化，下列观点错误的是
A. 肝硬化结节不会癌变
B. 肝硬化患者，肝转移癌发生率降低
C. 血吸虫性肝硬化，肝裂多增宽
D. 结节性肝硬化有家族倾向
E. 肝脏体积可不同程度增大或缩小

50. 关于肝脓肿，下列观点错误的是
A. 短期随访，多数病灶变化明显
B. 脓肿壁可明显强化
C. 增强扫描后，脓腔边界显示更清晰
D. 靠近肝表面者，应常规穿刺活检
E. 具有典型临床表现者已不多见

51. 对于直肠癌术前 CT 检查时，提示病变有盆腔转移的征象为
A. 出现增粗的血管影
B. 直肠壁全周增厚
C. 直肠周围脂肪组织中见直径 1.0 cm 结节
D. 直肠周围筋膜增厚
E. 直肠内软组织肿物<1.0 cm

52. 关于食管癌的 CT 特点，下列描述错误的是
A. 横膈角后淋巴结大于 10 mm 提示转移
B. 食管、气管间无脂肪间隔，则提示气管受侵
C. 早期食管癌，CT 难以显示原发癌灶
D. 常规扫描应包括胸部和上腹部
E. 对转移性淋巴结，CT 优于钡餐双对比造影

53. CT 平扫，下列病变的密度比肝脏高的疾病为
A. 肝内胆管结石
B. 局灶性脂肪肝
C. 肝囊肿
D. 血管瘤
E. 肝腺瘤

54. 关于胆管细胞癌，下列描述错误的是
A. 多数患者 AFP 阴性
B. 肝硬化发生率比原发性肝癌高
C. 局限性肝内胆管扩张
D. 居肝脏原发性恶性肿瘤第 2 位
E. 可有小的不规则钙化

55. MRCP 显示的“双管征”最常发生于
A. 胰头癌
B. 胰体癌
C. 胰尾癌
D. 弥漫性胰腺癌
E. 胰腺炎

56. 慢性胰腺炎 MRI 表现不包括
A. 胰腺肿大
B. 胰腺萎缩
C. 胰腺钙化
D. 胰管扩张
E. 胰周淋巴结肿大

57. 胆囊癌 MRI 检查主要的表现为
A. 淋巴结转移
B. 肿瘤侵犯肝脏
C. 胆囊壁增厚和肿块
D. 梗阻性胆道扩张
E. 合并胆结石

58. 下列选项中为慢性胰腺炎最具特征性的征象的是
A. 胰腺腺体萎缩变小
B. 胰腺肿大，局限或弥漫性
C. 胰腺和胰管钙化
D. 胰管扩张，呈不规则串珠状
E. 胰腺假囊肿

59. 肝血管瘤介入治疗的并发症是
A. 肝出血
B. 脾区痛
C. 碘过敏
D. 肠梗阻
E. 肠穿孔

60. 胃癌血管性介入治疗的适应证是
A. 进展期胃癌
B. 肠梗阻
C. 肠坏死
D. 恶病质
E. 凝血机制障碍

61. 胆囊炎穿孔的典型表现是
A. 胆囊肿大,轮廓模糊
B. 胆囊壁弥漫增厚,形成“双边影”表现
C. 颈部结石嵌顿
D. 探头压迫胆囊区疼痛明显
E. 胆囊壁局部缺损,胆囊周围局限积液

62. 中年女性,突发上腹疼痛,伴恶心、呕吐。超声检查显示胆囊多发结石,胰腺肿大,轮廓不清,回声减低,周围见少量液性暗区。最可能的诊断是
A. 急性胰腺炎
B. 慢性胰腺炎
C. 急性胃炎
D. 急性胆囊炎
E. 急性胆管炎

63. 男孩,2岁。突发性腹痛,大便带血,腹部可触及包块,包块处探及多层强弱回声团,呈“同心圆征”,最可能的诊断是
A. 肠套叠
B. 肠扭转
C. 小肠肿瘤
D. 急性阑尾炎
E. 坏死性小肠炎

64. 患者于肝右前叶下段与左内叶交界处发现低回声不均匀实性肿块,边缘欠清,其内见多个强回声团伴声影,胆囊腔内无回声区消失。最可能的诊断为
A. 胆囊癌实块型
B. 肝细胞肝癌
C. 炎性假瘤
D. 胆管细胞肝癌
E. 肝腺瘤

65. 患者高年妇女。发热,右上腹疼痛2天,超声检查显示胆囊肿大,胆囊底部轮廓模糊,囊壁局部强回声线连续性中断,周围见局限性积液,胆囊腔内见多发结石及稀疏的粗斑点状非沉积性回声。最可能的诊断为
A. 急性化脓性胆囊炎伴胆囊穿孔
B. 慢性胆囊炎,急性发作
C. 急性化脓性胆囊炎
D. 急性单纯性胆囊炎
E. 以上都不是

66. 患者中年女性。肥胖,4年前因右侧乳腺癌做根治术,无肝炎病史,超声检查发现肝弥漫回声增强,左内叶有一低回声区,大小3 cm×4 cm,形态不规则,有正常血管穿过。超声诊断应首先鉴别的疾病为
A. 肝脓肿与肝转移癌
B. 非均匀性脂肪肝与肝转移癌
C. 原发性肝癌与肝转移癌
D. 肝囊肿与肝转移癌
E. 肝包虫病与肝转移癌

67. 导致Meckel憩室显像假阳性的原因是
A. 阑尾炎
B. 憩室内炎症
C. 异位胃黏膜壁细胞数量少
D. 异位胃黏膜壁细胞坏死
E. 以上都不是

68. 精索内静脉曲张介入治疗的并发症是

A. 脾栓塞
B. 肝栓塞
C. 精索内静脉穿孔
D. 下肢静脉血栓
E. 脑栓塞

69. 原发性肝癌，下列情况下适宜进行肝动脉栓塞治疗的是
A. 大量腹水
B. 门静脉主干有癌栓，没有明显的门静脉侧支循环形成
C. 血清胆红素＞50 μmol/L
D. 肝脏肿瘤体积巨大，占据肝脏体积的40%，肝功能 Child B级
E. 弥漫性少血供型肝癌

70. 严重肝硬化合并门静脉高压时，胆囊壁水肿增厚呈“双边征”，其主要原因是
A. 大量腹水
B. 低蛋白血症
C. 胆囊静脉及淋巴回流受阻
D. 水、电解质代谢紊乱
E. 门静脉内血栓形成

71. 下列诊断原发性肝癌的实验室检查常用指标是
A. γ-GT
B. AKP
C. AST
D. ALT
E. AFP

72. 根据“WES”征(Wall-Echo-Shadow)可诊断
A. 胆囊癌
B. 胆囊息肉样病变
C. 慢性萎缩性胆囊炎，其内充满结石
D. 胆总管囊肿
E. 胆囊穿孔

73. 胆囊颈部成袋状扩张，称哈德(Hartman)囊，是超声探测须注意的部位，它的临床意义为
A. 是胆囊癌多发部位
B. 是胆囊结石常嵌顿部位
C. 是变异较大的地方
D. 易穿孔
E. 是息肉易发处

74. 一老年男性患者，原有糖尿病，右上腹隐痛数日，突发腹痛弥漫加剧。超声表现：胆囊偏小，壁厚毛糙，胆汁少，透声差，囊内见多枚强回声团伴声影，胆囊周围可见液性暗区。可诊断为
A. 胆结石伴急性胆囊炎
B. 胆囊结石伴胆囊癌
C. 坏疽性胆囊炎
D. 胆囊结石、胆囊炎伴胆囊穿孔
E. 胆囊结石、伴慢性胆囊炎

75. 早期即可引起胰管和胆总管同时扩张的疾病最常见的是
A. 胆总管结石
B. 壶腹癌
C. 胰头癌
D. 慢性胰腺炎
E. 胰岛细胞瘤

76. 男性，52岁。6个月发现进食哽噎感，其后症状逐渐加重，近3周只能进全流质，体重减轻，体力下降。查体：脉搏 80/min，血压 128/90 mmHg，体温 36.5℃，消瘦，颈、锁骨上淋巴结未触及，实验室检查正常。食管钡剂造影，于食管中、下段见 8 cm 狭窄，黏膜破坏。其诊断是
A. 贲门失弛缓症
B. 食管良性肿瘤
C. 腐蚀性食管灼伤
D. 食管炎
E. 食管癌

77. 男性,40岁。平时喜欢饮热开水及热粥,近5个月有进食困难,并逐渐加重。钡剂检查:食管中段有5 cm狭窄,黏膜断裂,最可能的诊断是
A. 食管癌
B. 食管瘢痕性狭窄
C. 食管炎
D. 贲门失弛缓症
E. 食管静脉曲张

78. 食管癌的典型症状是
A. 胸骨后烧灼感
B. 食管内异物感
C. 咽下食物哽噎感
D. 咽下食物停滞感
E. 进行性吞咽困难

79. 与肝硬化CT扫描表现矛盾的是
A. 肝体积缩小,各叶比例失调
B. 密度不均
C. 脾大
D. 腹水
E. 门静脉直径<13 mm

80. 胆管结石的CT表现错误的是
A. 胆管内环形或圆形致密影
B. 靶征
C. 新月征
D. 以上胆管扩张
E. 扩张的胆管突然中断并见软组织块影

81. 胆道梗阻最好发的部位是
A. 肝门段
B. 胰上段
C. 胰腺段
D. 壶腹段
E. 不确定

82. 与胰腺癌的CT表现不符的是
A. 胰腺肿块
B. 胰周脂肪消失
C. 肿瘤侵及血管使其变形堵塞
D. 常合并出血和脓肿
E. 胰管和胆管扩张

83. 梗阻以上结肠扩张,有宽大液气平面,小肠轻度扩张,有少许液气平面的是
A. 单纯性小肠梗阻
B. 绞窄性小肠梗阻
C. 单纯性结肠梗阻
D. 结肠扭转
E. 肠套叠

84. 病变远端呈杯口状充盈缺损,周围有多个弹簧状环形阴影的是
A. 单纯性小肠梗阻
B. 绞窄性小肠梗阻
C. 单纯性结肠梗阻
D. 结肠扭转
E. 肠套叠

85. 早期胃癌是指癌肿尚未侵及
A. 黏膜层
B. 黏膜下层
C. 肌层
D. 浆膜层
E. 黏膜下层,且大小不超过5 mm

86. 十二指肠瘀滞症形成的主要原因是
A. 十二指肠动力功能失调
B. 先天性畸形
C. 肠系膜上动脉压迹
D. 十指肠炎性狭窄
E. 胰腺肿瘤

87. 有关胃的描述,错误的是
A. 胃的上口接食管称为贲门
B. 胃的下口接十二指肠称幽门
C. 胃贲门口水平以下为胃底
D. 贲门位于胃的内侧壁

E. 以贲门为中心,半径 2.5 cm 的区域称为贲门区

88. 下列各项中不能在食管上直接形成压迫的是
A. 主动脉弓
B. 肺动脉
C. 气管分叉
D. 左肺动脉
E. 左心房

89. 胃溃疡典型的 X 线征象是
A. 黏膜中断破坏
B. 龛影
C. 充盈缺损
D. 排空慢
E. 胃区增大

90. 疑胃溃疡患者最初选的检查方法是
A. X 线平片摄影
B. 口服钡剂造影
C. B 超
D. CT
E. MRI

91. 十二指肠溃疡最多见的部位是
A. 球后部
B. 球部
C. 降部
D. 水平部
E. 小弯侧

92. 肠梗阻 X 线诊断主要依据是
A. 肠管扩张
B. 肠壁钙化
C. 肠腔气液平面
D. 间位结肠
E. 膈下游离气体

93. 在婴儿腹平片上可见双泡征的是
A. 肥厚性幽门狭窄
B. 胎粪性肠梗阻
C. 肠套叠
D. 先天性十二指肠闭锁
E. 以上都不是

94. 下列是血管瘤的 MRI 表现的征象是
A. 牛眼征
B. 灯泡征
C. 靶征
D. 爆米花状染色
E. 胡椒盐征

95. 上消化道是指
A. 口腔至十二指肠空肠曲
B. 咽至十二指肠空肠曲
C. 口腔至十二指肠
D. 咽至上段空肠
E. 口腔至上段空肠

96. 脾肿大的诊断标准是
A. 上下>12 cm,前后>5 个肋单元
B. 上下>14 cm,前后>4 个肋单元
C. 上下>14 cm,前后>6 个肋单元
D. 上下>15 cm,前后>6 个肋单元
E. 上下>15 cm,前后>5 个肋单元

97. 慢性血吸虫肝病最常见的特征的 CT 表现是
A. 肝硬化和门脉高压
B. 肝脏广泛的线样钙化
C. 肝内汇管区低密度灶及中心血管影
D. 门静脉系统钙化
E. 合并肝占位

98. 与急性胰腺炎的 CT 表现不符的是
A. 胰腺肿大
B. 吉氏筋膜增厚
C. 蜂窝织炎和假囊肿形成
D. 胰腺及胰管钙化

E. 可合并脓肿、出血

99. 消化道常用造影剂是
A. 碘化油
B. 泛影葡胺
C. 碘普罗胺
D. 硫酸钡
E. 阿米培克

100. 以下影像学征象,不属于肝血管瘤血管造影表现的是
A. 供血动脉轻度增粗,可受压移位
B. 动脉期可见点状、团状对比剂浓染,成半弧或马蹄形分布
C. 供血动脉粗细不均、杂乱
D. 无门静脉异常显影
E. 静脉期仍见对比剂滞留,呈早出晚归征

二、A3/A4型题

(101～102题共用题干)

女性,49岁。近半年数次发生右上腹疼痛,恶心、呕吐,多为夜间睡眠后发作,并向右肩部放射。检查:肥胖体质,血压110/80 mmHg,脉搏90次/分,右上腹轻度压痛,无腹肌紧张。

101. 该患者最有可能的诊断是
A. 高位急性阑尾炎
B. 胆囊腺瘤性息肉
C. 十二指肠溃疡穿孔
D. 急性胰腺炎
E. 胆囊结石

102. 经治疗疼痛未缓解,反而持续性加重,右上腹压痛、反跳痛,腹肌紧张,体温38.5℃,此时可能的诊断为
A. 急性坏死性胰腺炎
B. 十二指肠溃疡穿孔并弥漫性腹膜炎
C. 胆总管结石
D. 结石性坏疽性胆囊炎
E. 胆囊结石进入胆总管并堵塞远端

(103～105题共用题干)

男性,40岁。右上腹胀痛2个月,肝肋下3 cm,脾肋下2 cm,移动性浊音阳性,B超检查发现肝右叶有一直径5 cm占位性病变。

103. 最可能的诊断是
A. 肝硬化
B. 细菌性肝脓肿
C. 肝血管瘤
D. 肝癌
E. 肝包虫病

104. 最合适的实验室检查是
A. AFP
B. 碱性磷酸酶
C. 血培养
D. 包虫囊液皮试
E. 血清胆红素测定

105. 具有诊断意义的检查是
A. B超
B. 腹部CT
C. X线检查
D. 肝功能测定
E. 肝穿刺针吸细胞学检查

(106～107题共用题干)

男性,24岁.因急性阑尾炎穿孔伴局限性腹膜炎,行阑尾切除术后5天,仍有腹痛,腹胀,体温38℃以上,大便3～5次/天,量少且有下坠感。血WBC 18×10^9/L。

106. 应首先考虑为
A. 切口感染
B. 并发肠炎和菌痢
C. 并发膈下脓肿
D. 盆腔脓肿

E. 化脓性门静脉炎

107. 为明确诊断，首先应做的检查是
A. 伤口检查
B. CT 检查
C. 直肠指诊
D. X线胸腹部摄片
E. B超检查

（108～111 题共用题干）

男性，30 岁。转移性右下腹痛 10 h，并恶心、呕吐，吐物为胃内容，量少，并发热，体温约 38.2℃，脉搏 98 次/分，右下腹压痛、反跳痛，肌紧张，腰大肌试验阳性。血白细胞为 12×10^9/L，中性粒细胞 90%；尿常规：白细胞 8～10 个/HP，红细胞 2～3 个/HP。

108. 该患者诊断考虑
A. 急性胆囊炎
B. 急性胃炎
C. 急性阑尾炎
D. 急性胰腺炎
E. 输尿管结石

109. 该患者最佳治疗方法为
A. 观察
B. 急诊行手术治疗
C. 抗感染补液
D. 中医中药治疗
E. 对症治疗

110. 该患者可能出现的最严重的并发症为
A. 门静脉炎
B. 肠梗阻
C. 化脓性腹膜炎
D. 腹腔脓肿
E. 水、电解质紊乱

111. 该患者手术后最常出现的并发症为
A. 肠粘连梗阻
B. 肠瘘
C. 腹腔残余脓肿
D. 腹腔出血
E. 切口感染

（112～113 题共用题干）

男性，54 岁。反复脓血便半年，每天 3～4 次，在当地曾按“痢疾”治疗无明显效果。近 1 个月出现腹胀，伴阵发性腹痛。查体：消瘦，腹稍胀、软，下腹轻压痛，右下腹可扪及一肿块，质较硬，尚可活动。

112. 根据上述资料，可能最大的诊断为
A. 慢性痢疾
B. 溃疡性结肠炎
C. 结肠息肉
D. 肠结核
E. 结肠癌

113. 首选的辅助检查为
A. 大便细菌培养
B. CT 检查
C. 钡餐检查
D. 纤维结肠镜检查
E. B超检查

（114～116 题共用题干）

男性，42 岁。5 h 前发生剧烈的上腹部痛且向背部放射，并伴数次恶心、呕吐，吐后疼痛无缓解，并呈现休克症状。追问病史，7 h 前曾有暴食、饮酒经过。

114. 最可能的诊断是
A. 急性阑尾炎
B. 急性坏死性胰腺炎
C. 胃癌伴穿孔
D. 急性肾绞痛
E. 急性胆囊炎

115. 此时最有价值的实验室检查为

A. 血白细胞计数
B. 尿淀粉酶测定
C. 血淀粉酶测定
D. 血小板计数
E. 血电解质测定

116. 治疗时禁用
A. 抗胆碱药物
B. 吗啡止痛
C. 氟尿嘧啶
D. 钙剂
E. 抗生素

(117～118题共用题干)

男性,20岁。1个月前在运动时上腹部曾被撞伤,当时未加注意。4天前自觉上腹部肿块,伴上腹部胀痛,恶心,呕吐。体格检查:体温37.3℃,腹平软,中上腹偏左可扪及15 cm×18 cm肿块,光滑,固定,有压痛。B超检查示左上腹囊性肿块。目前诊断为胰腺假性囊肿。

117. 患者最可能的发病因素是
A. 酗酒
B. 急性胰腺炎
C. 慢性胰腺炎
D. 上腹部外伤
E. 先天性

118. 最适宜的治疗时机是
A. 立即手术
B. 1个月后手术
C. 3个月后手术
D. 1年后手术
E. 不手术,自行吸收

(119～121题共用题干)

男性,78岁。呕吐,腹胀21 h,无明显腹痛,既往有消化道溃疡病史,上腹部压痛,腹肌紧张,血压80/50 mmHg,脉搏108次/分,血淀粉酶250 U/L,血钙1.7 mmol/L。

119. 下列最可能的诊断是
A. 急性心肌梗死
B. 急性胰腺炎水肿型
C. 急性胰腺炎出血坏死型
D. 急性肠梗阻
E. 消化性溃疡急性穿孔

120. 下列治疗不合适的是
A. 禁食
B. 胃肠减压
C. 及早使用奥曲肽或生长抑素
D. 应用肾上腺皮质激素
E. 静脉补钙有决定性意义

121. 影响预后的因素有
A. 年龄大,低钙血症休克
B. 年龄大,血淀粉酶非典型增高
C. 低钙血症,血淀粉酶<500 U/L
D. 休克,血淀粉酶<500 U/L
E. 无明显腹痛,血淀粉酶<500 U/L

三、X型题

122. 下列疾病腹部立位片不能进行诊断的是
A. 肠梗阻
B. 肠憩室
C. 肠套叠
D. 肠穿孔
E. 肠扭转

123. 下列可引起肾盏肾盂受压变形的疾病为
A. 肾囊肿
B. 肾肿瘤
C. 肾血肿
D. 肾脓肿
E. 肾结石

124. 经皮经肝胆道内引流术的并发症有
A. 急性胰腺炎
B. 胆道出血

C. 十二指肠黏膜溃疡
D. 内涵管脱落或闭塞
E. 胃穿孔

125. 甲氨蝶呤可用于治疗
A. 原发性肝癌
B. 头颈部恶性肿瘤
C. 成骨肉瘤
D. 肺癌
E. 卵巢癌

126. 闭襻性肠梗阻的X线征象是
A. 长液平征
B. 短液平征
C. 空回肠转位征
D. 咖啡豆征
E. 假肿瘤征

127. 食管癌腔内型的X线特点是
A. 累及范围长
B. 巨大息肉样充盈缺损
C. 病灶边界清楚
D. 黏膜皱襞中断破坏
E. 管腔扩张而狭窄梗阻不明显

128. 绞窄性肠梗阻的X线征象为
A. 小跨度卷曲肠襻
B. 假肿瘤征
C. 咖啡豆征
D. 空回肠换位征
E. 长液面征

129. 男性，15岁。脐周痛6 h。体检示肠鸣音亢进，大便常规查到蛔虫卵，腹部平片示第1～4组小肠积气、扩张，直肠内有少量气粪影。完整的诊断应包括
A. 单纯性肠梗阻
B. 小肠蛔虫病
C. 机械性肠梗阻
D. 小肠低位梗阻
E. 不完全性肠梗阻

130. 溃疡性结肠炎X线表现包括
A. 卵石样或息肉样充盈缺损
B. 病变进行性发展
C. 结肠边缘很多毛刺状突出，或纽扣般大小龛影
D. 常见激惹征象
E. 肠管狭缩短、变硬，如僵直的橡皮管

131. 单纯性小肠梗阻的X线征象表现为
A. 假肿瘤征
B. 空、回肠换位
C. 短小液平面
D. 较长液平面
E. 连贯、规则、紧靠扩张的肠曲

132. 克罗恩病的并发症为
A. 脓肿形成
B. 肠梗阻
C. 瘘管形成
D. 肠结核
E. 肠癌

133. 克罗恩病的常见部位是
A. 十二指肠
B. 胃
C. 回肠
D. 食管
E. 结肠

134. 下列属于进展性结肠癌X线表现的是
A. 黏膜皱襞迂曲
B. 黏膜皱襞破坏
C. 充盈缺损
D. 龛影
E. 环形狭窄

135. 有关消化道疾病的描述，正确的是
A. 静脉曲张只见于食管，胃部见不到

B. 食管癌中以鳞癌多见
C. 对比造影在胃癌诊断上是重要的
D. 十二指肠球部溃疡较升段者多
E. 小弯侧较大弯侧的胃溃疡发生率高

136. 胃癌的 X 线造影征象有
A. 胃壁僵硬呈直线,边缘不整齐
B. 充盈缺损
C. 不整齐的巨大溃疡
D. 胃黏膜皱襞中断融合
E. 可见明显的环堤和中心不整齐的溃疡

137. 食管癌 X 线造影的表现包括
A. 黏膜破坏
B. 充盈缺损
C. 管壁僵硬
D. 造影剂通过受阻
E. 扩张受限

138. 在婴儿腹部立位片上见不到“双泡征”的疾病有
A. 环状胰腺
B. 胎粪性肠梗阻
C. 肥大性幽门狭窄
D. 肠旋转不良
E. 先天性十二指肠闭锁

139. 肝癌病灶可发生
A. 钙化
B. 坏死
C. 出血
D. 骨化
E. 脂肪变

140. 肝硬化可有的 CT 表现是
A. 右叶缩小,尾叶增大
B. 肝裂增宽
C. 可伴不同程度脂肪变性
D. 平扫肝密度不均匀
E. 门静脉增宽

141. 肝脓肿 CT 扫描所出现的“靶征”可以是
A. 无环
B. 单环
C. 双环
D. 三环
E. 以上都不是

142. 急性出血坏死性胰腺炎的主要 CT 征象为
A. 胰腺体积常有明显增大,且为弥漫性
B. 胰腺密度改变与胰腺病理变化密切相关
C. 胰腺周围的脂肪间隙消失,胰腺边界不清
D. 胰周脂肪坏死和胰周或胰腺外积液
E. 胰腺体积增大与临床严重程度一致

143. 阑尾炎的 X 线表现有
A. 单指压痛
B. 阑尾淤积
C. 阑尾扭曲固定
D. 阑尾部分显影或不显影
E. 回肠末端和盲肠与阑尾粘连

144. 属于慢性胰腺炎的 CT 征象有
A. 轻型患者 CT 可完全正常
B. 胰腺大小正常、缩小或增大
C. 胰管不同程度的扩张
D. 胰管结石和胰腺实质钙化
E. 可有假性囊肿存在

第八章

泌尿生殖系统影像

一、A1/A2 型题

1. 肾癌尿路造影可见
   A. 蜘蛛足样表现
   B. 肾盂变形
   C. 输尿管受压移位
   D. 肾盂不显影
   E. 以上均可见

2. 子宫输卵管造影应在
   A. 月经后 5 天
   B. 月经期
   C. 经后 10 天
   D. 刮宫术后
   E. 经前 5 天

3. 诊断尿路阳性结石的首选 X 线检查是
   A. 逆行肾盂造影
   B. 静脉尿路造影
   C. 肾动脉造影
   D. 腹部平片
   E. 肾周围充气造影

4. 肾结核钙化 X 线表现不包括
   A. 环状排列
   B. 斑块状
   C. 条状
   D. 均匀细沙状
   E. 簇状排列

5. 下列肾囊肿的 CT 表现中错误的是
   A. 圆或椭圆形,外形光滑
   B. 囊肿和肾实质分界锐利,清楚
   C. 囊肿壁很薄,不能测出
   D. 囊内密度均匀,接近水
   E. 注射造影剂,轻度强化

6. 肾血管平滑肌脂肪瘤的 CT 诊断有确诊意义的是
   A. 肾实质占位,境界清楚而密度不均
   B. 增强后部分瘤组织增强
   C. 瘤内有脂肪成分
   D. 3 种成分缺一不可
   E. 合并结节硬化确诊

7. 下列关于肾细胞癌的 MRI 表现,不正确的是
   A. 都呈浸润性生长,不可能出现假包膜
   B. 肿瘤信号很不均匀,T1WI 呈低、等混合信号,T2WI 大多信号明显增高
   C. 可伴囊变、坏死、出血出现相应信号改变
   D. 当肾静脉或下腔静脉出现癌栓时,血管增宽、中央或管壁信号增高
   E. 可侵犯邻近器官或远隔转移

8. 下列关于肾上腺腺瘤的叙述,不正确的是
A. 多数为功能性腺瘤
B. 腺瘤呈圆形或椭圆形、多较小、有完整包膜
C. T1WI呈低或等信号
D. T2WI均呈高信号
E. 对侧肾上腺可以萎缩

9. 下列关于嗜铬细胞瘤的叙述,不正确的是
A. 有10%～15%在肾上腺外的嗜铬组织
B. 信号特点为T1WI肿瘤与肝肾信号相仿,T2WI明显高于肝肾
C. 肿瘤一般较小,不会出现瘤内出血、坏死,故信号均匀
D. 在寻找异位嗜铬细胞瘤方面MRI优于CT
E. 有包膜侵犯

10. 属静脉肾盂造影禁忌证的是
A. 肾盂结石
B. 膀胱结石
C. 尿道狭窄
D. 肾动脉狭窄
E. 严重血尿

11. 下列不属于膀胱造影的术前准备的是
A. 排尿
B. 清洁肠道
C. 备好导尿管
D. 碘过敏试验
E. 备好注射用水和容器

12. 男性,37岁。体检时B超检查偶然发现左肾上方包块,CT平扫见左侧肾上腺区有一圆形软组织密度影,直径约8 cm,边缘光滑,密度较均匀,增强扫描显示病灶明显不均匀强化。最可能的CT诊断是
A. 肾上腺皮质增生
B. 醛固酮腺瘤
C. 嗜铬细胞瘤
D. 肾上腺结核
E. Cushing综合征

13. 肾盂乳头状瘤肾盂造影表现为
A. 肾呈分叶状扩大
B. 肾盂肾盏破坏变形
C. 肾盂肾盏充盈缺损
D. 肾影缩小
E. 静脉尿路造影不显影

14. 确定肾盂积水宜采用
A. 腹部平片
B. 逆行肾盂造影
C. 腹膜后充气造影
D. 静脉尿路造影
E. ECT

15. 静脉肾盂造影中腹部压迫点,正确的是
A. 脐水平两侧
B. 第1腰椎水平两侧
C. 耻骨联合上方3 cm
D. 两侧髂前上棘连线水平
E. 脐下两侧,骶骨岬水平

16. 对泌尿系阳性结石,应选的合适检查为
A. 腹部平片
B. CT
C. 腹膜后充气造影
D. 逆行肾盂造影
E. 静脉肾盂造影

17. 下列检查方法中对肾癌诊断具有决定意义的是
A. 腹部平片
B. 立位透视
C. 选择性肾动脉造影
D. 逆行肾盂造影
E. 静脉肾盂造影

18. 肾结石的特征性形状是

A. 长条形
B. 同心圆形
C. 分层状
D. 桑葚状
E. 鹿角形

19. 肾呈分叶状增大，肾盂造影示肾盂肾盏弧形压迫、变狭、拉长、移位，应诊断为
A. 马蹄肾
B. 肾囊肿
C. 肾结核
D. 肾盂癌
E. 肾胚胎瘤

20. 关于多囊肾的叙述，错误的是
A. 病变多为两侧性
B. 病变多累及全肾
C. 肾外形增大呈分叶状
D. 肾盂肾盏常有侵蚀破坏
E. 肾功能较差，静脉肾盂造影常不能显影

21. 阳性肾结石与胆石平片鉴别应拍摄
A. 腹部仰卧前后位
B. 腹部侧卧前后位
C. 腹部站立前后位
D. 腹部站立后前位
E. 腹部侧位

22. 肾结核平片征象是
A. 肾影呈倒"八字"形
B. 病侧"肾下垂"
C. 肾影不清
D. 肾区可见不规则钙化灶
E. 肾外形不光滑

23. 下列关于肾脏 X 线解剖的描述，不妥的是
A. 肾脏呈蚕豆形，其长轴指向外下方
B. 成人肾脏长 10～15 cm，宽 5～8 cm
C. 儿童肾脏位置较成人略高
D. 左肾比右肾高 1～2 cm
E. 婴儿肾外形可有分叶倾向

24. 下列不是逆行肾盂造影优点的是
A. 造影剂量少，显影清楚
B. 碘过敏者同样可以运用
C. 禁忌证少
D. 不通过血液循环，全身反应少
E. 能同时了解肾功能情况

25. 输尿管结石
A. 平片常不显影
B. 应做 CT 检查
C. 静脉肾盂造影结石以上输尿管可扩张
D. 静脉肾盂造影无改变
E. 血尿比肾结石少见

26. 一侧肾盂不显影，膀胱显著缩小，边缘毛糙，应首先考虑
A. 慢性肾炎
B. 肾膀胱结核
C. 膀胱癌
D. 肾腺癌
E. 膀胱神经机能障碍

27. 典型输尿管结核肾盂造影表现为
A. 输尿管变细
B. 输尿管"串珠状"改变
C. 输尿管变粗
D. 输尿管无改变
E. 输尿管内充盈缺损

28. 膀胱结核肾盂造影表现为
A. 膀胱挛缩、变小、变形、轮廓不清
B. 膀胱内壁凹凸不平，见充盈缺损
C. 膀胱扩大
D. 膀胱密度不均
E. 无改变

29. 检查输卵管通畅的首选方法是
A. 输卵管通液

B. 输卵管通气
C. 宫腔镜
D. 子宫输卵管造影
E. B超检查

30. 子宫输卵管造影所显示的子宫腔容量平均为
A. 2 ml左右
B. 4 ml左右
C. 6 ml左右
D. 8 ml左右
E. 10 ml左右

31. 节育器的正常形态应除外
A. 圆形
B. 扁圆形
C. 长圆形
D. 纵“一”字形
E. 横“一”字形

32. 前列腺常用的扫描模式和层厚、层距是
A. 高分辨率扫描模式,层厚、层距5 mm
B. 软组织扫描模式,层厚、层距5 mm
C. 标准扫描模式,层厚、层距5 mm
D. 软组织扫描模式,层厚、层距10 mm
E. 标准扫描模式,层厚、层距10 mm

33. 下列关于子宫平滑肌瘤的叙述,不正确的是
A. 肌瘤可发生于黏膜下、肌层内或浆膜下
B. T1WI比子宫肌肉信号低
C. T2WI则明显高于子宫肌肉信号
D. 变性的肌瘤则信号不均匀,可有钙化、脂肪变性或坏死产生相应信号改变
E. 直径超过10 cm的肿瘤,恶变可能性增大

34. 女性,52岁。无痛性血尿4天。双侧肾区CT平扫加增强扫描如下图所示。最有可能的诊断是

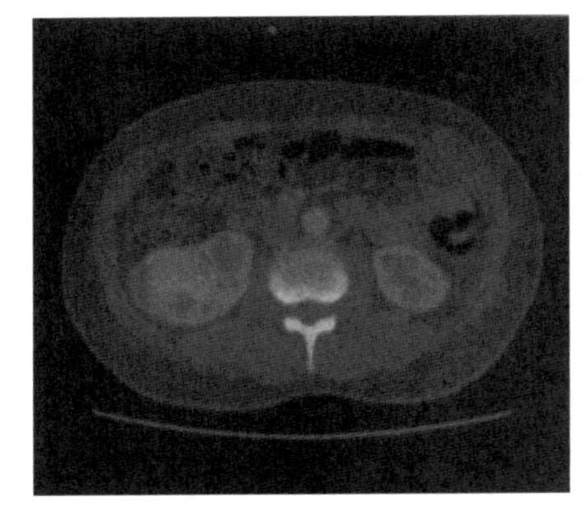

A. 肾囊肿
B. 肾结核
C. 肾错构瘤
D. 肾盂癌
E. 肾癌

35. 卵巢囊肿的CT征象不包括
A. 水样密度肿块
B. 圆形或椭圆形
C. 边缘光滑
D. 增强扫描无强化
E. 常有分隔

36. 关于肾细胞癌影像学表现,以下错误的是
A. X线平片上病灶内可见点状、条状、弧线状钙化
B. 尿路造影示肾盂与肾盏受压、移位、变形、拉长、闭塞
C. 肾动脉造影示肿瘤血管一般较少
D. CT检查病灶内可见钙化
E. CT可见假包膜影

37. 男性,65岁。既往体健。出现无痛性血尿2周。CT检查右肾见3 cm×5 cm大小的低密度病灶,增强扫描动脉期病灶呈明显强化,静脉期病灶密度低于周围肾组织,患者最可能的诊断是
A. 肾囊肿
B. 肾癌
C. 肾血管瘤

D. 肾血管平滑肌脂肪瘤
E. 淋巴瘤

38. 影像检查中，B超检查示左肾有2.5 cm无回声暗区，边缘锐利，后方回声增强；CT扫描示该结节均匀高密度，CT值为72 Hu，不强化。首先考虑的诊断是
A. 肾囊肿
B. 肾癌
C. 肾错构瘤
D. 肾脓肿
E. 肾梗死

39. 女性，28岁。右肾区疼痛伴高热，根据下图所示图像，最有可能的诊断是

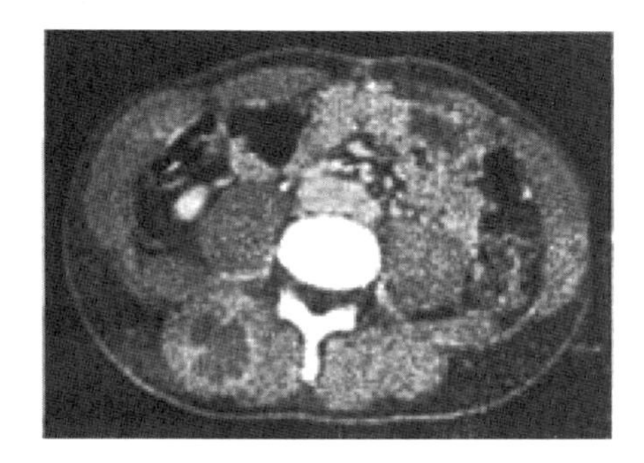

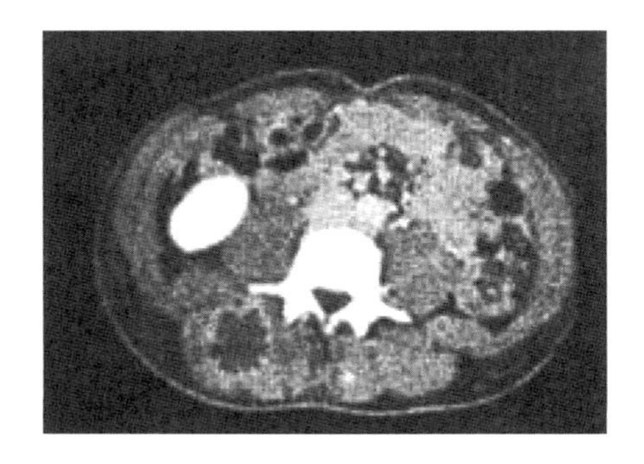

A. 右肾结石
B. 右侧输尿管上段结石
C. 右侧输尿管中段结石
D. 右侧输尿管下段结石
E. 右侧脊柱旁脓肿

40. 女性，27岁。活动后突感右下腹放散痛，伴恶心，1个月前有同样发作史。体检：右肾区叩痛，腹软，右下腹有深压痛，无肌紧张。尿检：白细胞3～4个/HP，红细胞20～30个/HP，腹部平片右输尿管上段有阴影0.8 cm。B超检查示右肾轻度积水。目前最好的治疗方法是
A. 体外冲击波碎石
B. 输尿管切开取石
C. 肾镜取石
D. 解痉止痛后体外震波碎石
E. 非手术排石

41. 男性，25岁。诊断为左肾结核，右输尿管结石，直径0.8 cm。静脉肾盂造影：左肾未显示，右肾轻度积水，结石下输尿管显示正常；肾功能检查正常。宜先进行的治疗是
A. 切除左肾
B. 引流右肾积水
C. 急诊右输尿管切开取石
D. 抗结核的同时等待结石自然排出
E. 抗结核的同时行输尿管结石体外冲击波碎石

42. 男性，42岁。右腰痛5年，B超检查示右肾中度积水，腹部平片可见右侧输尿管中段结石1.2 cm。静脉肾盂造影：左肾显示正常，右肾盏显示扩张，肾盂未显示。行右肾穿刺造影见：右肾中度积水，输尿管上段扩张2 cm，结石下输尿管有狭窄。对该患者最好的治疗方法是
A. 右肾盂造瘘
B. 经输尿管镜取石
C. 右输尿管切开取石，输尿管成形
D. 右肾切除术
E. 继续中西药排石

43. 男性，45岁。右腰钝痛3年，未经诊治，2周前B超检查可见右肾区有鹿角形结石，面积400 mm^2，有轻度积水，肾图提示右肾轻

度受损，静脉尿路造影(IVU)左肾正常，双输尿管正常。最应采取的治疗方法为
A. 经皮肾镜碎石
B. 体外冲击波碎石
C. 肾切除术
D. 肾盂切开取石
E. 肾实质切开取石

44. 男性，32岁。右肾绞痛后尿闭1天。腹部平片可见双侧输尿管中段各有结石一枚，约1 cm大小，左肾内还有鹿角形结石。急诊处理应先采用
A. 服中药排石
B. 中西医结合解痉排石
C. 膀胱镜下输尿管插管引流尿液
D. 应用利尿药物
E. 立即手术输尿管切开取石

45. 男性，42岁。因为双侧腰痛就诊，查体：双侧肾区轻度叩击痛，B超检查示双侧肾区有多个液性暗区。排泄性尿路造影示双肾外形明显增大，各肾盏受压变狭长末端呈新月状。该患者主要诊断为
A. 肾盂肿瘤
B. 多囊肾
C. 肾癌
D. 肾多发性囊肿
E. 肾盂肾炎

46. 男性，60岁。排尿困难，CT扫描示前列腺后叶增大，密度低，增强后左叶内可见16 mm×22 mm低密度区，边缘尚清，病变与左盆底肌分界不清。最可能的诊断为
A. 前列腺增生
B. 前列腺转移
C. 前列腺炎症
D. 前列腺癌
E. 前列腺脓肿

47. 男性，63岁。排尿困难1个月余，加重伴血尿10天。前列腺特异性抗原(PSA)为43 ng/mL。CT表现见下图，最有可能的疾病是

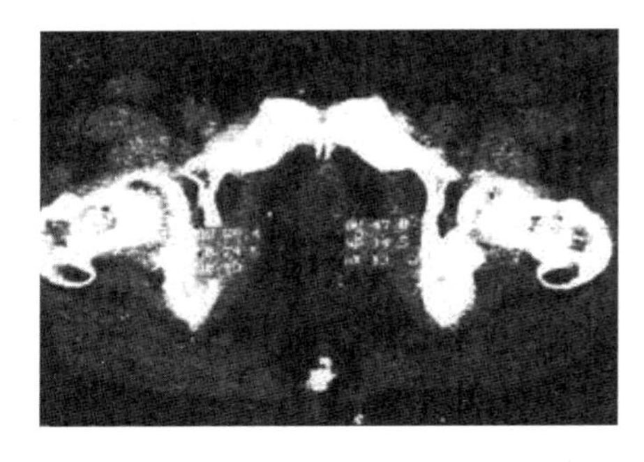

A. 前列腺炎
B. 前列腺增生
C. 前列腺癌
D. 前列腺脓肿
E. 前列腺囊肿

48. 女性，40岁。因为腰痛进行检查，静脉肾盂造影：右侧肾盂及输尿管显影良好，左侧显影可见相互分离的两个肾盂和其相连的两条输尿管。该患者首先诊断为
A. 肾脏结石
B. 左侧肾盂输尿管畸形
C. 异位肾
D. 左侧肾积水
E. 左侧马蹄肾

49. 女性，43岁。满月脸、皮肤紫纹、月经不规则3个月余，结合下图图像所示，最可能的诊断是

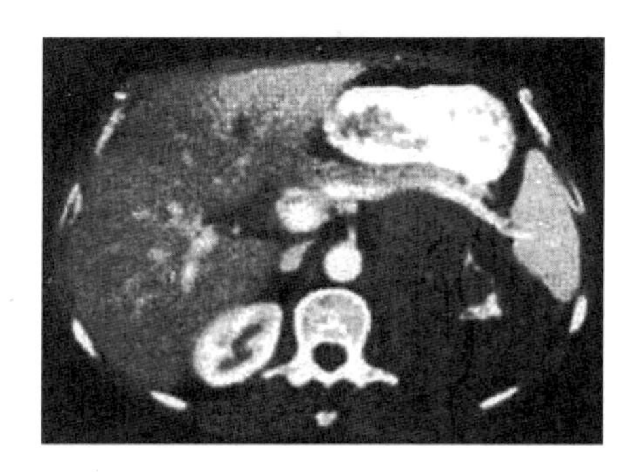

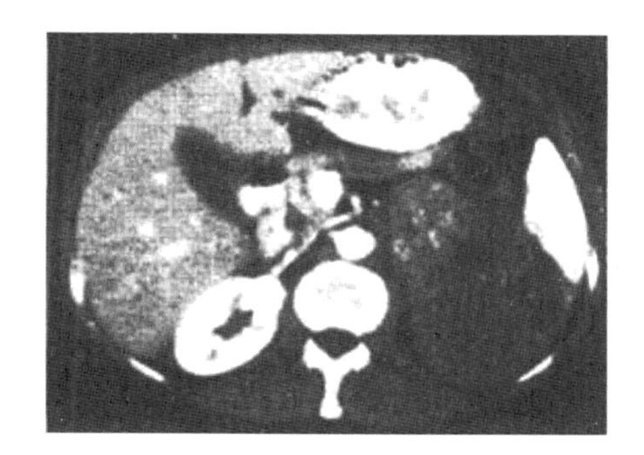

A. 左肾上腺腺瘤
B. 左肾上腺嗜铬细胞瘤
C. 左肾上腺转移癌
D. 左肾上腺腺癌
E. 左肾上腺增生

50. 男性，36 岁。下腰部不适半年，加重 2 周。静脉尿路造影见下图。最可能的诊断是

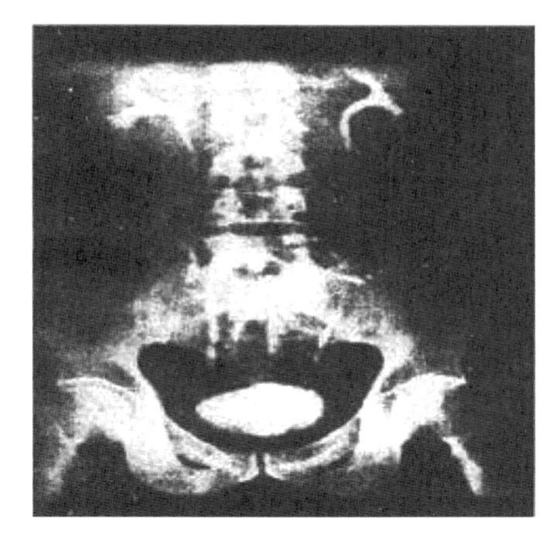

A. 膀胱癌
B. 膀胱乳头状瘤
C. 膀胱内血块
D. 膀胱阴性结石
E. 输尿管囊肿

51. 女性，46 岁。消瘦、右腰部疼痛 2 个月余，伴血尿 2 天，CT 图像见下图，最有可能的诊断是
A. 肾囊肿
B. 肾错构瘤
C. 肾盂积水
D. 肾结核
E. 肾盂癌

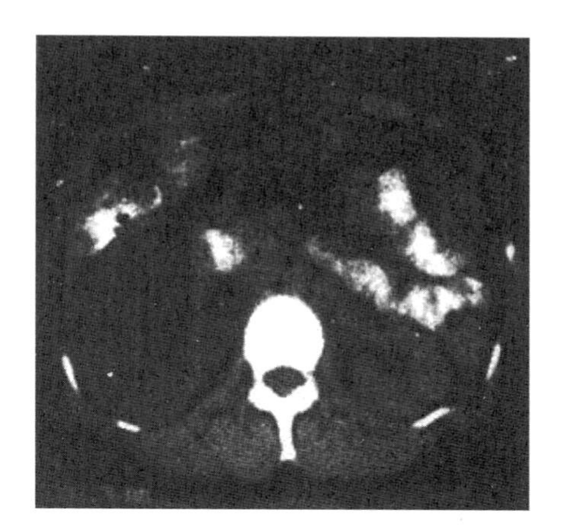

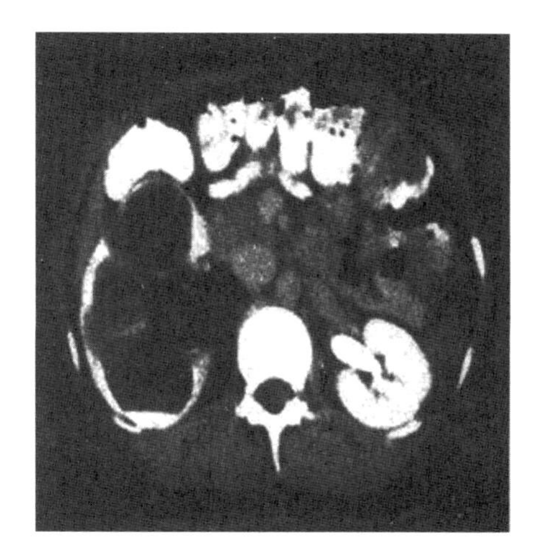

52. 男性，71 岁。尿频，排尿困难 4 年，加重 1 个月，CT 图像见下图，最有可能的诊断是

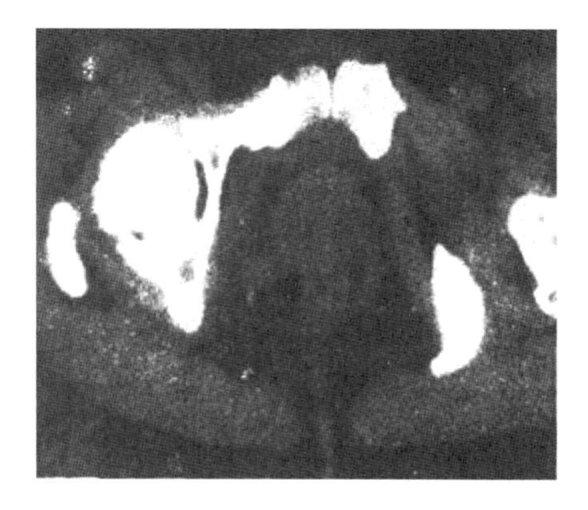

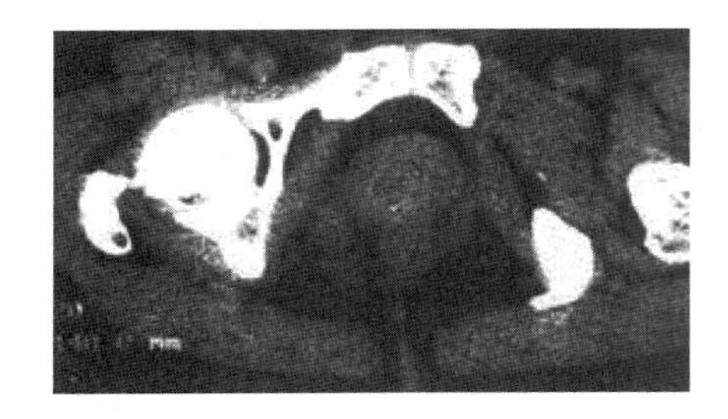

A. 前列腺炎
B. 前列腺增生
C. 前列腺癌
D. 前列腺脓肿
E. 前列腺囊肿

53. 男性,65岁。尿频尿急及排尿困难,CT检查如下图。下列说法错误的是

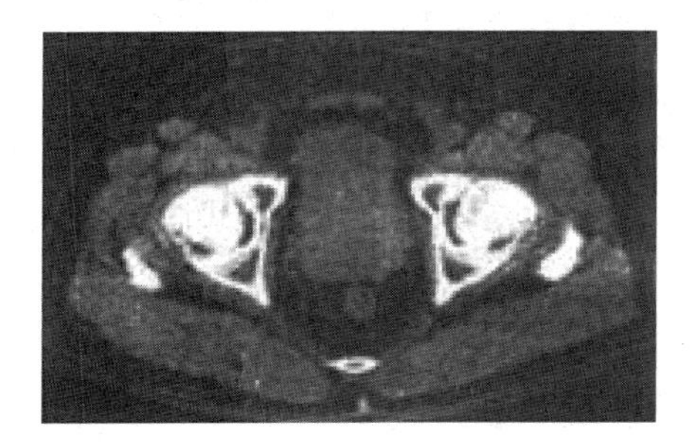

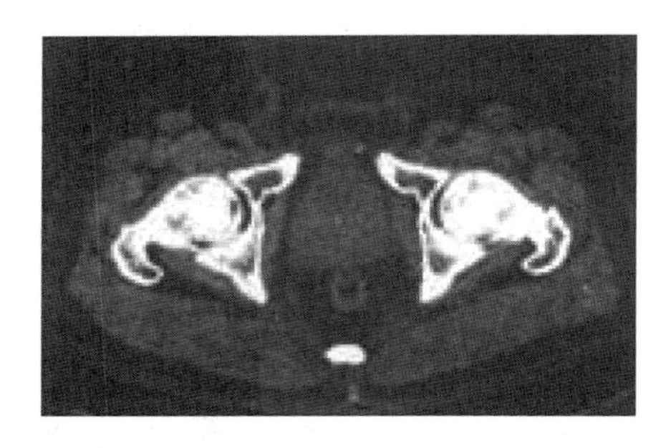

A. 前列腺形态呈类圆形
B. 前列腺包膜光滑,境界清晰
C. 前列腺与膀胱分界清楚
D. 考虑为前列腺增生
E. 考虑为前列腺癌

54. 男孩,3岁。发现左侧腹部进行性增大的肿块2个月,不规则发热,红细胞生成素增高,IVP示左侧肾脏不显影,腹部CT检查可见左侧肾盂内肿物。最可能的诊断是

A. 肾上腺神经母细胞瘤
B. 肾癌
C. 肾母细胞瘤
D. 巨大肾积水
E. 多囊肾

55. 男性,43岁。头痛、头晕1年余,血压150/95 mmHg,CT影像如下图所示。最可能的诊断是

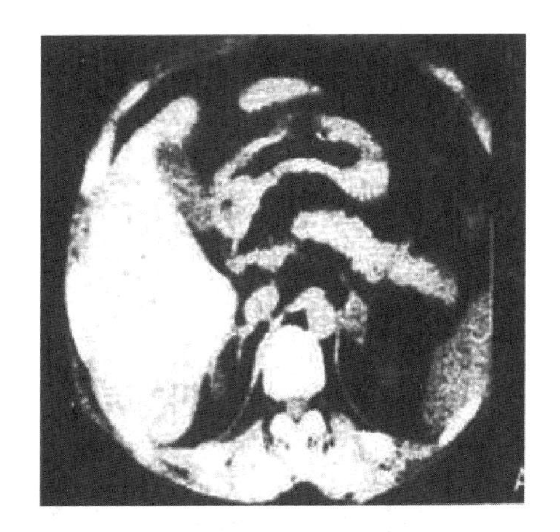

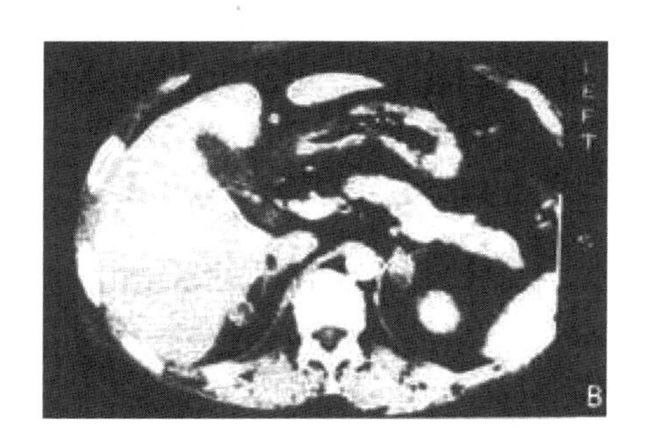

A. 肾上腺增生
B. 肾上腺腺瘤
C. 肾上腺腺癌
D. 肾上腺囊肿
E. 嗜铬细胞瘤

56. 男性，51 岁。右肾区不适 4 个月余，有镜下血尿，CT 扫描结果见下图。最可能的诊断是

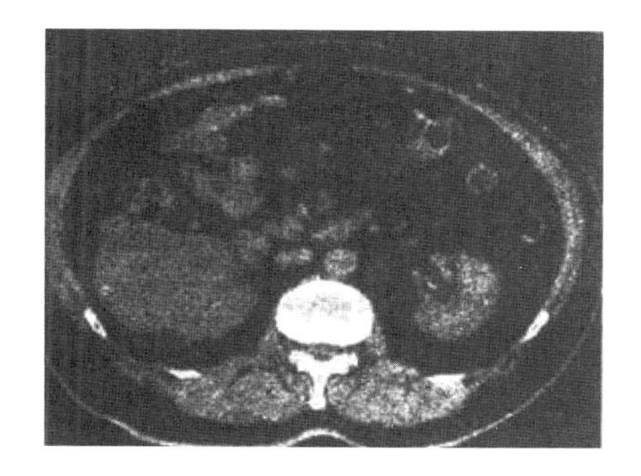

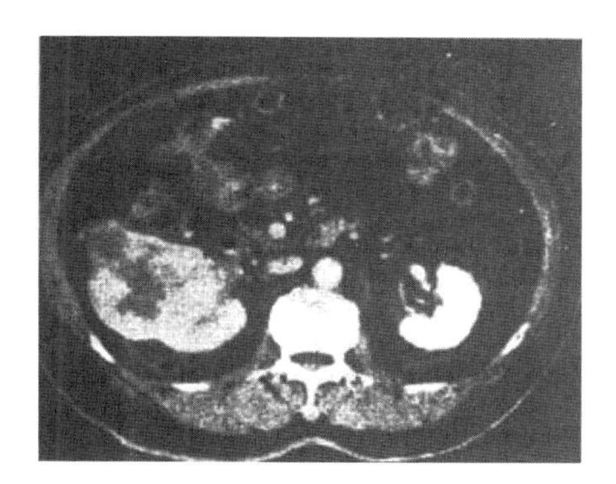

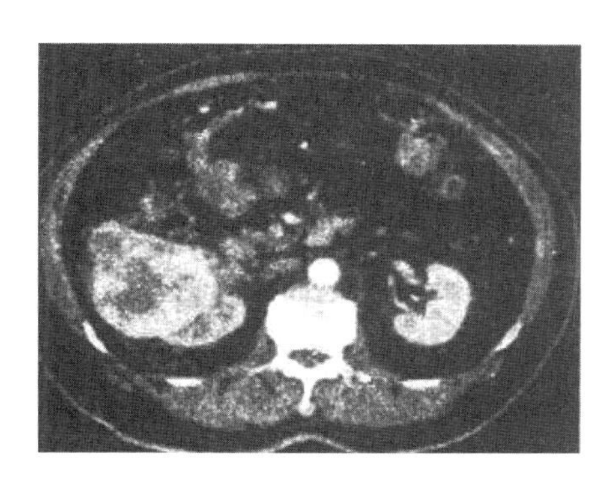

A. 肾癌
B. 肾盂癌
C. 肾错构瘤
D. 肾结核
E. 肾腺瘤

57. 女性，38 岁。头晕、乏力，血压 150/80 mmHg，血钾 3.0 mmol/L，MRI 检查见双肾上腺多发小结节影。最可能的诊断是
A. 肾上腺增生
B. 特发性肾上腺萎缩
C. 垂体型 Addison 病
D. 肾上腺结核
E. 肾上腺皮质腺瘤

58. 女性，40 岁。下腹部隐痛、腹胀伴阴道不规则出血 1 年余，B 超检查提示盆腔包块，CT 检查如下图。下列诊断最可能的是

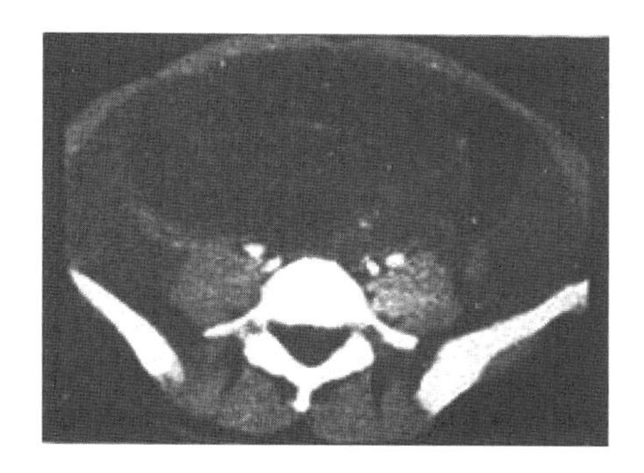

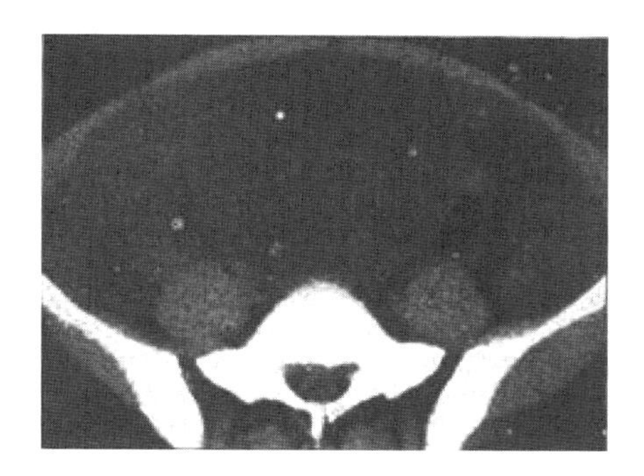

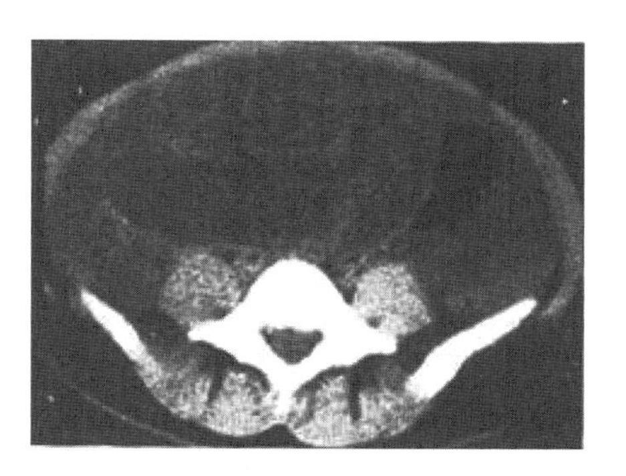

A. 卵巢畸胎瘤
B. 卵巢囊肿
C. 卵巢囊腺瘤
D. 卵巢囊腺癌
E. 卵巢浆液性囊腺癌

59. 女性,30岁。阵发性高血压伴出汗、头痛和心悸,MRI检查在腹主动脉旁可见一直径3 cm肿块,包膜完整。T1WI呈低信号,T2WI呈高信号,其强度接近脑脊液,注射GD-DTPA后不均匀强化。应首先考虑为
A. 淋巴瘤
B. 神经纤维瘤
C. 脂肪肉瘤
D. 异位嗜铬细胞瘤
E. 转移癌

60. 女性,77岁。血尿20天,CT检查见下图。最可能的诊断是

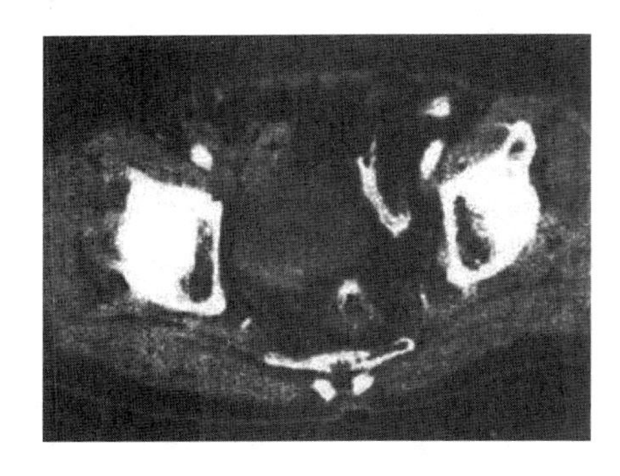

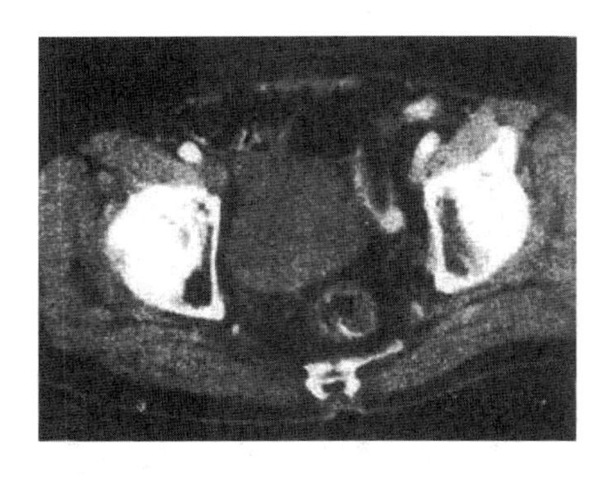

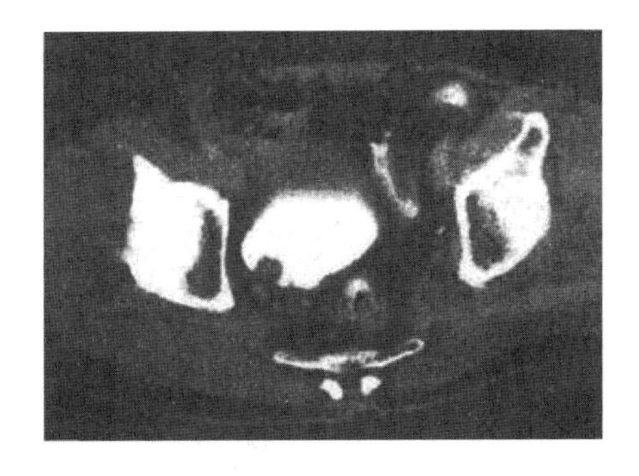

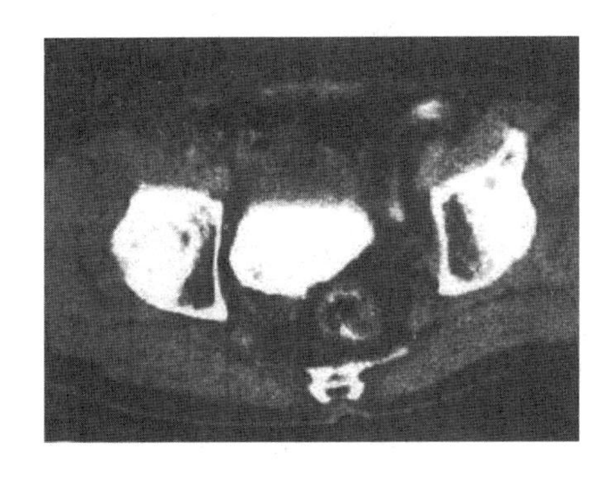

A. 膀胱结石
B. 膀胱腺瘤
C. 膀胱癌
D. 膀胱腔内血块
E. 膀胱异物

61. 男性,59岁。血尿1个月,MRI检查如下图所示。最可能的诊断是

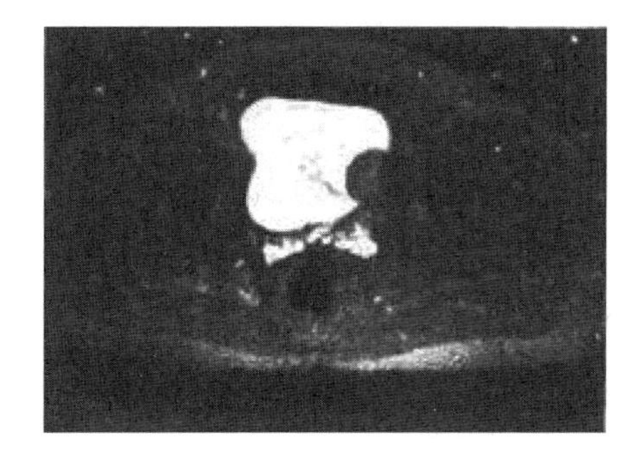

A. 膀胱内血块
B. 膀胱癌

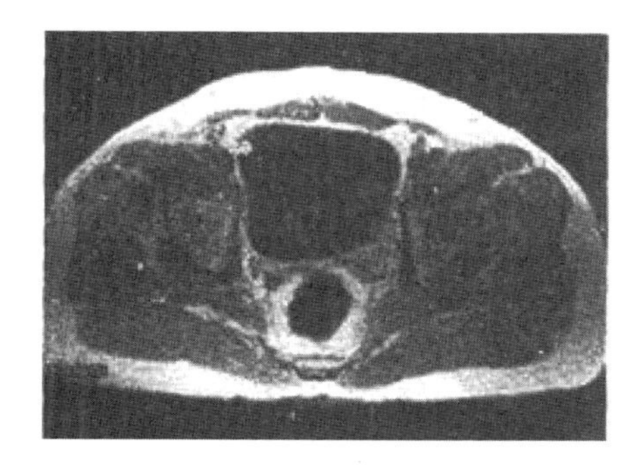

C. 膀胱结石
D. 膀胱息肉
E. 输尿管囊肿

62. 女性，52 岁。下腹部胀痛，B 超检查提示盆腔占位，CT 扫描如下图所示。盆腔内见囊实性肿块，其内 CT 值不均，从 −120 至 300 Hu不等。最可能的诊断是

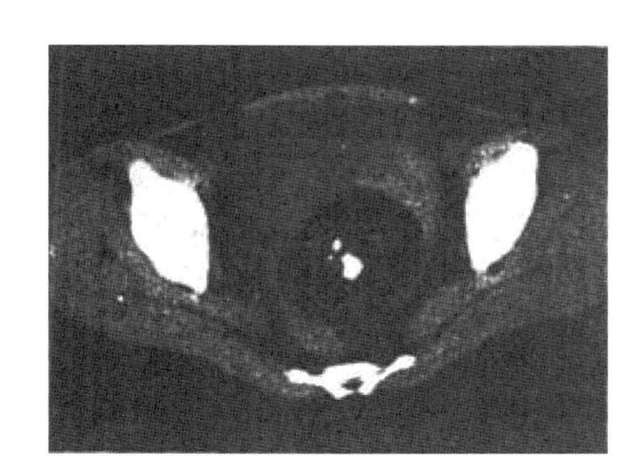

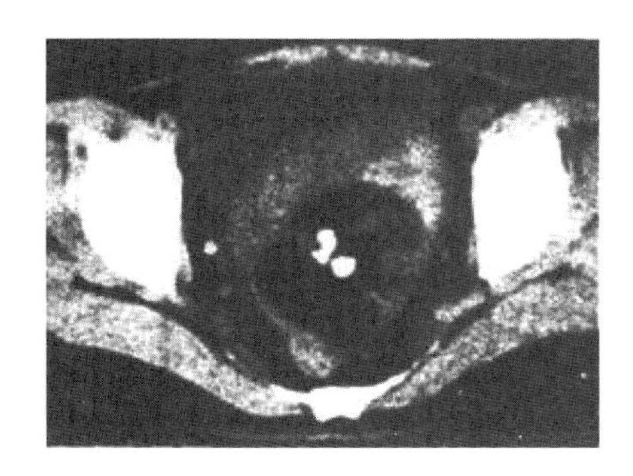

A. 盆腔畸胎瘤
B. 盆腔结核
C. 子宫肌瘤
D. 卵巢囊肿
E. 卵巢黏液瘤

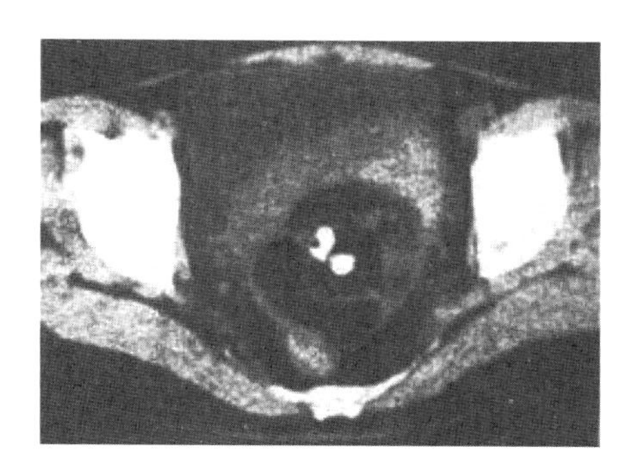

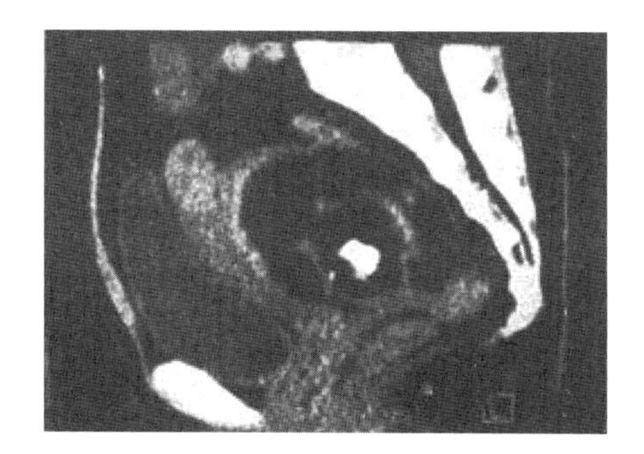

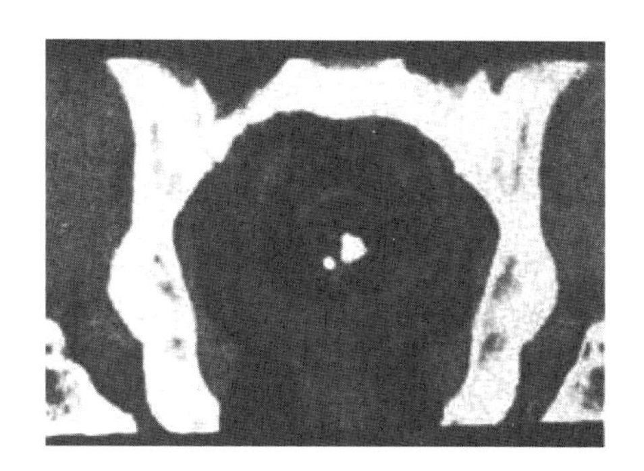

63. 女性，36 岁。昨晚突发下腹部胀痛，伴有尿频，轻微尿痛，无肉眼血尿，常规剂量单一抗生素治疗后第 3 天左侧腰痛明显，发热 39.6℃，CT 扫描示双侧肾脏增大，肾筋膜增厚，轮廓不清，平扫内部密度不清，增强后肾实质强化减弱，内部可见不强化区。首先考虑为
A. 肾积水

B. 急性肾盂肾炎
C. 慢性肾盂肾炎
D. 急性膀胱炎
E. 肾结核

64. 女性,35岁。因不孕就诊,CT扫描子宫增大呈分叶状,表面光滑,子宫肌壁内实性略低密度影,有钙化,宫腔受压移位。考虑为
A. 子宫肌腺瘤
B. 葡萄胎
C. 子宫肌瘤
D. 子宫内膜癌
E. 妊娠

65. 男孩,3岁。腹部包块伴反复发热1个月余,CT扫描见下图。最可能的诊断是

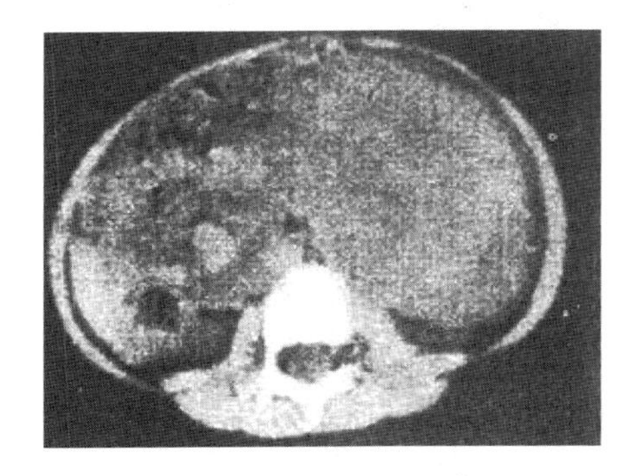

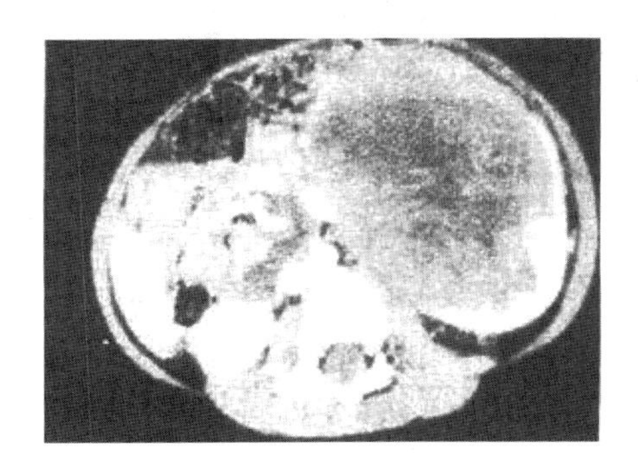

A. 肾癌
B. 肾盂癌
C. 肾结核
D. 肾母细胞瘤
E. 肾脓肿

66. 女性,27岁。腹胀伴消瘦2个月,CT检查如下图所示,应诊断为

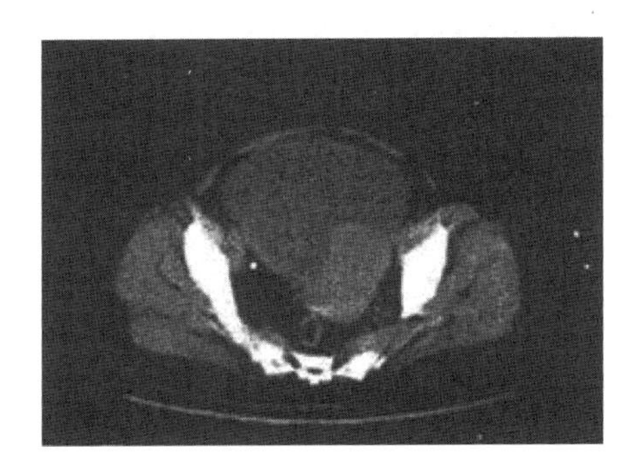

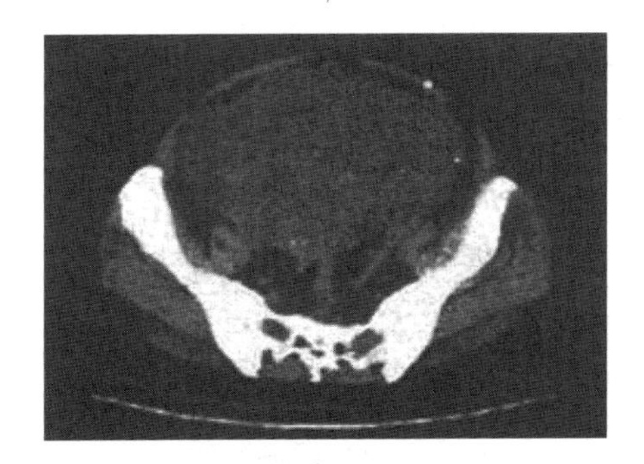

A. 子宫肌瘤
B. 卵巢浆液性囊腺瘤
C. 卵巢浆液性囊腺癌
D. 卵巢黏液性囊腺瘤
E. 卵巢黏液性囊腺癌

67. 男性,25岁。伴发热、寒战、左侧腰痛4天,1周前曾患背部疖肿,腹部平片发现左侧肾脏增大,可见渗出液体,左侧腰大肌阴影消失。最可能的诊断是
A. 肾盂积水
B. 肾盂肾炎
C. 肾结核
D. 肾周脓肿
E. 肾肿瘤

68. 女性,42岁。反复右下腹痛1个月,CT检查如下图所示。下列诊断正确的是

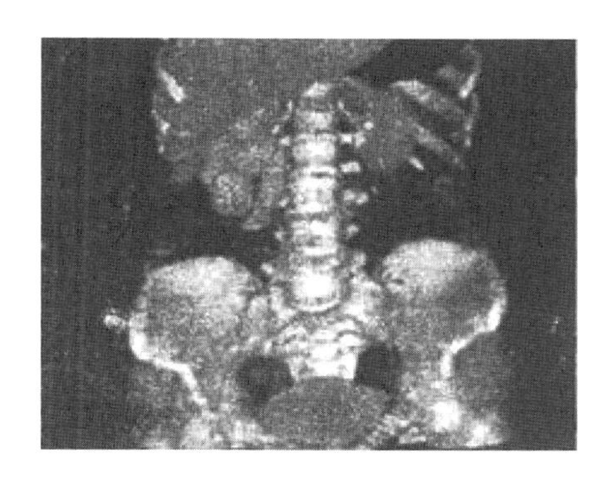

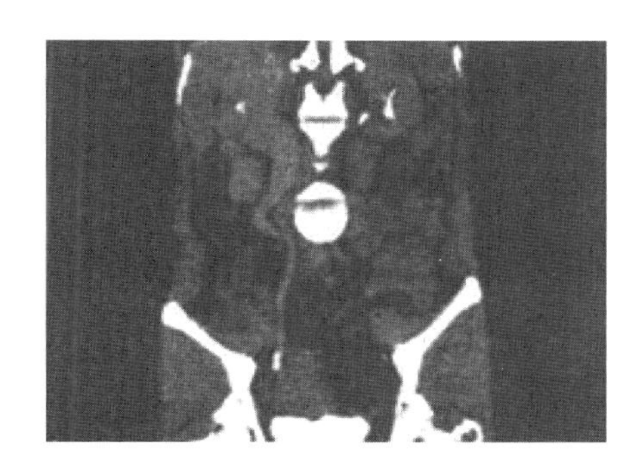

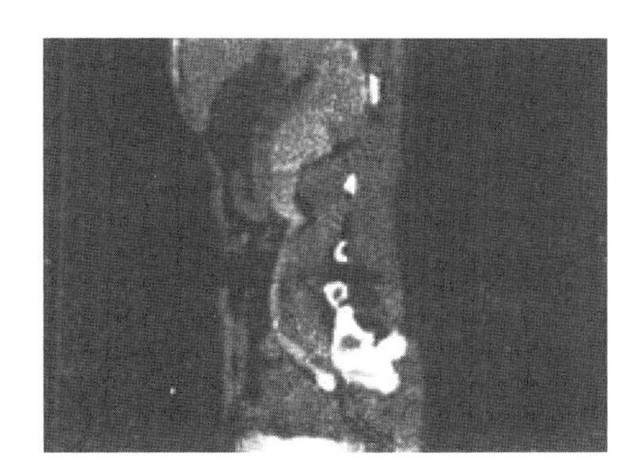

A. 右侧输尿管上段结石,其上方输尿管扩张积水
B. 右侧输尿管中段结石,其上方输尿管扩张积水
C. 右侧输尿管下段结石,其上方输尿管扩张积水
D. 右侧输尿管下段结核,其上方输尿管扩张积水
E. 右侧输尿管下段炎性狭窄,其上方输尿管扩张积水

69. 女性,27岁。体检时B超检查发现右侧附件区囊性占位性病变,CT检查如下图。下列说法错误的是

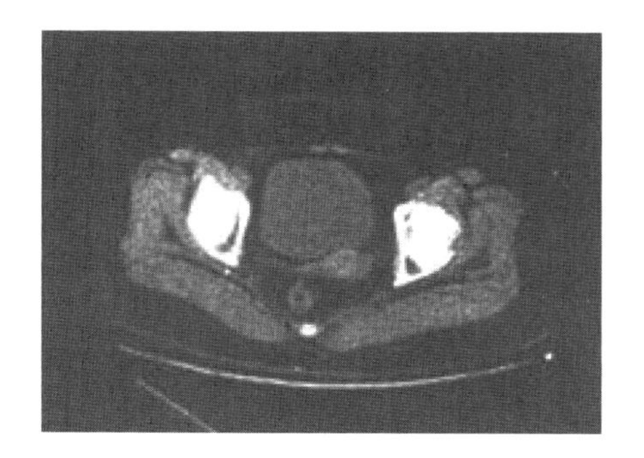

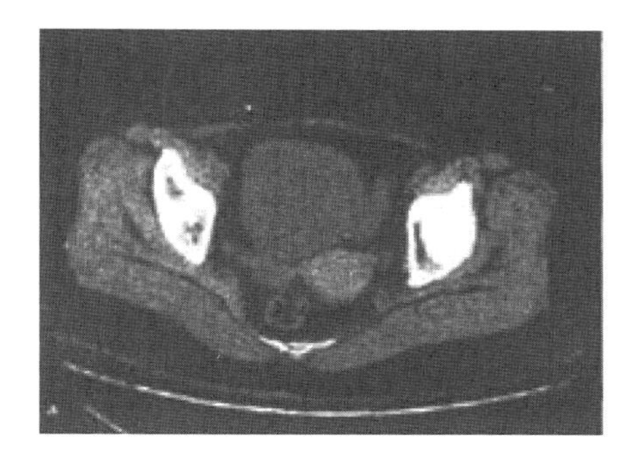

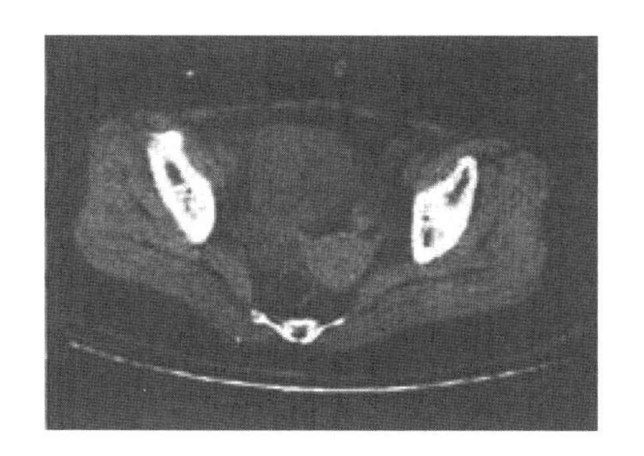

A. 病灶来源于右侧卵巢
B. 病灶边界清晰
C. 病灶为单房,壁薄,无分隔
D. 考虑为卵巢浆液性囊腺瘤
E. 考虑为卵巢囊肿

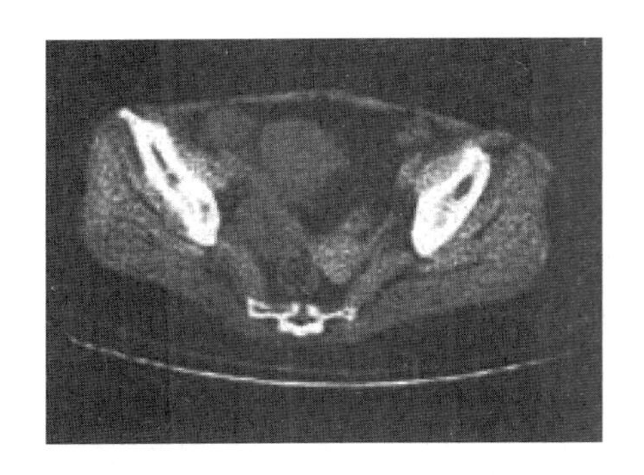

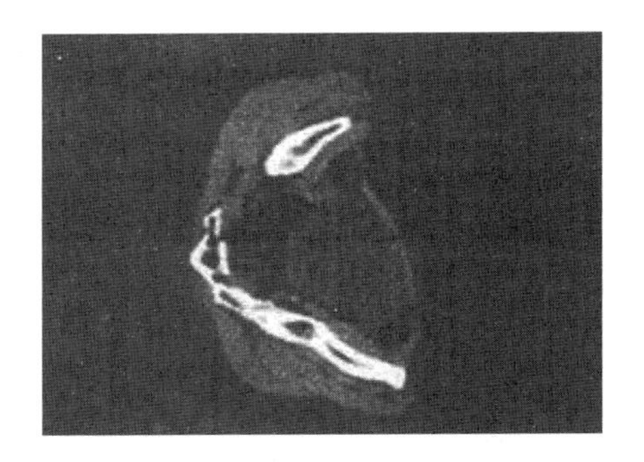

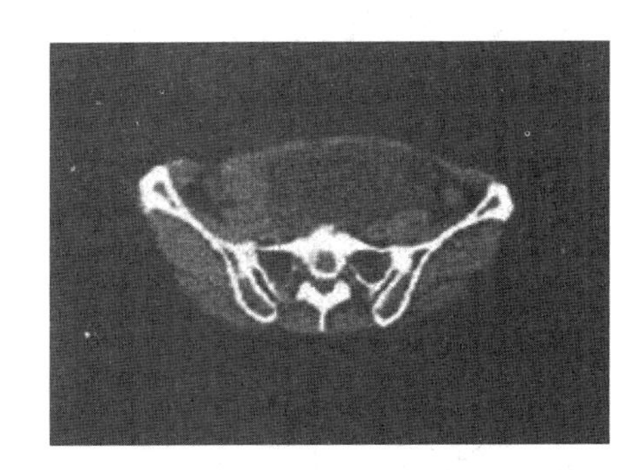

70. 女性,62岁。左下腹持续性疼痛3天,伴恶心、呕吐,左侧附件区扪及一囊性包块,活动表面光滑,压痛明显,CT和MRI检查如下图所示。下列说法错误的是

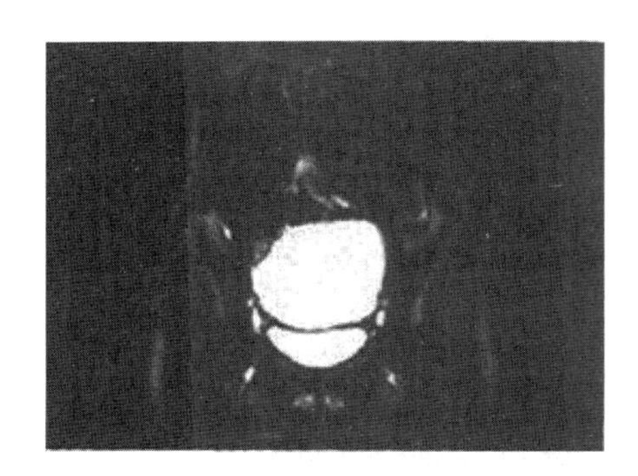

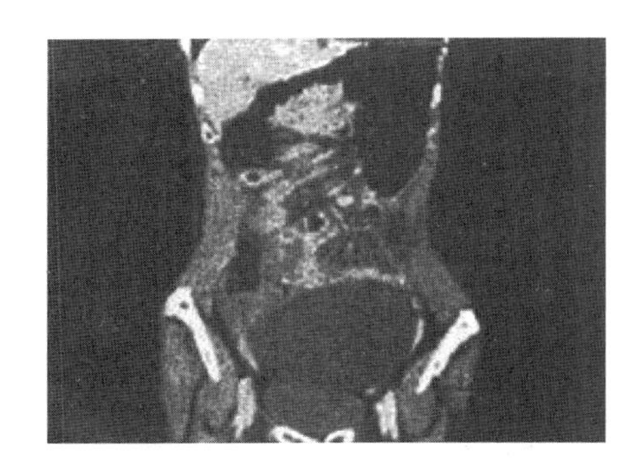

A. 左侧附件区一囊性占位性病变
B. 该病灶包膜完整,边界清晰
C. 膀胱向下受压移位
D. 卵巢囊肿扭转
E. 卵巢囊腺瘤

71. 女性,19岁。左下腹疼痛1个月。CT扫描示:左下腹111 mm×120 mm椭圆形囊性团块,边缘光滑,包膜完整,密度均匀CT值26 Hu,无强化,病变推移子宫、肠管。最先考虑为
A. 卵巢囊肿
B. 卵巢囊腺瘤
C. 卵巢畸胎瘤
D. 卵巢皮样囊肿
E. 卵巢脓肿

72. 女性,56岁,尿频、尿急、尿痛。尿路造影显示膀胱大小正常,但边缘模糊。CT检查示膀胱壁轻度弥漫性增厚,MRI检查膀胱壁T2WI上呈高信号。最可能的诊断是
A. 膀胱出血
B. 慢性膀胱炎
C. 急性膀胱炎
D. 膀胱结核
E. 膀胱癌

73. 男性，30岁。在肾上腺区可见一直径3 cm的肿物，外缘光滑T1加权像呈低信号，T2加权像信号强度类似脑脊液，注射Gd-DTPA后不均匀增强，诊断为

A. 神经母细胞瘤
B. 肾上腺瘤
C. 嗜铬细胞瘤
D. 肾上腺囊肿
E. 肾上腺转移瘤

74. 女性，58岁。胃癌切除术后2个月，CT检查又发现盆腔内双侧肿块和腹腔积液，最可能的诊断是

A. 卵巢囊腺瘤
B. 肝硬化，腹腔积液
C. 卵巢癌
D. Krukenberg瘤
E. 卵巢囊肿

二、A3/A4型题

（75～76题共用题干）

男性，46岁。右肾区疼痛，间歇性肾绞痛1个月。尿检：红细胞10～15个/HP。B超检查可见左肾积水轻-中度。IVU：左输尿管上段一1.0 cm的结石，结石以上输尿管扩张1.2 cm，双侧肾盂肾盏显影好。

75. 最佳的治疗方案为

A. 输尿管切开取石
B. 输尿管套石术
C. 左肾造瘘术
D. 体外冲击波碎石
E. 中西药物排石

76. 配合治疗方法错误的是

A. 解痉药黄体酮
B. 利尿药氢氯噻嗪
C. 多饮水，每天排尿2 000 ml以上
D. 每天饮水1 500～2 000 ml
E. 应用排石中药

（77～80题共用题干）

男性，58岁。尿频，进行性排尿困难伴夜尿增多3年，尿流中断半年，下腹X线平片及B超检查可见膀胱区2枚大小分别为3.5 cm×2.5 cm×2.5 cm和2.5 cm×2.0 cm×2.0 cm结石，上尿路未见异常改变。

77. 采取治疗后，为预防结石，下列措施中不恰当的是

A. 定期X线或B超检查
B. 大量饮水，使每天尿量>2 000 ml
C. 定期膀胱镜检查
D. 依结石成分调节饮食
E. 限制钠盐摄入

78. 该患者膀胱结石的原因是

A. 膀胱炎
B. 前列腺增生
C. 膀胱颈硬化
D. 神经源性膀胱
E. 前列腺癌

79. 尿路无感染患者宜采用的治疗方法为

A. 膀胱切开取石术+前列腺摘除术
B. 膀胱内碎石术
C. 膀胱切开取石
D. 套石术
E. 药物排石

80. 查尿常规白细胞充满HP，最佳的治疗方法为

A. 先留置导尿管，抗感染后再膀胱切开取石+前列腺摘除
B. 立即膀胱切开取石
C. 膀胱镜碎石
D. 先留置导尿管抗感染后，再碎石
E. 消炎等非手术治疗

(81～83题共用题干)

女性，38岁。因无痛性血尿2天就诊，尿常规检查，红细胞满视野，经止血药物治疗后尿色转清。B超检查：膀胱内2.5 cm×3 cm占位，提示肿瘤或血块。

81. 膀胱镜检查，发现右输尿管口外侧1.5 cm×3 cm肿瘤，呈团块状，蒂看不清，肿块周围黏膜充血水肿，近蒂部活检为移行上皮细胞。此患者的分期可能是

A. Tis
B. T_1，T_3
C. T_2，T_3
D. T_3
E. T_4

82. 根据膀胱肿瘤的临床表现，下列描述不恰当的是

A. 血尿多为无痛性全程肉眼血尿
B. 血尿程度和肿瘤恶性程度一致
C. 血尿不经治疗会自行停止
D. 可有尿频、尿痛、排尿困难
E. 盆腔广泛浸润可见下肢水肿

83. 手术前必须进行的检查是

A. 尿细胞学检查
B. 膀胱肿瘤细胞的ABO抗原测定
C. 尿流式细胞仪检查(FCM)
D. 排泄性尿路造影
E. 膀胱造影

(84～86题共用题干)

男性，35岁。间歇性右下腹绞样痛3天，尿常规：红细胞满视野，白细胞2～3/HP。腹部X线平片：可见右输尿管下段走行区高密度阴影0.6 cm。IVU检查：可见右输尿管下段结石，其上段输尿管轻度扩张，右肾轻度积水。

84. 根据患者情况，应给予的治疗是

A. 大量饮水，促使结石排出
B. 体外冲击波碎石
C. 立即手术取石
D. 输尿管导管套石
E. 用药物解除绞痛症状

85. 患者采取中西药等治疗后绞痛解除，但突然出现尿流中断及排尿终末痛，其原因是

A. 急性前列腺炎
B. 结石在输尿管壁间段
C. 结石到膀胱
D. 结石到尿道
E. 急性尿道炎

86. 治疗可采取

A. 膀胱切开取石术
B. 套石术
C. 药物排石
D. 大量饮水等待自然排出
E. 体外冲击波碎石

(87～88题共用题干)

男性，45岁。全程性无痛性肉眼血尿反复发作2个月，近1个月来低热。查体：右侧肾可扪及，轻叩痛。X线腹部平片：右侧肾影增大，有壳状钙化影。静脉肾盂造影：右肾上盏充盈缺损，中盏有弧形压迹。血沉40 mm/h。

87. 最可能的诊断是

A. 肾癌
B. 肾盂癌
C. 肾结核
D. 输尿管肿瘤
E. 肾盂肾炎

88. 治疗应选择

A. 单纯右肾切除
B. 右肾根治性切除
C. 右肾造瘘
D. 右肾部分切除
E. 放射疗法

（89～92 题共用题干）

男性，38 岁。左侧腰胀痛 2 年。当地医院检查发现为左侧肾占位性病变，发病以来无血尿及膀胱刺激症状。

89. 若不排除肾癌可能，对诊断最有帮助的检查是

A. 放射性核素肾图

B. 腹部 X 线平片检查

C. CT 或 MRI 检查

D. 静脉肾盂造影

E. 肾动脉造影

90. 查体：血压 120/75 mmHg，左肾下极可触及，左肾区叩击痛。尿常规正常，静脉肾盂造影正常。CT 检查显示左侧肾下极占位性病变，4 cm×3 cm 大小，CT 值为负值。诊断应是

A. 肾癌

B. 肾囊癌

C. 肾盂癌

D. 肾母细胞瘤

E. 肾错构瘤

91. 治疗应选择

A. 肾部分切除

B. 肾切除

C. 根治性肾切除

D. 化学疗法

E. 放射疗法

92. 其预后评估为

A. 未手术者 3 年生存率<5%

B. 未手术者 5 年生存率<2%

C. 手术后 5 年生存率 30%～50%

D. 预后好

E. 可能远期复发

（93～94 题共用题干）

男性，25 岁。体检发现右肾重度积水。

93. 为进一步了解右肾残余肾实质功能，下列检查方法最佳的是

A. CT 增强

B. MRI

C. 超声

D. 肾动态显像

E. 肾图

94. 如果要排除单纯性肾盂扩张可能，可选择的方法是

A. 卡托普利试验

B. 利尿试验

C. 乙酰唑胺试验

D. 多巴酚丁胺试验

E. 双嘧达莫试验

（95～99 题共用题干）

男性，31 岁，尿频、尿急、尿痛 3 年。检查：贫血貌，尿沉渣脓细胞（++++），红细胞（++），血尿素氮 30 mmol/L，排泄性尿路造影两肾未显影，膀胱容量 30 ml 左右。

95. 首先考虑的诊断为

A. 慢性膀胱炎

B. 双肾积水

C. 一侧肾结核，对侧肾积水

D. 双肾结核

E. 慢性肾盂肾炎

96. 病因学诊断首先选择

A. 逆行肾盂造影

B. 尿结核菌检查

C. 膀胱镜检查

D. 膀胱测压

E. 导尿实验

97. 目前，临床上常选用以下哪种联合用药治疗尿路结核？

A. 卡那霉素、异烟肼、对氨基水杨酸

B. 异烟肼、利福平、吡嗪酰胺

C. 利福平、乙胺丁醇、卷曲霉素
D. 利福平、异烟肼、卷曲霉素
E. 环丝氨酸、异烟肼、对氨基水杨酸

98. 在双肾结核或者一侧肾结核对侧肾积水时,泌尿系造影常显示不全,此时作哪项检查有助于确定诊断?
A. 逆行肾盂造影
B. B超
C. CT或MRI水成像
D. X线平片
E. PCR

99. 患者未行排泄性造影,在初诊时,下列哪项体格检查对诊断肾结核最有意义?
A. 附睾尾部扪及串珠样改变
B. 脊柱侧弯
C. 高血压
D. 腹部叩击痛
E. 腹部检查扪及肿大肾脏

(100～102题共用题干)

男性,42岁。B超检查发现左肾结石1 cm大小,平时无明显症状,偶有腰部酸胀不适感,既往体健,无排石史。

100. 对该患者应采用的治疗方法是
A. 膀胱切开取石术
B. 套石术
C. 药物排石
D. 大量饮水等待自然排出
E. 体外震波碎石

101. 患者中西药治疗和大量饮水及活动后绞痛解除,突然出现尿流中断及排尿终末痛,其原因是
A. 急性前列腺炎
B. 结石在输尿管壁间段
C. 结石到膀胱
D. 结石到尿道
E. 尿道炎

102. 输尿管结石绞痛发作时应给予的治疗是
A. 大量饮水,促使结石排出
B. 体外震波碎石
C. 立即手术取石
D. 输尿管导管套石
E. 用药物解除绞痛症状

(103～105题共用题干)

女性,68岁。因间歇性全程肉眼血尿2周,发生腰腹绞痛2 h入院。排泄性尿路造影示肾盂充盈缺损。

103. 最能明确诊断的检查是
A. 血尿酶
B. 尿找瘤细胞
C. 输尿管肾镜+活检
D. 膀胱镜见输尿管口喷血
E. 尿三杯试验

104. 首先考虑的诊断是
A. 阴性结石
B. 肾盂癌
C. 结核
D. 急性肾盂肾炎
E. 肾癌

105. 治疗应采取
A. 肾切开取石
B. 止血,观察
C. 根据性肾切除
D. 局部切除
E. 肾+全长输尿管+部分膀胱切除

(106～107题共用题干)

男性,55岁。反复无痛性肉眼血尿伴条状血块2个月,膀胱镜检见右输尿管口喷血,尿细胞学可见癌细胞。

106. 静脉尿路造影最有诊断价值的 X 线表现是

A. 右肾不显影

B. 右肾积水

C. 右肾萎缩

D. 右肾盂充盈缺损

E. 右肾盂破坏

107. 明确诊断后，首选的治疗方法是

A. 右肾切除术

B. 右肾输尿管全切除

C. 化疗

D. 放疗

E. 免疫治疗

三、X 型题

108. 恶性嗜铬细胞瘤的 CT 表现是

A. 合并甲状腺髓样癌的Ⅱ型嗜铬细胞瘤

B. 瘤体大，不规则分叶状，密度不均

C. 包埋附近腹主动脉、下腔静脉、肾静脉

D. 侵及邻近器官

E. 肝转移及附近淋巴结转移

109. 肾上腺疾病的影像检查方法包括

A. 腹部平片

B. 腹部 CT

C. 静脉尿路造影

D. B 超

E. MRI

110. 肾阳性结石应鉴别的疾病是

A. 腹部淋巴结钙化

B. 肋软骨钙化

C. 胆囊结石

D. 肾囊肿

E. 以上都是

111. 下列关于肾癌的影像学表现，正确的为

A. 肾影局限性增大

B. IVP 正常也不能完全除外肾癌

C. 肾盂、肾盏移位

D. 均有肾盂积水、肾功能降低

E. 肾盂内可有充盈缺损

112. 输尿管结石 X 线平片可见

A. 呈卵圆形致密阴影

B. 结石边缘多毛糙不整齐

C. 其长轴与输尿管走行一致

D. 结石常见于输尿管 3 个生理狭窄处

E. 梗阻上方输尿管及肾盂肾盏不同程度扩张积水

113. “急性肾静脉栓塞”造影检查，可出现的表现为

A. 输尿管切迹

B. 肾影缩小

C. 肾影增大

D. 肾功能减低

E. 杵状肾盏

114. 宫体癌的 CT 表现是

A. 增强扫描肿瘤内坏死不增强

B. 宫体癌不侵犯附件

C. 子宫增大密度不均

D. 可见子宫积水、积血或积脓

E. 可见宫颈增大

115. 膀胱癌的 CT 表现有

A. 膀胱壁突入腔内的软组织密度肿块

B. 肿块大小不等，呈结节、分叶或菜花状

C. 肿块密度常均匀，少数可见点状钙化

D. 部分膀胱癌无明确肿块

E. 增强延迟扫描表现为充盈缺损

116. 肾囊肿常用的放射诊断方法是

A. 腹部平片

B. 逆行尿路造影

C. 静脉尿路造影

D. 肾脏 CT 检查

E. 以上都不是

117. 下列肾脏病变做CT平扫,呈“软组织密度”表现的是
A. 肾结核
B. 黄色肉芽肿性肾盂肾炎
C. 肾脓肿
D. 放线菌病
E. 获得性囊性肾病变

118. “肾血管平滑肌脂肪瘤”行CT平扫,可以表现为
A. 脂肪密度
B. 软组织密度
C. 混杂密度
D. 均匀高密度
E. 水样密度

119. 关于子宫肌瘤的MRI检查,论述正确的是
A. 子宫肌瘤的主要影像学检查是USG和MRI, MRI是最准确的方法
B. 较大的子宫肌瘤在T2WI上可见高信号影
C. 子宫肌瘤在T2WI上呈明显均一低信号,边界清楚
D. MRI能发现直径<3 mm的子宫肌瘤
E. Gd-DTPA增强检查,肌瘤常为不均匀强化

120. 宫颈癌Ⅲ期的MRI表现为
A. 膀胱或直肠周围脂肪界面消失
B. 正常膀胱或直肠周围脂肪界面消失
C. 正常膀胱壁或直肠壁的低信号有中断,膀胱壁或直肠壁增厚
D. 肿块向下侵犯阴道的下部,向外延伸至盆壁
E. 可出现肾积水

121. 卵巢癌的MRI表现有
A. 盆腔内不规则肿块,往往与子宫分界不清
B. T1WI呈中等信号,T2WI呈不均匀高信号
C. 囊壁在T1WI和T2WI均为高信号
D. 实性肿瘤区可见坏死灶,在T2WI为明亮的高信号
E. 常伴腹水和(或)淋巴结转移

第九章

骨关节系统影像

一、A1/A2型题

1. 提示颅底骨折的CT征象是
A. 硬膜外血肿
B. 气颅
C. 头皮血肿
D. 颅缝增宽
E. 脑血肿

2. 男性，30岁。腰骶部疼痛2年。CT扫描示骶1～2骨破坏伴肿块，肿块内有斑片样钙化。首先应诊断为
A. 巨细胞瘤
B. 包囊虫病
C. 脊索瘤
D. 骨肉瘤
E. 转移癌

3. 下列化脓性关节炎的X线表现中，出现早而又具有特征性的是
A. 关节脓肿
B. 关节脱位
C. 关节腔狭窄
D. 关节持重面骨质破坏
E. 关节骨性强直

4. 脆骨症又称
A. 软骨发育不全
B. 干骺发育不良
C. 成骨不全
D. 维生素C缺乏
E. 维生素D缺乏

5. 跖骨头骨骺缺血坏死好发部位是
A. 第1跖骨头
B. 第2跖骨头
C. 第3跖骨头
D. 第4跖骨头
E. 第5跖骨头

6. 骨样骨瘤由以下哪两部分组成？
A. 瘤巢和周围骨质硬化区
B. 瘤巢和周围骨质破坏区
C. 沙砾样物质和周围骨质破坏区
D. 沙砾样物质和周围骨质硬化区
E. 瘤巢和沙砾样物质

7. 绿色瘤见于
A. 骨髓瘤
B. 白血病
C. 淋巴瘤
D. 组织细胞增生症X
E. 镰状细胞贫血

8. 痛风早期主要病理改变发生在
A. 软骨下骨组织

B. 关节软骨
C. 关节滑膜
D. 关节囊及周围韧带
E. 关节周围软组织

9. 骨肉瘤X线诊断的主要依据是
A. 骨质破坏
B. 骨膜反应
C. 软组织肿块
D. 肿瘤骨
E. 肿瘤侵入关节

10. 下列病变多见于骨干的是
A. 骨囊肿
B. 骨巨细胞瘤
C. 尤文肉瘤
D. 软骨肉瘤
E. 以上都不是

11. 下列不符合股骨头缺血性坏死的表现的是
A. 股骨头相对密度增高
B. 股骨头囊变硬化
C. 股骨头压缩变形
D. 股骨头蘑菇状变形
E. 股骨头无骨质疏松

12. 原发性骨肿瘤最常见的是
A. 软骨瘤
B. 骨瘤
C. 骨软骨瘤
D. 骨肿瘤
E. 骨巨细胞瘤

13. 退行性骨关节病中软骨被侵蚀破坏，在X线片上表现为
A. 骨端硬化
B. 关节间隙变窄、消失
C. 关节变形及排列不良
D. 关节内骨性游离体形成
E. 边缘性骨赘形成

14. 关节结核的关节面破坏首先发生在
A. 骨骺
B. 骨骺板
C. 干骺端
D. 关节持重部位
E. 关节非持重部位，滑膜附着处

15. 观察儿童骨龄应拍摄
A. 肘关节片
B. 膝关节片
C. 腕关节片
D. 踝关节片
E. 髋关节片

16. 恶性骨肿瘤最常见的是
A. 骨肉瘤
B. 纤维肉瘤
C. 软骨肉瘤
D. 骨髓瘤
E. 尤文肉瘤

17. 类风湿关节炎主要病理改变常见于
A. 关节软骨
B. 关节滑膜
C. 关节盘
D. 关节韧带
E. 关节面

18. 下述肿瘤来源于骨髓组织的是
A. 淋巴肉瘤
B. 骨髓瘤
C. 尤文肉瘤
D. 网状细胞肉瘤
E. 以上都是

19. 成人脊柱结核好发于
A. 颈椎
B. 骶椎
C. 腰椎
D. 胸椎

E. 以上都是

20. 下列肿瘤最易发生成骨性转移的是
A. 肺癌
B. 乳腺癌
C. 前列腺癌
D. 鼻咽癌
E. 甲状腺癌

21. 下列对溶骨型骨转移瘤的 X 线表现描述不正确的是
A. 多呈虫蚀状、鼠咬状骨质破坏
B. 可单骨或多骨发病
C. 骨膜反应常见
D. 可并发病理性骨折
E. 可合并软组织肿块

22. “骨片陷落征”是下列哪一种肿瘤或肿瘤样病变的特征?
A. 骨囊肿
B. 骨巨细胞瘤
C. 动脉瘤样骨囊肿
D. 骨纤维异常增殖症
E. 骨样骨瘤

23. 骨膜增生的病因包括
A. 肿瘤
B. 骨膜下出血
C. 炎症或外伤
D. 血管性病变
E. 以上都是

24. 以下关于脊索瘤的叙述中,错误的是
A. 几乎都有骨质破坏
B. 好发部位是骶尾部,其次是颅底
C. 脊索瘤软组织肿块呈分叶状,50%～90%有钙化
D. 脊索瘤起源于脊椎或椎旁残存的细胞
E. 好发于颈、胸、腰椎

25. 下列关于“慢性骨脓肿”影像特点的描述不正确的是
A. 骨质破坏常位于干骺端中央
B. 局部软组织无明显肿胀
C. 圆形、分叶状密度减低区
D. 没有或仅有轻度骨膜反应
E. 病灶内常有死骨

26. 骨瘤好发部位是
A. 肱骨
B. 肋骨
C. 胸骨
D. 颅骨及颜面骨
E. 四肢骨

27. “骨巨细胞瘤”典型影像为
A. 好发于长骨干骺端
B. 新骨生成和骨膜反应
C. “皂泡样”改变
D. 病变与邻近正常组织分界不清
E. 溶骨性或成骨性改变

28. 腕骨角增大见于
A. 骨骺发育异常
B. 黏多糖病Ⅳ型
C. 软骨骨生成障碍
D. 黏多糖病Ⅰ型
E. 马德隆畸形

29. 关于“皮质旁骨肉瘤”的描述错误的是
A. 好发于长骨干骺端骨旁、
B. 恶性度极高
C. 早期,局部骨皮质增厚
D. 肿瘤呈略高密度,与骨干间有透明带相隔
E. 肿瘤内有不规则透亮区

30. 下列有关“骨巨细胞瘤”的描述错误的是
A. 多见于股骨、胫骨
B. 多见于老年患者

C. 平片可呈囊样透亮区
D. 病变不跨越关节面
E. 局部骨皮质变薄、向外膨隆

31. 下列“良性骨肿瘤”影像学特点中，错误的是
A. 硬化边缘
B. 局部骨膨隆
C. 常无骨膜反应
D. 骨皮质断裂
E. 病灶边缘清楚

32. “良性骨肿瘤”发病率的顺序依次为
A. 骨软骨瘤>巨细胞瘤>软骨瘤>骨瘤
B. 骨软骨瘤>软骨瘤>巨细胞瘤>骨瘤
C. 骨瘤>巨细胞瘤>软骨瘤>骨软骨瘤
D. 巨细胞瘤>骨软骨瘤>软骨瘤>骨瘤
E. 骨瘤>骨软骨瘤>巨细胞瘤>软骨瘤

33. 下述“骨软骨瘤”诊断要点中错误的是
A. 好发于长骨干骺端
B. 肿瘤呈菜花状，有钙化和透亮区
C. 软骨帽厚度与年龄成反比
D. 无恶变倾向
E. 软骨帽表面有包膜

34. 急性化脓性骨髓炎的特征性X线表现为
A. 软组织充血、水肿
B. 骨质破坏
C. 骨质增生
D. 死骨形成
E. 软组织有窦道形成

35. 慢性化脓性骨髓炎的X线表现中错误的是
A. 广泛软组织肿胀
B. 骨柩形成
C. 虫蚀状、小片状骨质破坏
D. 长条状死骨
E. 骨质增生、硬化

36. 下述有关类风湿关节炎的X线表现描述错误的是
A. 关节肿胀
B. 骨质疏松
C. 关节间隙变窄
D. 皮下组织钙化
E. 以上都不是

37. 原发性骨恶性肿瘤的X线征象是
A. 边缘清楚，骨质有破坏，骨膜反应明显
B. 边缘清楚，骨质有破坏，骨膜反应不明显
C. 边缘模糊，骨质有破坏，骨膜反应不明显
D. 边缘模糊，骨质有破坏，骨膜反应明显
E. 边缘清楚，骨质无破坏，骨膜反应明显

38. 骨软骨瘤典型X线特征是
A. 瘤体可随骨骺生长而移至骨干
B. 背向关节生长的骨性突起
C. 瘤体与载瘤骨相连续
D. 瘤帽不规则钙化
E. 以上都是

39. 维生素D缺乏病初期最早出现X线改变的部位是
A. 肋骨胸骨端
B. 胫骨远侧干骺端
C. 桡骨近侧干骺端
D. 尺骨远侧干骺端
E. 肱骨远侧干骺端

40. 骨巨细胞瘤的典型X线征象是
A. 位于骨端的膨胀性偏心性囊性骨破坏，内有“皂泡性”骨间隔
B. 骨端的囊性破坏区，其透光区模糊，皮质变薄
C. 远距骨干骺端的偏心性囊性骨破坏，边缘硬化
D. 位于骨骺的多发性骨质破坏，内有钙化

E. 位于骨端的多发性骨质破坏，内有钙化

41. 下列不属于肢端肥大症 X 线表现的是
A. 跟垫增厚(>23 mm)
B. 鼻窦过度发育，蝶鞍增大
C. 四肢长骨及颜面骨粗厚、增大
D. 末节指骨近端甲丛增大、变宽
E. 颅骨增大，颅板增厚

42. 骨囊肿的 X 线表现不包括
A. 囊肿一般为单发，很少多发
B. 病灶大多为卵圆形，长径与骨长轴一致
C. 囊肿向外膨胀性生长
D. 膨胀的程度一般不超过干骺端的宽度
E. 囊内可见明显骨嵴

43. 骨折后 24 h 内摄片时 X 线征象为
A. 骨折邻近骨密度减低
B. 骨折线模糊
C. 骨痂
D. 平行型骨膜反应
E. 骨折线清晰、锐利

44. 儿童短管骨结核最具特征性的 X 线表现是
A. 单纯骨皮质破坏
B. 骨质增生硬化
C. 骨气鼓
D. 死骨及窦道形成
E. 以上都不是

45. 椎体一次化骨中心缺血坏死的特征性 X 线表现是
A. 多个椎体压缩似薄骨板，密度增高
B. 脊柱呈圆驼状后突畸形
C. 单个椎体前缘呈阶梯状改变
D. 单个椎体显著变扁，呈钱币样
E. 多个椎体前缘呈阶梯状改变

46. 骨肉瘤 X 线征象是
A. 软组织肿胀
B. 骨质破坏
C. 骨膜反应
D. 瘤骨形成
E. 以上都是

47. 儿童和幼年型类风湿关节炎的早期 X 线表现不正确的是
A. 多见膝、踝、颈椎等大关节发病
B. 干骺端出现横带状透亮区
C. 骨骺生长加速，干骺早期融合
D. 远侧指关节常被累及
E. 可见关节面下的囊状透光区

48. 成人的椎体结核和椎体肿瘤在 X 线上的主要鉴别点是
A. 椎体破坏程度
B. 是否有死骨形成
C. 椎旁软组织阴影
D. 椎间隙是否变窄或消失
E. 是否有钙化

49. “脊柱转移瘤”典型影像特征是
A. 椎骨溶骨性破坏，椎旁软组织肿胀
B. 椎体膨胀性破坏
C. 椎管内外哑铃状肿块，椎间孔扩大
D. 椎体呈栅栏状
E. 椎体及椎间盘破坏、椎间隙变窄

50. 骨纤维肉瘤中央型的主要 X 线表现为
A. 生长慢者破坏区可呈囊状，甚至膨胀性骨破坏
B. 多骨多发溶骨性骨破坏，同时可伴有内脏和软组织的多发肿瘤
C. 骨旁软组织肿块和邻近部位的骨皮质毛糙、压迫性缺损
D. 瘤区内无明显骨化及钙化，一般无骨膜反应
E. 边缘模糊的溶骨性破坏，周围呈筛孔样改变

51. 下列关于关节滑膜结核的X线表现,错误的是

A. 持续性关节软组织肿胀
B. 骨质稀疏
C. 关节面非持重面部分骨破坏
D. 晚期关节间隙变窄
E. 早期关节间隙变窄

52. 下列尤文肉瘤的X线表现中,不符合的是

A. 骨干中心型病灶位于骨干中段髓腔内,呈弥漫性骨质疏松及斑点状、虫蚀样破坏
B. 骨干周围型其皮质外缘常呈蝶形破坏,肿瘤多呈卵圆形或分叶状向外扩展
C. 干骺中心型位于干骺端中央,骨质破坏与骨质硬化同时出现
D. 发生于骨外者表现为大小不等的软组织肿块,边界不清
E. 干骺周围型位于干骺端边缘,多呈膨胀性骨破坏

53. 维生素D缺乏病恢复期长骨X线改变的表现是

A. 干骺端呈杯口状改变
B. 骨骺软骨明显增厚
C. 骨质普遍稀疏
D. 骨骺与干骺端距离加大
E. 临时钙化带重新出现

54. 女性,50岁。CT扫描示胸3与胸4椎体破坏,伴椎旁软组织肿块,呈环形增强。诊断是

A. 转移瘤
B. 骨髓瘤
C. 骨肉瘤
D. 骨髓炎
E. 骨结核

55. CT扫描显示颈椎横突孔骨折,提示

A. 重要神经损伤
B. 脊髓损伤
C. 椎动脉损伤
D. 椎静脉损伤
E. 无重要意义

56. 对于诊断多发性骨髓瘤,下列CT表现不支持的是

A. 骨质疏松
B. 椎体压缩骨折
C. 骨内单发或多发穿凿样骨破坏
D. 周围骨皮质完整或增厚
E. 伴有软组织肿物

57. 下列骨肿瘤中,CT表现不显示肿瘤基质钙化的是

A. 成骨肉瘤
B. 软骨肉瘤
C. 巨细胞瘤
D. 软骨瘤
E. 骨母细胞瘤

58. CT扫描发现右侧肱骨骨干髓腔内密度增高,骨皮质破坏,外侧可见软组织肿块,肿块内有肿瘤骨。最可能的诊断是

A. 软骨肉瘤
B. 骨旁骨肉瘤
C. 骨肉瘤
D. 尤文氏肉瘤
E. 恶性巨细胞瘤

59. 女性,50岁。右小腿中部外伤肿胀4天。CT平扫示右胫骨中段后侧4 cm×5 cm肿块,边界清楚,CT值70 Hu。正确诊断应是

A. 骨膜下血肿
B. 脂肪肉瘤
C. 软组织纤维瘤
D. 骨旁肉瘤
E. 神经纤维瘤

60. 转移性骨肿瘤溶骨型转移的CT表现中错

误的是
A. 常有骨膜反应
B. 病灶边缘较清楚
C. 病灶边缘无硬化
D. 常有软组织肿块
E. 骨松质或(和)皮质骨的低密度缺损区

61. 男性,45 岁。腰骶部疼痛 2 年。CT 扫描示骶骨破坏伴软组织肿块及斑片样钙化,强化后扫描软组织部分有增强。最可能的诊断是
A. 巨细胞瘤
B. 肉瘤
C. 转移瘤
D. 包囊虫
E. 脊索瘤

62. 男性,60 岁,双髋部疼痛 2 个月。CT 扫描示双侧股骨头塌陷变形,股骨头骨小梁密度增高。最可能的诊断是
A. 股骨头无菌性坏死
B. 化脓性关节炎
C. 结核性关节炎
D. 类风湿性关节炎
E. 强直性关节炎

63. 动脉瘤样骨囊肿 CT 检查一般不会出现
A. 病变多呈囊状、膨胀性骨破坏
B. 破坏区与正常骨交界区可有硬化
C. 破坏区内一般可见多个含液囊腔
D. 病变多呈溶骨性骨破坏
E. 囊腔间隔为软组织密度,并可见钙化或骨化

64. 椎体骨折在急性期发生水肿,MRI 图像上是
A. T1 加权像低信号,T2 加权像高信号
B. T1 加权像低信号,T2 加权像低信号
C. T1 加权像高信号,T2 加权像高信号
D. T1 加权像等信号,T2 加权像等信号
E. T1 加权像等信号,T2 加权像低信号

65. 关节结核 MRI 表现中,错误的是
A. 关节滑膜增厚呈 T1WI 低信号,T2WI 略高信号
B. 关节腔内肉芽组织 T1WI 为均匀低信号,T2WI 呈等高混合信号
C. 在儿童、受累的骨骺和骺板表现为 T1WI 低信号和 T2WI 高信号
D. 结核性脓肿呈 T1WI 低信号,T2WI 高信号
E. 干酪性坏死 T1WI 和 T2WI 均为低信号

66. 关于骨肉瘤的 MRI 检查描述,下列错误的是
A. MRI 不能显示细小、淡薄的骨化或钙化
B. 骨质破坏骨膜反应瘤骨和瘤软骨钙化在 T2WI 显示最好
C. 骨质破坏骨膜反应瘤骨和瘤软骨钙化在 T1WI 显示最好
D. 大多数骨肉瘤在 T1WI 上表现为不均匀的低信号,而在 T2WI 上表现为不均匀的高信号
E. MRI 能判断骨髓受侵犯的程度以及检出骨髓内的跳跃性子灶

67. MRI 诊断寰枢椎半脱位,齿状突至寰椎前弓的距离大于
A. 0.5 mm
B. 1.0 mm
C. 1.5 mm
D. 2.0 mm
E. 4.0 mm

68. 骨骺损伤的 MRI 征象中,错误的是
A. T2WI 骺板表现为高信号,与周围低信号的骨形成明显的对比
B. T2WI 骺板急性断裂表现为局灶性低信号影
C. 干骺端及二次骨化中心骨折在 T1WI 上为线形低信号影
D. 干骺端及二次骨化中心骨折在 T2WI

为高信号影

E. 骺板纤维桥和骨骺桥在T1WI和T2WI均表现为高信号区

69. 股骨头缺血坏死典型的MRI表现为

A. 关节面下片状高信号

B. 关节积液

C. 半脱位

D. 双线征

E. 髋臼变浅

70. 对检出转移性骨肿瘤最敏感且无假阳性的检查方法是

A. CT

B. MRI

C. X线

D. 放射性核素

E. DSA

71. “骨性”与“纤维性”关节强直的X线鉴别点是

A. 关节间隙变窄

B. 关节面糜烂

C. 关节狭窄.硬化增生

D. 关节狭窄,关节缘骨破坏

E. 骨小梁通过关节间隙

72. 下述作为良性骨肿瘤的X线表现错误的是

A. 膨胀性骨质破坏

B. 病变边缘有硬化

C. 局部骨皮质断裂

D. 病变边缘骨膜反应

E. 病变边界清楚

73. 下述骨肿瘤的X线表现中,恶性骨肿瘤的表现为

A. 类圆形透光区边缘增生硬化

B. 骨膨胀性破坏

C. 骨破坏区边缘模糊

D. 骨破坏区内有残留骨小梁

E. 骨破坏区边缘清晰

74. 下述骨肉瘤的影像学描述中,错误的是

A. 原发性恶性骨肿瘤中发病率最高

B. 发生在长管状骨干骺端

C. 溶骨性骨破坏,无肿瘤性成骨性改变

D. 葱皮样骨膜反应

E. 肿瘤内骨化和钙化

75. 骨肿瘤及肿瘤样病变的影像学首选方法是

A. MRI

B. CT

C. X线平片

D. ECT

E. DSA

76. 化脓性关节炎影像学表现,错误的是

A. 可出现关节脱位或半脱位

B. 软骨破坏可引起关节间隙的狭窄

C. 骨破坏多发生在关节的非承重面

D. 骨修复开始后出现骨质增生硬化

E. MRI扫描可显示滑膜的炎症

77. 男性,15岁。右上臂下段跌伤,局部肿痛,畸形瓦活动障碍,在当地医院给予手法复位及小夹板外固定,1天后,肢体远端肿胀麻木,检查患部皮肤张力性水泡状,X线显示肱骨髁上骨折对位不良。此时会引起的最严重的并发症是

A. 肘内翻畸形

B. 迟发性尺神经损伤

C. 缺血性肌挛缩

D. 肘部骨化性肌炎

E. 肘外翻畸形

78. 男性,新兵,18岁。军训后出现足部疼痛,在第2跖骨处出现肿胀并压痛,拍摄X线时见第2跖骨远端有梭形骨膜增生。其最可能是

A. 骨样骨病

B. 骨软骨病
C. 软骨病
D. 病理性骨折
E. 疲劳性骨折

79. 女性，30 岁。腰背痛、低热 1 年余，双下肢无力。查体：胸 10 棘突后凸畸形、叩击痛。ESR 60 mm/h。X 线平片见胸椎体骨质破坏，胸椎旁有梭形肿大阴影。诊断是
A. 胸椎转移瘤
B. 胸椎结核
C. 强直性脊柱炎
D. 胸椎化脓性脊椎炎
E. 胸椎间盘突出症

80. 男性，16 岁。低热 2 个月，胸椎后突畸形。X 线片示胸椎体破坏，椎体压缩成楔形，椎弓根阴影仍清晰可见。红细胞沉降率增快。最可能的诊断是
A. 压缩性骨折
B. 脊椎结核
C. 脊椎肿瘤
D. 化脓性脊椎炎
E. 先天性脊柱畸形

81. 男性，8 岁。胸椎后突畸形，呼吸、心跳正常，活动不受影响。最合适的辅助检查是
A. 胸部 X 线平片
B. 胸椎正、侧位 X 线片
C. 颈椎正、侧位 X 线片
D. 腰椎正、侧位 X 线片
E. 骨盆平 X 线片

82. 女性，18 岁。右大腿下端肿胀 2 个月余，表面静脉怒张，皮温略高；X 线平片示右股骨下端有边界不清的骨质破坏区，骨膜增生呈放射状阴影。最可能的诊断是
A. 骨髓炎
B. 骨结核
C. 骨肉瘤
D. 骨巨细胞瘤
E. 骨转移癌

83. 男性，15 岁。左膝内下方可扪及一硬性肿块，轻度压痛；X 线片示病损自干骺端突出的骨性突起，较触之略小。其诊断最可能是
A. 骨肉瘤
B. 内生软骨瘤
C. 骨瘤
D. 骨软骨瘤
E. 骨巨细胞瘤

84. 男性，28 岁。左膝外上方逐渐隆起伴酸痛半年，膝关节屈曲功能好；X 线平片示左股骨下端外侧有一破坏区，边缘呈膨胀性改变，中央有肥皂泡样改变，向内已超过中线，远端距关节面约 1.0 cm，无明显骨膜反应。诊断是
A. 骨髓炎
B. 骨肉瘤
C. 骨结核
D. 骨囊肿
E. 骨巨细胞瘤

85. 发现骨折 4 周，X 线片上骨折周围有较多骨痂，但骨折线仍清晰可见，且有逐日硬化趋向，这种骨折是
A. 骨折不连接
B. 外骨痂形成
C. 腔内骨痂形成
D. 疲劳骨折
E. 病理骨折

86. 男性，10 岁。右小腿疼痛 5 个月。CT 平扫示胫骨增粗，皮质增厚，骨髓腔变窄，内有不规则密度减低区和不规则游离骨片。诊断为
A. 骨肉瘤
B. 嗜酸性肉芽肿

C. 内生软骨瘤
D. 慢性骨髓炎
E. 骨结核

87. 男性,16 岁。左大腿肿痛 2 个月余,X 线摄片示左股骨下端溶骨性破坏,边界模糊,可见“骨膜三角”征。该患者应诊断为
A. 骨髓炎
B. 骨结核
C. 骨梅毒
D. 骨肉瘤
E. 骨软骨瘤

88. 女性,45 岁。因全身多处疼痛 20 天入院。患者 20 天前无明显诱因下出现左侧肩胛骨、左侧肋骨疼痛,呈针刺样,按压时疼痛明显,夜间左侧卧位睡觉明显受限。无发热,无局部肿胀等其他不适。月经正常。一个半月前因胆囊结石行胆囊切除术,幼时因发热抗感染治疗后出现听力丧失(考虑氨基糖苷类用药)。查体局部无红、肿、热,压痛明显。除听力丧失外,余体格检查未见明显异常。临床行局部 X 线摄片,左肩胛骨及左侧肋骨未见明显骨骼异常。为求进一步检查,拟行全身骨显像。骨显像检查的适应证不包括
A. 不明原因的骨痛
B. 前列腺癌,PSA>10 ng/ml
C. 临床可疑骨折,X 线检查阴性
D. 类风湿关节炎非活动期
E. 代谢性骨病

89. 某 15 岁男性患者,洗澡时无意中触及右大腿下端内侧硬性突起,无疼痛,膝关节运动良好。最可能的诊断是
A. 骨软骨瘤
B. 软骨瘤
C. 骨化性肌炎
D. 骨巨细胞瘤
E. 骨囊肿

90. 男性,15 岁。左小腿近端疼痛,肿胀。X 线片示胫骨干骺端骨质致密呈象牙样及棉絮样,骨膜反应不明显。诊断应首先考虑
A. 骨纤维异样增殖症
B. 硬化性骨髓炎
C. 软骨母细胞瘤
D. 成骨型骨肉瘤
E. 内生软骨瘤

91. 男性,71 岁。腰背痛 3 个月,尿本周蛋白质阳性,CT 扫描示腰椎多个椎体有大小不等的圆形或不规则低密度病灶。首先考虑为
A. 骨质疏松
B. 多发性骨髓瘤
C. 淋巴瘤
D. 血管瘤
E. 转移瘤

92. 男性,钳工。摔伤后,右腕疼痛、活动障碍两天,经拍片发现,月骨变形,呈扁平状,体积较小,密度增高。首先考虑为
A. 腕月骨缺血坏死
B. 月骨结核
C. 月骨骨折
D. 类风湿关节炎
E. 月骨骨髓炎

93. 男性,60 岁。CT 扫描示腰 3、4 椎体骨小梁稀少,增粗呈颗粒状。诊断为
A. 骨质疏松
B. 骨质软化
C. 转移瘤
D. 血管瘤
E. 骨髓瘤

94. 男性,25 岁。股骨颈骨折金属物内固定后复查,了解骨折对立、对线情况。最佳方法是
A. X 线透视
B. X 线平片

C. CT
D. CT 三维重建
E. MRI

95. 男性，14 岁。左侧大腿疼痛 3 个月并逐渐加重，夜间更明显，摄片提示左侧股骨远端小的囊性透亮区，周边明显硬化，最可能的诊断为
A. 成骨细胞瘤
B. 骨软骨瘤
C. 骨脓肿
D. 骨样骨瘤
E. 骨囊肿

96. 男性，69 岁。进行性排尿困难 2 年就诊，直肠指诊发现前列腺左侧有一 1.5 cm×2 cm 的硬结，3 周后行 PSA 检查为 120 ng/ml，放射性核素全身骨扫描示骨盆及腰椎多处放射性浓聚区，诊断为前列腺癌骨转移，此患者最适宜的治疗是
A. 前列腺切除＋放射治疗
B. 根治性前列腺切除＋盆腔淋巴结清扫
C. 根治性前列腺切除＋化学治疗
D. 根治性前列腺切除＋放射治疗
E. 双侧睾丸切除＋抗雄性激素药物＋放射治疗

二、A3/A4 型题

（97～99 题共用题干）

女性，66 岁。跌倒摔伤右髋部。查体：右下肢外旋 45°畸形，右髋部肿胀、压痛及叩击痛，髋关节活动受限。

97. 为确定诊断，最常用的检查是
A. X 线摄片
B. CT
C. MRI
D. B 超
E. 放射性核素骨扫描

98. 经上述检查，确诊是右股骨颈头下型骨折，股骨头有旋转，患者不能耐受长期卧床。应进行的处理是
A. 皮肤牵引于外展位 6～8 周
B. 胫骨结节牵引于外展位 6～8 周
C. 穿防旋鞋，皮肤牵引 6～8 周
D. 切开复位 3 根钉内固定
E. 人工关节置换

99. 可与股骨转子间骨折鉴别的体征是
A. 右髋部肿胀
B. 右下肢外旋 45°
C. 右髋部压痛及叩痛
D. 患者系老年女性
E. 股骨大转子有无上移

（100～102 题共用题干）

女性，35 岁。右膝外上方肿痛 3 个月，膝关节伸屈活动受限。X 线片示右股骨下端有一破坏灶，边缘膨胀，中央有肥皂泡样改变，向内已超过中线，远端距关节面不足 1 cm，无骨膜反应。

100. 该患者诊断考虑为
A. 骨巨细胞瘤
B. 骨囊肿
C. 骨髓炎
D. 骨结核
E. 骨肉瘤

101. 确立诊断最有利的依据是
A. 血清碱性磷酸酶增高
B. 放射性核素骨扫描
C. CT 检查
D. 红细胞沉降率增快
E. 局部穿刺活组织检查

102. 如果诊断为骨巨细胞瘤Ⅰ～Ⅱ级，下列错误的是
A. 病灶刮除填塞骨水泥

B. 瘤段骨切除+同种异体半关节移植术
C. 股骨中上1/3截肢,安装假肢
D. 病段骨切除,带血管骨移植
E. 病灶刮除骨水泥填塞术后长腿石膏托外固定

三、X型题

103. 骨关节结核的主要X线表现是
A. 骨质增生
B. 骨质破坏
C. 骨质软化
D. 骨质疏松
E. 骨骼增粗变形

104. 椎体外伤性压缩骨折的X线表现有
A. 相邻椎体骨质破坏
B. 椎间隙正常
C. 椎旁冷脓肿形成
D. 椎体压缩呈楔形
E. 椎体后突畸形

105. 骨折移位的常见类型有
A. 成角
B. 横向移位
C. 重叠移位
D. 分离移位
E. 旋转移位

106. 骨转移瘤最多见于
A. 骨盆
B. 膝以下
C. 脊柱
D. 肘以下
E. 颅骨

107. 恶性骨肿瘤中不常有骨膜反应的是
A. 骨纤维肉瘤
B. 尤文氏肉瘤
C. 原发网状细胞肉瘤
D. 骨肉瘤
E. 转移性骨肿瘤

108. 多发性骨软骨瘤应高度怀疑恶变的情况是
A. 瘤体内出现透亮区
B. 软骨帽增厚,发生于长骨者超过1 cm
C. 钙化软骨帽密度变淡,边界不清
D. 远处出现转移性病灶
E. 30岁以上的患者生长迅速,疼痛加剧

109. 化脓性骨髓炎的X线表现为
A. 骨质破坏
B. 死骨形成
C. 骨膜增生
D. 新生骨
E. 软组织肿块

110. 氟骨症的X线表现有
A. 髓腔变小
B. 骨质极度致密,硬化
C. 骨质疏松
D. 韧带骨化明显
E. 软骨化变形

111. 四肢长管状骨骨折的临床表现为
A. 患肢功能障碍
B. 患肢缩短
C. 保护性姿势
D. 骨折局部肿痛、变形
E. 活动患肢可听到摩擦音

112. 根据作用力的方式和骨折本身的情况,将骨折分为
A. 创伤性骨折
B. 疲劳性骨折
C. 病理性骨折
D. 不稳定性骨折
E. 稳定性骨折

113. 骨缺血性坏死常见于
A. 股骨颈骨折
B. 股骨干骨折
C. 距骨骨折
D. 月骨骨折
E. 腕舟骨骨折

114. 骨髓瘤好发于
A. 肱骨
B. 脊椎
C. 肋骨
D. 骨盆
E. 胸骨

115. 骨折线需与以下哪几项区别?
A. 骨骺线
B. 营养动脉血管
C. 颅缝
D. 生长障碍线
E. 关节间隙

116. 骨肉瘤的基本X线表现为
A. 肿瘤钙化
B. 骨质破坏
C. 骨膜反应
D. 软组织肿块
E. 肿瘤新生骨

117. 在观察骨肿瘤的影像时,应注意
A. 发病部位
B. 病变数目
C. 骨质改变
D. 骨膜增生
E. 周围软组织改变

118. 软骨组织发生的良性骨肿瘤为
A. 成骨细胞瘤
B. 骨瘤
C. 皮质旁软骨瘤
D. 成软骨细胞瘤
E. 骨软骨瘤

119. 特发性骨质溶解症主要发生在
A. 腕掌
B. 跗跖
C. 肘部
D. 跖趾
E. 掌指

120. 骨折的常见类型包括
A. 隐匿骨折
B. 斜行骨折
C. 螺旋骨折
D. 粉碎骨折
E. 横行骨折

121. Colles骨折的X线表现为
A. 指桡骨远端距离远端瓶关节面2.5 cm以内的骨折
B. 常伴远侧断段向背侧移位和向掌侧成角
C. 骨折线常为横行,有时为粉碎性骨折
D. 常合并尺骨茎突骨折和下尺桡关节分离
E. 桡骨远端骨骺未联合前常发生桡骨远端骨骺分离

122. 软组织肿瘤钙化常见于
A. 软组织软骨瘤
B. 皮样囊肿
C. 畸胎瘤
D. 软组织错构瘤
E. 软骨肉瘤

123. 下述疾病中可见关节内游离体的是
A. 色素沉着绒毛结节性滑膜炎
B. 滑膜骨软骨瘤病
C. 神经性关节病
D. 非骨化性纤维瘤
E. 退行性骨关节病

124. 下列为厌骨性转移性肿瘤的是
A. 皮肤癌
B. 子宫癌
C. 食管癌
D. 乳癌
E. 鼻咽癌

125. 骨髓瘤 X 线表现包括
A. 软组织肿块
B. 多发性骨质破坏
C. 骨质硬化
D. 广泛性骨质疏松
E. 骨质破坏与骨质硬化并存

126. 纤维性骨皮质缺损的特点包括
A. 多见于 6～15 岁儿童，男多于女
B. 有家庭发病倾向
C. 病变常多发、对称性
D. 呈囊状或片状皮质缺损区，有硬化边
E. 多于 2～4 年内自行消失

127. 白血病骨关节改变的 X 线表现包括
A. 骨质疏松
B. 弥漫性斑点状、虫蚀样骨质破坏
C. 骨皮质糜烂、变薄
D. 骨膜反应及软组织肿胀
E. 白血病带

128. 成人股骨头缺血坏死股骨头塌陷的 X 线征象是
A. 股骨头皮质成角
B. 台阶征
C. 双边征
D. 裂隙征
E. 股骨头节裂

129. 脊椎结核的较常见 X 线表现有
A. 大块死骨
B. 椎间隙变窄或消失
C. 后突畸形
D. 寒性脓肿
E. 骨质破坏

130. 硬化型骨髓炎的 X 线表现不包括
A. 骨质硬化增生
B. 骨内膜增生
C. 骨外膜增生
D. 骨脓肿
E. 死骨形成

131. 骨肉瘤基本 X 线表现包括
A. 骨质破坏
B. 肿瘤骨
C. 肿瘤软骨钙化
D. 软组织肿块
E. 骨膜增生和 Codman 三角

132. 属于关节退行性变的 X 线表现有
A. 骨性关节面边缘骨不规整
B. 软骨下骨质囊变
C. 关节间隙狭窄
D. 关节间隙增宽
E. 以上都不是

133. 类风湿关节炎早期 X 线表现有
A. 骨膜增厚和骨化
B. 关节邻近骨质疏松
C. 关节周围软组织肿胀
D. 关节间隙增宽
E. 骨质侵蚀和假囊形成

134. 骨盆 X 线片上，强直性脊柱炎与致密性髂骨炎主要鉴别点为
A. 强直性脊柱炎，关节间隙及双侧关节面不受累
B. 致密性髂骨炎，关节间隙及双侧关节面不受累
C. 致密性髂骨炎仅累及髂骨，骶骨骨质正常
D. 强直性脊柱炎，关节间隙及双侧关节

面均受累

E. 致密性髂骨炎，关节间隙及双侧关节面均受累

135. 剥脱性骨软骨炎的 X 线表现为

A. 关节内游离体

B. 关节软骨钙化

C. 关节内大量积脓

D. 远离骨性关节面的骨质破坏

E. 包括关节面在内的局限性骨质缺损

136. 骨巨细胞瘤 CT 征象包括

A. 显示肿瘤周围的软组织情况及与周围神经、血管的关系

B. 骨壳内面凹凸不平，肿瘤内并无真正的骨性间隔

C. 肿瘤内密度不均，有时可见液-液平面

D. 肿瘤与松质骨的交界多清楚，但无骨质增生硬化

E. 大多数肿瘤的骨壳并不完整连续，但无包壳外的软组织肿块影

137. 骨巨细胞瘤的 CT 表现为

A. 边缘硬化，有液-液平面

B. 有钙化或骨化影

C. 边缘无硬化，无液-液平面

D. 无钙化

E. 无液-液平面，无增强

138. MRI 在诊断急性化脓性骨髓炎方面，影像学表现有

A. 在确定髓腔受侵犯和软组织感染范围方面 MRI 优于常规 X 线和 CT

B. 在 T2WI 上充血水肿的肌肉和脓肿呈高信号，增强后脓肿壁明显强化

C. 骨髓的充血、水肿、渗出和坏死在 T1WI 上均表现为低信号

D. 在病变早期的 T1WI 上，病变在与正常骨髓分界模糊、出现骨质破坏后，分界趋向清楚

E. 充血的骨髓在 T1WI 上为高信号水肿、渗出和坏死则均表现为低信号

第十章

介入放射学

一、A1/A2 型题

1. 与神经系统疾病密切相关的神经受体不包括
   A. 乙酰胆碱受体
   B. 多巴胺受体
   C. 肾上腺素能受体
   D. 5-羟色胺受体
   E. 皮质类固醇受体

2. 动脉 DSA 血管穿刺最常取的部位是
   A. 右肱动脉
   B. 右腹股沟区股动脉
   C. 左腹股沟区股动脉
   D. 左肱动脉
   E. 颈动脉

3. 不可经过同轴导管送入的栓塞剂为
   A. 微弹簧圈
   B. 标准弹簧圈
   C. 超液态碘化油
   D. 蓝色组织胶
   E. 可脱性球囊

4. 目前血管系统介入放射学首选的监视方法是
   A. MRI
   B. CT
   C. 超声成像
   D. 直接 X 线透视
   E. DSA

5. 避免反复出入组织造成血管壁损伤的器材是
   A. 支架
   B. 导管鞘
   C. 导丝
   D. 导管
   E. 针外套

6. PVA(聚乙烯醇微粒)的特点是
   A. 液态
   B. 永久栓塞剂
   C. 可被吸收
   D. 有抗原性
   E. 以上都不是

7. 以下治疗方法,不属于血管灌注治疗的是
   A. 化疗药物灌注治疗
   B. 动脉溶栓治疗
   C. 血管收缩剂灌注治疗
   D. 肝动脉化疗
   E. PTA

8. 下述支架不能用作食管病变治疗的为
   A. Strecker 支架

B. Wallstent 支架
C. Ultraflex 食管支架
D. Z 形支架
E. Symphony 支架

9. 食管狭窄支架置入术的下列并发症中，最多见的为
A. 支架阻塞
B. 支架移位
C. 食管穿破
D. 食管反流
E. 出血

10. 应用球囊扩张术治疗贲门失弛缓症时选用球囊的直径是
A. 2 cm
B. 2.5 cm
C. 3～4 cm
D. 5 cm 以上
E. 以上均可

11. Seldinger 法术前准备中，以下不妥的是
A. 术前检测血、尿、便常规及出凝血时间
B. 必要时查凝血酶原时间、肝肾功能
C. 常规做青霉素及碘过敏试验
D. 向患者及家属说明治疗过程及可能出现的并发症
E. 术前禁食，术前静脉注射镇静药

12. 以下材料，不属于微小栓塞剂的是
A. PVA
B. 乙基纤维素
C. 葡聚糖凝胶
D. 明胶蛋白
E. 吸收性明胶海绵

13. 关于胆道支架置入术的注意事项，错误的是
A. 支架置入后，内-外引流 1 周，关闭 3 天以上，无反应后再拔管
B. 多支架置入，左、右肝管均狭窄阻塞，分别从左、右肝管放置支架至胆总管
C. 胆总管下端的支架进入小肠 2 cm 以上
D. 对原发肿瘤放、化疗
E. 使用抗生素

14. 肝细胞癌介入化疗栓塞常用的化疗药物不包括
A. MMC
B. CDDP
C. MTX
D. ADM
E. 5-FU

15. 布-加综合征介入治疗的并发症不包括
A. 肺栓塞
B. 穿刺损伤
C. 右心功能衰竭
D. 左心功能衰竭
E. 管腔或分流道再狭窄或闭塞

16. 下列不属于经导管栓塞术临床应用范畴的是
A. 控制出血
B. 动脉瘤、动静脉畸形和静脉曲张的治疗
C. 富血供肿瘤的治疗
D. 脾功能亢进的内科性脾切除
E. 动脉血栓的溶栓治疗

17. 介入治疗中，血管内给予尿激酶的意义是
A. 降低血液黏度
B. 抗肿瘤
C. 溶栓
D. 缩血管，止血
E. 扩血管

18. 对于血管成形术技术来说，目前应用最广、效果最好的是
A. 粥样斑切除术
B. 粥样斑破碎术

C. 激光成形术
D. 支架成形术
E. 球囊成形术

19. 经皮穿刺椎间盘切除术常见的并发症不包括
A. 神经损伤
B. 腰肌血肿
C. 椎间盘感染
D. 腹腔脏器损伤
E. 腰椎滑脱

20. 经导管血管栓塞术的适应证不包括
A. 假性动脉瘤形成
B. 动静脉瘘
C. 活动性出血
D. 血管分支断裂
E. 静脉破裂

21. 穿刺活检的导向手段不包括
A. X线透视
B. USG
C. 同位素扫描
D. CT
E. MRI

22. 关于介入放射学的概念,下列选项中错误的是
A. 介入放射学是以影像诊断为基础,医学影像诊断设备作引导,利用介入器材对疾病进行诊断与治疗的学科
B. 介入放射学是通过临床与影像诊断结合进行微创治疗的医学专业
C. 介入放射医师是利用影像引导进行微创治疗的专业临床医师
D. 介入放射治疗是已经在许多方面取代了开放性手术的现代医学
E. 介入放射学是以影像诊断为主要任务的临床辅助学科

23. 第一个系统阐述了介入放射学概念,并形成共识的学者是
A. Margulis
B. Wallace
C. Dotter
D. Forssmann
E. Seldinger

24. 在介入血管造影中,常使用血管活性药物提高造影诊断的准确性。下列药物中,不是血管扩张剂的是
A. 罂粟碱
B. 前列腺素
C. 肾上腺素
D. 妥拉苏林
E. 缓激肽

25. 介入治疗术中常用的抗凝药物是
A. 低分子肝素
B. 鱼精蛋白
C. 阿司匹林
D. 肝素
E. 华法林

26. 肿瘤介入常用的抗肿瘤药中,细胞周期特异性药物是
A. 顺铂
B. 表柔比星
C. 环磷酰胺
D. 5-FU
E. 丝裂霉素

27. 介入放射学按照介入治疗的方法进行分类,应分为
A. 穿刺术
B. 肿瘤介入
C. 灌注术
D. 栓塞术
E. 成形术

28. 根据治疗领域分类，下列手术中不属血管系统介入放射学的是
A. 颅内动脉瘤电解式可脱弹簧圈栓塞术
B. 原发性肝癌化疗栓塞术
C. 下腔静脉滤器置入术
D. 原发性肝癌射频消融术
E. TIPSS 术

二、X 型题

29. 下列对常用溶栓药物的叙述不正确的是
A. 溶栓药主要用于动脉及部分静脉血栓的介入放射治疗
B. 使用链激酶并发症最少
C. 链激酶用于广泛深静脉血栓形成等最为有效
D. 链激酶是介入放射中治疗血栓最常用的药物
E. 溶栓药的注入要缓慢

30. 关于介入放射学的概念，下述正确的是
A. 以影像诊断为基础
B. 需有医学影像诊断设备的引导
C. 需使用穿刺针、导管及其他介入器材
D. 可以对疾病进行治疗
E. 可以采集组织学、细菌学等资料进行诊断

31. 血管栓塞术的优点是
A. 栓塞后综合征
B. 术前栓塞，便于手术中分离切除，术中出血少
C. 止血快速简便，创伤小
D. 姑息治疗，控制肿瘤
E. 坏疽

32. 下列说法正确的是
A. 介入放射学分血管介入和非血管介入
B. 经皮腰椎间盘切吸术是血管介入
C. 经皮腰椎间盘切吸术不是血管介入
D. PTCD 不属于血管介入
E. 肝癌动脉化疗栓塞是血管介入

第二部分
超 声 影 像 学

第十一章

超声影像物理基础

一、A1/A2 型题

1. 频率为 2.0 MHz 的超声在人体软组织中传播时的波长为
A. 0.73 mm
B. 0.77 mm
C. 0.76 mm
D. 0.74 mm
E. 0.78 mm

2. 声像图伪像产生的原因不包括
A. 反射、折射
B. 衰减
C. 仪器设备
D. 气温
E. 操作者技术因素

3. 部分容积效应伪像产生的原因是
A. 声束以外的旁瓣反射
B. 超声波在平滑界面与探头间来回反对
C. 超声束形状特殊且波束较宽
D. 超声束在器官组织的异物内来回反射直至衰减
E. 由于折射而产生边缘身影或侧边回声失落

4. 以下显示方式不是三维超声成像的是
A. 表面成像
B. 透明成像
C. 血流成像
D. 宽景成像
E. 结构成像

5. 下列是造影二次谐波成像原理的是
A. 宽频探头的宽频带效应
B. 微气泡散射的非线性效应
C. 发射超声功率的改变
D. 超声在血液中的空化作用
E. 超声聚焦区的变换

6. 背向散射回声强度的射频测定在超声造影技术上的用途是
A. 用于定量评价超声造影效果
B. 加速血流速度
C. 增大血流量
D. 增强超声造影效果
E. 消除超声造影的副作用

7. 间歇式超声成像在心肌造影中的主要目的是
A. 使微气泡不受破坏
B. 避免微气泡连续破坏
C. 减少造影剂用量
D. 实时观察室壁运动
E. 增强造影回声强度

8. 下列气体不能用于超声造影的是
A. 空气
B. 二氧化碳气体
C. 氧气
D. 纯氮气体
E. 氟碳气体

9. 超声造影散射的主要回声信号源是
A. 微颗粒
B. 红细胞与微颗粒
C. 微气泡
D. 白细胞
E. 血小板

10. 数字化彩超的关键技术是
A. 宽频探头
B. 二次谐波成像
C. 数字或波束形成仪
D. 多道电子开关选择发射及接收的振子
E. 预置多种优化检查条件

11. 造影剂在超声作用下产生振动,以下对振动频率描述不正确的是
A. 振动的频率是线性的
B. 振动的频率是非线性的
C. 与超声波的频率有关
D. 与超声波的波长有关
E. 与超声波的频率保持谐振关系

12. B型超声诊断仪是指
A. 振幅调制型
B. 辉度调制型
C. 彩色血流显像
D. 多普勒频谱显示
E. 活动显示型

13. 不属于腔内探头的是
A. 阴道探头
B. 直肠探头
C. 食管探头
D. 胃镜探头
E. 普通扇形探头

14. A型超声是指
A. 振幅调制型
B. 辉度调制型
C. 彩色血流显像
D. 多普勒血流频谱显示
E. 活动显示型

15. 超声探头宽度的大小会影响图像的哪种分辨力?
A. 轴向分辨力
B. 侧向分辨力
C. 横向分辨力
D. 对比分辨力
E. 细微分辨力

16. 关于超声诊断仪中探头的主要作用描述,下列不正确的是
A. 具有超声发射和接收作用
B. 可将电能转换为机械能
C. 可将机械能转换为电能
D. 探头是超声诊断仪关键部件
E. 测量皮肤温度

17. 关于多普勒超声探测时必须注意的事项,以下不正确的是
A. 超声声束需尽量与血管管道平行
B. 超声声束与血流夹角应尽可能地小
C. 当超声声束与血管夹角$<60°$时,无须再用角度引导线校正
D. 当超声声束与血流夹角经校正后仍然$>60°$时,应放弃测值
E. 超声声束与血流夹角一般$<60°$测值才有可重复性

18. 按传播速度从快到慢排列下列介质,正确的是
A. 空气、脂肪、肌肉、骨

B. 骨、脂肪、空气、肌肉
C. 骨、肌肉、脂肪、空气
D. 肌肉、空气、脂肪、骨
E. 脂肪、肌肉、空气、骨

19. 超声的声波频率应大于
A. 2 000 Hz
B. 20 000 Hz
C. 50 000 Hz
D. 5 000 Hz
E. 10 000 Hz

20. 超声探头的能量转换形式是
A. 机械→声
B. 电→机械
C. 热→声
D. 辐射→电
E. 声→热

21. 在正常强度级情况下，组织吸收超声的结果是
A. 传导产生热消耗
B. 温度明显提高
C. 温度明显降低
D. 坏死

22. 临床诊断用超声的主要物理原理是
A. 辐射
B. 反射
C. 衍射
D. 散射
E. 多重反射

23. 内部混响彗星尾征在下列哪种情况下出现？
A. 超声束垂直于胸壁和肺表面引起多次内部混响
B. 超声束垂直于腹壁引起内部混响
C. 超声束在器官组织的异物内来回反射
D. 超声束垂直射入骨膜和骨表面
E. 超声束射向肩关节软骨和骨表面时，在软骨内部来回反射

24. 超声伪像是超声成像过程中产生的，以下叙述正确的是
A. 超声伪像是十分常见的
B. 超声伪像是不常见的
C. 实时超声图像清晰，并无伪像产生
D. 实时灰阶超声的伪像罕见
E. 数字化彩色多普勒超声完全可以消除伪像

25. 直径 1 cm 左右的肝、肾囊肿常表现为低回声，下列是此现象原理的是
A. 后壁增强效应
B. 侧壁回声失落效应
C. 部分容积效应
D. 旁瓣效应
E. 镜像效应

26. 超声探头最重要的部分是
A. 保护层
B. 匹配层
C. 压电振子
D. 阵子聚焦透镜
E. 探头驱动电路

27. 二次谐波成像增强超声造影效果的原理是
A. 增大微气泡的浓度
B. 二次谐波的回声强度最大
C. 谐振时造影剂的散射面积变小
D. 只接收造影剂的散射面积变小
E. 只接收造影剂的二次谐波回声

28. 超声振动波的产生是利用了
A. 正压电效应
B. 逆压电效应
C. 声波的物理效应
D. 声波的生物学效应
E. 聚焦技术

29. 每秒振荡次数称为超声的
A. 周期
B. 速度
C. 波长
D. 频率
E. 以上都不是

30. 声强的标准定义是
A. 超声换能器发射脉冲超声,其发出的最大时间峰值
B. 描述超声能量大小的一种物理量,即超声束在单位时间通过单位横截面积的超声能量
C. 在脉冲重复频率的最长间隔时间内平均声强
D. 超声波穿过组织时的强度
E. 介质中有声波传播时的压强与没有声波传播时的静压强之差

31. 超声通过以下人体软组织可以引起不同程度的衰减,其中衰减程度最高的是
A. 脂肪
B. 肝、脾、肾
C. 肌肉
D. 正常肺
E. 软骨、肌腱

32. 超声耦合剂最主要的作用是
A. 提高超声波的输出强度
B. 克服超声波在人体中的衰减
C. 减少超声波在接触面的散射
D. 使探头与检查部位声阻抗匹配良好
E. 消除显示器上信号的闪烁

33. 利用运动红细胞对超声产生的频移进行血流信号的检测基于的原理或效应是
A. 空化效应
B. 压电效应
C. 自相关技术原理
D. 傅立叶转换原理
E. 多普勒效应

34. 识别超声伪像的临床意义,下列错误的是
A. 避免误诊
B. 避免漏诊
C. 避免误诊和漏诊
D. 有助于某些病变或异常的识别
E. 仅为理论价值,无实际意义

35. 下列属于镜面伪像的是
A. 彩色多普勒血流显像显示阴囊精索静脉曲张血流时,在阴囊壁的外面出现对称性的彩色血流伪像。用频谱多普勒检测可在基线上、下同时出现对称性静脉血流
B. 声像图上,膈下出现肝实质回声(实像),膈上出现对称性的肝实质回声(虚像或伪像);若膈下的肝内有一肿瘤或囊肿回声(实像),膈上对称部位也会出现一个相应的肿瘤或囊肿回声(虚像或伪像)
C. 超声束在器官组织的异物(如节育器)内来回反射,产生的彗星尾征
D. 下腹部横断面扫查时(靠近正中线),可能使宫内的单胎囊出现重复图像,从而误诊为双胎妊娠。将探头改为矢状断面扫查,上述胎囊重复伪像消失
E. 以上都不是

36. 不属于超声波的物理特性的是
A. 束射特性(方向性)
B. 吸收和衰减特性
C. 多普勒效应
D. 反射、折射和散射特性
E. 压电效应

37. 超声伪像的基本定义是
A. 声束之间的相位差
B. 超声断层图像与其相应解剖断面图像之间存在的差异

C. 不同超声断层图像之间存在的差异
D. 解剖断面图像之间存在的差异
E. 不同组织之间的回声强弱的差异

38. 下列旁瓣伪像的陈述，不正确的是
A. 旁瓣伪像由主声束以外的旁瓣反射造成
B. 节育器产生的彗星尾征属旁瓣伪像
C. 在胆囊内出现的披纱征属旁瓣伪像
D. 在膀胱内出现的狗耳征属旁瓣伪像
E. 旁瓣伪像在低档超声仪较为明显

39. 由多振子电子探头超声束形成的伪影称为
A. 混响
B. 切片厚度伪影
C. 旁瓣效应
D. 声影
E. 后方回声增强

二、X 型题

40. 引起闪烁伪像的原因包括
A. 大血管搏动
B. 结石
C. 呼吸运动
D. 组织震颤
E. 心脏搏动

41. 灰阶断面图像的伪影(伪差)有
A. 混响
B. 部分容积效应
C. 旁瓣效应
D. 折射声影
E. 声速差异伪像

42. 评价灰阶声像图的质量主要依据
A. 细微分辨力
B. 对比分辨力
C. 图像均匀性
D. 动态分辨力
E. 速度分辨力

43. 热指数在不同器官要求的限值不同，正确的是
A. 一般在 1.0 以下
B. 对胎儿调至 0.2 以下
C. 对胎儿调至 0.4 以下
D. 对眼球应调至 0.2 以下
E. 对神经系统组织应调到 0.6 以下

44. 超声检查多能作出正确诊断的疾病有
A. 肾结石
B. 肾囊肿
C. 肾实质肿瘤
D. 肾外伤
E. 膀胱炎

第十二章

腹部超声

一、A1/A2 型题

1. 下列不是急性肝炎胆囊征象的有
A. 胆囊各径线增大
B. 胆囊壁增厚
C. 胆囊腔内见异常沉积性回声点
D. 胆囊壁水肿
E. 上述异常多发生于急性肝炎后期

2. 以下对脂肪肝的描述不正确的是
A. 肥胖症、脂肪摄入过多、脂代谢障碍是形成脂肪肝的原因
B. 肝脏的脂肪含量＞10％
C. 过量的脂肪主要是甘油三酯
D. 过量的脂肪蓄积于肝细胞内
E. 轻度脂肪肝多无自觉症状

3. 关于脾大的描述，不正确的是
A. 重度，脾门切迹消失，脾下缘超过脐孔水平
B. 轻度，脾形态正常
C. 深吸气时，脾下缘超过脐孔水平为中度
D. 轻度，在仰卧位深吸气时，脾下缘在肋缘下 2～3 cm
E. 轻度，脾各径线可稍有增加

4. 关于胆道系统解剖，不正确的是
A. 胆囊管多与肝总管汇合成胆总管
B. 肝总管在十二指肠韧带走行，位于肝固有动脉的左侧和门静脉的左前方
C. 胆道可分为肝内和肝外两部分
D. 胆总管分为十二指肠上段、十二指肠后段、胰腺段和肠壁内段
E. 胆总管肠壁内段斜穿入十二指肠降部内后侧壁

5. 造成胆囊底部超声诊断的假阳性或假阴性的主要原因是
A. 肥胖
B. 含气肠襻干扰
C. 胰腺遮挡
D. 胃蠕动
E. 胆汁淤积

6. 胰腺通常的厚度是
A. 胰头 1. 0～2. 0 cm，胰体、尾 1. 0～1. 5 cm
B. 胰头 1. 5～2. 5 cm，胰体、尾 1. 0～2. 5 cm
C. 胰头 2. 0～2. 5 cm，胰体、尾 1. 0～2. 0 cm
D. 胰头 2. 5～3. 0 cm，胰体、尾 2. 0～2. 5 cm
E. 胰头 3. 0～5. 0 cm，胰体、尾 2. 0～3. 0 cm

7. 为了减少肠气对肾脏扫查的影响，可以采用
A. 高频探头
B. 低频探头
C. 患者取仰卧位进行扫查
D. 患者取俯卧位进行扫查
E. 深呼吸

8. 肾窦回声包括的结构有
A. 肾盂、肾盏、肾血管和脂肪组织
B. 肾实质
C. 肾锥体
D. 肾脂肪囊
E. 以上均是

9. 以下说法错误的是
A. 无回声型胃肠充盈剂分为含气类和无气类两种
B. 根据胃肠充盈剂在胃内的超声成像效果将其分为无回声型和有回声型
C. 有回声型胃肠充盈剂显像效果在于粉剂的颗粒和调制的浓度
D. 有回声型胃肠充盈剂是最常用和效果最好的充盈显影剂
E. 充盈剂的使用方法包括口服法、注入法和灌肠法

10. 不属于腹膜后间隙的器官是
A. 胰腺
B. 十二指肠第一段
C. 肾上腺
D. 腹腔动脉
E. 肠系膜下动脉

11. 以下疾病可引起腹腔淋巴结良性肿大的是
A. 胃癌
B. 腹膜后肉瘤
C. 胰腺癌
D. AIDS
E. 霍奇金病

12. 腹膜后肿瘤可使以下哪个脏器向前移位？
A. 肾脏
B. 脾脏
C. 胰腺
D. 输尿管
E. 以上都可以

13. 下列不是原发性肝癌的继发征象的是
A. 门静脉癌栓形成
B. 肝门向健侧移位
C. 肝内胆管不同程度扩张
D. 肿块附近的血管绕行、抬高
E. 肝内实性肿块，内见不规则无回声区

14. 下列关于胆总管的描述，错误的是
A. 被肝十二指肠韧带包被
B. 起于肝总管与胆囊管的汇合处
C. 走行于门静脉前右侧
D. 长径为 4～8 cm，直径为 0.6～0.8 cm
E. 与副胰管汇合形成膨大的肝胰壶腹

15. 下列对壶腹癌的描述不正常的是
A. 常发生于十二指肠乳头后胆总管壶腹区
B. 早期即可引起胆管梗阻
C. 肿瘤一般较小，圆形或略呈分叶状
D. 肿瘤均为低回声
E. 常伴胆总管和胰管扩张

16. 壶腹周围癌临床较早期的症状体征是
A. 便血
B. 黄疸
C. 疼痛
D. 呕吐
E. 消瘦

17. 下列说法不正确的是
A. 胰腺组织坏死液化所致小的蝌蚪型最常见
B. 胰管自胰尾直达胰头，最宽径小于 3 mm

C. 沿腹主动脉纵切,可获得胰体的横断面图像
D. 正常胰腺实质的回声强度与相邻的肝实质回声相似或稍强
E. 腹腔动脉和脾动脉是胰腺的血管标志之一

18. 下列与引发急性出血性胰腺炎无关的是
A. 胰腺纤维囊性变
B. 胰外伤
C. 外科性损伤
D. 酒精中毒
E. 胆系结石

19. 下列关于胸壁结核的描述,不正确的是
A. 好发于胸骨旁和脊柱旁
B. 多受肺或胸膜结核感染
C. 结核菌通常经过血道传播
D. 是常见的胸壁疾病
E. 可形成无痛性冷脓肿

20. 超声鉴别膀胱内血块和膀胱肿瘤的最佳方法是
A. 变换体位观察团块可否移动
B. 用彩色和频谱多普勒检测团块内有无血流
C. 区别两者内部回声的特点
D. A+B
E. A+C

21. 下列不属于肾窦内结构的是
A. 肾大盏
B. 肾锥体
C. 肾小盏
D. 肾盂周围血管
E. 肾盏、肾盂周围脂肪

22. 不符合胎死宫内的颅骨声像图改变的是
A. 胎儿头皮水肿
B. 胎儿颅骨变形、重叠
C. 胎儿颅骨变形、塌陷
D. 胎头颅骨消失,无法检测
E. 胎头轮廓不规则

23. 超声显示肾脏肿块由下极向周围延伸时应注意
A. 检查胰腺有无转移
B. 检查下腔静脉及肾静脉有无转移
C. 检查腹主动脉有无转移
D. 检查盆腔有无转移
E. 检查输尿管有无转移

24. 男性,42岁。超声体检发现左肾内圆形肿物,边界整齐清晰,直径约1.2 cm,内呈无回声,后方回声明显增强。根据声像图特征诊断是
A. 肾囊肿
B. 肾囊肿合并感染
C. 肾囊肿合并出血
D. 肾良性肿瘤
E. 肾肿瘤合并瘤内液化

25. 严重脂肪肝演变为肝硬化时超声表现需除外的是
A. 腹水
B. 肝脏体积缩小
C. 肝内胆管扩张
D. 门静脉高压
E. 血管显示不清

26. 关于脾脓肿超声的表现错误的是
A. 脾轻至中度增大
B. 脾内出现不规则无回声区
C. 周边有不规则较强回声带
D. 无回声区可伴片状、带状回声
E. 脾轻至中度缩小

27. 关于蕈伞型胆囊癌的声像图特点,错误的是
A. 边缘不整齐

B. 基底较窄
C. 可单发或多发，以多发常见
D. 弱回声或中等回声多见
E. 单发病变以乳头状为主

28. 肝外胆管癌的直接征象不包括
A. 扩张的胆管的远端显示乳头状软组织肿块
B. 阻塞近端胆管明显扩张
C. 扩张胆管内腔逐渐细窄呈鼠尾状，局部管壁明显增厚
D. 胆管壁不规则增厚，僵硬
E. 胆管突然截断或闭塞

29. 以下关于胰腺大小测量的说法，错误的是
A. 胰腺前后径较能反映其大小的改变
B. 测量胰头应在下腔静脉之前，包括钩突
C. 测量胰体在肠系膜上动脉右前
D. 测量胰尾以脊柱左侧缘旁为准
E. 由于胰腺大小的个体差异较大，所以形态和回声变化对诊断更有意义

30. 随年龄增加，胰腺的声像图改变表现为
A. 回声减低，体积增大
B. 回声无改变，体积缩小
C. 回声增高，体积增大
D. 回声增高，体积缩小
E. 回声减低，体积缩小

31. 下列关于胰腺囊肿的描述，错误的是
A. 胰腺囊肿分为假性和真性囊肿两种
B. 假性囊肿由纤维组织增生包裹形成，本身没有上皮细胞
C. 胰腺假性囊肿形成后也可自发消失
D. 胰腺真性囊肿较假性囊肿多见
E. 真性囊肿分为先天性囊肿、潴留性和寄生虫性囊肿

32. 下列不是胰岛素瘤的声像图特点的是
A. 肿瘤常较小，平均直径 1～2 cm
B. 胰管不扩张或轻度扩张
C. 胰腺体尾部多见
D. 边界不清，回声不均匀的低回声结节
E. 较大肿块内可见继发性改变，如液化坏死或钙化等

33. 关于胰腺癌的声像图表现，不正确的是
A. 以胰头多见
B. 肿瘤向周围组织蟹足样浸润
C. 肿块内部呈低回声，出现继发改变时可见强回声斑点
D. 肿块多数后方回声增强
E. 可引起胆管或胰管的狭窄、梗阻

34. 关于胆囊息肉样病变的描述，错误的是
A. 它包括胆固醇性息肉、腺瘤性息肉和炎性息肉
B. 胆固醇样息肉体积较小，常不超过 1 cm
C. 胆囊腺瘤呈乳头状结节，基底较窄
D. 炎性息肉常多发，基底宽
E. 腺瘤一般单发，体积较胆固醇息肉大

35. 外科手术患者禁食并给予静脉营养时，胆囊将会产生
A. 下垂
B. 病理性扩张
C. 收缩
D. 病变
E. 憩室

36. 下例不是急性胰腺炎的超声征象的是
A. 弥漫性胰腺增大
B. 胰腺周边脂肪增多
C. 胰腺回声减弱
D. 胰腺周围积液
E. 胰腺轮廓模糊

37. 以下关于胆道系统的解剖，不正确的是
A. 肝外胆管由左右肝管、肝总管、胆囊管和胆总管组成

B. 肝内胆管由毛细胆管、小叶间胆管、左右肝管汇合而成
C. 胆道系统分为胆管系统和胆囊两部分
D. 肝外胆管由肝总管、胆囊管和胆总管组成
E. 胆囊属于肝外胆系

38. 下列关于肝外胆管结石的说法,不正确的是
A. 胆管腔内强回声团与管壁分界清楚
B. 细条状液性区包绕强回声团
C. 胆管均明显扩张达 15 mm 以上
D. 强回声团位置可发生变动
E. 胆色素结石后方声影可不明显

39. 男性,69 岁。胃肠超声检查于胃壁探及一大小为 11 cm×9 cm,形态不规则,边界不清的不均匀低回声肿块,中心部可见大片不规则液化坏死区,实性部分血流信号不明显,胃黏膜受侵。超声诊断考虑
A. 胃息肉
B. 胃平滑肌肉瘤
C. 胃脂肪瘤
D. 胃平滑肌瘤
E. 胃恶性淋巴瘤

40. 女性,68 岁。超声检查示胃壁增厚,形成大小为 9.2 cm×7.5 cm 的低回声实性肿块,似由数个弱回声结节融合而成,内部透声好,探头加压发生变形。最可能的诊断是
A. 胃平滑肌瘤
B. 胃息肉
C. 胃恶性淋巴瘤
D. 胃平滑肌肉瘤
E. 胃间质瘤

41. 一急性腹痛的老年患者,小肠壁弥漫性增厚,回声减低,肠壁内无血流信号,肠系膜上静脉内探及不均匀实性回声,腹腔内可见少量液体。最可能的诊断是
A. 肠梗阻
B. 肠壁占位
C. 肠穿孔
D. 肠系膜血管缺血性疾病
E. 肠道炎性改变

42. 一名 4 岁患儿,因腹痛哭闹不止入院检查,白细胞计数升高,超声检查示右下腹一形态不规则、边界模糊的包块,周围见不规则高回声及多发肿大淋巴结,该包块与周围组织粘连,肠间可见透声不好的无回声液性暗区。超声诊断考虑
A. 肠穿孔
B. 腹腔结核
C. 阑尾周围脓肿
D. 肠系膜淋巴结炎
E. 肠套叠

43. 一位患者胃切除术后 6 天,超声检查示胆囊增大,壁稍厚,胆囊内充满点状稍高回声,胆囊区无压痛。超声诊断为
A. 急性胆囊炎
B. 胆汁淤积
C. 胆囊积血
D. 胆囊充满型结石
E. 胆囊积脓

44. 男性,57 岁。近 1 个月来食欲缺乏、消瘦、腹胀、恶心,今早起因呕吐来急诊。超声检查见胃腔内大量可流动性颗粒物,十二指肠降部以上扩张,降部下方见形态不规则低回声团块,内部回声不均匀。超声诊断考虑
A. 十二指肠癌
B. 恶性淋巴瘤
C. 胰头癌
D. 平滑肌肉瘤
E. 肠套叠

45. 一位患儿阵发性腹痛 2 天,伴果酱样便

1天，超声检查示右中下部肠管壁增厚，长轴扫查呈多层平行管征，短轴呈靶环状影像。最可能的诊断为

A. 肠扭转
B. 肠套叠
C. 肠道肿瘤
D. 阑尾周围脓肿
E. 肠梗阻

46. 一位成年男性排便异常1年，现因腹痛来诊。超声见右侧腹部分肠管肠壁不规则增厚，肠腔明显狭窄，横断面呈不典型的同心圆改变，纵切面见多层肠壁近似平行排列，近段肠管扩张，肠内容物见逆蠕动出现。最可能的诊断是

A. 血运性肠梗阻
B. 肠癌继发肠套叠
C. 克罗恩病
D. 肠结核
E. 肠扭转

47. 一位患者急诊入院。既往有胃溃疡病史，现腹部刀割样疼痛，呈板状腹型。该患者的超声影像表现不包括

A. 腹腔内见游离气体
B. 局部胃肠管壁增厚
C. 胃内较大强光团，后伴声影，可移动
D. 小网膜囊局限性积液
E. 腹腔内局限性积液

48. 一位男性患者，既往有餐后剑突下腹痛，疼痛的节律性不明显。现突发全腹剧烈疼痛，腹部触诊腹肌紧张，全腹压痛及反跳痛。不符合该病的声像图征象是

A. 胃腔内大量液体潴留，排空明显延迟
B. 腹腔内可见游离气体回声
C. 腹腔间隙可见游离液体回声，透声欠佳
D. 胃肠蠕动减弱
E. 腹部形态不规则包块，周围见网膜样强回声及局限性液体积聚

49. 一位新生儿生后2个月黄疸不退。超声检查示肝脏回声稍增强，胆囊未见显示，肝内胆管显示不清，胆总管呈索条状稍高回声。最可能的诊断为

A. 胆囊缺如
B. 异位胆囊
C. 胆道蛔虫
D. 新生儿肝炎
E. 胆道闭锁

50. 一名男童反复发作腹痛2年，右上腹部可触及包块，因近来出现黄疸而就医。超声检查见胆囊缩小，肝内胆管未见明显扩张，于胆总管部位可见8 cm×6 cm椭圆形囊肿，延至胰头。该囊肿与近端肝管相连，囊壁较厚。最可能的诊断为

A. 多囊肝
B. 右肾上腺囊肿
C. 先天性胆总管囊肿
D. 胆道包虫
E. 胰腺囊肿

51. 胆囊未见液腔回声，可探及6 cm×5 cm形态不规则的低回声不均匀实性肿块，内见多发强回声团伴声影，肿块内测得高速动脉样血流信号，肿块与肝床界限不清。最可能的诊断是

A. 蕈伞型胆囊癌
B. 混合型胆囊癌
C. 实块型胆囊癌
D. 胆管细胞肝癌
E. 肝细胞肝癌

52. 一患者因黄染1周就诊。超声检查示肝脏肿大，回声增强，肝内胆管树枝状扩张，肝外胆管未显示，胆囊未充盈，其梗阻部位最可能为

A. 胆总管十二指肠后段
B. 胆总管壶腹部
C. 胆总管胰腺段

D. 肝门部
E. 胆总管十二指肠上段

53. 一中年男性患者,有顽固性的上消化道溃疡病史,现出现腹泻、脂肪泻和贫血,实验室检查有高胃泌素血症。超声检查示胰腺尾部可见多发均匀低回声实性肿块,边界清晰,形态规则,胰管未见扩张,肿块内部血运丰富。最可能的诊断为
A. 胰岛素瘤
B. 胰腺转移瘤
C. 胰高血糖素瘤
D. 胃泌素瘤
E. 假瘤型胰腺炎

54. 患者反复发作性上腹不适伴脂肪泻,超声检查显示胰腺体积缩小,边缘不规则,实质回声增强,不均匀,主胰管串珠状扩张并呈断续状,内见强回声结石。超声诊断考虑为
A. 急性胰腺炎
B. 胰腺囊腺瘤
C. 胰腺结核
D. 慢性胰腺炎
E. 胰腺癌

55. 一急性腹痛的患者,超声检查发现胆囊内多发结石,胰腺弥漫性肿大,回声减弱,不均匀,脾静脉细窄,胰腺周围可见弱回声带,肠管扩张,腹腔见大量透声不好的积液。最可能的诊断为
A. 水肿型胰腺炎
B. 急性胆囊炎
C. 肠梗阻
D. 慢性胰腺炎
E. 出血坏死型胰腺炎

56. 成年男性,于急性胰腺炎恢复期做超声检查,于胰腺体尾部探及 11 cm×8 cm 边界清晰、包膜完整、较薄的囊性病变。最可能的诊断是
A. 胰腺假性囊肿
B. 胰腺潴留性囊肿
C. 左肾囊肿
D. 胰腺囊腺瘤
E. 腹膜后淋巴瘤

57. 男性,30 岁。临床拟诊急性胆囊炎,声像图表现有特异性的是
A. 胆囊壁增厚
B. 胆囊增大
C. 合并胆囊结石
D. 胆囊内出现细小回声点
E. 胆囊壁增厚合并超声检查示 Murphy 征阳性

58. 男性,61 岁。高血压多年,1 周前腹泻,4 天前便血伴腹胀乏力。腹部平片示多个弓形小肠襻影,结肠充气。以“下消化道出血、不全肠梗阻”入院。超声检查示右下腹腔肠管粘连,肠壁增厚,明显水肿,肠壁血运明显减少,肠间少量积液。最可能的诊断是
A. 肠结核
B. 肠套叠
C. 坏死性肠炎
D. 肠肿瘤
E. 肠扭转

59. 男性,51 岁。持续性黄疸伴皮肤瘙痒 30 天,近日加重。超声见肝内外胆管及胆囊均扩张,扩张的胆总管下端呈截断阻塞,局部隐约见一实性结节,主胰管扩张,内径 0.6 cm。可能的阻塞病因是
A. 壶腹周围癌
B. 胆总管结石
C. 胆总管囊肿
D. 硬化性胆管炎
E. 非特异性胆管炎症

60. 女性，32 岁。胆囊壁增厚，胆囊腔内探及一不规则的低回声团块，与囊壁分界欠清。判断肿块性质最有意义的方法是

A. 令患者保持胸膝位，20 min 后复查
B. 脂餐试验
C. 饮水 500 ml 后观察
D. 利用彩色多普勒和频谱多普勒检测肿块血流信号
E. 换用高频探头

61. 男性，49 岁。胆囊颈部侧壁见一个 2.3 cm×1.5 cm 的基底较宽的低回声团块，自囊壁突向腔内，表面不平整。彩色多普勒检查于其基底部探及少量条状搏动性血流频谱，胆囊浆膜层连续性欠佳。其最可能的诊断是

A. 胆囊胆固醇沉着症
B. 结节型胆囊癌
C. 胆囊腺瘤
D. 胆囊炎性息肉
E. 胆囊腺肌增生症局限型

62. 男性，68 岁。1 个月前无明显诱因出现尿黄、腹胀、腹痛。超声检查示肝内未见明显占位，肝内胆管扩张，胆囊增大，胆总管内径 2.5 cm，末端可见 2.2 cm×1.5 cm 的低回声，形态不规整，胰腺未见明显异常。下述说法不正确的是

A. 该患者为梗阻性黄疸
B. 胆总管下段癌和壶腹癌在声像图上鉴别困难
C. 根据胆管扩张的范围一般可做出梗阻部位的判断
D. 胆囊不一定都增大
E. 胆总管扩张则一定存在梗阻

63. 库氏法将肝脏分为 8 个区，以肝段(S)命名。下列说法错误的是

A. 尾状叶为 S1
B. 左内侧叶为 S4
C. 右前上段为 S8
D. 左内叶背侧由肝圆韧带将 S1 及 S4 分开
E. 右后叶下段为 S6

64. 关于肝静脉和门静脉肝内部分的描述，错误的是

A. 肝静脉流经肝段和肝叶之间
B. 门静脉经第一肝门入肝
C. 门静脉流经肝段和肝叶内部
D. 肝静脉管壁厚、回声高
E. 3 条肝静脉汇入第二肝门

65. 正常肝脏组织回声特点，正确的是

A. 均匀，细小的光点，回声多高于肾皮质回声
B. 均匀、细小的光点，回声低于脾实质回声
C. 密集、细小的光点，回声增强
D. 低回声与脾实质回声相等
E. 低回声区中有形态不一的条索状结构

66. 右肋缘下斜切面声像图上肝内肿物位于近膈面肝中静脉右侧、肝右静脉左侧，正确定位是

A. 右后叶上段
B. 左内叶与右前叶交界处
C. 右后叶下段
D. 右前叶下段
E. 右前叶上段

67. 急性肝炎超声表现，下列描述错误的是

A. 肝大
B. 呈透声较好的弱回声
C. 门静脉管壁回声增强
D. 脾脏轻度肿大
E. 肝炎早期胆囊大多未见明显异常

68. 门静脉由哪两条静脉汇合而成？

A. 肠系膜上静脉和肠系膜下静脉

B. 肠系膜上静脉和脾静脉
C. 胃左静脉和肠系膜下静脉
D. 脐静脉和肠系膜上静脉
E. 肠系膜下静脉和脾静脉

69. 以下不是门静脉高压的主要超声表现的是
A. 门静脉系统的血管内径增宽
B. 门静脉血流方向为向肝血流
C. 门静脉血流速度减慢
D. 胃底食管静脉迂曲扩张
E. 脐静脉开放

70. 以下对脂肪肝的描述错误的是
A. 肝脏的脂肪含量>5%
B. 过量的脂肪蓄积于肝细胞间隙
C. 过量的脂肪主要是甘油三酯
D. 肥胖症、脂肪摄入过多、脂代谢障碍是形成脂肪肝的原因
E. 轻度脂肪肝多无自觉症状

71. 肝硬化门静脉高压时可能出现的彩色多普勒血流特点不包括
A. 门静脉可呈双向血流
B. 肝静脉呈粗细不一彩色血流
C. 肝门区可显示搏动性条状彩色血流
D. 门静脉血流变细
E. 侧支循环内可显示血流信号

72. 肝脏形态饱满,边缘变钝,实质回声增强,呈密集的细小点状,肝门区门静脉左支旁见片状低回声区,边界清楚,形态不规则,对门静脉无挤压。该低回声区最可能的诊断是
A. 肝脏弥漫脂肪浸润残存的小片相对正常肝组织
B. 肝腺瘤样增生
C. 肝良性腺瘤
D. 肝脏局灶性炎性病变
E. 肝血管瘤

73. 肝脏弥漫性病变简便而实用的影像学检查方法是
A. MRI
B. CT
C. 选择性肝动脉造影
D. SPECT
E. 超声

74. 肝淤血的声像图特点不包括
A. 肝脏弥漫性肿大
B. 下腔静脉内径>2 cm
C. 下腔静脉扩张
D. 肝静脉细窄
E. 下腔静脉管径周期性变化减弱

75. 肝淤血时,关于其彩色多普勒特点的描述错误的是
A. 下腔静脉血流颜色变暗
B. 下腔静脉内可见血流自发显影
C. 肝静脉血流增宽
D. 下腔静脉血流增宽
E. 肝静脉血流速度增快

76. 下列对肝囊肿的描述,错误的是
A. 较小的肝囊肿不引起肝脏形态改变
B. 囊壁光整菲薄
C. 较小的囊肿仅显示前后壁亮线而侧壁不清
D. 囊肿可伴有侧方声影
E. 肝囊肿囊壁上无血流信号

77. 肝囊肿合并感染时,与下列疾病不易鉴别的是
A. 肝脓肿
B. 肝血管瘤
C. 肝细胞癌
D. 肝局灶性结节性增生
E. 肝转移癌

78. 以下对肝囊肿的描述,错误的是

A. 类圆形的无回声区
B. 囊壁菲薄、光滑、整齐
C. 内部透声良好的无回声
D. 后方多无增强效应
E. 常伴有侧方声影

79. 超声诊断肝脓肿必须具备的条件是
A. 膈肌运动受限
B. 右侧胸腔积液
C. 右侧膈下范围大小不等的积液暗区
D. 实质内以透声不好囊性为主的病变，后方增强效应明显
E. 肝脏局部增大、形态常不规则

80. 以下不是肝脓肿常见的声像特点的是
A. 病变区不均匀的中、低回声
B. 边界模糊
C. 壁较厚但光滑
D. 腔多呈典型液性暗区
E. 腔内可见较高的点状或斑片状回声

81. 超声对多发性肝囊肿与 Caroli 病（先天性肝内胆管扩张）鉴别诊断的主要依据在于
A. 囊肿形态的差异
B. 囊肿与胆管是否相互连通
C. 囊肿大小的不同
D. 后方声增强效应的程度
E. 两者病灶的数目

82. 肝囊性与实性占位性病变声像图的主要鉴别点是
A. 是否有清晰的边界
B. 是否有外周血管受压
C. 病灶内部的回声特点，病灶后方回声是否增强
D. 两者所在位置的不同
E. 周边是否有血流信号

83. 海绵状血管瘤的声像图不表现为
A. 强回声病灶
B. 低回声病灶
C. 周边有晕征
D. 病灶轮廓清晰
E. 表面欠平整，边界有毛刺

84. 深吸气后超声加压扫查，肝血管瘤不会出现
A. 由强至等的回声变化
B. 回声与肝组织相近
C. 无加压形变
D. 血管瘤部分或全部消失
E. 由强至弱的回声变化

85. 关于肝血管瘤的说法错误的是
A. 小于 2 cm 的小血管瘤多为强回声
B. 内有网格状或点条状回声
C. 探头加压后病灶可变形
D. 边缘多无包膜
E. 瘤体后方回声不同程度增强

86. 关于肝脏炎性假瘤，不正确的说法是
A. 弱回声结节
B. 病变可缩小或消失
C. 中心回声强，边缘回声低
D. 弱回声中有散在的强回声点
E. CDFI 显示放射状分布的血流信号

87. 关于肝细胞腺瘤，说法错误的是
A. 较少合并肝硬化
B. 多数为单发，有包膜
C. 对其周围肝组织及血管无挤压及浸润征象
D. 圆球状或类圆球状
E. 肿块内可见不规则液化坏死区

88. 关于肝局灶性结节性增生的超声表现，说法错误的是
A. 为增生性病变而非肿瘤
B. 边界较清晰，无晕征
C. 肿块内有多条细带状强回声，呈放射状

延伸
D. 肿块内一般无血流信号
E. 肿块可呈低回声、等回声及强回声

89. 有关原发性肝癌的声像图描述,以下不正确的是
A. 多伴有肝硬化
B. 癌肿可为低回声、等回声或强回声
C. 瘤体边缘多绕有低回声晕
D. 门静脉内可有实性结构回声
E. 瘤体内血流丰富,均呈高速低阻动脉血流频谱

90. 下列表现不支持原发性肝癌的是
A. 肿块可单发或多发
B. 肿块呈同心圆征
C. 肝内巨大实性肿块、呈镶嵌征
D. 边界清楚的弱回声结节
E. 多有边缘弱回声晕

91. 关于小肝癌的声像图表现,最不常见的是
A. 圆形或椭圆形
B. 边界较清楚
C. 周边呈较宽的弱回声环状
D. 多数显示侧方声影
E. 后方回声可轻度增强

92. 肝硬化患者超声检查时未发现肝内有肿块,但门静脉内发现栓子时,最需要排除
A. 巨块型肝癌
B. 结节型肝癌
C. 弥漫型肝癌
D. 小肝癌
E. 胆管细胞癌

93. 镶嵌征是下列哪种疾病的特征性图像?
A. 转移性肝癌
B. 原发性肝癌
C. 肝母细胞瘤
D. 肝囊腺瘤
E. 肝腺瘤

94. 下列不是原发性肝癌的继发征象的是
A. 肝门向健侧移位
B. 肿块附近的血管绕行、抬高
C. 肝内胆管不同程度扩张
D. 门静脉癌栓形成
E. 肝内实性肿块,内见不规则无回声区

95. 关于小肝癌,说法错误的是
A. 瘤体直径≤4 cm者为小肝癌
B. 圆球状或类圆球状
C. 周围绕以较窄的弱回声晕
D. 后方回声轻度增强
E. 可呈低回声、等回声或高回声型

96. 儿童最常见的肝脏恶性肿瘤是
A. 肝畸胎瘤
B. 肝母细胞瘤
C. 肝错构瘤
D. 肝脂肪瘤
E. 肝血管瘤

97. 关于肝转移癌的超声表现,错误的是
A. 以强回声最多见
B. 较大的肿瘤中心部位容易发生坏死液化
C. 肿瘤周围有弱回声晕,一般较细而规整
D. 常见多发肿瘤,单发灶较少见
E. 典型图像呈牛眼征或同心圆征

98. 肝转移癌不正确的回声类型是
A. 强回声型
B. 弱回声型
C. 等回声型
D. 钙化型
E. 子囊孙囊型

99. 肝转移癌表现为不规则强回声,后伴声影,关于可能的原发癌,说法错误的是

A. 大肠癌
B. 骨肿瘤
C. 肺癌
D. 甲状腺癌
E. 骨肉瘤

100. 关于无回声型肝转移癌，说法错误的是
A. 囊壁可厚薄不均
B. 多见于卵巢、胰腺等部位的黏液性囊腺癌转移
C. 内壁多较光滑
D. 内壁可见乳头状强回声向囊腔内隆起
E. 以液性无回声为特征

101. 关于脾脏的描述，错误的是
A. 位于左季肋部稍靠后方的横膈下
B. 外形似蚕豆或较扁的半球状
C. 脏面近中央处呈略凹陷状为脾门
D. 脾脏长轴自右后向左前斜行
E. 脾脏前缘有 2～3 个切迹

102. 下列有关脾脏超声测值不正确的是
A. 正常脾脏长径＜11 cm
B. 正常脾的宽度 6～8 cm
C. 正常脾厚度 3～4 cm
D. 脾大时，最大长径＞13 cm
E. 脾大时，脾门部厚径成人＞4 cm

103. 以下对正常脾脏的描述，错误的是
A. 脾脏是人体最大的内分泌器官
B. 位于第 9～11 肋腋前线与腋后线之间
C. 脾实质呈均匀的低回声
D. 脾脏长轴断面呈类三角形，表面平滑
E. 脾脏前缘有 2～3 个切迹

104. 关于脾脏的测量，错误的是
A. 测量脾脏厚径时，需显示脾门和脾静脉
B. 脾脏显示最长时其下极最低点至上极最高点的距离为脾脏长径
C. 显示横断面图像，可测量其横径
D. 脾长轴断面呈类三角形，三角形的底为脾厚径
E. 测量自脾门垂直于脾对侧缘的距离为脾厚径

105. 关于脾大的描述，错误的是
A. 轻度，脾形态正常
B. 轻度，在仰卧位深吸气时，脾下缘在肋缘下 2～3 cm
C. 深吸气时，脾下缘不超过脐孔水平为轻度
D. 重度，脾门切迹消失，脾下缘超过脐孔水平
E. 轻度，脾各径线可稍有增加

106. 关于副脾的描述，不正确的是
A. 常位于脾门及胰尾区
B. 单发或多发
C. 类圆形
D. 内部回声为强回声
E. 包膜完整平滑

107. 超声鉴别副脾与脾门区淋巴结肿大的主要依据是
A. 两者回声的不同
B. 两者大小、形态的区别
C. 是否有与脾动、静脉连通的血管
D. 两者位置的不同
E. 副脾常单发、淋巴结常多发

108. 下列对脾血管瘤的描述错误的是
A. 圆球状或类圆球状
B. 边界清晰
C. 多有完整晕征
D. 多为强回声
E. 瘤体内可有圆点状及细短管状结构

109. 对脾破裂错误的描述是
A. 真性脾破裂表现为脾脏轮廓线中断

B. 脾实质内可见不规则液性暗区
C. 腹腔内可见液体
D. 脾实质内可见形态规则的稍高回声区
E. 脾被膜下可见扁平状或不规则性无回声区

110. 关于脾中央破裂与真性脾破裂的鉴别诊断,更支持后者的是
A. 脾被膜下可见扁平状或不规则性无回声区
B. 脾被膜和实质的不连续及脾周围出现液性无回声区
C. 脾实质内的不规则液性暗区
D. 脾被膜模糊不清而脾内及脾周无异常回声
E. 脾体积增大,被膜及实质均正常

111. 关于门静脉血栓的描述,错误的是
A. 新鲜血栓呈较弱回声
B. 陈旧性血栓呈等回声至稍强回声
C. 血栓质地较均匀
D. 局部门静脉管壁显示不清晰
E. 血栓内部多无彩色血流

112. 下列不是门静脉高压症的超声表现的是
A. 脾大
B. 脾静脉增宽,走行迂曲
C. 侧支循环形成
D. 门静脉内径<13 mm
E. 肠系膜上静脉增宽>10 mm

113. 肝硬化的超声表现不包括
A. 肝脏体积缩小,形态失常
B. 门静脉扩张,脾大,腹水
C. 胆囊壁增厚
D. 肝静脉走行及管腔无异常改变
E. 实质回声弥漫性增强、增粗,可有结节样回声

114. 下面不是肝脏超声的检查体位的是
A. 坐位或半坐位
B. 仰卧位
C. 左侧卧位
D. 右侧卧位
E. 俯卧位

115. 关于正常肝脏超声图像,说法错误的是
A. 剑下纵切面左叶下缘角通常<45°
B. 右叶下角一般<60°
C. 肝脏被膜光滑,呈线样高回声
D. 肝静脉为入肝血流,门静脉为离肝血流
E. 肝实质回声均匀、细小

116. 下面不是急性肝炎的超声表现的是
A. 肝实质回声较正常减弱
B. 肝脏各径线增大
C. 肝脏形态饱满但表面平滑
D. 胆囊壁水肿增厚,胆囊缩小
E. 肝脏后方回声明显衰减

117. 关于肝硬化的超声表现,错误的是
A. 初期肝硬化肝脏形态可正常或轻度肝肿大
B. 肝表面不平整
C. 肝实质回声呈密集、细小点状
D. 肝静脉管腔变窄
E. 门静脉主干和左右支可有扩张

118. 下列不是肝血吸虫病慢性期的超声表现的是
A. 右叶缩小,左叶增大
B. 肝缘钝,肝表面不平整
C. 肝组织呈网格状、鱼鳞状结构
D. 肝内门静脉分支内径增宽
E. 肝静脉细窄

119. 下列对肝硬化结节的描述,错误的是
A. 强回声结节
B. 弱回声结节

C. 无晕
D. 有包膜
E. 对周围血管无挤压

120. 肝大、形态饱满、实质回声增强、光点细密，血管纹理模糊，后方肝组织回声减低。肝门区门静脉旁可见小片状低回声，形态不规则，无包膜，对其旁门静脉无挤压。最可能的诊断是
A. 脂肪肝合并肝转移癌
B. 脂肪肝合并肝血管瘤
C. 脂肪肝合并肝癌
D. 脂肪肝合并肝腺瘤
E. 非均匀性脂肪肝正常肝残留型

121. 关于肝脓肿的超声表现，错误的是
A. 囊液透声良好
B. 后方回声可有增强
C. 囊壁增厚呈高回声且不光滑
D. 脓肿完全液化后呈典型的无回声区
E. 脓肿早期病变呈低回声至中等回声甚至强回声

122. 下列对肝血管瘤的描述，错误的是
A. 呈圆球状、椭圆形或不规则形
B. 呈高回声、低回声、混合回声及无回声型
C. 内部及周边血流丰富
D. 较小高回声型呈"浮雕状改变"
E. 加压变形

123. 下列不是巨块型肝癌的声像图表现的是
A. 肝内巨大的实性肿块，一般直径＞5 cm
B. 呈类圆球状或分叶状
C. 边缘有强回声包膜
D. 多呈不均匀的混合回声或较高回声
E. 常呈"瘤中瘤"表现

124. 原发性肝癌根据大体形态，通常分为
A. 大结节型、弥漫型、小结节型
B. 弥漫型、结节型、巨块型
C. 肝细胞型、胆管型、混合型
D. 肝细胞型、弥漫型、混合型
E. 胆管型、巨块型、结节型

125. 关于门静脉高压侧支循环形成，说法错误的是
A. 脐静脉开放
B. 胃底食管静脉曲张
C. 脾-肾静脉支增宽增多
D. 肠系膜上静脉-痔静脉支增宽增多
E. 腹壁静脉曲张

126. 女性，30 岁。因右上腹疼痛，食欲下降就诊。超声检查所见：肝大，肝实质回声尚均匀，门静脉分支管壁回声增强，过度显示，胆囊壁增厚呈双层结构，胆囊充盈不佳，胆囊内有沉积性回声点。最可能的诊断为
A. 急性肝炎
B. 胆囊炎
C. 慢性肝炎
D. 肝豆状核变性
E. 急性肝坏死

127. 男性，39 岁。乙肝病史十余年，近来右上腹不适，ALT、AFP 正常。超声所见：肝大小形态尚正常，实质回声增粗增强，可见 7 mm 低回声结节，肝静脉细窄，管壁不平整，胆囊壁轻度增厚。最可能的诊断是
A. 急性肝炎
B. 急性胆囊炎
C. 慢性肝炎
D. 肝硬化
E. 急性肝坏死

128. 男性，55 岁。肝区轻度不适，肝功能检查正常。超声表现右叶缩小，左叶增大，肝缘钝，肝表面不平整，肝组织呈网格状、鱼

鳞状结构,肝内门静脉分支内腔狭窄,壁增厚,回声增强,细分支显示清楚,肝静脉细窄。最可能的诊断是
A. 酒精性肝硬化
B. 胆汁性肝硬化
C. 病毒性肝硬化
D. 血吸虫性肝硬化
E. 瘀血性肝硬化

129. 中年男性患者,乙肝病史十余年,超声检查显示肝实质回声增强,光点粗大,右叶近边缘处实质内有一0.8 cm×0.9 cm大小的强回声结节,无晕征,无明显包膜,无对周围血管挤压等肿瘤效应。最可能的诊断是
A. 肝硬化结节
B. 肝腺瘤
C. 肝内局限性脂肪沉积
D. 肝血管瘤
E. 小肝癌

130. 男性,33岁。右上腹不适。超声检查显示肝弥漫性增大、形态饱满、实质回声增强、光点细密,血管纹理模糊,后方肝组织回声减低。近胆囊左侧壁处有一3 cm×2 cm大小的片状低回声,无包膜,无占位效应。最可能的诊断是
A. 均匀性脂肪肝
B. 脂肪肝合并肝血管瘤
C. 脂肪肝合并肝囊肿
D. 非均匀性脂肪肝正常肝残留型
E. 局限性脂肪肝

131. 男性,30岁。超声检查时,发现肝右叶有一圆形无回声暗区,囊壁光整菲薄,后方回声明显增强。最可能的诊断是
A. 肝血管瘤
B. 肝内门静脉横断面
C. 肝囊肿
D. 肝内肝静脉横断面
E. 肝棘球蚴囊肿

132. 中年男性,右上腹胀痛伴有低热,肝区轻叩痛,肝肋下3 cm。超声检查见右叶有一4 cm×6 cm大小的边缘光滑的无回声,内见较密集的点状回声。可能的诊断是
A. 囊肿并感染
B. 早期肝脓肿
C. 脓肿完全液化
D. 肝血肿
E. 肝恶性肿瘤坏死、液化

133. 女性,60岁。多饮、多尿、消瘦9年,畏寒发热4天入院,经检查确诊为糖尿病。行超声检查,超声可见肝右叶增大,肝右前叶可见64 mm×85 mm形态不规则混合回声区,内部为多发不规则液性暗区,囊液透声不好,后方回声增强。最可能的诊断是
A. 肝脓肿
B. 肝棘球蚴病
C. 肝转移癌
D. 肝囊腺瘤
E. 肝囊肿合并感染

134. 女性,27岁,无不适。AFP(—),肝功能检查正常。超声检查时肝左外叶见—54 mm×53 mm弱回声肿块,轮廓清晰,有细强回声包膜,内部为小岛状弱回声区,之间可见强回声细分隔。正确的诊断是
A. 肝血管瘤
B. 肝细胞癌
C. 肝局灶性结节性增生
D. 肝脏炎性假瘤
E. 肝腺瘤样增生

135. 一位青年人无明显不适,体检时超声发现肝脏内有一个20 mm的强回声占位性病变,这提示最可能是
A. 肝血管瘤

B. 小肝癌
C. 肝结节
D. 局限性脂肪肝
E. 肝良性腺瘤

136. 男性，46 岁。乙肝病史 15 年，超声检查示肝右叶 8 cm×9 cm 椭圆形肿块，边界较清，周边有晕，但不完整，内部回声不均，呈“块中块”表现。最可能的诊断是
A. 结节型肝癌
B. 弥漫型肝癌
C. 肝硬化结节
D. 巨块型肝癌
E. 肝转移癌

137. 患儿，男，3 岁。超声检查显示肝脏增大，形态失常，右叶可见一 14 cm×16 cm 大小的实性强回声团块，边界清楚，内回声不均匀，内可见强光团，后伴声影。最可能的诊断是
A. 畸胎瘤
B. 肝母细胞瘤
C. 错构瘤
D. 肝内血肿
E. 肝肉瘤

138. 男性，45 岁。因左上腹及锁骨上淋巴结肿大就诊，经淋巴结活检确诊为非霍奇金淋巴瘤，超声见脾脏增大，内可见小而弥漫的低回声小结节。最可能的诊断是
A. 脾血管瘤
B. 脾梗死
C. 脾脏恶性淋巴瘤
D. 脾血管内皮肉瘤
E. 脾错构瘤

139. 一慢性粒细胞白血病患者，脾明显肿大，脾实质内见多发不均匀低回声区，病变形状为楔形，基底较宽位于包膜面，尖端指向脾门，或为三角形及不规则形，彩色多普勒超声检查显示病变区域内无血流信号。最可能的诊断是
A. 脾血管瘤
B. 肿瘤浸润
C. 脾梗死
D. 局灶性炎性病变
E. 脾转移癌

140. 男性，50 岁。肝炎病史 18 年，于肝右叶探及一较大的高回声团块，其内可见形态不规则无回声区，周边可见低回声晕环绕，CDFI 检查示团块内部及周边可见条状及簇状彩色血流分布，脉冲宽度(PW)示为动脉频谱 V_{max}(cm/s)。下列诊断可能性较大的是
A. 转移性肝癌
B. 胆管细胞癌
C. 肝细胞癌
D. 肝海绵状血管瘤
E. 以上都不是

141. 男性，46 岁。脾脏大小形态正常，回声不均匀，实质内探及散在分布的多个粟粒样强回声点，边界清楚。可提示诊断为
A. 脾恶性淋巴瘤
B. 脾结核
C. 脾梗死
D. 脾血管瘤
E. 脾转移癌

142. 男性，27 岁。体检发现肝内 1.7 cm×1.6 cm 大小单发高回声结节，边界清晰，后方回声轻度增强，其内及周边无明显血流信号。最可能的诊断是
A. 肝硬化结节
B. 局限性脂肪肝
C. 肝转移癌
D. 原发性肝癌
E. 血管瘤

143. 女性,33 岁。健康体检时于脾门区见一类圆形结节,大小 2.7 cm×2.9 cm,回声均匀,与脾脏回声相似,边界清楚。其最有可能提示为

A. 炎性肿块
B. 副脾
C. 肾上腺肿瘤
D. 胰尾肿瘤
E. 脾转移癌

144. 男性,45 岁。有牧区生活史,超声检查:肝右叶可见一个 7 cm×8 cm 囊性占位,包膜较厚,回声高,呈双层,囊液透声不好,囊液中有细小的点状回声,可随体位改变而出现滚动。最可能的诊断是

A. 肝囊肿合并感染
B. 肝血肿
C. 肝包虫囊肿
D. 肝囊腺瘤
E. 胆管囊肿合并感染

145. 男性,43 岁。肝炎病史 15 年,近年 AFP 升高,超声所见:肝右叶萎缩,左叶增大,肝表面不光滑,肝实质回声增粗、增强、不均匀、肝静脉扭曲变细,肝右前叶可见一个 28 mm×30 mm 的低回声实性占位,边缘有弱回声晕。最可能的诊断是

A. 肝腺瘤
B. 结节型肝癌
C. 肝囊肿
D. 肝转移癌
E. 胆管细胞癌

146. 以下属于后腹膜脏器的是

A. 胆囊
B. 子宫
C. 肾脏
D. 十二指肠上部
E. 胃

147. 以下不属于肾蒂结构的是

A. 肾动脉
B. 肾静脉
C. 输尿管
D. 肾脏淋巴管
E. 肾乳头

148. 有关肾门的描述,其中不正确的是

A. 是肾蒂结构出入肾脏的部位
B. 位于肾脏的中部
C. 肾门的凹陷朝向脊柱
D. 因有肾蒂结构出入回声较低
E. 肾脏短轴切面呈马蹄形

149. 有关正常肾脏超声图像的叙述,以下不正确的是

A. 肾实质回声低于肝脏和脾脏的回声
B. 青少年和婴儿的肾锥体回声更低,可近似无回声
C. 肾皮质和肾锥体之间有时可见短线状或点状高回声代表肾叶间动脉
D. 在膀胱高度充盈状态下,肾盂的无回声区可宽达 1～2 cm
E. 肾窦呈高回声,与腹膜后大血管周围的脂肪组织回声一致

150. 肾柱肥大在声像图上常误诊为肿瘤,这主要是因为

A. 肥大的肾柱边界极不规则
B. 肥大肾柱的回声低于肾实质回声
C. 肥大的肾柱血运异常丰富
D. 在肾皮质深入髓质环绕分隔肾锥体的部分异常增大
E. 以上均是

151. 以下有关肾脏超声测值的叙述,错误的是

A. 正常成年男性肾脏超声测值平均长约为 10 cm,宽 5 cm,厚 4 cm
B. 正常成年人肾脏大小除年龄、性别外尚有一定个体差异

C. 一般情况下，男性均值大于女性，左肾略大于右肾
D. 肾脏上下极的顶点间的距离为肾脏上下径
E. 靠近肾门肾实质最内侧缘与外侧缘间的距离为肾脏厚径

152. 以下有关肾脏超声检查仪器的选择，错误的是
A. 相控阵探头
B. 凸阵探头
C. 线阵探头
D. 儿童选择频率较低的探头
E. 选择对低速血流敏感的彩色多普勒超声仪

153. 肾发育不全与肾萎缩在声像图上最关键的鉴别点是
A. 肾脏体积明显缩小
B. 肾形态正常，实质回声变薄，肾窦回声清晰可见
C. 肾内结构模糊不清，实质与肾窦不易区别
D. 对侧肾脏代偿性增大
E. 肾脏血流减少

154. 游走肾与异位肾的不同之处在于
A. 一侧肾区探查不到肾脏回声
B. 它具有类似肾的结构如中央的肾窦和周缘肾实质回声
C. 游走肾可以还纳到原位
D. 易被当成腹腔肿物，需与胃肠道肿瘤等相鉴别
E. 肾脏血流减少

155. 有关马蹄肾的描述，不正确的说法是
A. 马蹄肾融合部位回声以肾窦结构为主
B. 马蹄肾是融合肾畸形中最常见的一种类型
C. 双肾位置靠近前内侧方
D. 马蹄肾融合部位常发生在双肾下极
E. 马蹄肾融合部位横跨下腔静脉和腹主动脉的前方

156. 关于肾积水，不正确的说法是
A. 肾积水是由于尿路梗阻导致肾盂和肾盏扩张
B. 肾窦部出现窄带状或扁卵圆形无回声区就可以诊断轻度肾积水
C. 轻度肾积水时，肾动脉血流阻力指数可明显增高
D. 中度肾积水时，肾外形可以无明显改变
E. 重度肾积水时，某些肾的断面酷似多囊肾的表现

157. 肾积水典型的声像图特点为
A. 肾脏增大
B. 肾皮质变薄
C. 肾盂、肾盏、集合系统充满无回声区
D. 肾盂、肾盏、集合系统回声增强
E. 肾周围出现环绕状无回声区

158. 不符合多发性肾囊肿特点的是
A. 受累肾脏单侧居多
B. 肾脏的增大以局部性为主
C. 肾脏轮廓清晰、光滑
D. 囊肿以外的肾结构正常或局部受压变形
E. 有明显的家族遗传史

159. 儿童最常见的肾实质性肿瘤是
A. 错构瘤
B. 肾透明细胞癌
C. Wilms 瘤
D. 脂肪肉瘤
E. 纤维瘤

160. 肾细胞癌典型的声像图特征是
A. 肾内圆形、椭圆形占位性病灶，常向肾

表面隆起
B. 内部回声不均匀,常有液化坏死区
C. 血流信号异常丰富
D. 常伴肾盂局限性积水
E. 后腹膜淋巴结肿大

161. 肾盂肿瘤最常见的病理类型是
A. 鳞状上皮癌
B. 移行上皮细胞癌
C. 透明细胞癌
D. 腺癌
E. 恶性淋巴瘤

162. 以下有关肾结核的描述,错误的是
A. 一侧性病变多见,少数为双侧性
B. 基本病理改变是结核性肉芽肿伴干酪样坏死
C. 超声显像是肾结核的早期诊断最敏感的检查手段
D. 声像图表现具有复杂性和多样性的特点
E. 肾结核的诊断应注意与肾肿瘤、肾积水等多种疾病进行鉴别

163. 肾挫伤的声像图特点不包括
A. 局部肾实质回声不规则增强
B. 局部肾实质呈小片状回声减低区
C. 肾包膜完整,无连续性中断
D. 肾包膜与肾实质之间出现新月形或梭形低回声区
E. 肾包膜外带状无回声区或低回声区

164. 输尿管全程的狭窄部位有
A. 一处
B. 二处
C. 三处
D. 四处
E. 五处

165. 膀胱声像图正中矢状断面的重要标志是
A. 膀胱底部
B. 膀胱颈部
C. 膀胱顶部
D. 左输尿管膀胱开口
E. 右输尿管膀胱开口

166. 膀胱肿瘤的好发部位是
A. 膀胱顶部
B. 膀胱左侧壁
C. 膀胱右侧壁
D. 膀胱体部
E. 膀胱三角

167. 以下叙述不正确的是
A. 膀胱输尿管开口处有轻微隆起,向膀胱内突入
B. 正常成人膀胱容量为 300～500 ml
C. 膀胱容量是指膀胱充盈状态下急于排尿时,膀胱所容纳的尿量
D. 残余尿是指排尿后未能排尽而存留在膀胱内的尿量
E. 膀胱三角的尖向后下,续接尿道内口,底部两端有左右输尿管的开口

168. 对于膀胱肿瘤的描述,不正确的是
A. 膀胱肿瘤多以无痛性血尿就诊
B. 膀胱肿瘤的病理类型中腺癌占 90%左右
C. 膀胱肿瘤早期病变基底较窄或有蒂与膀胱壁相连
D. 个别膀胱肿瘤表面附有小结石或钙化斑
E. 在无创性筛选手段中,超声检查可以作为膀胱肿瘤首选的影像诊断方法

169. 有关腺性膀胱炎的描述,不正确的是
A. 是特异性膀胱炎的一种类型
B. 是慢性膀胱炎的一种特殊类型
C. 声像图上分为结节型、乳头型和弥漫增厚型

D. 腺性膀胱炎应注意与膀胱肿瘤进行鉴别
E. 腺性膀胱炎的最后诊断有赖于膀胱镜检和组织学活检

170. 有关前列腺的描述，不正确的是
A. 前列腺位于耻骨联合后，膀胱与尿生殖膈之间
B. 前列腺是由腺体和纤维肌肉组成的腺肌性器官
C. 前列腺内腺区分布于尿道周围、精阜以上水平
D. 前列腺内腺区是前列腺肿瘤的好发部位
E. 前列腺的扫查途径有经腹壁、经会阴、经直肠和经尿道 4 种

171. 有关前列腺的超声扫查途径，不正确的是
A. 膀胱适当充盈状态下，经腹壁扫查
B. 膀胱高度充盈状态下，经腹壁扫查
C. 经直肠扫查
D. 经尿道扫查
E. 经会阴扫查

172. 前列腺的分叶及分区为
A. 前列腺分左右侧叶、后叶、中叶、前叶；内、外腺两区
B. 前列腺分左右侧叶、后叶、中叶、前叶；内腺尿道周围组织和移行区、外腺周缘区和中央区
C. 前列腺分左右侧叶；内、外腺两区
D. 前列腺分左右侧叶；内腺尿道周围组织和移行区、外腺周缘区和中央区
E. 前列腺分左、右侧叶；内、中、外 3 区

173. 急性前列腺炎的声像图表现，不正确的是
A. 前列腺外形饱满，轻度或中度增大，左右两侧可不完全对称
B. 包膜回声完整、清晰
C. 内部回声均匀减低、或有不规则回声减低区和无回声区
D. 常伴有钙化、结石引起的强回声
E. 经直肠彩超检查，病变区以至整个前列腺内血供丰富

174. 以下不符合急性精囊炎声像图特点的是
A. 精囊轮廓明显增大，张力增加，前后径 >1.5 cm
B. 囊壁模糊，回声增强
C. 表面盘曲部分伸直如蚯蚓状
D. 精囊内点状回声增多且粗亮、浑浊、斑点状或条状强回声散在分布
E. 精囊内血供明显增多，血流速度增高，阻力指数降低

175. 不符合腹主动脉瘤声像图特点的是
A. 腹主动脉呈囊状或梭形局限性扩张
B. 腹主动脉管壁连续性中断，断裂处与腹主动脉旁血肿低回声相连通
C. 瘤腔与两端正常腹主动脉腔连通
D. 腹主动脉瘤壁间合并血栓时，管壁增厚
E. 腹主动脉瘤的彩色血流与腹主动脉彩色血流一致

176. 有关肾上腺的描述不正确的是
A. 肾上腺属后腹膜器官
B. 肾上腺位于脊柱两旁，相当于第 11 胸椎平面
C. 右肾上腺呈三角形，左肾上腺呈月牙形
D. 侧卧位是检查肾上腺最常用的体位
E. 正常肾上腺呈高回声

177. 移植肾发生急性排斥反应时，最明显的征象是
A. 移植肾体积迅速增大
B. 移植肾体积可无明显变化
C. 移植肾体积迅速缩小
D. 移植肾出现肾积水

E. 移植肾周围出现积液

178. 有关嗜铬细胞瘤的描述，正确的是
A. 肿瘤体积较小，一般直径<3 cm
B. 肿瘤多呈圆形或椭圆形
C. 边界模糊
D. 肿瘤内多呈高回声，有时内可见液化坏死区及钙化灶
E. 肾外嗜铬细胞瘤常位于盆腔

179. 引起双侧输尿管积水的常见原因是
A. 下尿路梗阻性病变
B. 前列腺炎
C. 精囊炎
D. 前列腺结石
E. 脐尿管囊肿

180. 肾肿瘤 CDFI 的特点有
A. 丰富血流型
B. 星点状血流型
C. 抱球血流型
D. 少血流型
E. 以上均是

181. 后腹膜良性肿瘤不包括
A. 脂肪瘤
B. 平滑肌瘤
C. 畸胎瘤
D. 纤维瘤
E. 横纹肌肉瘤

182. 左肾静脉正确的走行位置是位于
A. 腹主动脉后方
B. 肠系膜上动脉前方
C. 脾静脉的前方
D. 腹主动脉与肠系膜上动脉之间
E. 腹主动脉与肠系膜下静脉之间

183. 关于婴儿型多囊肾的叙述，下列正确的是
A. 胎儿期肾脏出现少数囊泡是正常的
B. 肾脏可表现为实质性强回声
C. 在晚孕之前总有表现
D. 主要为大囊泡
E. 肾脏体积较正常小

184. 引起输尿管扩张的最常见原因是
A. 输尿管肿瘤
B. 输尿管结核
C. 输尿管结石
D. 腹膜后肿瘤
E. 输尿管畸形

185. 下列关于前列腺疾病的描述错误的是
A. 前列腺炎多发生于 20～40 岁男性
B. 前列腺炎的致病菌多为大肠埃希菌及葡萄球菌
C. 国内统计资料表明，40 岁以上男性的前列腺均有不同程度的增生性改变
D. 前列腺癌在我国的发病率逐年减低
E. 前列腺癌在我国的发病率较欧美国家低

186. 关于正常肾脏声像图表现，下列选项不正确的是
A. 肾锥体呈放射状排列在肾窦周围
B. 肾窦呈强回声
C. 弓状动脉位于肾皮质与肾髓质之间
D. 肾脏横断面在肾门部呈马蹄形
E. 肾锥体回声高于肾皮质回声

187. 男性，36 岁。无自觉症状。体检时超声所见：左肾大小、形态正常，下极实质显示一边界清楚、薄壁、圆形的无回声区，后方回声增强，其余肾实质回声正常。本病可诊断为
A. 肾错构瘤
B. 肾结核
C. 多囊肾
D. 肾囊肿
E. 肾癌

188. 男性，40 岁。经常右腰部酸痛，尿常规潜血(＋＋)。超声所见：右肾大小、形态正常，实质回声均匀，集合系统多个强回声光团，后方伴声影。本病可诊断为

A. 肾脓肿
B. 肾结核
C. 多囊肾
D. 肾囊肿
E. 肾结石

189. 女性，40 岁。突发右腰部绞痛，肉眼血尿，呕吐。超声检查所见：右肾大小、形态正常，实质回声均匀，肾窦内出现扁卵圆形无回声区，右肾盂输尿管交界处可见一强光团回声。本病可诊断为

A. 肾脓肿
B. 输尿管结石伴肾积水
C. 多囊肾
D. 肾囊肿
E. 肾盂癌

190. 男性，56 岁。无明显自觉症状，出现无痛性肉眼血尿。超声特征：左肾实质内可见一 5 cm 左右低回声不均匀实质性肿块，表面呈分叶状，内部及周边均可探及较丰富血流信号，肾窦受压变形。本病可诊断为

A. 肾脓肿
B. 肾结核
C. 多囊肾
D. 肾囊肿
E. 肾癌

191. 女性，26 岁。无明显自觉症状。体检时超声检查发现左肾上极实质内可见一 1.5 cm、边界清晰、高回声实性肿块，内部及周边未探及明显血流信号，其余肾内结构未见异常。本病可诊断为

A. 肾错构瘤
B. 肾结核
C. 肾囊肿
D. 髓质海绵肾
E. 肾脓肿

192. 女性，39 岁。无明显自觉症状。体检时超声发现脊柱前方实质性低回声肿块，并与双肾下极相连，肾内结构未见异常。本病可诊断为

A. 肾发育不全
B. 异位肾
C. 马蹄肾
D. 海绵肾
E. 重复肾

193. 患儿女性，4 岁。右侧腹部包块就诊。超声检查特征：右侧肾脏明显增大，失去正常形态，内见 10 cm 左右边界清楚低回声不均匀实性肿块，肿块内部有不规则片状无回声区及强光团，血运极丰富，残存少量肾组织被挤压至一侧。本病可诊断为

A. 肾错构瘤
B. 肾结石
C. 肾脓肿
D. 肾血肿
E. 肾母细胞瘤

194. 男性，24 岁。车祸后左腰部胀痛明显，无发热。血常规：Hb 100 g/L，白细胞不高。超声检查特征：左侧肾脏上极实质回声不均匀，肾包膜连续性中断，肾周脂肪囊内可见形态不规则透声不好的无回声区。本病可诊断为

A. 肾错构瘤
B. 肾结石
C. 肾脓肿
D. 肾血肿
E. 肾肿瘤

195. 女性，56 岁。无明显不适。体检时超声检查发现：右肾明显缩小，外形不规则，表面

呈弧形钙化,后方伴声影,肾内结构无法显示,彩色多普勒血流显像未见明显血流信号。本病可诊断为

A. 肾发育不全
B. 海绵肾
C. 肾结核
D. 肾结石
E. 肾肿瘤

196. 男性,24岁。发热3天后出现腰痛,尿量明显减少。超声检查特征:双侧肾脏明显增大,肾实质增厚,回声增高,肾锥体肿大,回声极低,肾窦受压面积缩小。本病可诊断为

A. 肾脓肿
B. 急性肾衰竭
C. 慢性肾衰竭
D. 肾结核
E. 肾血肿

197. 男性,78岁。尿频、尿急、尿痛、血尿1个月。超声检查特征:充盈的膀胱内可见一强回声光团,后方伴声影,随体位移动而改变位置。本病可诊断为

A. 膀胱结石
B. 膀胱肿瘤
C. 膀胱结核
D. 膀胱壁钙化斑
E. 伪像

198. 男性,51岁。无痛性肉眼血尿1周。超声特征:膀胱充盈后,于三角区可见一乳头状稍高回声实性肿块,基底较宽,该处膀胱肌层回声不清晰,血流较丰富。本病可诊断为

A. 膀胱肿瘤
B. 膀胱结核
C. 膀胱结石
D. 膀胱内凝血块
E. 前列腺肥大

199. 患儿男性,8岁。左腰部胀痛半年。超声检查特征:左肾中度积水,左输尿管未见异常,肾图显示左肾梗阻曲线,右肾正常。本病可诊断为

A. 输尿管结石
B. 输尿管肿瘤
C. 输尿管先天畸形
D. 膀胱肿瘤
E. 以上均是

200. 女性,68岁。上腹部触及搏动性包块,轻度压痛。超声检查特征:腹主动脉局部呈瘤样增大,管壁变薄,与正常管壁相连,瘤内见云雾状血流回声,CDFI为低速填充型湍流频谱。本病可诊断为

A. 假性腹主动脉瘤
B. 真性腹主动脉瘤
C. 夹层动脉瘤
D. 腹主动脉血栓
E. 腹主动脉粥样硬化

201. 女性,39岁。突然头痛、心悸、呕吐、视力模糊就诊,血压160/120 mmHg。超声检查特征:右肾上腺区可见一3 cm大小边界清楚的低回声实性肿块。本病最有可能的诊断为

A. 肾上腺皮质腺瘤
B. 肾上腺血肿
C. 肾上腺嗜铬细胞瘤
D. 肾上腺神经母细胞瘤
E. 肾上腺结核

202. 男性,59岁。经股动脉逆行冠脉造影术后0.5 h,突发腹痛,面色苍白,心悸,血压:70/50 mmHg。超声特征:左后腹膜可见一10.8 cm×7.6 cm大小、边界清楚、形态欠规则的低回声区,内未见明显血流信号。本病最有可能的诊断为

A. 左后腹膜血管瘤
B. 左后腹膜囊肿

C. 左后腹膜脓肿
D. 左后腹膜血肿
E. 左后腹膜脂肪瘤

203. 女性，42 岁。间断无痛性血尿 2 年。声像图检查示右肾中下部 4.6 cm×5.3 cm 中等偏低回声肿块，边界清楚，内部回声欠均匀，肿块向肾表面隆起，并推挤肾窦，右肾静脉内实性回声充填。考虑诊断是
A. 肾血管平滑肌脂肪瘤
B. 肾母细胞瘤
C. 肾细胞癌
D. 肾盂癌
E. 肾腺瘤内呈镶嵌样结构

204. 某公司员在体检中作超声检查时发现左肾有一实性病灶，位于肾脏中 1/3 部偏外侧，相当于肾柱部位，呈类圆形，边界清，回声强度与肾皮质相同，且皮质相互连续，肾盂无分离。最应得出的超声检查提示为
A. 左肾实性病灶，建议做进一步检查
B. 左肾实性病灶，考虑肾细胞癌，建议做进一步检查
C. 左肾局限性低回声区，考虑肾柱肥大，建议定期复查
D. 左肾未见异常回声
E. 左肾良性病灶

205. 患者，64 岁。因“肉眼血尿 4 天”为主诉入院。入院当夜突发下腹胀痛，不能排尿，插导尿管受阻。超声检查发现膀胱内一个 7.1 cm×4.9 cm×6.5 cm 稍强回声包块，内部未见血流信号，膀胱壁连续性完好。最可能的超声诊断是
A. 膀胱内实性肿物，考虑膀胱癌
B. 膀胱内实性肿物，考虑膀胱良性肿瘤
C. 膀胱内实性病灶，考虑血块
D. 膀胱内实性病灶，考虑膀胱异物
E. 膀胱内实性病灶，考虑膀胱结石

206. 急性胆囊炎的超声表现，下列有特异性的是
A. 胆囊壁增厚
B. 胆囊增大
C. 胆汁内出现细点状或絮状回声
D. 胆囊腔内结石
E. 胆囊壁增厚合并超声 Murphy 征阳性

207. 下列属于肝外胆管癌的直接征象的是
A. 肝不同程度增大
B. 肝内外胆管明显扩张
C. 扩张胆管远段壁增厚
D. 胰管扩张
E. 肝门部低回声淋巴结肿大

208. 胰腺的解剖位置，下列描述不正确的是
A. 胰头上方为门静脉及肝动脉
B. 钩突后方为肠系膜上静脉
C. 胰体后方为脾静脉
D. 胆总管下段位于胰头的背侧
E. 十二指肠位于胰头右侧

209. 胰腺癌与慢性胰腺炎的超声鉴别诊断，下列不正确的是
A. 胰腺癌多局限性肿大
B. 肿瘤后方回声多衰减
C. 胰腺癌胰管多呈不均匀串珠样轻度增宽
D. 慢性胰腺炎体积多轻度肿大或萎缩
E. 胰腺癌可伴淋巴结肿大及腹水

210. 肾囊肿的超声鉴别诊断，下列错误的是
A. 多囊肾与多发性肾囊肿的鉴别
B. 肾肿瘤与出血性肾囊肿的鉴别
C. 肾积水与肾盂旁囊肿的鉴别
D. 肾髓质囊肿与肾乳头坏死的鉴别
E. 多发肾囊肿与重度肾积水的鉴别

211. 超声检查发现一侧肾内局限占位病变，下列有助于提示肾脓肿的是

A. 患侧肾脏弥漫性或局限性增大
B. 病灶边界模糊不清
C. 病灶内血流不丰富
D. 肾内正常结构受压移位
E. 患侧肾脏活动度明显受限

212. 体表超声检查无法替代膀胱镜检查的是
A. 发现早期表浅肿瘤
B. 确认肿瘤的形态和数目
C. 确认肿瘤的发生部位
D. 测量肿瘤大小
E. 判断肿瘤的分期

213. 前列腺癌与前列腺增生的超声鉴别,下列不正确的是
A. 前列腺癌多数两侧不对称,边界不整齐
B. 前列腺癌内腺出现低回声结节
C. 内诊前列腺癌质地较硬
D. 病变部位血流信号丰富
E. PSA 升高

214. 下列不是腹膜后器官的为
A. 胰腺
B. 肾脏
C. 肾上腺
D. 下腔静脉与腹主动脉
E. 十二指肠上部

215. 下列不是前列腺增生的间接声像图表现的为
A. 前列腺外腺增厚,内外腺比例为 1∶2.5
B. 膀胱残余尿量增多或尿潴留
C. 膀胱结石
D. 双肾盂积水征象
E. 双侧输尿管扩张积水

216. 下列不是膀胱肿瘤声像图表现的为
A. 膀胱肿瘤好发于膀胱三角区
B. 膀胱内见实质性团块自壁向腔内突起
C. 膀胱壁回声清晰完整
D. 彩色多普勒可见血流束由基底部伸入团块
E. 部分团块呈乳头状,基底较宽,表面呈菜花状

217. 肾钙质沉着症声像表现,下列正确的为
A. 肾窦内见斑点状强回声,后伴声影
B. 肾窦边缘见斑点状强回声,呈放射形排列
C. 肾窦旁见圆形无回声区,内见细点状强回声聚集,可随体位改变而移动
D. 肾锥体结构完整,边缘均呈强回声,无声影
E. 肾盂积水,积水远端见强回声光团,后伴声影

218. 肾血管平滑肌脂肪瘤的声像图表现,下列不正确的为
A. 肾脏内可见一巨大回声不均实质性团块,仅余少量残余正常肾组织被挤压在一侧,残余肾盏积水
B. 肾实质内圆形高回声结节,大小为 0.9 cm×1.2 cm,边界清晰
C. 肾实质内高回声团块,直径约 5 cm,境界清楚,向肾外凸起
D. 肾内高回声团块,其内高、低回声平行排列呈洋葱片样
E. 肾内回声不均团块,直径>5 cm,内大部分为高回声,可见不规则液性暗区

219. 下列肾囊肿的声像图表现,不正确的为
A. 肾内液性区呈车辐样改变
B. 肾内圆形无回声区,壁薄,界清
C. 肾内两个以上无回声区,互不相通
D. 肾内无回声区后方见增强效应
E. 肾内无回声区,与肾盂不相通

220. 下列关于正常肾脏声像图叙述,错误的是

A. 肾皮质回声略高于肾锥体,低于肝和脾的实质回声
B. 肾窦回声与腹膜后大血管周围脂肪组织的回声强度相仿
C. 肾锥体呈圆锥形放射状排列在肾窦周围
D. 彩色多普勒可显示肾皮质与肾髓质交界处的弓状动脉
E. 彩色多普勒于肾内显示5支段动脉,即上极支、下极支、前上支、前下支和小叶支

221. 下列不是胃肠壁局限性增厚的常见病理声像表现的是
A. 新月征
B. 马蹄征
C. 靶环征
D. 琴键征
E. 假肾征

222. 关于胃、小肠及大肠解剖,下列正确的是
A. 胃后壁隔着小网膜囊与胰腺、膈脚、左肾、左肾上腺及腹膜后大血管相邻
B. 胃3/5在中线左侧腹部,2/5在中线右侧腹部
C. 十二指肠分为球部、降部、水平部和升部,均位于腹膜后
D. 十二指肠乳头开口于十二指肠降部后壁中部
E. 大肠包括回肠、盲肠和阑尾、结肠和直肠

223. 急性肾衰竭患者每日所需热量是(1 kcal=4.18 kJ)
A. 20 kcal/kg
B. 25 kcal/kg
C. 30 kcal/kg
D. 35 kcal/kg
E. 40 kcal/kg

224. 医疗机构应当对出现抗菌药物超常处方几次以上且无正当理由的医师提出警告,限制其特殊使用级和限制使用级抗菌药物处方权?
A. 1
B. 2
C. 3
D. 5
E. 10

225. 不属于目前能依法进行卫生监督的公共场所是
A. 宾馆
B. 音乐厅
C. 证券交易厅
D. 候诊室
E. 游泳场

226. 某化学试剂厂工人,男性,30岁。工作时突然感觉头晕、气急、胸闷、咳嗽、吐粉红色泡沫痰。X线胸透检查:肺纹理增粗、紊乱,两肺散在大小不等的片状阴影,边缘模糊。考虑是哪种气体中毒?
A. 氯气
B. 氰化氢
C. 硫化氢
D. 一氧化碳
E. 甲烷

227. 某化工厂工人,在一次事故中出现恶心、呕吐、震颤等急诊入院。查体:皮肤黏膜呈樱桃红色,呼出气有苦杏仁味,疑为急性职业中毒。最可能是
A. 一氧化碳中毒
B. 硫化氢中毒
C. 苯胺中毒
D. 砷化氢中毒
E. 氰化物中毒

228. 某农药厂生产工人,因“西维因”中毒入

院,以毒蕈碱样症状为主,全血胆碱酯酶活性为70%。治疗该种中毒病例不宜应用

A. 糖皮质激素
B. 阿托品
C. 肟类复能剂
D. 能量合剂
E. 大剂量维生素C

二、A3/A4型题

(229~231题共用题干)

患者男性,42岁。乙型肝炎病史十余年,近来右上腹不适、腹胀。超声表现右叶缩小,左叶增大,肝被膜不光滑,实质回声增粗增强,欠均匀,肝静脉细窄,走行迂曲,管壁不平整。

229. 最可能的诊断是

A. 慢性肝炎
B. 急性肝炎
C. 肝硬化
D. 急性肝坏死
E. 肝纤维化

230. CDFI脐静脉可见血流信号,脾脏厚径60 cm,脾门区脾静脉扩张屈曲蛇形,门静脉内径14 mm。提示此患者

A. 脾静脉瘤样扩张
B. 脐静脉瘤样扩张
C. 门静脉血栓
D. 肠系膜上静脉血栓
E. 门脉高压

231. 下面哪一项是此类患者最常见的并发症和死亡主要原因?

A. 胃底食管静脉破裂出血
B. 门静脉扩张和门静脉海绵窦样变
C. 感染
D. 急性肝坏死
E. 肝肺综合征

232. 门静脉内径14mm,门静脉内可见栓子形成,此时需要鉴别的是

A. 门静脉血栓和癌栓
B. 门静脉扩张和门静脉海绵窦样变
C. 门静脉有否高压
D. 病毒性肝硬化和酒精性肝硬化
E. 肝硬化和慢性肝炎

233. 如果栓子局部门静脉管壁规整显示清晰,最可能是

A. 门静脉血栓
B. 弥漫型肝癌浸润肝内血管
C. 门静脉癌栓
D. 门静脉血管瘤
E. 门静脉瘤

234. 如果门静脉管腔内充满等至稍强回声栓子,门静脉管壁模糊显示不良,在栓子内可见不规则,不正常屈曲的动脉血流,最可能是

A. 门静脉血栓
B. 门静脉瘘
C. 门静脉癌栓
D. 门静脉血管瘤
E. 门静脉瘤

(235~237题共用题干)

男性,45岁。消瘦,腹泻,HbsAg(+),AFP正常。

235. 超声所见肝脏外形大小尚正常,肝被膜增厚欠光滑,肝实质回声呈增粗增强欠均匀,肝静脉稍细窄,最可能的是

A. 肝硬化
B. 急性肝炎
C. 急性重型肝炎
D. 非均匀性脂肪肝
E. 重症肝炎

236. 靠近门静脉左外下支可见一弱回声肿块,

肿块所在分区为

A. S2
B. S3
C. S2 与 S3 之间
D. S4
E. S1

237. 肿块大小为 32 mm×31 mm，周边见细窄晕，可见侧方声影，最可能的诊断是

A. 结节型肝癌
B. 肝良性腺瘤
C. 肝硬化结节
D. 肝腺瘤样增生
E. 肝转移癌

（238～239 题共用题干）

男性，60 岁。上腹部不适，低热，黄疸 1 周。超声可见肝内胆管显著扩张，左右肝管于汇合处中断，可见 20 mm×22 mm 边缘欠清晰的等回声肿块，无晕，胆囊萎缩。

238. 该肿块最可能为

A. 小肝癌
B. 结节型肝癌
C. 胆管细胞癌
D. 肝腺瘤
E. 肝囊腺瘤

239. 关于黄疸，下列说法正确的是

A. 低位梗阻性黄疸
B. 高位梗阻性黄疸
C. 肝细胞性黄疸
D. 溶血性黄疸
E. 生理性黄疸

（240～243 题共用题干）

男性，60 岁。进食后饱胀 2 个月余，血便。超声检查肝右叶可见 34 mm×36 mm 边界清楚的强回声实性肿块，外周绕以较宽的声晕，中心部可见不规则无回声区，呈“同心圆”征，其余肝组织回声稍粗糙。升结肠可见假肾状实性肿块。

240. 关于肝脏实性肿块，最可能的诊断是

A. 肝转移癌
B. 原发性肝癌
C. 结节型肝癌
D. 肝腺瘤合并中心坏死液化
E. 肝棘球蚴囊肿实变形

241. 可能的原发癌为

A. 肺癌
B. 乳腺癌
C. 肝癌
D. 甲状腺癌
E. 结肠癌

242. “同心圆”征是下列哪种疾病的特征性图像

A. 结节型肝癌
B. 肝血管内皮细胞肉瘤
C. 肝转移癌
D. 肝腺瘤合并中心坏死液化
E. 肝棘球蚴囊肿实变形

243. 下列不是该疾病的声像图表现的是

A. 常见多发，大小相近
B. 典型图像呈“牛眼”征或“同心圆”征
C. 圆形或椭圆形
D. 边界清楚
E. “块中块”征

（244～247 题共用题干）

男性，75 岁。自觉右上腹痛，腹胀，食欲缺乏 2 个多月，近感乏力，明显消瘦，无呕吐及腹泻。检查：神清，皮肤及巩膜无黄染。

244. 对该患者最快速方便有价值的辅助检查是

A. MRI

B. 心电图
C. CT
D. B超
E. X线

245. 超声所见：肝脏形态尚正常，肝内回声不均匀，于肝左右叶内均可见多个大小不等的较低回声包块，最大一个位于肝右叶，大小约33 mm×29 mm，最小的一个位于肝左内叶，大小约10 mm×14 mm，形状呈类圆形，内部为低回声，不均匀，边缘清楚，周围有低回声声晕，小的包块周边见“牛眼征”，后方回声无较大变化的包块周边肝内管状结构有绕行屈曲改变门脉内径约为11 mm。CDFI：包块内部见血流，周边血流丰富。提示为
A. 原发性肝癌
B. 转移性肝癌
C. 肝多发性血管瘤
D. 肝多发性囊肿
E. 肝多发性淋巴瘤

246. 诊断依据不包括
A. 肝内可见大小不一的实性低回声结节，边界清，边缘尚规整，呈圆形或椭圆形
B. 周边有低回声声晕
C. 部分结节呈牛眼征
D. 部分结节周围血管绕行
E. 肝内胆管扩张

247. 对于该患者，需要鉴别的疾病不包括
A. 肝硬化结节
B. 局限性脂肪肝
C. 血管瘤
D. 原发性肝癌
E. 肝腺瘤

(248～252题共用题干)

男性，45岁。有牧区生活史，超声检查示肝右叶胆囊旁可见一8 cm×9 cm的囊性包块，边界清楚，壁厚而回声高，内为无回声，囊液中有细小的点状回声呈“飘雪征”。

248. 可能的诊断是
A. 肝脓肿
B. 肝囊肿
C. 肝胆管囊肿
D. 肝棘球蚴囊肿
E. 肝恶性肿瘤中心液化

249. 如果此囊性包块表现为“囊中囊”，是下列哪种疾病的特征性表现？
A. 肝脓肿
B. 肝囊肿合并感染
C. 胆总管囊肿
D. 多囊型肝棘球蚴囊肿
E. 肝恶性肿瘤中心液化

250. 2年后复查，此囊性包块表现为“水上百合花征”，是由于
A. 肝脓肿液化不全
B. 肝囊肿多发生长
C. 肝胆管囊肿与胆管相通
D. 多囊型肝棘球蚴囊肿
E. 肝棘球蚴囊肿变性、坏死及退化时，分离的内囊破裂塌陷于囊液中

251. 下列不是该疾病的超声分型的是
A. 单发囊肿型
B. 多发囊肿型
C. 子囊孙囊型
D. 囊壁钙化型
E. 囊肿塌陷型

252. 下列不是该疾病的并发症的是
A. 合并感染
B. 破裂
C. 感染性休克
D. 血行转移

E. 术后原位复发

(253～256 题共用题干)

患者,32 岁。车祸后 3 h,左侧肋骨骨折,血压正常。

253. 超声检查所见:腹腔未见明显液性暗区肝实质回声稍粗糙,胰腺未见明显异常,脾脏被膜下有少量不规则片状液性暗区,相邻脾实质可见局限性弱回声区,范围约 21 mm×24 mm。最可能的诊断是
A. 肝挫裂伤
B. 脾破裂
C. 肺损伤
D. 胃破裂
E. 肠破裂

254. 该患者首选的治疗方案是
A. 剖腹探查术
B. 脾修补
C. 脾栓塞
D. 在密切观察下采取非手术治疗
E. 不能采取非手术治疗

255. 患者 3 天后由于用力过度,突然出现左上腹部剧烈疼痛,最可能发生了
A. 迟发性脾破裂
B. 肝破裂
C. 肺损伤
D. 胃破裂
E. 肠破裂

256. 该患者急行超声检查可见:腹腔大量液性暗区,脾周片状液性暗区,肝肾间隙条状液性暗区,盆腔片状液性暗区,脾被膜连续中断。此时可诊断为
A. 真性脾破裂
B. 中央破裂
C. 被膜下血肿
D. 被膜下血肿合并中央破裂
E. 边缘破裂

(257～258 题共用题干)

女性,56 岁。糖尿病病史 10 余年,肝区钝痛、发热 5 日。超声检查肝内出现一个 45 mm×56 mm 强回声团,形态不规则,边界模糊,内部回声不均匀,后方回声稍增强。

257. 最可能的诊断是
A. 肝腺瘤
B. 结节型肝癌
C. 初期肝脓肿
D. 肝血管瘤
E. 巨块型肝癌

258. 声像图伴随时间最不可能发生
A. 内部开始出现不规则液性腔
B. 出现高回声的壁
C. 出现较大的液性腔
D. 内部出现气体回声
E. 边缘显示不完整的晕征

(259～260 题共用题干)

患者老年女性。糖尿病病史 20 余年,近期出现发热,体温最高 39℃,肝区钝痛。超声检查右肝内可见范围约 58 mm×48 mm 不均质低回声团,边界模糊,后方回声稍增强。

259. 最可能的诊断是
A. 肝血管瘤
B. 肝腺瘤
C. 肝脓肿
D. 胆管细胞癌
E. 巨块型肝癌

260. 随着病情发展,患者右肝内低回声区的声像图最不可能表现为
A. 内部出现气体回声
B. 内部开始出现不规则液性腔
C. 出现较大的液性腔

D. 出现高回声的壁
E. 边缘出现晕征

(261～262题共用题干)

患者老年男性。皮肤巩膜黄染1个月余。超声可见左右肝内胆管显著扩张,左右肝管于汇合处中断,可见45 mm×36 mm稍低回声肿块,边缘欠清晰。

261. 该肿块最可能为
A. 肝转移癌
B. 小肝癌
C. 肝门部胆管癌
D. 结节型肝癌
E. 肝囊腺瘤

262. 关于黄疸,下列说法正确的是
A. 溶血性黄疸
B. 低位梗阻性黄疸
C. 肝细胞性黄疸
D. 高位梗阻性黄疸
E. 生理性黄疸

(263～264题共用题干)

中年女性患者。右上腹隐痛不适。超声检查示胆囊大小为8.0 cm×3.0 cm,壁厚0.7 cm,呈"双层样",腔内可见多个强光团后伴声影,较大者长径约1.6 cm。右上腹相当于结肠肝曲位置见3.5 cm×2.8 cm不均匀光团,与胆囊界限不清,形态不规整,内呈不均质低回声伴气体样强回声反射。

263. 在进行超声诊断时,对明确诊断有帮助的是
A. 探查胆囊壁回声是否缺失或囊内是否积气
B. 询问是否有下消化道病史
C. 必要时做水灌肠超声检查
D. 注意临床症状和体征
E. 上述均正确

264. 关于囊腔内强光团的性质鉴别,错误的是
A. 气体反射的强回声形态稳定
B. 结石后方声影干净
C. 结石的强光团形态稳定
D. 气体反射后方声影较散
E. 结石和气体反射均可移动

(265～266题共用题干)

某医师开展心血管疾病的危险因素调查。

265. 不属于个体因素的危险因素是
A. 遗传
B. 生活方式
C. 生物因素
D. 肥胖
E. 吸烟

266. 不属于环境因素的危险因素是
A. 微量元素
B. 病毒感染
C. 社会心理因素
D. 寒冷
E. 年龄

(267～269题共用题干)

某患者,身高明显低于同龄人。临床检查可见骨骺端膨大,肋及肋软骨交界处可见圆形隆起,从上至下如串珠样突起。

267. 该患者营养缺乏病的类型为
A. 佝偻病
B. 锌缺乏病
C. 坏血病
D. 缺铁性贫血
E. 克山病

268. 该营养素的主要食物来源是
A. 蔬菜类
B. 动物肝脏
C. 奶及奶制品

D. 水果类
E. 薯类

269. 该患者进一步确诊应做的检查是
A. 血清锌
B. 血中硒含量
C. 尿负荷试验
D. 血清钙
E. 血红蛋白

第十三章

浅表器官超声

一、A1/A2型题

1. 关于甲状腺的静脉引流，下列错误的是
A. 甲状腺侧叶上部的血流经甲状腺上静脉流入颈内静脉
B. 侧叶前部和中部的血液经甲状腺中静脉流入颈内静脉
C. 侧叶下部的血液经甲状腺下静脉流入无名静脉
D. 以上都对
E. 以上都不对

2. 超声检测甲状腺，其解剖标志是
A. 气管在其内侧，颈长肌在后方，颈动脉和颈内静脉在外侧，胸锁乳突肌在其内侧
B. 气管在其内侧，颈长肌在外侧，颈动脉在其后方
C. 气管和胸锁乳突肌在内侧，颈长肌在后，颈动脉在下方
D. 气管在其内侧，颈长肌在后方、颈动脉及颈内静脉在其后外侧，胸锁乳突肌在其侧方
E. 气管在其内侧，颈长肌在前方、颈动脉及颈内静脉在其后内侧，胸锁乳突肌在其侧方

3. 确诊桥本甲状腺炎的最佳选择是
A. 临床表现
B. 免疫学检验
C. T_3、T_4、TSH测定
D. 超声影像学特征
E. 组织活检

4. 正常乳房构造由浅至深依次为
A. 皮肤、皮下脂肪、浅筋膜浅层、乳腺腺体、浅筋膜深层、胸大肌及肋骨等
B. 皮肤、浅筋膜浅层、皮下脂肪、乳腺腺体、浅筋膜深层、胸大肌及肋骨等
C. 皮肤、浅筋膜浅层、皮下脂肪、乳腺腺体、胸大肌及肋骨等、浅筋膜深层
D. 皮肤、皮下脂肪、浅筋膜浅层、乳腺腺体、胸大肌及肋骨等、浅筋膜深层
E. 皮肤、浅筋膜、皮下脂肪、乳腺腺体、深筋膜、胸大肌及肋骨等

5. 乳腺囊性增生的典型临床表现为
A. 乳房胀痛，月经前减轻，月经后加重
B. 乳房胀痛，月经前加重，月经后缓解
C. 乳房胀痛，月经前加重，月经后不缓解
D. 乳房胀痛，月经前和月经后无变化
E. 乳房红肿胀痛，月经前加重，月经后缓解

6. 乳腺Cooper韧带位于乳腺的
A. 皮肤层

B. 皮下浅筋膜层
C. 皮下脂肪层
D. 乳腺腺体层
E. 乳腺腺体后组织

7. 乳腺腺叶炎性乳癌的特点是
A. 皮肤及浅筋膜回声无明显异常
B. 橘皮样变
C. 脂肪层肿块
D. 腺体层肿块
E. 腺体及浅筋膜层均见肿块

8. 正常乳腺每侧包含多少个腺叶？每个腺叶由许多小叶组成，每一小叶由多少个腺泡组成？
A. 8～12 个，8～10 个
B. 10～15 个，10～15 个
C. 15～20 个，10～15 个
D. 18～22 个，15～20 个
E. 22～26 个，20～25 个

9. 穿过腮腺内的神经是
A. 颈神经
B. 喉返神经
C. 面神经
D. 咽神经
E. 舌神经

10. 以下不是乳腺纤维腺瘤的典型超声表现的是
A. 边界光滑
B. 有包膜
C. 内部呈均质低回声区
D. 导管扩张
E. 单发或多发

11. 乳腺恶性肿瘤的声像图特征有以下哪项？①肿块边界轮廓不整，粗糙，无包膜；②肿块多呈不均质低回声，有皮肤及周围组织浸润；③肿物纵径/横径＞1；④肿物纵径/横径＜1；⑤肿块内血流丰富，呈高速高阻血流；⑥肿块内血流丰富，呈低速低阻血流。
A. ①②③⑤
B. ①②③⑥
C. ①②④⑤
D. ①②④⑥
E. ①②⑤⑥

12. 关于腮腺混合瘤，下列错误的是
A. 又称多形性腺瘤
B. 为涎腺中发病率最高的肿瘤
C. 与周围组织无粘连，可有一定活动度
D. 肿瘤生长迅速，多不伴其他症状
E. 单侧发病常见

13. 以下关于视网膜母细胞瘤的超声表现不正确的是
A. 肿物内可见与视网膜中央动、静脉相连的血流信号
B. 肿物内可有钙斑反射
C. 肿物无后运动
D. 眼内实性肿物
E. 肿物不会有钙斑回声

14. 急性甲状腺炎声像图表现为
A. 甲状腺内多个囊肿
B. 甲状腺弥漫性增大，回声减低
C. 甲状腺弥漫性增大，回声增高
D. 甲状腺缩小，回声增强
E. 甲状腺呈结节状改变

15. 结节性甲状腺肿超声显示不正确的是
A. 甲状腺结节血流丰富
B. 正常甲状腺结构
C. 甲状腺囊实性结节
D. 甲状腺多个结节
E. 甲状腺结节有钙化点

16. 慢性淋巴性甲状腺炎（桥本病）的超声特征是

A. 甲状腺峡部明显增厚,回声低,血流丰富
B. 甲状腺正常大小,回声低,血流丰富
C. 甲状腺正常太小,回声低,分布均,血流不丰富
D. 甲状腺轻度肿大,回声低,分布不均,血流不丰富
E. 甲状腺轻度肿大,回声强,分布不均,血流不丰富

17. 以下不符合乳腺纤维腺瘤的声像图表现的是
A. 腺体内类圆形低回声结节
B. 形态不规则的低回声肿块
C. 肿块内外无血流或有少许血流信号
D. 结节有完整的强回声边缘
E. 结节多呈均匀的低回声

18. 乳腺癌的超声特征包括
A. 向组织及皮肤浸润
B. 边界不整,呈锯齿状,无包膜
C. 后方回声呈衰减暗区
D. 内部呈低回声区
E. 以上都是

19. 符合黏液表皮样癌的声像图表现是
A. 腮腺区可探及囊性病灶
B. 病灶界限边缘不清,轮廓不完整,内部呈弱回声,囊性变时,可显示无回声区
C. 病灶以液性回声为主,内部可见不均质低回声与致密较强回声交错分布
D. 液性回声中出现致密较强回声团块
E. 肿瘤如为高分化癌可见回声降低

20. 中年女性。右腋下淋巴结活检为转移癌,右乳有 1.0 cm×0.8 cm 低回声结节,边界不整,但衰减明显。最可能是
A. 乳头状癌
B. 髓样癌
C. 黏液癌
D. 硬癌
E. 未分化癌

21. 以下是乳房良性肿瘤的声像图表现的是
A. 包膜完整
B. 包膜完整,内部回声均匀
C. 包膜完整,内部回声均匀,后方回声衰弱
D. 包膜完整,内部回声均匀,后方回声可增强也可不增强
E. 内部回声均匀,后方回声衰减

22. 下列乳腺病变或结构不伴有后方回声增强的是
A. 囊肿
B. 脂肪小叶
C. 扩张的导管
D. 纤维腺瘤
E. 脓肿

23. 髓样癌的声像图特征是
A. 肿物不大,质地坚硬,衰减明显
B. 肿物体积较大,直径可达 4～6 cm,呈圆球形,边缘光滑,质地较软,后方不衰减
C. 乳头下方导管扩张,内充满低回声区,有蟹足样浸润,后壁衰减
D. 肿块边缘模糊,界限不清,局部增厚,伴压痛,内回声增强不均匀,发生于产后 3～4 周
E. 乳晕下导管内可见中强回声光团,呈砂粒样改变,近端导管扩张

24. 腮腺炎的超声特征是
A. 弥漫性增大
B. 急性期呈低回声区
C. 慢性期呈强回声区
D. 腮腺血流信号增多
E. 以上都是

25. 睾丸大小正常,鞘膜腔内见无回声暗区包

绕睾丸,应诊断为

A. 睾丸鞘膜腔积液
B. 精索鞘膜积液
C. 隐睾
D. 腹股沟斜疝
E. 睾丸血肿

26. 甲状腺瘤的超声特征是

A. 圆形或椭圆形肿物,边界光滑,无包膜,呈低回声
B. 圆形或椭圆形肿物,边界不光滑,无包膜,呈低回声
C. 圆形或椭圆形肿物,边界光滑,有包膜,呈低回声
D. 圆形或椭圆形肿物,边界光滑,有包膜,呈强回声
E. 圆形或椭圆形肿物,边界不光滑,有包膜,呈低回声

27. 乳腺纤维腺瘤的超声特征是

A. 边界光滑、有包膜、回声均匀、后方多增强
B. 边界不光滑、有包膜、回声均匀、后方多增强
C. 边界光滑、无包膜、回声均匀、后方多增强
D. 边界光滑、有包膜、回声不均、后方多增强
E. 边界光滑、有包膜、回声均匀、后方不增强

28. 正常胸壁、胸膜腔超声检查可显示皮肤、皮下脂肪、胸壁肌层肌内外侧筋膜结构,其显示的回声层数为

A. 强-弱-等-弱-强
B. 弱-弱-等-弱-强
C. 强-弱-强-强-弱
D. 等-弱-强-弱-强
E. 等-弱-强-弱-等

29. 以下为甲状旁腺的声像图的是

A. 正常甲状旁腺虽然体积小,但回声强,很易发现
B. 其平均大小为 5 mm×3 mm×1 mm
C. 多数位于甲状腺的上方或前外侧
D. 其回声略强于甲状腺,周围可见致密光带
E. CDFI 显示血供丰富

30. 桥本甲状腺炎的声像图特点是

A. 甲状腺非对称性肿大
B. 甲状腺内回声普遍增强
C. 正常的实质内见片状强回声
D. 甲状腺内回声普遍减低
E. 常有多发强回声结节

31. 各种乳腺增生性疾病及乳腺癌的主要发生部位是

A. 末梢导管小叶单位
B. 乳腺间质
C. 腺叶间结缔组织
D. 输乳导管
E. 脂肪组织

32. 乳腺受内分泌影响从发育到老年分成

A. 青春期、性成熟期、妊娠期、哺乳期、老年萎缩期
B. 幼儿期、青春期、性成熟期、妊娠期、老年萎缩期
C. 幼儿期、青春期、性成熟期、哺乳期、老年萎缩期
D. 婴儿期、幼儿期、青春期、性成熟期、老年萎缩期
E. 婴儿期、幼儿期、青春期、妊娠期、老年萎缩期

33. 正常腮腺厚度的上限是

A. 0.5 cm
B. 1 cm
C. 1.5 cm

D. 2 cm
E. 2.5 cm

34. 关于腮腺淋巴瘤正确的描述是
A. 该病又称淋巴乳头状囊腺瘤或 Warthin 瘤
B. 多发生于腮腺，肿瘤较小，一般为 3～4 cm
C. 可能发生于胚胎时期
D. 超声表现为类圆形或呈分叶状低回声
E. 以上均是

35. 关于原发性视网膜脱离，下列错误的是
A. 亦称孔源性视网膜脱离
B. 脱离的视网膜上不可能探及血流信号
C. 视力减退，相应部位的视野缺失
D. 是一种原因不明的视网膜层间分离
E. 眼底检查可发现视网膜灰色隆起

36. 经眼睑进行眼部二维超声检查，最佳探头频率是
A. 3.0 MHz
B. 3.5 MHz
C. 4.0 MHz
D. 7.5 MHz
E. 10～15 MHz

37. 不属于眼附属器的是
A. 眼内肌
B. 眼外肌
C. 泪腺
D. 泪道
E. 眼动脉

38. 睾丸附着于鞘膜囊一侧，有液体三面包绕于睾丸周围，此种积液称
A. 阴囊鞘膜积液
B. 精索鞘膜积液
C. 睾丸鞘膜积液
D. 精索、睾丸鞘膜积液
E. 交通型鞘膜积液

39. 男性乳腺癌的超声表现为
A. 与女性乳腺癌相同
B. 乳腺腺体层增厚，结构紊乱，分布不均，但未见占位病变
C. 乳腺内有少量乳腺导管，不含腺泡，处于不发育状态
D. 乳腺肿物生长迅速，边界清晰，呈圆形、分叶状均匀低回声
E. 以上都不对

40. 乳腺导管囊状扩张症的声像图表现是
A. 乳腺管边界清楚，整齐、光滑，圆形、椭圆形，无回声，后壁回声增强伴侧声影，与月经周期无关
B. 双乳腺增大，乳腺导管边界不整、增厚，内为不均质暗区，与月经周期有关
C. 乳头后方导管扩张，管腔内见中低回声区，后壁衰减
D. 乳头周围条索状肿块，有条状扩张管道，内呈无回声，后方回声增强
E. 乳腺呈不均质无回声区，内有纤维隔强回声，后方回声增强

41. 乳腺恶性淋巴瘤的声像图特征包括以下哪项？①肿块常单发，呈圆球状或分叶状；②肿块常多发，形态不规则；③肿块较大，常>10 cm，少数<5 cm；④肿块较小，常<3 cm；⑤肿块边界清晰，有包膜样回声；⑥肿块边界不清晰，无包膜样回声；⑦内呈低回声均匀，后方声加强；⑧内呈高回声，不均匀，后方声衰减。
A. ②④⑥⑧
B. ①④⑤⑦
C. ②③⑥⑧
D. ①③⑤⑦
E. ①③⑥⑧

42. 腺淋巴瘤的超声特征，以下错误的是

A. 形态不规则
B. 内部呈均质低回声
C. 无清晰界限
D. 无被膜轮廓线
E. CDFI 示中等血流强度

43. 腮腺囊肿的超声表现,以下错误的是
A. 内为无回声区
B. 形态欠规则
C. 多呈圆形
D. 边缘整齐、界限清楚
E. 后方回声增强

44. 女性,45 岁。发现颈部包块 2 个月,超声检查表现为颈部血管的实质性包块。其疾病是
A. 颈动脉体瘤
B. 真性动脉瘤
C. 夹层动脉瘤
D. 假性动脉瘤
E. 颈动脉扭曲

45. 男性,40 岁。临床诊断视网膜中央静脉阻塞(病期在 3 个月内)。视网膜中央静脉血流速度低于多少时视力下降,具有高危险性
A. <3.5 cm/s
B. <5.0 cm/s
C. <3.0 cm/s
D. <4.5 cm/s
E. <4.0 cm/s

46. 男性,40 岁。右侧腮腺发现包块 1 年,无临床症状,临床诊断腮腺混合瘤,其超声特征,以下不正确的是
A. 从不囊性变
B. 形态规则,呈圆形
C. 内部呈低回声区
D. 肿瘤轮廓完整
E. 内部如有钙化,考虑恶性变

47. 女性,35 岁。颈前部逐渐增大、增粗,不对称,超声检查显示:甲状腺肿大呈多个结节,彩色多普勒血流显像血流丰富,绕结节而行。最可能是以下哪种疾病?
A. 毒性甲状腺肿
B. 亚急性甲状腺炎
C. 桥本氏病
D. 结节性甲状腺肿
E. 以上都不是

48. 男性,32 岁。临床诊断附睾炎,不属于其超声所见的是
A. 化脓时可呈无回声
B. 附睾头肿大
C. 附睾尾肿大
D. 附睾强回声伴声影
E. 附睾正常大小

49. 女性,50 岁。发现右乳肿物 1 周来诊。PE:右乳外上象限可触及一鸽蛋大小肿物,质硬,移动差,无触痛。超声检查发现右乳外上象限一低回声区,形态不规则,大小约 3 cm×2 cm,边界不消,内部回声欠均,后方回声衰减。CDFI:内可见不规则穿支血流信号。右侧腋窝淋巴结肿大。最可能的诊断是
A. 右乳乳腺癌
B. 右乳纤维瘤
C. 右乳囊肿
D. 右乳乳腺炎
E. 右乳脓肿

50. 有关腮腺淋巴瘤的超声特征,错误的是
A. 形态不规则
B. 内部呈均质低回声
C. 界限不清
D. 无被膜轮廓线
E. CDFI 示血流信号中等强度

51. 在甲状腺下动脉、静脉后下方发现一圆形

低回声结节,有包膜,最可能是
A. 甲状腺结节
B. 正常淋巴结
C. 淋巴结转移癌
D. 甲状旁腺腺瘤
E. 甲状腺炎

52. 连接甲状腺左、右叶的部位称为
A. 锥叶
B. 尾状叶
C. 舌叶
D. 峡部
E. 喉头部

53. 甲状腺腺瘤的超声特征,不正确的是
A. 圆形或椭圆形
B. 包膜完整、边界光滑
C. 内部呈均匀的低回声
D. 瘤周围见声晕,有丰富的血流信号
E. 常为多发性

54. 关于 Graves 病的超声表现,下列正确的是
A. 甲状腺弥漫增大,内部为低回声,血流较丰富
B. 甲状腺弥漫增大,内部呈中-低回声,血流呈火海征
C. 甲状腺弥漫增大,内部为高回声,血流正常
D. 甲状腺不对称性肿大,内部呈低回声,血流呈火海征
E. 甲状腺大小正常,内部为低回声,血流不丰富

55. 视网膜母细胞瘤的超声表现,下列不正确的是
A. 眼内实性肿物
B. 瘤组织内钙斑回声
C. 肿物有后运动
D. 动脉频谱呈高速、高阻型
E. 肿物内可见与视网膜中央动脉相连续的血流频谱

56. 下列原发性视网膜脱离的描述,不正确的是
A. 又称孔源性视网膜脱离
B. 是原因不明的视网膜层间分离
C. 视力减退,相应的视野缺乏
D. 眼底检查可见视网膜灰色隆起
E. 常合并视网膜炎症

57. 典型腮腺囊肿的声像图表现,下列不正确的是
A. 形态不规则,呈多边形
B. 囊后方回声增强
C. 界限清晰,轮廓完整
D. 有时可见轮廓线
E. 囊内为透声良好的均匀无回声

58. 正常淋巴结的形状及横径,下列正确的是
A. 圆形,横径＜2 mm
B. 长圆形,横径＞6 mm
C. 豆状,横径约 5 mm
D. 卵圆形,横径＜4 mm
E. 长条形,横径＞6 mm

59. 睾丸胚胎癌的声像图特征不包括
A. 睾丸增大,内见肿块回声
B. 肿块边界欠整齐
C. 肿块内部多呈混合性回声
D. 肿块内部回声为均匀低回声
E. 睾丸血流信号明显较健侧多

60. 下列关于睾丸恶性畸胎瘤的声像图错误的是
A. 睾丸增大,表面高低不平,呈分叶状
B. 内部回声极不均匀
C. 不可能出现液化回声
D. 有时可见散在斑点状强回声
E. 病变侧睾丸内血管分布紊乱

61. 睾丸网扩张的声像图特点：①睾丸纵隔呈无回声和匍匐行管状结构；②睾丸纵隔呈增强回声和网状结构；③CDFI，无血流信号；④CDFI，血流信号丰富。上述正确的是
A. ①③
B. ②④
C. ①④
D. ②③
E. ①②④

62. 不属于乳腺脓肿超声表现的是
A. 肿块边界欠清晰，局部增厚
B. 肿块内呈不均质无回声
C. 边界不光滑
D. 周边可呈蟹足样改变
E. 肿块后方回声增强

63. 下列符合黏液表皮样癌的超声表现是
A. 腮腺区囊性病灶
B. 病灶边界不清，轮廓不完整，内部呈不均质低回声，囊性变时见无回声区
C. 病灶以液性回声为主，内部可见不均质低回声与较强回声交错分布
D. 液性回声中出现较强回声团块
E. 肿瘤边界整齐、清晰，内部呈蜂窝状回声

64. 关于结节性甲状腺肿的超声特点不正确的是
A. 甲状腺肿大、回声增粗
B. 甲状腺内多个结节
C. 结节大小不等、分布不均
D. CDFI 示血流沿结节绕行
E. 都是实性结节

65. 甲状腺肿块周围有低回声环，又称“晕圈征”，常见于
A. 甲状腺炎
B. 甲状腺囊肿
C. 甲状腺腺瘤
D. 甲状腺癌
E. 结节性甲状腺肿

66. 下列乳腺癌中在超声显示上有特征性的是
A. 黏液癌
B. 导管内乳头状癌
C. 未分化癌
D. 腺癌
E. 以上都不是

67. 精原细胞瘤的超声表现最可能是
A. 睾丸增大，肿块呈椭圆形，轮廓不整，呈中强回声
B. 睾丸增大，肿块呈椭圆形，轮廓不整，呈不均匀中强回声
C. 睾丸增大，肿块呈圆形，轮廓整齐，呈无回声，后壁回声增强
D. 睾丸增大，肿块呈椭圆形，轮廓不整齐，呈强弱不等的混合性回声，并有囊性变
E. 睾丸增大，肿块呈椭圆形，轮廓整齐，呈中低回声

68. 乳腺外侧淋巴回流，首先流向
A. 锁骨上
B. 锁骨下
C. 胸导管
D. 腋下
E. 颈侧方

69. 超声检查半月板最理想的探头频率是
A. 3.0 MHz
B. 3.5 MHz
C. 4.0 MHz
D. 5.0 MHz
E. 7.5 MHz

70. 肢体软组织内非金属异物有鉴别意义的超声表现是
A. 患部检出强回声斑块
B. 斑块轮廓欠清晰

C. 斑块周围有反应性低回声区
D. 斑块后方有明确声影
E. 斑块后方无明显彗星尾征

71. 腮腺管结石(涎石病)的超声表现错误的是
A. 腮腺大小、形态正常
B. 腮腺内可探及致密强回声斑点或斑块
C. 较大结石可引起导管阻塞
D. 腮腺导管无扩张
E. 较大结石后方伴声影

72. 判断视网膜中央静脉栓塞预后(病期在3个月内),其血流速度标准是
A. ＜2.0 cm/s
B. ＜2.5 cm/s
C. ＜3.0 cm/s
D. ＜3.5 cm/s
E. ＜4.0 cm/s

73. 腮腺位于下颌后窝咀嚼肌部皮下,其解剖形态特点错误的是
A. 形态不规则
B. 大致呈三角形
C. 导管开口于口腔
D. 导管长 3～6 cm
E. 导管宽 1～2 cm

74. 腮腺混合瘤的超声特征错误的是
A. 形态规则,呈圆形
B. 肿瘤轮廓完整
C. 内部呈低回声区
D. 从不囊性变
E. 内部如有钙化,考虑恶性变

75. 甲状旁腺与甲状腺之间穿行的动脉是
A. 颈外动脉
B. 颈内动脉
C. 甲状腺上动脉
D. 甲状腺下动脉
E. 甲状腺最下动脉

76. 正常成人妇女乳腺通常不包括的组成内容是
A. 平滑肌
B. 腺叶
C. 小叶
D. 腺泡
E. 导管

77. 下列不属于附睾炎的超声所见的是
A. 附睾头肿大
B. 附睾强回声伴声影
C. 附睾尾肿大
D. 化脓时可呈无回声
E. 附睾正常大小

78. 原发性甲状腺功能亢进的超声显示错误的是
A. 均匀性肿大
B. 内部回声粗糙
C. 一般无结节
D. 无血流信号
E. 两叶呈对称性

79. 下列涎腺混合瘤的超声表现,错误的是
A. 一侧腺体局限性增大
B. 腺体内见类圆形低回声肿块,边界清晰
C. 肿块内部回声以均匀分布低回声最为常见
D. 彩色多普勒血流显像示肿瘤内血流不丰富,外周有血流绕行
E. 肿块后方回声无增强,也无衰减

80. 结节性甲状腺肿的增生结节与腺瘤的超声鉴别要点是
A. 甲状腺的大小有无改变
B. 结节或肿块的内部回声强弱
C. 结节或肿块内的彩色血流情况
D. 肿块外周有无完整包膜
E. 肿块有无声晕

81. 下列甲状腺疾病，有微粒抗体阳性和球蛋白抗体升高并对诊断具有重要意义的是
A. 毒性弥漫性甲状腺肿
B. 单纯性结节性甲状腺肿
C. 单纯性弥漫性甲状腺肿
D. 亚急性甲状腺炎
E. 桥本甲状腺炎

82. 下列正常甲状旁腺解剖、生理和超声检查的叙述，不正确的是
A. 甲状旁腺位于甲状腺左、右深面的上下极
B. 甲状旁腺左右各 2 个，大小为长 5 mm、宽 3 mm、厚 1 mm
C. 甲状旁腺呈圆形或椭圆形，回声较甲状腺稍低
D. 甲状旁腺分泌甲状旁腺激素，调节血钙
E. 用 2～3 MHz 频率的超声探头可直接显示正常甲状旁腺

83. 下列乳腺的解剖、生理及超声表现的叙述，不正确的是
A. 乳腺是由腺泡、小叶、腺叶及腺管、结缔组织和脂肪组成
B. 乳房由浅层至深层，依次为皮肤、皮下脂肪、乳腺腺体、胸大肌和肋骨等
C. 乳腺从发育至老年分为：青春期、性成熟期、妊娠期、哺乳期及老年萎缩期
D. 乳腺血供有内乳动脉、腋动脉胸支、肋间动脉乳房支，伴行深组静脉汇入无名静脉
E. 超声见皮肤为一强回声带，皮下脂肪为弱回声，三角形增强回声条索为库伯韧带。腺叶呈点、斑状中等回声，腺管为无回声区

84. 下列描述符合乳腺癌超声间接征象的有：①肿瘤区的皮肤水肿、乳头凹陷；②韧带连续性中断；③乳腺导管扩张；④供应肿块血管增粗，血流丰富。
A. ①②③
B. ①③
C. ②④
D. ①②④
E. ①②③④

85. 关于乳腺增生症的概念，以下不正确的是
A. 好发于生育年龄妇女，月经来潮前疼痛加剧
B. 超声见腺体回声增高，分布不均，呈排列紊乱的粗大点片状
C. 可见乳腺导管扩张或呈类圆形的无回声区，边界清晰，后方回声增强
D. 腺体可呈片状低回声，边界不整，球体感不明显
E. 腺体血流增多、丰富

86. 腮腺的解剖位置，下列描述正确的是
A. 位于下颌后窝
B. 咀嚼肌前部
C. 上抵颧弓，下达上颌骨上缘
D. 乳突下后方
E. 胸锁乳突肌上部前缘

二、A3/A4 型题

（87～88 题共用题干）

男性，16 岁。活动后突发下腹部及阴囊痛，伴恶心、呕吐。入院急查血尿常规无明显异常。超声检查提示左侧睾丸轻度肿大，实质回声均匀，睾丸周围有少量液性无回声区。CDFI 示左侧睾丸内血流信号明显少于右侧。

87. 根据声像图表现，最可能的诊断是
A. 急性睾丸炎
B. 睾丸外伤
C. 睾丸扭转
D. 睾丸肿瘤

E. 睾丸破裂

88. 睾丸扭转后期超声表现最主要指征是
A. 睾丸体积明显增大
B. 睾丸体积明显缩小
C. 睾丸内部回声不均
D. 睾丸周围有大量积液
E. CDFI显示睾丸内血流信号消失

(89～90题共用题干)

女性,36岁。主因间断性低热、颈部疼痛1周就诊。超声检查显示:甲状腺弥漫性增大,实质呈均匀低回声,探头加压时有疼痛感,CDFI显示血流信号丰富。

89. 患者最可能的诊断是
A. 亚急性甲状腺炎
B. 桥本甲状腺炎
C. 急性化脓性甲状腺炎
D. 甲状腺腺瘤合并感染
E. 结节性甲状腺肿合并感染

90. 鉴别桥本甲状腺炎和亚急性甲状腺炎的主要依据是
A. 甲状腺大小
B. 甲状腺回声高低
C. 甲状腺回声是否均匀
D. CDFI显示的血流丰富程度
E. 临床表现、实验室和免疫学检查

(91～93题共用题干)

一患者超声检查发现:在眼玻璃体内有一蘑菇状实性肿物自球壁向前方突出,边缘清楚、规整,内部回声渐次衰减至球后壁时变为无回声区。病灶部位的脉络膜较周围部位回声低,表现为“脉络膜凹陷”伴继发性视网膜脱离。

91. 此患者所患疾病是
A. 脉络膜血管瘤
B. 脉络膜黑色素瘤
C. 脉络膜骨瘤
D. 脉络膜血肿
E. 脉络膜结核

92. 超声检查本病有特异性表现,最小可以检出隆起的大小是
A. 1 mm
B. 2 mm
C. 3 mm
D. 4 mm
E. 5 mm

93. 检出该病的诊断符合率是
A. 80%～85%
B. 70%～85%
C. 80%～90%
D. 97%～99%
E. 95%以上

(94～96题共用题干)

女性,40岁。超声检查显示:乳头下导管扩张,管内充满中低回声团,后方有衰减。挤出分泌物涂片找到瘤细胞。

94. 最可能的诊断是
A. 乳腺炎
B. 乳腺增生
C. 纤维腺瘤部分囊性变
D. 乳腺囊肿
E. 乳头状导管癌

95. 如果需要进一步检查,最常用的影像学检查是
A. 钼靶X线
B. CT
C. MRI
D. 乳腺导管造影
E. 穿刺活检

96. 最应该鉴别的疾病是

A. 乳腺炎

B. 乳腺增生

C. 纤维腺瘤部分囊性变

D. 乳腺囊肿

E. 乳头状导管瘤

第十四章

妇产科超声

一、A1/A2 型题

1. 关于子宫内膜息肉的描述,下列错误的是
A. 经阴道超声表现为子宫内膜局限性增厚隆起
B. 息肉是由于子宫内膜腺体和纤维间质局限性增生隆起形成的瘤样病变
C. 息肉是内膜局限性部位受激素刺激而形成
D. 息肉内常可见极丰富、分布杂乱的血流信号
E. 非弥漫性子宫内膜增生可产生子宫内膜息肉

2. 关于子宫畸形的描述,以下正确的是
A. 始基子宫的宫腔线回声清晰
B. 双子宫分为单颈子宫及双颈子宫
C. 单角子宫,双附件可以正常
D. 纵隔子宫宫底外形有显著变化
E. 不合并阴道畸形

3. 关于子宫内膜异位症的表现,错误的是
A. 闭经
B. 月经异常
C. 可有不孕
D. 多有痛经,且呈进行性加重趋势
E. 下腹或腰骶部疼痛

4. 末次月经不详,超声检查见长径约 5 cm 妊娠囊,内见长约 2.5 cm 的胚芽,下列估测孕周最准确的项目是
A. 双顶径
B. 股骨长径
C. 胎囊
D. 头围
E. 头臀长

5. 下列不符合卵巢非赘生性囊肿的是
A. 黄体囊肿
B. 囊腺瘤
C. 多囊卵巢
D. 滤泡囊肿
E. 黄素囊肿

6. 关于子宫内膜癌的彩色及频谱多普勒超声表现,以下错误的是
A. 动脉频谱舒张期成分丰富
B. 子宫内膜血流信号较丰富
C. 病灶区可检测到异常低阻型血流频谱
D. 有肌层侵犯时,受累肌层局部血流信号增多
E. 病灶周边血流信号丰富,呈环状

7. 关于卵巢黏液性囊腺癌声像图表现,下列错误的是
A. 呈多房结构

B. 分隔不均匀性增厚
C. 增厚的囊壁可向周围浸润
D. 囊肿表面光滑，呈圆形或椭圆形无回声
E. 经阴道彩超有助于早期发现肿瘤

8. 关于卵黄囊的描述，以下错误的是
A. 卵黄囊呈圆形，壁薄光滑，透声好
B. 是妊娠囊内超声能发现的第一个解剖结构
C. 卵黄囊直径超过 10 mm 提示胚胎预后不良
D. 发现卵黄囊可以肯定为妊娠囊并有胚胎存在
E. 孕 7 周时卵黄囊最大，而后逐渐缩小

9. 超声诊断早孕一般在
A. 3 周
B. 4 周
C. 5 周
D. 6 周
E. 7 周

10. 头臀长度测量是判断多少周育龄的最准确方法
A. 4～6 周
B. 8～13 周
C. 14～15 周
D. 15～16 周
E. ＞16 周

11. 中晚期妊娠常采用下列哪些参数估算孕龄，以提高诊断准确性？①BPD；②HC；③AC；④FL。
A. ①
B. ①②
C. ①②③
D. ②③④
E. ①②③④

12. 输卵管妊娠最多见的部位是
A. 峡部
B. 漏斗部
C. 间质部
D. 壶腹部
E. 伞部

13. 关于多胎妊娠的描述，以下错误的是
A. 多胎妊娠属高危妊娠
B. 以双胎发生率最高
C. 单绒毛膜囊单羊膜囊双胎妊娠罕见
D. 多胎妊娠常合并羊水过少
E. 孕早期诊断多胎妊娠，诊断准确性高

14. 脐带血管的组成为
A. 2 条动脉，1 条静脉
B. 1 条动脉，1 条静脉
C. 1 条动脉，2 条静脉
D. 2 条动脉，2 条静脉
E. 以上都不对

15. 羊水过多的超声诊断标准是羊水深度大于
A. 5 cm
B. 6 cm
C. 7 cm
D. 8 cm
E. 10 cm

16. 下列症状和体征与葡萄胎有关的是哪项？①妊娠高血压综合征；②妊娠剧吐；③子宫大于妊娠月份；④血清 β-HCG 升高；⑤阴道流血；⑥肺转移。
A. ④⑤⑥
B. ②③④⑤
C. ③④⑤⑥
D. ①③④⑤
E. 以上各项均是

17. 子宫底向后弯曲，倾倒在子宫直肠窝内，此声像图特点为
A. 前倾位

B. 水平位
C. 后倾后屈位
D. 前倾后屈位
E. 后倾前屈位

18. 正常成年女性的卵巢大小是
A. 4 cm×2 cm×1 cm
B. 4 cm×3 cm×1 cm
C. 4 cm×3 cm×2 cm
D. 4 cm×3 cm×3 cm
E. 以上都不对

19. 妇女乳腺受内分泌影响,从发育至老年分期不包括
A. 青春前期
B. 性成熟期
C. 妊娠期
D. 哺乳期
E. 老年萎缩期

20. 葡萄胎声像图上宫腔内的无回声小囊泡最可能是
A. 水肿绒毛
B. 宫腔内积液
C. 黄体囊肿
D. 钙化
E. 妊娠囊

21. 正常育龄女性的子宫大小是
A. 长径 6 cm,横径 5 cm,前后径 4 cm
B. 长径 7 cm,横径 5 cm,前后径 3 cm
C. 长径 8 cm,横径 6 cm,前后径 3 cm
D. 长径 8 cm,横径 7 cm,前后径 5 cm
E. 长径 8 cm,横径 7 cm,前后径 4 cm

22. 正常情况下超声无法显示的女性生殖系统结构是
A. 子宫
B. 卵巢
C. 输卵管
D. 子宫动脉
E. 子宫静脉

23. 关于子宫畸形的描述,以下错误的是
A. 纵隔子宫可以分为完全性和不完全性纵隔子宫
B. 先天性无子宫,双侧卵巢形态可正常
C. 双角子宫畸形是因为两侧副中肾管未完全融合所致
D. 始基子宫:子宫小,宫颈与宫体等长或稍长,内膜呈线状回声
E. 任何一种子宫畸形均可能合并泌尿系统畸形

24. 下列不符合子宫增大的原因是
A. 腺肌病
B. 先天性子宫畸形
C. 子宫肌瘤
D. 原发性卵巢功能衰竭
E. 以上都符合

25. 关于子宫内膜异位症的描述,以下错误的是
A. 超声检查是目前国际公认的最佳诊断方法
B. 一般见于生育年龄妇女,以 25~45 岁妇女多见
C. 继发性痛经及渐进性加重为其典型症状
D. 异位种植的子宫内膜随卵巢激素的变化而发生周期性出血
E. 具有增生、浸润、转移及复发等恶性行为

26. 下列疾病与雌激素长期刺激有关的是
A. 子宫颈癌
B. 绒毛膜癌
C. 恶性葡萄胎
D. 子宫内膜癌
E. 以上都对

27. 下列临床或声像图表现与子宫发育畸形无关的是
A. 原发性闭经
B. 不孕
C. 习惯性流产
D. 难产
E. 子宫内膜增厚

28. 妊娠后卵黄囊消失的时间为
A. 6 周
B. 7～8 周
C. 9～10 周
D. 11～13 周
E. 13～15 周

29. 下列声像图最易与宫外孕相混淆的是
A. 葡萄胎
B. 附件肿块
C. 过期流产
D. 宫内孕并黄体囊肿
E. 子宫内膜异位

30. 关于前置胎盘的描述，以下不正确的是
A. 无痛性阴道流血是前置胎盘的主要症状
B. 前置胎盘多发生在妊娠中期
C. 超声可以判断胎盘下缘
D. 超声是检查胎盘的首选方法
E. 前置胎盘分为低置胎盘、部分性前置胎盘和完全性前置胎盘

31. 关于脐带的描述，以下错误的是
A. 脐带与胎盘相连处为蒂部，蒂部应附着在胎盘的中央或偏中央部位
B. 妊娠足月时脐带长度为 30～70 cm，平均 50 cm
C. 正常脐带内两条脐静脉与一条脐动脉呈螺旋状排列
D. 正常脐带内有 3 条血管及包绕着血管的华通胶组成
E. 脐带与胎儿相连处为根部，根部应与胎儿腹部正中相连

32. 羊水过少的超声诊断标准是羊水深度小于
A. 3 cm
B. 4 cm
C. 5 cm
D. 6 cm
E. 7 cm

33. 超声检测应注意绒毛膜癌可出现以下哪些器官转移灶？①脑和肺；②肝；③肾；④消化道。
A. ③④
B. ②③
C. ①
D. ①②③④
E. ②③④

34. 子宫分为
A. 子宫底、子宫角、子宫体
B. 子宫角、子宫体、子宫颈
C. 子宫底、子宫体、子宫峡部
D. 子宫底、子宫体、子宫颈
E. 子宫角、子宫体、子宫峡部

35. 正常子宫颈测量应为
A. 长径不超过 3 cm
B. 前后径不小于 3 cm
C. 前后径不超过 3 cm
D. 前后径超过 3 cm
E. 以上各项均不对

36. 对子宫动脉的描述，以下错误的是
A. 子宫动脉频谱形态随月经周期发生变化
B. 发自髂内动脉前干
C. 子宫动脉频谱波形可形成舒张早期“切迹”
D. 卵巢和输卵管的动脉血供来源于子宫

动脉的上行支

E. 下行支发出分支分布于子宫与阴道

37. 女性腹腔最低部位是

A. 子宫直肠陷窝

B. 肝肾间隙

C. 膀胱直肠陷窝

D. 脾肾间隙

E. 膀胱子宫陷窝

38. 超声发现卵黄囊的预后指示意义是

A. 异位妊娠

B. 宫内妊娠

C. 停育

D. 先兆流产

E. 稽留流产

39. 正常妊娠期大约为

A. 200 天

B. 230 天

C. 280 天

D. 320 天

E. 360 天

40. 早孕时估测胎龄的常用方法为

A. 测量宫底高度、子宫大小

B. 测量双顶径、头围

C. 测量胎囊和头臀长度

D. 胎儿腹围、股骨长径

E. 胎盘成熟度

41. 关于异位妊娠的描述,以下错误的是

A. 有一少部分患者无明显停经史

B. 输卵管妊娠占95%左右

C. 阔韧带妊娠也属于异位妊娠

D. 血β-HCG滴度一般比正常宫内妊娠高

E. 常出现腹痛

42. 超声检查胎儿宫内生长迟缓的主要观察指标及注意事项,以下错误的是

A. 胎儿股骨长

B. 胎头双顶径

C. 胎儿头围、腹围及其比值

D. 胎儿股骨长与腹围的比值

E. 根据一次测量结果,即刻做出诊断

43. 胎盘早剥是指妊娠 20 周后或分娩期正常位置胎盘在胎儿娩出前部分或全部从子宫壁剥离,其病理变化是以下哪项?①底蜕膜血管破裂出血;②底蜕膜层血肿形成;③胎盘绒毛膜出血;④胎盘附着部子宫收缩。

A. ①

B. ①②

C. ①②③

D. ③④

E. ①②③④

44. 下列不符合脐带特点的是

A. 脐带正常长度 30～70 cm,平均直径 1.5～2.0 cm

B. 脐动脉绕脐静脉呈螺旋状走行

C. 脐静脉绕脐动脉呈螺旋状走行

D. 超声无法测量脐带的长度

E. 胚胎体蒂延长,被以羊膜成为脐带

45. 伴发羊水过少的胎儿畸形是

A. 消化道闭锁

B. 胎儿水肿

C. 无脑儿

D. 肾发育不全

E. 内脏外翻

46. 胎儿中枢神经系统畸形常见的有以下哪些?①脑积水;②无脑儿;③脑膨出;④脊柱裂;⑤颅脑畸形。

A. ①②

B. ①②③

C. ①②③④

D. ①②④⑤
E. ①②③④⑤

47. 葡萄胎的声像图表现，下述错误的是
A. 25%～60%伴发黄素囊肿
B. 子宫大于孕期
C. 蜂窝状声像图示特异性超声所见
D. 需与过期流产相鉴别
E. 刮宫后黄素囊肿持续存在是诊断恶性葡萄胎的依据

48. 子宫与膀胱和直肠的位置关系为
A. 膀胱前方，直肠后方
B. 膀胱后方，直肠前方
C. 膀胱上方，直肠前方
D. 膀胱下方，直肠后方
E. 膀胱后方，直肠后方

49. 绝经后妇女超声测量子宫内膜厚度正常值是
A. 子宫内膜呈线状或厚度≤4 mm
B. 子宫内膜厚度≤6 mm
C. 子宫内膜厚度≤8 mm
D. 子宫内膜厚度≤10 mm
E. 子宫内膜厚度≤12 mm

50. 经产妇子宫增大的超声诊断标准是三径相加大于
A. 15 cm
B. 16 cm
C. 17 cm
D. 18 cm
E. 20 cm

51. 根据子宫肌瘤与子宫肌壁的关系可分为以下哪些？①宫颈肌瘤；②肌壁间肌瘤；③浆膜下肌瘤；④黏膜下肌瘤。
A. ①③④
B. ②③
C. ②③④
D. ①②④
E. ①②③④

52. 关于子宫内膜癌的描述，以下错误的是
A. 是女性生殖道常见的三大恶性肿瘤之
B. 以来源于子宫内膜腺体的腺癌最常见
C. 好发于生育年龄妇女
D. 与长期雌激素刺激有关
E. 与女性子宫内膜不典型增生过长有关

53. 关于子宫肌瘤分型的描述，错误的是
A. 黏膜下肌瘤向宫腔内突出，表面由子宫内膜覆盖
B. 根据肌瘤与子宫肌壁的关系分为肌壁间、浆膜下和黏膜下肌瘤
C. 浆膜下肌瘤突出于子宫表面，仅由子宫浆膜层覆盖
D. 肌壁间肌瘤位于肌层内，占总数的40%～50%
E. 阔韧带肌瘤属于浆膜下肌瘤

54. 下列不属于卵巢子宫内膜异位症的特征性表现的是
A. 继发性、渐进性痛经
B. 声像图随月经周期而变化
C. 囊肿易发生扭转
D. 囊壁厚、欠光滑，内可见颗粒状细小回声
E. 囊肿多与周围组织紧密粘连

55. 关于胎儿双顶径的标准切面及测量，错误的是
A. 测量自近侧颅骨环外缘至远侧颅骨环内缘，与脑中线垂直的最大距离
B. 标准切面为丘脑水平横切面
C. 标准切面为侧脑室水平横切面
D. 同时显示透明隔腔、第三脑室和两侧对称的丘脑
E. 颅骨光环呈椭圆形，左右对称

56. 关于胎儿宫内生长迟缓(IUGR)的描述,错误的是
A. 匀称型IUGR较常见,且预后较严重
B. 胎儿体重低于相应胎龄正常胎儿体重的第10个百分位数即可诊断
C. 胎盘早剥、胎盘血管瘤等可导致IUGR
D. 超声检查是首选的最有效的方法
E. 母亲患有严重糖尿病、慢性高血压等是发生IUGR的高危因素

57. 关于脑积水的超声表现,错误的是
A. 侧脑室率是诊断脑积水的一个测量指标
B. 过多的脑脊液聚集在颅腔内引起脑积水
C. 脑积水包括脑室系统积水和脑室外系统积水
D. 脑室系统积水可诊断为脑积水
E. 侧脑室增宽,脉络丛呈"悬挂征",即可诊断为脑积水

58. 关于胎儿多囊肾的描述,以下正确的是
A. 多个小囊互相连通
B. 多为单侧性
C. 双肾可见多个大小不等的小囊
D. 双肾正常大小
E. 常伴有肾盂积水

59. 下列不符合胎儿脊柱裂超声表现的是
A. 横切面椎管的闭合性三角形变成开放性,呈"V"或"U"字形。
B. 脊管呈封闭的环行回声
C. 纵切面两条平行光带间距增宽
D. 脊柱下方有低回声或不均质肿块附着
E. 开放性脊柱裂皮肤延续性中断

60. 边缘性前置胎盘的声像图特点是
A. 胎盘下缘部分覆盖子宫颈内口
B. 胎盘完全将子宫颈内口覆盖
C. 胎盘下缘抵达子宫颈内口,但未覆盖宫颈内口
D. 胎盘下缘部分在子宫下段,接近宫颈内口
E. 以上都不对

61. 妊娠晚期时无痛性阴道反复出血,应考虑
A. 胎儿畸形
B. 羊水过多
C. 前置胎盘
D. 环形胎盘
E. 胎盘绒毛膜血管瘤

62. 超声检查显示胎盘边缘抬高并见血肿回声,同时伴腹痛、阴道出血,应考虑
A. 胎盘绒毛膜血管瘤
B. 边缘性前置胎盘
C. 胎盘早剥
D. 马蹄形胎盘
E. 子宫肌瘤

63. 子宫肌瘤常见的临床表现不包括
A. 月经量多
B. 可伴有不孕症
C. 慢性继发性贫血
D. 经期延长
E. 无痛性不规则阴道出血

64. 妊娠后声像图上能清楚显示胎头光环并且可以测量双顶径的时间为
A. 9周
B. 8～9周
C. 9～10周
D. 10～11周
E. 12周

65. 妊娠后声像图上可显示胎盘的时间为
A. 5周
B. 7周
C. 9周
D. 12周

E. 13 周

66. 妊娠 30～36 周双顶径平均每周增长约
A. 1.0 mm
B. 1.5 mm
C. 2.0 mm
D. 2.5 mm
E. 3.0 mm

67. 子宫直肠陷窝积液的常见原因：①黄体囊肿破裂；②排卵后；③异位妊娠破裂；④卵巢肿瘤。上述正确的是
A. ①③
B. ①②
C. ①②③
D. ①②③④
E. ①③④

68. 子宫内膜癌的临床与超声表现，下列错误的是
A. 绝经期不规则阴道出血
B. 多发在绝经前后妇女
C. 阴道排液
D. 超声可显示宫腔积液
E. 常合并卵巢囊肿

69. 已婚女子，末次月经不详，宫腔探及胚芽回声，测量头臀长 2 cm，计算孕龄是
A. 5 周
B. 6 周
C. 8.5 周
D. 10 周
E. 7.5 周

70. 早期妊娠时围绕羊膜囊的结构是
A. 羊膜
B. 绒毛膜
C. 底蜕膜
D. 胎盘
E. 卵黄囊

71. 异位妊娠破裂出血＜100 ml，积液的部位是：①子宫直肠窝；②结肠旁隐窝；③肝下间隙；④双侧髂窝。上述正确的是
A. ①
B. ①②
C. ①③④
D. ①②③④
E. ①②④

72. 卵巢转移性癌超声表现为
A. 双侧附件出现纺锤形肿块
B. 肿块内部均为低回声至无回声
C. 肿瘤后方回声增强
D. 肿块内部呈强回声
E. 双卵巢增大，轮廓清晰

73. 我国女性的恶性肿瘤占第 1、2 位的是
A. 乳腺癌、宫颈癌
B. 宫颈癌、乳腺癌
C. 宫颈癌、卵巢癌
D. 卵巢癌、乳腺癌
E. 宫体癌、乳腺癌

74. 女性，20 岁。多毛，体胖，月经稀少。肛查：子宫正常大小，双侧卵巢增大，血 LH/FSH＞3.0，诊断可能为
A. 多囊卵巢
B. 卵巢肿瘤
C. 卵巢囊肿
D. 卵巢子宫内膜异位症
E. 子宫内膜炎

二、A3/A4 型题

（75～76 题共用题干）

女性，30 岁。停经 39 天，不规则阴道出血 4 天，突发腹痛 2 h，超声检查示右侧附件区见一混合回声包块，盆腔内见液性暗区。

75. 依病史和超声检查所见可提示为

A. 黄体破裂
B. 输卵管炎性包块
C. 盆腔炎
D. 异位妊娠
E. 盆腔积液

76. 为进一步明确诊断,应该做的检查是
A. 腹腔镜
B. 盆腔 CT
C. 血或尿 HCG
D. 盆腔 MRI
E. 宫腔镜

(77～79题共用题干)

女性,27岁,孕30周。无诱因无痛性阴道出血6天,超声检查显示胎盘覆盖于子宫颈内口。

77. 该孕妇诊断应考虑为
A. 中央性或完全性前置胎盘
B. 部分性前置胎盘
C. 边缘性前置胎盘
D. 低置胎盘
E. 胎盘早期剥离

78. 该病的病因多见于
A. 妊娠期高血压
B. 原发性高血压
C. 血管疾病
D. 外伤
E. 经产妇,多次刮宫史

79. 超声检查时需要注意
A. 无须充盈膀胱
B. 适度充盈膀胱
C. 过度充盈膀胱
D. 禁止使用经阴道超声(TVUS)检查
E. 应在孕18周之前诊断

(80～83题共用题干)

女性,42岁。腹部不适、腹胀,既往无肝病史。经腹壁超声检查:肝、胆、脾及肾脏未见异常;腹腔内见一巨大液性暗区,其内呈多房状,隔膜较厚,液暗区内有细弱散在点状回声。

80. 此患者的诊断首先考虑的是
A. 大量腹水
B. 肠系膜囊肿
C. 卵巢瘤样病变
D. 子宫肌瘤囊性变
E. 卵巢囊腺瘤

81. 诊断首先应排除的疾病是
A. 卵巢瘤样病变
B. 盆腔炎性包块
C. 卵巢子宫内膜异位囊肿
D. 卵巢囊腺癌
E. 盆腔脓肿

82. 明确诊断首选的无创检查方法是
A. MRI 扫描
B. 超声检查
C. X 线检查
D. CT 检查
E. 正电子发射体层摄影(PET)扫描

83. 患者在手术过程中曾发生囊液流入腹腔内现象术后2年复查超声检查发现:腹腔内布满大小不等液性暗区,呈多房状,首先考虑为
A. 黏液性囊腺瘤恶变
B. 肠系膜囊肿
C. 腹腔内包裹性积液
D. 腹膜炎
E. 腹膜黏液性囊腺瘤

第十五章

心 脏 超 声

一、A1/A2 型题

1. 成人心输出量的正常值范围为
   A. 3～4 L/min
   B. 3.5～8 L/min
   C. 4～6 L/min
   D. 5 L/min
   E. 6～9 L/min

2. 关于风心病二尖瓣狭窄 M 型超声心动图特征的描述，正确的是
   A. 二尖瓣前叶 CD 段向后移位，呈“吊床样”改变
   B. 二尖瓣前后叶呈双峰镜像
   C. 二尖瓣前叶 *EF* 斜率减慢，呈“城垛样”改变，二尖瓣前后叶呈镜像运动
   D. 二尖瓣前叶 *EF* 斜率减慢，呈“城垛样”改变，二尖瓣前后叶呈同向运动
   E. 以上均不对

3. 下列关于二尖瓣狭窄的二维超声心动图描述，错误的是
   A. 瓣膜活动幅度减小，瓣口变小
   B. 二尖瓣前后叶回声增强、增厚
   C. 二尖瓣前叶于收缩期呈气球样向左心室流出道突出
   D. 当病变严重时，瓣膜也可增厚、纤维化、钙化，呈不规则的团块或条索状
   E. 瓣膜交界处粘连、融合，瓣膜变形

4. 二尖瓣血流跨瓣压差的变化与瓣口面积及通过瓣口的血流量密切相关，可反映
   A. 左心室收缩功能
   B. 左心室舒张功能
   C. 左心室心肌顺应性
   D. 瓣口狭窄程度
   E. 瓣口关闭不全的程度

5. 原发性二尖瓣脱垂的病理基础主要是
   A. 对瓣膜收缩活动起支持作用的腱索伸长、萎缩、坏死、断裂
   B. 瓣膜冗长或过度丰满
   C. 瓣膜与其附属结构之间的不平衡，致使二尖瓣活动失去约束
   D. 瓣膜的黏液样变性
   E. 右心室舒张期负荷过重，引起室间隔变形，从而使后乳头肌发生移位

6. 引起二尖瓣舒张期震颤波的原因常见于
   A. 冠心病
   B. 扩张型心肌病
   C. 肥厚型心肌病
   D. 主动脉瓣关闭不全
   E. 二尖瓣狭窄

7. 与右心室双出口超声表现不符合的是

A. 主动脉骑跨80%
B. 室间隔缺损
C. 左心室明显扩大
D. 右心室肥大
E. 主动脉与肺动脉走向平行

8. 关于肺动脉栓塞的叙述,以下错误的是
A. 肺动脉栓塞时,肺动脉发生痉挛,可加重阻塞的程度
B. 肺动脉栓子往往来自下肢静脉血栓
C. 肺动脉栓塞的病理生理改变因人而异
D. 肺动脉栓子均为血性栓子
E. 肺动脉栓塞后,肺循环阻力增加,肺动脉压升高

9. 下列对镜面右位心的二维超声检查的叙述错误的是
A. 心尖位于胸腔右侧
B. 心室位置互换,左心室在右,右心室在左侧
C. 肺动脉与右心室连接
D. 主动脉与右心室连接
E. 心房位置互换,左心房在右,右心房在左侧

10. 心输出量与心搏出量的正确关系是
A. 心搏出量和心输出量都与心率无关
B. 心搏出量在数值上大于心输出量
C. 心搏量不变时,心输出量随心率的增加而增加
D. 心率不变时,心搏出量增大反而使心输出量减小
E. 心搏出量在数值上与心输出量相等

11. 肺动脉瓣血流的多普勒频谱的特点是
A. 收缩期为正向,舒张期为负向,尖峰形状
B. 收缩期出现,负向,单峰
C. 持续全收缩期,负向,正弦波形状
D. 舒张期出现,双峰形状,正向
E. 收缩期正向,双峰,舒张期负向,波峰圆钝

12. 关于左向右分流的主动脉窦瘤破裂(流向右心室流出道)的彩色多普勒血流显像描述,正确的是
A. 显示有血流信号从窦瘤流向冠状动脉
B. 显示有血流信号从窦瘤流向肺动脉
C. 显示有血流信号从右心室流向窦瘤
D. 显示舒张期、收缩期均有从窦瘤流向右心室流出道的信号
E. 显示收缩期有血流信号从窦瘤到右心室,舒张期有血流信号从右心室流向窦瘤

13. 在单发右位心(右旋心)的二维超声检查中,下列符合其所见的是
A. 心房、心室位置正常,心尖在右胸腔
B. 心房、心室位置正常,心尖朝右
C. 主动脉瓣位于肺动脉瓣的右前方
D. 心房反位,心室右袢(正常位置),心尖朝右
E. 心房正位,心室左袢(反位),心尖朝右

14. 左心血液的主要循环途径是
A. 血液从腔静脉到右心房再到右心室
B. 血液从外周动脉再到毛细血管、再经外周静脉回腔静脉
C. 血液从肺动脉到肺静脉
D. 血流从左心室到主动脉再到外周动脉、毛细血管网、静脉系统,最后经腔静脉回右心房
E. 血液从右心房到左心房再到主动脉

15. 左、右心室壁的心肌厚度的区别是
A. 左右心室壁心肌厚度一致
B. 左心室心肌厚度小于右心室心肌厚度
C. 右心室心肌厚度为左心室的2倍
D. 右心室心肌厚3~5 mm,左心室心肌厚7~9 mm

E. 左心室心肌厚度约为右心室的 3 倍

16. 关于主动脉与肺动脉的描述，下列叙述正确的是

A. 肺动脉起自右心室，发出后分为左、右肺动脉

B. 肺动脉起自左心室，发出后分为左、右肺动脉进入肺脏

C. 主动脉起自左心室，由升主动脉、主动脉弓、胸主动脉和腹主动脉组成

D. 主动脉起自左心室，发出左、右动脉

E. A+C

17. 肺静脉的脉冲多普勒频谱中，出现负向波(AR 波)的时期是

A. 心房的收缩期

B. 心房的舒张期

C. 心室的快速射血期

D. 心室的等容舒张期

E. 心室的快速舒张期

18. 有时在探测二尖瓣口或左心室流出道血流频谱时，会出现两种时相不同、方向相反的血流信号，使频谱变形，原因是

A. 主动脉瓣有反流

B. 二尖瓣有反流

C. 由于取样容积位置不当，随心脏舒缩，同一取样位置在舒张期为二尖瓣口的血流，而收缩期成为左心室流出道的血流所致

D. 探测部位有双期逆向血流

E. 局部有异常血管瘘

19. 二尖瓣轻度狭窄时，二尖瓣口面积为

A. $<1.0\ cm^2$

B. $1.0\sim1.5\ cm^2$

C. $1.5\sim2.0\ cm^2$

D. $2.0\sim2.5\ cm^2$

E. $>2.5\ cm^2$

20. 引起急性重症二尖瓣关闭不全的原因最常见的是

A. 风湿性心瓣膜病

B. 腱索断裂

C. 乳头肌功能不全

D. 感染性心内膜炎

E. 心肌梗死

21. 超声检查显示主动脉瓣反流频谱的最佳切面是

A. 胸骨旁左心室长轴切面

B. 胸骨旁或心尖五腔心切面

C. 胸骨旁大动脉短轴切面

D. 心尖四腔心切面

E. 胸骨旁四腔心切面

22. 关于肥厚型梗阻性心肌病的超声心动图表现，以下错误的是

A. 二尖瓣前叶收缩期向前运动

B. 主动脉瓣收缩中期部分关闭

C. 左心室流出道狭窄

D. 常见三尖瓣反流

E. 室间隔明显增厚

23. 有关高血压性心脏病的描述，以下错误的是

A. 为原发性和继发性两种

B. 各种肾脏病变可引起

C. 病程较长的患者可出现左心室肥厚

D. 左心房可轻度增大

E. 与遗传无关

24. 主动脉弓的正常解剖分支是

A. 3 支，分别为头臂干、右颈总动脉和右锁骨下动脉

B. 3 支，分别为头臂干、左颈总动脉和左锁骨下动脉

C. 3 支，分别为右锁骨下动脉、右颈总动脉和无名动脉

D. 4 支，分别为右颈总动脉、右锁骨下动

脉、左颈总动脉和左锁骨下动脉

E. 4支,分别为右颈内动脉、右颈外动脉、左颈内动脉和左颈外动脉

25. 左心室的解剖结构及其与邻近结构的关系错误的是

A. 左心室流入道

B. 左心室流出道

C. 与左心耳连接

D. 左心房室口、通过房室口与左心房相连

E. 动脉口

26. 可清楚观察主动脉三个瓣叶回声的切面是

A. 左心室长轴切面图

B. 心尖四腔心切面图

C. 主动脉弓长轴切面图

D. 心尖五腔心切面图

E. 大动脉短轴切面图

27. 二维超声检测左心室时,判断有无冠心病主要依据的是

A. 左心室形状改变

B. 节段性室壁运动异常

C. 左心室壁收缩期增厚率增大

D. 左心室壁收缩运动幅度增高

E. 左心室壁回声增强,厚径增加

28. 下列单心室的超声特点,错误的是

A. 左心室型单心室

B. 右心室型单心室

C. 未定心室型单心室

D. 大动脉位置无异常

E. 多切面探查心室腔内未见室间隔组织

29. 诊断左心室血栓,应该至少在多少个切面观察到才能确诊?

A. 1个

B. 2个

C. 3个

D. 4个

E. 5个

30. 室间隔缺损常见的经胸超声心动图彩色多普勒表现是

A. 收缩期和舒张期右心室流出道内较明亮五彩镶嵌色血流束

B. 舒张早期心室内较明亮五彩镶嵌色血流束

C. 舒张期心室水平较明亮五彩镶嵌色血流束

D. 收缩期心室和心房下部较明亮五彩镶嵌过隔血流束

E. 收缩期心室水平五彩镶嵌色高速穿隔血流信号

31. 下列超声心动图表现符合三尖瓣下移畸形的是

A. 三尖瓣前叶附着点向右心室明显移位

B. 三尖瓣隔叶和后叶附着点向右心室明显移位

C. 三尖瓣隔叶呈篷帆样改变

D. 肺动脉扩张

E. 左心房明显扩大

32. M型超声二尖瓣波群E峰间隔距离(EPSS)代表

A. 二尖瓣E峰最高点至室间隔的距离

B. E-A峰间距

C. E峰峰值

D. E峰峰值压差

E. 二尖瓣开口前后径

33. 法洛四联症的病理改变不包括

A. 肺动脉瓣环狭窄

B. 肺动脉主干狭窄

C. 漏斗部狭窄

D. 三尖瓣狭窄

E. 周围肺动脉狭窄

34. 以下对肺动脉高压的肺血流频谱的叙述错

误的是
A. ACT(加速时间)缩短
B. ACT/RPEP(右心室射血前期时间)比值增大
C. RPEP 延长
D. RVET(射血时间)缩短
E. ACT/RVET 比值变小

35. 以下不符合超声心动图诊断共同动脉干的是
A. 室间隔回声中断
B. 大动脉干内径宽,其前壁与室间隔连续性中断
C. 右心扩大
D. 一组半月瓣
E. 狭窄的肺动脉起源于右心室

36. 肺动脉闭锁合并室间隔缺损时,其中肺动脉闭锁中不包括
A. 肺动脉瓣闭锁
B. 周围肺小动脉闭锁
C. 主肺动脉及其分叉闭锁
D. 主肺动脉闭锁
E. 主肺动脉和左右肺动脉分支闭锁

37. 出生后没有明显发绀的先天性心脏病是
A. 法洛四联症
B. 永存动脉干
C. 肺动脉闭锁
D. 完全型大血管转位
E. 室间隔缺损

38. 室间隔巨大缺损合并肺动脉高压,超声上不可能出现的征象是
A. 心室水平左至右分流速度明显增加
B. 右心室壁出现肥厚
C. 肺动脉瓣反流压差可大于 25 mmHg
D. 三尖瓣反流压差可大于 40 mmHg
E. 右心声学造影时左心室显影

39. 主动脉骑跨见于
A. 房间隔缺损
B. 三尖瓣下移畸形
C. 法洛四联症
D. 法洛三联症
E. 冠心病

40. 以下超声表现与慢性肺栓塞无关的是
A. 下腔静脉腔内可见实质性回声充填
B. 室间隔与左心室后壁呈同向运动
C. 二尖瓣环扩大,三尖瓣关闭时见明显缝隙
D. 肺动脉主干腔内彩色血流信号暗淡
E. 右心室腔扩大,肌窦异常丰富,局都变薄

41. 有关心内膜弹力纤维增生症的叙述,以下不正确的是
A. 心内膜出现弥漫性胶原和弹力纤维组织增生
B. 心内膜增厚僵硬
C. 心脏增大
D. 心力衰竭
E. 二、三尖瓣口未探及反流

42. 单纯室间隔缺损一般不可能造成
A. 心房水平左向右分流
B. 左心室扩张
C. 主肺动脉扩张
D. 心室水平左向右分流
E. 室间隔回声失落

43. 关于肺静脉畸形引流超声特征,以下错误的是
A. 分为完全型和部分型
B. 右心房、右心室增大
C. 左心房后方可见共同静脉干
D. 心内型冠状静脉窦扩张
E. 心上型可见增粗的下腔静脉或门静脉

44. 肺动脉瓣狭窄时,超声检查显示以下最具诊断价值的是
A. 肺动脉瓣口短轴测量瓣口面积
B. 瓣膜上肺动脉扩张
C. 肺动脉瓣增厚,开放似受限
D. 多普勒频谱显示肺动脉瓣上血流速度大于2.5 m/s
E. 右心室向心性肥厚

45. 干下型室间隔缺损在以下哪两个切面显示最清楚?
A. 主动脉短轴+剑突下肺动脉长轴
B. 左心室长轴+心尖五腔心
C. 剑突下四腔心+左心室两腔心
D. 胸骨上窝主动脉弓长轴+胸骨旁左心室短轴
E. 右心室流入道切面+心尖四腔心

46. 以下对肥厚型心肌病的超声描述错误的是
A. 梗阻者的左心室流出道内径<20 mm
B. 室间隔与左心室后壁厚径比值>1.5
C. 左心室后壁与室间隔厚径比值>1.5
D. 梗阻者出现收缩前运动(SAM)现象
E. 室间隔增厚明显,厚度常>15 mm

47. 关于肺动脉高压的描述,以下错误的是
A. 右心室压力负荷增高
B. 肺动脉收缩压增高
C. 肺动脉舒张压增高
D. 肺动脉射血速度增高
E. 肺动脉干及其分支增宽

48. 有关高血压性心脏病的超声表现,以下错误的是
A. 左心房可轻度增大
B. 各种肾脏病变可引起
C. 病程较长的患者可出现左心室肥厚
D. 右心房明显增大
E. 室间隔与左心室后壁可增厚

49. 关于肠套叠的超声表现以下不正确的是
A. 短轴图像上可见多环同心圆征象
B. 套叠的肠壁全周性增厚
C. 远端肠管扩张
D. 套入的肠系膜血管血流异常
E. 套叠的肠壁均匀性增厚

50. 室间隔缺损干下型在二维超声显像检查时的表现为
A. 心尖五心腔观,显示室缺在三尖瓣隔瓣下方
B. 左心室长轴观,显示室间隔缺损位于主动脉瓣下
C. 显示主动脉骑跨
D. 肺动脉内径变窄
E. 胸骨左缘右心室流出道长轴切面上,显示室缺位于肺动脉瓣下

51. 试述影响左心房压的直接因素
A. 主动脉压的大小
B. 主动脉瓣口有无关闭不全
C. 肺动脉压的大小
D. 肺静脉对左心房的充盈及二尖瓣有无狭窄
E. 三尖瓣有无狭窄

52. 主动脉瓣提前关闭现象常见于
A. 二尖瓣狭窄
B. 主动脉瓣狭窄
C. 主动脉瓣关闭不全
D. 肥厚型梗阻性心肌病
E. 扩张型心肌病

53. 关于心脏的位置,以下描述正确的是
A. 2/3位于身体中线的右侧,1/3位于左侧
B. 2/3位于身体中线的左侧,1/3位于右侧
C. 全部位于身体中线的左侧
D. 全部位于身体中线的右侧
E. 位于胸腔中纵隔中央

54. 收缩期左心室射血分数(EF%)的计算公式是
A. EF%=SV/EDV×100%
B. EF%=SV/ESV×100%
C. EF%=CO/EDV×100%
D. EF%=CI/EDV×100%
E. EF%=CO/ESV×100%

55. 关于心底的描述,以下正确的是
A. 朝向右后上方,由大部分左心房及小部分右心房组成
B. 由左、右心房和肺动脉及主动脉组成
C. 心底部与大动脉相连,位置活动度大
D. 由左心房、左心室组成
E. 由左、右心室组成

56. 心脏的运动方式有
A. 收缩与舒张运动
B. 收缩与舒张运动,心脏在胸腔内的移动
C. 收缩与舒张运动,心脏在胸腔内的移动,心脏沿长轴的旋转运动
D. 心脏在胸腔内的移动及沿长轴的旋转运动
E. 收缩与舒张运动及沿长轴的旋转运动

57. 下列描述心肌的供血正确的是
A. 室间隔前2/3的供血由右冠状动脉供应
B. 左心室下壁的供血由前降支供应
C. 右心的供血主要由左缘支供应
D. 心肌的供血由胸廓内动脉供应
E. 心肌的供血由左、右冠状动脉供应

58. 胸骨旁左心室长轴切面显示的心脏内部结构中,下列错误的是
A. 左心室腔
B. 右心室
C. 主动脉根部
D. 三尖瓣隔瓣结构
E. 二尖瓣结构

59. 快速舒张期在血流动力学上的意义是
A. 血液快速从左心室射到主动脉
B. 血液从主动脉反流至左心室流出道
C. 血液在此期快速、大量从左心房充盈到左心室
D. 血液从右心房缓慢充盈到右心室
E. 血液从左心房缓慢地充盈到左心室

60. 在风湿性心脏病中,下列最易受累的瓣膜是
A. 三尖瓣
B. 二尖瓣
C. 主动脉瓣
D. 肺动脉瓣
E. 下腔静脉瓣

61. 观察左心耳内血栓的超声心动图切面,下列最佳的是
A. 胸骨旁左心室长轴切面
B. 心尖四腔心切面
C. 左心二腔心切面
D. 剑突下四腔心切面
E. 经食管超声主动脉短轴切面图像左心耳处

62. 彩色多普勒血流显像诊断二尖瓣狭窄,下列为主要的依据的是
A. 从左心房向左心室的舒张期射流及瓣口左心室侧的血流会聚区
B. 左心房扩大
C. 右心室扩大
D. 二尖瓣膜呈不规则的团块或条索状
E. 二尖瓣增厚、回声增强

63. 关于主动脉弓离断,不正确的为
A. 伴有动脉导管未闭
B. 不伴有室间隔缺损
C. A型：离断部位位于左锁骨下动脉起始部远端
D. B型：离断部位位于左锁骨下动脉与左

颈总动脉起始部之间

E. C型:离断部位位于无名动脉与左颈总动脉之间

64. 男性,19岁。心慌,气短,眩晕,晕厥,伴有心绞痛。听诊在其胸骨左缘3~4肋间闻及较粗糙的喷射性收缩期杂音。超声心动图示:左房稍大,室间隔膜部厚度为28.8 mm,突向左室流出道,致其狭窄,宽约9.5 mm,其内收缩期为花彩血流,流速为4.7 m/s,压差约为55 mmHg。二尖瓣轻度反流。其超声诊断应为

A. 侧壁肥厚型心肌病
B. 高血压性心脏病
C. 肥厚型心肌病(梗阻性)
D. 肥厚型心肌病(非梗阻性)
E. 心尖肥厚型心肌病

65. 男性,28岁。乏力,气急,水肿等充血性心力衰竭症状,超声心动图诊断为扩张型心肌病。其超声表现不包括

A. 全心腔扩大
B. 室壁运动弥漫性减弱
C. 大心腔,小瓣口
D. 主动脉瓣提前关闭
E. 二尖瓣EPSS增大

66. 心包积液患者,超声见暗区内有细丝状、水草状回声漂浮于积液之中或附着于心包壁上,可能为

A. 原发性或转移性心包肿瘤
B. 低蛋白血症
C. 结核性心包炎
D. 心包积血
E. 非特异性心包炎

67. 女性,24岁。呼吸困难,乏力,上腹部疼痛。体征有肝大,胸腔积液、腹水,颈静脉怒张。听诊有心音低钝,胸骨左缘3、4肋间可闻及心包叩击音。超声心动图诊断为缩窄性心包炎,其表现不包括

A. 心包增厚粘连
B. 心包钙化
C. 左室舒张受限
D. 常伴大量心包积液
E. 下腔静脉增宽

68. 女性,12岁。心悸,气短,超声心动图诊断为左房黏液瘤。其超声特点不包括

A. 肿块可发生变形
B. 肿块活动度大
C. 肿块有蒂
D. 肿块根部小
E. 肿块无蒂

69. 女性,65岁。活动后疲劳、气短;听诊可于心尖部闻及全收缩期吹风样杂音。彩色多普勒检查显示收缩期左房内以蓝色为主的花彩血流,面积18.6 cm^2。超声诊断为

A. 二尖瓣反流,轻度
B. 二尖瓣反流,中度
C. 二尖瓣反流,重度
D. 三尖瓣反流,轻度
E. 三尖瓣反流,中-重度

70. 男性,16岁。以呼吸困难和乏力就诊。体征有颈静脉怒张,肝大,腹水,下肢水肿。听诊无杂音。超声检查示双房明显扩大,心包增厚,回声增强,有钙化点,下腔静脉增宽。最可能的诊断是

A. 冠心病心衰
B. 缩窄性心包炎
C. 扩张型心肌病
D. 限制型心肌病
E. 肥厚型心肌病

71. 女性,39岁。以气急、乏力、活动后晕厥就诊、超声诊断为肥厚型梗阻性心肌病。超声所见不包括

A. 室间隔与左室后壁非对称性肥厚,两者

比值>1.3～1.5
B. 增厚的室间隔心肌回声增强，呈“毛玻璃”样改变
C. SAM 征阳性
D. 左室流出道狭窄，内径<20 mm
E. EPSS 增大

72. 女性，45 岁。体检时于心尖区听诊，可闻及第一心音亢进及舒张期附加音。超声检查显示左房内可探及一椭圆形略高回声团，舒张期摆向二尖瓣口，收缩期回到左心房，并可于二尖瓣口录及舒张期的射流频谱，流速 2.1 m/s。可能的诊断为
A. 二尖瓣狭窄
B. 二尖瓣关闭不全
C. 左房血栓
D. 左房黏液瘤
E. 二尖瓣脱垂

73. 男性，47 岁。心悸，乏力，心绞痛。若要通过测量二尖瓣环运动速度，定量评价其左心功能，应采取
A. 超声造影
B. 彩色多普勒超声
C. 多普勒组织成像
D. 二次谐波技术
E. 聚焦技术

74. 下列最常发生位置变异的是
A. 脾静脉
B. 门静脉主干
C. 肝动脉
D. 肠系膜上动脉
E. 下腔静脉

二、A3/A4 型题

(75～76 题共用题干)

男性，49 岁。因呼吸困难入院。二维超声心动图检查：左心房 36 mm、左心室舒张末 60 mm、收缩末 52 mm，左心室射血分数 46%，各瓣膜回声大致正常，二尖瓣前叶见舒张期震颤。

75. 此患者可能的超声诊断是
A. 扩张型心肌病
B. 二尖瓣狭窄
C. 冠心病心肌梗死
D. 主动脉瓣关闭不全
E. 感染性心内膜炎

76. 下列检查，最有价值的是
A. 胸部 X 线摄片
B. 心脏听诊和血压测量
C. 血常规和生化检查
D. 心电图
E. 中心静脉压测量

(77～78 题共用题干)

某患者，无自觉症状，体检时，听诊可闻及心尖部收缩中晚期喀喇音，超声检查提示二尖瓣后叶脱垂。

77. 该病的 M 型超声特点有
A. 二尖瓣前叶收缩中晚期 CD 段向后移位，呈“吊床样”改变
B. 二尖瓣前叶 EF 斜率减慢，呈“城墙样”改变
C. 二尖瓣前后叶同向运动
D. 二尖瓣后叶收缩期 CD 段向后移位呈“吊床征”
E. SAM 现象

78. 彩色多普勒血流显像表现为
A. 左房内收缩期见源于二尖瓣口的蓝色花彩血流，沿二尖瓣前叶走行
B. 左房内收缩期见源于二尖瓣口的红色为主的花彩血流
C. 左房内舒张期见源于二尖瓣口的蓝色花彩血流，沿二尖瓣后叶走行

D. 左房内舒张期见源于二尖瓣口的蓝色为主的花彩血流
E. 左房内舒张期见源于二尖瓣口的蓝色为主花彩血流,沿二尖瓣前叶走行

(79～81题共用题干)

男性,34岁。呼吸困难,下肢水肿,心电图示T波异常,X线示心影增大和肺瘀血,超声检查提示全心扩大,左心室呈“球形”扩大,左室射血分数为35%。

79. 最可能的诊断是
A. 冠心病心力衰竭
B. 扩张型心肌病
C. 酒精性心肌病
D. 肥厚型心肌病
E. 限制型心肌病

80. 超声表现不包括
A. “大心腔,小开口”
B. 室壁运动弥漫性减弱
C. 各瓣口可见血流反流显像
D. M型超声示二尖瓣呈“钻石样”改变
E. EPSS减小

81. 在超声检查中,还需仔细探查
A. 左房血栓
B. 左室血栓
C. 左心耳血栓
D. 右房血栓
E. 右室血栓

第十六章

血 管 超 声

一、A1/A2 型题

1. 与颈动脉夹层动脉瘤病因和声像图无关的是

A. 动脉内膜分离，收缩期摆向假腔

B. 先天因素与中层囊性变是最常见原因

C. 假腔内常有血栓显示

D. 真假腔内血流方向不一致

E. 假腔显示杂色血流信号

2. 正确描述椎动脉闭塞性疾病的是

A. 管壁厚，内膜毛糙伴斑块形成

B. 变窄或闭塞多是在起始部

C. 流速变细，彩色紊乱

D. 频谱峰值突快，频带增宽

E. 以上都是

3. 不属于上肢深静脉的是

A. 腋静脉

B. 肱静脉

C. 肘正中静脉

D. 尺静脉

E. 桡静脉

4. 有关下肢静脉描述，以下不正确的是

A. 大隐静脉为全身最长的静脉

B. 浅静脉多与同名动脉伴行

C. 小隐静脉经外踝后方上行

D. 深静脉走行于深筋膜深面

E. 小腿深静脉均以两条静脉与同名的一条动脉伴行

5. 误判下肢静脉瓣功能不全程度的是

A. Ⅰ级反流时间 0.5～0.8 s

B. Ⅱ级反流时间 2～3 s

C. Ⅲ级反流时间 4～6 s

D. Ⅰ级反流时间 1～2 s

E. Ⅳ级反流时间 6 s 以上

6. 下列正常肢体静脉的多普勒超声表现错误的是

A. 中等大小以上的静脉，无论在休息和活动状态都有血流信号

B. 静脉血流速度随呼吸运动而加快或减慢

C. Valsalva 反应阳性

D. 人工挤压远端肢体后血流信号减弱

E. 呈单向回心血流

7. 下列下肢静脉不与同名动脉伴行的是

A. 大隐静脉

B. 髂静脉

C. 股静脉

D. 胫前静脉

E. 胫后静脉

8. 下列疾病是二维与能量多普勒超声检查颅内病变的最佳适应证的是

A. 脑梗死

B. 脑膜瘤

C. 脑动脉瘤

D. 脑动静脉畸形

E. 脑结核

9. 心血管和外周血管造影,现代造影剂给入体内的方法是

A. 经胃肠灌注

B. 肌内注射

C. 皮内注射

D. 静脉注射

E. 口服

10. 如下图所示,该频谱波形的频谱特点符合

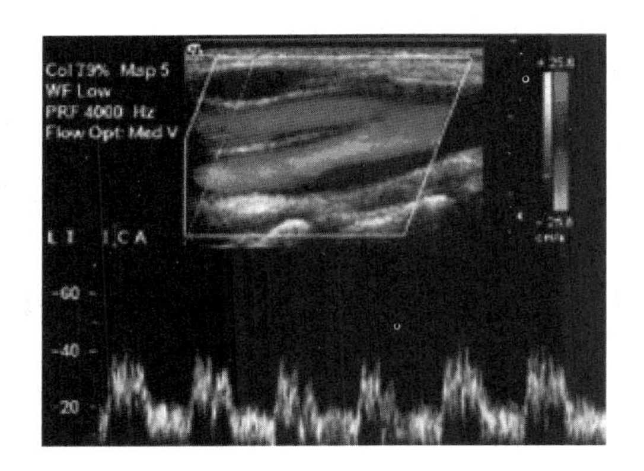

A. 颈外动脉

B. 颈内动脉

C. 颈总动脉远心段

D. 颈内静脉

E. 椎动脉起始段

11. 正常下肢动脉的血流频谱形态特点是

A. 三峰递减宽频型血流频谱

B. 低阻力型血流频谱

C. 高阻力型血流频谱

D. 三相血流频谱

E. 舒张期三峰、收缩期双峰血流频谱

12. 对肾动脉狭窄的描述,不正确的是

A. 高血压可伴腰背部疼痛

B. 肾动脉内检测到高速低阻的血流信号

C. 腹背部听到血管杂音

D. 肾动脉狭窄侧肾体积可缩小

E. 狭窄后肾内动脉血流加速时间延长,加速度减小

13. 脂肪肝的常见原因,下列正确的是:①营养性原因,肥胖或营养缺乏;②代谢性原因,糖尿病、肝糖原累积、高脂血症;③药物原因,乙醇、皮质类固醇及细胞毒等药物;④特发性,原因不明。

A. ①③

B. ①②

C. ①②③

D. ①②③④

E. ①②④

14. 肝方叶(肝左内叶)与尾状叶的分界标志为

A. 肝静脉韧带

B. 门静脉左支矢状部

C. 门静脉左支横部

D. 肝左静脉

E. 肝圆韧带

15. 下列器官不位于腹膜后间隙内的是

A. 胰腺

B. 双侧肾上腺

C. 双侧肾

D. 双侧输尿管

E. 脾

16. 横跨下腔静脉并在肝门处进入肝脏的结构是

A. 肝静脉

B. 胆总管

C. 肝固有动脉

D. 门静脉主干

E. 胆囊管

17. 在主动脉弓长轴切面上，不能显示的血管是
A. 头臂干动脉
B. 左锁骨下动脉
C. 左颈总动脉
D. 右肺动脉
E. 左肺动脉

18. 下腔静脉内径塌陷多在
A. 浅呼吸时
B. 运动时
C. 吸气时
D. 呼气时
E. Valsalva 动作时

19. 关于椎动脉的描述，错误的是
A. 椎动脉由双侧颈总动脉发出
B. 椎动脉进入椎动脉孔沿椎动脉沟入颅
C. 双侧锁骨下动脉到第 6 颈椎处发出椎动脉
D. 两侧椎动脉在脑桥下端合并为基底动脉
E. 合并为基底动脉后到脑桥、中脑交界处又分为左、右大脑后动脉

20. 二维超声检查颅脑常用声窗，下列不正确的是
A. 顶窗
B. 颞窗
C. 枕窗
D. 眼窗
E. 额窗

21. 超声检查颈部血管的体位，不正确是
A. 仰卧位肩部垫高
B. 暴露颈部
C. 头偏向患侧
D. 探头选用 5～10 MHz
E. 自锁骨上窝水平至颈部最高点

22. 上肢深静脉，下列应除外的是
A. 腋静脉
B. 肱静脉
C. 前臂正中静脉
D. 尺静脉
E. 桡静脉

23. 超声区别急性与慢性血栓的主要依据是
A. 血栓形成的形态
B. 血栓再通血流信号增多的程度
C. 血栓局部不能压瘪
D. 血流信号消失或减少
E. 血栓回声强弱和管腔有无扩张

24. 下列静脉汇合构成门静脉的是
A. 肠系膜上静脉和肠系膜下静脉
B. 肠系膜上静脉和脾静脉
C. 肠系膜上静脉和胃短静脉
D. 脾静脉和肠系膜下静脉
E. 脾静脉和肝静脉

25. 通过肝静脉进行肝脏分叶，下列错误的是
A. 肝右静脉行走于右叶间裂内，为肝右前叶与右后叶的分界标志
B. 肝中静脉行走于正中裂的后半部和尾状叶内，是肝右前叶与左内叶的分界标志，也是右半肝与左半肝的分界标志
C. 肝左静脉远端与门静脉左支矢状段行走于左叶间裂内，是肝左外叶与左内叶的分界标志
D. 肝左静脉主干位于左段间裂内，为左外叶上段和左外叶下段的分界标志
E. 肝右叶段间裂无静脉可作为分界标志

26. 彩色多普勒的取样框调节过大，会出现的现象是
A. 使帧频增高
B. 降低血流成像的敏感性
C. 使血流方向不易判断
D. 使血流速度提高

E. 增加血流成像的敏感性

27. 主动脉窦瘤破裂最常见的是
A. 右冠状动脉窦瘤破入右心室和无冠状动脉窦瘤破入右心房
B. 无冠状动脉窦瘤破入左心房和右冠状动脉窦瘤破入右心室
C. 无冠状动脉窦瘤破入右心室和左冠状动脉窦瘤破入左心房
D. 右、无冠状动脉窦瘤均易破入右心房
E. 左冠状动脉窦瘤破入左心房

28. 体循环、肺循环在血流动力学上不存在障碍的心脏畸形是
A. 完全型大动脉转位
B. 矫正型大动脉转位
C. 不完全型大动脉转位
D. 肺静脉畸形引流
E. 冠状动脉瘘

29. 子宫动脉起自于
A. 左侧起自左肾动脉,右侧起自腹主动脉
B. 腹主动脉下段
C. 髂内动脉
D. 髂外动脉
E. 髂总动脉

30. 颅底动脉环的构成,正确的是
A. 由颈内动脉和大脑前后动脉组成
B. 由大脑前、后动脉和前后交通动脉构成
C. 由颈内外动脉和椎动脉构成
D. 由大脑前后动脉、前后交通动脉和颈内动脉构成
E. 由大脑前后动脉构成

31. 关于颈内动脉、颈外动脉和椎动脉的描述,不正确的是
A. 颈内动脉在颈外动脉后外方
B. 颈外动脉在颈内动脉的前方
C. 颈内动脉在颅外段无分支
D. 颈外动脉在颈部有分支
E. 椎动脉超声显示为连续完整的管状无回声

32. 下肢浅静脉血液回流入心脏的主要途径是
A. 通过大隐静脉
B. 浅静脉可直接回流入心脏
C. 通过小隐静脉
D. 通过穿静脉
E. 静脉瓣的功能正常

33. 下图为胰周围组织声像图,在腹主动脉前方显示的横行血管为

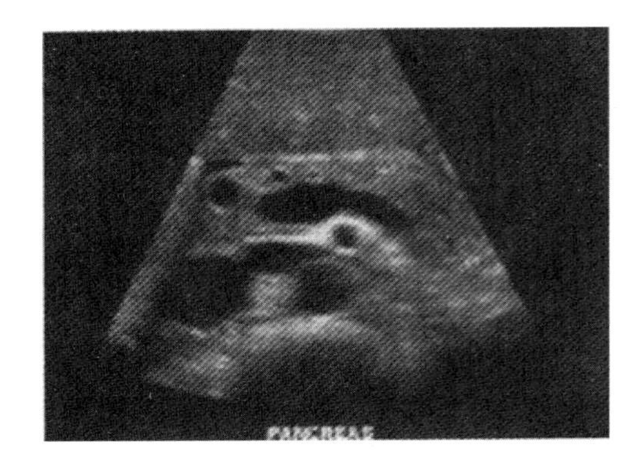

A. 肠系膜上动脉
B. 腹腔动脉
C. 左肾静脉
D. 肠系膜上静脉
E. 脾静脉

34. 正常左肾静脉走行位置是
A. 走行在腹主动脉后方
B. 腹主动脉与肠系膜上静脉之间
C. 腹主动脉与肠系膜上动脉之间
D. 走行在门静脉后方并伴行
E. 走行在腹主动脉左后方

35. 超声评价子宫-胎盘循环最常检测的血管是
A. 胎儿主动脉
B. 胎儿肾动脉

C. 母体子宫动脉
D. 脐带内脐动脉
E. 脐带内脐静脉

36. 十二指肠水平段的位置在
A. 肠系膜上动脉前上方
B. 肠系膜上动脉前下方
C. 肠系膜上动脉后方
D. 下腔静脉后方
E. 腹腔动脉后方

37. 颈动脉狭窄程度的确定，下列无关的是
A. 形态学指标
B. 管腔内径减小的程度
C. 粥样硬化斑块的回声强弱
D. 血流动力学指标
E. 血流速度改变

38. 关于脑动脉血管的叙述，下列不正确的是
A. 颈内动脉供应大脑额叶和侧叶区，椎-基底动脉供应颞叶和枕叶区
B. 脑的动脉血供来源于双侧颈内动脉和椎-基底动脉
C. 小脑前下动脉和小脑上动脉来源于基底动脉
D. 颈内动脉分出大脑前、中动脉及前、后交通动脉
E. 椎-基底动脉分出大脑后动脉

39. 颅底动脉环(Willis 环)组成的血管包括
A. 双侧大脑前后动脉近侧段、前后交通动脉、颈内动脉终末段
B. 双侧大脑前后动脉、前后交通动脉、椎-基底动脉
C. 双侧大脑前后动脉、颈内动脉颅内段、椎-基底动脉
D. 双侧大脑前后动脉、大脑中动脉、椎-基底动脉
E. 双侧大脑前动脉近侧段、前后交通动脉、大脑中动脉

40. 用连续多普勒血流频谱判断主动脉瓣轻度狭窄，其峰值速度应该为
A. 2.5 m/s>V>1.5 m/s
B. 3.0 m/s>V>1.0 m/s
C. 3.5 m/s>V>2.0 m/s
D. 4.0 m/s>V>2.0 m/s
E. 4.5 m/s>V>3.0 m/s

41. 肺动脉栓塞，血栓栓子绝大多数来源于
A. 下肢浅静脉
B. 下肢小动脉
C. 下肢深静脉
D. 肺动脉原位血栓形成
E. 上肢深静脉

42. M 型超声心动图二尖瓣前叶曲线 DE 段为
A. 一缓慢上升平段
B. 一急速上升的直线
C. 二尖瓣前叶向后运动所致
D. 由于心房收缩所致
E. 二尖瓣关闭随左心室后壁收缩而一起向前运动所致

43. 在腮腺内穿过的神经是
A. 颈神经
B. 喉返神经
C. 面神经
D. 听神经
E. 舌咽神经

44. 超声检查髂静脉选用探头频率应在
A. 2.0 MHz
B. 2.5 MHz
C. 5.0 MHz
D. 7.0 MHz
E. 9.0 MHz

45. 下列血管直接起源于主动脉弓的是
A. 左颈总动脉
B. 右颈总动脉

C. 左椎动脉
D. 右椎动脉
E. 右锁骨下动脉

46. 颈动脉粥样硬化斑块最多见的部位是
A. 颈总动脉起始段
B. 颈总动脉主干中段
C. 颈总动脉分叉部
D. 颈内动脉起始部
E. 颈外动脉起始部

47. 三尖瓣下移畸形多数患者伴有
A. 室间隔膜周部缺损
B. 房间隔继发孔缺损
C. 肺动脉瓣狭窄
D. 动脉导管未闭
E. 二尖瓣脱垂或瓣叶裂

48. 某患者超声检查见肝脏及下腔静脉肝段内异常回声。超声表现如下图,诊断考虑为

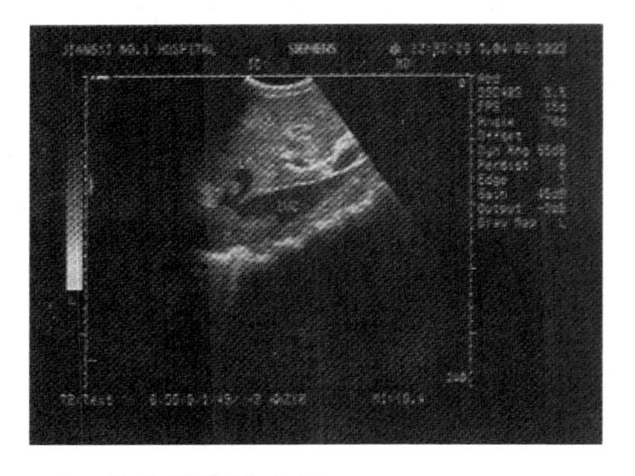

A. 艾森曼格综合征
B. 布-加综合征
C. 麦格综合征
D. Mirizzi 综合征
E. 马方综合征

49. 关于黏膜下肌瘤的描述,不正确的是
A. 肌瘤向宫腔内突入,表面覆盖一层子宫内膜
B. 子宫内膜变形,内膜下肌层可见低回声结节突向宫腔
C. 带蒂的黏膜下肌瘤可以突入宫颈管内,仔细扫查可见肌瘤蒂与子宫内膜相连
D. 黏膜下肌瘤与宫腔内膜之间有裂隙
E. 带蒂的黏膜下肌瘤蒂部可显示一条供血血管,借此可判断肌瘤附着之处

50. 穿支静脉是
A. 下肢静脉与盆腔静脉的交通静脉
B. 小腿静脉与大腿静脉的交通静脉
C. 慢性静脉疾病时的侧支静脉
D. 浅静脉和深静脉的交通静脉
E. 曲张的静脉

51. 经颅频谱多普勒超声(TCD)常规检测大脑动脉血流信号,下列血流背离探头(负向流速曲线)的是:①椎-基底动脉;②大脑中动脉;③大脑前动脉;④大脑后动脉。
A. ①②③
B. ①③
C. ②④
D. ①④
E. ②③④

52. 超声显示正常成人颈总动脉内-中膜厚度为
A. ＜1.0 mm
B. ＜0.8 mm
C. ＞1.0 mm
D. ＞1.5 mm
E. ＞1.2 mm

53. 正常颈总动脉血流频谱曲线具有的特点是:①收缩期有两峰,舒张早期形成第3峰;②收缩期第1峰大于第2峰;③双峰之间有切迹;④心动周期全程基线上有血流频谱。
A. ①②③
B. ①③
C. ②④

D. ①②④
E. ①②③④

54. 动脉粥样硬化的二维超声表现包括：①动脉内中膜局限性增厚；②粥样硬化斑块形成；③斑块表面溃疡形成；④斑块内出血。
A. ①②③
B. ①③
C. ②④
D. ①②④
E. ①②③④

55. 多发性大动脉炎的描述，下列不正确的是
A. 好发于主动脉弓和胸、腹主动脉及其分支
B. 根据受累动脉分为头臂干型、胸腹主动脉型、肾动脉型和混合型
C. 病理表现局限于动脉壁的内膜
D. 疾病晚期病变段动脉狭窄和闭塞
E. 青年女性多见

二、A3/A4 型题

（56～57 题共用题干）

2 岁女孩，半年来腹部明显膨隆。超声检查表现：腹腔见一巨大无回声区，其中可见分隔光带，无回声区周边可见囊壁回声，且保持连续，肠管位于无回声后方一侧，肝脏受压移位。

56. 依病史和超声表现可提示为
A. 大网膜囊肿
B. 肠系膜囊肿
C. 腹腔大量积液
D. 淋巴管囊肿
E. 盆腔附件囊肿

57. 下列诊断依据，不正确的是
A. 该病是由于结肠系膜、肠系膜和腹膜的淋巴组织与淋巴管系统的交通异常，导致的发育性畸形
B. 是先天性淋巴管扩张
C. 儿童少见
D. 常因腹胀、腹痛就诊，囊肿分单房性及多房性，可大或小，巨大囊肿常误诊为大量腹水
E. 该病需与大量腹水鉴别诊断。超声显示腹腔内液性暗区为非游离性，肠间隙未见液性暗区，肠管分布于液性暗区后方一侧；液性暗区表面有膜样结构与壁腹膜相分隔

（58～59 题共用题干）

女性，60 岁。因心前区疼痛入院治疗，行冠脉造影后，右下肢出现疼痛、水肿。

58. 临床疑诊为
A. 股静脉血栓
B. 股动脉瘤形成
C. 股动、静脉瘘形成
D. 股动脉夹层动脉瘤
E. 股动脉假性动脉瘤

59. 诊断该病最有力的证据是
A. 脉冲多普勒检查显示瘘管处出现高速湍流的血流频谱
B. 瘘管近端动静脉彩色血流增宽，色彩明亮
C. 瘘口处可见五彩镶嵌或色彩倒错的彩色血流
D. 瘘管近端动脉血流速度明显加快，频带增宽，呈高速度高阻力单向血流频谱
E. 静脉内出现动脉化血流频谱

（60～63 题共用题干）

女性，57 岁。自觉心慌、呼吸困难，X 线检查心影呈“梨状”，超声检查表现左房扩大，二尖瓣增厚，反光强，粘连，M 型示二尖瓣前后叶同向运动，呈“城墙样”改变。

60. 最可能的诊断是

A. 老年性二尖瓣钙化
B. 风心病,二尖瓣狭窄
C. 二尖瓣关闭不全
D. 感染性心内膜炎
E. 风心病,联合瓣膜病

61. 若同时主动脉瓣口探及高速射流,流速 40 m/s,又应当诊断为
A. 主动脉瓣狭窄
B. 主动脉瓣关闭不全
C. 风心病,联合瓣膜病
D. 主动脉瓣上狭窄
E. 主动脉瓣下狭窄

62. 该患者同时合并频发的二尖瓣 E-E 间距不等,最常见的为
A. 室早
B. 房颤
C. 室早二联律
D. 房早
E. 房扑

63. 左房血栓形成前期,左房内会出现
A. “暴风雪”征
B. 左房内低回声团
C. “蛙泳”征
D. 左房内高回声团
E. 以上均不是

第十七章

超 声 介 入

一、A1/A2 型题

1. 胆总管十二指肠上段的位置是在
   A. 下腔静脉前上方
   B. 下腔静脉后上方
   C. 门静脉右前方
   D. 门静脉右后方
   E. 肝固有动脉后方

2. 大血管转位患者，若不存在房室水平分流时，最佳的识别主、肺动脉的检查方法是
   A. 右心声学造影
   B. 脉冲多普勒频谱技术
   C. 与右心室相连者为肺动脉
   D. 彩色多普勒血流技术
   E. 多普勒能量血流图

3. 对于卵圆孔未闭或重开者，下列检查方法检出率最高的为
   A. 彩色多普勒血流技术
   B. 脉冲多普勒频谱技术
   C. 连续多普勒频谱技术
   D. 声学造影
   E. 经食管超声

4. 右心房内在下腔静脉入口与右房室口之间有
   A. 肺动脉开口
   B. 上腔静脉入口
   C. 下腔脉静脉入口
   D. 冠状窦的开口
   E. 支气管动脉开口

5. 下列属于后天性心脏病的是
   A. 主动脉弓中断
   B. 主动脉瓣上狭窄
   C. Valsalva 窦瘤
   D. 主动脉瓣二瓣畸形
   E. 主动脉夹层

6. 动脉导管未闭的分流水平主要位于
   A. 动脉水平
   B. 心室水平
   C. 心房水平
   D. 心室-动脉水平
   E. 心房-动脉水平

7. 右心室流入道与流出道的分界解剖结构是
   A. 三尖瓣隔瓣
   B. 室上嵴
   C. 右心室节制索
   D. 肺动脉圆锥
   E. 心室假腱索

8. 右冠状动脉瘘最常瘘入的腔室为
   A. 右心房

B. 左心房
C. 左心室心尖部
D. 右心室
E. 肺动脉主干

9. 超声心动图诊断主动脉瓣重度狭窄的指标是
A. 瓣口面积<0.7 cm^2
B. 瓣口面积<1.0 cm^2
C. 瓣口面积=1.0 cm^2
D. 瓣口面积<1.5 cm^2
E. 瓣口面积=1.5 cm^2

10. 男性,72岁。M型超声检查显示二尖瓣前叶曲线舒张期震颤、主动脉瓣活动曲线呈双线,提示诊断为
A. 二尖瓣关闭不全并主动脉瓣狭窄
B. 二尖瓣狭窄
C. 主动脉瓣关闭不全
D. 主动脉瓣狭窄
E. 二尖瓣狭窄并主动脉瓣关闭不全

11. 继发孔型房间隔缺损病理解剖分型,下列错误的是
A. 中央型
B. 冠状动脉窦型
C. 上腔型
D. 下腔型
E. 混合型

12. 继发孔型房间隔缺损最常见的是
A. 中央型
B. 上腔型
C. 下腔型
D. 冠状静脉窦型
E. 混合型

13. 室间隔缺损的超声表现,下列错误的是
A. 二维超声可见室间隔回声中断
B. 二维超声可见缺损断端的T形征
C. 连续波多普勒显示收缩期高速分流频谱
D. 彩色多普勒血流显示收缩期左向右分流
E. M型超声可见左心室缩小

14. 下列不属于部分型心内膜垫缺损病理解剖改变的是
A. 房间隔的上部缺损
B. 室间隔的上部缺损
C. 三尖瓣隔瓣发育不良
D. 二尖瓣前瓣出现裂隙
E. 房间隔的下部缺损

15. 超声造影在冠心病的介入治疗上的作用为
A. 作为介入治疗的方法
B. 评价介入治疗的疗效
C. 不应使用,因减低介入治疗的疗效
D. 明显增大介入治疗的疗效
E. 对介入治疗无任何应用价值

16. 下列检查脑动脉的仪器条件中正确的是
A. 高速度标尺
B. 高滤波
C. 长余辉
D. 发射功率低
E. 取样容积小

17. 下列舒张期正向血流速度最大的是
A. 颈内动脉
B. 颈外动脉
C. 颈总动脉
D. 锁骨下动脉
E. 颈静脉

18. 如果用 $V_{颈内动脉}/V_{颈总动脉}$ 作为诊断近端颈内动脉狭窄的指标,以下收缩期峰值流速比值提示颈内动脉管径缩窄率超过70%的是
A. 1.5
B. 2.0

C. 4.0
D. 5.0
E. 5.5

19. 如果颈内动脉阻塞或高度狭窄,同侧颈总动脉将出现
A. 阻力指数降低
B. 阻力指数升高
C. 收缩期峰值流速降低
D. 舒张期峰值流速升高
E. 血流反向

20. 下肢静脉频谱多普勒的时相变化代表了
A. 进行 Valsalva 动作时血流的变化
B. 患者进行体位改变致血流变化
C. 腓肠肌收缩时的血流变化
D. 呼吸时的血流变化
E. 探头频率改变时血流的变化

21. 关于正常主动脉瓣口血流的频谱多普勒特点叙述错误的是
A. 主动脉瓣口多普勒频谱幅度比肺动脉瓣口血流的频谱高
B. 频谱呈窄带脉冲型
C. 从心尖五腔观检查为负向多普勒频谱
D. 收缩期出现
E. 收缩期和舒张期均出现

22. 扩张型心肌病的二维超声主要表现为
A. 室壁增厚率增大
B. 心室扩大,心房变小
C. 室壁弥漫性增厚,室壁收缩运动幅度增大
D. 左心或全心扩大,室壁收缩运动幅度普遍减低
E. 左心室正常,左心房增大

23. 对疑有心内黏液瘤的患者,超声诊断主要的确诊技术为
A. 频谱多普勒检测心腔与大动脉间有无异常分流
B. 对心房肿瘤用多普勒技术检测收缩期血流有无异常
C. 二维超声检查肿瘤的部位、大小、活动性与室壁的关系
D. 彩色多普勒观察有无心内分流
E. M 型超声观察心室壁的运动情况

24. 关于冠状动脉瘘的特点,错误的是
A. 冠状动脉可瘘入任何心腔内的任何部位
B. 冠状动脉瘘入右心系统,则形成左向右分流
C. 冠状动脉瘘入左心系统,则形成右向左分流
D. 瘘口所在的心腔变小
E. 部分心肌可出现运动减弱

25. 关于三尖瓣闭锁,不正确的为
A. 伴有房间隔缺损
B. 伴有室间隔缺损
C. 左心室发育不良
D. 右心室发育不良
E. 大动脉位置可有异常

26. 关于动脉导管未闭,不正确的为
A. 管型
B. 漏斗型
C. 窗型
D. 升主动脉与右肺动脉之间有一异常通道
E. 降主动脉与左肺动脉之间有一异常通道

27. 室壁运动弥漫性减弱常见于
A. 肥厚型心肌病
B. 扩张型心肌病
C. 缩窄性心包炎
D. 二尖瓣狭窄
E. 主动脉瓣关闭不全

28. 冠心病的并发症室间隔穿孔的超声表现为
A. 常发生在室间隔膜部
B. 常发生在室间隔肌部
C. 穿孔口径均较大
D. 穿孔处可见舒张期过隔血流
E. 室水平双向分流

29. 颈内动脉与颈外动脉分叉处，在解剖学上称为
A. 冠状窦
B. 矢状动脉窦
C. 颈动脉窦
D. 主动脉窦
E. 海绵状窦

二、A3/A4型题

(30～32题共用题干)

一男性患者因黄疸就诊，超声检查见肝内外胆管扩张，胆囊萎缩，内腔变小，扩张的胆总管下端截断。

30. 阻塞部位应该位于
A. 肝总管
B. 胆囊管
C. 左肝管
D. 左、右肝管汇合处
E. 胆总管

31. 胆囊缩小的原因，最不可能的是
A. 胆汁淤积
B. 胆囊颈管受侵
C. 瓷器胆囊
D. 肝内胆囊
E. 萎缩性胆囊炎

32. 于胆总管截断处探及一形态不规则的低回声团，其内可见强回声，该团块侵及胰头，胰管内径为6 mm，那么可能的阻塞病因是
A. 硬化性胆管炎
B. 胆总管囊肿伴感染
C. 壶腹周围癌合并结石
D. 急性化脓性胆管炎
E. 胆总管结石伴周围胆泥回声

(33～35题共用题干)

男性，27岁。车祸后2 h，左腰部持续性疼痛，肉眼血尿。超声表现：右肾未见明显异常，左肾下极实质回声不均匀，可见不规则低回声区，肾周围有无回声区包绕，膀胱充盈良好，内见不规则团块状高回声浮动。

33. 根据临床症状及超声表现，最可能的诊断是
A. 左肾结核继发肾周脓肿形成
B. 左肾肿瘤侵及脂肪囊
C. 肾盂肿瘤继发膀胱种植
D. 左肾实质裂伤并肾周血肿形成
E. 左肾尿外渗

34. 对明确诊断最有价值的检查项目是
A. CT
B. MRI
C. X线肾区平片
D. X线静脉尿路造影
E. 超声引导下肾周无回声区穿刺检查

35. 膀胱内不规则团块状高回声，最可能是
A. 膀胱结石
B. 膀胱肿瘤
C. 膀胱凝血块
D. 膀胱异物
E. 输尿管囊肿

(36～39题共用题干)

患儿，5岁。呼吸困难，发绀，杵状指。X线检查示右心肥厚，肺血减少。超声心动图表现为主动脉前壁与室间隔连续中断，两个残端不在一个平面上，形成主动脉骑跨，可见五色花彩

血流束起自肺动脉瓣口处。

36. 该患儿最可能的诊断为
A. 法洛四联症
B. 法洛三联症
C. 室间隔缺损
D. 埃布斯坦畸形
E. 法洛五联症

37. 肺动脉可出现的改变不包括
A. 肺动脉瓣狭窄
B. 肺动脉瓣上狭窄
C. 肺动脉瓣下狭窄
D. 肺动脉窄后扩张
E. 肺动脉高压

38. 彩色多普勒血流的改变,应除外
A. 左室长轴切面:于收缩期可见一束红色血流信号,由左室流出道进入主动脉,同时可见一束蓝色的血流信号由右室侧经过室间隔缺损处进入主动脉
B. 五腔心切面可见收缩期左、右心室两股红色血流共同汇入主动脉
C. 大动脉短轴切面可见右室流出道内五色花彩血流束射向肺动脉
D. 当右室流出道狭窄严重时,肺动脉内血流较少,甚至无血流显示
E. 当无右室流出道狭窄时,仅有肺动脉瓣狭窄时,可见五色花彩血流束起自肺动脉瓣口处

39. 需鉴别的先心病,应除外
A. 永存动脉干
B. 大动脉转位
C. 肺动脉闭锁
D. 房间隔缺损
E. 右室双出口

第三部分
核　医　学

第十八章

核医学基础

一、A1/A2 型题

1. 为降低静态图像的统计噪声，可以使用的方法是
   A. 减少放射性药物的使用剂量
   B. 增大采集矩阵
   C. 减小采集矩阵
   D. 改字节模式为字模式采集
   E. 改字模式为字节模式采集

2. 为解决静态图像采集过程中的计数溢出问题，可以使用的方法是
   A. 增大放射性药物的使用剂量
   B. 增大采集矩阵
   C. 减小采集矩阵
   D. 改列表模式为帧模式采集
   E. 改字模式为字节模式采集

3. 对于核素显像，下列论述不正确的是
   A. 核素显像是利用引入体内的放射性核素发射的射线，通过体外的探测仪器检测射线的分布与量，达到成像的目的
   B. 核医学的影像是一种功能影像，而不是解剖学密度变化的图像
   C. 核医学影像也可显示其解剖形态学变化，而且图像的解剖学分辨率极好
   D. 核素显像与其他显像技术的不同之处是不同脏器显像需应用不同的放射性药物，同一器官不同目的的显像需不同的显像剂
   E. 核素显像从技术条件等方面比其他显像技术更为复杂

4. 原子核衰变主要取决于
   A. 环境温度升高
   B. 环境温度降低
   C. 核内质子和中子数的比率及核能态
   D. 大气压
   E. 环境的 pH

5. 核素的原子核由激发态或高能态向基态或低能态转变时，放出 γ 光子的衰变是
   A. α 衰变
   B. β^- 衰变
   C. β^+ 衰变
   D. γ 衰变
   E. 电子俘获

6. 带电粒子（α、β 射线）与物质的原子相互作用，使核外轨道电子获得足够的能量而脱离原子，成为自由电子。这个过程被称为
   A. 湮灭辐射
   B. 散射
   C. 轫致辐射
   D. 电离
   E. 激发

7. 核医学射线测量仪器的探头中通常包括
A. 射线探测器和脉冲幅度分析器
B. 自动控制和显示系统
C. 射线探测器和前置放大器
D. 前置放大器和脉冲幅度分析器
E. 脉冲幅度分析器和计数率仪

8. 普通 γ 射线探测仪器的质控内容不包括
A. 能量分辨率
B. 空间分辨率
C. 计数率特性
D. 探测效率
E. 多探头的效率一致性

9. 下列不属于校准和质量控制软件的内容是
A. 图像均匀性
B. 旋转中心
C. 衰减校正
D. 重合校正
E. 泛源均匀性

10. 下列属于放射性药物的特异性底物作用机制的是
A. 化学吸附
B. 细胞吞噬和胞饮作用
C. 特殊价态物质摄取
D. 代谢性陷入
E. 排泄和清除

11. 下列不是放射性药物的非特异性底物作用机制的是
A. 简单扩散
B. 排泄和清除
C. 特殊价态物质摄取
D. 化学吸附
E. 代谢性陷入

12. 关于放射性药物质量检测，下列不正确的是
A. 放射性活度检测
B. 化学量检测
C. 生物活性检测
D. 药物体积测定
E. 毒性效应检测

13. 关于放射防护基本原则的说法错误的是
A. 需要确认辐射实践的正当性
B. 保证放射防护的最优化
C. 限制个人所受的照射剂量
D. 实践的正当性由政府及相关部门进行判断
E. 在实际工作中主要应注意个人剂量的限值

14. 下列行为违反了辐射防护原则的是
A. 配备专用房间与通风设备进行肺通气试验
B. 核医学科的房间需要特殊材料装修以增强屏蔽作用
C. 为方便管理核医学科只需要一个出入口
D. 核医学科要设计专用的排水系统
E. 核医学科工作人员在工作时要穿戴防护服

15. 关于放射源的运输与保管下列做法错误的是
A. 将放射性标志贴在明显位置
B. 选用合适的运输工具及专门容器
C. 严禁单位或个人随身携带放射源乘坐公共交通工具
D. 实验室内转运少量放射性物质可直接拿取
E. 设置专门的放射源贮存场所

16. 核医学医师的职责是
A. 明确核医学诊治申请的必要性
B. 制定核医学诊治的合理计划
C. 向临床医生通告核医学技术新进展
D. 判断近期核医学诊治对再次检查的

影响

E. 以上均正确

17. 经考核合格上岗的放射职业人员参加防护知识复训的时间为

A. 半年

B. 1 年

C. 2 年

D. 3 年

E. 4 年

18. 静态图像采集常采用 256×256 的字节模式，一幅图像需要储存字节数是

A. 4 KB

B. 32 KB

C. 64 KB

D. 128 KB

E. 256 KB

19. 关于常用放射性药物与普通药物的相互作用下列正确的是

A. 多柔比星可增加心肌摄取和滞留 ^{99m}Tc-MIBI

B. 含溴药物可使甲状腺吸 ^{131}I 增强

C. 铁制剂可使骨吸收 ^{99m}Tc-MDP 减少，血本底增高

D. 硝酸盐可使 ^{99m}Tc-MIBI 心肌显像呈假阳性

E. 铝制剂可使异位胃黏膜显像呈假阳性

20. 有关不良反应下列说法不正确的是

A. 不良反应指注射了一般皆能耐受、没超过一般用量的放射性药物后，出现异常的生理反应

B. 放射性药物的不良反应与放射性本身无关，而是机体对药物中的化学物质的一种反应

C. 放射性药物的不良反应发生率较低，约百分之二

D. 不良反应主要有变态反应、血管迷走神经反应，热源反应

E. 放射性药物的不良反应发生率很低，约万分之二

21. 有关 ^{99m}Tc 的放射性药物显像原理下列说法错误的是

A. ^{99m}Tc-HMPAO 能通过血脑脊液屏障与谷胱甘肽相互作用停留在脑中，在脑内的分布与局部脑血流量成正比

B. ^{99m}Tc-DTPA 主要用作肾静态显像剂，也可用于脑池显像。络合物为－2 价，其中 Tc 为＋3 价。因其脂不溶性和静负电荷，不进入细胞而是穿过毛细血管，扩散分布遍及细胞外液，经肾脏从血循环中清除

C. ^{99m}Tc-tetrofosmin 具有亲脂性，被心肌细胞摄取机制类似于 K^+ 离子，通过心肌细胞膜上的离子泵主动转运，或通过膜内外浓度差跨膜扩散进入心肌细胞

D. ^{99m}Tc－MAA 直径为 10～100 μm，可通过血流一过性地嵌顿于肺毛细血管床，进行肺显像，即可了解局部肺灌注情况

E. ^{99m}Tc－SC 直径为 10～500 nm，可被体内的单核-巨噬细胞吞噬，因此，可用于肝、脾、骨髓、淋巴系统显像

22. 下列关于脑的解剖描述错误的是

A. 脑位于颅腔内，由端脑、间脑、脑干和小脑组成

B. 中脑、脑桥和延髓合称为脑干

C. 端脑由左右大脑半球组成

D. 两大脑半球之间的深裂称大脑纵裂，纵裂底部连接左右大脑半球的白质纤维板称脑干

E. 端脑与小脑之间略呈水平方向的深裂称大脑横裂

23. 关于心脏的解剖和生理，下列错误的是

A. 心肌血液供应主要来自主动脉起始处分出的两支冠状动脉

B. 心传导系包括窦房结、房室结、房室束及其分支等
C. 心肌受刺激后能引起反应,明显表现为机械性收缩和电生理的变化
D. 正常情况下,脂肪酸、葡萄糖均是心肌代谢的主要底物
E. 葡萄糖是心肌最主要的供能物质

24. 关于呼吸系统的解剖,以下说法不正确的是
A. 呼吸系统由鼻、咽喉、气道和肺脏、胸廓(包括膈肌)组成
B. 呼吸系统通常分为气体传导与气体交换两部分
C. 上呼吸道由鼻、鼻窦、咽和喉构成
D. 下呼吸道从气管起,分支为总支气管,叶、段支气管后,越分越细,至肺泡共24级
E. 左肺共有3叶和10个肺段;而右肺共有2叶和8个肺段

25. 以下不是肾脏的主要生理功能的是
A. 吞噬作用
B. 廓清作用
C. 排泄作用
D. 内分泌功能
E. 维持水、电解质及酸碱平衡

26. 射线引起电离辐射生物效应的主要机制是
A. 电离和激发
B. 散射
C. 韧质辐射
D. 湮灭辐射
E. 光电效应

27. 放射性核素衰变的指数规律描述的是
A. 活度随着能量的变化
B. 能量随着时间的变化
C. 电离能力随着速度的变化
D. 射程随着密度的变化
E. 活度随着时间的变化

28. 下列各项检查不属于内分泌功能鉴定试验的是
A. 葡萄糖耐量试验
B. 血钾、钠、氯测定
C. 血气分析
D. 甲状腺碘放射性核素扫描
E. 血清抗甲状腺微粒体抗体测定

29. ^{137}Cs γ射线和物质的主要相互作用是
A. 光电效应
B. 弹性散射
C. 康普顿效应
D. 电子对效应
E. 光核反应

二、X型题

30. 外照射防护的基本方法是
A. 固有防护
B. 时间防护
C. 距离防护
D. 个人防护
E. 屏蔽防护

31. 下列哪些是核素显像的原理?
A. 脏器或组织具有不同的声波
B. 放射性药物能够发射出射线
C. 病灶组织与正常组织具有不同的密度
D. 脏器或组织具有选择性浓聚某些放射性药物的特点
E. 显像仪器能对放射性药物的分布进行定位与定量

32. SPECT质控主要包括
A. 均匀性评价和校正
B. 旋转中心的决定和校正
C. 准直器
D. 像素X、Y增益大小的校正

E. 显像系统的综合评价

33. 骨骼的基本病变包括
A. 骨质疏松
B. 骨质增生
C. 骨质破坏
D. 矿物质沉积
E. 骨折

34. 骨骼核素显像的适应证有
A. 寻找恶性肿瘤的早期转移病灶
B. 判断骨肿瘤的部位、范围及确定治疗方案
C. 诊断外伤性骨折病变
D. 早期骨髓炎与蜂窝织炎鉴别诊断
E. 对关节疾病、代谢性骨病等早期判断

35. 骨骼显像中与放射性核素骨显像剂的聚集有关的因素是
A. 骨有机质代谢
B. 骨骼血流
C. 骨神经
D. 骨无机盐代谢
E. 骨折

36. 常用的^{99m}Tc标记还原剂有
A. 氯化亚锡
B. 氟化亚锡
C. 酒石酸亚锡或枸橼酸亚锡
D. 连二亚硫酸钠
E. 酒石酸钠

37. 关于电离辐射生物效应的大小，以下规律正确的是
A. β射线比α射线产生的辐射生物效应强
B. 中年人较儿童辐射敏感性高
C. 骨髓组织比肌肉组织对辐射的敏感性高
D. 含氧量高的组织比含氧量低的组织辐射敏感性高
E. 射线在组织中射程越长，辐射生物效应越显著

38. 关于PET的描述正确的是
A. 比SPECT分辨率高，灵敏度低
B. 常用的发射正电子的核素为人体生命元素
C. 能反映人体的生理、生化代谢水平
D. PET/CT实现了衰减校正及同机图像融合，可同时获得功能与解剖信息
E. 小动物PET主要用于动物疾病的早期诊断

39. 辐射防护的目的是
A. 防止随机效应的发生
B. 限制随机效应的发生率
C. 限制确定性效应的发生率
D. 防止有害的确定性效应
E. 防止一切辐射生物效应发生

40. 有关心脏描述错误的是
A. 左心房的血液通过三尖瓣进入左心室
B. 右心房血液通过二尖瓣进入右心室
C. 左心室比右心室肥厚
D. 左心室收缩力强于右心室
E. 心房和心室由瓣膜隔开以确保血流朝一定的方向流动

41. 下列核医学仪器主要用于放射防护监测的是
A. 表面污染监测仪
B. 铅屏风
C. 个人剂量笔
D. 活度计
E. 手持式γ探测仪

42. 治疗常用的放射性核素包括
A. ^{131}I
B. ^{32}P
C. ^{188}Re

D. ^{153}Sm
E. ^{99m}Tc

43. 以下关于放射性核素物理半衰期的论述正确的是
A. 放射性核素衰变一半所需要的时间
B. 放射性核素在生物体内减少一半所需要的时间
C. 放射性核素的物理半衰期越长,表明该核素衰变速度越慢
D. 放射性核素的物理半衰期不随环境温度、压力变化
E. 放射性核素物理半衰期的国际制单位是 Bq

第十九章

神经系统显像

一、A1/A2 型题

1. TIA 近期内发生脑梗死的高度危险征兆是
   A. 局部脑血流显像未见明显异常
   B. rCBF 呈局部低灌流区，24 h 后恢复正常
   C. rCBF 显示为多个放射性稀疏或缺损区域
   D. TIA 发作以后 24 h rCBF 仍呈局部低灌流区
   E. rCBF 呈局部高灌流区

2. rCBF 显像诊断急性脑梗死的描述错误的是
   A. 急性脑梗死的超急性期(0～6 h 以内)脑血流灌注显像已呈阳性结果
   B. 急性脑梗死呈现为放射性缺损区域
   C. SPECT 缺损的范围往往较 CT 所显示的病灶为大
   D. SPECT 缺损的范围往往较 CT 所显示的病灶为小
   E. rCBF 显像诊断急性脑梗死要比 CT 敏感

3. 交通性脑积水的诊断最好选用
   A. rCBF
   B. 脑血管动态显像
   C. 脑静态显像
   D. 脑脊液间隙显像
   E. 小脑显像

4. 不是 rCBF 的主要适应证的有
   A. 缺血性脑血管病的诊断：TIA 和脑梗死
   B. 癫痫病灶的诊断和定位
   C. 脑瘤的诊断
   D. 痴呆分型
   E. 蛛网膜下腔出血

5. 在 SPECT 脑灌注显像中脑梗死灶显示灌注减低区较 X 线 CT
   A. 范围大，且发现早
   B. 范围小，但发现早
   C. 范围大，但发现晚
   D. 范围小，且发现晚
   E. 范围一样，但发现早

6. 癫痫灶在 SPECT 脑灌注显像中典型表现为
   A. 发作和间歇期均增高
   B. 发作和间歇期均降低
   C. 发作时减低，间歇期增高
   D. 发作时增高，间歇期减低
   E. 发作时减低，间歇期正常

7. 脑梗死患者在脑灌注显像上显示异常影像的时间为
A. 发病即刻
B. 发病6 h后
C. 发病1天后
D. 发病2～3天后
E. 发病1周后

8. 癫痫发作期PET显像和SPECT显像的异同
A. PET显像呈高代谢区而SPECT显像呈低灌注区
B. PET显像呈低代谢区而SPECT显像呈高灌注区
C. PET显像呈高代谢区，SPECT显像也呈高灌注区
D. PET显像呈低代谢区而SPECT显像呈低灌注区
E. PET显像与SPECT显像没有特定关系

9. 脑灌注显像不适用于诊断
A. TIA
B. 交通性脑积水
C. 痴呆分型
D. 癫痫病灶的诊断
E. 脑生理功能活动的研究

10. SPECT脑血流灌注显像过度灌注现象的描述错误的是
A. 在一些缺血性病变病灶周围可出现放射性浓聚区
B. 可以出现在短暂性脑缺血发作的病灶旁
C. 可以出现在脑梗死亚急性期的病灶旁
D. 可以出现在脑梗死亚慢性期的病灶旁
E. 可以出现在脑梗死病灶中央

11. SPECT脑血流灌注显像表现为局限性放射性分布稀疏或缺损，一般不出现
A. 缺血性脑血管疾病
B. 偏头痛和脑肿瘤
C. 脑脓肿
D. 癫痫的发作间期
E. 癫痫的发作期

12. 下列不是脑血流灌注显像介入试验的临床应用的是
A. 隐匿性脑缺血病灶和小梗死灶的探测
B. TIA的诊断
C. 精神分裂症的诊断
D. 失联络现象中血管反应性的判断
E. 脑血管储备能力的确定

13. 有关脑脊液间隙显像描述错误的是
A. 可分别进行脑池显像，脑室显像和脊髓蛛网膜下腔显像
B. 放射性显像剂引入脊髓蛛网膜下腔
C. 常用的显像剂为^{99m}Tc-DTPA
D. 脑池显像时脑室系统可显影
E. 脑池显像目前仍是唯一直接确诊交通性脑积水的方法

14. 在癫痫的诊断中最常用的方法是
A. 血液生化检查
B. 脑电图
C. MRI
D. PET^{18}F-FDG代谢显像
E. SPECT脑血流灌注显像

15. 诱导癫痫发作进行核医学显像的介入试验最常用的药物是
A. 乙酰唑胺
B. 胺碘酮
C. 贝美格
D. 卡托普利
E. 硝酸甘油

16. 脑梗死患者进行脑血管造影的意义是
A. 早期诊断脑梗死
B. 显示病变的部位和程度

C. 球囊扩张治疗
D. 了解局部脑代谢水平
E. 了解受体水平的变化

17. TIA 脑血流灌注显像典型表现为
A. 局限性异常放射性增高影
B. 脑萎缩征
C. 交叉性小脑失联络现象
D. 局限性异常放射性减低
E. 双侧顶叶和颞叶放射性明显减低

18. 关于脑灌注显像介入试验，错误的是
A. 可以通过生理性刺激或药物(如某些血管扩张剂)来完成
B. 药物负荷试验可应用乙酰唑胺、双嘧达莫、腺苷等，可以提高该病的阳性检出率
C. 有助于隐匿性脑缺血病灶和小梗死灶的诊断
D. 不能有效提高短暂性脑缺血发作的诊断阳性率
E. 有助于脑血管疾病治疗效果和预后的预测

19. 采用 rCBF 显像，在癫痫病灶部位的阳性发现是
A. 发作期和发作间期均见局部放射性增高
B. 发作期和发作间期均见局部放射性减低
C. 发作期局部放射性增高，发作间期放射性减低
D. 发作期局部放射性减低，发作间期放射性增高
E. 发作期与发作间期整个脑皮层放射性均增高

20. 下列描述错误的是
A. 短暂性脑缺血发作病变部位呈不同程度的局限性放射性减低
B. 癫痫发作时和发作间期，脑血流灌注显像均见癫痫灶的放射性异常浓聚
C. 多巴胺神经受体显像可用于 PD 和 PD 综合征的诊断和鉴别诊断
D. 脑代谢显像对鉴别诊断脑肿瘤术后或放疗后是否复发或坏死，具有独特优势
E. 脑代谢研究能反映人脑的生理功能和病理状态

21. 脑灌注显像药物负荷试验中，目前在临床上最常用的药物是
A. 腺苷
B. 双嘧达莫
C. 过氯酸钾
D. 卡托普利
E. 乙酰唑胺

22. 交通性脑积水最好选用
A. 增强 MRI
B. 增强 CT
C. 脑脊液间隙显像
D. rCBF
E. 脑血管动态显像

23. 在 TIA 的诊断上，灵敏度最高的是
A. CT
B. MRI
C. 脑灌注介入显像
D. 脑脊液间隙显像
E. rCBF

24. 患者，32 岁。反复发作抽搐 2 年，行发作期与发作间期 ^{99m}Tc - ECD 脑血流灌注显像，如下图所示，最可能的诊断是
A. 早年性痴呆
B. 左侧颞叶癫痫
C. 右侧颞叶癫痫

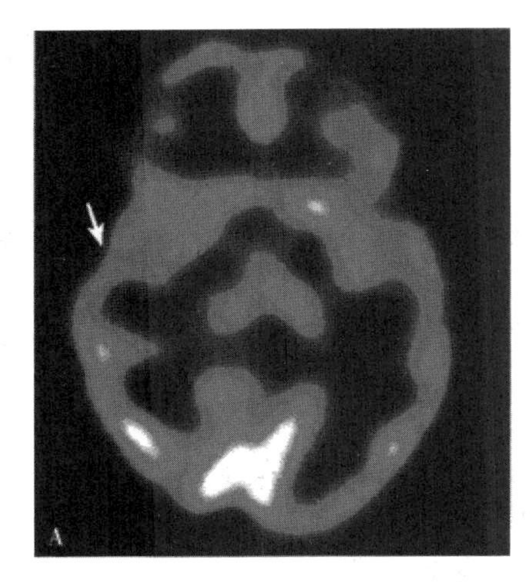

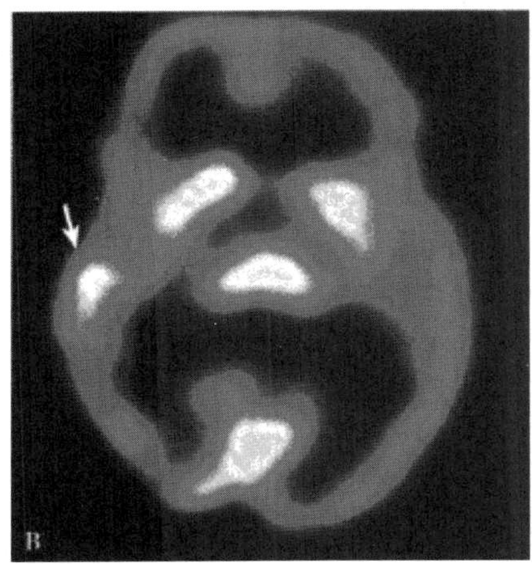

患者^{99m}Tc－ECD脑血流灌注显像
A. 发作间期；B. 发作期

D. 血管性痴呆
E. 脑转移瘤

25. 患者，女性。反复发作黑矇多次，CT、MRI检查颅内未发现异常，^{99m}Tc－HMPAO脑血流灌注显像提示左侧颞叶放射性摄取减低。最可能的诊断是
A. 早老性痴呆
B. 帕金森病
C. 血管性痴呆
D. TIA
E. 癫痫

26. 在SPECT脑灌注显像中，脑梗死出现小脑失联络征，对侧小脑表现为
A. 血流灌注增加
B. 血流灌注减低
C. 血流灌注不变
D. 无血流灌注
E. 血流灌注或增加或减低

27. 阿尔茨海默病的早期症状主要为
A. 性格改变
B. 近记忆减退
C. 情绪急躁易怒
D. 幻觉
E. 妄想

28. 阿尔茨海默病的首发和明显症状主要为
A. 人格改变
B. 近记忆减退
C. 情绪急躁易怒
D. 幻觉
E. 妄想

29. 男性，49岁。近1年逐渐出现失眠、记忆力下降、话少、淡漠、反应迟钝，有时出现不由自主哭笑，行走时步态不稳，大小便失禁，生活不能自理。觉得家里总丢东西。脑脊液无异常。CT扫描示轻度脑萎缩，脑室扩大，中线结构正常。首先要考虑的诊断是
A. 阿尔茨海默病
B. 血管性痴呆
C. 轻度认知功能损害
D. 高血压病伴精神障碍
E. 匹克病

30. 血管性痴呆和阿尔茨海默病的临床鉴别要点不包括
A. 早期人格是否保持良好
B. 病程是否呈波动性
C. 痴呆的严重程度
D. CT表现不同
E. 是否有高血压史

31. 关于急性脑血管病的病因，下列不正确的是
A. 脑出血最常见的病因是高血压和动脉硬化
B. 脑栓塞最常见的病因是风心病合并房颤或其他的心源性栓子脱落
C. 脑血栓形成最常见病因是动脉炎
D. 蛛网膜下腔出血最常见病因是先天性颅内动脉瘤
E. 短暂性脑缺血发作最常见病因是动脉粥样硬化

32. 男性，30 岁。因反复出现癫痫大发作半年余，近 1 个月来智力有所下降，经 CT 检毒诊断为脑囊虫病，应首先考虑的临床类型是
A. 脑实质型
B. 脑室型
C. 软脑膜型
D. 脊髓型
E. 混合型

33. 早期脑梗死最适宜的扫描方式为
A. T1 加权成像
B. T2 加权成像
C. 质子加权成像
D. 弥散加权成像
E. 灌注成像

34. 脑梗死“模糊效应期”发生于梗死后
A. 1～2 周
B. 2～3 周
C. 3～4 周
D. 4～5 周
E. 5～6 周

35. 基底节腔隙性脑梗死由下列哪一动脉阻塞引起？
A. 大脑前动脉
B. 大脑后动脉
C. 基底动脉
D. 椎动脉
E. 豆纹动脉

36. 脑梗死好发于
A. 大脑前动脉供血区
B. 大脑中动脉供血区
C. 大脑后动脉供血区
D. 椎动脉供血区
E. 基底动脉供血区

37. 在局部脑血流断层显像中，帕金森病脑血流灌注的改变主要为
A. 基底节血流增高
B. 枕叶血流增高
C. 丘脑血流增高
D. 基底节血流减低
E. 小脑血流增高

38. 男性，50 岁。半年内出现 3 次突然不能言语，每次持续 20 min 左右。第 3 次伴右侧肢体麻木，既往有房颤病史，现神经系统检查均正常，最可能的诊断为
A. 癫痫小发作
B. 偏头痛
C. TIA
D. 颈椎病
E. 顶叶肿瘤

39. 帕金森病病理损害的主要部位是
A. 黑质致密部
B. 蓝斑
C. 中缝核
D. 迷走神经背核
E. 额叶

40. 帕金森病初发最常见的症状是
A. 静止性震颤
B. 步态障碍
C. 肌强直

D. 运动迟缓
E. 认知障碍

41. 伴有静止性震颤的帕金森病患者肌张力增高的特点是
A. 折刀样强直
B. 铅管样强直
C. 痉挛性强直
D. 齿轮样强直
E. 以上均不是

42. 抗帕金森病药物治疗后期常见的并发症包括
A. 症状波动或运动障碍
B. 恶心呕吐、低血压
C. 便秘和排尿困难
D. 下肢网状青斑
E. 痴呆

43. 治疗帕金森病最基本最有效的药物是
A. 苄丝肼
B. 金刚烷胺
C. 溴隐亭
D. 左旋多巴
E. 吡贝地尔

44. 男性,65岁。1年前开始出现行动迟缓、步态缓慢、肢体震颤,自左上肢开始逐渐波及左下肢,震颤于静止时明显,行头颅MRI扫描未见明显异常,最恰当的诊断是
A. 脑梗死
B. 肝豆状核变性
C. 帕金森病
D. 特发性震颤
E. 橄榄-脑桥-小脑萎缩

45. 男性,75岁。因"行动迟缓、肢体震颤半年"入院,确诊为"帕金森病",既往有"青光眼"病史2年。该患者不能使用的药物是
A. 苯海索
B. 金刚烷胺
C. 息宁
D. 美多巴
E. 吡贝地尔

46. 一帕金森病患者,服用"美多巴、氯烯雌醚"2年余,近1个月无固定时间反复出现阵发性行动迟缓、肢体震颤加重。该患者出现的上述症状是
A. 开关现象
B. 剂末现象
C. 急性肌张力障碍
D. 双相运动障碍
E. 迟发性运动障碍

47. 男性,68岁。进行性记忆力下降2年,主要为近记忆障碍,伴有命名障碍,失语,计算力下降及精神异常,无意识障碍,无卒中病史。头颅MRI检查显示:脑皮质萎缩及侧脑室扩张。最可能的诊断是
A. 轻度认知障碍
B. 抑郁症
C. 帕金森病痴呆
D. Alzheimer病
E. 额颞痴呆

48. 癫痫失神发作应首选的抗癫痫药物为
A. 氯硝西泮
B. 苯巴比妥
C. 苯妥英钠
D. 卡马西平
E. 丙戊酸钠

49. 癫痫小发作(失神性发作)的首选药物是
A. 丙戊酸钠
B. 三甲双酮
C. 地西泮
D. 硝西泮
E. 乙琥胺或苯琥胺

50. 癫痫大发作的首选药物是
A. 丙戊酸钠
B. 氯硝西泮
C. 苯妥英钠或苯巴比妥
D. 地西泮
E. 扑痫酮

51. 男性，26 岁。患有颞叶肿瘤，近期出现抽搐，同时伴有激越行为及明显的情绪低落，反复出现自罪、自责和轻生的念头，该患者可以考虑选用的药物是
A. 阿米替林
B. 氯丙嗪
C. 丙米嗪
D. 氯米帕明
E. 盐酸氟西汀

52. 男性，60 岁。右肢体功能障碍 4 h，CT 平扫正常。24 h 后复查，左颞叶大片模糊低密度。可诊断为
A. 左颈内动脉支配区急性脑梗死
B. 前交通动脉支配区急性脑梗死
C. 左大脑中动脉支配区急性颞叶脑梗死
D. 左大脑前动脉支配区急性颞叶脑梗死
E. 左大脑后动脉支配区急性颞叶脑梗死

53. 男性，62 岁。早晨起床后发现左侧肢体活动不灵，轻度头痛。上午 9:00 头颅 CT 检查阴性。首先考虑的诊断是
A. 脑肿瘤
B. 脑梗死
C. 病毒性脑炎
D. 脑出血
E. 脑白质硬化

54. rCBF 不能诊断的疾病为
A. TIA
B. 脑梗死
C. 癫痫
D. 动脉瘤及动静脉血管畸形
E. 偏头痛

二、A3/A4 型题

（55～56 题共用题干）

女性，56 岁。近 2 个月内出现 5 次突然不能言语伴右侧肢体无力，每次持续 6～15 min。既往有严重神经官能症和头痛病史，现神经系统检查正常。

55. 最可能的诊断为
A. 癫痫小发作
B. 偏瘫性偏头痛
C. TIA
D. 颈椎病
E. 癔症发作

56. 比较有价值的辅助检查是
A. 腰穿检查脑脊液
B. 头颅 X 线平片
C. 脑电图检查
D. 经颅多普勒超声检查
E. 心理检查

（57～58 题共用题干）

女性，65 岁。发现左侧肢体活动不能 3 h。既往有高血压病 10 年。检查：意识清楚，瞳孔等圆，肌力 2 级。

57. 为明确诊断，最有鉴别价值的辅助检查为
A. 脑血管造影
B. 头颅 CT
C. 腰穿
D. TCD
E. SPECT

58. 患者入院后 1 h，确诊为急性脑梗死。目前下列处理最应该考虑的是
A. 抗血小板治疗和抗凝治疗
B. 甘露醇等药物降颅压，抗脑水肿治疗

C. 蛇毒类降纤药
D. 尿激酶等溶栓治疗
E. 钙离子拮抗剂等神经保护剂

(59～62题共用题干)

女性,55岁。突然出现一侧上肢麻木伴无力,30 min后缓解,次日再次出现,并伴有一侧眼视物模糊,30 min再次缓解。体检:神经系统未见异常。

59. 最可能的诊断为
A. 椎动脉系统TIA
B. 颈动脉系统TIA
C. 癫痫小发作
D. 脑栓塞
E. 脑血栓形成

60. 患者仍须与下列疾病作鉴别诊断,除外
A. 局限性癫痫
B. 偏头痛
C. 青光眼
D. 脑血栓形成
E. 脑栓塞

61. 对该患者下列观点错误的是
A. 多次发作的患者可手术治疗(颈动脉内膜剥离术)
B. 患者和医师均应高度重视
C. 积极治疗各种危险因素
D. 不必顾虑,因为可以缓解
E. 抗血小板聚集治疗

62. 若患者10 h后症状未缓解,且进行性加重,经治疗2周内症状体征才消失,最可能的诊断为
A. TIA
B. 可逆性缺血性神经功能缺失(RIND)
C. 脑血栓形成
D. 脑出血
E. 脑栓塞

(63～66题共用题干)

男性,58岁。言语不清半天伴右侧肢体活动障碍。体检:运动性失语,右侧中枢性面舌瘫,右侧肢体瘫痪,右侧半身感觉障碍,急查头颅CT未见异常。

63. 本例最可能的诊断是
A. 脑出血早期
B. 脑梗死
C. 椎基底动脉供血不足
D. 蛛网膜下腔出血
E. 脑肿瘤

64. 本例脑部病变最可能的部位是
A. 中央前回
B. 中央后回
C. 间脑病变
D. 内囊病变
E. 脑干病变

65. 若病情进行性加重,出现意识障碍,左侧瞳孔散大,光反应迟钝,则急需处理的是
A. 复查CT
B. 复查血电解质
C. 快速脱水,降颅压
D. 脑细胞营养药物
E. 急查心电图

66. 发病第3天出现高热,体温40℃。血象WBC 10.04×10^9/L,中性粒细胞85%,淋巴细胞15%。最可能的原因是
A. 肺部感染
B. 泌尿道感染
C. 中枢性发热
D. 吸收热
E. 感冒(病毒感染)

（67～68题共用题干）

男性，15岁。阵发性抽搐4次，首次80天前，间隔20天发作1次，每次持续2～4 min，发作间期神志清醒。3天前突感头痛，继之出现意识不清、四肢抽搐，伴口吐白沫、口唇发绀、双眼上翻。临床拟诊为"癫痫"，脑部CT扫描未见明显异常，为进一步明确诊断，申请核医学脑血流灌注显像。

67. 脑血流灌注显像检查可对癫痫病灶进行定位诊断，以下正确的是

A. 发作期局部血流减少，病变区放射性分布减低或缺损

B. 发作期局部血流增加，病变区放射性分布减低或缺损

C. 发作间期局部血流减少，病变区放射性分布减低或缺损

D. 发作间期局部血流增加，病变区放射性分布减低或缺损

E. 发作间期局部血流增加，病变区放射性分布增加

68. 以下放射性药物可应用于脑血流灌注显像的是

A. ^{18}F－FDG

B. ^{11}C－蛋氨酸

C. ^{99m}Tc－DTPA

D. ^{99m}Tc－HAMPO

E. ^{99m}Tc－MDP

（69～71题共用题干）

男性，56岁。心房颤动患者，突发一过性黑矇。2周来共发生过5次，每次持续2～15 s。查体无神经系统异常。脑CT扫描无异常发现。

69. 可能的诊断是

A. 脑动脉瘤

B. 脑血栓形成

C. 脑出血

D. 脑血管畸形

E. 短暂性脑缺血发作

70. 主要累及的血管是

A. 基底动脉系

B. 椎动脉系

C. 颈内动脉系

D. 大脑后动脉

E. 大脑前动脉

71. 最适宜的预防治疗是

A. 阿司匹林

B. 低分子右旋糖酐

C. 丙戊酸钠

D. 胞磷胆碱

E. 降纤酶

（72～73题共用题干）

男性，58岁。进行性人格改变和智能减退2年。患者于2年前开始缓慢出现人格改变，性格变得内向、孤僻和吝啬，并出现记忆力减退，对刚发生的事情不能记忆。近来出现幻听和幻视。查体发现精神抑郁，注意力涣散，记忆力、定向力和计算力均减退，行动迟缓。其他未见神经系统定位体征。头颅MRI扫描发现脑萎缩，脑室系统扩大。

72. 本患者应考虑

A. 血管性痴呆

B. 阿尔茨海默病

C. 路易体痴呆

D. Pick病

E. 多系统萎缩

73. 本病例的脑组织病理检查可能出现的改变是

A. 中脑黑质神经元缺失

B. 神经元胞质内出现Lewy小体

C. 神经元胞质内出现神经元纤维缠结

D. 广泛的神经元空泡样变性

E. 神经胶质细胞增生不显著

三、X 型题

74. SPECT 脑血流灌注显像的适应证是
A. 成年人新近癫痫发作
B. 伴发或不伴发神经系统定位症状的持续性头痛
C. 脑脊液漏
D. 早老性痴呆
E. 脑卒中

75. 与 X－CT 比较，SPECT 局部脑血流显像诊断缺血性脑病的优势在于它对下列哪些情况具有诊断功能
A. TIA
B. 腔隙性脑梗死
C. 超过 48 h 的脑梗死灶
D. 48 h 以内的脑梗死灶
E. 对脑瘤术后肿瘤复发与瘢痕形成的鉴别诊断

76. 下列关于癫痫发作期说法错误的是
A. PET 显像呈高灌注区而 SPECT 显像呈低灌注区
B. PET 显像呈低灌注区而 SPECT 显像呈高灌注区
C. PET 和 SPECT 显像均呈高灌注区
D. PET 和 SPECT 显像均呈低灌注区
E. PET 显像与 SPECT 显像无特定关系

77. 外伤性脑梗死的原因包括
A. 弥漫水肿
B. 血管夹层动脉瘤
C. 脂肪、气体等栓子
D. 分水岭区的低灌注压
E. 静脉血栓

第二十章

循环系统显像

一、A1/A2 型题

1. 下列不是运动实验禁忌证的是
A. 急性心肌梗死
B. 不稳定型心绞痛
C. 心力衰竭
D. 严重高血压
E. 冠心病

2. ^{201}Tl 存在再分布现象，是由于
A. 局部心肌对^{201}Tl 的摄取慢而清除快
B. 局部心肌对^{201}Tl 的摄取快而清除慢
C. 局部心肌对^{201}Tl 摄取而不清除
D. 局部心肌对^{201}Tl 的摄取和清除与血流量成正比
E. 以上均不对

3. 关于^{201}Tl 心肌灌注断层显像，下列说法正确的是
A. 心肌细胞对显像剂的清除率与心肌血流量成正比
B. 显像剂能被无功能的心肌细胞摄取
C. 肝脏对显像剂的摄取较高
D. ^{201}Tl 与 Ca^{2+} 的生物学特性相似
E. ^{201}Tl 通过扩散作用进入心肌细胞

4. 关于心肌血流灌注显像的临床应用，下列正确的论述是
A. 心肌灌注显像诊断心肌炎具有高度的特异性
B. 心肌运动负荷显像对冠心病诊断的灵敏度和特异性均低于静息显像
C. 诊断“室壁瘤”的“金标准”是心肌灌注显像
D. 心肌血流灌注显像可用于存活心肌的判断
E. 心肌灌注显像不能预测心血管事件的发生

5. 门控心血池显像中，弥漫性室壁运动低下多见于
A. 心肌梗死
B. 可逆性心肌缺血
C. 肥厚性心肌病
D. 扩张性心肌病
E. 室壁瘤

6. 核素显像在循环系统疾病的诊断和评价，错误的是
A. 核素显像不仅显示脏器的形态、位置、大小等解剖性信息，更重要的是反映该脏器的生理、生化，乃至病理过程
B. 核心脏病学的优势主要集中在冠心病，特别是隐匿性冠心病的诊断
C. PET 葡萄糖心肌代谢显像对心肌存活的判断是目前该领域的“金标准”

D. 对先天性心血管疾病的诊断方面，首次通过法十分有效，其灵敏度和特异性均好于超声心动图
E. 核素显像的图像分辨率差，图像不如CT、MRI等清晰

7. 核素心肌灌注显像和心血池显像最常用于诊断
A. 缺血性心肌病
B. 风心病
C. 冠心病
D. 冠心病心肌缺血
E. 先心病

8. 男性，60岁。冠心病10年，多于清晨刷牙时心绞痛发作，而下午轻度体力活动无异常。最可能的诊断是
A. 劳力型心绞痛
B. 自发性心绞痛
C. 心肌病
D. 克山病
E. 慢性心包炎

9. 男性，60岁。有冠心病史，因常发生晕倒而住院，首选检查为
A. 心电图
B. 心脏彩超
C. 头颅CT
D. Holter(动态心电图)
E. 胸部CT

10. 冠心病诊断的最重要依据为
A. 临床表现
B. 冠状动脉造影
C. 静息心电图
D. 运动平板试验
E. 心肌核素显像

11. 男性，60岁。有冠心病10年，平素劳累不受限制，某日田间劳动时突感胸闷，休息2 h不缓解，来院。查体：心率120次/分，血压80/50 mmHg。首先应考虑的诊断是
A. 脑出血
B. 不典型心绞痛
C. 自发性气胸
D. 变异型心绞痛
E. 急性心肌梗死

12. 男性，66岁。原有冠心病史10年，平素无症状，近日常清晨发作胸痛，持续时间20～30 min。胸痛发作时心电图V_4～V_6、T波直立，缓解后T波倒置。此时诊断应考虑
A. 劳力型心绞痛
B. 卧位型心绞痛
C. 变异型心绞痛
D. 心内膜下心肌梗死
E. 梗死后心绞痛

13. 男性，60岁。有冠心病史5年，晚饭后突然出现心前区疼痛2 h不缓解，含硝酸甘油无效，心电图ST段广泛压低。最可能的诊断是
A. 混合型心绞痛
B. 心内膜下心肌梗死
C. 变异型心绞痛
D. 不稳定型心绞痛
E. 恶化型心绞痛

14. 男性，60岁。有冠心病史5年但已控制，近半月来频繁发作心前区疼痛，发作时心电图ST段V_1～V_5导联抬高5 mm。下列检查为禁忌的是
A. Holter(动态心电图)
B. 冠状动脉造影
C. 超声心动图
D. 核素心肌显像
E. 心电图运动负荷试验

15. 男性，60岁。冠心病史10年，突发胸痛伴呼吸困难10 h入院。查体：BP 89/50 mmHg，

面色苍白，大汗，双肺底大量水泡音及双肺弥漫性哮鸣音，心率120/分，心音低钝。考虑心梗合并左心衰，最不合适的治疗为
A. 地尔硫䓬静脉滴注
B. 多巴胺静脉滴注
C. 多巴酚丁胺静脉滴注
D. 呋塞米静推
E. 喘定静脉滴注

16. 男性，70岁。有冠心病史10年。因胸痛伴呼吸困难5 h来院急诊。体检：血压100/70 mmHg，律齐。两肺可闻及水泡音，心率90次/min，节律不整，心电图示 V_1、V_6、ST段抬高大于5 mm，并有频发室早。最不合适的治疗为
A. 静脉滴注多巴胺
B. 静脉滴注硝酸甘油
C. 静脉滴注胺碘酮
D. 静脉滴注利多卡因
E. 静脉推注毛花苷丙

17. 女性，60岁。冠心病心梗患者，行PC检查。术中突然出现胸痛、胸闷、烦躁、呼吸困难，血压80/60 mmHg，两肺呼吸音清，心界向两侧扩大，心率120次/分，各瓣膜听诊区未闻及杂音，奇脉(+)。患者最可能的诊断是
A. 心包压塞
B. 肺栓塞
C. 脑出血
D. 心肌梗死
E. 主动脉夹层

18. 冠心病的主要危险因素不包括
A. 高血压
B. 血脂紊乱
C. 吸烟
D. 女性
E. 糖尿病

19. 冠心病用药错误的观点是
A. 硝酸酯类药物主要用于缓解心绞痛症状
B. 血脂不高也应使用调脂药物
C. 对ST段抬高型急性心肌梗死，硝酸甘油静滴应作为常规治疗
D. β受体阻滞剂可以减少不稳定型心绞痛心肌缺血和急性心肌梗死的发生率
E. 链激酶溶栓不需要常规使用普通肝素抗凝

20. 冠心病心绞痛的心电图表现不正确的是
A. 非特异性ST-T改变较常见
B. 静息心电图多数出现ST-T改变
C. 发作时原倒置T波可以直立
D. 冠状动脉造影是诊断冠心病最可靠的方法
E. 出现Q波不一定代表心肌梗死

21. 无症状心肌缺血临床诊断较可靠的是
A. 血脂高
B. 肥胖
C. 吸烟
D. 早发冠心病家族史
E. 心电图有典型缺血型ST-T改变

22. 冠心病心绞痛发生的原因是
A. 主动脉瓣狭窄
B. 梅毒性主动脉炎
C. 主动脉瓣闭锁不全
D. 肥厚型心肌病
E. 冠状动脉粥样硬化

23. 下列有关心绞痛的说法，正确的是
A. 冠状动脉管腔狭窄达横切面面积的50%时，患者常频发心绞痛
B. 冠状动脉造影无阳性发现的一过性胸痛患者可除外心绞痛
C. 舌下含服硝酸甘油，患者在3～5 min内疼痛缓解，无效时提示患者并非冠心病

或药物已失效

D. 劳累稳定型心绞痛患者有时同样的劳力只在下午而不在早晨引起心绞痛,因为经一夜休息,心肌供血常得到改善

E. 冠状动脉没有病变的肥厚型非梗阻型心肌病患者也可有心绞痛发生

24. 男性,60岁。冠心病患者,行直接支架植入术过程中突然出现胸痛、胸闷、烦躁、呼吸困难,血压70/50 mmHg,两肺呼吸音清,心界向两侧扩大,心率125次/分,心音减弱,各瓣膜听诊区未闻及杂音。患者最可能的诊断是

A. 心包压塞

B. 心肌梗死

C. 肺栓塞

D. 主动脉窦瘤破裂

E. 血气胸

25. 男性,32岁。因发作性胸闷就诊,既往患高血压、糖尿病,吸烟12年,其父母均患冠心病。该患者患冠心病的危险因素不包括

A. 青年男性

B. 高血压病

C. 吸烟

D. 冠心病家族史

E. 糖尿病

26. 女性,65岁。冠心病患者,有过心绞痛病史,病情较稳定,近半个月来心绞痛频繁发作,每日发作3～4次且发作时间延长。心电图示:V_3～V_6导联ST段水平型压低1 mm,T波倒置,发作停止后ST段即恢复,心肌酶谱仍在正常范围。应考虑为

A. 稳定型心绞痛

B. 恶化型心绞痛

C. 变异型心绞痛

D. 急性心肌梗死

E. 急性冠状动脉供血不全

27. 男性,56岁。反复胸闷4年,2周来晕厥3次,普通心电图正常。就诊后首选的检查是

A. 超声心动图

B. 心内电生理检查

C. Holter(动态心电图)

D. 阿托品试验

E. 冠状动脉造影

28. 可能与肥厚型心肌病发病有关的是

A. 心肌炎

B. 冠心病

C. 高血压

D. 遗传

E. 心律失常

29. 冠心病患者出现心前区收缩期喀喇音及收缩中期吹风样杂音,是由于

A. 心肌硬化

B. 室间隔穿孔

C. 二尖瓣脱垂

D. 二尖瓣相对关闭不全

E. 心力衰竭

30. 下列情况并存心绞痛,不宜用硝酸甘油的是

A. 冠心病

B. 主动脉瓣关闭不全

C. 心肌梗死后心绞痛

D. 严重贫血

E. 梗阻性肥厚型心肌病

31. 根据冠状动脉的病变部位、范围、血管阻塞程度和心肌供血不足发展速度、范围和程度,将冠心病分为

A. 3种临床类型

B. 4种临床类型

C. 不分型

D. 5种临床类型

E. 6种临床类型

32. 缺血性心肌病是指
A. 心力衰竭和心律失常型冠心病
B. 扩张型原发性心肌病
C. 肥厚型心肌病
D. X综合征
E. 克山病

33. 冠心病心绞痛患者至少有一个冠状动脉的主支管腔显著狭窄，达横截面积的
A. 30%以上
B. 50%以上
C. 75%以上
D. 90%以上
E. 95%以上

34. 中、老年人心脏性猝死最常见的病因是
A. 原发性心肌病
B. 风湿性心脏病主动脉瓣狭窄
C. 冠心病
D. 重症心肌炎
E. 高血压性心脏病

35. 冠心病心绞痛需要与以下疾病鉴别，除了
A. 心脏神经官能症
B. 急性心肌梗死
C. 肋间神经痛
D. 肥厚型心肌病
E. 肺源性心脏病

36. 关于冠心病心绞痛的临床表现下列错误的是
A. 胸骨上段或中段后疼痛，放射至左臂内侧达无名指和小指
B. 胸骨后压迫感
C. 发生于劳力后或情绪激动后
D. 持续 3～5 min，停止活动后即消失
E. 发作时心率增快，血压增高

37. 冠心病心绞痛疼痛的性质为
A. 针刺样疼痛
B. 刀割样疼痛
C. 压迫性疼痛
D. 跳痛
E. 隐痛

38. 下列哪种疾病的临床表现和缩窄性心包炎最相似
A. 梗阻性肥厚型心肌病
B. 风湿性心脏病
C. 冠心病
D. 限制型心肌病
E. 肺心病

39. 原发性心肌损害的病因不包括
A. 冠心病
B. 贫血
C. 心肌炎
D. 心肌病
E. 心肌淀粉样变

40. 男性，67 岁。发现高血压 20 年，近日活动后胸闷气短，心电图检查显示左室高电压，运动试验阴性，超声心动图检查左室射血分数 52%。该患者可能发生了
A. 全心衰竭
B. 右心衰竭
C. 收缩功能不全性心力衰竭
D. 舒张功能不全性心力衰竭
E. 冠心病

41. 男性，61 岁。患有高血压，同时伴有 2 型糖尿病，尿蛋白(+)。选择最佳降压药物为
A. 利尿剂
B. 钙拮抗剂
C. 血管紧张素转换酶抑制剂
D. α受体阻滞剂
E. β受体阻滞剂

42. 诊断冠心病最常用的非创伤性检查方法是
A. 休息时心电图

B. 24 h 动态心电图
C. 心电图运动负荷试验
D. 超声心动图
E. 心脏 CT 检查

43. 男性,48 岁。发作性胸痛 1 个月,每次发作含硝酸甘油后缓解,考虑冠心病心绞痛。最常用的检查方法是
A. 心脏 X 线摄片
B. 心电图运动负荷试验
C. 放射性核素检查
D. 动态心电图
E. 超声心动图

44. 心尖区收缩中期附加音并有收缩中晚期杂音者最可能的诊断为
A. 冠心病劳力型心绞痛
B. 风心病二尖瓣关闭不全
C. 二尖瓣脱垂
D. 扩张型心肌病
E. 乳头肌功能不全

45. 男性,27 岁。劳累时心悸,胸骨后疼痛 1 年,查体可闻及主动脉瓣区收缩期粗糙的喷射性杂音,主动脉瓣区第二心音减弱。X 线检查示左室扩大和升主动脉扩张。可能的诊断是
A. 冠心病心绞痛
B. 非梗阻性肥厚型心肌病
C. 主动脉瓣狭窄
D. 主动脉瓣关闭不全
E. 高血压性心脏病

46. 1979 年 WHO 将冠心病分为
A. 5 型
B. 6 型
C. 3 型
D. 2 型
E. 4 型

47. 关于冠心病的分型错误的是
A. 无症状性心肌缺血
B. 心律失常
C. 心肌梗死
D. 猝死
E. 心绞痛

48. 对于已有冠心病及心肌梗死病史者还应预防再次梗死及其他心血管事件,称为
A. 二级预防
B. 五级预防
C. 四级预防
D. 一级预防
E. 三级预防

49. 冠心病的二级预防包括
A. aspirin——抗血小板聚集
B. cholesterol lowing——控制血脂水平
C. diet control——控制饮食
D. beta-blocker——预防心律失常减轻心脏负荷
E. 以上均是

50. 缺血性心肌病型冠心病的病理基础是
A. 心肌重塑
B. 心肌细胞坏死
C. 心肌纤维化
D. 冠状动脉痉挛
E. 心肌间质细胞炎症浸润

51. 女性,67 岁。突发性心前区疼痛伴后背放射痛 10 h,心电图检查示 ST 段下移 2 mm。行心肌运动负荷加静息灌注显像示,可逆性缺损,即再分布。则考虑该患者的诊断为
A. 扩张型心肌病
B. 急性心肌梗死
C. 冠心病心肌缺血
D. 冠心病心肌梗死伴缺血
E. 高血压性心脏病

52. 男性,55 岁。1 日前出现胸骨后闷痛,出汗,双上肢乏力、麻木,恶心。入医院门诊口服速效救心丸,症状缓解,心电图异常。次日动态心电图示 $V_2 \sim V_3$ 导联 Q 波,CK - MB 105 U/L,门诊以“急性心肌梗死”收住院。入院后 SPECT 心肌灌注显像示缺损样改变,即行抗凝、调脂、扩冠治疗。为进一步了解梗死心肌活性,行 PET^{18}F - FDG 心肌葡萄糖代谢显像。该检查的特点不包括

A. 可用于冠心病的早期诊断
B. 可用于冠状动脉血管重建术的术前适应证选择及疗效监测
C. 对评价心肌存活情况有重要意义
D. 可以准确反映心肌的血流灌注情况
E. 可以客观反映心肌的糖代谢状况

53. 女性,52 岁。频繁胸痛,硝酸甘油不能缓解,心电图检查显示急性下壁心肌梗死,听诊:心尖部可闻及 3/6～4/6 级收缩期杂音。最可能的并发症是

A. 真性室壁瘤
B. 二尖瓣关闭不全
C. 假性室壁瘤
D. 室间隔穿孔
E. 左室附壁血栓

54. 男性,60 岁。心前区阵发性疼痛 1 个月,多在夜间发作。与活动无关。每次发作 15 min,发作时心电图 Ⅱ、Ⅲ、aVF 导联 ST 段抬高。首选治疗的药物是

A. 硝酸酯类
B. β 受体阻滞剂
C. 钙通道阻滞剂
D. 洋地黄类
E. 胺碘酮

55. 男性,40 岁。因心前区剧痛 12 h 诊断为急性前壁心肌梗死住院。心电监护示频发室性早搏和短阵室性心动过速。首选的抗心律失常药物是

A. 胺碘酮
B. 利多卡因
C. 溴苄胺
D. 美托洛尔
E. 美西律

56. 急性心肌梗死患者,疑有早期心源性休克末梢循环改变,血压 90/70 mmHg,尿比重 1.016,中心静脉压 13 cmH_2O。治疗时应首选

A. 肾上腺素
B. 低分子右旋糖酐
C. 毛花苷丙
D. 硝普钠
E. 硝苯地平

57. 男性,48 岁。急性前壁心肌梗死 15 h,合并急性左心功能不全,BP 170/100 mmHg。治疗其心功能不全应首选

A. β 受体阻滞剂
B. 地高辛
C. 硝普钠
D. α 受体阻滞剂
E. 卡托普利

58. 女性,25 岁。原有风湿性心瓣膜病主动脉瓣狭窄,近 2 周乏力不适,不发热。体检:皮肤有少数瘀点,主动脉瓣区有收缩期与舒张期杂音,脾可触及肿大。血红蛋白 80 g/L。最符合

A. 风湿性心脏病心力衰竭
B. 贫血性心脏病
C. 风湿性心肌炎
D. 先天性心脏病主动脉瓣病变
E. 风湿性心脏病并发感染性心内膜炎

59. 男性,62 岁。头痛、头晕、失眠 1 月余。X 线发现主动脉增宽,主动脉结凸出、升高,左心室弓圆隆并向左突出,肺动脉段相对凹陷;透视见心搏动增强。应诊断为

A. 肺源性心脏病
B. 风湿性心脏病
C. 原发性心肌病
D. 冠心病
E. 高血压性心脏病

60. 某患者65岁。心前区反复短暂压榨样疼痛半年,心电图检查示心肌缺血,应选择的心血管造影为
A. 右心室选择性造影
B. 主动脉造影
C. 选择性冠状动脉造影
D. 左心室造影
E. 右心房造影

61. 一中年男子,有高血压和心绞痛,临床表现为冠心病,如患者心肌为局部缺血,此时心肌^{201}Tl灌注显像可表现为
A. 运动相和再分布均无异常
B. 运动相异常,再分布正常
C. 运动相正常,再分布异常
D. 运动相和再分布均异常
E. 以上都可以

62. 一中年男子,有高血压和心绞痛,临床表现为冠心病。如患者心肌已有梗死灶出现,此时^{201}Tl心肌显像的心肌放射性分布可表现为
A. 运动相正常,再分布缺损
B. 运动相缺损,再分布异常增高
C. 运动相异常增高,再分布异常缺损
D. 运动相异常缺损,再分布异常缺损
E. 运动相和再分布均有异常增高

二、A3/A4型题

(63～64题共用题干)

男性,56岁。半年前开始出现劳累后心前区疼痛,向左肩背部放射,休息3～5 min后缓解,平均每月发作3～4次,未诊治,1周前,无诱因出现心前区紧缩性疼痛,伴心悸及恐惧感,休息后无缓解,含服异山梨酯10 mg两次,10 min后可稍缓解。既往健康,吸烟26年,15～20支/日,饮酒少量。查体:P 80次/分,BP 120/70 mmHg,双肺呼吸音清,心律规整,心率88次/分,心音低钝,肝脾未触及,双下肢无水肿。辅助检查:血cTn 12.5 μg/dl, CK 319 U/L, AST 72 U/L, LDH 328 U/L,总胆固醇8.2 mmol/L,低密度总胆固醇4.9 mmol/L,甘油三酯1.7 mmol/L。心电图检查:窦性心律80次/分,V_1～V_5导联ST段水平下移0.15～0.25 mV, T波倒置。

63. 该患者诊断是
A. 冠心病,不稳定心绞痛
B. 冠心病,急性ST段抬高心肌梗死
C. 冠心病,急性非ST段抬高心肌梗死
D. 慢性胆囊炎急性发作
E. 急性胰腺炎

64. 首选治疗是
A. 硝酸甘油静脉点滴
B. 硝酸异山梨酯口服
C. 冠脉介入治疗
D. 急诊溶栓
E. 他汀类药物口服

(65～67题共用题干)

男性,66岁。高血压史15年,糖尿病10年,间断用药治疗。查体:血压160/100 mmHg,心率65次/分。

65. 该患者的诊疗应注意以下几项,但除外
A. 降压目标应为<140/90 mmHg
B. 老年人降压目标应为<130/85 mmHg
C. 需长期用药
D. 必要时联合用药
E. 合理膳食

66. 连续服用降压药2年,患者常有劳累后胸

部不适，心电图检查示多导联 ST 段压低，以下哪项检查可确诊冠心病？
A. 普萘洛尔试验
B. Holter(动态心电图)
C. 运动实验
D. 冠脉造影
E. 心脏 CT 扫描

67. 该患者 2 年后出现劳累后呼吸困难，夜间常常坐起，下列联合用药为首选的是
A. 阿替洛尔＋维拉帕米
B. 阿替洛尔＋地尔硫䓬
C. 阿替洛尔＋利尿剂＋ACEI
D. 阿替洛尔＋ACEI
E. 阿替洛尔＋硝苯地平

(68～72 题共用题干)

男性，60 岁，因心前区反复发作性疼痛 2 年就诊。

68. 诊断冠心病以下最有价值的是
A. X 线示左室增大
B. 心电图有 ST 段下降和 T 波改变
C. 冠状动脉造影
D. 运动试验阳性
E. 心脏超声显示左室后壁运动减弱

69. 典型心绞痛的特点应是
A. 左胸局限点状疼痛
B. 持续左胸痛
C. 短暂压榨性胸骨后疼痛持续数秒
D. 左上腹部疼痛
E. 压榨性胸骨后疼痛向左上肢放射

70. 患者被诊断为冠心病、心绞痛，给予口服硝酸异山梨酯等药治疗。门诊随访 1 年后患者再次出现心绞痛，增加硝酸甘油用量才能缓解，某日再次心绞痛达 3 h，急诊心电图可能为
A. QT 间期明显延长
B. ST 段广泛压低，T 波倒置
C. PR 间期延长
D. T 波低平
E. T 波高耸

71. 入院后 2 h 确诊为心肌梗死，患者突然出现大汗，面色苍白，查血压 80/50 mmHg，考虑为心源性休克。应立即给予
A. 硝酸甘油静滴
B. 右旋糖酐静滴
C. 多巴胺静滴
D. 毛花苷 C 静推
E. 多巴酚丁胺静推

72. 患者经治疗以后，心源性休克纠正，半年后突然心脏骤停死亡，其最可能的原因是
A. 室颤
B. 脑栓塞
C. 心脏破裂
D. 乳头肌断裂
E. 室间隔穿孔

(73～77 题共用题干)

男性，61 岁。活动后心悸、气促 5 年，加重伴双下肢水肿 3 个月。查体：血压 140/90 mmHg，双肺底少许湿啰音。心界扩大，心率 130 次/分，心律绝对不齐，心音强弱不等，可闻及舒张期奔马律。心尖区可闻及 2/6 级收缩期柔和吹风样杂音。肝肋下 3 cm，脾未触及，双下肢中度水肿。

73. 最可能的诊断是
A. 高血压性心脏病
B. 风湿性心脏病，二尖瓣关闭不全
C. 冠心病
D. 扩张型心肌病
E. 退行性心脏瓣膜病

74. 应重点鉴别的疾病是
A. 高血压性心脏病

B. 缺血性心肌病
C. 心包积液
D. 风湿性心脏病
E. 退行性心脏瓣膜病

75. 主要鉴别要点是
A. 有无心绞痛与心肌梗死病史
B. 有无心肌炎病史
C. 有无高血压病史
D. 有无结核病史
E. 有无风湿病史

76. 以下选项对鉴别诊断最可靠的检查是
A. 冠状动脉造影
B. 动态心电图
C. 超声心动图
D. 心电图
E. 左心室造影

77. 这两种疾病的最主要的治疗不同点是
A. ACEI
B. 强心剂
C. 利尿剂
D. β受体阻滞剂
E. PTCA或冠状动脉内支架植入

(78～83题共用题干)

男性,14岁。心悸、胸闷、乏力、气短10天。3周前有发热、鼻塞、流涕、咽痛、上感病史。体格检查心界向左下扩大,心音低钝;心电图检查示窦性心动过速、频发室性期前收缩

78. 首先应考虑的诊断是
A. 肥厚型心肌病
B. 风湿性心肌炎
C. 病毒性心肌炎
D. 感染性心内膜炎
E. 心包积液

79. 应首选的检查是
A. 心肌损伤标记物
B. 心肌活检
C. 血清病毒中和抗体
D. X线检查
E. 血沉

80. 下列病毒中不是该病常见病因的是
A. 风疹病毒
B. 柯萨奇B组病毒
C. 埃可病毒
D. 柯萨奇A组病毒
E. 脊髓灰质炎

81. 最可能的诊断是
A. 肥厚型梗阻性心肌病
B. 冠心病
C. 高血压性心脏病
D. 主动脉瓣狭窄
E. 二尖瓣关闭不全

82. 最有价值的诊断方法是
A. 胸部X片
B. 心电图
C. 超声心动图
D. 心脏核素扫描
E. 冠状动脉造影

83. 宜选用的药物是
A. 地高辛
B. 硝酸甘油
C. β受体阻滞剂
D. ACEI
E. ARB

(84～85题共用题干)

女性,52岁。3个月来在休息或劳累后于心前区有憋闷感,含硝酸甘油20 min缓解。有高血压病史十余年。实验室检查:空腹血糖5 mmol/dl,总胆固醇5.5 mmol/dl,HDL-C 2.0 mmol/dl,LDL-C 2.5 mmol/dl。

84. 能帮助确定是否为冠心病心绞痛的最有价值的检查方法是
A. 心电图
B. Holter(动态心电图)
C. 超声心动图
D. 心电图运动负荷试验
E. 冠状动脉造影

85. 该患者的冠心病危险因素是
A. 高脂血症
B. 糖尿病
C. 高血压
D. 女性
E. 内分泌紊乱

(86～88 题共用题干)

男性,60 岁。1 年来在生气或劳累时发生左胸前区闷痛,伴左后背部酸痛,有时在休息时也有发生。心电图未见异常。

86. 采集病史时应特别注意询问
A. 胸痛部位、性质、放射部位、诱因及缓解方式
B. 吸烟、饮酒史
C. 冠心病家族史
D. 近期心电图
E. 超声心动图检查情况

87. 最有价值的无创检查方法是
A. Holter(动态心电图)检查
B. 心脏 X 线检查
C. 超声心动图
D. 核素运动心电图负荷试验
E. 心脏晚电位检查

88. 心电图负荷试验的适应证是
A. 不稳定型心绞痛
B. 心肌梗死后心绞痛
C. 心肌梗死急性期
D. 心肌梗死合并心律失常
E. 稳定型心绞痛或胸痛原因未明

(89～93 题共用题干)

男性,57 岁。发现高血压 5 年,近 1 月出现喘憋、夜间憋醒、下肢水肿,满肺可闻湿啰音。心电图提示陈旧前壁心肌梗死,胸片心影增大。

89. 最可能的诊断是
A. 高血压收缩性心力衰竭
B. 高血压舒张性心力衰竭
C. 冠心病左心衰竭
D. 冠心病右心衰竭
E. 冠心病全心衰竭

90. 缓解症状最迅速的药物是
A. 血管紧张素转换酶抑制剂
B. β 受体阻滞剂
C. 钙拮抗剂
D. 利尿剂
E. 阿司匹林

91. 最迫切的化验是
A. 血常规
B. 肾功能
C. 肝功能
D. 脑钠肽
E. 血电解质

92. 最迫切的辅助检查是
A. 胸部 CT
B. 肝肾 B 超
C. 超声心动图
D. 心脏核素检查
E. 冠脉造影

93. 目前不宜使用的药物为
A. 血管紧张素转换酶抑制剂
B. β 受体阻滞剂
C. 洋地黄

D. 利尿剂
E. 螺内酯

三、X型题

94. 二尖瓣脱垂综合征多伴发于
A. 马方综合征
B. 冠心病
C. 先天性心脏病
D. 心肌病
E. 高血压

95. 心肌灌注显像的适应证有
A. 冠心病心肌缺血的早期诊断
B. 冠状动脉危险度分级
C. 估计心肌细胞的活性
D. 心肌缺血治疗效果的评价
E. 急性缺血综合征的评价

96. 左室增大可见于
A. 室间隔缺损
B. 二尖瓣狭窄
C. 二尖瓣关闭不全
D. 主动脉瓣关闭不全
E. 冠心病

97. 有关^{18}F-FDG正确的是
A. 由加速器生产
B. 用于脑部疾病(如癫痫的诊断与疗效观察、帕金森病、Huntington病)
C. 用于心脏病的诊断(如冠心病、心肌存活的诊断、疗效观察等)
D. 用于肿瘤的诊断和疗效评价
E. 可以反映组织的氨基酸代谢情况

98. 心肌灌注显像的临床应用包括
A. 冠心病的诊断
B. 心肌梗死的诊断
C. 冠心病血运重建手术适应证的选择与疗效评估
D. 心肌病和心肌炎的诊断
E. 心肌传导阻滞的诊断

99. ^{18}F-FDG-PET显像临床应用,下列正确的是
A. 用于癫痫的诊断和疗效观察
B. 冠心病心肌存活的诊断
C. 恶性肿瘤的诊断
D. Parkinson病的诊断
E. 心功能的测定

100. 放射性核素心血管显像主要用于
A. 心肌梗死灶的定位诊断
B. 诊断先天性心脏病
C. 评估冠心病患者的预后
D. 下肢静脉梗阻的诊断
E. 心肌活力的判断

第二十一章

消化系统显像

一、A1/A2 型题

1. ^{99m}Tc 标记红细胞消化道出血显像中，可用来鉴别小肠出血位置的药物是
   A. 胰岛素
   B. 胰高血糖素
   C. 肾上腺素
   D. 去甲肾上腺素
   E. 生长激素

2. ^{99m}Tc 标记红细胞消化道出血显像可以探测到出血率低达多少的出血部位？
   A. 0.05 ml/min
   B. 0.5 ml/min
   C. 0.01 ml/min
   D. 0.1 ml/min
   E. 1.0 ml/min

3. 引起肝胆显像诊断急性胆囊炎假阳性的可能原因不包括
   A. 营养过剩
   B. 乙醇中毒
   C. 肝功能不全
   D. 胰腺炎
   E. 先天性胆道闭锁

4. 下列肝脏占位性病变中血供丰富的是
   A. 肝血管瘤
   B. 肝囊肿
   C. 肝硬化结节
   D. 肝脓肿
   E. 以上都不是

5. 食管通过显像不提示
   A. 正常食管通过
   B. 胃排空缓慢
   C. 食管通过延缓
   D. 胃食管反流
   E. Barrett 食管

6. 放射性核素消化道出血显像主要用于什么部位的消化道出血的诊断？
   A. 胃、十二指肠上消化道
   B. 口腔出血
   C. 直肠出血
   D. 胃、十二指肠以下，乙状结肠部位以上的小肠和结肠部位
   E. 乙状结肠部位以下

7. 消化道出血显像描述错误的是
   A. 静脉注射的^{99m}Tc 硫胶体被肝脏、脾脏和骨髓中的单核-巨噬系统细胞迅速清除
   B. 注射后 15 min，绝大部分的放射性胶体已从血液中清除
   C. 活动性消化道出血时，放射性胶体通过

出血部位进入肠道并随肠内容物移行

D. 注射后30 min,绝大部分的放射性胶体已从血液中清除

E. 血本底快速被清除后,在出血点可以得到很高的靶/本底比值,从而清晰显示出血部位

8. 不是消化道出血显像的诊断依据是

A. 放射性不随时间移动的热区

B. 示踪剂进入肠腔内

C. 放射活性随时间增高

D. 放射性在消化道内移行

E. 一般在注射后5～10 min所做的高计数的静态影像中最为清晰

9. 小肠出血的位置有时难以确定时可以采用静脉注射高血糖素,其机制是

A. 增加^{99m}Tc－RBC的标记率

B. 抑制肠蠕动

C. 减少胃肠道的内容物干扰

D. 增加^{99m}Tc－RBC在血液循环中的存留时间

E. 增加胃肠蠕动

10. ^{99m}Tc胶体作消化道出血显像适用于

A. 活动性出血

B. 间歇性出血

C. 慢性小量出血

D. 便后带血

E. 呕血患者

11. 有关胃肠道出血显像时如何提高小量间歇性出血检出率的描述错误的是

A. ^{99m}Tc－RBC显像时延长观察时间

B. 重复多次检查

C. 停用止血药物

D. ^{99m}Tc胶体显像时延长观察时间至24 h

E. 采用动态连续采集模式,防止遗漏

12. 有关^{99m}Tc－RBC胃肠道出血显像描述错误的是

A. ^{99m}Tc－RBC显像能在相对较长的时间内观察

B. 动脉瘤、血管畸形也可以出现异常显像剂浓聚

C. 游离锝可能影响诊断结果

D. 单凭延迟显像中孤立出现的影像有可能造成误诊

E. 不在出血活动期也可以发现出血灶

13. 消化道出血显像的目的是

A. 确定出血部位

B. 了解出血原因

C. 测定胃肠出血的量

D. 判断预后情况

E. 完全替代创伤性的X线胃肠动脉造影检查

14. 为了提高检出小肠出血的灵敏度,可在消化道出血显像前使用的药物是

A. 胰高血糖素

B. 红霉素

C. 多潘立酮

D. 胰岛素

E. 西沙必利

15. 关于消化道出血显像,下面叙述不正确的是

A. 用于检出活动性出血

B. 为提高诊断的灵敏性,可在检查前注射胰高血糖素

C. 正常时胃肠道含血量较低,基本不显影

D. 常用的显像剂为^{99m}Tc－RBC

E. 主要用于检出陈旧性胃肠壁出血灶

16. 判断胃食管反流,胃食管反流指数至少超过

A. 1%

B. 2%

C. 3%

D. 4%
E. 5%

17. 放射性核素肝胆动态显像,诊断急性胆囊炎的条件是
A. 肠道 1 h 内无放射性
B. 肝影持续不消退
C. 肝胆管呈现胆道树结构
D. 胆囊持续不显影
E. 肝脏摄取显像剂量低

18. 在放射性核素肝胆动态显像诊断先天性胆道闭锁时,为提高诊断的准确性,应使用的药物是
A. 促胆囊收缩素
B. 辛卡利特
C. 吗啡
D. 苯巴比妥
E. 阿司匹林

19. 先天性胆道闭锁的肝胆动态显像影像特点是
A. 肝胆影像出现和消退延缓
B. 肠道内放射性出现延迟
C. 胆囊显影明显延缓
D. 胆系和肠道内始终不出现放射性
E. 肝脏和胆囊影像始终不出现

20. 关于肝血管瘤核素显像描述正确的是
A. 肝显像为单发或多发的放射性缺损区
B. 肝血池显像呈“过度填充”
C. 肝血池显像与周围正常肝组织相近
D. 肝血流相有或无放射性充盈
E. A+B+D

21. 男性,40 岁。上腹隐痛 1 年余,进食后缓解。2 h 前突发上腹部剧痛,查体剑突下压痛,反跳痛。应首先考虑
A. 消化道出血
B. 胃溃疡恶变
C. 消化道穿孔
D. 胃扭转
E. 胃平滑肌肉瘤

22. 下列疾病不宜行“动脉栓塞疗法”的是
A. 脾大,脾功能亢进
B. 门脉高压,静脉曲张大出血
C. 脾肿瘤
D. 脾破裂
E. 脾脓肿

23. 脾功能亢进介入治疗的适应证是
A. 门脉高压胃底曲张静脉出血
B. 碘过敏
C. 严重肝功能不全
D. 感染
E. 全身衰竭

24. 中年男性,发现肝炎、肝硬化 5 年,超声见肝右叶约 6 cm×5 cm 中等回声分叶状肿块,边界尚清楚,可见低回声晕,其内回声不均匀,呈镶嵌样改变。彩色多普勒超声于肿块内记录到高速动脉血流信号,可提示诊断为
A. 肝血管瘤
B. 局限性脂肪肝
C. 腺瘤
D. 炎性假瘤
E. 肝细胞肝癌

25. 1 个月女婴,生后 3 周出现溢乳,后出现喷射性呕吐,多于喂奶后不到 0.5 h 即吐,吐出物为带凝块奶汁,呕吐后哭吵、欲食。体检:可见胃蠕动波,右季肋下触到橄榄大小肿块,可以移动。最可能的诊断为
A. 胃扭转
B. 幽门痉挛
C. 胃食管反流
D. 先天性巨结肠
E. 先天性肥厚性幽门狭窄

二、A3/A4型题

(26～27题共用题干)

女孩,4月。黄疸持续81天不退入院。患儿尿色茶黄,便淡黄变白。体检:皮肤中度黄染,巩膜黄染、肝、脾大,心肺查体未见异常,神经系统查体未见异常。实验室检查:血清结合胆红素及碱性磷酸酶持续增高,肝转氨酶轻度升高,尿胆红素阳性。超声诊断:肝脾肿大。阻塞性黄疸,肝硬化,肝回声增强。入院拟诊为婴儿肝炎综合征,肝硬化。

26. 上文所述婴儿黄疸常见的原因除婴儿肝炎综合征以外,可能还有的原因是
A. 先天性胆道闭锁
B. 生理性黄疸
C. 新生儿溶血
D. 胆石症
E. 病毒性肝炎

27. 为了鉴别诊断该病,以下检查最为合适的是
A. CT
B. MRI
C. 腹部X片
D. 肝胆动态显像
E. 超声

(28～30题共用题干)

39岁,女性。无特殊病史,体检超声发现肝右叶实质性病灶,实验室检查:肝功能正常,AFP不增高,超声描述:肝右前叶低回声区,大小为3.9 cm×2.9 cm,边界尚清,内回声欠均。

28. 为检查肝细胞癌的病灶内血流,最简便有效的彩色多普勒技术是
A. M型彩色多普勒
B. 彩色多普勒血流显像
C. 多普勒能量图
D. 彩色多普勒能量图
E. B型彩色多普勒

29. 若进行超声造影检查,低回声区动脉期周边结节状增强,中间未见明显增强,门脉期造影剂逐渐向内填充,回声类似于周围肝组织,延迟期造影剂渐消退。此病灶考虑
A. 肝癌
B. 腺瘤
C. 肝血管瘤
D. 肝癌
E. 肝囊肿

30. 若患者选择不治疗,定期观察,则最方便的观察病灶有无变化的有效的检查方法是
A. CT
B. MRI
C. 腹部平片
D. 超声
E. 核医学成像

三、X型题

31. 关于止血类药物的叙述,下述正确的是
A. 维生素K_3在介入放射中主要用于肝脏疾病
B. 氨甲苯酸在介入放射中主要用于出血的全身治疗和血管鞘的并发症出血
C. 鱼精蛋白在介入放射中主要用于肝素过量所引起的出血
D. 酚磺乙胺在介入放射中主要用于治疗各种手术前后的出血
E. 凝血酶在介入放射中主要用于肝硬化所致的消化道出血及穿刺局部出血

32. “消化道出血区域性灌注疗法”常用的药物有
A. 前列腺素
B. 血管紧张素
C. 血管加压素
D. 去甲肾上腺素

E. 肾上腺素

33. Freeny 的肝血管瘤 CT 诊断 3 条标准为

A. 随时间迁延，强化程度逐渐下降

B. 延迟扫描病灶呈等密度

C. 强化由周边向中央扩展

D. 平扫，低密度病灶

E. 增强早期，边缘明显强化

34. 脾功能亢进介入治疗的禁忌证有

A. 感染

B. 儿童脾亢

C. 衰竭

D. 严重黄疸

E. 高歇病

35. 急性胆囊炎的超声检查表现为

A. 胆囊增大、胆囊壁轮廓线模糊，外壁线不规则

B. 胆囊壁弥漫性增厚，增厚的胆囊壁呈增强回声带

C. 胆囊腔内出现弥漫性低回声、云雾状回声等提示胆囊积脓

D. 胆囊窝显示无回声带，提示胆囊周围液体潴留或积脓

E. 胆囊壁内无回声的散在小囊样憩室结构

36. 下列部位的出血通常不用放射性核素消化道出血显像来进行诊断的是

A. 胃、十二指肠上消化道

B. 口腔出血

C. 直肠出血

D. 乙状结肠部位以下

E. 胃、十二指肠以下，乙状结肠部位以上的小肠和结肠部位

第二十二章

呼吸系统显像

一、A1/A2 型题

1. 肺栓塞核素诊断应用^{99m}Tc-大颗粒聚合人血白蛋白(^{99m}Tc-MAA)的原理是
   A. 细胞吞噬
   B. 微血管暂时性栓塞
   C. 选择性排泄
   D. 合成代谢
   E. 通透弥散

2. 在采用核医学方法进行疾病诊疗时下列做法错误的是
   A. 对心律失常患者进行门控心肌血流灌注显像
   B. 对出现持续黄疸的新生儿进行肝胆动态显像
   C. 对可以肺栓塞的患者进行肺灌注与肺通气显像
   D. 对原发灶不明的淋巴结转移患者进行^{18}F-FDG PET 显像
   E. 对药物治疗无效的甲亢患者进行^{131}I 治疗

3. 诊断肺栓塞的“三联征”为
   A. 呼吸困难、胸痛、咯血
   B. 呼吸困难、胸痛、咳嗽
   C. 呼吸困难、咳嗽、咯血
   D. 胸痛、咯血、咳嗽
   E. 呼吸困难、咯血、晕厥

4. 以下检查阳性即可确诊肺栓塞,除了
   A. 放射性核素肺通气/灌注显像
   B. 螺旋 CT 和电子束 CT
   C. MRI 肺动脉造影
   D. 肺动脉造影
   E. 心电图

5. 下列不是肺灌注显像的适应证的是
   A. 肺栓塞
   B. 肺肿瘤
   C. 过敏性肺炎
   D. 肺源性心脏病
   E. 先天性心脏病合并肺动脉高压

6. 肺通气显像正常,肺灌注显像呈缺损改变,不考虑为
   A. 肺动脉血栓栓塞症
   B. 慢性阻塞性肺部疾病
   C. 肺动脉狭窄
   D. 大动脉炎
   E. 胶原病累及肺动脉

7. 在肺栓塞的诊断中,X 线胸片和肺通气/灌注显像均正常,则
   A. 肺栓塞可以排除
   B. 肺栓塞的可能性很小

C. 肺栓塞只有中等可能性或难以判定
D. 肺栓塞的可能性较大
E. 肺栓塞的可能性很高

8. 肺灌注显像呈非节段性缺损，且其他显像基本匹配，表明
A. 肺栓塞可以排除
B. 肺栓塞的可能性很小
C. 肺栓塞只有中等可能性或难以判定
D. 肺栓塞的可能性较大
E. 肺栓塞的可能性很高

9. 男性，30 岁。胸部不适，肺通气显像正常，肺灌注显像可见右肺上叶后段、右肺中叶、右肺下叶前、后基底段、左肺上叶尖后段和前段、左肺下叶显像剂分布不均匀性稀疏改变，考虑可能为
A. 肺动脉栓塞
B. 肺部感染
C. 肺部肿瘤
D. 肺水肿
E. 肺气肿

10. 女性，41 岁。左下肢静脉曲张 3 年，现左下肢肿胀明显，行肺灌注显像可见多发性节段性显像剂缺损，通气显像及 X 线正常，提示病变可能为
A. 肺部感染
B. 肺部肿瘤
C. 肺水肿
D. 肺气肿
E. 肺动脉栓塞

11. 肺灌注显像示 2 个或以上肺段的灌注稀疏、缺损区大于异常的肺通气或 X 线胸片，可能为
A. 肺栓塞可以排除
B. 肺栓塞更低度可能性
C. 肺栓塞低度可能性
D. 肺栓塞中度可能性
E. 肺栓塞高度可能性

12. 若在肺灌注显像图上出现放射性减低和(或)缺损区，在肺通气显像图上亦见相应部位有放射性减低或缺损区(即两种肺显像“匹配”)，多提示为
A. 原发性肺动脉高压
B. 肺动脉栓塞
C. 肺静脉栓塞
D. 可排除肺栓塞
E. 慢性阻塞性肺疾病

13. 确诊肺栓塞的影像学检查方法有
A. MRA
B. 肺灌注/通气显像
C. CTA
D. 肺动脉造影
E. 以上都是

14. 女性，45 岁。右胫骨骨折内固定术后 3 周，气促、呼吸困难 4 天，伴有胸痛，无咳嗽、咳痰、咯血等症状。双肺呼吸音粗，未闻及干湿啰音，心率 102 次/分，律齐。辅助检查：X 线胸片未见异常；肺灌注显像提示右下肺前基底段、外基底段、后基底段放射性分布稀疏；肺通气显像未见异常。该患者首先考虑的诊断是
A. 肺炎
B. 脂肪栓塞
C. 心肌梗死
D. 原发性肺动脉高压
E. 肺血栓栓塞症

15. 男性，55 岁。确诊肺癌 1 个月，突发呼吸困难、左侧胸痛，口唇发绀，无咳痰、发热。临床高度怀疑肺栓塞。下列检查不能确诊的是
A. 肺灌注/通气显像
B. D-二聚体
C. CTA

D. 肺动脉造影
E. 以上都不是

16. 最常合并肺栓塞的是
A. 冠状动脉造影术
B. 肾盂肾炎
C. 房间隔缺损
D. 浅静脉血栓性静脉炎
E. 脓毒性流产

17. 女性,59岁。下肢水肿4年,无高血压和糖尿病病史。坐飞机过程中突感呼吸困难,活动后加重,不伴咳嗽、咳痰。其可能的诊断为
A. 肺动脉血栓栓塞
B. 肺动脉血栓形成
C. 肺动脉脂肪栓塞
D. 肺血流量增加
E. 肺动脉狭窄

18. 心肌梗死合并下肢静脉血栓形成部分脱落,多可产生
A. 脑栓塞
B. 肾动脉栓塞
C. 脾动脉栓塞
D. 四肢动脉栓塞
E. 肺动脉栓塞

19. 二尖瓣狭窄并发心房颤动和右心衰竭时,可在右房形成附壁血栓而导致
A. 脑栓塞
B. 肾栓塞
C. 肠系膜栓塞
D. 肺栓塞
E. 脾栓塞

20. 慢性肺源性心脏病的X线诊断依据是
A. 心脏突然增大,肺动脉段突出,上腔静脉扩张
B. 肺部瘀血,肺动脉高压,右心室增大
C. 肺血管增粗,右心房增大,肺动脉段突出
D. 肺部慢性病变,肺动脉高压,右心室增大
E. 肺部充血,肺循环高压,右心房增大

21. 下肢深静脉血栓,在时限上分为急性、亚急性和慢性。急性血栓的发病时间段为
A. 1～2周
B. 3～4周
C. 2～3月
D. 4～6月
E. 6月以上

22. 核素肺灌注显像主要诊断的疾病是
A. 急性肺栓塞
B. 慢性支气管炎
C. 肺结核
D. 肺内占位性病变
E. 呼吸道阻塞

23. 男性,52岁。呼吸困难、胸痛和咯血1周,检查:患者有呼吸加快,可闻及干啰音、湿啰音,可闻及高音调的第二心音,有发热(>37.8℃)。肺灌注显像表现为3个肺段并两个亚段放射性分布减低或缺损区,而同期的肺通气显像检查正常。诊断为
A. 肺栓塞
B. 肺结核
C. 肺癌
D. COPD
E. 肺动脉高压症

24. 女性,64岁。近1年出现劳力性呼吸困难伴水肿,间断服用地高辛、ACEI类药控制症状,1 h前在家中洗澡时突然出现胸痛、呼吸困难、晕厥,急送入院。查体:双下肺有散在水泡音,右肺底呼吸音减弱。心界扩大,心率稍快,心尖部可闻及柔和的3/6级的收缩期吹风样杂音。双下肢水肿、静

脉曲张。既往有高血脂 2 年，高血压病史 16 年，大量吸烟史。初步诊断急性肺栓塞，即行溶栓治疗，病情缓解后送至核医学科行肺通气灌注显像。对该检查下列描述不正确的是

A. 肺灌注显像常用^{99m}Tc－MAA 作为显像剂
B. 肺通气/灌注显像（V/Q）不匹配，是诊断肺栓塞最主要的依据
C. COPD 的肺通气显像特点常出现反向不匹配现象，即通气显像的显像剂分布缺损区大于灌注显像的缺损区
D. 肺癌压迫邻近血管，在肺灌注图像上出现的相应放射性减低区范围比 X 线片所示的小
E. 肺部肿瘤患者预测术后残留肺功能 $FEV_{1.0}$＞0.8 L 者，可以耐受手术

25. 放射性核素静脉显像时扎缚止血带的目的

A. 加速显像剂从体内清除
B. 阻止显像剂进入深静脉
C. 阻断浅静脉血的回流
D. 明确静脉血栓的部位
E. 以上都不是

26. 不能检测下腔静脉血栓的方法是

A. MRI
B. X 线平片
C. DSA
D. CT
E. 超声

27. 肺栓塞是指

A. 肺动脉分支被血栓堵塞
B. 肺静脉分支被血栓堵塞
C. 支气管动脉被血栓堵塞
D. 支气管分支被痰堵塞
E. 肺泡被病理组织填充

28. 女性，68 岁。喘憋近 2 个月，加重 1 周，既往高血压病史，无慢性支气管炎、肺气肿等肺病病史，下肢深静脉多普勒超声及胸片检查无明显异常。该患者可考虑先进行的核医学检查应为

A. 肺通气显像
B. 肺灌注显像
C. 肺功能显像
D. 气溶胶吸入显像
E. 呼吸道纤毛运动显像

29. 不属于血管介入的是

A. 血管内灌注药物治疗
B. 血管腔内成形术
C. 血管内导管栓塞术
D. 血管内血栓抽取术
E. 血管造影术

30. 异物引起的阻塞性肺炎常不出现

A. 小叶或小叶融合阴影
B. 肺段实变
C. 肺叶实变
D. 肺体积缩小
E. 肺门部肿块

31. 关于阻塞性肺气肿，X 线表现描述错误的是

A. 横膈低平
B. 两肺野透明度增加
C. 肺内可见薄壁的大小不同的肺大泡
D. 肋间隙变窄
E. 肺纹理稀疏变细

32. 局限性阻塞性肺气肿，最常见的病因是

A. 支气管肺癌
B. 慢性支气管炎
C. 支气管扩张
D. 支气管哮喘
E. 小叶性肺炎

33. 在对肺栓塞的诊断上，肺灌注显像的灵敏

度较X线平片
A. 明显高
B. 明显低
C. 相仿
D. 两者均不灵敏
E. 均灵敏

34. 下列提示肺动脉血栓栓塞症高度可能性的是
A. 肺灌注缺损＞75%，无相应的肺通气和X线胸片异常
B. 肺灌注缺损等于胸片对应阴影范围
C. 单个不匹配的中肺段灌注缺损，而X线胸片正常
D. 肺灌注缺损＜总肺野的50%，而肺通气缺损区、X线胸片病变区均≥灌注缺损区
E. 灌注缺损区小于X线胸片异常

35. 局部灌注溶栓药物治疗血栓形成性疾病时，需要监测凝血酶原时间，当凝血酶原时间延长至正常的几倍时，应该停止减慢溶栓剂的注入速度或停止溶栓？
A. 0.5倍
B. 1倍
C. 2倍
D. 4倍
E. 8倍

36. 下列溶栓药物中，溶栓药物对血栓作用的选择性最好，溶栓并发症最少的是
A. 蝮蛇抗栓酶
B. 尿激酶
C. 组织纤溶酶原激活因子
D. 链激酶
E. 冬凌克栓酶

37. 下列关于血管成形术后再狭窄防治措施的描述，不正确的是
A. PTA后再狭窄确切机制尚不清楚
B. 抗血栓形成、抗平滑肌细胞增生和放射治疗是目前的三大措施
C. 防止血栓形成是防治再狭窄的重要环节
D. 抗平滑肌细胞增生的基因治疗目前还没有进入临床
E. 在防治PTA后血管再狭窄时，体外照射治疗比体内照射效果好

38. 以下有关急性深静脉血栓的描述，正确的是
A. 管腔内为无回声或低回声
B. 管腔明显增宽
C. 探头加压后，管腔不能被压瘪
D. 管腔内完全无血流或仅有极少量血流信号
E. 以上均正确

39. 关于肺栓塞的诊断，错误的是
A. 肺灌注肺段性稀疏缺损，肺通气显像正常
B. 肺灌注肺通气必须同时异常
C. 肺栓塞可以通过肺动脉造影诊断
D. D-二聚体阴性一般来说肺栓塞可能性小
E. 肺灌注异常而肺通气正常

40. 肺癌所致阻塞性肺炎有以下临床征象，除了
A. 患者一般不发热或仅有低热
B. 血白细胞计数常不增高
C. 抗生素治疗后炎症很快吸收消散
D. 经抗生素治疗炎症吸收后出现肿块阴影
E. 短期内同一部位可反复出现炎症

41. 肺动脉造影时肺栓塞的主要表现，下述不正确的是
A. 肺动脉一支或分支内有充盈缺损
B. 某一支肺动脉分支完全阻断

C. 某一局部肺动脉延迟充盈
D. 肺动脉主干有扩张
E. 肺动脉局部有狭窄

42. 下列征象不属于肺栓塞的X线表现的是
A. 一侧或某个区域肺血管纹理显著稀疏
B. 同侧肺门或相应叶、段动脉阴影细小
C. 对侧肺门阴影扩张
D. 叶、段动脉或分支粗细不均,走行异常
E. 心影呈主动脉型

43. 一般来说下列不是肺灌注显像的适应证的是
A. 肺栓塞
B. 肺源性心脏病
C. 肺肿瘤
D. 存在心脏右向左分流疾病
E. 肺气肿

44. 肺栓塞发生肺梗死的比例为
A. 30%~40%
B. 10%~15%
C. 50%~60%
D. 20%~30%
E. 40%~55%

45. 在肺栓塞的诊断中,大于或等于2个肺段肺灌注显像缺损,肺通气显像与X线胸片均未见异常,或灌注缺损区大于异常的肺通气或X线胸片,表明
A. 肺栓塞可以排除
B. 肺栓塞的可能性很小
C. 肺栓塞只有中等可能性或难以判定
D. 肺栓塞可能性较大
E. 肺栓塞可能性很高

46. 以下不是肺通气显像的适应证的是
A. 了解呼吸道的通畅情况及各种肺疾病的通气功能变化,诊断气道阻塞性疾病
B. 评估药物或手术治疗前后的局部通气功能,观察疗效和指导治疗
C. 原因不明的肺动脉高压或右心负荷增加
D. 与肺灌注显像配合鉴别诊断肺栓塞和COPD
E. 检测患者肺呼吸功能及对治疗的反应

二、A3/A4型题

(47~49题共用题干)

男性,70岁。吸烟30年余,反复咳嗽、咳痰7年,近几年出现气促,以活动后明显。体检:桶状胸,两肺可闻及散在湿啰音。

47. 对确诊最有价值的检查是
A. 肺灌注/通气显像
B. 肺功能检查
C. 胸部CT
D. 胸部X线平片
E. 以上都不是

48. 最可能的诊断是
A. 肺血栓栓塞症
B. 支气管哮喘
C. 慢性阻塞性肺疾病
D. 肺结核
E. 支气管扩张

49. 如果该患者进行放射性核素肺显像,其典型影像学表现是
A. 肺灌注显像正常,肺通气显像为多发肺段放射性稀疏或缺损
B. 肺灌注显像及肺通气显像均正常
C. 肺灌注显像为多发肺段放射性稀疏或缺损,肺通气显像正常,呈不匹配改变
D. 肺灌注显像及肺通气显像均为多发肺段放射性稀疏或缺损,呈匹配性改变
E. 肺灌注显像为多发肺段放射性稀疏或缺损,肺通气显像为放射性增高

(50～52题共用题干)

女性,64岁。宫颈癌患者,在住院化学治疗期间渐起右下肢肿胀、疼痛。Doppler超声检查提示深静脉炎。予抗凝治疗一度有所改善。早餐进食时突感气急、胸闷和心前区疼痛,呈进行性加重。检查见患者明显发绀,不能平卧,心界扩大,心率110次/分,律齐,P_2亢进,三尖瓣区闻及收缩期杂音及舒张期奔马律,左下肺呼吸音降低。既往有高血压和冠心病病史。

50. 本病例最可能的诊断是
A. 肺癌恶化和压迫大气道
B. 急性左心衰竭
C. 肺栓塞和急性肺源性心脏病
D. 窒息
E. 急性心肌梗死

51. 根据本病例的临床表现首选筛查措施是
A. 心电图、床旁胸部摄片、D-Dimer检查
B. 核素肺灌注和通气扫描
C. 选择性肺动脉造影
D. CT扫描
E. MRI扫描

52. 下列非创伤性检查最有诊断价值的是
A. 心电图
B. 超声心动图
C. 心向量图
D. MRI
E. 肺动脉增强CT血管三维重建(CTPA)

(53～56题共用题干)

女性,30岁。溺水后出现高热胸痛2天予以抗感染后,效果不佳。2 h前出现呼吸困难,烦躁。查体:呼吸42次/分,血压97/75 mmHg,心率110次/分,口唇发绀,两肺可闻及广泛哮鸣音

53. 下列诊断中该患者最不可能的诊断是
A. 肺栓塞
B. 肺不张
C. 上气道阻塞
D. 急性左心衰
E. 慢性阻塞性肺病

54. 目前首选的检查是
A. 脑脊液
B. 血气分析
C. 心电图
D. 血常规
E. 胸片

55. 若拍片示两肺门旁斑片状渗出,融合成片,吸入氧浓度为40%时,血气为PaO_2 60 mmHg,$PaCO_2$ 35 mmHg。其氧合指数为
A. 150
B. 0.67
C. 112.5
D. 0.85
E. 以上均不对

56. 此时最重要的治疗是
A. 调整抗生素用量
B. 提高吸氧浓度
C. 限制水钠的摄入
D. 呼吸机
E. 应用糖皮质激素

(57～63题共用题干)

男性,50岁。左膝髌骨骨折内固定术后,卧床第10天活动后突发胸闷气短,伴有胸痛,出冷汗。查体:血压80/60 mmHg,呼吸25次/分,心率100次/分,$P_2>A_2$。心电图检查示$S_I Q_{III} T_{III}$、V_1～V_3导联T波倒置,动脉血气分析示低氧血症。

57. 根据上述临床表现需完善的检查为
A. 超声心动图
B. 肝功能
C. 冠状动脉造影

D. 血清离子
E. 血浆 D-二聚体
F. 下肢深静脉超声
G. 肺功能

58. 床旁超声示右室增大，右心房内有云雾状弱回声团。双下肢超声未见血栓。则该患者最可能的诊断是
A. 急性肺栓塞
B. 急性心肌梗死
C. 主动脉夹层
D. 急性左心衰
E. 气胸
F. 癔症

59. 下列可作为该病的确诊检查的是
A. 肺通气/灌注扫描
B. 胸片
C. CTPA
D. MRPA
E. 经皮肺活检
F. 肺动脉造影
G. 冠状动脉造影
H. 肺功能
I. 纤维支气管镜检查

60. 关于该病下列描述错误的是
A. 大部分患者表现为“三联征”，即呼吸困难、胸痛及咯血
B. 大多数病例表现有特异性的心电图异常
C. 血浆 D-二聚体的诊断特异性较高
D. 晕厥可为唯一或首发的症状
E. 不明原因的呼吸困难为最多见的症状
F. 肺部有时可闻及哮鸣音和(或)细湿啰音，肺野偶可闻及血管杂音
G. 常为小量咯血，大咯血少见

61. 假设血浆 D-二聚体 4.2 mg/L，则该患者的治疗包括
A. 禁食水
B. 吸氧
C. 溶栓
D. 糖皮质激素
E. 放置腔静脉滤器
F. 抗凝治疗
G. 抗生素

62. 溶栓治疗的绝对禁忌证包括
A. 2 周内的大手术
B. 2 个月内缺血性脑卒中
C. 活动性出血
D. 近期自发性颅内出血
E. 10 天内的胃肠道出血
F. 15 天内的严重创伤

63. 关于该病的治疗下列描述正确的是
A. 溶栓的时间窗一般定义为 7 天以内
B. 溶栓治疗最严重的并发症是颅内出血
C. 抗凝治疗可选用抗血小板药物如阿司匹林等
D. 对于血压和右心室功能正常的病例亦可以积极溶栓
E. 抗凝治疗的目标是维持 INR 在 2.0～3.0
F. 一般口服华法林的疗程为 3～6 个月
G. 应用普通肝素治疗应监测 PT
H. 应用低分子肝素治疗应监测 APTT
I. 华法林需要与肝素重叠应用至少 4～5 天

三、X 型题

64. 布-加综合征支架置入术的适应证有
A. 肝段下腔静脉膜性或节段性狭窄或闭塞，伴或不伴血栓形成
B. PTA 疗效不佳或再狭窄病例
C. 下腔静脉长段完全性闭塞
D. 下腔静脉癌性狭窄或闭塞
E. 患者极度衰弱、恶病质者

65. PTA禁忌证是
A. 狭窄段血管钙化
B. 偏心性狭窄
C. 狭窄段过长超过10 cm
D. 心肾功能不全
E. 新近血管血栓形成

66. 肺栓塞溶栓治疗禁忌证有
A. 有出血和易出血
B. 最近有外伤、手术史
C. 中枢神经系统障碍
D. 心肾功能损害
E. 左心血栓、细菌性心内膜炎

67. 肺栓塞的介入方式有
A. 经导管溶栓
B. 经导管取栓
C. 下腔静脉滤器植入
D. 外科手术
E. 胸穿引流术

68. 下腔静脉滤器植入的适应证有
A. 复发性肺栓塞
B. 禁忌抗凝治疗的肺栓塞
C. 左心内膜炎
D. 有出血和易出血者
E. 盆腔静脉有自由血栓

69. 肺灌注显像的临床应用价值有
A. 肺动脉栓塞的诊断和疗效判断
B. 肺动脉高压的诊断和鉴别诊断
C. 肺部肿瘤切除手术适应证的选择、术后肺功能预测
D. 慢性阻塞性肺疾病手术前适应证的选择、手术部位和范围的确定
E. 疑大动脉炎综合征等疾病累及肺血管者

70. 精索静脉曲张介入治疗的并发症有
A. 肝栓塞
B. 肺栓塞
C. 精索内静脉穿孔
D. 静脉炎
E. 脑栓塞

71. ^{99m}Tc－MAA下肢深静脉显像的临床意义主要是
A. 诊断大隐静脉曲张
B. 诊断下肢浅静脉炎
C. 诊断下肢深静脉有无侧支循环的建立
D. 诊断下肢深静脉有无梗阻
E. 急性深静脉血栓(DVT)

72. 肺栓塞的X线表现有
A. 肺体积缩小
B. 肺淤血
C. 肺缺血
D. 肺段性梗死
E. 心影增大

73. 肺灌注的禁忌证和相对禁忌证有
A. 严重的过敏史或过敏体质者
B. 严重肺动脉高压者
C. 严重肺血管床损害者
D. 有右到左心血分流者
E. 严重肺栓塞者

74. 下腔静脉滤器的适应证包括
A. 下肢静脉内有游离血栓，并抗凝治疗无效或不能接受抗凝治疗者
B. 下腔静脉以上水平静脉内血栓引起的肺栓塞
C. 下肢深静脉陈旧性血栓并侧支循环形成
D. 盆腔及下肢外科手术前，疑有深静脉血栓形成者
E. 心、肝、肾等脏器功能严重障碍者

第二十三章

泌尿系统显像

一、A1/A2 型题

1. 关于肾单位,以下不正确的是

A. 肾单位由肾小体、近曲小管、髓襻和远曲小管组成

B. 肾单位分为表浅肾单位和髓旁肾单位

C. 表浅肾单位在调节排出尿的渗透浓度和尿量中起主要作用

D. 成人双肾共有 170 万～240 万个肾单位

E. 老年人肾单位减少

2. 影响肾小球滤过率的因素不包括

A. 肾血浆流量

B. 肾小球毛细血管压

C. 血浆晶体渗透压

D. 囊内压

E. 滤过膜的通透性和面积

3. 以下会导致肾小球滤过率减低的是

A. 肾血浆流量增高

B. 囊内压减低

C. 血浆晶体渗透压减低

D. 血浆胶体渗透压减低

E. 肾小球毛细血管压减低

4. 关于肾清除率,以下不正确的是

A. 肾脏在单位时间内将血浆内某种物质完全清除的血浆毫升数为该物质的肾清除率

B. 测定清除率可测定肾小球滤过率,常用物质为菊粉

C. 测定清除率可测定肾血浆流量,常用物质为菊粉

D. 可推测肾小管的功能

E. 肾清除率通过测定物质的尿浓度、血浆浓度和每分钟尿量而获得

5. 用于肾静态显像的放射性药物为

A. ^{99m}Tc-(Ⅲ)-DMSA 和^{99m}Tc-DTPA

B. ^{99m}Tc-(Ⅴ)-DMSA 和^{99m}Tc-DTPA

C. ^{99m}Tc-(Ⅲ)-DMSA 和^{99m}Tc 葡庚糖酸盐

D. ^{99m}Tc-(Ⅴ)-DMSA 和^{99m}Tc-葡庚糖酸盐

E. ^{99m}Tc-DTPA 和^{99m}Tc-葡庚糖酸盐

6. 患者进行肾静态显像,以下不正确的是

A. 显像前受检者排空小便

B. 显像剂为^{99m}Tc-DTPA 和^{99m}Tc-葡庚糖酸盐

C. 静脉注射后 1～2 h 进行显像

D. 一般采集后位影像

E. 显像时保持体位不动

7. 肾静态显像不能用于检测

A. 肾小球滤过率

B. 肾实质内占位性病变
C. 肾脏位置
D. 肾脏大小
E. 肾脏形态

8. 下列不是肾静态显像的指征的是
A. 肾占位病变的诊断
B. 先天性肾脏位置异常的诊断
C. 上尿路梗阻的诊断
D. 急性肾盂肾炎
E. 肾萎缩

9. 肾静态显像正常影像的描述,以下不正确的是
A. 双侧肾脏基本对称,呈蚕豆状
B. 轮廓清晰,边缘整齐
C. 两肾纵轴呈“八”字形
D. 双肾中心平1～2腰椎
E. 肾影的外带放射性较淡,中心和肾门区稍浓

10. 目前,肾静态显像主要应用于以下方面,除了
A. 肾畸形的判断
B. 肾脏位置异常的判断
C. 肾脏大小异常的判断
D. 肾动脉狭窄的判断
E. 泌尿系感染的鉴别诊断

11. 以下方法中不能显示肾脏大小、位置和形态的是
A. CT
B. 超声
C. MRI
D. 肾图
E. ECT

12. 进行肾动态显像常用显像剂不包括
A. ^{99m}Tc-DTPA
B. ^{99m}Tc-DMSA
C. ^{131}I-OIH
D. ^{99m}Tc-EC
E. ^{99m}Tc-MAG_3

13. 关于肾动态显像的血流灌注相,以下说法不正确的是
A. 腹主动脉上段显影后2 s左右,双“肾影”隐约可见
B. 是反映肾内小静脉和毛细血管床的灌注影像
C. 双肾影形态完整,肾内灌注基本均匀
D. 两侧肾影出现的时间差<1～2 s
E. 双肾影峰值差<30%

14. 肾动态显像的常用参考值,以下准确的是
A. 峰时<2 min
B. 两肾峰时差<2 min
C. 两肾峰值差<30%
D. 20 min清除率^{99m}Tc-EC>40%
E. 20 min清除率^{99m}Tc-DTPA>50%

15. 肾图的准备以下不正确的是
A. 肾图仪使用前保证双侧探头探测效率匹配
B. 检查前憋尿
C. 检查前两日内未行静脉肾盂造影
D. 检查前两日内未服利尿剂
E. 近日未行核医学检查

16. 以下为肾小球滤过型显像剂的是
A. ^{99m}Tc-(Ⅲ)-DMSA
B. ^{99m}Tc-葡庚糖酸盐
C. ^{99m}Tc-DTPA
D. ^{99m}Tc-EC
E. ^{99m}Tc-MAG_3

17. 肾图a段的描述正确的是
A. a段为聚集段,即静脉注射示踪剂后急剧上升段
B. a段为出现段,此段放射性主要来自肾

外血床，30%来自肾小管上皮细胞的摄取，它的高度一定程度上反映肾血流灌注量
C. a 段为排泄段
D. 此段放射性主要来自肾内血床
E. 10%来自肾小管上皮细胞的摄取

18. 在肾显像中同时要获得肾图曲线的显像方式是
A. 肾动态显像
B. 肾灌注显像
C. 肾静态显像
D. 放射性核素肾血管造影
E. SPECT 肾断层显像

19. 利用肾动态显像计算肾小球滤过率(GFR)，需要获得的数据不包括
A. 患者身高和体重
B. 注射前、后注射器计数
C. 双肾感兴趣区计数
D. 膀胱感兴趣区计数
E. 双肾周围本底计数

20. 进行卡托普利(captopril)试验，下列说法准确的是
A. 常规肾动态显像放射性全部排完后
B. 口服卡托普利 50～100 mg
C. 口服卡托普利后随即开始显像
D. 服药前后肾动态图像及肾图结果对比，双肾对比异常如明显增加，单侧肾动脉狭窄的可能性较大
E. 肾动脉狭窄越明显，则对卡托普利反应越明显

21. 在上尿路梗阻时，评价梗阻程度主要看肾图指标中的
A. 肾脏指数
B. 半排时间
C. 峰值差
D. 肾脏指数差
E. 峰时

22. 肾脏指数(RI)是反映肾功能的半定量指标，在无上尿路梗阻的存在下，肾功能中度受损的 RI 值是
A. <20%
B. 20%～30%
C. 30%～40%
D. >40%
E. <10%

23. 肾静态显像显示肾实质受累，提示是
A. 肾结石
B. 肾盂肾炎
C. 输尿管狭窄
D. 肾动脉狭窄
E. 肾小球肾炎

24. 关于 ^{131}I - OIH 放射性肾图，错误的是
A. 需静脉注射药物
B. 通过肾小球滤过至肾小管腔
C. 肾小管上皮吸收分泌至肾小管腔
D. ^{99m}Tc - MAG_3 具有类似性质也可以应用
E. 经肾盂、输尿管汇集于膀胱

25. 关于肾图分析，正确的是
A. 示踪剂出现段(a 段)其主要来自肾实质血流
B. 能反映肾血流灌注只有 a 段
C. 聚集段(b 段)上升斜率及高度反映肾小管上皮细胞摄取 ^{131}I - OIH 的速度和数量
D. 排泄段(c 段)下降速率仅与尿路通畅有关
E. 以上均正确

26. 关于异常肾图的临床意义，错误的说法是
A. 持续上升型仅见于尿路梗阻
B. 低水平延长型表明肾功能受损明显

C. 阶梯下降型一般无明显肾功能受损
D. 一侧低水平递降型可提示肾功能严重受损或无功能
E. 抛物线型可见于肾功能受损

27. 下列检查有助于诊断肾内占位性病变的是
A. 肾图
B. 肾素-血管紧张素测定
C. 膀胱尿反流显像
D. 肾静态显像
E. 以上都正确

28. 肾静态显像瘢痕征的特点,以下说法不正确的是
A. 局部放射性减低,多发生在肾上、下极近边缘处
B. 有时仅为局部血流减少
C. X线及超声检查也可检查出
D. 表明肾实质已受累
E. 作为急性肾盂肾炎的诊断参考标准

29. 肾移植后急性肾小管坏死时,肾动态显像异常表现为
A. 峰时延长
B. 半排时间延长
C. 肾实质摄取明显减低
D. 皮质放射性滞留
E. 随时间延长肾显像逐渐改善直至正常

30. 单纯性肾盂扩张,肾图c段下降缓慢,注射呋塞米后的表现是
A. c段下降斜率不变
B. c段下降明显增快
C. c段下降更缓慢
D. c段下降稍减慢
E. 曲线上升后又下降

31. 肾动态显像中下列因素不影响GFR测定的准确性的是
A. 肾脏本身的大小
B. 左右肾感兴趣区的大小
C. 肾深度计算
D. 受检者身高、体重
E. 本底感兴趣区的位置

32. 下列肾图指标是确定上尿路梗阻的依据的是
A. 肾脏指数(RI)>45%
B. 半排时间($C_{1/2}$)8 min
C. 峰时(Tb)<4.5 min
D. RI差>25%
E. 峰值差<30%

33. 影响肾图(^{131}I-OIH)b段上升斜率和高度的相关因素是
A. 仅与肾血浆流量有关
B. 仅与肾小管功能有关
C. 主要与肾小管功能和肾有效血浆流量有关
D. 主要与上尿路通畅程度有关
E. 与注射^{131}I-OIH的量有关

34. 关于双核素显像,下列说法不正确的是
A. 可以同时获得两种肾动态影像
B. 同时获得GFR和有效肾血浆流量(ERPF)
C. 节省了受检者和检查者的时间
D. 提高仪器使用率
E. 所有参数同常规肾动态显像

35. 膀胱尿反流显像方法,下列说法正确的是
A. 直接法和间接法都采用通过静脉注射显像剂
B. 直接法和间接法都采用通过导尿管注入显像剂
C. 直接法通过静脉注射显像剂,间接法通过导尿管注入显像剂
D. 间接法通过静脉注射显像剂,直接法通过导尿管注入显像剂
E. 属于静态显像方法

36. 膀胱尿反流显像的优点是
A. 清晰显示结构
B. 吸收剂量小
C. 分辨率高
D. 操作简便
E. 患者易于配合

37. 男性，58 岁。血压 170/105 mmHg，肾图显示左侧正常，右侧为小肾图，提示患者诊断为
A. 右肾动脉狭窄
B. 慢性肾盂肾炎
C. 右肾重度积水
D. 高血压病累及肾脏
E. 右侧肾上腺增生

38. 男性肾移植供体，24 岁，既往体健。肾移植前欲了解其分肾功能，理想的检查方法是
A. 肾静态显像
B. 肾动态显像
C. 肾脏超声
D. 肾盂静脉造影
E. 肾功能检查

39. 女性，35 岁。右侧腰部胀痛近 1 年，逆行肾盂造影显示右侧输尿管下端梗阻及右侧重度肾积水。若想了解右肾残余皮质的功能，理想的检查方法是
A. 血肾功能检查
B. 肾脏超声
C. 肾盂静脉造影
D. 肾静态显像
E. 肾动态显像

40. 男性，69 岁。肾脏超声发现右肾巨大肿块，准备行右肾切除术，术前欲了解左肾功能，可选择的核医学检查为
A. 肾静态显像
B. 肾动态显像
C. 膀胱尿反流显像
D. 阴囊显像
E. 肾上腺髓质显像

41. 女性，28 岁。发现左肾结石 3 个月，无明显不适。近日突发左侧腰部疼痛，行肾动态显像，示左肾显像剂滞留。若要鉴别单纯的肾盂扩张与机械性梗阻，可选择的方法是
A. 硝酸甘油介入试验
B. 卡托普利试验
C. 乙酰唑胺试验
D. 利尿试验
E. 多巴酚丁胺试验

42. 男性，61 岁。其子重度肾衰竭，二人配型成功，拟行肾移植手术，对肾供体行相关检查。其中了解分肾功能应采用的检查为
A. 血肾功能
B. 肾脏 B 超
C. 肾盂静脉造影
D. 肾动态显像
E. 肾脏 CT

43. 肾上腺髓质显像不能对下列疾病的诊断提供帮助的是
A. 嗜铬细胞瘤的定位诊断
B. 原发性醛固酮增多症的诊断
C. 肾上腺髓质增生的诊断
D. 神经母细胞瘤的诊断
E. 恶性嗜铬细胞瘤及其转移灶的诊断

44. 下列是肾上腺髓质显像剂的是
A. ^{131}I－6 位碘代胆固醇
B. ^{131}I－MIBG
C. ^{131}I－IMP
D. ^{131}I－HIPDM
E. ^{131}I－HSA

45. 输尿管梗阻，在肾动态显像中的表现为
A. 肾盂不显影

B. 肾盂影无扩大
C. 肾盂影消退快
D. 肾实质不显影
E. 肾盂影明显增浓

46. 若患者未经治疗,梗阻时间长,肾功能严重受损,此时的肾图可能是
A. 持续上升型
B. 高水平延长线型
C. 抛物线型
D. 低水平延长线型
E. 阶梯式下降型

47. 肾移植术后并发排异反应,在肾动态显像中下列表现没有的是
A. 肾影增大
B. 肾显影较差
C. 放射性持续在肾实质中
D. 放射性持续积聚在增大的肾盂中
E. 膀胱/肾(B/K)比值降低

48. 肾移植术后并发肾动脉血栓形成时,其表现不包括
A. 肾无血流灌注
B. 肾灌注显像不显影
C. 肾动态功能显像尚好
D. 肾动态显像时不显影
E. 肾静态显像时不显影

49. 肾静态显像的瘢痕征,不出现的表现为
A. 瘢痕征大部分在肾上、下极近边缘处
B. 皮质局部放射性减低
C. 皮质局部放射性增浓
D. 肾盂未见明显放射性增浓
E. B超、X线肾检查未见异常

50. 肾性高血压依靠下列哪种检查进行筛选?
A. 常规肾图+卡托普利介入肾动态显像
B. 常规肾图
C. 标准肾动态显像
D. 肾静态显像
E. 利尿肾动态显像

51. 下列肾动态显像剂是经肾小球滤过型的是
A. ^{131}I-OIH
B. ^{99m}Tc-DTPA
C. ^{123}I-OIH
D. ^{99m}Tc-EC
E. ^{99m}Tc-MAG_3

52. 非梗阻性单纯肾盂扩张时,肾图c段下降缓慢,注射呋塞米后的表现是
A. c段下降明显增快
B. c段下降斜率不变
C. c段下降稍减慢
D. c段下降更缓慢
E. 曲线上升

53. 肾动态显像时,卡托普利介入实验的适应证是
A. 单侧肾动脉狭窄伴肾功能严重受损
B. 双肾动脉狭窄
C. 单侧肾动脉狭窄但肾功能基本正常或轻度减低
D. 高血压患者
E. 一侧肾功能受损患者

54. 男性,49岁。因高血压7年入院。患者自7年前即出现头晕、头痛,血压增高150/110 mmHg左右,曾多次在外院以高血压病诊治(具体用药不详),疗效不佳,现来我院就诊,为进一步明确诊断,拟来我科行肾上腺皮质显像。下列不是肾上腺皮质显像剂的是
A. ^{131}I-19-碘代胆固醇
B. ^{123}I-6β-碘代胆固醇
C. ^{131}I-6-碘代胆固醇
D. ^{131}I-间位碘代苄胍(MIBG)
E. ^{131}I-6β-碘代胆固醇

55. 女性，30岁。因“间断多尿、蛋白尿5个月，血清肌酐(Scr)升高1个月”入院。为测定双肾功能，拟行^{99m}Tc-DTPA肾动态显像。关于该检查论述错误的是
A. 肾小管分泌型显像剂
B. 能进行肾小球滤过率的测定
C. 20 min清除率>50%
D. 用作肾动态显像剂，其图像质量比^{99m}Tc-EC影像差
E. 正常人肾实质功能相中放射性浓度达高峰时平均约为3 min

56. 男性，60岁。其子重度肾衰竭，二人配型成功，拟行肾移植手术。为了解供肾的功能。下列检查最佳的是
A. 血肾功能
B. 超声
C. 肾盂造影
D. 肾脏CT或MRI
E. 肾动态显像

57. 用^{131}I-MIBG治疗肾上腺素能肿瘤，给药方法为
A. 缓慢静脉推注
B. 静脉推注
C. 快速静脉滴注
D. 60～90 min慢静脉滴注
E. 口服

58. 下列不是肾图反卷积定量分析的特点的是
A. 去除“弹丸”注射不良对肾图的干扰
B. 了解肾病变的不同病理类型
C. 诊断肾占位性病变
D. 所得各参数与肾图参数相关良好
E. 以上都不正确

59. 下列肾移植术后并发症在肾图中一般不会出现c段持续上升的异常曲线的是
A. 排异反应早期
B. 输尿管梗阻
C. 肾动脉血栓形成
D. 尿漏
E. 急性肾小管坏死

60. 肾动态显像在移植肾周围的盆腔内出现放射性浓聚，则提示移植肾出现
A. 急性肾小管坏死
B. 排异反应
C. 尿漏
D. 尿路梗阻
E. 淋巴囊肿

61. ^{131}I-OIH肾动态显像特点下列不正确的是
A. 肾小管分泌型显像剂
B. 不能进行肾小球滤过率的测定
C. 20 min清除率<50%
D. 用作肾动态显像剂，可得到^{99m}Tc-EC同样的图像质量
E. 正常人平均肾图峰时为2.5 min

62. 当急性梗阻时，肾功能还未出现明显损伤，此时肾图可出现的图形是
A. 持续上升型
B. 高水平延长型
C. 抛物线型
D. 低水平递降曲线型
E. 低水平延长线型

二、A3/A4型题

(63～67题共用题干)

女性，36岁。近日突发右侧腰部疼痛，既往体健。肾脏超声发现右侧输尿管中段小结石。

63. 可选用进行辅助诊断的核医学显像检查为
A. 血肾功能检查
B. 肾图
C. 肾盂静脉造影
D. 肾动态显像

E. 肾静态显像

64. 检查所选择的显像剂为
A. ^{99m}Tc－DTPA
B. ^{99m}Tc－ECD
C. ^{131}I－6－碘代胆固醇
D. ^{99m}Tc－DMSA
E. 以上都不正确

65. 该检查可为患者的诊断提供以下信息，除了
A. 推测梗阻部位
B. 了解双肾血流灌注情况
C. 估计肾积水的程度
D. 了解分肾功能
E. 了解梗阻原因

66. 关于该检查，以下说法不正确的是
A. 受检者适量饮水
B. 受检者必须禁食
C. 近期内曾进行肾盂静脉造影或核医学检查者应适当推迟检查时间
D. 检查过程中体位不可移动
E. “弹丸”式注射质量要高

67. 若要鉴别机械性梗阻与单纯的肾盂扩张，可选择的方法是
A. 硝酸甘油介入试验
B. 卡托普利试验
C. 乙酰唑胺试验
D. 多巴酚丁胺试验
E. 利尿试验

（68～70题共用题干）
男性，23岁，左肾重度积水。

68. 可选择多种显像方法明确诊断，除了
A. CT
B. 超声
C. 肾动态显像
D. 肾图
E. MRI

69. 如果想了解左肾残余肾皮质的功能，可选择的方法是
A. CT
B. 超声
C. 肾动态显像
D. 肾图
E. MRI

70. 如果要排除单纯肾盂扩张的可能，可选择的方法是
A. 卡托普利试验
B. 利尿试验
C. 乙酰唑胺试验
D. 多巴酚丁胺试验
E. 排尿后再显像

（71～72题共用题干）
女性，36岁。左腰胀痛2年余，左侧输尿管走行区压痛；逆行肾盂造影示：左侧输尿管下段梗阻，左侧肾积水。

71. 对患者进行放射性核素显像，可选用的方法是
A. 肾静态显像
B. 肾动态显像
C. 膀胱尿反流显像
D. 肾上腺髓质显像
E. 阴囊显像

72. 可选用以下几种显像剂，除了
A. ^{131}I－OIH
B. ^{99m}Tc－DMSA
C. ^{99m}Tc－DTPA
D. ^{99m}Tc－EC
E. ^{99m}Tc－MAG_3

(73～75 题共用题干)

男性,78 岁。既往高血压、前列腺增生、肾功能不全病史,再发颜面水肿 6 天。盆腔 MRI 和泌尿系彩超检查示:双肾轻中度积水,双侧输尿管扩张,双侧输尿管下段梗阻,前列腺癌可疑。血肾功能:BUN 19.16 mmol/L,Cr 779.1 μmol/L。经抗炎、护肾、血透析、双肾微造瘘治疗后,肾功能好转:BUN 14.01 mmol/L,Cr 259.2 μmol/L。但左肾造瘘管引流不畅。

73. 对患者进行辅助诊断应选用的核医学检查是

A. 肾静态显像

B. 肾动态显像

C. 膀胱尿反流显像

D. 肾上腺髓质显像

E. 阴囊显像

74. 常用的显像剂为

A. ^{99m}Tc－MAA

B. ^{99m}Tc－DMSA

C. ^{99m}Tc－DTPA

D. ^{99m}Tc－MDP

E. ^{99m}Tc－MIBI

75. 为该患者选择该显像的目的为

A. 确定梗阻部位

B. 确诊前列腺病变

C. 了解分肾功能

D. 排除占位病变

E. 了解肾积水程度

(76～77 题共用题干)

女性,55 岁。血压 160/100 mmHg,行肾动态显像,左肾灌注不良,实质影小且淡,肾图为右侧正常、左侧小肾图。

76. 诊断考虑为

A. 肾盂积水

B. 输尿管痉挛

C. 肾动脉狭窄

D. 肾上腺增生

E. 输尿管狭窄

77. 若双侧对比差异不大时,可以考虑进行

A. 排尿后再显像

B. 卡托普利试验

C. 利尿试验

D. 乙酰唑胺试验

E. 多巴酚丁胺试验

三、X 型题

78. 下列属于肾小管分泌型显像剂的是

A. ^{99m}Tc－DTPA

B. ^{131}I－OIH

C. ^{99m}Tc－EC

D. ^{99m}Tc－MAG_3

E. 以上都正确

79. 下列检查有助于诊断肾内占位性病变的是

A. 肾图

B. 肾素-血管紧张素测定

C. 肾动态显像

D. 肾静态显像

E. 以上都正确

第二十四章

内分泌系统显像

一、A1/A2 型题

1. 下列行为违反了辐射实践的正当性的是
   A. 为了解甲状腺结节的功能进行甲状腺显像
   B. 为了解有无骨骼转移乳腺癌患者术后复查骨显像
   C. 为了解肿瘤分期进行^{18}F－FDG PET 全身显像
   D. 为诊断肺动脉血栓栓塞症进行肺灌注显像
   E. 为了解甲亢患者甲状腺摄碘功能进行^{131}I显像

2. 以下情况下的核医学诊治不正确的是
   A. 甲状腺癌术后 3 天行^{131}I内照射治疗
   B. 甲亢药物治疗期间行^{131}I内照射治疗
   C. 肺癌术后 3 天行^{18}F－FDG PET 显像
   D. 肿瘤化疗期间行^{18}F－FDG PET 显像
   E. 以上均不正确

3. 下列核医学诊治方案不可行的是
   A. $^{99m}TcO_4$ 甲状腺功能显像当日进行甲状腺摄碘率检测
   B. $^{99m}TcO_4$ 甲状腺显像后立即行^{99m}Tc－MIBI 显像以了解甲状旁腺功能
   C. ^{13}N－NH_3 心肌灌注显像当日行^{18}F－FDG 心肌代谢显像
   D. ^{201}Tl心肌灌注延迟显像后立即进行再注射显像
   E. 常规肾动态显像当日行利尿肾动态显像

4. 鉴别单纯性甲状腺肿与桥本氏病的血清学指标是
   A. FT_3 与 FT_4
   B. TSH
   C. TSAb
   D. TPOAb 与 TGAb
   E. TG

5. 女性，28 岁，因心慌、多汗 1 个月余入院。血清 FT_3、FT_4 明显升高，TSH 明显降低，TPOAb、TGAb、TSAb 强阳性，甲状腺弥漫性肿大。最可能的诊断是
   A. Graves 病
   B. 桥本氏甲亢
   C. 亚甲炎甲状腺毒症期
   D. 非甲状腺性病态综合征
   E. 自主性高功能甲状腺结节

6. 常用放射性药物与普通药物的相互作用下列不正确的是
   A. 过氯酸钾可使异位胃黏膜$^{99m}TcO_4$ 显像呈假阳性
   B. 烟草酸可致^{99m}Tc－EHIDA 肝显像中肝

吸收少而清除极缓慢

C. 局部注射含钙物质可使^{99m}Tc－MDP 骨显像局部放射性浓聚

D. 双膦酸化合物可使^{99m}Tc－PYP 心肌梗死显像呈假阴性

E. 过氯酸钾可使异位胃黏膜显像呈假阴性

7. ^{131}I－NaI 临床应用不包括

A. 甲状腺吸碘试验

B. 异位甲状腺显像

C. 分化型甲状腺癌转移灶的辅助诊断

D. 甲亢与分化型甲状腺癌治疗

E. 甲状腺髓样癌的治疗

8. 放射性核素脑灌注显像时使用过氯酸钾最主要的目的是

A. 增加脑血流量

B. 封闭脉络丛

C. 减少胃黏膜的摄取

D. 减少甲状腺摄取

E. 封闭甲状腺

9. 心血池显像时，常用于封闭甲状腺及胃黏膜的药物是

A. 氯化亚锡

B. 苯巴比妥

C. 过氯酸钾

D. 卢戈氏液

E. 枸橼酸盐

10. B超在诊断甲状腺疾病中的作用不包括

A. 可测量甲状腺体积

B. 可发现临床体检不易触及的小结节

C. 可提示结节恶性的特征如微小钙化、低回声、血运丰富等

D. 可提示结节的功能

E. 观察颈部淋巴结情况

11. 有关甲状腺激素不应症，下列说法不正确的是

A. 为受体缺陷病

B. 靶器官内细胞对 T_3结合的核受体容量减少、亲和力大大降低

C. 部分患者由于 T_3受体的 α 亚基有突变，此种变异的 α 亚基使正常受体活性受到阻滞或抑制

D. 可表现为全身广泛组织（包括垂体及外周组织）对甲状腺激素呈低反应或无反应

E. 患者血中 TSH、T_3、T_4均增高，但临床表现为甲减或正常

12. 有关脑肿瘤的脑血流灌注显像的描述错误的是

A. 大部分患者表现为病灶局部脑血流量减少

B. 一部分患者表现为病灶局部脑血流量增强

C. 脑血流灌注显像的表现由于病变的性质与肿瘤血供状况各异

D. 脑转移瘤、大部分胶质瘤等可表现为血流灌注减低

E. 高度恶性的神经胶质瘤和神经母细胞瘤等多表现为血流灌注减低

13. 目前对 Graves 病相对效益成本比最高的治疗方法是

A. ^{131}I治疗

B. 内科抗甲状腺药物治疗

C. 外科手术治疗

D. 中医中药治疗

E. 碘制剂治疗

14. 下列情况不能采用^{131}I治疗的是

A. Graves 病伴白细胞或血小板减少的患者

B. 对内科抗甲状腺药物治疗过敏、疗效不佳或反复复发的 Graves 病患者

C. 妊娠或哺乳期 Graves 病患者

D. Graves 甲亢伴心房纤颤的患者
E. Graves 甲亢合并肝功能受损的患者

15. 下列情况适合^{131}I 治疗的是
A. 妊娠或哺乳期 Graves 病患者
B. 近期有急性心肌梗死的 Graves 病患者
C. 有严重肾功能障碍的 Graves 病患者
D. 对内科抗甲状腺药物过敏的青少年 Graves 病患者
E. 对碘制剂严重过敏的患者

16. ^{131}I 治疗 Graves 病时,口服^{131}I 后甲状腺组织出现水肿、变性、上皮肿胀并有空泡形成和滤泡破坏的病理改变的时间一般为
A. 2～4 天
B. 2～4 周
C. 2～4 个月
D. 3～6 个月
E. 1～2 个月

17. 下列肿瘤中不是起源于甲状腺滤泡细胞的是
A. 甲状腺乳头状癌
B. 甲状腺滤泡状癌
C. 甲状腺未分化癌
D. 甲状腺髓样癌
E. 以上均不是

18. ^{131}I 治疗 Graves 病后的早期反应中最严重的反应是
A. 恶心、呕吐
B. 皮肤过敏
C. 甲状腺肿胀、疼痛
D. 甲状腺危象
E. 心律失常

19. 下列甲状腺疾病不能采用^{131}I 治疗的是
A. Graves 病
B. 分化型甲状腺癌
C. 非毒性甲状腺肿
D. 甲状腺囊肿
E. 功能自主性甲状腺瘤

20. ^{131}I 治疗分化型甲状腺癌转移灶时,^{131}I 投予剂量常依据转移灶的部位不同而异,一般治疗甲状腺癌肺转移灶时^{131}I 投予剂量为(1 mCi=37 MBq)
A. 50～100 mCi
B. 100～150 mCi
C. 150～200 mCi
D. 200～250 mCi
E. 250～300 mCi

21. 当分化型甲状腺癌失去分化时,可使用的诱导其再分化的药物为
A. 维 A 酸
B. ATD
C. 碘制剂
D. 碳酸锂
E. 甲状腺激素

22. ^{131}I 治疗 Graves 病的主要不良反应是
A. 白细胞下降
B. 致癌
C. 影响生育能力
D. 致甲状腺功能减退
E. 诱发甲状腺危象

23. ^{131}I 治疗去除分化型甲状腺癌术后残留甲状腺组织,于服用^{131}I 当天开始的 1 周内,可给予患者口服泼尼松(30 mg/d),其作用是
A. 减轻^{131}I 对唾液腺的辐射损伤
B. 增加残留甲状腺组织对^{131}I 的摄取
C. 减少放射性对肠道的损伤
D. 促进^{131}I 的排泄
E. 减轻辐射作用引起的甲状腺局部肿胀,特别是喉头水肿

24. ^{131}I 治疗去除分化型甲状腺癌术后残留甲

状腺组织，服用去除剂量的^{131}I后，嘱患者含化维生素C片或经常咀嚼口香糖的目的是

A. 促进唾液分泌，减轻^{131}I对唾液腺的辐射损伤
B. 增加残留甲状腺组织对^{131}I的摄取
C. 减少放射性对肠道的损伤
D. 促进^{131}I的排泄
E. 减轻辐射作用引起的甲状腺局部肿胀，特别是喉头水肿

25. ^{131}I治疗分化型甲状腺癌，当患者出院时体内滞留的^{131}I量不应超过

A. 10 mCi
B. 15 mCi
C. 20 mCi
D. 30 mci
E. 40 mCi

26. 女性，47岁。2年前因甲状腺肿物行双叶甲状腺全切术，病理检查示乳头状癌，术后用100 mCi ^{131}I清除了残留的甲状腺组织。近日感胸部不适，伴咳嗽，右颈部可触及明显肿大的淋巴结。X线胸片发现双肺多个粟粒状阴影。为明确诊断，目前最需要做的检查是

A. ^{99m}Tc－MDP全身骨显像
B. ^{99m}Tc－MIBI亲肿瘤显像
C. ^{131}I全身显像
D. PET检查
E. X－CT检查

27. 全身骨显像图中出现甲状腺和胃的影像可能的原因是

A. 放射性核素不纯
B. 显像剂中存在游离的高锝酸盐
C. 显像剂中存在还原剂
D. 骨骼系统存在转移性疾病
E. 存在放射性污染

28. 以下属于阴性显像类型的显像是

A. 肿瘤代谢显像
B. 急性心肌梗死灶显像
C. 受体显像
D. 放射免疫显像
E. 甲状腺显像

29. 甲状腺合成甲状腺素需要

A. 钙
B. 钾
C. 碘
D. 镁
E. 铁

30. 甲状腺细胞摄取碘通过

A. 主动转运
B. 易化扩散
C. 单纯扩散
D. 入胞作用
E. 出胞作用

31. 位于甲状腺滤泡细胞与滤泡基膜之间的细胞称为C细胞或滤泡旁细胞，它分泌的物质是

A. 甲状腺激素
B. 甲状腺球蛋白
C. 降钙素
D. 甲状旁腺激素
E. TSH

32. 甲状腺功能亢进症患者血清甲状腺激素浓度高于正常，血清TSH浓度常为

A. 增高
B. 变化无规律
C. 正常
D. 减低
E. 明显增高

33. Graves病核医学检查不存在的表现是

A. 甲状腺吸^{131}I率增高

B. T_3、FT_4增高
C. 吸^{131}I率高峰前移
D. 血清TSH增高
E. TRH兴奋试验呈低反应

34. 亚临床型甲状腺功能低下时,血清T_3、T_4浓度多为正常,但TSH浓度常为
A. 正常
B. 升高
C. 降低
D. TRH兴奋后增高
E. 明显降低

35. 原发性甲状腺功能低下的检查结果错误的是
A. 甲状腺吸^{131}I率降低
B. rT_3降低
C. T_3降低
D. TSH降低
E. T_4降低

36. 诊断原发性甲状腺功能减退症的灵敏指标是
A. TSH增高
B. T_3降低
C. 吸^{131}I率降低
D. TGAb、TMAb增高
E. TSH下降

37. 继发性甲状腺功能减退
A. TSH正常
B. TSH升高
C. TSH降低
D. TSH可升高亦可降低
E. 以上都不正确

38. 甲状腺自身抗体TGAb和TMAb强阳性常见于
A. 亚急性甲状腺炎
B. 甲状腺髓样癌
C. 甲状腺囊肿
D. 急性甲状腺炎
E. 慢性淋巴细胞性甲状腺炎

39. 初诊甲状腺功能亢进的患者(未用过甲状腺功能亢进药物治疗前),其甲状腺摄^{131}I率的典型特征是
A. 在服^{131}I后第24小时的摄^{131}I率明显升高,峰时位于第24小时
B. 在服^{131}I后第24小时的摄^{131}I率低于正常范围
C. 在服^{131}I后第3~6小时的摄^{131}I率低于正常范围
D. 在服^{131}I后第24小时的摄^{131}I率高于正常范围且伴速度增快
E. 以上都不对

40. 甲状腺摄碘率高峰前移常见于
A. 甲状腺腺瘤
B. 亚急性甲状腺炎
C. 桥本甲状腺炎
D. Graves病
E. 甲状腺功能减退症

41. 下列无甲状腺摄^{131}I率减低表现的疾病是
A. 原发性甲状腺功能减退
B. 继发性甲状腺功能减退
C. 外源性甲状腺激素摄入过多
D. 先天性甲状腺过氧化酶缺陷
E. 亚急性甲状腺炎

42. 甲状腺摄^{131}I功能测定,若最高摄碘率高于当地正常值上限,摄^{131}I率高峰提前出现,2 h或3 h与24 h摄^{131}I率之比值>0.8则提示
A. 单纯性甲状腺肿
B. 甲亢
C. 甲减
D. 甲状腺炎
E. 甲状腺囊肿

43. 对甲状腺疾病患者进行过氯酸钾释放试验时，所测得的口服^{131}I的释放率的异常范围是

A. ＞2％

B. ＞5％

C. ＞8％

D. ＞10％

E. ＞20％

44. 过氯酸钾释放试验有较高的临床诊断价值的疾病是

A. 甲状腺髓样癌

B. 功能自主性甲状腺瘤

C. 与甲状腺内的有机化障碍有关的疾病

D. 亚急性甲状腺炎

E. Graves 甲亢

45. 甲状腺激素抑制试验主要用于

A. 鉴别诊断甲亢

B. 鉴别诊断甲低

C. 了解有无碘的有机化障碍

D. 诊断亚急性甲状腺炎

E. 诊断地方性甲状腺肿

46. 甲状腺激素抑制试验的抑制率可排除甲亢的范围是

A. ＜25％

B. 25％～50％

C. ＜50％

D. ＞50％

E. ＜10％

47. 女性，30 岁，Graves 病患者。抗甲状腺药物治疗已 2 年。是否停药最有参考意义的指标是

A. 甲状腺摄^{131}I试验

B. 血清 rT_3测定

C. 血清 FT_3，FT_4测定

D. 血清 sTSH 的测定

E. TSAb 的测定

48. 男性，30 岁。右侧甲状腺单发结节，质硬，生长迅速，近 1 周伴声音嘶哑，ECT 示右侧甲状腺冷结节。为明确诊断，以下最有意义的检查是

A. 确切的体检

B. 颈部 X 线摄片

C. 穿刺细胞学检查

D. 甲状腺 B 超检查

E. 甲状腺 CT 或 MRI 检查

49. 某患者摄^{131}I率明显低于正常范围，T_3、T_4升高，应首先考虑

A. 甲状腺功能亢进

B. 甲状旁腺功能减退

C. 甲状腺腺瘤

D. 亚急性甲状腺炎

E. 以上都不正确

50. 在甲状腺显像图上，甲状腺弥漫性肿大，放射性碘(或锝)摄取均匀性增高是哪种疾病的特征？

A. 甲状腺癌

B. 甲状腺功能亢进

C. 甲状腺炎

D. 甲状腺腺瘤

E. 以上都不是

51. 某患者甲状腺显像示甲状腺显影不清，颌下腺、舌下腺、腮腺摄取较多的放射性，不可能的原因是

A. 甲状腺炎

B. 甲状腺功能亢进

C. 检查前服用含碘的药物和食物(如海藻类)

D. 服用避孕药

E. 服用甲状腺素片和抗甲状腺药物

52. 甲状腺核素扫描“热结节”的临床意义为

A. 甲状腺功能亢进
B. 甲状腺炎症
C. 可能良性病变
D. 甲状腺囊肿
E. 甲状腺癌

53. 甲状腺显像中不呈现“冷结节”的情况是
A. 囊肿
B. 高功能腺瘤
C. 腺瘤退行性变
D. 亚急性甲状腺炎
E. 局部出血

54. 甲状腺扫描“温结节”最可能是
A. 良性腺瘤
B. 甲状腺癌
C. 甲状腺囊肿
D. 腺瘤出血
E. 功能自主性腺瘤

55. 甲状腺静态显像提示“冷结节”,甲状腺动态显像示结节血运丰富,则结节很可能是
A. 甲状腺囊肿
B. 甲状旁腺癌
C. 甲状腺癌
D. 甲状腺内出血
E. 甲状腺囊腺瘤

56. 区分功能自主性甲状腺瘤(Plummer病)和先天性一侧甲状腺缺如依靠的手段有
A. 甲状腺B超
B. $^{99m}TcO_4^-$甲状腺静态显像
C. $^{99m}TcO_4^-$甲状腺动态显像
D. ^{99m}Tc-MIBI甲状腺静态显像+甲状腺激素抑制试验
E. $^{99m}TcO_4^-$甲状腺静态显像+TSH兴奋显像

57. 甲状腺功能亢进内科药物治疗应经常复查
A. 摄碘功能测定
B. 血清FT_3、FT_4测定
C. 甲状腺显像
D. 甲状腺CT
E. 以上都正确

58. 原发性甲状旁腺功能亢进症的最常见病因是
A. 增生
B. 腺瘤
C. 炎症
D. 腺癌
E. 家族性多发性内分泌腺瘤病

59. 诊断嗜铬细胞瘤目前最常见的显像剂是
A. ^{99m}Tc-红细胞
B. ^{131}I-间位碘代苄胍
C. ^{99m}Tc-间位碘代苄胍
D. ^{131}I-碘代胆固醇
E. $Na^{131}I$

60. 对嗜铬细胞瘤作定位诊断的首选检查方法是
A. 肾上腺皮质核素显像
B. 肾上腺髓质核素显像
C. 肾上腺皮质X-CT显像
D. 肾上腺髓质MRI显像
E. 肾上腺B超

61. 既能进行心肌显像又能进行甲状腺癌阳性显像的放射性核素是
A. ^{67}Ga(镓)
B. ^{99m}Tc(锝)
C. ^{131}I(碘)
D. ^{201}Tl(铊)
E. ^{125}I(碘)

62. 正常^{67}Ga显像不显像的脏器是
A. 肝
B. 骨骼
C. 脾

D. 甲状腺
E. 肠腔

63. 下列疾病可与 Graves 病伴发的是
A. 1 型糖尿病
B. 慢性特发性肾上腺皮质功能减退症
C. 特发性血小板减少性紫癜
D. 重症肌无力
E. 以上都是

64. 下列抗体中是 Graves 病直接致病原因的是
A. TSAb
B. TSBAb
C. TGI
D. TPOAb
E. TGAb

65. 下列疾病可与 Graves 病伴发的是
A. 1 型糖尿病
B. 慢性特发性肾上腺皮质功能减退症
C. 特发性血小板减少性紫癜
D. 重症肌无力
E. 以上都是

66. 下列各项中与 Graves 病的发病关系最密切的是
A. 精神创伤
B. TRH 升高
C. TSH 升高
D. 碘摄入过多
E. 自身免疫

67. Graves 病患者服甲巯咪唑后症状明显减轻，甲状腺明显增大，突眼加重，最可能是由于
A. 对抗甲状腺药物耐药
B. 无机碘供给不足
C. 合并甲状腺炎或甲状腺腺瘤
D. 甲状腺激素反馈抑制减弱
E. 血中 TRAb 明显减少

68. 原发性甲状腺功能减退症最早出现异常的是
A. 血 TSH
B. 血总 T_3
C. 血游离 T_3
D. 血总 T_4
E. 血游离 T_4

69. 男性，38 岁。清晨欲起床时，发现四肢不能活动，既往甲亢病史 6 年。查体：突眼(±)，眼睑及眼球活动自如，甲状腺Ⅱ度肿大，双下肢无感觉障碍及肌萎缩。血钾 2.8 mmol/L。最可能的疾病是
A. 原发性醛固酮增多症
B. 甲亢伴周期性瘫痪
C. 重症肌无力
D. 感染性多发性神经炎
E. 癔症性瘫痪

70. 女性，45 岁。甲状腺呈多结节状肿大，伴有中枢神经系统兴奋，心悸、多汗、多食、消瘦、便次增多。下述检查对鉴别毒性甲状腺瘤和结节性甲状腺肿伴甲亢最有意义的是
A. 甲状腺扫描
B. 碘摄取率测定
C. 基础代谢率测定
D. 血清 TSH 测定
E. T_3 抑制试验

71. 男性，28 岁，弥漫性甲状腺肿伴甲亢，丙硫氧嘧啶＋普萘洛尔治疗两个月，T_3、T_4 恢复正常，但甲状腺肿及突眼加重，应加用
A. 普萘洛尔
B. 甲状腺片
C. 复方卢戈氏碘液
D. 再加一种抗甲状腺药
E. 皮质醇

72. 女性，27 岁。右颈部肿物伴低热 2 周，抗生

素治疗无效，经查体临床诊断为亚急性甲状腺炎。下列检查结果不支持此诊断的是
A. 血沉快
B. FT_3高，TSH降低
C. FT_3正常，TSH正常
D. TSAb阳性
E. 甲状腺摄取功能降低

73. 女性，30岁。发现颈部结节1周，无痛。体检：右侧甲状腺中部结节2 cm×2 cm，质硬，活动。T_4、T_3、TSH正常，甲状腺静态显像示：右甲状腺中部“冷结节”，^{201}Tl显像示该病灶放射性浓聚。最可能的诊断是
A. 甲状腺炎
B. 甲状腺癌
C. 甲状腺囊肿
D. 结节性甲状腺肿
E. 甲状腺出血

74. 滤泡型甲状腺癌患者下列检查方法更好的是
A. ^{18}F-FDG PET/CT
B. ^{131}I-MIBG SPECT
C. ^{131}I-SPECT
D. CT
E. MRI

75. 临床可疑嗜铬细胞瘤患者，下列检查可作为定性诊断的是
A. B超检查
B. CT扫描
C. 核素肾上腺皮质显像
D. 核素肾上腺髓质显像
E. MRI检查

76. ^{131}I治疗甲状腺癌的适应证有
A. 不能手术切除的分化型甲状腺癌(DTC)
B. 甲癌术后残留的甲状腺组织
C. 复发的DTC
D. 颈部淋巴结及远处其他脏器转移的
E. 以上都是

77. ^{131}I治疗甲状腺癌的禁忌证有
A. 妊娠和哺乳期妇女不愿停止妊娠和哺乳的
B. 甲癌术后伤口未愈合者
C. 术后伤口愈合良好已拆线者
D. 肝肾功能严重损害及患者一般情况较差
E. A+B+D

78. 甲状腺癌用^{131}I治疗不适宜的做法有
A. 不手术切除病灶，直接用^{131}I治疗
B. ^{131}I治疗前不停服甲状腺素
C. ^{131}I治疗前停服甲状腺素4～6周
D. ^{131}I治疗前可以高碘饮食
E. A+B+D

79. 下列肿瘤的放射敏感性高的是
A. 肾癌
B. 骨肉瘤
C. 神经母细胞瘤
D. 胶质母细胞瘤
E. 黑色素瘤

80. 恶性程度最高的甲状腺癌是
A. 滤泡性腺癌
B. 乳头状癌
C. 髓样癌
D. 未分化癌
E. 鳞状细胞癌

81. 甲状腺癌最常见的病理类型是
A. 滤泡型腺癌
B. 乳头状腺癌
C. 髓样癌
D. 未分化癌
E. 囊腺癌

82. 下列为恶性肿瘤的是
A. 软骨母细胞瘤
B. 多形性腺瘤
C. 肌纤维母细胞瘤
D. 甲状腺囊腺瘤
E. 髓母细胞瘤

83. 下列不属于 APUD 瘤的是
A. 前列腺癌
B. 小细胞神经内分泌癌
C. 甲状腺髓样癌
D. 类癌
E. 嗜铬细胞瘤

84. 以下有关特异性肿瘤显像中，不正确的是
A. ^{131}I－6β－胆固醇是特异性的肾上腺髓质显像剂
B. ^{131}I 显像可诊断分化型甲状腺癌及其转移灶
C. ^{99m}Tc－吡哆醛－5－甲基色氨酸（PMT）显像诊断肝细胞肝癌
D. ^{131}I－间位碘代苄胍（MIBG）显像可诊断嗜铬细胞瘤
E. ^{111}In 标记的奥曲肽可诊断神经内分泌肿瘤

85. 以下 CT 表现有利于甲状腺癌的诊断的是
A. 增强明显
B. 边缘模糊
C. 钙化
D. 分叶状
E. 甲状软骨破坏

86. 判断甲状腺癌转移灶显像最有效的检查方法是
A. CT 动态增强扫描
B. 超声波检查，多种超声技术的联合应用
C. 动脉造影及 DSA
D. ^{131}I 进行甲状腺癌转移灶显像
E. 甲状腺动态显像

87. 以下有关甲状腺显像及临床意义正确的是
A. 冷结节呈放射性缺损或放射性明显低于邻近甲状腺组织，癌的发生率为 20%～35%
B. 热结节癌的发生率高
C. 温结节放射性等于正常甲状腺组织，癌的发生率大约为 75%
D. 热结节放射性低于正常甲状腺组织
E. 正常甲状腺内放射性分布不均匀

88. 关于冷结节不正确的描述是
A. 结节部位呈放射性缺损
B. 结节部位放射性明显低于邻近甲状腺组织
C. 结节部位放射性与周围正常甲状腺组织相同或接近
D. 无正常甲状腺组织功能
E. 恶变概率平均为 20.3%

89. 某青年女性一侧颈部淋巴结肿大，病理活体组织检查见乳头状结构的病变，异型性不大。最可能是
A. 食管癌转移
B. 甲状腺癌转移
C. 肺癌转移
D. 鼻咽癌转移
E. 喉癌转移

90. 甲状腺癌术后最适宜用 ^{131}I 治疗的甲状腺癌的是
A. 髓样癌
B. 未分化癌
C. 鳞状上皮癌
D. 小细胞癌
E. 分化型甲癌

91. 女性，41 岁。颈前左侧有结节 2 年余，近 2 个月肿大明显，行甲状腺左叶切除术，病理证实为“甲状腺乳头状癌”，术后伤口已拆线，白细胞计数 4.8×10^9/L。此时最好选

择什么方法治疗?
A. 外照射治疗
B. 化疗
C. 免疫治疗
D. ^{131}I清甲治疗+口服甲状腺素替代治疗
E. 不行^{131}I治疗,单纯口服甲状腺素治疗

92. 甲状腺核素显像热结节的表现有
A. 结节部位的放射性高于周围正常组织
B. 结节部位的放射性与周围正常组织接近
C. 结节显影而结节周围有不同程度显影
D. 结节显影而正常组织不显影
E. A+C+D

93. 与肺癌的副癌综合征中高钙血症有关的是
A. ACTH
B. 异位性甲状旁腺激素
C. 促性腺激素
D. 5-羟色胺
E. 异位ADH

94. 男性,30岁。每于小便后出现血压增高达200/100 mmHg,伴头痛、心悸、面色苍白。其病因最可能是
A. 嗜铬细胞瘤
B. 库欣综合征
C. 甲状腺功能亢进
D. 醛固酮分泌增多
E. 原发性高血压病

95. 女性,38岁。诊断为嗜铬细胞瘤所致继发性高血压,拟手术治疗。术前降压首选
A. α受体阻滞剂
B. 卡托普利
C. 钙拮抗剂
D. β受体阻滞剂
E. 硝普钠

96. 高血压伴有低血钾最可能的病因是
A. 原发性高血压服用利尿剂治疗
B. 原发性醛固酮增多症
C. 嗜铬细胞瘤
D. 肾动脉狭窄
E. 库欣综合征

97. 某一高血压伴充血性心力衰竭患者,同时患有肾上腺嗜铬细胞瘤和外周血管痉挛性疾病,应选用的治疗药物是
A. 强心苷
B. 糖皮质激素
C. ACEI
D. 酚妥拉明
E. 哌唑嗪

二、A3/A4型题

(98～100题共用题干)

女性,30岁。心慌、多汗3个月,体格检查示双叶甲状腺Ⅱ度肿大并可闻及血管杂音。

98. 下列辅助检查应首先进行的是
A. 甲状腺超声
B. $^{99m}TcO_4$甲状腺功能显像
C. 甲状腺穿刺细胞学检查
D. 甲状腺免疫功能全套
E. 甲状腺摄碘率检查

99. 经检查证实该患者的确为Graves甲亢患者,同时存在白细胞减低。该患者应选用的治疗方案是
A. 手术切除
B. 药物治疗
C. ^{131}I内照射治疗
D. 先手术切除后药物治疗
E. 先药物治疗后手术切除

100. 该甲亢患者准备进行^{131}I内照射治疗应做到
A. 准确进行甲状腺摄碘率测定及甲状腺

估重
B. 精确计算^{131}I使用剂量
C. 1周内避免与婴幼儿密切接触
D. 女性治疗后半年内不可妊娠
E. 以上均正确

（101～113题共用题干）

女性，36岁。心搏增快，乏力，怕热多汗，烦躁易怒、食亢、易饥、消瘦4年，加重月余。其兄有类似病史。查体：T 37.0℃，P 120次/分，BP 142/70 mmHg，甲状腺Ⅱ度增大、质软、右叶可闻及血管杂音、未扪及结节。双眼稍突、皮肤潮湿，双手颤抖(+)。

101. 本患者拟诊断为甲亢的临床根据有
A. 高代谢表现
B. 有神经系统功能亢进表现
C. 有消化系统功能亢进的表现
D. 甲状腺肿大
E. 以上都对

102. 该患者拟行^{131}I治疗，还须补充询问的病史不包括
A. 月经史
B. 内科治疗史
C. 哺乳史
D. 疫区生活史
E. 甲状腺手术史

103. 该患者确诊甲亢，不是必需的实验室检查有
A. FT_3、FT_4
B. TSH
C. 肾功能
D. TGAb、TPOAb
E. TRAb

104. 关于甲状腺过氧化酶（TPO）的下列说法正确的是
A. TPO由甲状腺滤泡上皮细胞的内质网合成
B. TPO活性受TSH控制
C. TPO催化碘的活化
D. TPO催化酪氨酸的碘化
E. 以上都对

105. 确诊为Graves甲亢的患者，下列情况应选择以^{131}I为主的综合治疗的是
A. 成人Graves甲亢，首选^{131}I为主的综合治疗
B. 患者4年来服用抗甲状腺药物疗效差
C. 患者服丙硫氧嘧啶（PTU）后肝功能损害
D. 服硫脲类药物后白细胞或血小板计数减少
E. 以上都对

106. 患者禁忌选择^{131}I治疗的情况有
A. 合并有精神症状
B. 白细胞、血小板下降
C. 肝功能损害
D. 严重肾功能障碍
E. 老年性甲亢

107. 患者^{131}I治疗前的准备不正确的是
A. 停止服用影响甲状腺吸^{131}I率的药物
B. 可适当食用海带、紫菜等食物
C. 可用β受体阻滞剂控制患者过快的心率
D. 病情较重的患者先用抗甲状腺药物控制症状后再进行^{131}I治疗
E. 镇静紧张的情绪

108. 下列因素不影响^{131}I治疗剂量的确定的是
A. 甲状腺的重量
B. 甲状腺的硬度
C. 是否伴有突眼
D. 病程长短
E. 甲状腺摄碘功能

109. 下列不考虑减少剂量的是

A. 女性患者

B. 年轻、病程短

C. 未经抗甲状腺治疗者

D. 摄^{131}I率测定高峰前移

E. 甲状腺较小、质软

110. 若患者^{131}I治疗后3个月，体重明显增加，心慌、怕热、多汗、易饿等症状基本消失，出现轻微畏寒、乏力、食欲稍减退，首先应考虑

A. 甲亢严重

B. 甲减

C. 甲状腺危象

D. 放射性甲状腺炎

E. 亚急性甲状腺炎

111. 了解患者的甲状腺功能状态必须做的实验室检查有

A. 血沉

B. 血常规

C. 甲状腺摄^{131}I率测定

D. FT_3、FT_4和TSH

E. 甲状腺核素显像

112. 发生甲减的常见病因有

A. 抗甲状腺药物治疗后

B. 慢性淋巴细胞性甲状腺炎

C. 甲亢甲状腺大部切除术后

D. 甲状腺癌全切术后

E. 以上都对

113. 检测甲减最灵敏的指标是

A. FT_3

B. FT_4

C. TSH

D. TPO

E. TRH

(114～116题共用题干)

女性，25岁。发现左颈部结节1周。查体：左叶甲状腺下极可触及一约2 cm×2.5 cm结节，质地中等，活动，无压痛。血清甲状腺激素水平正常，$^{99m}TcO_4$甲状腺静态显像示左叶甲状腺下极一“凉”结节。

114. 为鉴别结节良恶性，可采用的核医学检查方法但不包括的是

A. ^{99m}Tc - ECD

B. ^{201}Tl

C. ^{99m}Tc -(V)- DMSA

D. ^{18}F - FDG

E. ^{99m}Tc - MIBI

115. ^{99m}Tc - MIBI血流灌注显像示结节部位血流较丰富，20 min早期相及1 h延迟相结节部位均有明显放射性滞留，上述征象提示最可能的诊断是

A. 甲状腺囊肿

B. 甲状腺炎

C. 甲状腺癌

D. 甲状腺出血

E. 结节性甲状腺肿

116. 术后病理提示左叶甲状腺下极乳头状癌，继之行甲状腺激素及^{131}I治疗。下列最适合应用^{18}F - FDG PET/CT进行随访的是

A. ^{131}I全身显像阳性者

B. TG水平升高，^{131}I全身显像阳性

C. TG水平正常，^{131}I全身显像阴性

D. TG水平升高，^{131}I全身显像阴性

E. 以上均是

(117～118题共用题干)

女性，28岁，已婚。因消瘦、乏力、多汗、心悸3个月就诊。近2年应用口服避孕药。

117. 下述最有诊断意义的体征是

A. 心动过速

B. 双手震颤
C. 双眼裂增宽
D. 皮肤潮润
E. 甲状腺Ⅱ度肿大，双上极可闻及血管杂音

118. 对患者诊断最有意义的检查是
A. TT_3、TT_4、TSH 测定
B. FT_3、FT_4、TSH 测定
C. 甲状腺吸碘率测定
D. TSH 受体抗体测定
E. TGAb、TPOAb

三、X 型题

119. ^{131}I 去除分化型甲状腺癌术后残留甲状腺组织，禁忌证是
A. 哺乳期而不愿终止哺乳的患者
B. 年龄<25 岁
C. 肝、肾功能严重损害的患者
D. 妊娠而不愿终止妊娠的患者
E. 第 1 次未完全去除者

120. 重复用 ^{131}I 治疗甲状腺功能亢进，^{131}I 剂量
A. 应比第 1 次增加
B. 应比第 1 次减少
C. 应与第 1 次一样
D. 如第 1 次治疗无效或病情加重，可适当增加
E. 如第 1 次治疗好转而未痊愈，应适当减少剂量

121. 影响确定治疗甲状腺功能亢进 ^{131}I 用量的主要因素
A. 心率
B. 甲状腺吸 ^{131}I 率
C. TSH 水平
D. 甲状腺质量
E. ^{131}I 在甲状腺的有效半衰期

122. ^{131}I 治疗甲状腺功能亢进，适应证是
A. 甲状腺中度弥漫性肿大
B. 年龄 25 岁以上
C. 抗甲状腺药物无效
D. 对抗甲状腺药物过敏
E. 妊娠妇女

123. 过氯酸钾释放试验可用于
A. 诊断甲状腺功能亢进
B. 判断甲状腺有无碘的有机化障碍
C. 动态观察吸碘率
D. 慢性淋巴性甲状腺炎的辅助诊断
E. 以上都正确

124. ^{131}I 治疗甲状腺功能亢进前患者心率较快，情绪紧张，如对症处理应给予
A. 抗生素
B. 镇静剂
C. 抗甲状腺药物
D. β 受体阻滞剂
E. 碘剂

125. 肾髓质钙化可见于
A. 原发性甲状旁腺功能亢进
B. 先天性肾小管性酸中毒
C. 痛风性肾病
D. 急性肾皮质坏死
E. 髓质海绵肾

126. 甲状旁腺功能亢进骨质硬化多见于
A. 下颌骨
B. 骨盆
C. 肋骨
D. 脊柱
E. 长骨

127. 广泛性骨质疏松不常见于
A. 豆状骨骨折后
B. 绝经后
C. 甲状旁腺功能亢进

D. 肢端肥大症
E. 多发性骨髓瘤

128. 超级影像可见于
A. 乳腺癌
B. 前列腺癌
C. 甲状旁腺功能亢进
D. 肾性骨营养不良
E. 以上都不是

129. 下列疾病可引起超级影像表现的有
A. Paget病
B. 骨转移瘤
C. 肾性骨病
D. 骨软化症
E. 甲状旁腺功能亢进

130. 甲状腺相关性眼病可包括
A. 上睑退缩
B. 回落延迟
C. 睑闭不合
D. 眼外肌肥大
E. 复视

131. 可引起喉返神经麻痹的肿瘤是
A. 甲状腺瘤
B. 鼻咽癌
C. 肺癌
D. 食管癌
E. 脑肿瘤

132. 引起双侧声带麻痹的最常见原因是
A. 颈部肿瘤
B. 肺肿瘤
C. 甲状腺全切术
D. 喉外伤
E. 中枢神经疾患

133. 诊断分化型甲状腺癌转移灶,常用的检查方法是
A. 检测Tg水平
B. 检测CEA水平
C. 检测AFP水平
D. ^{131}I全身显像
E. 检测TSH受体抗体水平

134. 分化型甲状腺癌,常用的综合治疗措施包括
A. 手术切除
B. ^{131}I去除术后残留甲状腺组织
C. ^{131}I治疗分化型甲状腺癌转移灶
D. 甲状腺激素抑制治疗
E. 抗甲状腺药物治疗

135. 甲状腺功能亢进症Graves病在核医学检查中的典型异常表现为
A. 甲状腺摄^{131}I率升高和(或)伴摄^{131}I速率加快
B. 血清甲状腺激素水平明显升高
C. 血清甲状腺激素水平明显降低
D. 血清促甲状腺素水平升高
E. 促甲状腺激素释放激素兴奋试验见血清TSH呈增高反应

136. 增强分化型甲状腺癌摄取^{131}I功能的措施有
A. 提高TSH水平
B. 降低体内碘池
C. 延长病灶内^{131}I滞留的时间
D. 维A酸的应用
E. 口服泼尼松

137. 下列显像剂中,能用于甲状腺髓样癌显像的是
A. ^{201}Tl
B. ^{131}I-MIBG
C. ^{123}I-MIBG
D. ^{99}Tc-MIBI
E. ^{99}Tc-[V]-DMSA

138. 甲状旁腺显像正确的是

A. 用于甲状旁腺瘤术前定位

B. 多种影响因素可导致显像出现假阳性和假阴性

C. 出现假阳性的因素有甲状腺结节、甲状腺癌及转移的淋巴结等

D. 假阴性多由于小病灶或位置过深

E. 鉴别诊断低钙血症

第二十五章

骨骼系统显像

一、A1/A2 型题

1. 骨显像图上最常见的异常表现是
A. 放射性冷区
B. 放射性热区
C. 混合型(即放射性热区与冷区同时存在)
D. 放射性分布与正常骨组织相同
E. 以上都不是

2. 目前最常用的骨显像剂是
A. ^{99m}Tc-PYP
B. ^{89}Sr
C. ^{18}F-FDG
D. ^{153}Sm
E. ^{99m}Tc-MDP

3. 全身骨显像注射显像剂后进行上机显像的时间为
A. 1～2 h
B. 3～6 h
C. 7～9 h
D. 1～2 天
E. 72 h 后

4. 骨显像中反映软组织内血液分布情况的是
A. 血流相
B. 血池相
C. 延迟相
D. 血流相和血池相
E. 血池相和延迟相

5. 下列情况在骨显像图像上表现为放射性分布减低的是
A. 原发性骨肿瘤
B. 骨梗死
C. 急性骨髓炎
D. 蜂窝织炎
E. 骨质增生

6. 骨显像中混合型影像少见于
A. 急性骨髓炎
B. 骨无菌性坏死
C. 关节感染
D. 骨巨细胞瘤
E. 骨囊肿

7. 急性骨髓炎核素骨显像可发现异常的时间为发病后
A. 1～2 周
B. 1～2 h
C. 3～5 天
D. 24～48 h
E. 1～2 个月

8. 急性蜂窝织炎行骨三时相显像时,其影像

特点是
A. 血流相、血池相正常，延迟相放射性明显增加
B. 血流相、血池相放射性明显增加，且消失迅速，延迟相正常
C. 血流相、血池相放射性明显增加，且消失缓慢，延迟相正常
D. 血流相放射性明显增加，血池相及延迟相呈放射性降低
E. 血流相、血池相及延迟相放射性均明显增加

9. 男性，14 岁。左股骨下端剧痛、肿大 2 个月，局部可见静脉怒张，X 线片见左股骨下端干骺端骨质呈虫蛀样破坏，密度增高，两侧可见日光放射状影，全身核素骨显像见左股骨下端呈不规则团块状放射性浓聚影。该患者的诊断可能是
A. 骨髓炎
B. 骨软骨瘤
C. 骨肉瘤
D. 骨巨细胞瘤
E. 尤文肉瘤

10. 女性，56 岁。2 年前因左股骨颈骨折，行三刃钉固定术，后痊愈出院。近 1 个月来，患者走路或活动较多时感左髋部疼痛，遂就诊。为明确诊断最好的检查手段是
A. X 线平片检查
B. CT 检查
C. 局部骨三时相显像
D. 放射性核素全身骨显像
E. 放射性核素局部骨断层显像

11. 下列情况采用骨三时相显像检查具有较大的价值的是
A. 急性骨髓炎与蜂窝织炎的鉴别
B. 急性骨髓炎与骨质疏松的鉴别
C. 蜂窝织炎与骨质疏松的鉴别
D. 急性骨髓炎与关节盘炎的鉴别
E. 急性骨髓炎与转移性骨肿瘤的鉴别

12. 诊断下列疾病骨显像不是首选的为
A. 骨结核
B. 骨转移
C. 股骨头缺血坏死
D. 应力性骨折
E. 骨移植监测

13. 下列不是代谢性骨病共同特征的是
A. 全身骨骼的放射性分布对称性增浓
B. 中轴骨显像剂摄取增高
C. 四肢长骨显像剂摄取增高
D. 关节放射性分布呈对称性增浓
E. 肋骨软骨连接处有明显的显像剂摄取，呈“串珠样”改变

14. 下列不是核素骨显像适应证的是
A. 恶性肿瘤骨转移
B. 蜂窝织炎
C. 股骨头缺血性坏死
D. 应力性骨折
E. 代谢性骨病

15. 肋骨骨折在骨显像图上常表现为
A. 放射性冷区
B. 胸部弥漫性放射性增加
C. 沿着肋骨长轴呈线条状分布的放射性热区
D. 连续多个肋骨上有多处局限性放射性热区
E. 连续多个肋骨上有多处局限性放射性冷区

16. 诊断骨关节系统炎症性病变时，下列显像剂特异性最高的是
A. ^{99m}Tc - MDP
B. ^{201}Tl
C. ^{111}In - WBC
D. ^{99m}Tc - MIBI

E. ^{99m}Tc-PYP

17. 临床上用于急性骨髓炎诊断与鉴别诊断最有价值的检查方法是
A. CT检查
B. SPECT全身骨静态显像
C. SPECT局部平面及断层显像
D. MRI检查
E. 放射性核素骨三时相显像

18. 如下图所示，该骨显像最有可能的诊断是

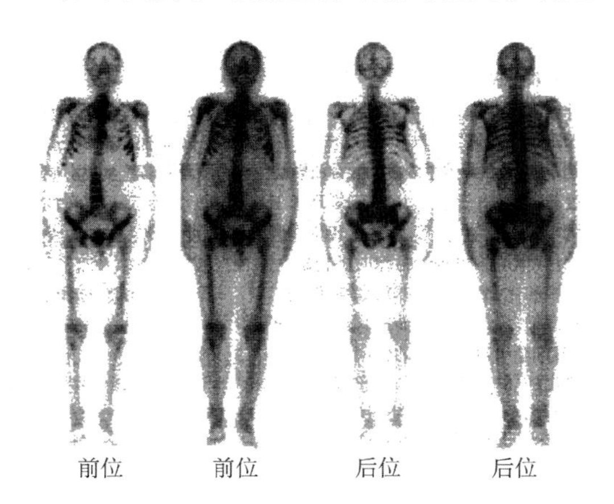

A. 全身骨转移
B. 骨折
C. 代谢性骨病
D. 原发性骨肿瘤
E. 正常骨显像

19. 如下图所示，对其骨显像表述最正确的是

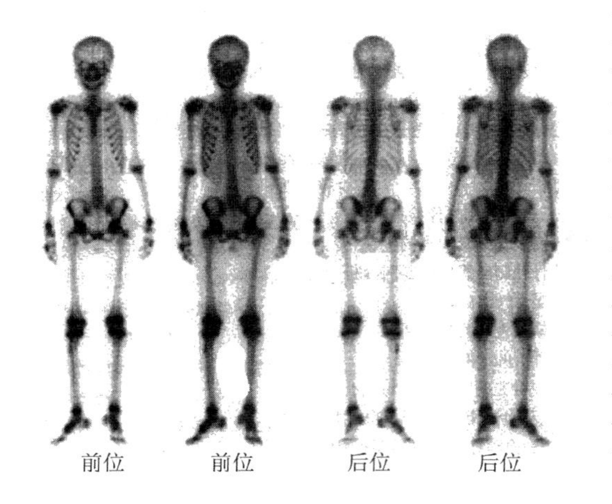

A. 成人正常骨显像
B. 儿童正常骨显像
C. 良性骨关节病
D. 多发性骨髓瘤
E. 全身多发骨转移

20. 不属于骨显像主要优点的是
A. 价格相对低廉
B. 探测成骨病变灵敏度高
C. 是肿瘤特异性显像
D. 一次成像能显示全身骨骼
E. 可判断单骨病变或多骨病变

21. 常用的骨显像剂是
A. ^{99m}Tc-MDP
B. $^{99m}TcO_4$
C. ^{99m}Tc-RBC
D. ^{99m}Tc-MIBI
E. ^{99m}Tc-DTPA

22. 缺血性骨坏死的骨显像表现中，下列正确的是
A. 新的骨梗死表现为放射性摄取增强
B. 新的骨梗死表现为放射性缺损区
C. 骨梗死愈合期放射性缺损
D. 骨梗死发生时，局部放射性摄取增强，随后放射性稀疏
E. 新的骨梗死或愈合时相放射性均呈缺损改变

23. 病灶成骨细胞活跃时，骨显像主要表现为
A. 病灶^{99m}Tc-MDP浓聚增加
B. 病灶^{99m}Tc-MDP浓聚正常
C. 病灶^{99m}Tc-MDP浓聚减少
D. 病灶无明显^{99m}Tc-MDP浓聚
E. 以上均有可能

24. 溶骨病灶，骨显像主要表现为
A. 病灶^{99m}Tc-MDP浓聚增加
B. 病灶^{99m}Tc-MDP浓聚正常

C. 病灶^{99m}Tc－MDP浓聚减少
D. 病灶^{99m}Tc－MDP浓聚明显增高
E. 以上均有可能

25. 下列不是全身骨显像适应证的是
A. 有恶性肿瘤病史，早期寻找骨转移灶，治疗后随诊
B. 诊断缺血性骨坏死
C. 临床可疑代谢性骨病
D. 确定骨密度
E. 早期诊断骨髓炎

26. 骨肉瘤好发于
A. 颅骨
B. 骨盆
C. 肋骨
D. 干骺端的骨松质
E. 椎骨

27. 常用^{99m}Tc－MDP骨显像的剂量是
A. 37～74 MBq
B. 74～185 MBq
C. 185～370 MBq
D. 555～1 110 MBq
E. >1 110 MBq

28. 通过从头到足或从足到头扫描的一次检查获得全身骨图像的检查，是最常用的显像方式，通常称为
A. 局部骨显像
B. 断层骨显像
C. 平面骨显像
D. 全身骨显像
E. 骨代谢显像

29. 根据病情需要只选择某一局部骨骼进行检查的显像是
A. 局部骨显像
B. 断层骨显像
C. 平面骨显像
D. 全身骨显像
E. 骨代谢显像

30. 包括弹丸式注射显像剂后的动态血流、早期血池和骨显像的检查，常称为
A. 全身骨显像
B. 局部骨显像
C. 断层骨显像
D. 三时相骨显像
E. 四时相骨显像

31. 注射骨显像剂后，一般鼓励患者饮水
A. 100～200 ml
B. 200～300 ml
C. 300～400 ml
D. 500～1 000 ml
E. 2 000～5 000 ml

32. 骨显像时，为局部特殊体位像的是
A. 全身骨显像
B. 断层骨显像
C. 平面骨显像
D. 双臂抬高胸部后位像
E. 前位骨显像

33. 骨显像时，不是局部特殊体位像的是
A. TOD(tail on the detector)位像
B. 下胸椎后斜位像
C. 断层骨显像
D. 双足骨显像
E. 腰椎后斜位像

34. 当膀胱影遮盖了耻骨，特别是可疑耻骨有病变时，需做
A. 下胸椎和腰椎后斜位像
B. TOD(tail on the detector)位像
C. 胸部前斜位像
D. 双臂抬高胸部后位像
E. 骨三相显像

35. 当常规骨显像不能辨别病灶来自肩胛骨或肋骨时,需做
A. 双足骨显像
B. TOD(tail on the detector)位像
C. 下胸椎和腰椎后斜位像
D. 胸部前斜位像
E. 双臂抬高胸部后位像

36. 保证骨显像剂单独、完全经静脉进入体内。首先,要自单独静脉通路输入显像剂,切忌
A. 与生理盐水混合
B. 与注射用水混合
C. 与注射用的葡萄糖水混合
D. 与其他药物混合
E. 静脉穿刺后回血

37. 如果肘窝显像剂注射部位有较多的放射性滞留,骨显像全身数据采集时,局部应用
A. 衣服覆盖
B. 床单覆盖
C. 铅屏蔽注射部位
D. 有机玻璃屏蔽
E. 木板屏蔽

38. 患者某一上肢骨有症状,准备做全身骨显像时,一般要选择
A. 患侧下肢血管注射显像剂
B. 对侧上肢血管注射显像剂
C. 对侧下肢血管注射显像剂
D. 患侧上肢血管注射显像剂
E. 无所谓

39. 注射骨显像剂后,为了保证显像质量,一般饮水的时间控制在
A. 显像前
B. 显像后
C. 注射显像剂即刻至其后的 2 h 内
D. 注射显像剂即刻至显像后 1 h 内
E. 注射显像剂即刻至其后的 24 h 内

40. 骨显像完成后,嘱患者多饮水的目的是
A. 防止肾结石
B. 以减少辐射剂量
C. 防止膀胱结石
D. 防止前列腺癌
E. 防止前列腺炎

41. 有关骨显像正常图像的描述,不正确的是
A. 血池相骨影模糊
B. 全身骨骼呈对称性的放射性分布
C. 密质骨放射性分布高于疏质骨
D. 疏质骨血运丰富,能摄取较多的显像剂
E. 耻骨联合有时受到膀胱放射性的干扰,显示不清

42. 骨显像的图像分析中,可见多种正常变异,不包括
A. 胸骨影呈多样性
B. 肋软骨钙化和甲状软骨钙化
C. 乳腺聚集放射性
D. “热髌骨征”
E. 单侧股骨放射性浓聚灶

43. 骨显像图上的“热髌骨征”是指
A. 双侧髌骨发热
B. 双侧髌骨放射性摄取减少
C. 无症状的双髌骨放射性摄取增加
D. 无症状的双髌骨放射性分布缺损
E. 双侧髌骨发热伴放射性分布缺损

44. 下列病变一般不出现异常的放射性浓聚或增高区的是
A. 畸形性骨炎
B. 骨转移瘤
C. 骨折
D. 骨囊肿
E. 原发性骨肿瘤

45. 可产生骨异常的放射性缺损或减低区的病变是

A. 畸形性骨炎
B. 骨膜撕裂
C. 原发性骨肿瘤
D. 甲状旁腺功能亢进症
E. 多发性骨髓瘤

46. 全身骨显像时，可出现骨外异常放射性浓聚区的疾病是
A. 骨囊肿
B. 多发性骨髓瘤
C. 畸胎瘤
D. Paget 病
E. 骨转移瘤

47. 全身骨显像时，前位像第 4～5 腰椎水平可见规则的放射性分布减低区，后位像相应部位放射性分布均匀，最有可能的原因是
A. 骨囊肿
B. 骨膜撕裂
C. 多发性骨髓瘤
D. 金属异物所致
E. 畸形性骨炎

48. 胸骨、髂骨或腰椎近期做过骨髓穿刺，在骨显像时，可能会出现
A. 局灶性放射性增高
B. 局部放射性减低
C. 局部放射性缺损
D. 骨囊肿
E. 多发性骨髓瘤

49. 下列不是影响骨显像质量的因素的是
A. 患者年龄
B. 代谢状态
C. 肾功能
D. 放射性治疗
E. 性别

50. 放疗后照射野骨放射性浓聚增加的时间为
A. 1 h～5 天
B. 10～15 天
C. 20～30 天
D. 45 天～3 个月
E. >6 个月

51. 放疗后照射野骨放射性弥漫性减少的时间为
A. 1 h～5 天
B. 10～15 天
C. 20～30 天
D. 45 天～3 个月
E. >6 个月

52. 下列不引起全身或局部骨放射性浓聚减少的是
A. 原发性骨肿瘤
B. 放射性治疗后 6 个月或更长时间
C. 注射骨显像剂后静脉输注葡萄糖
D. 高钙血症
E. 骨囊肿

53. 骨显像时，抗酸剂铝血液水平低于多少时无影响
A. 2.5 μg/ml
B. 5 μg/ml
C. 10 μg/ml
D. 20 μg/ml
E. 40 μg/ml

54. 做一次检查就能获得全身骨骼情况的检查项目是
A. CT 扫描
B. MRI
C. X 线平片检查
D. 骨显像
E. B 超

55. 骨显像比 X 线平片检查早发现骨转移病灶的时间为
A. 10 天～1 个月

B. 1～2个月
C. 3～6个月
D. 6～8个月
E. 8～10个月

56. 怀疑前列腺癌并伴有骨痛时,首选的检查是
A. ^{18}F-FDG-PET
B. MRI
C. CT扫描
D. 骨显像
E. X线平片检查

57. 骨是容易发生转移瘤的部位,仅次于
A. 肺和肾
B. 肾和肝
C. 脑和肝
D. 肺和脑
E. 肺和肝

58. 肿瘤骨转移的主要途径是
A. 直接蔓延
B. 血行转移
C. 种植转移
D. 淋巴转移
E. 穿刺转移

59. 骨转移主要为成骨和溶骨混合性反应的是
A. 前列腺癌
B. 肾癌
C. 肝癌
D. 乳腺癌
E. 子宫癌

60. 临床表现方面骨转移瘤最先出现的症状为
A. 发热
B. 头痛
C. 尿痛
D. 骨骼的疼痛和压痛
E. 咳嗽

61. 骨转移瘤合并病理性骨折的患者有
A. 1/5
B. 1/4
C. 1/3
D. 1/2
E. 3/4

62. 骨转移瘤可发生于全身任何骨骼,最为常见的是
A. 脊柱、骨盆、肋骨和胸骨
B. 肱骨
C. 股骨
D. 膝关节
E. 颅骨

63. 骨显像时,为了便于分析骨转移瘤的分布特点,将全身骨骼划分为如下5个区域,下列不属于胸部的是
A. 肋骨
B. 锁骨
C. 胸椎
D. 胸骨
E. 肩胛骨

64. 一般认为,骨显像诊断骨转移的灵敏度是
A. >95%
B. >90%
C. >85%
D. >80%
E. >75%

65. 骨显像的首选适应证是
A. 骨折
B. 骨囊肿
C. 骨转移瘤
D. 原发性骨肿瘤良恶性鉴别
E. 骨代谢性疾病

66. 骨显像时,骨转移瘤最常见的典型表现是

A. 放射性缺损区
B. 多发无规律放射性浓聚合并放射性缺损
C. 弥漫性病变
D. 多发非对称无规律放射性浓聚
E. 孤立性放射性浓聚病灶

67. 骨显像时，骨转移瘤的骨转移病灶位于中轴骨的一般占
A. 90%以上
B. 80%以上
C. 70%以上
D. 60%以上
E. 50%以上

68. 骨显像时，骨转移瘤的骨转移病灶位于四肢骨和颅骨的一般占
A. 10%以下
B. 20%以下
C. 30%以下
D. 40%以下
E. 50%以下

69. 前列腺癌骨转移在骨显像时多表现为
A. 孤立性放射性轻度浓聚灶
B. 全身骨骼的弥漫性病变
C. 多发无规律放射性浓聚合并放射性缺损
D. 放射性缺损区
E. 多发非对称无规律放射性浓聚

70. 骨显像时，放射性缺损区多见于溶骨性病变，下列肿瘤骨转移主要呈现溶骨性反应的是
A. 前列腺癌
B. 成神经管细胞瘤
C. 肾癌
D. 肺癌
E. 甲状腺髓样癌

71. 骨显像时，出现超级影像（superscan）多见于
A. 肾癌
B. 肝癌
C. Ewing 氏肉瘤
D. 前列腺癌
E. 恶性嗜铬细胞瘤

72. 其他检查证实为恶性骨转移瘤，而骨显像表现为正常，多提示
A. 其他检查的结果为假阳性
B. 病变为良性，预后良好
C. 病变缺乏修复反应，有侵袭性，预后不良
D. 需进一步做^{18}F-FDG PET/CT 检查
E. 病变处于早期阶段，一般预后良好

73. 骨显像时，出现“闪耀”现象，多见于
A. 前列腺癌和乳腺癌
B. 肾癌
C. 肝癌
D. 甲状腺癌
E. 子宫癌

74. 骨转移瘤按病灶的密度及形态分为 4 类，不包括
A. 溶骨型
B. 成骨型
C. 混合型
D. 囊状扩张型
E. 囊实型

75. 多发性骨梗死多见于
A. 甲状腺功能亢进症
B. 甲状旁腺功能亢进症
C. 镰状细胞贫血
D. 骨转移瘤
E. 原发性骨肿瘤

76. 患儿 10 岁，右股骨部疼痛 3 个月伴发热，血

WBC总数增高,血沉快,穿刺无脓,X线片为右股骨中段呈洋葱皮样骨膜反应,ECT为血流相动脉血流灌注增强、血池相呈血管增生血供增加,有不规则超越骨皮质的强浓聚区,延迟相病灶呈“热区”。其诊断可能是

A. 骨髓炎
B. 尤文肉瘤
C. 骨结核
D. 骨巨细胞瘤
E. 以上都不是

77. 女性,60岁。1年前因右股骨颈骨折,行固定术,后痊愈出院。近2个月来,走路或活动较多时自感右髋部有疼痛。为明确诊断最好的检查是

A. X线片检查
B. 放射性核素全身骨显像
C. 超声检查
D. 放射性核素局部骨断层显像
E. 以上都不是

二、A3/A4型题

(78～79题共用题干)

女性,51岁。左下肢跛行1周,无低热、盗汗、咳嗽,否认结核病史。查体:意识清晰,血压110/72 mmHg,口角无歪斜,四肢肌张力及动脉搏动无异常。X线检查示左股骨中段骨质破坏。颅脑MRI:(—)。Hb 90 g/L,WBC 8.3 $\times 10^9$/L, N 67%,L 32%。TBAb(—),ESR 23 mm/h,血CEA 62.6 μg/L, SCC－Ag、NSE及Cyfra211水平正常。^{18}F－FDG PET/CT全身显像示:左股骨中段骨质破坏伴放射性分布异常浓聚;左下肺前基底段见一1.0 cm×1.2 cm结节,放射性分布异常浓聚,SUV_{ave} 3.5, SUV_{max} 5.6;纵隔及左肺门淋巴结放射性分布异常浓聚。

78. 诊断可能性最大的是

A. 左股骨骨肉瘤伴左下肺、纵隔及左肺门淋巴结转移
B. 左肺癌伴纵隔及左肺门淋巴结、左股骨转移
C. 左肺结核伴纵隔、左肺门结核性淋巴结炎及左股骨结核
D. 左肺癌伴纵隔及左肺门淋巴结,左股骨慢性骨髓炎
E. 左下肺炎性肉芽肿,纵隔及左肺门淋巴结炎,左股骨骨髓炎

79. ^{18}F－FDG PET/CT在本病例的作用包括

A. 特异性鉴别病变的良恶性
B. 评估结核性病变为活动性抑或陈旧性
C. 协助治疗方案的制定
D. 确定骨髓炎病程
E. 治疗骨髓炎

(80～81题共用题干)

男性,70岁。前列腺癌术后8月,自觉全身疼痛,X线检查未发现胸、背部和腰部等处骨骼异常。

80. 为进一步明确诊断,以下检查最优的是

A. CT
B. MRI
C. 全身骨显像
D. 局部骨断层显像
E. 超声

81. 若以上检查显示全身多发的骨骼放射性浓聚灶,该患者疼痛又难以控制,可考虑的核素治疗为

A. ^{125}I粒子植入
B. $^{89}SrCl_2$
C. 放射性核素胶体
D. 放射性核素动脉介入
E. ^{131}I－Na

（82～83 题共用题干）

男性，13 岁。近期有上呼吸道感染病史，否认外伤史，最近出现左大腿根部疼痛，伴有发热，体温 38～39℃，左侧股骨 X 线检查未发现异常。

82. 为排除骨髓炎可能，可首先考虑做的检查是

A. CT

B. MRI

C. 全身骨显像

D. 局部骨三相显像

E. 局部骨断层显像

83. 为了进一步明确诊断和鉴别诊断，还可以做的检查是

A. 局部血流灌注相显像

B. ^{18}F－FDG 代谢显像

C. ^{111}ln－WBC 和^{67}Ga 显像

D. ^{201}Tl 显像

E. ^{99}Tc－RBC 显像

（84～85 题共用题干）

男性，11 岁。发现贫血、发热和乏力等症状 1 个月余，查血发现红细胞、白细胞和血小板计数明显减少，骨髓象显示造血组织均匀性减少。

84. 为全面了解该患者的全身骨髓功能状况，以下检查最合适的是

A. 全身骨显像

B. X 线片

C. MRI

D. CT

E. 骨髓核素显像

85. 以上检查最可能的结果是

A. 中央骨髓和外周骨髓的肱骨和股骨近端 1/3 骨髓显影

B. 中央骨髓和外周骨髓的肱骨和股骨近端 1/2 骨髓显影

C. 中央骨髓和外周骨髓的肱骨和股骨近端 2/3 骨髓显影

D. 中央骨髓和外周骨髓肱骨、股骨近端骨髓放射性分布稀疏，显影不清晰

E. 外周骨髓显影增强，外周骨髓向四肢远心端扩张，影像清晰

三、X 型题

86. 骨转移癌放射性核素治疗禁忌证是

A. 骨痛明显

B. 骨痛不明显

C. 化疗和放疗无效

D. 严重骨髓功能障碍

E. 严重肝、肾功能障碍

87. 下列疾病可引起超级影像表现的是

A. Paget 病

B. 骨转移瘤

C. 肾性骨病

D. 骨软化症

E. 甲状旁腺功能亢进

第二十六章

骨髓、淋巴系统显像

一、A1/A2 型题

1. 下列疾病不属于骨髓显像的适应证的是
A. 骨髓栓塞
B. 股骨头无菌性坏死
C. 特发性血小板减少性紫癜
D. 恶性淋巴瘤
E. 肿瘤骨转移

2. 临床治疗真性红细胞增多症首选的治疗方法是
A. ^{32}P 治疗
B. 口服药物治疗
C. 外科手术治疗
D. 化学治疗
E. X线放射治疗

3. 真性红细胞增多症不能采用 ^{32}P 治疗的是
A. 临床症状显著
B. 红细胞计数 $>6\times10^{12}$/L
C. 血红蛋白>180 g/L
D. 血小板计数 $>1\times10^{11}$/L
E. 血小板计数 $<1\times10^{11}$/L

4. ^{32}P 多次重复治疗真性红细胞增多症每年剂量不应超过(1 mCi=37 MBq)
A. 5 mCi
B. 10 mCi
C. 15 mCi
D. 20 mCi
E. 30 mCi

5. 下列可以使用 ^{32}P 治疗的是
A. 急性白血病
B. 亚急性白血病
C. 慢性白血病急性发作
D. 伴有出血的重度白血病
E. 以上都不是

6. ^{32}P 治疗慢性白血病，若需重复治疗，两次治疗的间隔时间至少为
A. 1～2 周
B. 2～4 周
C. 2～4 个月
D. 4～6 个月
E. 6～12 个月

7. 综合治疗治愈率在 90%以上的恶性肿瘤有
A. 儿童的霍奇金病
B. 睾丸精原细胞瘤
C. 急性淋巴细胞白血病
D. 乳腺癌
E. A+B+C

8. 伊马替尼的适应证包括
A. 多发性骨髓瘤

B. 急性淋巴细胞白血病
C. 胰腺癌
D. 非小细胞肺癌
E. 胃肠间质瘤

9. 烷化剂的主要远期毒性除外
A. 胎儿畸形
B. 心脏毒性
C. 免疫功能抑制
D. 不育症
E. 肿瘤(包括白血病)

10. IFN－α的主要有效病种是
A. 肾癌
B. 毛细胞白血病
C. 恶性黑色素瘤
D. 慢性粒细胞白血病
E. 以上都是

11. 伊马替尼单药治疗慢性粒细胞白血病的血液学完全缓解率是
A. 54%
B. 10%
C. 98%
D. 53%
E. 88%

12. 利用细胞诱导分化治疗恶性肿瘤较成功的是
A. 慢性淋巴细胞白血病
B. 畸胎瘤
C. 急性淋巴细胞白血病
D. 急性早幼粒细胞白血病
E. 神经母细胞瘤

13. 多发性骨髓瘤是
A. 淋巴细胞的恶性肿瘤
B. 单核细胞的恶性肿瘤
C. 朗格汉斯细胞增生
D. 粒细胞的恶性肿瘤
E. 浆细胞的恶性肿瘤

14. 骨显像为“热区”，常见于
A. 多发性骨髓瘤
B. 股骨头缺血性坏死
C. 恶性肿瘤骨转移或原发性骨肿瘤
D. 骨囊肿
E. 骨髓梗死病变

15. 可能引起白血病的因素是
A. 低温
B. 激光
C. X射线和γ射线
D. 噪声
E. 振动

16. ^{32}P治疗慢性淋巴细胞白血病静脉给药的首次剂量宜为
A. 1 480 kBq/kg体重
B. 1 110 kBq/kg体重
C. 555 kBq/kg体重
D. 370 kBq/kg体重
E. 740 kBq/kg体重

17. 关于“多发性骨髓瘤”影像表现，错误的是
A. 影像改变常迟于临床症状
B. 骨质硬化少见
C. 穿凿样、蜂窝状等多种形态的骨质破坏
D. 常有骨膜反应
E. 广泛性骨质疏松

18. 中心骨髓活性受抑制是下列哪种血液病骨髓显像的典型征象？
A. 再障
B. 急性白血病
C. 慢性溶血性贫血
D. 真性红细胞增多症
E. 霍奇金病

19. 女孩，2岁。茶色尿、尿少、水肿3天入院，2

周前有腹泻史。查体：面色苍白，眼睑、四肢水肿，血压 120/82 mmHg，心肺正常，肝肋下 3 cm。血常规：Hb 6.2 g/L，红细胞大小不等，有红细胞碎片，网织红细胞 8%，白细胞 15×10^9/L，N 80%，L 20%；血小板 80×10^9/L。尿常规：尿蛋白(++)，血红蛋白(+++)，红细胞 20～30 个/HP，白细胞 5～8 个/HP。血 BUN 11.5 mmol/L，Cr 180 μmol/L，肝功能正常。其最可能的诊断是
A. 急性肾炎
B. 溶血性贫血
C. 急进性肾炎
D. 溶血尿毒综合征
E. 急性肾衰竭

20. 有关骨髓病变，下列不正确的是
A. 骨髓浸润病变多按红骨髓形成分布
B. 白血病骨髓改变最常见的是 T1 值延长
C. T2 值在白血病有所延长
D. 白血病的 T2 值无特异性
E. MRI 容易区分白血病与骨髓病变

21. 若为多发性骨髓瘤，MRI 的 T1WI 上最典型的征象是
A. “椒盐”征
B. 弥漫性高信号
C. 椎体压缩骨折
D. 合并椎旁脓肿
E. 只限于椎弓根受累

22. CT 对多发性骨髓瘤检查的首要目的是检出
A. 细小钙化
B. 细小骨质增生
C. 细小软组织肿块
D. 细小骨质破坏
E. 细小骨膜反应

23. 关于多发性骨髓瘤的叙述，错误的是
A. 又称浆细胞瘤
B. 骨外形可正常
C. 骨质改变主要为溶骨性破坏
D. CT 检查的主要目的是发现骨质疏松和细小钙化
E. CT 可用于观察疗效

24. X 线平片未见异常，CT 扫描显示胸椎骨松质内多发破坏，骨皮质完整。下述疾病中应首先考虑为
A. 甲状旁腺功能亢进
B. 白血病
C. 老年性骨质疏松
D. 多发性骨髓瘤
E. 多发性转移瘤

二、A3/A4 型题

(25～27 题共用题干)

某患者骨髓显像结果提示中央骨髓受抑、外周骨髓扩张。

25. 下列疾病的骨髓显像出现上述表现的可能性最小的是
A. 白血病
B. 骨髓纤维化
C. 再生障碍性贫血
D. 骨髓栓塞
E. 银屑病

26. 如果该患者的骨髓显像中受抑制的中央骨髓中同时出现界限明确的岛状显影灶，灶内活性明显高于周围骨髓组织，则该患者最可能患有的疾病是
A. 白血病
B. 骨髓纤维化
C. 再生障碍性贫血
D. 局部放疗后
E. 银屑病

27. 如果该患者随着病程的延续，活性局灶出

现率增大，则提示
A. 病情恶化
B. 可能为新发病灶，需要进行骨髓穿刺
C. 常规治疗效果及预后较好
D. 可以结束治疗
E. 以上均不是

（28～30 题共用题干）

某乳腺癌患者经手术后出现了患侧上肢肿胀，进行^{99m}Tc-植酸钠上肢淋巴显像。

28. 该患者存在的主要问题是
A. 双侧淋巴结显影不对称
B. 主要淋巴结缺失
C. 淋巴链中断伴远端淋巴滞留
D. 异常引流途径
E. 以上均不正确

29. 导致这一现象的原因可能是
A. 手术淋巴清扫范围过大
B. 术后全腋窝区放疗
C. 伤口愈合不佳
D. 术后在患侧进行过多静脉注射
E. 以上均可能

30. 为避免手术过程中因淋巴清扫范围过大而出现淋巴水肿，可以快速解决的方法为
A. 手术时不进行淋巴清扫，术后直接化疗
B. 通过染色或核素显像法确定前哨淋巴结，以减少淋巴清扫范围
C. 术前进行淋巴结穿刺，以了解有无转移情况
D. 术中进行快速病检，以确定清扫范围
E. 以上均不正确

（31～33 题共用题干）

某男，从事放射性工作长达 20 年。近来主诉头痛、头晕、乏力。化验检查白细胞和血小板数量下降等症状。

31. 采集病史时应考虑接触的有害因素为
A. 噪声
B. 振动
C. X 射线和 γ 射线
D. 微波
E. 紫外线

32. 化验检查的重点项目是
A. 神经系统
B. 血液系统
C. 免疫系统
D. 消化系统
E. 内分泌系统

33. 考虑放射线的远期效应是
A. 神经病
B. 慢性放射病
C. 急性放射病
D. 放射性损伤
E. 白血病

三、X 型题

34. 肺门淋巴结增大可见于
A. 结节病
B. 干燥综合征
C. 原发性肺结核
D. 白血病
E. 肺淀粉样变性

35. 淋巴显像的临床意义有
A. 恶性淋巴瘤
B. 淋巴水肿
C. 前哨淋巴结探测
D. 恶性淋巴瘤淋巴转移
E. 恶性肿瘤放疗布野

36. 关于骨髓瘤的分型，下列正确的是
A. 按发病数目可分为单发和多发性骨髓瘤

B. 按是否分泌免疫球蛋白可分为分泌型和非分泌型骨髓瘤
C. 分泌型骨髓瘤少见
D. 非分泌型骨髓瘤多见
E. 分泌型骨髓瘤中，以 IgG 型多见

37. 放射性核素骨显像可显示“冷区”的疾病有
A. 股骨头无菌性坏死
B. 多发性骨髓瘤
C. 原发性骨肿瘤放疗后
D. 肾癌骨转移灶
E. 骨髓梗死

38. 淋巴显像用于
A. 丝虫病的定性诊断
B. 乳糜外溢的定位诊断
C. 慢性淋巴结炎症的定性诊断
D. 肿瘤淋巴结转移的诊断
E. 淋巴水肿的诊断

39. 白血病肺浸润需要鉴别的疾病有
A. 浸润性肺结核
B. 一般细菌感染
C. 肺出血
D. 淋巴转移瘤
E. 大片状真菌感染

第二十七章

肿 瘤 显 像

一、A1/A2 型题

1. 乳腺癌术后 3 年,患者现出现背痛,临床医师应首先申请的核医学检查为
   A. ^{99m}Tc－MIBI 肿瘤显像
   B. ^{99m}Tc－(V)－DMSA 肿瘤显像
   C. ^{67}Ga 肿瘤显像
   D. ^{201}Tl 肿瘤显像
   E. ^{99m}Tc－MDP 骨显像

2. 肝胆延迟显像中发现病灶处放射性逐渐增高考虑为
   A. 肝血管瘤
   B. 肝囊肿
   C. 原发性肝细胞癌
   D. 转移性肝癌
   E. 肝硬化结节

3. 肝胆延迟显像诊断原发性肝癌的机制是
   A. 肝癌细胞可以特异性摄取肝胆显像剂
   B. 正常肝细胞不能摄取肝胆显像剂
   C. 肝癌病灶缺乏有效的胆道系统,摄入的放射性肝胆药物无法及时排出
   D. 肝癌细胞摄取肝胆显像剂更快
   E. 肝癌细胞完全不摄取肝胆显像剂

4. 早期诊断结直肠癌较敏感的血清标志物是
   A. AFP
   B. 铁蛋白
   C. 透明质酸酶
   D. CEA
   E. PSA

5. 男性,42 岁。1 周前体检时发现左上肺阴影。无咳嗽、咳痰及咯血,无低热及盗汗症状。否认结核及粉尘接触史。^{18}F－FDG PET/CT 示左上肺尖后段 1.2 cm×1.5 cm 结节及左颈部锁骨上肿大淋巴结代谢异常增高。组织病理学证实为左肺癌伴左颈部淋巴结转移。该患者 N 分期为
   A. N_{zx}
   B. N_0
   C. N_1
   D. N_2
   E. N_3

6. 女性,52 岁。1 周前体检时发现左上肺后段结节,伴低热。无咳嗽、咳痰。肺 CT 扫描示左上肺后段一个 1.2 cm×1.4 cm 结节,无分叶及毛刺征,邻近无胸膜牵拉。PPD(－)。注射 FDG 显像剂前测定血糖水平为 10.2 mmol/L。^{18}F－FDG PET/CT 显像示左上肺后段结节代谢无异常增高,组织病理学为高分化腺癌。分析该患者产生假阴性的原因可能包括
   A. 病灶太小

B. 病灶部位
C. 肿瘤分化程度
D. 低热症状
E. 合并炎症

7. 男性,56岁。临床诊断右侧中央型肺癌,已行化疗2周期,右肺门区放疗3次。为尽早评价治疗效果,拟优先采用的检查方法是
A. 常规X线胸片
B. CT
C. MRI
D. 超声检查
E. ^{18}F－FDG PET

8. 女性,32岁。左乳癌术后2年。3个月前左颈部触及一包块,约1.5 cm×2.0 cm,穿刺细胞学示转移性腺癌,考虑左乳癌术后左颈部淋巴结转移,即行左颈部放疗。为尽早评估治疗效果,拟优先采用的影像检查方法是
A. 常规X线
B. CT
C. MRI
D. 超声检查
E. ^{18}F－FDG PET

9. 女性,51岁。咳嗽1个月余,肺部CT扫描示左肺下舌段可见一0.7 cm×1.0 cm结节,无分叶、毛刺及胸膜牵拉征,遂拟行^{18}F－FDG PET/CT显像。^{18}F－FDG PET/CT SPN鉴别诊断中,需考虑的假阴性因素有
A. 肺泡癌
B. 类癌
C. 分化好的肿瘤
D. 神经内分泌肿瘤
E. 以上均是

10. 男性,53岁。大便带血伴消瘦2个月余,怀疑结肠癌。^{18}F－FDG PET/CT显像示升结肠局灶性浓聚,为进一步鉴别肠道生理性摄取与肠道恶性肿瘤,拟应优先采用的简便、无创的检查方法是
A. 结肠镜检查
B. CT增强扫描
C. ^{18}F－FDG PET延迟显像
D. ^{99m}Tc－MIBI显像
E. 超声检查

11. 男性,43岁。结肠癌术后1年,血CEA水平进行性升高,临床为鉴别吻合口处肿瘤复发抑或术后瘢痕,效果较好的影像学检查方法是
A. 常规X线
B. CT
C. MRI
D. 超声检查
E. ^{18}F－FDG PET

12. 某分化型甲状腺癌患者,术后行^{131}I治疗两个疗程后,出现口干、无唾液分泌,咀嚼时出现腮部肿痛,应考虑患者为
A. 甲状腺癌发生转移
B. 甲减的表现
C. 唾液腺受到辐射损伤
D. 喉返神经受到损伤
E. 以上都不是

13. 用放射性核素治疗骨转移癌,疗效较好的原发肿瘤为
A. 肝癌、胃癌、结肠癌
B. 甲状腺癌、肾上腺癌、肾癌
C. 肺癌、乳腺癌、前列腺癌
D. 卵巢癌、宫颈癌、绒癌
E. 脑肿瘤、骨肿瘤

14. 男性,67岁。右肺癌术后3个月,自觉全身多处骨骼疼痛,X线胸背部和腰部检查未见异常,骨显像发现肋骨、胸椎和腰椎有多处放射性异常浓聚。该患者应选择的治疗

措施为
A. ^{131}I 治疗
B. ^{211}At(砹)治疗
C. ^{153}Sm-EDTMP 治疗
D. 放射性核素胶体治疗
E. 放射性核素动脉介入治疗

15. 临床上对乳腺癌骨转移诊断最灵敏的检查方法是
A. CT 检查
B. MRI 检查
C. 碱性磷酸酶检测
D. 放射性核素全身骨显像
E. 钼靶摄片

16. 下列恶性肿瘤中最易发生骨转移的是
A. 前列腺癌
B. 肝癌
C. 甲状腺乳头状癌
D. 肾癌
E. 胃癌

17. 女性，30 岁。体检发现 β-HCG 浓度增高，可排除的情况是
A. 早孕及宫外孕
B. 绒毛膜上皮癌
C. 恶性葡萄胎
D. 先兆流产和不全流产
E. 乳腺癌

18. 男性，50 岁。因食欲缺乏、消瘦、黄疸伴腹部疼痛 1 个月就诊。血清胆红素明显升高，血清 CEA、CA199 明显增高，AFP、CA125、SCC、CA724、CYFRA211、NSE、PSA 均正常。考虑患者为
A. 小细胞肺癌
B. 非小细胞肺癌
C. 肝癌
D. 前列腺癌
E. 胰腺癌

19. 女性，52 岁。因咳嗽、咯血伴后背疼痛 2 个月就诊。全身骨显像示全身多处骨代谢异常，考虑为肿瘤多发骨转移可能；血清 CEA、NSE 明显增高，AFP、CA125、SCC、CA724、CYFRA211、PSA、CA199 均正常，考虑患者为
A. 小细胞肺癌
B. 非小细胞肺癌
C. 肝癌
D. 前列腺癌
E. 胰腺癌

20. 肝胆动态显像肝内占位性病变显像早期表现为低摄取，2～4 h 后可见放射性充填，主要见于
A. 肝脓肿
B. 肝脏局灶性结节增生
C. 肝腺瘤
D. 肝癌
E. 肝血管瘤

21. 肝癌肝血池显像的典型表现为病灶处放射性较周围肝组织
A. 增高
B. 相似
C. 稍低
D. 减低
E. 明显减低

22. 对原发肝细胞癌的诊断最有意义的肿瘤标记物是
A. 铁蛋白
B. AFP
C. PSA
D. CA199
E. β_2-MG

23. 诊断原发性肝癌的阳性显像剂有
A. ^{99m}Tc-硫胶体

B. ^{99m}Tc-RBC
C. ^{99m}Tc-EHIDA
D. ^{99m}Tc-DTPA
E. 以上都是

24. 下列肿瘤中一般对滤泡树突状细胞(FDC)摄取较低的是
A. B细胞淋巴瘤
B. 结肠低分化腺癌
C. 胃印戒细胞癌
D. 乳腺浸润性导管癌
E. 低分化型肝细胞癌

25. 下列病理类型的肺癌在PET/CT上表现为低代谢的是
A. 鳞状细胞癌
B. 大细胞癌
C. 细支气管肺泡癌
D. 小细胞癌
E. 腺癌

26. 37岁宫颈癌患者,行全子宫、双侧卵巢及盆腔淋巴结清扫术及放化疗后5个月,PET/CT示直肠壁结节影^{18}F-2-氟-2脱氧葡萄糖(FDG)浓聚,标准化摄取值(SUV)约7.4,考虑该患者为
A. 术后改变
B. 肿瘤复发
C. 放疗后反应性淋巴结增生
D. 放疗后纤维化
E. 直肠转移

27. 某女性患者,37岁。因咳嗽、胸痛行^{18}F-FDG PET/CT检查,结果示:右上肺结节、大脑左侧颞叶及右肾上腺^{18}F-FDG异常浓聚,首先考虑该患者为
A. 右上肺结核
B. 右上肺炎性病变
C. 右上肺癌,并脑及肾上腺转移
D. 右上肺转移瘤
E. 右上肺炎性假瘤

28. 结肠癌患者术后半年,CEA升高,^{18}F-FDG PET/CT检查目的是
A. 进行分期
B. 评价疗效
C. 判断预后
D. 寻找转移灶
E. 进行鉴别诊断

29. 下列恶性肿瘤中FDG代谢较高的是
A. 印戒细胞癌
B. 黏液腺癌
C. 透明细胞癌
D. 白血病细胞
E. 淋巴瘤细胞

30. 下列肿瘤手术治疗不作为首选的是
A. 鼻咽癌
B. 大肠癌
C. 软组织肿瘤
D. 乳腺癌
E. 睾丸肿瘤

31. 下列肿瘤符合“恶性肿瘤中FDG代谢较高”的是
A. 宫颈癌
B. 淋巴瘤
C. 肝细胞癌
D. 卵巢癌
E. 前列腺癌

32. Ⅱa期乳腺癌应采取的综合治疗手段是
A. 改良根治术+放疗+化疗
B. 改良根治术+化疗+放疗+化疗
C. 新辅助化疗+保留乳房术+放疗+化疗
D. 新辅助化疗+改良根治术+放疗+化疗
E. 新辅助化疗+保留乳房术+化疗+雌

激素治疗

33. CEA在一些腺癌中表达较高,除外
A. 结肠
B. 胃
C. 乳腺
D. 肺
E. 卵巢

34. 我国肺癌发病的主要趋势是
A. 发病率和病死率呈上升趋势
B. 发病率和病死率呈下降趋势
C. 城乡间没有差距
D. 由东北向南、由东向西逐步上升的趋势
E. 女性高于男性

35. 全球男女合计前3位肿瘤发病数依次为
A. 肺癌、乳腺癌、胃癌
B. 肺癌、胃癌、乳腺癌
C. 胃癌、肝癌、肺癌
D. 结直肠癌、肺癌、胃癌
E. 肺癌、结直肠癌、胃癌

36. 在我国呈上升趋势的恶性肿瘤包括
A. 结肠直肠癌
B. 肺癌
C. 宫颈癌
D. 乳腺癌
E. A+B+D

37. *Her-2* 过表达乳腺癌的临床特点包括
A. 对他莫昔芬耐药
B. 恶性程度高,侵袭性强
C. 对CMF方案耐药
D. 易出现复发转移
E. 以上均是

38. 在恶性肿瘤患者中,在病程的不同时期需要做放射治疗的大约占
A. 90%
B. 30%
C. 70%
D. 50%
E. 100%

39. 下列不属于食管癌的X线征象的是
A. 不规则的充盈缺损
B. 黏膜增粗迂曲呈蚯蚓状
C. 不规则的龛影
D. 管腔不规则狭窄
E. 局部管壁僵硬不能扩张

40. 鼻咽癌患者出现同侧咀嚼肌群萎缩,提示肿瘤的是
A. 经圆孔侵入中颅窝
B. 经卵圆孔侵入中颅窝
C. 经破裂孔侵入中颅窝
D. 向外侵犯咀嚼肌
E. 经棘孔侵入中颅窝

41. 女性,55岁。触诊发现乳房外上部肿块,活动差。钼靶X线片显示肿块呈不规则形,边界不整齐,内有沙砾样钙化,诊断为
A. 叶增生
B. 乳腺纤维腺瘤
C. 乳腺癌
D. 乳腺淋巴瘤
E. 乳腺囊性畸胎瘤

42. 下列属于癌前疾病的是
A. 肺结核球
B. 纤维囊性乳腺病
C. 皮肤瘢痕
D. 慢性浅表性胃炎
E. 乳腺纤维腺病

43. 大肠癌好发于
A. 直肠
B. 乙状结肠
C. 横结肠

D. 升结肠
E. 降结肠

44. 不符合消化道类癌描述的是
A. 起源于神经内分泌系统
B. 属于低度恶性肿瘤
C. 阑尾和直肠类癌较少转移
D. 胃和回肠较多转移
E. 转移与肿瘤体积无关

45. 周围型肺癌影像检查中的征象不包括
A. 毛刺征象
B. 分叶征象
C. 周围卫星灶
D. 空泡征
E. 胸膜牵拉征

46. 下列属于肿瘤特异性抗原的是
A. 癌胚抗原
B. 胚胎抗原
C. 黑色素瘤抗原
D. 甲胎蛋白
E. CA199

47. 若某肿瘤可检测到CD20,则该肿瘤可能属于
A. 肝细胞癌
B. B细胞肿瘤
C. 胃癌
D. T细胞肿瘤
E. 卵巢癌

48. 不符合非典型增生的描述是
A. 属癌前病变
B. 增生细胞大小不一,核深染,核分裂增多
C. 轻度和中度非典型增生是不可逆转的
D. 重度非典型增生需积极治疗
E. 可发展为原位癌

49. 乳腺癌治疗药物曲妥珠单抗是通过干扰信号转导通路治疗肿瘤的,曲妥珠单抗的作用部位是
A. 表皮生长因子受体的胞外端
B. 血管内皮生长因子受体的胞内端
C. 表皮生长因子受体的胞内端
D. 血管内皮生长因子受体的胞外端
E. 表皮生长因子受体的胞内和胞外端

50. 与EBV有关的人类肿瘤主要是
A. 食管癌
B. 肝细胞癌
C. 肺癌
D. 胃癌
E. Burkitt淋巴瘤

51. 关于胚胎抗原,下列说法错误的是
A. 往往对某种肿瘤的诊断具有高度特异性
B. 是胚胎的某一时期组织细胞表达的成分
C. 肿瘤患者机体的胚胎抗原可大量增加
D. 不存在于正常人组织或含量极微
E. 将其免疫动物可制得抗血清

52. 男性,52岁。吞咽不畅1月余,食管钡餐造影检查发现食管中段局部环形狭窄,约3 cm长,局部黏膜破坏,诊断为食管癌。其病理类型为
A. 髓质型
B. 溃疡型
C. 蕈伞型
D. 缩窄型
E. 腔内型

53. 腺体鳞状上皮化生后发生恶性变,所形成的恶性瘤叫作
A. 腺鳞癌
B. 腺棘皮癌
C. 鳞状细胞癌

D. 癌肉瘤
E. 腺癌

54. 中心型肺癌引起的改变不包括
A. 肺门影增大
B. 支气管播散灶
C. 阻塞性肺炎
D. 阻塞性肺气肿
E. 阻塞性肺不张

55. 食管癌应与以下疾病鉴别的是
A. 贲门失弛缓症
B. 食管外压性改变
C. 食管静脉曲张
D. 食管平滑肌瘤
E. 以上都需要

56. 不是乳腺癌征象的为
A. 肿块，呈毛刺状
B. 成簇的钙化
C. 皮肤呈橘皮样改变
D. 乳头凹陷
E. 肿块边缘光滑，见透明晕

57. 晚期胃癌血道播散最常见的部位是
A. 肺
B. 脑
C. 骨
D. 脾
E. 肝

58. 胰腺癌的特征不包括
A. 可出现无痛性黄疸
B. 早期可出现胆总管阻塞症状
C. 体尾部癌者，临床上常无黄疸
D. 病程短
E. 浸润非常明显，但不转移

59. 男性，58 岁。右颈部肿块 3 个月，CT 扫描示右咽隐窝和耳咽管闭塞，局部有软组织密度肿块，颈部淋巴结肿大。诊断为
A. 纤维血管瘤
B. 神经血管瘤
C. 腺样体增生
D. 鼻咽癌
E. 结核

60. 宫颈癌的影像学表现中，描述不正确的是
A. 增强扫描 MRI 呈中等强化、信号不均匀
B. 宫颈外形增大，边缘清晰或不清晰，可有软组织外侵
C. B 超为等回声、低回声或不均匀回声
D. 肿瘤 MRI 表现平扫 T1 加权呈高信号，T2 加权像肿瘤呈低信号
E. 髂内外区或双腹股沟区可见肿大淋巴结，单个或融合成团，淋巴结内可有坏死低密度区

61. 检查周围型肺癌的方法有
A. X 线正侧位胸片
B. CT 扫描
C. HRCT
D. MRI 检查
E. A+B+C

62. 不符合胰腺癌的描述是
A. 管状腺癌多见
B. CA199 是较好的肿瘤标记物
C. 胰头癌壶腹癌和胆总管下端癌治疗方案相同
D. 腺癌大多数预后良好
E. 起病隐匿

63. 下列肿瘤以局部破坏为主，很少发生转移的是
A. 基底细胞癌
B. 腺癌
C. 黑色素瘤
D. 鳞癌

E. 乳头状腺癌

64. 胰腺癌最常见的部位是
A. 胰头
B. 胰体
C. 胰尾
D. 胰头和胰体均受累
E. 全胰受累

65. 患者颈部淋巴结肿大时,下列疾病的可能性最小的是
A. 甲状腺癌淋巴结转移
B. 颅内肿瘤淋巴结转移
C. 鼻咽癌淋巴结转移
D. 淋巴瘤
E. 肺癌淋巴结转移

66. 肺癌的组织学类型有
A. 腺癌、鳞癌、大细胞癌、小细胞癌
B. 未分化癌、低分化癌、高分化癌
C. 鳞癌、腺癌、燕麦细胞癌、、未分化癌
D. 马乔林溃疡、燕麦细胞癌、小细胞癌
E. 马乔林溃疡、燕麦细胞癌、大细胞癌

67. 早期鼻咽癌的影像学征象中正确的是
A. 咽旁间隙变窄
B. 鼻咽壁增厚
C. 鼻窦炎
D. 三叉神经侵犯
E. 颅底骨质破坏

68. 最常见的鼻咽癌的组织学类型是
A. 未分化癌
B. 泡状核细胞癌
C. 腺泡状细胞癌
D. 低分化鳞状细胞癌
E. 高分化鳞状细胞癌

69. 女性,39岁。因接触性出血2月就诊,妇科肉眼诊断宫颈糜烂,宫颈刮片可见重度核异质细胞。确诊宫颈癌最可靠的方法是
A. 子宫镜检查
B. 阴道镜检查
C. B超检查
D. 氮激光肿瘤固有荧光诊断仪检查
E. 宫颈活检

70. 下列是 Krukenberg 瘤的本质的是
A. 乳腺癌
B. 直肠腺癌
C. 卵巢癌
D. 胃黏液癌
E. 肾细胞癌

71. 肺癌治疗后预后最差的是
A. 鳞癌
B. 腺癌
C. 大细胞癌
D. 小细胞癌
E. 细支气管肺泡细胞癌

72. 下列关于胰腺癌的描述,不正确的是
A. 起源于腺管或腺泡细胞
B. 大多数肿块边界不清
C. 胰头癌以“围管浸润”方式侵犯胆总管
D. 常形成乳头状息肉突入胆总管内
E. 胰腺癌较其他肿瘤转移早

73. 以下不属于周围型肺癌影像学特点的是
A. 部分边界边缘较规则,中心易坏死形成空洞,多呈偏心性,内壁凹凸不平
B. 往往表现为肺结节或肿块
C. 边缘多有脐样切迹或深分叶、毛刺和胸膜牵拉
D. 肿瘤内部常有小空泡
E. 常出现叶段或全肺阻塞性肺不张或肺炎

74. 子宫颈上皮内新生物是指
A. 鳞状上皮化生

B. 鳞状上皮不典型增生和原位癌
C. 浸润癌
D. 鳞状上皮增生
E. 腺上皮增生

75. 鼻咽癌淋巴结转移的第一站位于
A. 颏下淋巴结
B. 颈后三角淋巴结
C. 颈深淋巴结
D. 咽后淋巴结
E. 颈浅淋巴结

76. 乳腺外 Paget 病(湿疹样癌)病变特点不正确的有
A. 男女两性均可发病,但以男性为多
B. 病变呈界限清楚的红色斑片或斑块,表面呈湿疹样、糜烂、渗出或结痂
C. 可伴发真皮内侵袭性癌
D. 表皮内有单个或呈巢状排列的 Paget 细胞
E. 病程缓慢,按湿疹治疗无效

77. 鼻咽癌的蔓延途径不包括
A. 向上侵犯破裂孔及蝶窦、颈动脉管、卵圆孔或颈静脉窝
B. 向下沿咽肌累及软腭和扁桃体
C. 向前沿翼内肌破坏翼板,并向翼腭窝内延伸
D. 向后经咽旁间隙累及斜坡和椎前肌群
E. 向外蔓延,使咽旁间隙向外移位

78. 男性,50 岁。咳嗽伴声音嘶哑 3 个月,右锁骨上窝触及一个肿大的淋巴结,质硬无压痛,提示该患者的诊断可能是
A. 喉炎
B. 肺癌
C. 胃癌
D. 鼻咽癌
E. 肺结核

二、A3/A4 型题

(79～81 题共用题干)

男性,72 岁。消瘦 2 个月余,伴血便 1 周。无恶心、呕吐,无低热、盗汗。查体:体温 36.7℃,呼吸 18 次/分,脉搏 108 次/分,血压 96/65 mmHg,右下腹似触及一包块,无明显压痛及反跳痛,肠鸣音稍亢进。白细胞 9.2×10^9/L,中性粒细胞 72%,淋巴细胞 26%。血 CEA 147.4 μg/L,血 AFP 5.1 μg/L。大便 OB(+)。

79. 对右下腹包块性质鉴别帮助不大的核医学检查方法是
A. ^{99m}Tc-抗 CEA McAbRII
B. ^{99m}Tc-奥曲肽受体显像
C. ^{18}F-FDG PET 显像
D. ^{18}F-FDG PET/CT 显像
E. ^{99m}Tc-MIBI 显像

80. ^{99m}Tc-抗 CEAMcAb 显像示右下腹局灶性放射性分布异常浓聚伴肝脏多发局灶性放射性异常浓聚影,上述征象提示诊断可能性最大的是
A. 消化道炎症伴肝脏多发脓肿
B. 消化道及肝脏结核
C. 消化道炎症,肝癌伴肝内转移
D. 消化道恶性肿瘤伴肝脏多发转移
E. 肝癌伴肝内及右下腹转移

81. 应用^{18}F-FDG PET/CT 进行结肠癌显像,其应用于
A. 肿瘤临床分期
B. 结肠癌术后血 CEA 进行性升高疑有复发或转移
C. 评价活检困难的肿块性质
D. 疗效监测
E. 上述均是

(82～84题共用题干)

女性,40岁。发现右乳肿物一周,查右乳肿块1.5 cm×1.0 cm,质硬,活动差,无红肿、压痛,右锁骨上窝及一1.0 cm×1.2 cm结节,质中等,无压痛。无畏寒、发热,无低热、盗汗。

82. 如欲确定右乳肿块性质,最可靠的方法是
A. 针吸细胞学
B. B超
C. 核素显像
D. 钼靶X线
E. 活组织石蜡切片

83. 该患者接受核医学检查方法,临床拟行乳腺^{99m}Tc-MIBI显像,为使右乳深部病灶与胸壁分离,并减少心、肝部位放射性干扰,最佳的患者体位及采集方法是
A. 仰卧位,侧位采集
B. 俯卧位,侧位采集
C. 仰卧位,正位采集
D. 俯卧位,右后斜位
E. 俯卧位,正位采集

84. ^{99m}Tc-MIBI显像示右乳及右锁骨上窝早期相及延迟相均呈局灶性异常浓聚,对上述征象的正确解读可能性最大的是
A. 右乳腺炎伴右颈部锁骨上淋巴结炎
B. 右乳腺及右颈部锁骨上淋巴结核
C. 右乳腺癌伴右颈部淋巴结转移
D. 右乳腺纤维腺瘤,右颈部锁骨上淋巴结炎
E. 右乳腺囊性增生病,右颈部锁骨上淋巴结炎

(85～87题共用题干)

女性,47岁。体检时CT发现左下肺前基底段一1.2 cm×1.5 cm结节,无分叶及毛刺征,邻近胸膜无牵拉。无咳嗽、咳痰及咯血,无畏寒、发热及盗汗。既往有糖尿病史、否认结核病史。查体:体温36.5℃,呼吸18次/分。血常规:WBC 7.9×10^9/L,N 68.2%,L 26.3%,E 1.6%。PPD(1∶2 000):(-)。ESR 35 mm/L,血CEA 57.9 μg/L,NSE 8.5 μg/L。

85. 患者拟行^{18}F-FDG PET/CT显像评估结节性质,为减低血浆葡萄糖水平对病灶摄取FDG的影响,患者需应用胰岛素的血糖水平是
A. 7.9 mmol/L
B. 12.1 mmol/L
C. 5.6 mmol/L
D. 10.3 mmol/L
E. A、B、D均是

86. ^{18}F-FDG PET/CT显像示结节放射性分布异常浓聚,SUV_{max}为4.3,全身其余探测部位未见放射性分布异常浓聚影,诊断可能性最大的是
A. 肺腺癌
B. 肺鳞状细胞癌
C. 小细胞肺癌
D. 炎性肉芽肿
E. 结核球

87. 肺结节^{18}F-FDG PET/CT显像可出现的假阳性病例包括
A. 结节病
B. 真菌感染
C. 炎性假瘤
D. 结核球
E. 以上均是

(88～90题共用题干)

男性,48岁。持续上腹部隐痛2个月,食欲差,多次大便潜血阳性。查体:消瘦,面色苍白,上腹部压痛,未触及包块。给予制酸、止血等治疗1周,效果不明显,大便潜血仍呈阳性。

88. 应首选的检查方法是
A. 腹部X线平片

B. CT 扫描
C. 核素检查
D. B超
E. 纤维胃镜活检

89. 该患者不接受纤维胃镜检查，临床行^{18}F-FDG PET/CT 显像，显像示胃窦区可见一局灶性放射性分布浓聚影，为进一步鉴别胃窦区生理性摄取与恶性肿瘤，拟应优先采用的简便、无创的检查方法是
A. B超
B. ^{99m}Tc-MIBI 显像
C. MRI
D. ^{18}F-FDG PET 延迟显像
E. 大便常规

90. 同时^{18}F-FDG PET/CT 显像示肝内可见多发局灶性放射性分布异常浓聚影，考虑胃癌肝转移。胃癌肝转移的途径是
A. 直接蔓延
B. 淋巴道转移
C. 血行转移
D. 种植转移
E. 椎旁静脉系统转移

（91～93 题共用题干）

男性，42 岁。体检时 B 超检查发现肝内多发实质占位性病变，无寒战、高热等症状，否认乙肝、肝硬化及血吸虫病史。查体：肝肋下未扪及，Hb 105 g/L，WBC 5.3×10^9/L，血 AFP 6.1 μg/L，CEA 2.5 μg/L，SCC-Ag 121.5 μg/L。血囊虫、弓形虫、血吸虫及绦虫抗体均阴性。^{18}F-FDG PET/CT 显像示：肝内多发低密度影放射性分布异常浓聚，SUV_{ave} 3.6～5.2，SUV_{max} 4.5～8.6，双肺胸膜下多发小结节，结节未见放射性分布异常浓聚，食管胸下段可见一长约 3 cm 放射性分布异常浓聚影，SUV_{ave} 4.9，SUV_{max} 6.5。

91. 首先考虑的诊断是
A. 肝癌伴双肺及食管转移
B. 肺癌伴肝脏及食管转移
C. 食管癌伴双肺及肝脏转移
D. 食管癌伴肝脏转移，双肺多发炎性肉芽肿
E. 肝脏多发脓肿，食管炎，双肺多发炎性肉芽肿

92. 若行进一步检查，应首选的检查方法是
A. 胸部增强 CT
B. 纵隔镜检查
C. 胸腔镜检查
D. 食管吞钡检查
E. 食管镜检查组织活检

93. 手术中，对切除不彻底的病变留置金属标记，6 周后再行局部放疗，为评估放疗效果，再次行^{18}F-FDG PET/CT 显像，结果显示金属标记影处及周边可见局灶性浓聚影，为排除由于 CT 衰减校正时过度补偿所致的 PET 伪影，应采取的有效措施是
A. 比较 PET 衰减校正图与 PET 非衰减校正图
B. 增加^{18}F-FDG 注射剂量，再次^{18}F-FDG PET/CT 显像
C. 重新^{18}F-FDG PET/CT 显像
D. 增大 PET/CT 显像时 CT 扫描电流、电压
E. 加做 CT 增强扫描

（94～95 题共用题干）

女性，48 岁。发现颈部肿块 1 个月，病理诊断为：低分化鳞状细胞癌淋巴结转移。有多年的鼻塞、涕中带血史。

94. 考虑该患者的原发部位癌为
A. 甲状腺癌
B. 鼻咽癌
C. 喉癌
D. 肺癌

E. 胃癌

95. 如果与淋巴瘤鉴别,需选择的免疫组化染色为
A. CK、LCA
B. LCA、结蛋白(desmin)
C. CK、NF
D. desmin、NF
E. CK、desmin

(96～97题共用题干)
中年男性患者,近日无诱因出现鼻腔少量出血,右颈部淋巴结肿大,质硬。影像检查发现鼻咽右侧壁肿块,咽隐窝闭塞,咽旁脂肪间隙消失。

96. 该条件符合的诊断是
A. 淋巴瘤
B. 脊索瘤
C. 鼻咽癌
D. 血管瘤
E. 颈动脉体瘤

97. 该患者行 MRI 检查,最具特征的表现是
A. 多为腺癌
B. 咽隐窝小肿块矢状位显示最好
C. T2 加权像对早期病变显示最敏感
D. 横轴位 T1 加权像对病变显示最好
E. 咽旁间隙受侵矢状位显示最好

三、X型题

98. 两侧肺门增大多见于
A. 结节病
B. 淋巴瘤
C. 两侧动脉瘤
D. 肺动脉高压
E. 中央型肺癌

99. 肺癌可见的转移部位为
A. 肝脏
B. 纵隔淋巴结
C. 脑
D. 骨
E. 肺门

100. 周围型肺癌主要见于
A. 细支气管肺泡癌
B. 腺癌
C. 鳞状上皮癌
D. 大细胞癌
E. 类癌

101. 胸片上,肺内孤立性结节见于
A. 错构瘤
B. 肺转移瘤
C. 肺结核
D. 小叶性肺炎
E. 原发性肺癌

102. 支气管气相可见于
A. 周围型燕麦细胞癌
B. 肺透明膜病
C. 大叶性肺炎
D. 结节病
E. 肺水肿

103. 中央型肺癌常见到的阻塞性改变为
A. 阻塞性肺气肿
B. 间质性肺气肿
C. 阻塞性肺炎
D. 阻塞性支气管扩张
E. 阻塞性肺不张

104. CT 在肺癌诊断中的价值是
A. 肺癌术前分期
B. 显示隐匿性病灶
C. 为纤维支气管镜检作向导
D. 筛选行纵隔镜检查的病例
E. CT 导向经皮穿刺

105. 胰头癌引起的十二指肠环改变为
A. 降部充盈缺损
B. 降部双边征
C. 降部小弯侧黏膜皱襞破坏、消失
D. 降部出现反“3”征
E. 肠环缩小

106. 卵巢癌USG声像图表现为
A. 盆腹腔内较大肿块，可为双侧性
B. 肿块形态不规则，边界不清
C. 肿块回声杂乱
D. 分隔形成的带状回声厚薄不均
E. 可发现肿瘤的腹膜种植及肝转移等异常

107. 下列恶性肿瘤最容易发生全身骨转移的是
A. 食管癌
B. 乳腺癌
C. 前列腺癌
D. 肺癌
E. 以上都不是

108. 直肠癌确诊过程中的3“P”检查包括
A. 直肠指诊
B. 直肠镜检查
C. 结肠镜检查
D. 钡灌肠造影
E. 活组织检查

109. 下列关于咽喉部的恶性肿瘤的说法，正确的是
A. 早期症状可为吞咽异感症
B. 活检后病理切片检查可确诊
C. 喉咽部恶性肿瘤多为鳞癌
D. 采用手术、放疗及化疗等综合治疗
E. 环后癌多见于男性

110. 有关鼻咽癌的治疗，正确的做法是
A. 放疗后有颈部残存转移灶，可手术切除
B. 放射治疗为首选
C. 放疗后5年生存率为45%
D. 放疗后3个月，鼻咽部仍有残灶或局部复发，可采用光辐射治疗或手术
E. 在放疗期间，可配合中医中药治疗及免疫治疗，可提高放疗敏感性，减轻放疗并发症

111. 目前治疗喉癌的主要手段是
A. 免疫治疗
B. 手术治疗
C. 放射治疗
D. 化学治疗
E. 生物治疗

112. 喉癌的常见远处转移部位有
A. 肺
B. 骨骼
C. 肝
D. 脑垂体
E. 心脏

113. 关于喉癌的描述中，正确的是
A. 40岁以上男性长期声嘶者应考虑排除喉癌
B. 喉全切除后失去发音器官，故无法再正常发音
C. 喉癌一般用TNM分类分期，T为原发肿瘤，N为局部淋巴结转移，M为远处转移
D. T_4 病变首选放疗
E. 按声门上型>声门型>声门下型癌顺序判定预后

第四部分
其　他

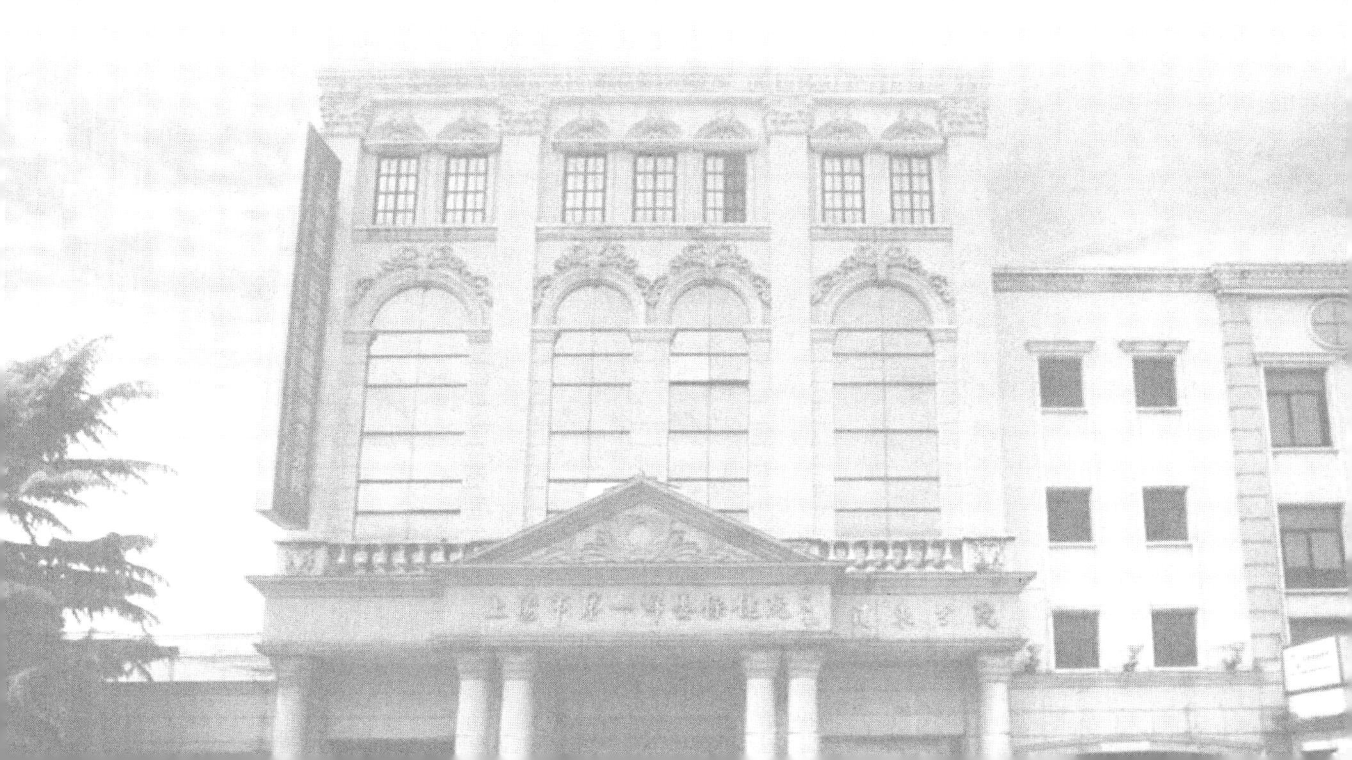

第二十八章

临床相关科室常见病

一、A1/A2 型题

1. 肝硬化时肝脏大小、形态的变化，下面描述不正确的是
   A. 中晚期肝表面不平整
   B. 中晚期左叶或尾状叶缩小
   C. 晚期肝脏萎缩变小
   D. 中晚期肝脏右叶缩小
   E. 早期肝硬化肝脏大小正常或轻度肿大

2. 肝内胆管结石可能导致
   A. 梗阻的叶、段肝胆管以上的肝实质萎缩
   B. 阻塞部位以上的胆管扩张
   C. 肝多发脓肿
   D. 肝外胆管轻度扩张
   E. 上述答案均正确

3. 假性胰腺囊肿累及胰腺的部位有
   A. 胰头
   B. 胰尾
   C. 胰体
   D. 胰头和胰体
   E. 任何部位

4. 关于胸壁肿瘤的描述，下列不正确的是
   A. 肿瘤多位于胸壁深部软组织层内
   B. 多呈圆形或椭圆形
   C. 神经鞘瘤、神经纤维瘤多呈结节状低回声，单发或沿神经分布多发
   D. 脂肪瘤、纤维瘤呈均匀的低回声
   E. 肿瘤多位于胸壁内侧

5. 不符合法洛四联症的超声检查所见的是
   A. 室间隔缺损
   B. 房间膈缺损
   C. 肺动脉口狭窄
   D. 主动脉骑跨
   E. 右心室壁增厚

6. 风心病联合瓣膜病最常见的组合是
   A. 二尖瓣狭窄合并关闭不全
   B. 主动脉瓣狭窄合并关闭不全
   C. 三尖瓣狭窄合并关闭不全
   D. 二尖瓣狭窄合并主动脉瓣狭窄
   E. 二尖瓣狭窄合并主动脉瓣关闭不全

7. 肺动脉高压描述错误的是
   A. 右心室压力负荷增加
   B. 右心房室增大
   C. 左心室壁增厚
   D. 室间隔运动异常
   E. 右心室壁增厚

8. 对高血压心脏病的描述，错误的是
   A. 为原发性和继发性两种
   B. 发病初期即出现左心室肥厚

C. 左心室舒张功能可减退
D. 左心房可轻度增大
E. 室间隔与左心室后壁可增厚

9. 容易与胃平滑肌瘤做出鉴别诊断的是
A. 胃平滑肌肉瘤
B. 胃溃疡
C. 胃腺瘤
D. 胃淋巴瘤
E. 胃癌

10. 有关乳腺癌的临床表现,以下错误的是
A. 乳腺癌早期无任何症状,多被偶然发现
B. 表现为一侧乳房无痛性肿块,质硬,边界不清,单发多见
C. 触诊肿块表面光滑,容易被推动
D. 肿瘤侵及筋膜或库柏韧带时,肿块区皮肤凹陷
E. 早期乳癌可侵犯同侧腋窝及锁骨下淋巴结

11. 胡桃夹综合征也称为
A. 肠系膜上静脉受压迫综合征
B. 肠系膜下静脉受压迫综合征
C. 右肾静脉受压迫综合征
D. 左肾静脉受压迫综合征
E. 下腔静脉受压迫综合征

12. 诊断慢性淋巴细胞性甲状腺炎时,最佳检查方法为
A. 甲状腺功能测定
B. 甲状腺抗体测定
C. 红细胞沉降率测定
D. 血白细胞测定
E. 吸碘率测定

13. 儿童最常见的肝脏恶性肿瘤是
A. 肝脂肪瘤
B. 肝腺瘤
C. 肝血管平滑肌脂肪瘤
D. 肝母细胞瘤
E. 肝血管瘤

14. 胎盘早剥应与下列哪项相鉴别?①胎盘绒毛膜血管瘤;②前置胎盘;③胎盘后子宫肌瘤;④副胎盘。
A. ①
B. ①②
C. ①②③
D. ②③④
E. ①②③④

15. 关于羊水的描述,以下不正确的是
A. 胎儿中枢神经系统畸形常合并羊水过多
B. 胎儿消化系统畸形常合并羊水过少
C. 妊娠早期羊水主要来自母体血清经胎膜进入羊膜腔的透析液
D. 妊娠中期起羊水来自胎儿尿液
E. 羊水最大深度≤3 cm,羊水指数≤5 cm 诊断为羊水过少

16. 下列阑尾炎病理特征与临床分型错误的是
A. 阑尾周围脓肿
B. 坏疽及穿孔性阑尾炎
C. 急性化脓性阑尾炎
D. 急性单纯性阑尾炎
E. 非典型阑尾炎

17. 胃、十二指肠溃疡手术治疗的适应证应除外
A. 急性穿孔
B. 并发大出血
C. 并发瘢痕性幽门梗阻
D. 癌变
E. 经常反酸

18. 以下对尿道狭窄的描述错误的是
A. 病因可分为先天性炎症性外伤性和医源性
B. 外伤是后天性尿道狭窄最常见病因

C. 骨盆骨折后尿道狭窄多发生于膜部
D. 骑跨伤狭窄部位多位于后尿道球部
E. 本病尚可继发尿道结石、前列腺炎等

19. 超声探头的基本构造最主要的部分是
A. 保护层和吸声材料
B. 匹配层
C. 压电振子
D. 聚焦件
E. 探头驱动电路

20. 引起肺不张最常见的原因为
A. 呼吸无力
B. 支气管阻塞
C. 肺外受压
D. 炎症限制
E. 肺肿瘤

21. 原发性支气管肺癌常见组织类型
A. 鳞癌
B. 腺癌
C. 未分化癌
D. 混合癌
E. 以上都不是

22. 不开口于中鼻道的鼻窦是
A. 额窦
B. 前组筛窦
C. 蝶窦
D. 上颌窦
E. 以上都是

23. 关于眼眶的描述，错误的有
A. 眼眶容纳眼球及其附属结构
B. 眶外壁由颧骨和蝶骨构成
C. 上壁借额骨眶板与前颅窝分开
D. 内侧壁最薄，由泪骨和筛骨构成
E. 下壁主要由上颌骨构成

24. 儿童骨折常见的特点为
A. 青枝骨折
B. 与成人骨折相同
C. 易见骨折线
D. 不易发生骨骺分离
E. 以上都是

25. 肩关节脱位常见的方向为
A. 前下方
B. 前上方
C. 后下方
D. 后上方
E. 后方

26. 肠结核好发于
A. 直肠
B. 回肠
C. 回盲部
D. 结肠
E. 空肠

27. 某患儿疑患多发性骨髓瘤，医师建议做单光子发射断层摄像(SPECT)全身骨显像检查，患儿家长认为有放射性而拒绝。对于放射性药物的小儿应用原则，下列正确的是
A. 放射性药物剂量安全，一般情况下，放射性检查也可作为首选的方法
B. 一般可根据年龄、体重或体表面积按成人剂量折算，按年龄组粗算用药量
C. 1岁以内用成人用量的30%～50%
D. 1～3岁用成人用量的40%～70%
E. 6～15岁用成人用量的40%～70%

28. 甲状腺结节的判定下列正确的是
A. “热”结节：说明结节的功能增高，多见于功能自主性甲状腺瘤(Plummer病)等
B. “温”结节：说明结节的功能与正常甲状腺组织相似，多见于甲状腺瘤、结节性甲状腺肿

C. “凉”结节和“冷”结节：说明结节的组织分化不良或功能减低，可见于腺瘤

D. 单发“凉”结节和“冷”结节甲状腺癌的发生率较高

E. 以上都是

29. 有关甲状腺激素抑制试验，不正确的是

A. 用于了解垂体-甲状腺轴调节功能障碍

B. 抑制率在25%～50%之间为轻度抑制，可考虑手术治疗甲亢

C. 用于内分泌突眼与眼睑肿瘤致突眼的鉴别诊断

D. 用于甲亢和单纯性甲状腺肿的鉴别

E. 用于自主功能性甲状腺瘤的诊断

30. Paget病又称为

A. 骨髓炎

B. 畸形性骨炎

C. 骨转移瘤

D. 原发性骨肿瘤

E. 多发性骨髓瘤

31. 较少转移至骨的肿瘤是

A. 肺癌

B. 卵巢癌

C. 肾癌

D. 前列腺癌

E. 乳腺癌

32. 脾显像不用于

A. 确定脾脏大小

B. 左上腹包块的鉴别诊断

C. 副脾的检出

D. 怀疑脾破裂或腹部损伤血肿的诊断

E. 以上都不是

33. 有关腹股沟斜疝的处理，下列错误的是

A. 1周岁以下的婴儿可应用保守治疗

B. 12 h以内的嵌顿疝，可行手法复位

C. 婴幼儿斜疝需行疝囊高位结扎术

D. 疝修补术不适合绞窄性斜疝

E. 手术的目的是消除腹腔内脏突出的空间，加强腹壁薄弱区

34. 骨巨细胞瘤的性质属于

A. 良性

B. 潜在恶性

C. 恶性

D. 高度恶性

E. 性质不明

35. 漂浮导管监测最严重的并发症是

A. 房室传导阻滞

B. 肺梗死

C. 瓣膜损伤

D. 感染

E. 肺动脉破裂

36. 男性，26岁。突然上腹剧痛，不能直腰30 min就诊。查体：P 100次/分，BP 110/80 mmHg。痛苦面容。全腹压痛、反跳痛和肌紧张，以剑突下为著，肝浊音界位于右锁骨中线第5肋间，肠鸣音消失。血常规：Hb 91 g/L，WBC 7.0×10^9/L，N 86%。血、尿淀粉酶正常。对诊断有意义而又简单的检查方法首选

A. 腹部CT

B. 立位腹部X线平片

C. 腹部B超

D. 腹腔灌洗

E. 生化检查

37. 男性，63岁。右下肺癌侵及胸壁。胸部CT扫描显示肺门、纵隔无肿大淋巴结，未发现远处转移。该病例TNM分期为

A. Ⅰb

B. Ⅱa

C. Ⅱb

D. Ⅲa

E. Ⅲb

38. 女性，51 岁。反复咳嗽 2 个月，伴胸痛 7 天入院。胸部 CT 扫描示左上肺直径约 2 cm 占位影，未见肺门纵隔淋巴结肿大。经胸壁穿刺活检确诊为小细胞癌。其治疗选择

A. 放疗
B. 化疗
C. 放疗＋化疗
D. 手术＋化疗
E. 手术＋放疗

39. 女性，3 岁。自 2 岁开始反复左下肺部感染、咳脓痰。胸部高分辨 CT 诊断为支气管扩张。下列关于该病例的特点错误的是

A. 可确诊为先天性支气管扩张
B. 小儿的支气管较成人细小，易患支气管扩张
C. 先天性支气管扩张非常少见
D. 先天性支气管扩张多因先天发育不良和畸形所致
E. 先天性支气管扩张常合并内脏异位、副鼻窦炎或其他畸形

40. 男性，42 岁。10 年前患肺结核经抗结核治疗 1 年后病灶消失。3 个月前，前胸部 CT 扫描发现左上肺后段有一直径约 2.5 cm 占位，周围有钙化。治疗应采取

A. 继续抗结核治疗 1 年以上
B. 不进行任何治疗，随访观察
C. 手术治疗
D. 放射治疗
E. 化学治疗

41. 男性，58 岁。患右侧腹股沟斜疝病史 3 年。今晨便后疝突出，不能回纳，局部疼痛，伴恶心，无呕吐 6 h 就诊。此时首要的处理是

A. 还纳疝内容物
B. 判断有无肠梗阻症状
C. 判断是否有绞窄疝
D. 应用止痛药，解除痉挛
E. 以上都不是

42. 男性，26 岁。突然上腹剧痛，不能直腰，于发病 30 min 后来诊，查 BP 110/80 mmHg，脉搏 110 次/分，痛苦面容，全腹压痛反跳痛和肌紧张，以剑突下为著，肝浊音界位于右锁骨中线第 6 肋间，肠鸣音消失，血 Hb 121 g/L，WBC 7.0×10^9/L，尿淀粉酶 128 U/L。进一步有意义的首选检查方法是

A. 腹部 CT
B. 腹立位平片
C. 腹部 B 超
D. 腹腔灌洗
E. 生化检查

43. 男性，35 岁，司机。因车祸挤压方向盘后 3 h 就诊，自觉上腹部疼痛，向右肩及腰部放射。腹平片示腹膜后花斑状改变，诊断考虑为

A. 肝破裂
B. 十二指肠破裂
C. 胰腺断裂
D. 右肾损伤
E. 胆囊破裂

44. 男性，38 岁。右上腹疼痛、寒战、高热、黄疸 1 天。查体：体温 39.6℃，血压 83/60 mmHg。皮肤巩膜黄染，右上腹及剑突下压痛，可及肿大胆囊，血白细胞 26×10^9/L。诊断为

A. 急性化脓性胆囊炎
B. 胆囊穿孔
C. 急性坏死性胰腺炎
D. 急性梗阻性化脓性胆管炎
E. 肝内胆管结石并发胆道感染

45. 男性，49 岁。肝硬化病史 10 余年，5 天前曾有上呼吸道感染，近 2 日感上腹部痛，为全腹痛，伴恶心、呕吐，大便次数增多，伴里急后重，发热，体温 38.5～39℃。查体，腹膨隆，全腹压痛，反跳痛，伴腹肌紧张，肠鸣音

稍弱。化验：WBC 18×10^9/L，N 96%，大便RT(－)，腹腔穿刺抽出稀薄、无味脓性液，革兰氏染色为阳性球菌。诊断应考虑

A. 上消化道穿孔
B. 急性阑尾炎穿孔
C. 原发性腹膜炎
D. 继发性腹膜炎
E. 肠间隙感染

46. 男性，50岁。饱食2 h后上腹持续性胀痛，并渐加重。患者辗转不安，伴恶心，无呕吐，肌注阿托品未缓解，6小时后来院急诊。体格检查：急性病容，脉搏124次/分，血压90/70 mmHg，腹胀，全腹压痛，上腹尤著，反跳痛并肌紧张，血白细胞 15×10^9/L，中性粒细胞83%，肝浊音界存在，未扪及肿块，肠鸣音消失。临床上首先应考虑的诊断为

A. 溃疡病穿孔
B. 急性胃炎
C. 急性胆囊炎伴穿孔
D. 急性胰腺炎
E. 急性绞窄性肠梗阻

47. 男性，65岁。腹痛、腹胀、停止排气排便3天。3年前曾行阑尾切除术。立位腹平片示右下腹可见两个小肠气液平面，应诊断为

A. 阑尾残株炎
B. 克罗恩病
C. 溃疡性结肠炎
D. 粘连性肠梗阻
E. 胆囊炎

48. 男性，38岁。右下胸撞伤6 h，伤后感上腹部疼痛，头晕。查体：BP 90/70 mmHg，P 110次/分，面色苍白，右腹部压痛、反跳痛、肌紧张较明显。X线透视示肝阴影扩大、右膈抬高。首先应考虑的诊断是

A. 外伤性血气胸
B. 肝破裂
C. 右肾破裂
D. 结肠肝区破裂
E. 胃、十二指肠穿孔

49. 女性，27岁。已婚，急性腹膜炎后7天，体温升至38.9℃，自觉全身不适，食欲差，大便次数增多并有里急后重感，今天出现膀胱刺激征，最简便的检查手段是

A. 腹部B超检查
B. 肛门镜检查
C. 腹腔穿刺
D. 后穹隆穿刺
E. 直肠前壁穿刺

50. 男性，60岁。阑尾切除术后第6天起上腹隐痛，伴发热、寒战，体温高达39.5℃，无腹泻。右下胸叩痛，呼吸音减弱，腹稍胀，右上腹压痛，腹肌软，未及肿块，肠鸣音不亢进。最可能的诊断是

A. 大叶性肺炎
B. 左侧肺不张
C. 膈下脓肿
D. 胃穿孔
E. 小肠梗阻

51. 男孩，4岁。腹部外伤。手术探查发现脾下极有一4 cm裂伤，深1.5 cm。最佳手术方式是

A. 脾切除术
B. 脾下极切除术
C. 脾动脉结扎术
D. 脾修补术
E. 吸收性明胶海绵充填术

52. 男性，36岁。左胸部撞伤2 h，伴胸痛。检查：血压75/56 mmHg，心率112次/分。X线检查：左胸部6、7、8肋骨骨折。全腹压痛、反跳痛，腹穿吸出不凝血。患者主要的病理生理改变为

A. 心输出血量下降
B. 胸腔内压下降
C. 低血容量休克
D. 反常呼吸及血容量不足
E. 以上都不正确

53. 回肠小穿孔早期查无腹膜刺激症状，原因为
A. 小穿孔已自愈
B. 未进饮食，肠腔无内容物
C. 机体防御能力强，反应迟钝
D. 肠管痉挛，黏膜外翻，血凝块堵塞
E. 肠麻痹，肠蠕动消失，肠内容物不外漏

54. 腹部闭合性损伤，未明确诊断时，下述观察、处理错误的是
A. 卧床休息，避免不必要搬动
B. 禁饮食，输液
C. 注射吗啡止痛
D. 定时监测血压、脉搏变化
E. 观察腹部体征变化

55. 男性，51 岁。上腹部隐痛不适 1 年，近 2 个月来加剧。入院查体腹平坦，上腹有轻压痛，未触及肿物，大便潜血试验（+），上消化道造影检查显示胃窦部小弯侧黏膜纹理紊乱，胃壁僵硬，未见明显充盈缺损。该患者首先应考虑
A. 慢性胃窦炎
B. 胃溃疡
C. 胃癌
D. 胃黏膜脱垂
E. 萎缩性胃炎

56. 男性，56 岁。因不稳定心绞痛入院。冠状动脉造影提示 3 支病变，行 3 处冠脉内支架治疗，术后未坚持药物治疗，术后 1 个月突发胸部疼痛 2 h 入院。急诊冠状动脉造影检查提示 2 处支架完全闭塞。此时最恰当的治疗是
A. 急诊经皮经腔内冠状动脉成形术
B. 急诊冠状动脉搭桥术
C. 溶栓治疗
D. 硝酸甘油静脉输入
E. 主动脉内球囊反搏治疗

57. 患者左胸外伤、多发性肋骨骨折入院。经胸部加压包扎，左胸闭式引流术，血压正常，呼吸困难缓解，2 天后再次出现呼吸困难，体温升高，气管左偏，左侧呼吸音消失。最可能发生的情况是
A. 肺出血
B. 肺部感染
C. 右侧气胸
D. 左肺不张
E. 心力衰竭

58. 男性，15 岁。心前刀刺伤 0.5 h，胸憋，气促，恐惧，躁动，颈静脉怒张，两肺呼吸音清，心音听不清，血压 80/50 mmHg。应立即
A. 心包穿刺
B. 拍胸片
C. 做心脏超声心动图检查
D. 胸部 CT 检查
E. 吸氧

59. 男性，19 岁。寒战、发热、咳脓痰 3 天。体温 40.2℃。X 线胸片检查示右肺下叶大片致密影，右胸腔积液。体格检查中不应该有的体征是
A. 气管移向健侧
B. 右胸叩诊浊音
C. 右胸呼吸动度小
D. 右胸肋间隙变窄
E. 右肺呼吸音减弱

60. 男性，20 岁。入学查体胸透，发现左侧胸腔第 6 胸椎旁有直径约 6 cm 圆形肿块影。最可能的诊断是

A. 畸胎瘤
B. 胸腺瘤
C. 中央型肺癌
D. 神经源性肿瘤
E. 淋巴源性肿瘤

61. 男性,26岁。胸部外伤致右侧血胸10天。曾行胸腔穿刺治疗,近日出现寒战、高热胸痛。X线胸片示:右胸内积液较前增加,下述治疗最恰当的是
A. 反复胸腔穿刺
B. 开胸手术清除脓液
C. 胸腔闭式引流
D. 每日胸内注入抗生素
E. 胸腔闭式引流加负压吸引

62. 女性,30岁。间歇性进食哽噎,胸骨后憋胀,偶有呕吐5年,伴消瘦,食管吞钡造影,见食管贲门呈"鸟嘴样"改变。应诊断为
A. 食管癌
B. 食管腐蚀性狭窄
C. 贲门失弛缓症
D. 食管炎
E. 贲门癌

63. 男性,50岁。吞咽异物感1个月,既往有乙型肝炎病史20年,进一步检查应首先考虑
A. 食管镜
B. 胸部CT
C. 食管超声波
D. 食管X线钡餐检查
E. 带网气囊食管脱落细胞学检查

64. 男性,60岁。进食时胸骨后烧灼样疼痛1个月,多年嗜酒史,食管钡餐透视未见明显异常,为进一步明确诊断。应做的检查为
A. 胸片
B. 胸部CT
C. 食管镜检查
D. 大便潜血试验
E. 继续观察

65. 男性,50岁。咳嗽伴声音嘶哑3个月,右锁骨上窝触及一个肿大的淋巴结,质硬无压痛。提示该患者的诊断是
A. 喉炎
B. 肺癌
C. 胃癌
D. 鼻咽癌
E. 肺结核

66. 男性,60岁。吸烟40年,有结核病接触史,体检拍胸片发现右上肺于第3前肋间近外侧胸壁处有直径2 cm结节影,边缘不清。3次痰液检查均未发现癌细胞和抗酸杆菌。为明确诊断,应检查
A. 重复痰液细胞学检查
B. 胸部CT
C. MRI
D. 纤维支气管镜下穿刺活检
E. 经胸壁穿刺活检

67. 女性,60岁。慢性咳喘20年,剧烈咳嗽3天,无咳痰、咯血及发热,0.5 h前突发胸痛,呼吸困难,不能平卧,伴发绀。体检:血压150/100 mmHg,呼吸40次/分。右胸语颤减弱,呼吸音减低。心率110次/分。以上表现符合
A. 肺梗死
B. 急性心肌梗死
C. 自发性气胸
D. 阻塞性肺气肿
E. 反流性食管炎

68. 男性,44岁。车祸致脑外伤左额硬膜下血肿术后6天,神清、可语,声音嘶哑,右枕头皮瘀血肿胀,其并发症可能是
A. 原发性脑干损伤
B. 继发性脑干损伤
C. 枕骨骨折

D. 中颅窝底骨折
E. 后颅窝底骨折

69. 患者，30岁。右侧三叉神经痛4年，曾行两次三叉神经封闭术，效果不显，近3个月来又出现患侧耳鸣，头颅CT扫描发现，右侧桥小脑角区直径约3 cm低密度占位，轮廓清楚，形状不规则，无明显强化。最可能的诊断是
A. 三叉神经鞘瘤
B. 听神经瘤
C. 脑膜瘤
D. 表皮样囊肿
E. 畸胎瘤

70. 女性，55岁。进行性视力下降8个月，检查：双颞侧偏盲，眼底视盘萎缩，头颅平片示蝶鞍明显扩大，MRI扫描显示鞍内及鞍上占位，内分泌检查垂体各项激素水平均在正常范围内。诊断应首先考虑
A. 垂体腺瘤
B. 颅咽管瘤
C. 鞍区脑膜瘤
D. 空蝶鞍综合征
E. 垂体脓肿

71. 男性，64岁。头痛、呕吐3个月，1天前癫痫发作1次，发作后左侧肢体瘫痪，12 h后肌力恢复。既往体健。查体：神清，记忆力减退，双眼底视盘水肿，左侧偏身感觉障碍，左下肢病理征阳性。MRI扫描：见右颞顶一形态不规则混杂信号境界不清病灶，周围脑组织水肿明显。增强扫描：肿瘤呈不均匀强化。据上述临床资料，你认为患者的诊断应首先考虑为
A. 转移瘤
B. 低级别胶质瘤
C. 高级别胶质瘤
D. 脑脓肿
E. 恶性淋巴瘤

72. 男性，40岁。因言语不利、颈肩痛并双手肌肉萎缩4年收入院。体检：神清，吟诗样语言，面部不对称，后发际低，双侧C_4～T_3节段性分离性感觉障碍，双手鱼际肌萎缩。本病例首先考虑诊断为
A. 颈段髓外硬膜下占位性病变
B. 颈胸段脊髓空洞症
C. 颈椎管狭窄
D. 小脑扁桃体下疝畸形
E. 颈胸段脊髓髓内肿瘤

73. 50岁，3次分娩史。半年来，咳嗽，下楼梯时常出现尿失禁症状。该患者尿失禁为
A. 真性尿失禁
B. 压力性尿失禁
C. 充盈性尿失禁
D. 急迫性尿失禁
E. 容量性尿失禁

74. 男孩，5岁。发现右侧腹部进行性增大的肿块1个月，不规则发热、乏力、消瘦。IVP示右肾不显影。最可能的诊断是
A. 肾癌
B. 巨大肾积水
C. 肾母细胞瘤
D. 肾上腺神经瘤
E. 肾结核

75. 男性，60岁。前列腺上有一个大小为1 cm的硬结，两次直肠内穿刺活检报告都是良性前列腺肥大。下一步应做
A. 重复直肠内穿刺活检
B. 单纯前列腺切除术
C. 根治性前列腺切除术
D. 经尿道切除镜做活检
E. 经直肠B超穿刺活检

76. 患者从高处坠落，骑在栏杆上，自诉会阴部疼痛，尿道滴血伴排尿困难。体检会阴部血肿明显，无其他伤情。导尿管不能置入。

该患者最合理的治疗为
A. 经会阴清创并行尿道端端吻合术
B. 耻骨上膀胱穿刺造瘘,待半年后再施行尿道修补术
C. 患者能排尿暂不处理,日后尿道狭窄再行尿道扩张术
D. 急诊行尿道会师术
E. 急诊行尿道套入术

77. 女性,75 岁。体检 CT 发现右肾上腺占位,约 1 cm,无自觉症状,各项内分泌化验指标未见异常。治疗方案选择
A. 右肾上腺肿瘤切除术
B. 腹腔镜下右肾上腺肿瘤切除术
C. 随访观察
D. CT 引导下右肾上腺肿瘤穿刺、酒精注射
E. 超声引导下微波消融

78. 男性,39 岁。醉酒后于楼梯处摔伤 1 h,腹痛、肉眼血尿入院。查体: BP 100/60 mmHg, P 100 次/分,面色苍白,下腹部广泛压痛,并有肌紧张及反跳痛。B 超检查示肝、脾正常,少量腹水。腹穿有淡红色液体。顺利留置尿管有少量血性尿液流出,色较淡。Hb 120 g/L。下列检查对诊断下尿路损伤为首选的是
A. CT
B. B 超
C. 膀胱造影
D. 尿道造影
E. 膀胱镜检查

79. 男性,40 岁。腰部撞击伤,腰腹痛,血尿入院。诊断左肾裂伤。经抗休克抗感染治疗,病情稳定。2 周后,患者出现高热 39.6℃,伴腹痛加剧,BP 90/50 mmHg, P 120 次/分,面色苍白,左上腹包块突然增大伴肌紧张。下列可能性最大的是
A. 感染所致的迟发性脾破裂大出血
B. 肾周感染继发肾破裂大出血
C. 肾外伤后肾积水感染
D. 肾周感染伴麻痹性肠梗阻
E. 肾周感染所致的感染中毒性休克

80. 男性,68 岁。间断全程无痛性肉眼血尿半年,无其他不适。查体:双侧肾区未及肿物,无叩击痛,右侧阴囊可及蚯蚓状团块,平卧后不消失。下列检查最有助于明确诊断的是
A. 静脉肾盂造影
B. B 超检查
C. 膀胱镜检查
D. 阴囊多普勒超声
E. 腹部 X 线平片

81. 男性,20 岁。查体发现位于腹股沟或睾丸上方有一囊肿,透光试验阳性,囊肿与睾丸有明显分界。该患者的诊断为
A. 睾丸鞘膜积液
B. 精索鞘膜积液
C. 交通性鞘膜积液
D. 睾丸肿瘤
E. 精液囊肿

82. 男性,30 岁。右肾结石行体外冲击破碎石术(ESWL)。治疗排除碎石颗粒成分分析为磷酸镁铵结石,为预防结石的复发错误的是
A. 抗感染治疗
B. 碱化尿液
C. 酸化尿液
D. 限制食物中磷酸的摄入
E. 口服氯化铵

83. 男性,44 岁。反复发作右肾绞痛 1 年,两年来常于进食肉类尤其是动物内脏后,出现脚趾关节红肿疼痛,泌尿系统平片检查未发现异常。为明确诊断应进行的检查为
A. 血尿酸化验和 B 超检查

B. 反复复查泌尿系统平片
C. 24 h尿液分析和血钙、磷、尿酸化验检查
D. 尿常规检查和尿细菌培养
E. 小关节摄片

84. 男性，50 岁。右腰疼痛，血尿，低热 3 个月。体格检查：贫血貌，腹部肥大，未扪及肿块，右精索静脉曲张Ⅲ度，左精索静脉未见曲张。血沉快。在影像学检查结果未出结果前，此患者的诊断可能是
A. 精索静脉曲张
B. 肾母细胞瘤
C. 膀胱癌
D. 肾癌
E. 肾盂肿瘤

85. 幼儿胸部正位摄片的叙述，下列错误的是
A. 不用滤线器
B. 抓时机瞬间曝光
C. 眼睛及性腺不受辐射
D. 照射野不超出使用胶片的面积
E. 使用低毫安

86. 以下选项中，不能提高"图像清晰度"的是
A. 加大物片距
B. 加大焦片距
C. 小焦点技术
D. 缩短曝光时间
E. 使用滤线器、遮光器

87. 下列不属于头颅摄片定位标志线的是
A. 听眶线
B. 听眦线
C. 听鼻线
D. 听颧线
E. 听口线

88. 下列为骨骼摄片的最佳距离的是
A. 150 cm
B. 100 cm
C. 80 cm
D. 60 cm
E. 50 cm

二、A3/A4 型题

（89～92 题共用题干）

男性，75 岁。突发左下肢冷、痛、麻木 8 h。有心房颤动史。体检：左小腿中下 1/3 以下皮温明显降低，足部发绀，患肢无肿胀。双侧股动脉搏动可扪及，左侧腘动脉、足背动脉、胫后动脉搏动均消失，右腘动脉、足背和胫后动脉搏动好。

89. 该患者的初步诊断是
A. 左下肢血栓性闭塞性脉管炎
B. 左下肢静脉血栓形成
C. 左下肢动脉栓塞
D. 左下肢大隐静脉曲张
E. 雷诺综合征

90. 初步判断该患者的病变平面为
A. 足背动脉
B. 股动脉
C. 腹主动脉
D. 腘动脉
E. 胫前动脉

91. 明确诊断需做的检查为
A. 下肢动脉造影
B. 下肢静脉 B 超
C. 下肢动脉 B 超
D. 下肢 X 线片
E. 下肢 CT

92. 应该进行的处理方式为
A. 肌筋膜间隔切开术
B. 截肢术
C. 导管溶栓术
D. 静脉取栓术

E. 动脉取栓术

三、B 型题

(93～94 题共用备选答案)

A. 肢体抬高试验(Buerger 试验)
B. 硫酸镁静脉滴注试验
C. 交感神经阻滞试验
D. 下肢动脉搏动试验
E. 动脉造影

93. 判断血管闭塞的程度应做

94. 判断血管有无痉挛应做

四、X 型题

95. 常用检查甲状旁腺功能亢进症的方法为
A. 测定血清甲状旁腺素的浓度
B. 测量血钙、血磷值
C. 测定尿中 cAMP 的排出量
D. 肾小管磷回收试验
E. 骨骼 X 线片

96. 导致单纯性甲状腺肿的原因为
A. 碘缺乏
B. 青春期
C. 妊娠期妇女
D. 哺乳期
E. 绝经期

97. 男性，42 岁。右颈前气管三角区可及多发肿大淋巴结，质硬，较固定，常见的病因有
A. 急性扁桃体炎
B. 喉癌
C. 肺结核
D. 甲状腺癌
E. 肺癌

98. 腹部闭合性损伤，下列情况应考虑有内脏损伤的有
A. 早期休克征象
B. 肝浊音界消失
C. 持续性剧烈疼痛
D. 呕血或黑粪
E. 以上都不对

99. 不是骨巨细胞瘤的肿瘤细胞为
A. 多核巨细胞
B. 基质细胞
C. 浆细胞
D. 骨母细胞
E. 网织内皮细胞

100. 骶骨肿瘤的临床表现
A. 慢性腰腿痛
B. 排尿困难
C. 便秘
D. 剧烈疼痛
E. 足踝运动障碍

101. 骶骨肿瘤易被误诊为
A. 脊索瘤
B. 骨巨细胞瘤
C. 神经纤维瘤
D. 骨髓瘤
E. 腰椎间盘突出症

102. 典型性先天性髋脱位的主要发病因素为
A. 髋臼发育不良
B. 股骨颈前倾角增大
C. 关节囊、韧带松弛
D. 股骨头发育不良
E. 股骨颈短

103. 动脉瘤样骨囊肿的特点
A. 孤立性、膨胀性、出血性、多房性囊肿
B. 多见于青少年，发展迅速，疼痛和囊肿逐步加剧

C. 病损以溶骨为主，呈偏位性、多囊性膨胀
D. 动脉瘤性骨囊肿内细胞可能是恶性
E. 治疗以手术为主，辅以放射治疗

104. 对化疗较敏感的肿瘤是
A. 骨肉瘤
B. 骨髓瘤
C. 尤文肉瘤
D. 恶性淋巴瘤
E. 骨巨细胞瘤

105. 恶性骨肿瘤的化验表现为
A. 贫血
B. 血清锌下降
C. 碱性磷酸酶可升高
D. 尿酸增高
E. 酸性磷酸酶可升高

106. 非霍奇金淋巴瘤与 Ewing 氏肉瘤的区别是
A. 非霍奇金淋巴瘤肿瘤细胞是否含有糖原，PAS 糖原反应阴性
B. 非霍奇金淋巴瘤肿瘤细胞呈圆形，核较大，网织纤维多分布在瘤细胞间
C. X 线片上可鉴别，非霍奇金淋巴瘤无葱皮样骨膜反应
D. 非霍奇金淋巴瘤放疗以 40～50 Gy 照射而 Ewing 氏肉瘤需 30～40 Gy 照射
E. 非霍奇金淋巴瘤多发于颌骨而 Ewing 氏肉瘤少见

107. 骨关节炎的主要临床表现为
A. 活动多时疼痛加重，休息可缓解
B. 晨僵时间不超过 0.5 h
C. 受累关节以疼痛和压痛为主，可有一过性滑膜炎
D. 活动时关节有摩擦音
E. 颈椎或腰椎病变可引起神经受压或刺激症状

108. 骨盆结构的稳定性主要取决于后环的完整，以下属不稳定损伤的是
A. 骶髂关节脱位
B. 骶髂关节韧带损伤
C. 髂骨翼后部直线骨折
D. 骶孔直线骨折
E. 双侧耻骨支骨折

109. 骨纤维肉瘤的特点为
A. 病理分化差的纤维肉瘤是硬的，其内容为鱼肉样和黏液病灶
B. 好发部位：长管状骨干骺端
C. X 线特点：地图形、虫咬形、穿凿形溶骨性骨破坏
D. X 线特点：很少有骨硬化及骨膜，若有骨膜反应，可以表现为板层样、放射状及 Codman 三角
E. 对化疗、放疗均敏感，也可手术治疗

110. 骨样骨瘤的临床特点为
A. 男∶女为 3∶1
B. 疼痛为主，尤以夜间疼痛剧烈
C. 发病率依次为：腰椎、颈椎、胸椎
D. X 线表现为：一个直径<1 cm 的椭圆或圆形中心，X 线透明区周围被一均匀的硬化带所包绕的病变
E. 治疗以手术为主

111. 骨肿瘤的生长方式为
A. 膨胀性生长
B. 浸润性生长
C. 弥漫性生长
D. 外生性生长
E. 内生性生长

112. 下述有关肺癌各项辅助检查的描述正确的是
A. 胸部平片检查是肺癌普查最快捷有效的手段
B. CT 引导下经胸壁穿刺活检可广泛用

于对高危人群的普查
C. 纵隔镜检查对明确诊断、肺癌分期和指导治疗具有非常重要意义
D. 纤维支气管镜检查可取到小块组织做病理检查,并对外科手术有指导意义
E. 剖胸探查是最常用的确诊肺癌的方法

113. 创伤性窒息的临床表现有
A. 胸壁反常呼吸
B. 肩部、上胸部瘀斑、出血点
C. 头颈部皮肤有瘀斑
D. 窒息,心脏骤停
E. 肺毛细血管出血,小支气管和肺泡破裂

114. 儿童不同于成人的骨折是
A. 粉碎性骨折
B. 青枝骨折
C. 嵌顿性骨折
D. 骨骺分离
E. 病理性骨折

115. 诊断恶性骨肿瘤的诊断依据是
A. 浸润性骨质破坏
B. 有骨膜反应
C. 有软组织肿块
D. 破坏区内有死骨
E. Codman 三角

116. 下述是蛛网膜下腔出血的病因的是
A. 动静脉畸形
B. 长段动脉膨胀
C. 颅内肿瘤
D. Moyamoya 病
E. 真菌性动脉瘤

第二十九章

基 本 技 能

一、A1/A2 型题

1. 观察不同器官和部位彩色多普勒血流信号，下列选择不妥的是
   A. 心脏、大血管：2.5 MHz 探头
   B. 成人肝内门静脉：2.5～3.5 MHz
   C. 乳房：7～10 MHz
   D. 甲状腺：7 MHz
   E. 周围血管：2.5～3.5 MHz

2. 用于探测频移的仪器称为
   A. 多普勒仪
   B. 实时仪
   C. B 型仪
   D. 静态扫描仪
   E. A 型仪

3. 与频谱多普勒相比，彩色多普勒血流显像的优点是
   A. 显示血流速度的范围
   B. 显示高速血流时无混叠
   C. 计算流速更准确
   D. 可显示血流空间分布情况
   E. 定量计算血流容积

4. 关于多普勒超声，下列说法不正确的是
   A. 脉冲多普勒是通过“距离选通”来进行深度定位
   B. 理论上讲，连续多普勒可测量极高速度血流而不产生混叠
   C. 正常人心脏瓣膜口血流多为湍流
   D. 彩色多普勒显示色彩的明暗表示血流速度的快慢
   E. 正常主动脉瓣口血流频谱较窄，与基线间为一空窗

5. 对于超声诊断仪的工作条件，以下错误的是
   A. 超声监视器避免阳光直射
   B. 设备应避免放置在高温、潮湿的环境
   C. 对超声设备无地线要求
   D. 超声设备要求使用稳压源
   E. 要远离电场、高磁场

6. 频谱多普勒超声检测血流的用途是
   A. 精确测定血流宽度
   B. 测定血管壁厚度
   C. 确定血流方向
   D. 确定是什么脏器的动脉血管
   E. 可直接测得血流量

7. 超声探头频率的临床应用，下列错误的是
   A. 200 000 Hz～1 MHz，用于常规脏器检查
   B. 2.5～5 MHz，用于腹部及心脏检查
   C. 5～10 MHz，用于浅表器官、眼科检查

D. 10～30 MHz,用于皮肤及血管内检查
E. 40～100 MHz,用于生物显微镜成像

8. 临床常用的超声探头频率是
A. 2.5～3.0 MHz
B. 3.5 MHz
C. 5.0 MHz
D. 7.5～9.0 MHz
E. 以上都对

9. 关于造影剂的使用,错误的是
A. 胆影葡胺——胆道造影
B. 医用硫酸钡——消化道造影
C. 碘化油——心血管造影
D. 空气——脑室造影
E. 泛影葡胺——尿路造影

10. CT 图像显示技术中,应用多而且最重要的技术是
A. 放大
B. 黑白反转
C. 窗口
D. 图像方向旋转
E. 三维图像重建

11. 下列有关能谱的描述正确的是
A. γ射线的能量是单一的,脉冲信号的幅度也是单一的
B. 闪烁探测器输出的脉冲信号的幅度和入射射线的能量成正比
C. 能谱反映了晶体中接收到的能量的分布情况
D. 典型的 γ 能谱包含 3 个独立的峰,分别是全能峰、康普顿连续谱、反散射峰
E. 一个 γ 光子射入晶体后,晶体吸收的能量总是 γ 射线的全部能量

12. PET 显像的分辨率明显优于 SPECT。通常其空间分辨率可达
A. 4～5 mm
B. 1～2 mm
C. 0.1～0.5 mm
D. 2 cm
E. 3 cm

13. SPECT 旋转中心校正的频度为
A. 每日 1 次
B. 每周 1 次
C. 每月 1 次
D. 每季度 1 次
E. 半年 1 次

14. 下列对于仪器最佳条件选择的描述中,错误的一项是
A. 仪器是否处于最佳工作状态
B. 显像检查前必须确定采集的矩阵,每帧采集的时间及计数等
C. 放射性活度足够时,对于静态采集来说,宜选用较大矩阵(如 256×256)
D. 在动态采集时,为提高检测的灵敏度,宜选用较大的矩阵(如 256×256)
E. 显像检查前必须确定,每帧采集的时间及计数等

15. 为了获得高质量的断层图像,行 SPECT 采集时要采用
A. 尽可能大的旋转半径,以包括显像器官的全部
B. 尽可能小的采集矩阵,以加快图像重建速度
C. 尽可能多的投影数,以提高图像的分辨率
D. 尽可能短的采集时间,以减少核素在体内代谢的影响
E. 尽可能少的投影数,以提高图像的分辨率

16. 在测量放射性样品的计数时,测量结果围绕平均值的变化称为
A. 衰变常数

B. 平均周期
C. 统计涨落
D. 布朗运动
E. 误差传递

17. 在 SPECT 显像中，衰减校正的最佳方法是
A. 几何平均法
B. 算术平均法
C. 根据物质密度分布的实际情况进行校正
D. 后校正方法
E. 指数平均法

18. 有关放射性药物不良反应的防治，下列不正确的是
A. 对不良反应较多的药物可稍加稀释，使体积稍大，并慢速注入
B. 血压明显降低、出现休克时，成人可立即注射 1∶1 000 肾上腺素 0.5～1 mg
C. 出现荨麻疹、瘙痒症状，可用抗过敏药物
D. 严重血压下降、休克者用生理盐水 10 倍稀释 1∶1 000 去甲肾上腺素 1 mg 后静脉注入
E. 严重过敏反应者，应吸氧，静脉开放

19. 随着超声仪器的更新，现检查甲状腺采用的探头频率及方法为
A. 3.5 MHz 探头，加用水囊法
B. 5 MHz 探头，采用直接接触法
C. ＜7 MHz 探头，采用直接接触法
D. 7～10 MHz 探头，采用直接接触法
E. 以上都不是

20. 下列不是现代超声技术迅速发展的主要热点的是
A. 谐波成像技术
B. 声学造影技术
C. 三维超声成像技术
D. 伪彩色二维显像技术
E. 介入超声技术

21. 远区回声过低，声像图不清楚时，应调节
A. 增大检测深度
B. 使用增益(TGC)补偿调节
C. 减小增益
D. 换用变频探头扫查
E. 调节监视器的显示

22. 探头的维护和保养措施中，不正确的是
A. 避免探头撞击、落地
B. 用酒精擦拭清洁探头
C. 探头消毒时不可采用高温蒸煮
D. 探头电缆线避免用力牵拉、扭曲
E. 禁用液状石蜡做耦合剂

23. 单人心肺复苏时，胸外心挤压与人工呼吸的正确操作是
A. 心脏按压 5 次，口对口人工呼吸 1 次
B. 心脏按压 6 次，口对口人工呼吸 1 次
C. 心脏按压 12 次，口对口人工呼吸 2 次
D. 心脏按压 15 次，口对口人工呼吸 2 次
E. 心脏按压 30 次，口对口人工呼吸 2 次

24. 一氧化碳中毒现场急救首先采取
A. 吸氧
B. 建立静脉通道
C. 就地心肺复苏
D. 清洗皮肤
E. 撤离现场

25. 女性，35 岁。跌倒时腕关节屈曲，手背着地受伤。伤后腕关节肿胀、疼痛。该患者的诊断首先要考虑
A. Colles 骨折
B. Smith 骨折
C. Barton 骨折
D. 下尺桡关节脱位
E. 手舟状骨骨折

26. 男性,60岁。冠心病,左心室扩大,快速走路或上四楼时感心悸、气短,超声心动图检查示左心室射血分数30%,该患者的心功能分级是

A. Ⅰ级
B. Ⅱ级
C. Ⅲ级
D. Ⅳ级
E. 介于Ⅲ级和Ⅳ级之间

27. 海水淹溺和淡水淹溺均会出现的改变为

A. 缺氧
B. 血浆渗透压升高
C. 血浆渗透压降低
D. 血容量骤增
E. 溶血

28. 下列不是促使中暑的原因的是

A. 环境温度过高
B. 产热增加
C. 散热障碍
D. 汗腺功能障碍
E. 睡眠不足

29. 某鼻咽癌患者放疗期间出现鼻咽大出血,此时最好的急诊止血措施是

A. 加大放疗剂量止血
B. 使用强效止血药
C. 鼻咽塞子填塞压迫
D. 气管插管预防窒息
E. 配合大剂量化疗

30. 主胰管的最大内径是

A. 2.0 mm
B. 3.0 mm
C. 4.0 mm
D. 5.0 mm
E. 6.0 mm

31. 关于子宫内膜癌,下列错误的是

A. 患者多为老年妇女
B. 临床表现有绝经期后出血、阴道排液
C. 声像图子宫内膜呈不均匀性显著增厚,可见宫腔积液
D. 声像图表现可与子宫肌瘤变性类似
E. 常合并卵巢囊肿

32. 关于子宫肌瘤,错误的是

A. 女性生殖器官最常见的良性肿瘤为肌瘤,肌瘤由平滑肌与纤维结缔组织交叉组成
B. 肌瘤周围有被压缩的肌纤维所组成的假包膜
C. 假包膜与肌瘤间有疏松的结缔组织
D. 肌瘤变性时,声像图可为圆形无回声区
E. 结节多呈圆形无回声区

33. 下列不是超声诊断胎儿宫内生长迟缓指标的是

A. 胎头双顶径
B. 胎儿头围
C. 胎儿腹围
D. 胎儿股骨长度
E. 胎盘厚度

34. 急性化脓性中耳炎恢复期各种症状不减轻反而加重应考虑

A. 铜绿假单胞菌感染
B. 急性乳突炎
C. 颅内并发症
D. 胆脂瘤型中耳炎
E. 胆固醇肉芽肿

二、A3/A4型题

(35～36题共用题干)

男性,48岁。甲状腺癌行全切术后3个月(术后病理:乳头状甲状腺癌),现感胸部不适,少许咳嗽,X胸片检查发现右肺多个粟粒状阴影,拟诊断为甲状腺癌肺转移。患者要求^{131}I治

疗。核医学科医师建议再进一步检查。

35. 在治疗前最需要的检查为
A. ^{99m}Tc－MDP 全身骨显像
B. ^{99m}Tc－MIBI 亲肿瘤显像
C. ^{131}I 全身显像
D. PET 检查
E. X－CT 检查

36. 若确诊为甲状腺癌肺转移，推荐治疗用^{131}I 的量是
A. 555～1 110 MBq
B. 2.59～3.7 GBq
C. 3.7～5.55 GBq
D. 5.55～7.4 GBq
E. 7.4～9.25 GBq

（37～39 题共用题干）

男性，51 岁。胸骨后剧烈疼痛 4 h，伴大汗淋漓，血压 80/60 mmHg，心率 134 次/分。面色苍白，四肢冰冷。心电图检查示急性广泛前壁心肌梗死。

37. 该患者血压低的原因是
A. 血容量不足
B. 合并右室梗死
C. 舒张期充盈不足
D. 心源性休克
E. 疼痛性休克

38. 对指导治疗最有帮助的辅助检查是
A. 心电图和血压监测
B. 心肌酶谱监测
C. 漂浮导管血流动力学监测
D. 超声心动图
E. 胸部 X 线片

39. 对该患者最理想有效的治疗措施是
A. 毛花苷 C 强心
B. 多巴胺升压
C. 尿激酶溶栓
D. 主动脉内球囊反搏泵
E. 直接 PTCA 术

（40～43 题共用题干）

男性，70 岁。突然头痛、恶心、呕吐 3 h。体检：血压 190/115 mmHg，口角右偏，左侧鼻唇沟变浅，伸舌左偏，左侧偏瘫。

40. 病变可能定位于
A. 右侧基底节区
B. 左侧基底节区
C. 脑桥
D. 延脑
E. 小脑

41. 若病变继续发展，首先最可能出现的瞳孔变化是
A. 右侧瞳孔先散大再缩小
B. 右侧瞳孔先缩小再散大
C. 左侧瞳孔先散大再缩小
D. 左侧瞳孔先缩小再散大
E. 双侧瞳孔散大

42. 关于上述病例，目前下列处理不妥当的是
A. 头颅 CT 检查
B. 密切观察，必要时急诊手术
C. 脑血管造影检查(DSA)
D. 加强脱水、止血、抗感染治疗
E. 防止并发症

43. 不久患者先一侧瞳孔扩大固定，而后死亡。根据神经系统的症状和体征，患者最可能是发生了
A. 心肌梗死
B. 枕骨大孔疝
C. 海马沟回疝
D. 小脑幕裂孔上疝
E. 肺栓塞

三、X型题

44. 目前MRA中常用技术有
A. TOF
B. 黑血技术
C. 最小强度投影
D. 最大密度投影
E. PC

45. 当前的“图像融合”技术主要是指
A. 将病理解剖图像与代谢影像融合
B. 将血流影像与CT解剖图像融合
C. 将代谢影像与CT影像融合
D. 将代谢或血流影像与MRI影像融合
E. 将超声影像与核医学影像融合

46. 心肌灌注运动试验的禁忌证为
A. 急性心肌梗死者
B. 不稳定性心绞痛者
C. 心力衰竭者
D. 有严重高血压者
E. 冠状动脉左主干严重狭窄者

47. 经阴道超声检查的优点是
A. 不需充盈膀胱,免受憋尿痛苦
B. 可发现宫腔内较小病变
C. 便于卵泡检测
D. 便于急诊
E. 可清晰显示盆腔大肿块与邻近器官的关系

第五部分
模 拟 试 卷

第三十章

模拟试卷一

一、A1/A2 型题

1. 关于急性甲状腺炎，下列正确的是
   A. 病情重，发热，基础代谢率和吸碘率正常
   B. 甲状腺弥漫性肿大，内见回声增强区
   C. 急性化脓性甲状腺炎时，腺体内可见脓肿的无回声区
   D. 脓肿内可见杂乱的粗大光点，灰阶定量＞50 dB
   E. 以上均正确

2. 关于经腹壁胃肠超声检查的准备，下列错误的是
   A. 超声检查应安排在 X 线钡剂检查之后
   B. 超声检查前 1 天晚餐宜进流食
   C. 禁食 8～12 h
   D. 大肠检查不必禁食
   E. 胃内潴留物较多时可考虑洗胃

3. 左心室等容收缩期，指的是
   A. 心室射血开始至射血终止时间
   B. 心室射血开始至射血达峰值时间
   C. 心室射血的峰值至射血终止时间
   D. 房室瓣关闭至半月瓣开放的间期
   E. 心电图 Q 波起点至心室射血起始点的间期

4. 乳腺纤维瘤常见的乳腺部位是
   A. 外上象限
   B. 内上象限
   C. 外下象限
   D. 内下象限
   E. 乳晕周围

5. 某患者有牧区生活史，超声检查显示肝右叶内有一无回声包块，大小为 8 cm×10 cm，厚壁、外壁光滑整齐，囊内见多个大小不等的圆形无回声小囊。最可能的诊断是
   A. 阿米巴肝脓肿
   B. 肝包虫囊肿
   C. Caroli 病
   D. 肝血肿
   E. 肝囊肿分隔型

6. 男性，42 岁，诉上腹不适、消瘦。超声检查显示：胃窦部胃壁不规则增厚，较厚处达 2.6 cm，呈中心强回声的“假肾征”低回声团块，其近端胃腔扩大并内容物潴留。最可能的诊断是
   A. 胃平滑肌瘤
   B. 胃窦癌
   C. 胃平滑肌肉瘤
   D. 慢性肥厚性胃炎
   E. 胃黏膜脱垂症

7. 女性,35岁。因午后低热近2个月,腹胀、腹痛来院就诊。超声检查显示:腹盆腔积液,腹膜增厚,肠管回声杂乱、聚集成团。可提示为
A. 结肠癌并腹膜转移
B. 肝硬化并腹腔积液
C. 卵巢癌并腹膜转移
D. 胃癌并腹腔转移
E. 结核性腹膜炎

8. 6岁男童。出生后有发绀,半岁后发绀明显,平时喜欢蹲踞,哭泣时有突发呼吸急促和青紫加重。下列可能性最大的诊断是
A. 房间隔缺损
B. 室间隔缺损并肺动脉高压
C. 法洛四联症
D. 动脉导管未闭并肺动脉高压
E. 肺动脉口重度狭窄

9. 女性,38岁。突发上腹部疼痛,伴恶心、呕吐;超声显示胆囊多发结石,胰腺增大,轮廓不清,回声减低,周围见少量液性暗区。最可能的诊断是
A. 急性胰腺炎
B. 慢性胰腺炎
C. 急性胃炎
D. 胆囊多发结石急性胆囊炎
E. 胆囊多发结石急性胆管炎

10. 关于卵巢黏液性囊腺瘤超声表现,错误的是
A. 肿瘤呈圆形或椭圆形无回声区
B. 囊壁呈均匀厚壁型
C. 瘤内呈多房结构
D. 常为双侧性,肿瘤体积一般较小
E. 少数肿瘤内有乳头状突起

11. 腹内实质性脏器病变宜先采用的检查为
A. 透视
B. 摄片
C. CT
D. B超
E. 脑血管造影

12. 肺部CT的检查技术描述错误的是
A. 平静呼吸的吸气未屏气扫描
B. 范围为肺尖至肺底
C. 层厚、间隙均为10 mm
D. 多需增强扫描
E. 仰卧位

13. 颅咽管瘤的钙化呈
A. 块状
B. 蛋壳样
C. 散在钙化
D. 毛线团样
E. 爆米花样

14. 梗死后往往可以见到"模糊效应",常在
A. 第1周
B. 第2周
C. 第2~3周
D. 第4周
E. 第3~4周

15. 颅脑肿瘤的间接征象是
A. 密度
B. 大小
C. 形态
D. 多少
E. 脑水肿

16. 不发生脑膜瘤的部位是
A. 大脑镰旁
B. 大脑凸面
C. 幕切迹
D. 桥小脑角区
E. 侧脑室外侧白质区

17. 在诊断肺癌中,最有意义的CT征象是

A. 毛刺
B. 分叶
C. 空泡
D. 支气管充气征
E. 胸膜凹陷征

18. 常见的良性结节钙化类型不包括
A. 中心致密钙巢
B. 同心圆状钙化
C. 沙砾样钙化
D. 爆米花样钙化
E. 中心弥漫性钙化

19. 不属于原发性肝细胞癌病理分类的是
A. 块状型
B. 结节型
C. 弥漫型
D. 小癌型
E. 包膜型

20. 关于肾转移癌描述不正确的是
A. 常多发
B. 转移灶为等密度
C. 增强后为低密度灶
D. 肾无功能
E. 半数为双侧

21. 肺源性心脏病主要表现是
A. 左心房右心室增大
B. 右心室肥大
C. 右心房增大
D. 右心房左心室增大
E. 左心室增大

22. 中心型肺癌最早出现征象是
A. 黏液嵌塞征
B. 局限性肺气肿
C. 段或叶肺不张
D. 阻塞性肺炎
E. 肺门阴影增浓

23. 肺瘀血最早出现可靠征象是
A. 肺纹理增加、模糊
B. 肺水肿
C. 上肺静脉扩张，与下肺野血管比例改变
D. 胸腔积液
E. 以上都不是

24. 风湿性心脏病二尖瓣狭窄时心脏呈
A. 靴形心
B. 主动脉型心
C. 梨形心
D. 横位心
E. 滴状心

25. 骨肉瘤最主要 X 线征象
A. 软组织肿胀
B. 骨质破坏
C. 瘤骨形成
D. 骨膜反应
E. 骨质增生

26. 肾自截的 X 线征象为
A. 肾功能丧失，尿路造影不显影，肾实质钙化
B. 肾小盏扩大，显影变淡
C. 肾盏呈虫蚀样破坏
D. 肾脏轮廓增大
E. 以上均可

27. 不宜进行颅脑增强 CT 扫描的是
A. 急性出血患者
B. 昏迷患者
C. 肝肾功能损害严重者
D. 急性颅脑外伤
E. 以上都是

28. 肺部慢性炎症的通常表现为
A. 渗出
B. 增生
C. 空洞

D. 纤维化
E. 钙化

29. X线检查慢性上颌窦炎最适宜的位置是
A. 头颅正位
B. 汤(Towne)氏位
C. 瓦(Water)氏位
D. 颅底位
E. 头颅侧位

30. 下列眼部异物CT不是首选检查方法的是
A. 低密度异物
B. 眼球壁边界的异物
C. 金属异物
D. 多发异物
E. 细小异物

31. 心脏轻度扩大,心腰凹陷呈靴形,右室右房增大,双侧肺门小,肺血减少,提示
A. 房间隔缺损
B. 室间隔缺损
C. 动脉导管未闭
D. 肺动脉瓣狭窄
E. 法洛四联症

32. 慢性化脓性骨髓炎主要X线片为
A. 骨质硬化增生
B. 骨膜增生
C. 骨皮质增厚
D. 死骨出现
E. 新生骨形成

33. 成人脊椎结核与肿瘤X线片主要鉴别点是
A. 椎体破坏程度
B. 椎间隙是否变窄或消失
C. 死骨形成
D. 椎旁软组织阴影
E. 以上都是

34. 关节造影常见部位是
A. 膝关节
B. 髋关节
C. 肘关节
D. 肩关节
E. 腕关节

35. 有关肩关节的描述,错误的是
A. 肩关节由肱骨头与肩胛骨构成
B. 肩关节是典型的球窝关节
C. 关节囊薄而松弛
D. 关节囊的前方缺少肌附着
E. 关节盂浅

36. 胃癌最主要的转移方式是
A. 直接蔓延
B. 血行转移
C. 腹腔种植转移
D. 直接浸润
E. 淋巴结转移

37. Budd-Chiari综合征的病理特点是
A. 肝动脉闭塞
B. 门静脉闭塞
C. 肝静脉阻塞
D. 门静脉扩张
E. 肝静脉扩张

38. 发现尿路阳性结石最常用的方法是
A. B超检查
B. 腹部平片
C. 逆行尿路造影
D. CT检查
E. 静脉尿路造影

39. 腹部平片的简称是
A. IVP
B. KUB
C. PCN
D. PTA
E. PTC

40. Dandy-Walker 综合征的典型 CT 表现不包括
A. 第四脑室明显扩张并向后延伸
B. 颅后窝巨大囊肿并与第四脑室交通
C. 小脑蚓部缺如
D. 窦汇抬高并不同程度脑积水
E. 中脑水管扩张

41. 放射性药物正确使用总原则正确的是
A. 诊断检查时尽量采用先进的测量和显像设备,同时尽可能降低使用的放射性活度
B. 采用必要的保护和促排措施,以尽量减少不必要的照射
C. 对恶性疾病患者可适当放宽限制
D. 对小儿、妊娠妇女、哺乳妇女、育龄妇女应用放射性药物要从严考虑
E. 以上都对

42. 关于核医学与其他影像学的叙述,错误的是
A. CT 是用 X 线束对人体检查部位以一定厚度的层面进行扫描,当 X 线射向人体组织时,部分射线被组织吸收,还有部分射线穿过人体被探测器接收,产生信号
B. MRI 的优点是图像清晰,解剖分辨率高,而且可以进行功能成像,甚至分子功能成像
C. 彩色多普勒血流显像对血流的显示是直观的,它已经成为定量诊断的最可靠的方法
D. 核医学的影像是一种典型的功能影像,而不是组织的解剖学密度变化的图像
E. CT 增强主要是了解病灶区的血供,帮助鉴别病变性质

43. 心肌灌注断层显像重建图像时,经过滤波反投影重建得到 3 个断面图像是
A. 垂直长轴、水平长轴、短轴
B. 横断面、矢状面、冠状面
C. 短轴、横断面、矢状面
D. 矢状面、冠状面、长轴
E. 长轴、短轴、曲线轴

44. 甲状腺显像时下列不属于正常影像的是
A. 正常甲状腺影像位于颈部中央
B. 分左右两叶,两叶间由峡部相连,也可有峡部缺如
C. 平面显像见甲状腺内放射性分布均匀,边缘轮廓整齐光滑,峡部及边缘略稀疏
D. 高锝[^{99m}Tc]酸盐显像时,邻近组织如妇女乳腺可显影
E. 锥状叶显影

45. 不属于结肠癌常见的转移部位是
A. 脑实质
B. 肝脏
C. 肺
D. 腹膜后淋巴结
E. 腹膜

46. 男性,23 岁。咳嗽 1 个月,伴低热、痰中带血 1 周。胸片检查示:左肺上叶尖段炎症,伴空洞形成。最可能的诊断是
A. 肺脓肿
B. 支气管扩张
C. 浸润型肺结核
D. 癌性空洞伴感染
E. 大叶性肺炎

47. 女性,73 岁。胸痛,呼吸困难,活动性心悸近 1 个月余,既往冠心病病史。肺灌注显像示:右肺下叶灌注缺损,余肺段灌注未见明显异常。肺通气显像示:双肺通气未见明显异常。故应考虑为
A. 肺部感染
B. 肺水肿
C. 肺气肿
D. 肺动脉栓塞

E. 肺结核

48. 男性,46岁。体检时胸片发现右下肺见一约1.0 cm×1.3 cm结节,拟行^{18}F-FDG PET/CT鉴别结节性质。^{18}F-FDG PET/CT在孤立性肺结节(SPN)的良恶性鉴别诊断中,可出现的假阳性病例有

A. 炎性假瘤
B. 结核球
C. 肺隔离症
D. 真菌感染
E. 以上均是

49. 男性,53岁。大便带血伴消瘦2个月余,怀疑结肠癌。^{18}F-FDG PET/CT显像示升结肠局灶性浓聚,为进一步鉴别肠道生理性摄取与肠道恶性肿瘤,拟应优先采用的简便、无创的检查方法是

A. 结肠镜检查
B. CT增强扫描
C. ^{18}F-FDG PET延迟显像
D. ^{99m}Tc-MIBI显像
E. 超声检查

50. 室上嵴肥厚可引起

A. 明显的心脏顺钟向转位
B. V_1导联P波电压增高
C. V_5导联R/S>1
D. 左心室流出道狭窄
E. 室性心动过速

51. 关于J波的描述,正确的是

A. J波是指紧接U波之后的一个小波,提示将发生窦性心律失常
B. J波是指紧接QRS波群之后一个小波,可见于早期复极、心肌缺血、心室除极延迟或低温
C. J波是指紧接P波之后的一个平段,高J波提示将发生交界性期前收缩
D. J波是指紧接QRS波群之后一个平段,高J波提示将发生房性心律失常
E. J波是指紧接T波之后的一个小波,高J波提示将发生心房颤动

52. ST段是指

A. S波起点至T波起点
B. S波起点至T波终点
C. QRS波群起点至T波起点
D. S波终点至T波终点
E. J点至T波起点

53. 关于正常人QRS波群的描述,不正确的是

A. V_1导联R波<1.0 mV
B. V_1导联R/S可<1,也可>1
C. 移行区多位于V_3、V_4导联
D. V_5、V_6导联可呈QR、QRS、RS或R型
E. QRS波群时限一般不超过0.11 s

54. 关于ST段的描述,不正确的是

A. ST段是自QRS波群的终点至T波起点间的线段
B. ST段表示心室肌除极结束,处在缓慢复极的一段时间
C. 正常人ST段下移<0.05 mV
D. 正常人V_2、V_3导联ST段抬高可达0.2 mV
E. 正常人V_5、V_6导联ST段抬高<0.2 mV

55. 患者男性,52岁,高血压病史20年,近来活动后气喘。心电图如下图所示,应诊断为

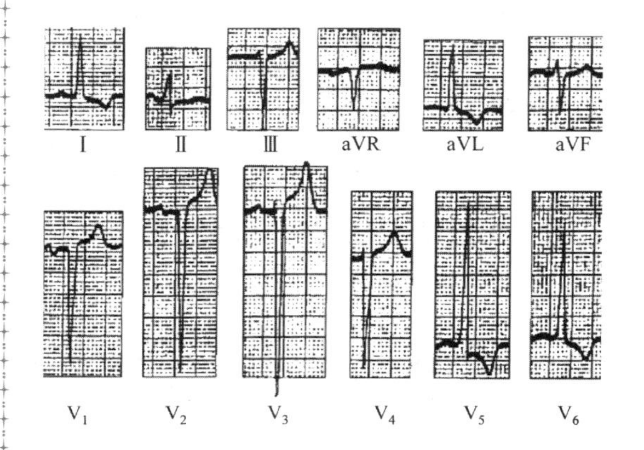

A. 前间壁心肌梗死
B. 左束支阻滞
C. 左心室肥大伴继发性 ST－T 改变
D. 左前分支阻滞
E. 双侧心室肥大

56. 女性，40 岁。风湿性心脏病，二尖瓣狭窄合并关闭不全。心电图如下图所示，提示

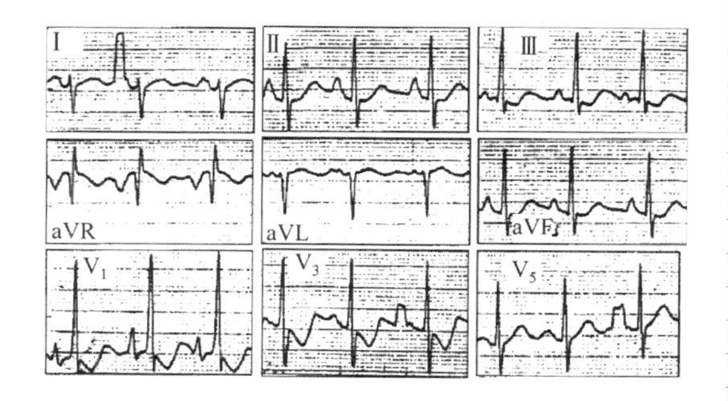

A. 双侧心房和双侧心室肥大
B. 右心室肥大
C. 左心房和右心室肥大
D. 双侧心房肥大
E. 双侧心室肥大

57. 有关肺癌 CT 增强扫描特点的叙述，下列说法不正确的是
A. 血流灌注高
B. 一般认为肺癌强化后 CT 值高于良性结节，低于活动性炎性病灶
C. 时间密度曲线上升速度慢，峰值持续时间短
D. 增强幅度大，约为 20～60 Hu
E. 85%的患者最终为均匀强化

58. 女性，96 岁。胸闷气短 1 个月，伴全身乏力、咳嗽、发热。胸片示：中上纵隔增宽，右缘呈波浪状改变。白细胞 8.5×10^9/L。最可能的诊断是
A. 胸内甲状腺
B. 胸腺瘤
C. 右侧中心型肺癌
D. 淋巴瘤
E. 畸胎瘤

59. 下列疾病无肺血减少表现的是
A. 法洛四联症
B. 三尖瓣闭锁
C. 房间隔缺损
D. 永存动脉干
E. 大血管转位

60. 下列病变中，斜位吞钡检查，不形成食管压迹的是
A. 食管癌
B. 胸腺瘤
C. 迷走右锁骨下动脉
D. 左心房增大
E. 主动脉瓣关闭不全

61. “皂泡影”常见于
A. 骨瘤
B. 软骨瘤
C. 骨样骨瘤
D. 软骨母细胞瘤
E. 骨巨细胞瘤

62. 女性，40 岁。因为腰痛进行检查，静脉肾盂造影：右侧肾盂及输尿管显影良好，左侧显影可见相互分离的两个肾盂和其相连的两条输尿管，该患者首先诊断
A. 肾脏结石
B. 左侧肾盂输尿管畸形
C. 异位肾
D. 左侧肾积水
E. 左侧马蹄肾

63. CT 对于诊断前列腺癌的主要意义在于
A. 早期诊断
B. 与良性前列腺增生肥大鉴别
C. 确定晚期病变范围
D. 确定肿瘤是否穿破包膜

E. 判断有无骨转移

64. 现行《医疗事故处理条例》规定的医疗事故是指
A. 在诊疗护理工作中,因医务人员诊疗护理过失,造成病员死亡、残废、组织器官损伤导致功能障碍
B. 在诊疗护理工作中,因医务人员诊疗护理过失,直接造成病员死亡、残废、组织器官损伤导致功能障碍
C. 在诊疗护理工作中,因医务人员诊疗护理过失,直接造成病员死亡、残废、组织器官损伤导致功能障碍以及病程延长
D. 在诊疗护理工作中,因医务人员诊疗护理过失,直接造成病员死亡、残废、组织器官损伤导致功能障碍以及病程延长和痛苦增加
E. 在诊疗护理工作中,因医务人员诊疗护理过失,直接造成病员死亡、残废、组织器官损伤导致功能障碍以及病程延长、痛苦增加和费用增加

65. 婚前医学检查,对确诊患有严重遗传病不宜生育者正确的处理方法是
A. 不能结婚
B. 可以结婚,但需要采取长效避孕措施或者实施结扎手术
C. 可以结婚,但需提交书面声明,保证不生育
D. 可以结婚,但必须符合晚婚规定
E. 《婚姻法》未明确规定禁止结婚的,可以结婚

66. 对医疗机构内的甲类传染病患者的密切接触者,医疗机构应采取的措施是
A. 对疫点进行卫生处理
B. 强制隔离治疗
C. 在指定场所进行医学观察
D. 在指定场所单独治疗
E. 划定疫点

67. 对于人感染高致病性禽流感患者应当采取的预防、控制措施是
A. 为甲类传染病,按照甲类处理
B. 为乙类传染病,按照甲类处理
C. 为丙类传染病,按照丙类处理
D. 为丙类传染病,按照乙类处理
E. 因未发现流行的证据,按常规处理

68. 依法按劣药论处的是
A. 未标明有效期的药品
B. 不良反应大的药品
C. 以他种药品冒称此种药品
D. 有禁忌证的药品
E. 因药品包装不方便医疗使用的药品

69. 医学道德所具有的特点不包括
A. 具有全人类性
B. 具有实践性
C. 具有稳定性
D. 具有天然性
E. 具有继承性

70. 某人已被确诊为某病,而本人否认自己有病,此人角色行为的改变属于
A. 角色行为冲突
B. 角色行为减退
C. 角色行为强化
D. 角色行为缺如
E. 角色行为异常

71. 医学伦理学关于尊重原则的叙述,错误的是
A. 医患双方应该真诚的尊重对方的人格
B. 医务人员应该尊重患者自主
C. 尊重原则的关键是医方对患方的尊重
D. 尊重原则不包括尊重患者的姓名权、荣誉权
E. 实现尊重原则是保障患者根本权益的必要条件

72. 对患有不治之症且濒临死亡而又极度痛苦的患者，停止采用人工干预方式抢救而缩短患者痛苦的死亡过程称为

A. 医师助死
B. 积极安乐死
C. 消极安乐死
D. 自愿安乐死
E. 非自愿安乐死

73. 单人心肺复苏时，胸外心挤压与人工呼吸的正确操作是

A. 心脏按压 5 次，口对口人工呼吸 1 次
B. 心脏按压 6 次，口对口人工呼吸 1 次
C. 心脏按压 12 次，口对口人工呼吸 2 次
D. 心脏按压 15 次，口对口人工呼吸 2 次
E. 心脏按压 30 次，口对口人工呼吸 2 次

74. 对 CT 机磁盘功能的描述，下述错误的是

A. 存储原始数据
B. 存储处理后的图像数据
C. 存储操作程序软件
D. 存储诊断软件
E. 图像重建

75. 根据 CT 工作原理，X 线穿过人体后首先被下列哪部分接受？

A. 计算机
B. 照相机
C. 磁盘
D. 探测器
E. 阵列处理机

76. “改良 Seldinger 穿刺法”指

A. 直接穿刺血管造影
B. 皮肤切开，暴露血管，插管造影
C. 穿刺针不带针芯，不穿透血管后壁
D. 穿刺针带针芯，穿透血管前后壁
E. 穿刺针不带针芯，穿透血管前后壁

77. 女性，25 岁。颈部疼痛 2 年。CT 扫描示颈 5 右侧椎旁有一 2 cm×3 cm 软组织密度肿块，呈“哑铃”形，颈 5～6 右侧椎间孔扩大。诊断为

A. 神经源性肿瘤
B. 淋巴瘤
C. 巨细胞瘤
D. 转移瘤

78. 女性，7 岁。左小腿较右侧粗。CT 平扫显示左小腿肌肉内有一 3 cm×8 cm 低密度肿块，边界清楚，CT 值为－100 Hu。诊断为

A. 软组织脓肿
B. 纤维肉瘤
C. 脂肪瘤
D. 血管瘤
E. 淋巴管瘤

79. 下列选项不是介入治疗前术前的常规准备项目的是

A. 术前禁食 4 h
B. 血常规和凝血功能检查
C. 肝功能、生化、电解质检查
D. CT 或 MRI 检查
E. 术前谈话，患者或家属在治疗同意书上签字

80. 下列栓塞剂中，最容易造成靶器官组织缺血坏死的是

A. 吸收性明胶海绵
B. 弹簧圈
C. 可脱球囊
D. 无水乙醇
E. 超液化碘油

81. 下列关于肺转移瘤的描述错误的是

A. 人体许多部位的原发性肿瘤都可转移至肺内
B. 血行转移 X 线表现为两中下肺野散在小结节或球形阴影
C. 血行转移多见于肝癌、胰腺癌、甲状腺

癌或绒癌等

D. 淋巴转移 X 线表现为两中下肺野多发小结节、粟粒状或网格状阴影

E. 以上都不是

82. 屈曲型肱骨髁上骨折的临床特点,下列不正确的是

A. 多为间接暴力引起

B. 典型骨折移位是近折端向后下移位,远折端向前移位

C. 常合并神经血管损伤

D. 骨折线常呈斜形骨折

E. 治疗可采用手法复位外固定

83. 女性,55 岁。车祸伤致右股骨干骨折 1 天。下午突然出现呼吸困难,发绀症状。首先应考虑的情况是

A. 肺部感染

B. 脂肪栓塞综合征

C. 休克

D. 心肌梗死

E. 气胸

84. 右心衰竭和肝硬化主要鉴别点是

A. 低白蛋白血症

B. 水肿

C. 腹腔积液

D. 颈静脉怒张,肝颈静脉回流征(+)

E. 黄疸

85. 男性,38 岁。左胸痛伴呼吸困难 1 周。呼吸频率 30 次/分,血氧分压 62 mmHg,体检发现颈静脉充盈,左下肢水肿。超声心动图检查提示右心室、右心房扩大,心电图和 X 线胸片无明显异常。下一步最佳检查是

A. 右心室造影

B. Holter

C. 运动试验

D. 64 排 CT 肺血管成像

E. 冠状动脉造影

86. 下列疾病所致的心力衰竭属于低排血量性心力衰竭的是

A. 扩张型心肌病

B. 贫血

C. 甲状腺功能亢进症

D. 脚气病

E. 动静脉瘘

87. 男性,45 岁。搬重物后呕吐鲜血 300 ml,3 h 后大便暗红色入急诊。体检:血压 90/60 mmHg,心率 108 次/分,腹软,无压痛及包块,肝肋下未扪及,脾肋下 3 cm。最可能的诊断是

A. 消化性溃疡合并出血

B. 食管或胃底静脉曲张破裂出血

C. 急性胃黏膜病变

D. 食管贲门黏膜撕裂症

E. 胃癌合并出血

88. 男性,35 岁。6 h 前因意外事故受挤压伤入院。体检:神志清醒,双下肢因断离已做初期手术处理,切口处仍有多量渗血,血压 75/60 mmHg,心率 150 次/分,右侧第 4 肋骨骨折,已做胶布固定,右血气胸已作闭式引流,腹部无伤口,压痛(-),腹水征(-),B 超腹内器官探测无特殊发现,入院 4 h 内无尿液排出,血钾 5.5 mmol/L, CO_2CP 18 mmol/L,血肌酐 400 μmol/L,伤后 30 h 复查(已做治疗)血钾为 5.6 mmol/L, CO_2CP 19 mmol/L,血肌酐 550 μmol/L,粪隐血试验(+++)。此时急性肾衰竭的最佳处置应是

A. 继续内科保守治疗

B. 血液透析

C. 连续动、静脉血液滤过

D. 血液滤过

E. 腹膜透析

89. 下述指标提示患者是肾实质性急性肾衰竭的是

A. 尿比重＞1.018
B. 尿渗透压＞500
C. 尿钠浓度＜20
D. 肾衰竭指数＜1
E. 钠排泄分数＞1

90. 下列为亚急性细菌性心内膜炎的特点的是
A. 心室扩张，室壁变薄，可见纤维化瘢痕及附壁血栓，常合并各种类型的心律失常
B. 视网膜见卵圆形出血斑块伴中心呈白色
C. 不均等的心室间隙肥厚
D. 心室腔变小，心肌活检见心肌细胞畸形、肥大、排列紊乱
E. 常有发热和与发热程度不平行的心动过速及各种心律失常

91. 下列不属于面颅骨的是
A. 额骨
B. 眶骨
C. 鼻骨
D. 上颌骨
E. 下颌骨

92. 正常生理性基底节钙化主要分布在
A. 尾状核头部
B. 尾状核体部
C. 壳核
D. 红核
E. 苍白球

93. 多数“颅咽管瘤”位于
A. 鞍上
B. 鞍旁
C. 鞍内
D. 四叠池
E. 以上都不对

94. 食管狭窄金属支架成形术不适宜
A. 食管癌晚期
B. 年龄偏小的儿童食管化学性烧伤
C. 食管气管瘘的患者
D. 食管肿瘤术后复发患者
E. 贲门癌

95. 经颈静脉肝内门体分流术（TIPS）主要用于
A. 原发性肝癌
B. 阻塞性黄疸
C. 肝硬化、门静脉高压
D. 下消化道出血
E. 脾功能亢进

96. 碘造影剂可发生过敏反应，不属于轻度反应的是
A. 恶心、呕吐
B. 气喘、呼吸困难
C. 面色潮红
D. 头晕、头痛
E. 荨麻疹

97. 局限性阻塞性肺气肿，最常见的病因是
A. 支气管肺癌
B. 慢性支气管炎
C. 支气管扩张
D. 支气管哮喘
E. 小叶性肺炎

98. X线管内保持高度真空的目的是
A. 保护灯丝
B. 保护靶面
C. 防止电子与空气分子冲击而减速
D. 形成高压回路
E. 防止电子与空气分子冲击而引起化学反应

99. 下列因素与X线穿过均匀物质时无关的是
A. 物质的厚度
B. X线经过的距离
C. X线强度

D. 物质的衰减系数
E. 物质的面积

100. 男性乳头的位置相当于
A. 第10胸椎水平
B. 第6胸椎水平
C. 第8胸椎水平
D. 第4胸椎水平
E. 第2胸椎水平

101. 产生液气胸的常见原因是胸腔积液并发症
A. 感染
B. 外伤
C. 出血
D. 胸膜粘连
E. 肺转移瘤

102. 下列慢性颅内压增高所引起的头颅X线改变,错误的是
A. 脑回压迹增多加深
B. 颅缝增宽
C. 蛛网膜粒压迹扩大增深
D. 枕大孔扩大
E. 蝶鞍扩大,前后床突及鞍背的骨质吸收

103. 颅脑CT没有病理意义的钙化是
A. 侧脑室三角区内球形钙化
B. 额-颞部脑回状钙化
C. 室管膜下结节状钙化
D. 灰白质交界小环形钙化
E. 松果体直径>10 mm不均匀钙化

104. 生殖细胞瘤最常见的部位是
A. 鞍上区
B. 鞍旁区
C. 桥小脑角区
D. 松果体区
E. 脑室内

105. 星形细胞瘤分4级,属Ⅰ级星形细胞瘤的是
A. 常无增强
B. 团状增强
C. 花冠状增强
D. 瘤周水肿明显
E. 有占位效应

106. 颅内脊索瘤好发于
A. 蝶鞍部
B. 斜坡
C. 中颅凹
D. 桥小脑角区
E. 颈静脉孔区

107. 对外伤脑内血肿描述错误的是
A. 常见部位是额叶和颞叶
B. 可破入脑室
C. 均一高密度肿块
D. 周边血肿较深部血肿吸收快
E. 常在脑挫裂伤区

108. 患者右侧听力下降,CT扫描示右侧桥小脑角池增宽,内可见2 cm×3 cm肿块,相邻岩骨增生,内听道无扩张,应考虑
A. 脑膜瘤
B. 三叉神经瘤
C. 听神经瘤
D. 胆脂瘤
E. 胶质细胞瘤

109. 硬膜下血肿呈
A. 梭形
B. 新月形
C. 弥漫型脑沟型
D. 脑室形
E. 混杂密度片状形

110. 正常变异较大的脑池是
A. 视交叉池

B. 鞍上池
C. 环池
D. 枕大池
E. 大脑大静脉池

111. 男性，41 岁。右侧咽部不适 2 年余，有异物感，声音嘶哑，最可能的诊断是
A. 颈动脉体瘤
B. 咽旁转移瘤
C. 咽旁淋巴瘤
D. 小唾液腺瘤
E. 咽旁神经鞘膜瘤

112. 男性，32 岁。右耳流脓 1 年。鼓膜穿孔。CT 扫描示外耳道嵴骨消失，听小骨破坏，鼓室壁破坏，内有软组织密度影。诊断可能为
A. 中耳癌
B. 血管球瘤
C. 胆脂瘤
D. 转移瘤
E. 面神经纤维瘤

113. 脑组织中灰质血流量与白质血流量的关系
A. 白质血流量是灰质血流量的 2 倍
B. 灰质血流量是白质血流量的 2 倍
C. 白质血流量是灰质血流量的 3～4 倍
D. 灰质血流量是白质血流量的 3～4 倍
E. 白质血流量是灰质血流量的 1 倍

114. 一小儿因一侧眼有黄光反射，做眼眶 CT 平扫：一侧眼环内后极部见软组织团块，伴有较大不规则钙化，相邻视神经明显增厚。首先考虑为
A. 视网膜血管瘤
B. 视网膜母细胞瘤
C. 脉络膜骨瘤
D. 黑色素瘤
E. 视网膜星形细胞瘤

115. 大量气胸 X 线胸片可见
A. 患侧膈下降
B. 肋间隙增宽
C. 纵隔健侧移位
D. 肺完全压缩
E. 以上均是

116. 在透视下最易漏诊的结核是
A. 慢性纤维空洞型肺结核
B. 原发综合征
C. 急性粟粒型肺结核
D. 浸润型肺结核
E. 结核球

117. 患者，女，41 岁。左下肢静脉曲张 3 年，现左下肢肿胀明显，行肺灌注显像可见多发性节段性显像剂缺损，通气显像及 X 光片为正常，提示病变可能为
A. 肺部感染
B. 肺部肿瘤
C. 肺水肿
D. 肺气肿
E. 肺动脉栓塞

118. 常表现为慢性腹痛的疾病为
A. 胆囊结石
B. 急性胆囊炎
C. 急性胰腺炎
D. 结核性腹膜炎
E. 异位妊娠破裂

119. 引起肺结核大咯血的原因是
A. 支气管肺癌
B. 结核侵蚀小血管
C. 结核破坏了肺组织
D. 肺结核空洞，空洞内动脉瘤破裂
E. 肺结核所致毛细血管渗透性增高

120. 男性，37 岁。饮酒后突发上腹部剧痛 20 min，伴恶心、呕吐、腹胀。查体：强迫

体位，上腹部带状压痛，轻度肌紧张，无反跳痛。诊断首先考虑

A. 消化性溃疡穿孔
B. 急性胰腺炎
C. 急性胆囊炎
D. 急性胃肠炎
E. 急性阑尾炎

121. 男性，35岁。反复上腹疼痛8年，进食后可缓解，常有夜间疼醒，此次复发5天来就诊。查体：剑突下偏右压痛(+)，无肌紧张及反跳痛。该患者最可能的诊断是

A. 胃溃疡
B. 十二指肠溃疡
C. 胃泌素瘤
D. 慢性胆囊炎
E. 慢性胃炎

122. 患者，22岁。近5天来发热寒战，头痛，尿呈酱油色，巩膜黄染，心肺未见异常，腹软，无压痛，肝脾未触及。下列检查支持溶血性贫血的诊断的是

A. 血清非结合胆红素正常
B. 血清结合胆红素增加
C. 尿胆红素阳性
D. 尿胆原增加
E. 血清碱性磷酸酶增加

123. 男性，58岁。反复咳嗽、咳痰15年。体检：双肺叩诊呈过清音，呼吸音减弱，肺底部闻及湿啰音，剑突下心尖搏动明显，该处可收缩期杂音，肺动脉瓣区第二音亢进。该例最可能的诊断为

A. 慢性支气管炎(慢支)
B. 慢支+肺气肿
C. 慢支+肺气肿+肺心病
D. 慢支+风湿性心瓣膜病
E. 慢支+冠心病

124. 女性，51岁。间断上腹疼痛2年，疼痛发作与情绪、饮食有关。查体：上腹部轻压痛。胃镜：胃窦皱襞平坦，黏膜粗糙无光泽，黏膜下血管透见。此病例考虑诊断为

A. 消化性溃疡
B. 急性胃炎
C. 慢性浅表性胃炎
D. 胃癌
E. 慢性萎缩性胃炎

125. 15岁，男性。高度水肿，尿蛋白(+++)，管型少许，血清蛋白15 g/L，血胆固醇10 mmol/L，应用泼尼松治疗4周，尿量增加，水肿消退，尿蛋白(++)。此时应用的措施为

A. 泼尼松原剂量继续治疗
B. 加用ACTH、泼尼松减量
C. 加用清蛋白、泼尼松减量
D. 泼尼松开始减量
E. 加用吲哚美辛、泼尼松减量

126. 辐射所致的细胞凋亡主要经历引发性刺激、(　　)和死亡反应3个过程。

A. DNA断裂
B. DNA修复
C. 滞后阶段调节
D. 基因表达
E. RNA复制

127. 女性，75岁。慢性咳嗽、咳痰病史20余年，冬季加重。因呼吸困难、双下肢水肿、少尿2天入院。以下检查结果中对诊断慢性肺源性心脏病最有帮助的是

A. X线检查示右下肺动脉干横径18 mm
B. X线检查示右下肺动脉横径/气管横径=0.07
C. 肺功能检查示混合性通气功能障碍，弥散减低
D. 心电图检查示 $RV_1+SV_5=1.02$ mV
E. 心电图检查示重度逆钟向转位

128. 正常成人心胸比值一般不超过
A. 0.45
B. 0.5
C. 0.55
D. 0.60
E. 0.40

129. 同时出现双室增大的疾病是
A. 二尖瓣狭窄
B. 二尖瓣关闭不全
C. 室间隔缺损
D. 主动脉瓣狭窄
E. 心包炎

130. 心脏最大径是指
A. 心影左侧最突点至中线距离与右心缘最突点至中线距离之和
B. 右心缘上下部交界点至心尖部之间距离
C. 心缘左侧最突点至中线距离
D. 心影左右两侧最突点之间距离
E. 心缘右侧最突点至中线距离

131. 男性，50 岁。车祸后送至急诊室，主诉心前区绞痛。患者躁动不安，面色苍白。查体：颈静脉怒张，静脉压升高，动脉压降低，脉压减小。下列不支持心包出血的诊断的是
A. 透视下心脏搏动减弱
B. X 线心影明显增大
C. 上腔静脉增宽
D. 增强前后心脏周围病变的 CT 值无明显变化
E. MRI 心脏周围病变的信号与心包积液信号相似

132. 患者，45 岁。有动脉粥样硬化病史。突然感到剧烈刀割样胸痛 2 h，向背部放射。查体发现主动脉瓣区可闻及舒张期杂音。考虑为主动脉夹层可能。下列常见的胸片表现有
A. 主动脉影位置改变
B. 主动脉弓部和降主动脉上部影增宽
C. 主动脉搏动增强
D. 主动脉影狭小
E. 主动脉影外形改变

133. 与肝硬化 CT 表现矛盾的是
A. 肝体积缩小，各叶比例失调
B. 密度不均
C. 脾大
D. 腹水
E. 门静脉直径<13 mm

134. 与胰腺癌的 CT 表现不符的是
A. 胰腺肿块
B. 胰周脂肪消失
C. 肿瘤侵及血管使其变形堵塞
D. 常合并出血和脓肿
E. 胰管和胆管扩张

135. 十二指肠瘀滞症形成的主要原因是
A. 十二指肠动力功能失调
B. 先天性畸形
C. 肠系膜上动脉压迹
D. 十指肠炎性狭窄
E. 胰腺肿瘤

136. 胃溃疡典型的 X 线征象是
A. 黏膜中断破坏
B. 龛影
C. 充盈缺损
D. 排空慢
E. 胃区增大

137. 肾血管平滑肌脂肪瘤的 CT 诊断有确诊意义的是
A. 肾实质占位，境界清楚而密度不均
B. 增强后部分瘤组织增强
C. 瘤内有脂肪成分

D. 3种成分缺一不可
E. 合并结节硬化确诊

138. 男性,37岁。体检时B超检查偶然发现左肾上方包块,CT平扫见左侧肾上腺区有一圆形软组织密度影,直径约8 cm,边缘光滑,密度较均匀,增强扫描显示病灶明显不均匀强化,最可能的CT诊断是
A. 肾上腺皮质增生
B. 醛固酮腺瘤
C. 嗜铬细胞瘤
D. 肾上腺结核
E. Cushing综合征

139. 女性,52岁。无痛性血尿4天,双侧肾区CT平扫加增强扫描。最有可能的诊断是
A. 肾囊肿
B. 肾结核
C. 肾错构瘤
D. 肾盂癌
E. 肾癌

140. 患者,65岁。既往体健。出现无痛性血尿2周,CT检查右肾见3 cm×5 cm大小的低密度病灶,增强扫描动脉期病灶呈明显强化,静脉期病灶密度低于周围肾组织,患者最可能的诊断是
A. 肾囊肿
B. 肾癌
C. 肾血管瘤
D. 肾血管平滑肌脂肪瘤
E. 淋巴瘤

141. 女性,28岁。右肾区疼痛伴高热,最有可能的诊断是
A. 右肾结石
B. 右侧输尿管上段结石
C. 右侧输尿管中段结石
D. 右侧输尿管下段结石
E. 右侧脊柱旁脓肿

142. 女性,30岁。阵发性高血压伴出汗、头痛和心悸,MRI检查在腹主动脉旁可见一直径3 cm肿块,包膜完整。T1WI呈低信号,T2WI呈高信号,其强度接近脑脊液,注射GD-DTPA后不均匀强化。应首先考虑为
A. 淋巴瘤
B. 神经纤维瘤
C. 脂肪肉瘤
D. 异位嗜铬细胞瘤
E. 转移癌

143. 赵某因为输血不幸成为一名艾滋病病毒感染者,现在怀孕3个月。赵某到其住所地的妇幼保健院进行正常的产前检查,医生钱某接待了她。医生钱某的下列做法不正确的是
A. 为赵某提供预防艾滋病母婴传播的咨询
B. 为赵某提供产前的指导
C. 为赵某提供治疗服务
D. 为赵某提供检测
E. 向医疗机构负责人请示后决定是否接诊

二、A3/A4型题

(144～146题共用题干)

女性,68岁。因间歇性全程肉眼血尿2周,发生腰腹绞痛2 h入院。排泄性尿路造影示肾盂充盈缺损。

144. 最能明确诊断的检查是
A. 血尿酶
B. 尿找瘤细胞
C. 输尿管肾镜+活检
D. 膀胱镜见输尿管口喷血
E. 尿三杯试验

145. 首先考虑的诊断是

A. 阴性结石
B. 肾盂癌
C. 结核
D. 急性肾盂肾炎
E. 肾癌

146. 治疗应采取
A. 肾切开取石
B. 止血,观察
C. 根据性肾切除
D. 局部切除
E. 肾+全长输尿管+部分膀胱切除

(147～148题共用题干)

男性,68岁。既往体格健康,近1周出现双下肢水肿。

147. 双肺底可闻湿性啰音,最需要检查的项目是
A. 心电图
B. 超声心动图
C. 胸部X线
D. 胸部CT
E. 肾脏B超

148. 心电图检查显示 V_1～V_3 导联Q波,ST段抬高,则超声心动图最可能出现的是
A. 心室壁肥厚
B. 室壁瘤
C. 左房扩大
D. 室壁运动僵硬
E. 二尖瓣反流

(149～150题共用题干)

女性,25岁。有风湿性心脏病史,近日来,出现疲乏无力,查体可闻及第一心音减弱,心尖区可闻及紧随第三心音后的短促舒张期隆隆样杂音,心电图检查示:左心房增大。

149. 该患者诊断为
A. 二尖瓣狭窄
B. 三尖瓣狭窄
C. 二尖瓣关闭不全
D. 三尖瓣关闭不全
E. 主动脉瓣关闭不全

150. 外科手术治疗首选
A. 瓣膜修补术
B. 经皮球囊瓣膜成形术
C. 闭式分离术
D. 直视分离术
E. 瓣膜再植术

(151～152题共用题干)

男性,12岁,学生。突然出现畏寒、高热、体温40℃,头晕,头痛,全身酸痛乏力。伴有腹痛、腹泻。同班同学也有相似病症。实验室检查:WBC 9×10^9/L,中性粒细胞70%,淋巴细胞60%。

151. 最可能的诊断是
A. 肺脓肿
B. 急性上呼吸道感染
C. 流行性感冒
D. 普通感冒
E. 气管-支气管炎

152. 应及早应用
A. 大环内酯类
B. 青霉素类
C. 抗感冒复合剂
D. 抗病毒药物
E. 抗菌药物

(153～155题共用题干)

女性,38岁。头痛、头晕、耳鸣2年,一侧肢体活动不利近1年。CT平扫示:右侧中后颅窝卵圆形略高密度灶,边清锐利,右侧岩骨尖骨质破坏;MRI示T1WI呈等信号,T2WI呈高信号;CT及MRI增强扫描呈均一强化。

153. 本病例最可能的诊断是
A. 听神经瘤
B. 胶质瘤
C. 脑膜瘤
D. 三叉神经瘤
E. 脑脓肿

154. 确诊本病例最为可靠的 MRI 影像特征是
A. 牛眼征
B. 胡椒盐征
C. 靶征
D. 脑膜尾征
E. 灯泡征

155. 最需与本病例进行鉴别的疾病是
A. 三叉神经瘤
B. 胶质瘤
C. 听神经
D. 脑膜瘤
E. 脑脓肿

(156～158 题共用题干)

男性,62 岁。左下肢活动不利 3 天,CT 平扫:右基底节区见一圆形低密度灶,边界欠清,直径约为 0.5 cm,脑中线居中。

156. 本病例最可能诊断为
A. 脑出血
B. 腔隙性脑梗死
C. 星形细胞瘤
D. 脑囊虫病
E. 脑软化灶

157. 最为敏感的检查方法是
A. CT 平扫
B. 脑电图
C. 脑血管造影
D. CT 增强扫描
E. MRI 检查

158. 最需要与本病例进行鉴别诊断的是
A. 脑软化灶
B. 脑囊虫病
C. 脑出血
D. 星形细胞瘤
E. 出血性腔隙性脑梗死

三、X 型题

159. 图像储存和传输系统(PACS)的基本组成包括
A. 影像存储
B. 影像输入
C. 检索、应用
D. 影像采集
E. 影像输出

160. 介入放射学常用的血管收缩类药物包括
A. 肾上腺素
B. 前列腺素
C. 加压素
D. 妥拉唑啉
E. 血管紧张素

161. 脊髓外硬膜内常见肿瘤有
A. 神经纤维瘤
B. 神经鞘瘤
C. 脊膜瘤
D. 胶质细胞瘤
E. 转移瘤

162. 肿瘤的放射性胶体腔内治疗,适应证包括
A. 病理学检查证实有胸腹膜转移或积液中查见癌细胞
B. 病情严重
C. 有明显恶病质
D. 体积小的包裹性积液
E. 反复多次穿刺仍有积液,生存期 3 个月或 3 个月以上

163. 用闪烁探测器测量 γ 射线时，要正确设置的参数有
A. 单道脉冲幅度分析器的积分测量常数
B. 放大器的放大倍
C. 单道脉冲幅度分析器的微分测量常数
D. 光电倍增管电压
E. 单道脉冲幅度分析器的下阈和上阈

164. 支气管扩张的好发部位为
A. 左下叶
B. 右下叶
C. 右中叶
D. 左上叶
E. 右上叶

165. 结节病的 X 线征象包括
A. 有时可见桡骨囊性变
B. 肺门淋巴结肿大
C. 多为两肺受累
D. 有时纵隔淋巴结也肿大
E. 最后可导致肺源性心脏病

166. 结核性腹膜炎的 X 线表现有
A. 小肠广泛分布的分节、舒张、胀气和动力减退
B. 大量腹水时，腹部密度普遍增高，肠襻间距增宽，如飘浮状
C. 粘连多而重者可见肠襻的扩张和逆动等梗阻现象
D. 少数有瘘管形成者可见肠腔外异样钡剂阴影，位于空回肠肠襻之间
E. 腹膜结核常与肠管结核的表现并存

167. 颈动脉海绵窦瘘的 CT 表现为
A. 病侧眼球突出
B. 横断面上呈粗大圆点状，冠状面上呈弯条状
C. 在眼球上方横断层面上呈弯条状，可增强血管影
D. 眼外肌普遍性中度增厚
E. 冠状面上与上直肌下内方，呈粗大圆点形高密度影

168. 囊性和实性肿瘤的声像图之间相互比较包括
A. 外形和边界
B. 大小
C. 内部回声
D. 后方回声增强
E. 侧边声影

169. 识别超声伪像可以
A. 辅助临床诊断
B. 避免误诊或漏诊
C. 提高分辨率
D. 增加图像质量
E. 提高诊断正确率

170. 下列情况提示为重症急性胰腺炎的是
A. 血淀粉酶超过 500 U/L
B. 有休克症状
C. 有腹肌紧张和腹膜刺激征
D. 血钙低于 2.0 mmol/L
E. 血糖大于 11.2 mmol/L(无糖尿病史)

171. 下列可作为缺铁性贫血病因存在是
A. 溃疡病
B. 心功能不全
C. 钩虫病
D. 慢性腹泻
E. 萎缩性胃炎

172. 肾上腺疾病的影像检查方法包括
A. 腹部平片
B. 腹部 CT
C. 静脉尿路造影
D. B超
E. MRI

173. 下列因素与辐射损伤有关的是

A. 辐射线的性质
B. X线剂量
C. 照射部位和范围
D. 血型
E. 照射方式

174. 以下属于软骨内化骨者的是
A. 锁骨两端
B. 脊柱
C. 躯干
D. 面骨
E. 四肢骨

175. 软组织基本病变X线表现为
A. 软组织肿胀
B. 软组织肿块
C. 软组织内气体
D. 肌肉萎缩
E. 软组织内钙化和骨化

第三十一章

模拟试卷二

一、A1/A2 型题

1. 彩色多普勒血流显像的特点下列不正确的是
A. 血流方向朝向探头,显示红色
B. 血流方向背离探头,显示蓝色
C. 血流方向朝向或背离探头且流速高显示亮度大
D. 出现紊流为混合色
E. 动脉血流显示为红色

2. 下列实性肿瘤声像图特点错误的是
A. 边界整齐、光滑或不规则
B. 常呈圆形、椭圆形或不规则
C. 不可能出现无回声
D. 可有后方组织衰减或声影
E. 侧方声影可有可无

3. 散射是指
A. 声束的扩散
B. 声转为热
C. 一部分界面反射声束的重新取向
D. 多方向声束反射
E. 声束穿过界面时弯曲

4. 检测高速血流应选用
A. 高频超声
B. 低频超声
C. 与频率无关
D. 大口径探头
E. 小口径探头

5. 关于声场的描述,错误的是
A. 近场声束集中,呈圆柱形
B. 近场横断面上的声能分布均匀
C. 远场声束扩散,呈喇叭形
D. 场横断面上的声能分布比较均匀
E. 探头形状不同,声场范围有很大不同

6. 彩色多普勒血流显像的核心基础技术是
A. 伪彩技术
B. 超宽频探技术
C. 自相关函数计算
D. 多声束形成器技术
E. 以上都不是

7. 下列叙述中错误的是
A. 振子数与通道数对应
B. 所有通道均在同一时间起作用
C. 振子通道越多图像质量越好
D. 阵元越多声束聚焦效果越好
E. 控制各阵元的激励电压实施延时聚焦

8. 以下频率不在超声的频率范围的是
A. 10 000 Hz
B. 1 000 000 Hz

C. 1 MHz
D. 0.1 Hz
E. 20 MHz

9. 多普勒超声原理可用于表明
A. 振动源频率的变化与传播速度的关系
B. 接收体频率的变化与传播速度的关系
C. 超声波长的变化与超声频率的关系
D. 振动源与接收体运动时接收频率的变化
E. 超声传播速度的变化与波长的关系

10. 由于反射体的运动使反射回来的声波频率发生改变,这称为
A. 入射角度
B. Doppler 效应
C. 传播
D. 自然反射
E. 混响

11. 振动源与接收体之间存在运动时所接收的振动频率会发生改变。发现这种物理学现象的是
A. Bemoulli
B. Doppler
C. Edler
D. Hertz
E. Keidel

12. 下列关于脾梗死的描述不正确的是
A. 脾脏常有肿大
B. 梗死部位呈楔形、三角形低回声区
C. 梗死部位基底较宽
D. 尖端指向脾包膜
E. 常位于脾脏边缘

13. 关于左心室后壁在 M 型超声上的表现,下列描述正确的是
A. 左心室后壁因受膈肌影响,运动幅度小于室间隔
B. 左心室后壁与室间隔呈同向运动
C. 舒张期左心室后壁向前运动,室间隔向后运动
D. 左心室后壁运动幅度大于室间隔
E. 左心室后壁舒张期与二尖瓣后叶呈反向运动

14. 甲状腺超声探测时,以下方法错误的是
A. 暴露颈前部
B. 一般采取仰卧位
C. 必须加仿生模块
D. 无须特殊准备及要求
E. 去除颈部项链

15. 以下关于正常乳腺的超声图像特征与妇女生理周期关系的描述不正确的是
A. 妊娠期乳腺腺叶增多
B. 性成熟期腺体层明显变厚
C. 青春期乳腺各层次清晰
D. 哺乳期乳腺导管明显增粗
E. 老年期乳腺脂肪层增厚、腺体层变薄

16. 关于阴囊解剖的描述,以下不正确的是
A. 阴囊为一囊袋状结构
B. 阴囊壁由皮肤、肉膜及肌肉组成
C. 正中由阴囊隔分成左、右两囊
D. 内有睾丸、附睾等组成
E. 鞘膜腔内无液体

17. 前列腺增生声像图表现中,直接征象有下列哪项? ①前列腺各径线增大;②前列腺增大呈球形,前后径尤为显著;③肿大的腺体引起膀胱颈部抬高变形,严重者突向膀胱;④内、外腺比例异常;⑤内外腺交界处多数呈细点状或斑点状强回声。
A. ①②③④⑤
B. ①②③④
C. ①②③⑤
D. ①②⑤
E. ①④⑤

18. 前列腺癌声像图表现，下列不正确的是
A. 前列腺实质内边界模糊不整齐的低回声
B. 边界不整齐，高低不平
C. 浸润临近组织
D. 硬度增加
E. 前列腺的左、右叶外腺回声均质，大小对称

19. 对确定颈动脉狭窄程度无关的是
A. 形态学指标
B. 内径减小的程度
C. 取决于粥样斑块的强弱
D. 血流动力学指标
E. 血流速度改变

20. 错误描述颈动脉体瘤的是
A. 位于下颌角颈动脉分叉处
B. 实性低回声团块
C. 分叶状，边缘清晰规则
D. 局部血管腔显著变窄
E. 瘤体内有丰富的血流信号

21. 以下不是继发性下肢静脉瓣功能不全的超声表现的是
A. 管腔内见有血栓
B. 静脉内膜毛糙，增厚
C. 瓣膜活动正常
D. 范围广泛的浅静脉曲张
E. 加压时血栓处管腔不被压瘪

22. 以下有关动、静脉瘘的描述，错误的是
A. 动静脉间存有异常通道称为动静脉瘘
B. 先天因素为血管发育异常
C. 先天因素所致瘘口常为单发
D. 后天因素多为创伤
E. 后天因素瘘口常为单发

23. 当胰腺发现一个肿块考虑恶性时，下列支持该诊断的是
A. 肝内肿块
B. 腹腔淋巴结肿大
C. 腹水
D. 脾静脉受压或受侵
E. 下腔静脉扩张

24. 超声诊断肢体动静脉瘘最有力的依据是
A. 近心端动脉内径增宽
B. 动脉呈现低阻力型血流频谱
C. 静脉明显扩张
D. 静脉内出现动脉样血流频谱
E. 合并出现假性动脉瘤

25. 当脑动脉血流成像有局部膨大，可诊断脑动脉瘤时，其直径应
A. >0.5 cm
B. >0.6 cm
C. >0.7 cm
D. >0.8 cm
E. >1.0 cm

26. 对左侧三房心的二维超声显像所见的叙述，下列不正确的是
A. 左心房内出现异常隔膜，左心房被分为两个腔室
B. 肺静脉血只回流到右心房
C. 左心房内的隔膜上有交通口，左心房的两腔互相通连
D. 肺静脉血仍回流到左心房
E. 左心房内的隔膜把左心房分为两部分，合并房缺时，左心房与右心房相通

27. 描述正常四肢静脉二维超声表现的是
A. 壁薄，不易显示，内膜光滑
B. 管腔内呈无回声，或显示流动的红细胞
C. 内径大于伴行动脉的内径
D. 乏氏动作时，内径增宽
E. 以上都是

28. 超声诊断心内黏液瘤的依据是

A. 频谱多普勒检测心腔与大动脉间有无异常血流
B. 多普勒技术检测收缩期半月瓣口血流有无异常
C. 彩色多普勒观察瓣口有无反流血流
D. 二维超声显示左心房内异常团块，随血流而动
E. 二维超声显示左心房内有异常团块随心动周期运动不活跃

29. Krukenberg瘤常伴有
A. 腹水
B. 胃肠道转移
C. 大网膜转移
D. 乳腺转移
E. 脑转移

30. 应用Doppler技术可检测
A. 血流类型和流速
B. 血流类型、血流方向和流速
C. 血流方向和流速、多种动静脉系统的病变
D. 血流类型、多种动静脉系统的病变
E. 血流方向和流速

31. 患儿2岁。急性腹痛，腹胀，上腹可扪及横向走行包块；超声检查见腹腔内包块，纵断面显示为多层强弱回声团，脐周肠管呈持续充盈状。最可能的疾病是
A. 肠肿瘤伴肠套叠
B. 肠肿瘤伴肠扭转
C. 肠道肿瘤伴肠梗阻
D. 肠套叠伴肠梗阻
E. 肠梗阻伴肠扭转

32. 男性，45岁。胃癌术后3年，右髂窝处声像图表现如下图。诊断为
A. 正常声像图
B. 肿大淋巴结
C. 阑尾周围脓肿

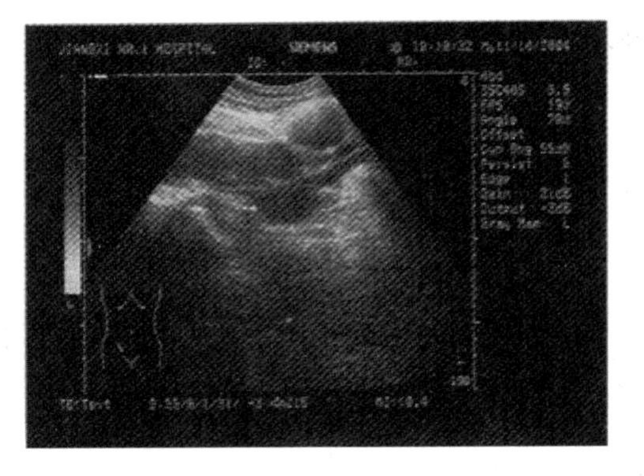

D. 肠道转移灶
E. 髂窝脓肿

33. 患者女性。既往月经正常，现闭经68天，尿妊娠试验阳性，阴道无流血。超声检查：子宫饱满稍大，宫腔内可见平均内径为29 mm妊娠囊，囊内未见明显胚胎组织及胎心搏动。正确的诊断是
A. 先兆流产
B. 不全流产
C. 稽留流产
D. 枯萎孕卵
E. 难免流产

34. 女性，31岁。婚后4年，既往月经规律。现停经54天，不规则阴道流血4天。超声检查：于左侧附件区可见平均内径为25 mm妊娠囊，并见胚芽及原始心管搏动。最不可能的妊娠部位是
A. 输卵管峡部
B. 输卵管壶腹部
C. 卵巢
D. 阔韧带
E. 输卵管间质部

35. 女性，24岁。既往月经规律，现停经41天，阴道不规则流血5天，剧烈腹痛1天，尿妊娠试验阳性。超声检查：盆腔偏右可见79 mm×61 mm形态不规则、无明显被膜、内有少量液性回声的低回声不均匀实质性

占位，未见明显血流信号，盆腹腔少量积液。子宫稍饱满，内膜稍增厚，左附件未见明显异常。根据以上表现，最可能的诊断是

A. 异位妊娠破裂
B. 黄体破裂
C. 卵巢囊肿蒂扭转
D. 急性阑尾炎穿孔
E. 巧克力囊肿破裂

36. 女性，65 岁。自述绝经 10 年，不规则阴道出血半个月，二维超声检查见宫腔分离，子宫内膜增厚。可提示为

A. 子宫内膜癌
B. 子宫颈癌
C. 宫腔积液
D. 子宫内膜息肉
E. 子宫内膜积血

37. 女性，50 岁。无症状，偶然发现颈粗，超声检查发现甲状腺轻度肿大，内见多个囊实性小结节。最可能是

A. 甲状腺炎
B. 毒性甲状腺肿
C. 结节性甲状腺肿
D. 单纯性甲状腺肿
E. 甲状腺囊肿

38. 女性，30 岁。哺乳期发现双乳肿块，超声显示双乳内各有数个大小不等的无回声区，边界光滑，后方回声增强。最可能是

A. 乳腺炎
B. 乳腺脓肿
C. 乳腺囊肿
D. 乳腺增生
E. 乳腺腺瘤

39. 男性，32 岁。发现阴囊增大半年，无不适，超声检查显示：阴囊内液体三面包绕于睾丸，但不影响精索。最可能是

A. 象皮肿
B. 婴儿鞘膜积液
C. 精索鞘膜积液
D. 睾丸鞘膜积液
E. 睾丸囊肿

40. 男性，42 岁。近期发现，右上肢无力，来院就诊，体检发现双上肢血压相差 30 mmHg。临床怀疑锁骨下动脉盗血综合征。其最重要的诊断依据是

A. 患侧上肢脉搏减弱或消失
B. 患侧上肢动脉二维图像无异常
C. 患侧上肢动脉反向血流减弱或消失
D. 患侧椎动脉彩色及频谱多普勒呈现反向血流
E. 患侧椎动脉仍存在舒张期正向血流

41. 男性，34 岁。活动后心悸、气短 2 年，超声心动图左室长轴切面可见收缩期二尖瓣瓣体突向左房。最可能的诊断是

A. 二尖瓣狭窄
B. 二尖瓣脱垂
C. 二尖瓣相对狭窄
D. 二尖瓣瓣裂
E. 二尖瓣钙化

42. 患者女性。有风湿性关节炎病史，心脏听诊主动脉瓣区有舒张期杂音，X 线胸片检查示左心室扩大，心电图检查示左心室高电压，超声诊断为主动脉瓣关闭不全。彩色多普勒血流应显示为

A. 左心室在收缩期有血流射入右心室
B. 舒张期有血流从主动脉瓣流向左心室
C. 收缩期有血流从右心房流入右心室
D. 左心室在收缩期无血流射入主动脉
E. 收缩期有血流从左房流入左室

43. 患者男性。近两年来有心慌、憋气，进行性加重，二维超声见心脏扩大，左室扩大明显呈球形，室间隔及左室后壁似乎变薄，但测

值属正常范围，室壁运动普遍减低，各瓣膜无增厚，E峰间隔距离(EPSS)明显增大，呈高容量、低动力型血流动力学表现，心尖部可见附壁血栓光团。彩色多普勒血流显像：二尖瓣轻度反流。最可能的诊断为

A. 冠心病，心肌硬化型
B. 冠心病并左心衰
C. 扩张型心肌病
D. 甲亢性心脏病
E. 尿毒症性心脏病

44. 男性，25岁。右大腿根部刀伤，出现疼痛，肿胀，活动受限。局部血管超声检查显示股动脉、股静脉之间见一无回声管道，其近端动、静脉管径明显增宽，管道处可见从动脉流向静脉的五彩镶嵌血流，静脉内出现动脉化血流频谱，为高速低阻型。其超声诊断最可能为

A. 股动脉血栓
B. 股静脉血栓
C. 股动静脉瘘
D. 股静脉瓣功能不全
E. 假性动脉瘤

45. 女性，37岁。ECG示除aVR外，其余导联ST段弓背向下抬高，超声心动图显示左室后壁后及心尖部液性暗区。以下诊断最正确的是

A. 缩窄性心包炎
B. 急性心包炎并心包积液
C. 冠心病
D. 高血压性心脏病
E. 急性心肌梗死

46. 关于小儿心电图检测的注意事项，正确的是

A. 婴幼儿应加做 V_3R 和 V_4R 导联心电图
B. 胸导联电极宜小
C. 婴幼儿心电图力求在安静状态下记录
D. 描记婴幼儿心电图时应保持肌肉松弛和仰卧状态
E. 以上都是

47. 下列关于P波的描述，不正确的是

A. P波切迹第1峰代表右心房除极
B. P波切迹第2峰代表左心房除极
C. P波切迹中间部分代表左、右心房共同除极
D. 正常人P波峰间距不超过0.03 s
E. P波峰间距>0.04 s仅见于左心房肥大

48. 男性，68岁。肺动脉高压。心电图如下图所示，应诊断为

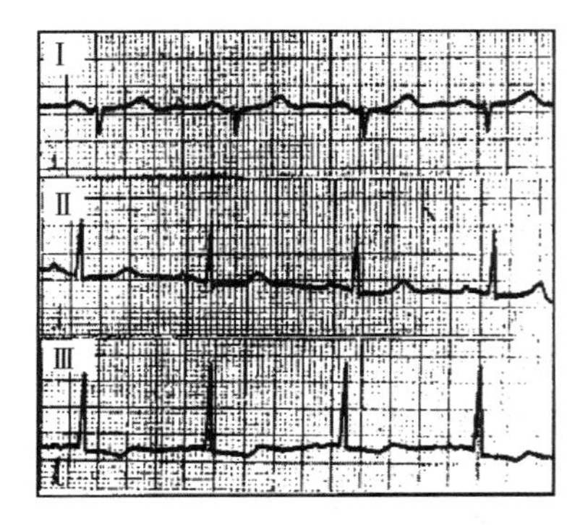

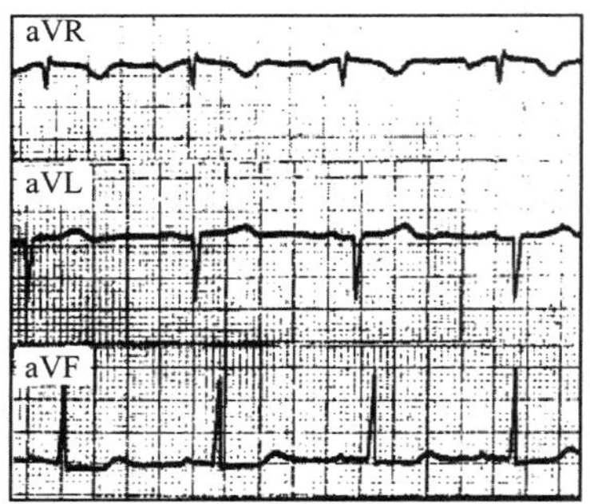

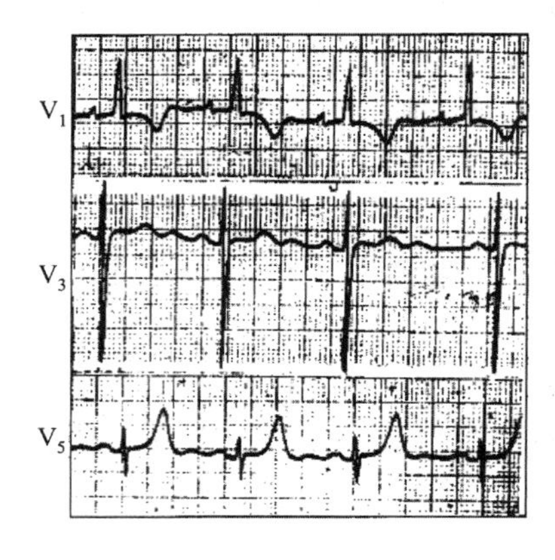

A. 不完全性右束支阻滞
B. 完全性右束支阻滞
C. 后壁心肌梗死
D. 右心室肥大
E. 不完全性右束支阻滞合并右心室肥大

49. 男性，66 岁。高血压病史 10 年。自觉心悸、胸闷 3 天就诊。心电图如下图所示，应诊断为

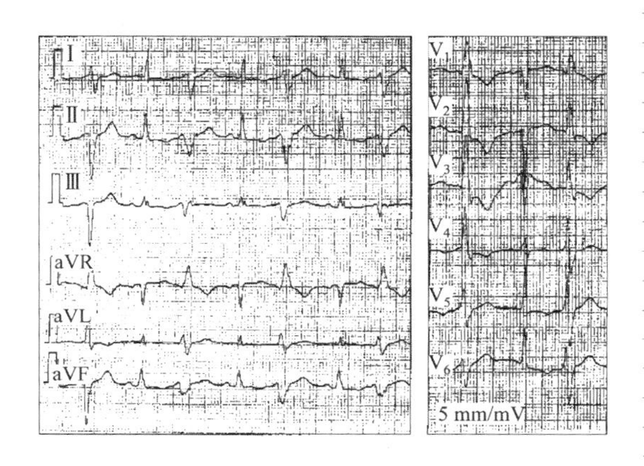

A. 左心房肥大，左心室肥大，室性期前收缩
B. 双侧心房肥大，双侧心室肥大，室性期前收缩
C. 右心房肥大，右心室肥大，室性期前收缩
D. 左心房肥大，右心室肥大，室性期前收缩
E. 不完全性左束支阻滞，室性期前收缩

50. 洋地黄中毒的心电图改变不包括
A. 窦房传导阻滞
B. 心房颤动伴三度房室传导阻滞
C. 房性心动过速
D. 室性心动过速
E. ST-T 呈鱼钩样改变

51. 低钾血症的典型心电图表现为
A. Q-T 间期延长
B. QRS 波群增宽
C. U 波倒置
D. ST 段压低，T 波低平及 U 波增高
E. T 波倒置

52. 下列不属于窦性心律失常的是
A. 窦性心动过速
B. 窦性心动过缓
C. 窦性心律不齐
D. 窦性停搏
E. 房性逸搏心律

53. 女性，57 岁。胸闷，呼吸不畅 1 个月。MRI 检查见中后纵隔团块状等 T1 稍高 T2 信号，上腔静脉受压，左右支气管包绕。最可能的诊断为

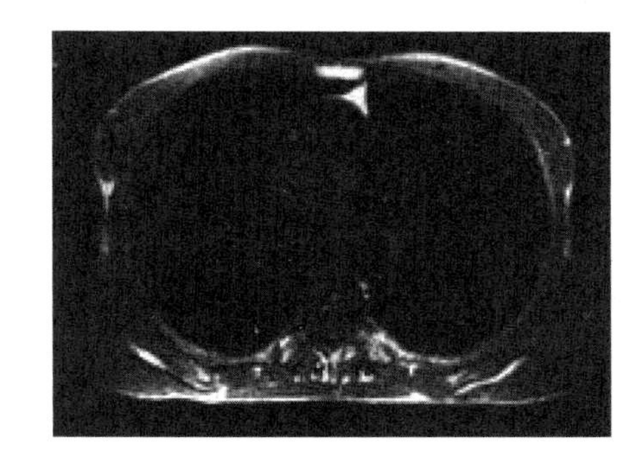

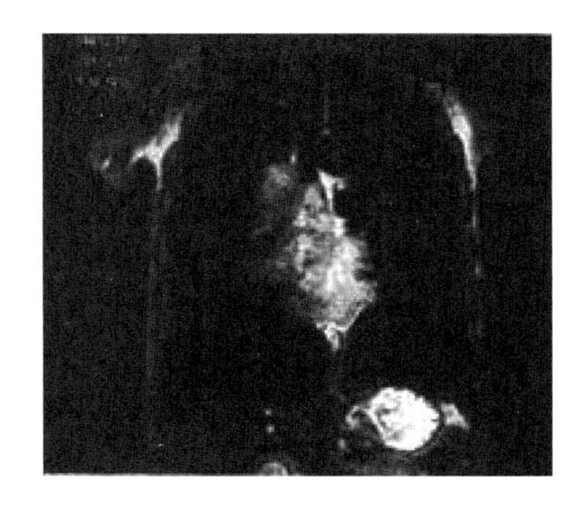

A. 纵隔淋巴瘤
B. 结节病
C. 转移性淋巴结

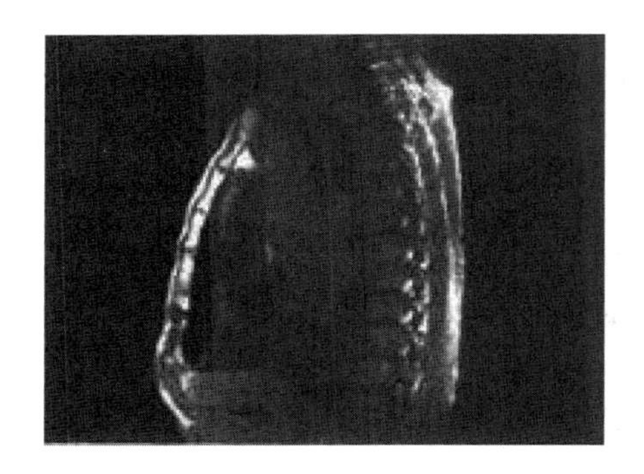

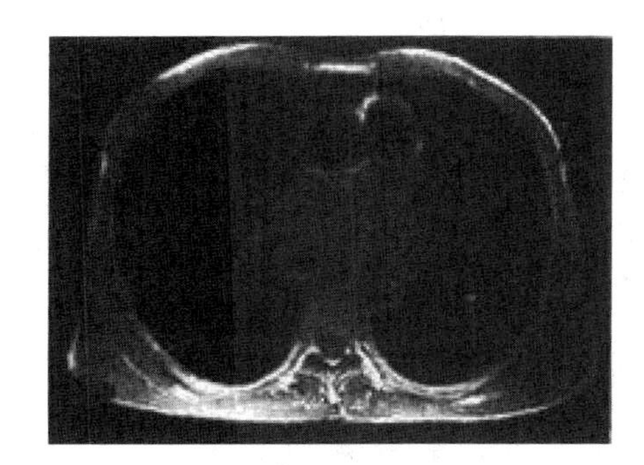

D. 肺癌
E. 胸腺瘤

54. 下列哪种疾病由肺内腔隙呈病理性扩大所致,其透光区周围壁较薄,周围无实变影,腔内可有或无液平面?
A. 肺气肿
B. 肺大疱
C. 气胸
D. 空洞
E. 包虫囊肿

55. 完全性肺静脉畸形引流可见于
A. 漏斗征
B. 主动脉球征
C. 主动脉球缩征
D. 降主动脉内收征
E. "8"字形心脏

56. 女性,65岁。胸透发现左肺病灶,CT检查如下图,最可能的CT诊断为

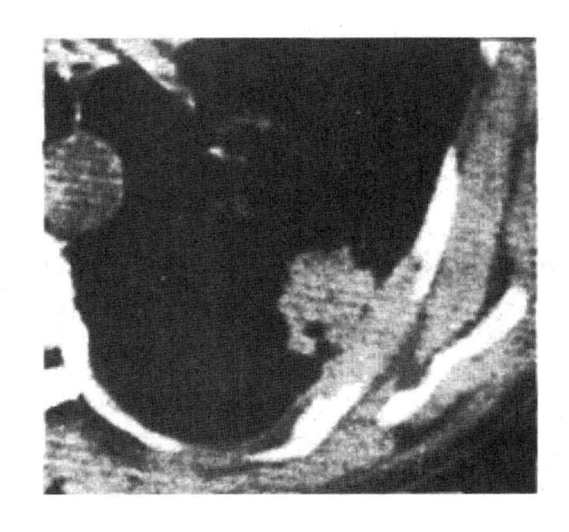

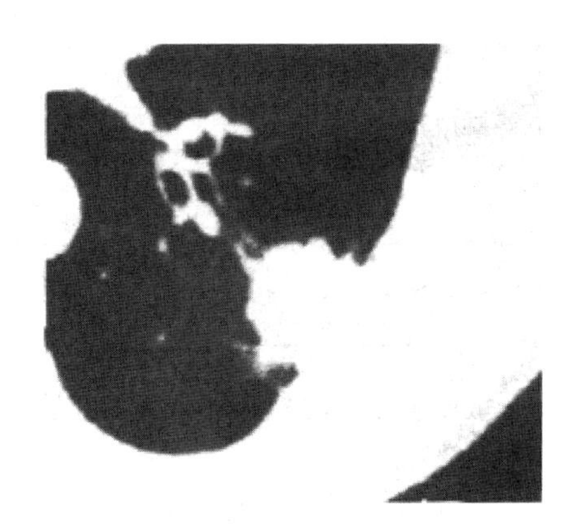

A. 慢性炎症
B. 淋巴瘤
C. 炎性假瘤
D. 中心型肺癌
E. 周围型肺癌

57. 下列有关溃疡性结肠炎的X线钡灌肠表现中,错误的是
A. 肠管狭窄短缩
B. 多发溃疡
C. 息肉形成
D. 黏膜破坏、中断
E. 结肠袋消失

58. 关于肠梗阻影像表现不正确的是
A. 麻痹性肠梗阻扩张的肠管相互靠近,并

且间隙常见增宽

B. 扩张的肠襻靠拢形成咖啡豆状为急性机械性小肠梗阻的典型表现

C. 麻痹性肠梗阻的特点是大小肠呈均等积气、扩张,可有气—液平面

D. 绞窄性小肠梗阻时肠襻由于嵌顿而且充满液体而呈软组织团块阴影,形成"假肿瘤"征象

E. 急性结肠梗阻时闭襻性扭转的特点是,结肠明显扩张,可达 10～20 cm,扩张的乙状结肠呈马蹄状,内有两个较宽的液面,其扩张的顶部可达中上腹部

59. 下列疾病能导致急、慢性肾衰竭的是

A. 尤因氏肉瘤

B. 骨髓瘤

C. 库欣综合征

D. 痛风

E. 马方综合征

60. 下列叙述正确的是

A. 软骨母细胞瘤好发于青年

B. 骨软骨瘤好发于中年人

C. 骨巨细胞瘤好发于 20 岁以下的青少年

D. 尤因肉瘤多见于青年人

E. 软骨肉瘤多见于 30 岁以上人群

61. 孕 39 周,因胎心减慢行剖宫产,羊水黄绿色。出生时患儿无呼吸,四肢青紫。此时应立即采取的首要复苏措施是

A. 复苏器加压给氧

B. 胸外心脏按压

C. 气管插管

D. 静滴多巴胺

E. 吸净口、咽及鼻部黏液

62. 脑挫裂伤

A. 右侧内囊前支卵圆形高密度造影

B. 环池内高密度影

C. 右眶额回斑片状高密度,周边伴水肿

D. 左侧颞部颅板下梭形高密度

E. 左侧额部颅板下新月形水样密度

63. 输尿管可分为

A. 2 段

B. 3 段

C. 4 段

D. 5 段

E. 以上都不正确

64. 食管癌放疗后继发食管气管瘘,较好的治疗方法为

A. 置入食管带膜支架

B. 置入气管带膜支架

C. 胃造瘘并食道旷置

D. 外科修补治疗

E. 同时置入食管和气管带膜支架

65. 头颅平片常出现骨缺损改变

A. 神经纤维瘤病

B. 结节性硬化

C. 脑颜面血管瘤变

D. 胼胝体发育不良

E. 前脑无裂畸形

66. 某中医内科医师经执业医师注册后,在医疗机构执业。以后,该医师进修放射专业知识与技能,并被原医疗机构安排至放射科工作,对其改变执业范围的行为

A. 医疗机构允许即可

B. 应到准予注册的卫生行政部门办理变更注册手续

C. 应到准予注册的上一级卫生行政部门办理变更注册手续

D. 任何组织和个人无权干涉

E. 只要其医术高明,就不受限制

67. 构成医疗事故的主观方面,应当是

A. 技术水平欠缺的技术过失

B. 违反卫生法规和诊疗护理规范、常规的

责任过失
C. 违反操作规程的过失
D. 疏忽大意的过失
E. 过于自信的过失

68. 婚前医学检查,对确诊患有严重遗传病不宜生育者正确的处理方法是
A. 不能结婚
B. 可以结婚,但需要采取长效避孕措施或者实施结扎手术
C. 可以结婚,但需提交书面声明,保证不生育
D. 可以结婚,但必须符合晚婚规定
E.《婚姻法》未明确规定禁止结婚的,可以结婚

69. 属于乙类传染病的是
A. 霍乱
B. 麻疹
C. 流行性感冒
D. 病毒性肝炎
E. 急性出血结膜炎

70. 对于人感染高致病性禽流感患者应当采取的预防、控制措施是
A. 为甲类传染病,按照甲类处理
B. 为乙类传染病,按照甲类处理
C. 为丙类传染病,按照丙类处理
D. 为丙类传染病,按照乙类处理
E. 因未发现流行的证据,按常规处理

71. 介入治疗中,血管内给予尿激酶的意义是
A. 扩血管
B. 抗肿瘤
C. 缩血管,止血
D. 溶栓
E. 降低血液黏度

72. 儿童颅内压增高较常见可靠的X线征象是
A. 颅缝分离
B. 蝶鞍扩大和骨质吸收
C. 脑回压迹增多
D. 颅骨普遍性吸收
E. 蛛网膜颗粒压迹增大

73. 肺癌引起的阻塞性肺炎与一般肺炎区别有以下几点,不正确的是
A. 体积缩小
B. 有支气管充气像
C. 同一部位反复发作
D. 合并肿块
E. 常有淋巴结肿大

74. 显像剂引入体内后2 h以内所进行的显像通常称为
A. 延迟显像
B. 平面显像
C. 断层显像
D. 早期显像
E. 负荷显像

75. 核素图像融合技术的最主要目的是
A. 了解病灶部位的代谢与血流变化
B. 了解病灶区解剖密度的变化
C. 了解病灶区解剖形态的变化
D. 提高探测病灶的敏感性
E. 判断病灶大小

76. 男性,50岁。慢性支气管炎病史10余年,近3个月来病情加重,痰中找到硫黄色颗粒,右胸壁出现瘘管,胸片示右下叶片状阴影,累及局部胸膜、胸壁,最可能合并
A. 肺放线菌病
B. 肺吸虫病
C. 肺曲菌病
D. 肺隐球菌病
E. 包虫病

77. 心血管核医学中,次极量踏车运动试验,心率应达到最大心率的

A. 50%
B. 85%
C. 90%
D. 95%
E. 100%

78. 关于良性胃溃疡的X线征象,错误的是
A. 项圈征
B. 黏膜线未中断
C. 狭颈征
D. 指压迹征
E. 黏膜纠集

79. 男性,60岁。排尿困难,CT扫描示前列腺后叶增大,密度低,增强后左叶内可见16 mm×22 mm低密度区,边缘尚清,病变与左盆底肌分界不清。最可能的诊断为
A. 前列腺增生
B. 前列腺转移
C. 前列腺炎症
D. 前列腺癌
E. 前列腺脓肿

80. 女性,35岁。因不孕就诊,CT扫描子宫增大呈分叶状,表面光滑,子宫肌壁内实性低密度影,有钙化,宫腔受压移位。首先考虑的应该为
A. 葡萄胎
B. 子宫内膜癌
C. 子宫肌瘤
D. 子宫肌腺瘤
E. 妊娠

81. 青年女性,低热、乏力、左腰痛3个月余。CT扫描示左肾影增大,左肾上极密度不均,有斑点样钙化,增强扫描左肾上极有多个囊腔,囊壁中等强度环形强化,邻近肾实质受压变薄,肾盏轻度扩大。应首先考虑左肾上极病变为
A. 左肾上极肾盂癌
B. 左肾上极脓肿
C. 左肾上极错构瘤
D. 左肾上极囊肿
E. 左肾上极结核

82. 患者25岁。诉膝关节间歇性隐痛、肿胀半年多,查体胫骨上端内侧肿胀,触之有乒乓球感,X线片示胫骨上端偏内侧呈膨胀性肥皂泡样骨质破坏,横径大于纵径。应诊断为
A. 骨巨细胞瘤
B. 动脉瘤样骨囊肿
C. 软骨母细胞瘤
D. 溶骨型骨肉瘤
E. 骨囊肿

83. 胰腺假性囊肿与真性囊肿超声鉴别要点是:①假性囊肿在胰周,真性囊肿在胰内;②前者较大,后者较小;③前者有胰腺炎病史,后者一般为先天性;④前者穿刺液为胰液,后方为黏液。
A. ①②③
B. ①③
C. ②④
D. ④
E. ①②③④

84. 超声引导下进行肾脏穿刺活检,最易产生的并发症是
A. 尿路感染
B. 肾内血肿
C. 血尿
D. 肾包膜下血肿
E. 肾包膜外血肿

85. 下列哪项为超声引导下穿刺活检的禁忌证?①难以显示病灶或显示不清;②缺乏合适的进针路径;③患者呼吸不能配合;④凝血机制不正常。
A. ①②③

B. ①③
C. ②④
D. ④
E. ①②③④

86. 一患者核素心肌灌注显像提示前壁固定性放射性缺损,FDG心肌代谢显像前壁摄取基本正常。比较合适的诊断是
A. 前壁心肌梗死
B. 前壁心肌缺血
C. 前壁心肌梗死
D. 前壁心肌明显缺血伴“冬眠”心肌
E. 前壁心肌明显缺血伴“顿抑”心肌

87. 男性,50岁。咳嗽伴声音嘶哑3个月,右锁骨上窝触及一个肿大的淋巴结,质硬无压痛。提示该患者的诊断是
A. 喉炎
B. 肺癌
C. 胃癌
D. 鼻咽癌
E. 肺结核

88. 女性,30岁。反复发作性呼吸困难,胸闷2年,3天前受凉后咳嗽,咳少量脓痰。接着出现呼吸困难、胸闷,并逐渐加重。体检:无发绀,双肺广泛哮鸣音,肺底部少许湿啰音。该病例表明气道阻塞具有可逆性的检查结果是
A. FEV_1>60%预计值
B. PEF>60%预计值
C. 吸入沙丁胺醇后FEV_1增加率>15%
D. 吸入倍氯米松后FEV_1增加率>15%
E. 支气管激发试验阳性

89. 女性,34岁。因原发性甲亢行甲状腺双侧次全切除术。有关术中操作,正确的是
A. 结扎切断甲状腺上动脉要远离甲状腺上极
B. 结扎切断甲状腺下动脉要靠近甲状腺背面
C. 切除腺体的70%~80%
D. 止血后不必放引流
E. 需保留腺体的背面部分

90. 女性,22岁。颈前肿物3个月。查体:右叶甲状腺可触及一质硬结节,直径2 cm。同侧颈淋巴结可及2个,质中,活动。B型超声检查:甲状腺右叶一低回声实性团块。为明确肿物良恶性,下列各项检查,首先应选择
A. 同位素扫描
B. 血清降钙素测定
C. 针吸细胞学检查
D. 颈部软组织显像
E. 右侧颈淋巴结活检

91. 患儿7个月早产。生后36 h因吸入性肺炎而住院。查体:胸骨左缘第2肋间有较响亮收缩期杂音。彩色多普勒超声心动图检查示有动脉导管未闭和左向右分流。应采取的治疗为
A. 治疗肺炎,待3~4岁后手术治疗
B. 观察到3个月后不闭合可手术
C. 治疗肺炎的同时,应用消炎止痛
D. 立即手术根治
E. 立即应用心导管介入技术将未闭的动脉导管进行堵塞

92. 嗜铬细胞瘤下列临床表现中最具特征性的是
A. 发作性头痛
B. 阵发性高血压或持续性高血压阵发性加剧
C. 胸闷,多汗,心动过速
D. 恶心,呕吐,腹痛
E. 焦虑,神经过敏

93. 弓形虫侵入人体最主要的途径是经
A. 呼吸道

B. 消化道
C. 性接触
D. 以上都是
E. 皮肤侵入

94. 关于肩锁关节脱位的特点,以下错误的是
A. 多见于年轻人的运动创伤
B. 多因直接暴力致伤
C. 严重者,肩锁韧带与喙锁韧带均破裂
D. X线摄片阴性发现,可以排除肩锁关节脱位
E. 肩锁韧带与喙锁韧带均破裂者,应该手术治疗

95. 男性,51岁。体检时发现"浮髌征"阳性,表明膝关节存在
A. 少量积液
B. 中等量积液
C. 大量积液
D. 滑膜增生
E. 关节内粘连

96. 左心衰最早出现的症状是
A. 疲乏无力
B. 劳力性呼吸困难
C. 阵发性夜间呼吸困难
D. 夜间卧床时咳嗽
E. 失眠,尿少,头晕

97. 导致心力衰竭发病和死亡的主要原因是
A. 心室重构
B. 心内膜炎
C. 心室内附壁血栓
D. 活动风湿
E. 心内膜下心肌梗死

98. 女性,26岁。妊娠2月,反复呕吐5～6天,今晨呕吐鲜血约200 ml,伴上腹部隐痛就诊。最可能的诊断是
A. 消化性溃疡并出血
B. 食管静脉曲张破裂出血
C. 急性胃黏膜病变
D. 食管贲门黏膜撕裂症
E. 胃癌并出血

99. 急性肾衰竭多尿期后最可能出现的是
A. 低钾血症
B. 脱水
C. 血尿素氮及肌酐即可降至正常
D. 继发感染
E. 血尿素氮及肌酐升高

100. 频率为2.0 MHz的超声在人体软组织中传播时的波长为
A. 0.73 mm
B. 0.77 mm
C. 0.76 mm
D. 0.74 mm
E. 0.78 mm

101. 以下显示方式不是三维超声成像的是
A. 表面成像
B. 透明成像
C. 血流成像
D. 宽景成像
E. 结构成像

102. 内部混响彗星尾征在下列哪种情况下出现?
A. 超声束垂直于胸壁和肺表面引起多次内部混响
B. 超声束垂直于腹壁引起内部混响
C. 超声束在器官组织的异物内来回反射
D. 超声束垂直射入骨膜和骨表面
E. 超声束射向肩关节软骨和骨表面时,在软骨内部来回反射

103. 关于脾大的描述,不正确的是
A. 重度,脾门切迹消失,脾下缘超过脐孔水平

B. 轻度,脾形态正常
C. 深吸气时,脾下缘超过脐孔水平为中度
D. 轻度,在仰卧位深吸气时,脾下缘在肋缘下 2～3 cm
E. 轻度,脾各径线可稍有增加

104. 为了减少肠气对肾脏扫查的影响,可以采用
A. 高频探头
B. 低频探头
C. 患者取仰卧位进行扫查
D. 患者取俯卧位进行扫查
E. 深呼吸

105. 超声检查显示肾脏肿块由下极向周围延伸时应注意
A. 检查胰腺有无转移
B. 检查下腔静脉及肾静脉有无转移
C. 检查腹主动脉有无转移
D. 检查盆腔有无转移
E. 检查输尿管有无转移

106. 肝外胆管癌的直接征象不包括
A. 扩张的胆管的远端显示乳头状软组织肿块
B. 阻塞近端胆管明显扩张
C. 扩张胆管内腔逐渐细窄呈鼠尾状,局部管壁明显增厚
D. 胆管壁不规则增厚,僵硬
E. 胆管突然截断或闭塞

107. 男性,69 岁。胃肠超声检查于胃壁探及一大小为 11 cm×9 cm、形态不规则、边界不清的不均匀低回声肿块,中心部可见大片不规则液化坏死区,实性部分血流信号不明显,胃黏膜受侵,超声诊断考虑
A. 胃息肉
B. 胃平滑肌肉瘤
C. 胃脂肪瘤
D. 胃平滑肌瘤
E. 胃恶性淋巴瘤

108. 女性,68 岁。超声检查示胃壁增厚,形成大小为 9.2 cm×7.5 cm 的低回声实性肿块,似由数个弱回声结节融合而成,内部透声好,探头加压发生变形,最可能的诊断是
A. 胃平滑肌瘤
B. 胃息肉
C. 胃恶性淋巴瘤
D. 胃平滑肌肉瘤
E. 胃间质瘤

109. 一急性腹痛的老年患者,小肠壁弥漫性增厚,回声减低,肠壁内无血流信号,肠系膜上静脉内探及不均匀实性回声,腹腔内可见少量液体,最可能的诊断是
A. 肠梗阻
B. 肠壁占位
C. 肠穿孔
D. 肠系膜血管缺血性疾病
E. 肠道炎性改变

110. 有关马蹄肾的描述,不正确的说法是
A. 马蹄肾融合部位回声以肾窦结构为主
B. 马蹄肾是融合肾畸形中最常见的一种类型
C. 双肾位置靠近前内侧方
D. 马蹄肾融合部位常发生在双肾下极
E. 马蹄肾融合部位横跨下腔静脉和腹主动脉的前方

111. 肾盂肿瘤最常见的病理类型是
A. 鳞状上皮癌
B. 移行上皮细胞癌
C. 透明细胞癌
D. 腺癌
E. 恶性淋巴瘤

112. 对于膀胱肿瘤的描述,不正确的是
A. 膀胱肿瘤多以无痛性血尿就诊
B. 膀胱肿瘤的病理类型中腺癌占90%左右
C. 膀胱肿瘤早期病变基底较窄或有蒂与膀胱壁相连
D. 个别膀胱肿瘤表面附有小结石或钙化斑
E. 在无创性筛选手段中,超声检查可以作为膀胱肿瘤首选的影像诊断方法

113. 关于婴儿型多囊肾的叙述,下列正确的是
A. 胎儿期肾脏出现少数囊泡是正常的
B. 肾脏可表现为实质性强回声
C. 在晚孕之前总有表现
D. 主要为大囊泡
E. 肾脏体积较正常小

114. 男性,36岁。无自觉症状。体检时超声所见:左肾大小、形态正常,下极实质显示一边界清楚、薄壁、圆形的无回声区,后方回声增强,其余肾实质回声正常。本病可诊断为
A. 肾错构瘤
B. 肾结核
C. 多囊肾
D. 肾囊肿
E. 肾癌

115. 关于甲状腺的静脉引流,下列错误的是
A. 甲状腺侧叶上部的血流经甲状腺上静脉流入颈内静脉
B. 侧叶前部和中部的血液经甲状腺中静脉流入颈内静脉
C. 侧叶下部的血液经甲状腺下静脉流入无名静脉
D. 以上都对
E. 以上都不对

116. 正常乳房构造由浅至深依次为
A. 皮肤、皮下脂肪、浅筋膜浅层、乳腺腺体、浅筋膜深层、胸大肌及肋骨等
B. 皮肤、浅筋膜浅层、皮下脂肪、乳腺腺体、浅筋膜深层、胸大肌及肋骨等
C. 皮肤、浅筋膜浅层、皮下脂肪、乳腺腺体、胸大肌及肋骨等、浅筋膜深层
D. 皮肤、皮下脂肪、浅筋膜浅层、乳腺腺体、胸大肌及肋骨等、浅筋膜深层
E. 皮肤、浅筋膜、皮下脂肪、乳腺腺体、深筋膜、胸大肌及肋骨等

117. 关于腮腺混合瘤,下列错误的是
A. 又称多形性腺瘤
B. 为涎腺中发病率最高的肿瘤
C. 与周围组织无粘连,可有一定活动度
D. 肿瘤生长迅速,多不伴其他症状
E. 单侧发病常见

118. 乳腺癌的超声特征包括
A. 向组织及皮肤浸润
B. 边界不整,呈锯齿状,无包膜
C. 后方回声呈衰减暗区
D. 内部呈低回声区
E. 以上都是

119. 以下是乳房良性肿瘤的声像图表现的是
A. 包膜完整
B. 包膜完整,内部回声均匀
C. 包膜完整,内部回声均匀,后方回声衰弱
D. 包膜完整,内部回声均匀,后方回声可增强也可不增强
E. 内部回声均匀,后方回声衰减

120. 关于原发性视网膜脱离,下列错误的是
A. 亦称孔源性视网膜脱离
B. 脱离的视网膜上不可能探及血流信号
C. 视力减退,相应部位的视野缺失
D. 是一种原因不明的视网膜层间分离
E. 眼底检查可发现视网膜灰色隆起

121. 腮腺囊肿的超声表现，以下错误的是
A. 内为无回声区
B. 形态欠规则
C. 多呈圆形
D. 边缘整齐、界限清楚
E. 后方回声增强

122. 关于 Graves 病的超声表现，下列正确的是
A. 甲状腺弥漫增大，内部为低回声，血流较丰富
B. 甲状腺弥漫增大，内部呈中-低回声，血流呈火海征
C. 甲状腺弥漫增大，内部为高回声，血流正常
D. 甲状腺不对称性肿大，内部呈低回声，血流呈火海征
E. 甲状腺大小正常，内部为低回声，血流不丰富

123. 睾丸胚胎癌的声像图特征不包括
A. 睾丸增大，内见肿块回声
B. 肿块边界欠整齐
C. 肿块内部多呈混合性回声
D. 肿块内部回声为均匀低回声
E. 睾丸血流信号明显较健侧多

124. 关于子宫内膜息肉的描述，下列错误的是
A. 经阴道超声表现为子宫内膜局限性增厚隆起
B. 息肉由于子宫内膜腺体和纤维间质局限性增生隆起形成的瘤样病变
C. 息肉是内膜局限性部位受激素刺激而形成
D. 息肉内常可见极丰富、分布杂乱的血流信号
E. 非弥漫性子宫内膜增生可产生子宫内膜息肉

125. 关于子宫内膜异位症的表现，错误的是
A. 闭经
B. 月经异常
C. 可有不孕
D. 多有痛经，且呈进行性加重趋势
E. 下腹或腰骶部疼痛

126. 关于卵黄囊的描述，以下错误的是
A. 卵黄囊呈圆形，壁薄光滑，透声好
B. 是妊娠囊内超声能发现的第一个解剖结构
C. 卵黄囊直径超过 10 mm 提示胚胎预后不良
D. 发现卵黄囊可以肯定为妊娠囊并有胚胎存在
E. 孕 7 周时卵黄囊最大，而后逐渐缩小

127. 关于多胎妊娠的描述，以下错误的是
A. 多胎妊娠属高危妊娠
B. 以双胎发生率最高
C. 单绒毛膜囊单羊膜囊双胎妊娠罕见
D. 多胎妊娠常合并羊水过少
E. 孕早期诊断多胎妊娠，诊断准确性高

128. 关于风心病二尖瓣狭窄 M 型超声心动图特征的描述，正确的是
A. 二尖瓣前叶 CD 段向后移位，呈“吊床样”改变
B. 二尖瓣前后叶呈双峰镜像
C. 二尖瓣前叶 EF 斜率减慢，呈“城垛样”改变，二尖瓣前后叶呈镜像运动
D. 二尖瓣前叶 EF 斜率减慢，呈“城垛样”改变，二尖瓣前后叶呈同向运动
E. 以上均不对

129. 原发性二尖瓣脱垂的病理基础主要是
A. 对瓣膜收缩活动起支持作用的腱索伸长、萎缩、坏死、断裂
B. 瓣膜冗长或过度丰满
C. 瓣膜与其附属结构之间的不平衡，致使二尖瓣活动失去约束
D. 瓣膜的黏液样变性

E. 右心室舒张期负荷过重，引起室间隔变形，从而使后乳头肌发生移位

130. 关于左向右分流的主动脉窦瘤破裂（流向右心室流出道）的彩色多普勒血流显像描述，正确的是

A. 显示有血流信号从窦瘤流向冠状动脉
B. 显示有血流信号从窦瘤流向肺动脉
C. 显示有血流信号从右心室流向窦瘤
D. 显示舒张期、收缩期均有从窦瘤流向右心室流出道的信号
E. 显示收缩期有血流信号从窦瘤到右心室，舒张期有血流信号从右心室流向窦瘤

131. 关于主动脉与肺动脉的描述，下列叙述正确的是

A. 肺动脉起自右心室，发出后分为左、右肺动脉
B. 肺动脉起自左心室，发出后分为左、右肺动脉进入肺脏
C. 主动脉起自左心室，由升主动脉、主动脉弓、胸主动脉和腹主动脉组成
D. 主动脉起自左心室，发出左、右动脉
E. A+C

132. 大血管转位患者，若不存在房室水平分流时，最佳的识别主、肺动脉的检查方法是

A. 右心声学造影
B. 脉冲多普勒频谱技术
C. 与右心室相连者为肺动脉
D. 彩色多普勒血流技术
E. 多普勒能量血流图

133. 继发孔型房间隔缺损最常见的是

A. 中央型
B. 上腔型
C. 下腔型
D. 冠状静脉窦型
E. 混合型

134. 如果颈内动脉阻塞或高度狭窄，同侧颈总动脉将出现的变化为

A. 阻力指数降低
B. 阻力指数升高
C. 收缩期峰值流速降低
D. 舒张期峰值流速升高
E. 血流反向

135. 对疑有心内黏液瘤的患者，超声诊断主要应用哪种技术进行确诊？

A. 频谱多普勒检测心腔与大动脉间有无异常分流
B. 对心房肿瘤用多普勒技术检测收缩期血流有无异常
C. 二维超声检查肿瘤的部位、大小、活动性与室壁的关系
D. 彩色多普勒观察有无心内分流
E. M型超声观察心室壁的运动情况

二、A3/A4 型题

（136～138 题共用题干）

患者中年男性。乙型肝炎病史 20 余年，近期出现上腹部饱胀不适。超声可见肝右叶缩小，左叶稍增大，肝包膜不光整，实质回声增粗。

136. 最可能的诊断是

A. 脂肪肝
B. 慢性肝炎
C. 肝硬化
D. 急性肝炎
E. 肝纤维化

137. 此类患者最常见的并发症和死亡主要原因的是

A. 急性重型肝炎
B. 胃底食管静脉破裂出血
C. 感染
D. 门静脉海绵样变
E. 原发性肝癌

138. 门静脉内径 16 mm,门静脉内可见栓子形成,紧贴一侧管壁,此时需要鉴别的是
A. 病毒性肝硬化和酒精性肝硬化
B. 门静脉血栓和癌栓
C. 门静脉有否高压
D. 门静脉扩张和门静脉海绵窦样变
E. 肝硬化和慢性肝炎

(139～141 题共用题干)

某患者突然出现有下肢肿胀,疼痛难忍来院就诊,超声检查发现下肢静脉内血栓形成,并发现有"血栓浮动"。

139. 以下观点正确的是
A. 说明为新鲜血栓
B. 不易发生脱落危险
C. 可用探头冲击性加压,以观察其活动度
D. 操作要到位,用力加压
E. 说明血栓来自心脏

140. 若为急性血栓,其发病的时间为
A. 1～3 周的血栓
B. 数周以后的血栓
C. 数月到数年的血栓
D. 1～2 周的血栓
E. 以上都不对

141. 此种血栓最易发生的并发症是
A. 肺梗死
B. 动脉栓塞
C. 脑栓塞
D. 右心衰
E. 以上都不对

(142～145 题共用题干)

男性,47 岁。气急、乏力,心绞痛,硝酸甘油治疗无效,在胸骨左缘可闻及收缩中、晚期粗糙的吹风样杂音。X 线检查示心影左缘明显突出,超声检查提示室间隔明显增厚,回声增强,室间隔/左心室后壁(IVS/LVPW)>1.3～1.5,超声诊断为肥厚型心肌病。

142. 肥厚型梗阻性心肌病最常见的心肌肥厚部位是
A. 左室前壁
B. 左室侧壁
C. 心尖部
D. 室间隔上段
E. 整个室间隔

143. 以下对肥厚型心肌病超声描述错误的是
A. 收缩前运动(SAM)现象
B. 主动脉瓣提前关闭现象
C. 二尖瓣反流
D. 左室明显扩大
E. 左房轻度扩大

144. 肥厚型心肌病梗阻性与非梗阻性的主要鉴别点是
A. 前者室间隔厚度明显大于后者
B. 前者左房明显扩大
C. 后者左室后壁厚度正常,而前者增厚
D. 前者 IVS/LVPW>1.5,后者 IVS/LVPW>1.3
E. 前者左室流出道狭窄,后者无左室流出道狭窄

145. 肥厚型心肌病常合并瓣口关闭不严现象,最常见的为
A. 主动脉瓣反流
B. 肺动脉瓣反流
C. 二尖瓣反流
D. 三尖瓣反流
E. A+C

(146～150 题共用题干)

男性,30 岁。10 年来阵发性心悸,每次心悸突然发作,持续 0.5～3 h 不等,此次发作持续 0.5 h 而来就诊。检查:血压 90/60 mmHg,心率

200 次/min，心律绝对规则，无杂音，肺(一)。

146. 估计此次心律失常最可能的是
A. 2∶1 心房扑动
B. 阵发性室性心动过速
C. 窦性心动过速
D. 阵发性室上性心动过速
E. 心房纤颤

147. 最佳治疗措施是
A. 静注苯妥英钠
B. 静注利多卡因
C. 静点氯化钾
D. 静注毛花苷丙
E. 静注普萘洛尔

148. 心电图示 QRS 波群宽 0.14～0.16 s，起始部粗钝，R－R 间期绝对不等。此时心律失常最可能是
A. 预激综合征伴心房颤动
B. 阵发性室性心动过速
C. 心房颤动伴室内差异性传导
D. 心房颤动伴束支传导阻滞
E. 室上速伴差异传导

149. 此时最佳治疗方案为
A. 静注毛花苷丙
B. 电复律
C. 静注利多卡因
D. 静点氯化钾
E. 静注维拉帕米

150. 对此种心律失常，下列各项中为禁忌证的是
A. 奎尼丁
B. 普罗帕酮
C. 胺碘酮
D. 电复律
E. 洋地黄类制剂

(151～153 题共用题干)

孙某是一肝癌晚期患者，现到其住所地的某医疗机构门诊就诊，要求长期使用麻醉药品。

151. 此时应当由谁亲自诊查患者并建立相应的病历？
A. 主治医师
B. 主任医师
C. 治疗医师
D. 住院医师
E. 首诊医师

152. 假设该医师为其建立了病历资料，该病历资料中关于孙某诊断证明的复印件应当是由哪一级医院开具的？
A. 一级以上医院
B. 二级以上医院
C. 三级以上医院
D. 接诊的医院
E. 以上都不是

153. 该医疗机构应当要求孙某多长时间复诊或者随诊一次？
A. 1 个月
B. 2 个月
C. 3 个月
D. 4 个月
E. 6 个月

(154～156 题共用题干)

男性，18 岁。反复出现血尿就诊，尿常规：红细胞(＋＋)，蛋白(＋)，超声检查所见：双肾大小形态正常，实质回声均匀，左肾静脉纵切图像，可见左肾静脉远心端即腹主动脉与肠系膜上动脉左侧的左肾静脉明显扩张，而位于腹主动脉和肠系膜上动脉之间的左肾静脉明显变窄。

154. 根据上述临床资料，最可能的诊断是
A. 肾小球肾炎

B. IgA肾病
C. 肾病综合征
D. 肾动脉狭窄
E. 胡桃夹综合征

155. 此病的诊断标准是
A. 反复性、发作性血尿或蛋白尿
B. 主动脉左侧方的左肾静脉直径比主动脉正前方的左肾静脉宽20%以上
C. 主动脉右侧方的左肾静脉直径比主动脉正前方的左肾静脉宽20%以上
D. 主动脉左侧方的左肾静脉直径比主动脉正前方的左肾静脉宽50%以上
E. 主动脉右侧方的左肾静脉直径比主动脉正前方的左肾静脉宽50%以上

156. 关于此病不正确的描述有
A. 超声是诊断该病首选的无创性非侵袭性检查
B. 临床主要表现为反复性、发作性血尿或蛋白尿,常易误诊为肾小球肾炎
C. 该病是指左肾静脉在腹主动脉和肠系膜上动脉间受机械性挤压后,肾静脉血流回流受阻引起的左肾静脉高压现象
D. 多见于儿童及青春期少年,发病年龄4～20岁,以男性多见
E. 尿红细胞形态为肾小球性

(157～162题共用题干)

男性,42岁。乙型肝炎病史十余年,近来右上腹不适,腹胀。超声检查表现右叶缩小,左叶增大,肝被膜不光滑,实质回声增粗增强,欠均匀,肝静脉细窄,走行迂曲,管壁不平整。

157. 最可能的诊断是
A. 慢性肝炎
B. 急性肝炎
C. 肝硬化
D. 急性重型肝炎
E. 肝纤维化

158. 彩色多普勒血流显像(CDFI)脐静脉可见血流信号,脾脏厚径60 cm,脾门区脾静脉扩张屈曲蛇形,门静脉内径14 mm,提示此患者
A. 脾静脉瘤样扩张
B. 脐静脉瘤样扩张
C. 门静脉血栓
D. 肠系膜上静脉血栓
E. 门脉高压

159. 下列是此类患者最常见的并发症和主要死亡原因的是
A. 胃底食管静脉破裂出血
B. 门静脉扩张和门静脉海绵窦样变
C. 感染
D. 急性重型肝炎
E. 肝肺综合征

160. 门静脉内径14 mm,门静脉内可见栓子形成,此时需要鉴别的是
A. 门静脉血栓和癌栓
B. 门静脉扩张和门静脉海绵窦样变
C. 门静脉有否高压
D. 病毒性肝硬化和酒精性肝硬化
E. 肝硬化和慢性肝炎

161. 如果栓子局部门静脉管壁规整显示清晰,最可能是
A. 门静脉血栓
B. 弥漫型肝癌浸润肝内血管
C. 门静脉癌栓
D. 门静脉血管瘤
E. 门静脉瘤

162. 如果门静脉管腔内充满等至稍强回声栓子,门静脉管壁模糊显示不良,在栓子内可见不规则、不正常屈曲的动脉血流,最可能是

A. 门静脉血栓
B. 门静脉瘘
C. 门静脉癌栓
D. 门静脉血管瘤
E. 门静脉瘤

三、X型题

163. 下列是反映放射性核素示踪技术的定义的是
A. 以放射性核素或标记化合物为示踪剂
B. 应用射线探测仪器探测其行踪
C. 研究样品中射线性质
D. 研究示踪剂在生物体系或外界环境中分布及运动规律的技术
E. 研究电离辐射对组织的作用机理

164. 扩张型心肌病的M型超声心动图表现为
A. 四个房、室腔扩大，以左心室腔扩大明显
B. 二尖瓣前、后叶开放幅度小且时间短而呈钻石样改变
C. 二尖瓣波群(2a区)表现为大心腔、小开口征象
D. 瓣叶E峰顶点距离室间隔左心室面距离增宽
E. 二尖瓣曲线CD段平坦

165. 二尖瓣狭窄的M型超声心动图变化为
A. 二尖瓣前后叶呈同向运动，其特异性强
B. 二尖瓣曲线增厚，回声增强
C. 二尖瓣前叶EF斜率降低
D. 左心房扩大，合并心房纤颤者可见左房附壁血栓
E. 二尖瓣前叶呈城墙样改变

166. 胰腺真性囊肿USG征象为
A. 囊肿较小，呈圆形或椭圆形
B. 边界光滑、完整，囊肿壁回声清晰、稍强
C. 胰腺某一局部或胰腺相邻部位出现无回声区
D. 潴留性囊肿常多发，同时合并多囊肾或多囊肝
E. 胰腺包虫囊肿常与肝包虫病伴发

167. 肝破裂USG的表现中，下列描述正确的是
A. 肝内血肿-呈无回声区
B. 肝内血凝块-呈低回声区
C. 肝急性破裂-呈强回声区
D. 肝包膜破裂-呈无回声区
E. 肝血肿纤维化-呈低回声区

168. “羊水过多”常出现的并发症是
A. 呼吸系统畸形
B. 消化系统畸形
C. 循环系统畸形
D. 泌尿系统畸形
E. 神经系统畸形

169. 下述属死胎的声像图表现的是
A. 胎儿各生长参数小于孕周预计值
B. 胎心搏动、胎动均消失
C. 胎儿颅骨变形，颅缝重叠
D. 胎儿全身水肿，皮肤呈双层改变
E. 内脏结构紊乱清楚

170. 检查时触摸不清的睾丸，除隐睾外，还可以见于
A. 睾丸未发育
B. 睾丸发育不良
C. 睾丸下降不全
D. 病毒感染引起的睾丸萎缩
E. 睾丸结核

第三十二章

模拟试卷三

一、A1/A2 型题

1. 下列肝静脉、门静脉、胆管的描述，不正确的是
A. 肝静脉越近第二肝门管径越宽
B. 胆总管位于门静脉主干的左后方
C. 胆管伴行于门静脉左支和右支的腹侧
D. 门静脉与肝静脉在肝内呈空间垂直交叉分布
E. 走行于右叶间裂的是右肝静脉

2. 肺不张患者行 CT 检查的价值在于
A. 证实 X 线胸片的病变与诊断
B. 发现轻微或隐匿性不张
C. 明确 X 线胸片上不典型的表现及特殊类型的肺不张
D. 明确肺不张的病因
E. 以上都正确

3. 脑梗死的分布是按照
A. 脑实质
B. 脑白质
C. 脑叶
D. 脑沟
E. 脑血管分布区

4. 核医学的定义是
A. 研究核技术在疾病诊断中的应用
B. 研究放射性药物在机体的代谢
C. 研究核素在治疗中的应用
D. 研究核技术在医学中的应用及其理论
E. 研究核技术在基础医学中的应用

5. 核医学方法测定血容量的基本原理是
A. 物质转化示踪原理
B. 质量作用定律原理
C. 物质与射线相互作用原理
D. 反稀释原理
E. 核素稀释法原理

6. 可以统称为核子的是
A. 氢原子
B. 氦原子
C. 氧原子
D. 质子和中子
E. 电子和光子

7. 单位质量或容积的物质或制剂内的放射性活度，简称为
A. 比活度
B. 吸收剂量
C. 放射性活度
D. 半衰期
E. 放射性浓度

8. 放射性核素示踪技术研究物质在体内过程

中量变规律,主要涉及的两个方面是
A. 示踪概念,细胞摄取概念
B. 示踪概念,自显影概念
C. 示踪概念,动力学概念
D. 动力学概念,细胞摄取概念
E. 自显影概念,细胞摄取概念

9. 诊断异位甲状腺的放射性核素显像最合适的是
A. ^{99m}Tc
B. ^{113}In
C. ^{201}Tl
D. ^{131}I
E. ^{18}F

10. 肾上腺皮质显像的图像下列属正常的是
A. 双侧显影增强
B. 右侧略浓于左侧
C. 双侧影像不对称
D. 单侧显影
E. 双侧不显影

11. 肾上腺髓质显像的正常影像下列不正确的是
A. 正常人肾上腺髓质始终不显影
B. 唾液腺、心肌富含交感神经纤维,可显影
C. 肝脏、肠道、膀胱是显像剂代谢的场所或排泄的途径故可显影
D. 有时甲状腺也会显影
E. 肝脏对探测肾上腺髓质及病灶影响最大

12. 某患者吸碘率明显降低,FT_3、FT_4升高,应首先考虑
A. 甲亢
B. 甲减
C. 甲状腺瘤
D. 亚急性甲状腺炎
E. Plummer 病

13. ^{18}F - FDG PET/CT 显像在淋巴瘤的诊断中出现假阳性的原因是
A. 淋巴结结核
B. 结节病
C. 肠道生理性摄取
D. 化疗后胸腺反跳增生
E. 上述均是

14. 有关^{67}Ga肿瘤显像征象的解释,正确的是
A. 肺腺癌的阳性率高于肺鳞状细胞癌
B. 转移性肝癌的阳性率高于肝细胞性肝癌
C. 恶性淋巴瘤治疗前后,由阳性转为阴性者,但 CT 扫描示肿大淋巴结未完全消退,提示病灶活性明显降低或抑制,预后良好
D. 肝胶体显像呈放射性分布缺损,缺损区^{67}Ga显像有明显放射性填充,提示肝脏良性占位性病变可能性大
E. 肝脏局灶性异常聚集,即考虑为肝癌

15. 既属于肿瘤显像剂,又属于炎症显像剂的是
A. ^{18}F - FDG, ^{201}Tl
B. ^{67}Ga, ^{18}F - FDG
C. ^{99m}Tc -(V)- DMSA, ^{99m}Tc - HMPAO
D. ^{99m}Tc - MIBI, ^{67}Ga
E. ^{67}Ga, ^{123}I - MIBG

16. 颅内转移性瘤最多见的肿瘤原发部位是
A. 鼻咽部
B. 胃
C. 甲状腺
D. 乳腺
E. 肺

17. 男性,59 岁。胸闷、呼吸困难 1 周,既往慢性支气管炎、肺气肿病史。行肺通气显像示吸入相影像和平衡相影像表现为局部放射性明显减低,提示

A. 胸膜病变
B. 肺部炎症
C. 肺血管病变
D. 换气功能障碍
E. 通气功能障碍

18. 男性,30岁。胸部不适,肺通气显像正常,肺灌注显像可见右肺上叶后段、右肺中叶、右肺下叶前、后基底段、左肺上叶尖后段和前段、左肺下叶显像剂分布不均匀性稀疏改变。考虑可能为
A. 肺动脉栓塞
B. 肺部感染
C. 肺部肿瘤
D. 肺水肿
E. 肺气肿

19. 女性,51岁。咳嗽1个月余,肺部CT扫描示左肺下舌段可见一0.7 cm×1.0 cm结节,无分叶、毛刺及胸膜牵拉征,遂拟行^{18}F-FDG PET/CT显像。在^{18}F-FDG PET/CT SPN鉴别诊断中,需考虑的假阴性因素有
A. 肺泡癌
B. 类癌
C. 分化好的肿瘤
D. 神经内分泌肿瘤
E. 以上均是

20. 男性,43岁。结肠癌术后1年,血CEA水平进行性升高,临床为鉴别吻合口处肿瘤复发抑或术后瘢痕,效果较好的影像学检查方法是
A. 常规X线
B. CT
C. MRI
D. 超声检查
E. ^{18}F-FDG PET

21. 窦性心律失常一般不包括
A. 阵发性室上性心动过速
B. 窦性心动过缓
C. 窦房传导阻滞
D. 窦性停搏
E. 窦性心动过速

22. 窦性心律不齐的形成机制是
A. 由窦房结不匀齐地发出激动所致
B. 由窦房结内折返激动引起
C. 由二度Ⅱ型窦房传导阻滞引起
D. 由二度Ⅰ型窦房传导阻滞引起
E. 由迷走神经张力增高引起

23. 以下为阵发性室上性心动过速与窦性心动过速心电图特点的描述,不正确的是
A. 阵发性室上性心动过速的频率多为160～240次/分,窦性心动过速的频率一般<160次/分
B. 阵发性室上性心动过速的发作大多为突发突止,窦性心动过速的心率为逐渐加快和逐渐减慢
C. 阵发性室上性心动过速的心室律匀齐,窦性心动过速可伴窦性心律不齐
D. 阵发性室上性心动过速的P波与窦性心动过速的P波形态不同
E. 阵发性室上性心动过速的P波总是倒置,窦性心动过速的P波形态正常

24. 关于窦房折返性心动过速与自律性增高的窦性心动过速的鉴别要点,不正确的表述是
A. 后者心率逐渐加快和逐渐减慢
B. 前者心动过速发作有突发突止的特点
C. 后者经电生理刺激不能诱发和终止
D. 后者用刺激迷走神经的方法可终止其发作
E. 用刺激迷走神经的方法可减慢后者的频率

25. 窦性心律不齐的心电图表现为

A. 突然出现明显延长的 PP 间距，长 PP 间距不是短 PP 间距的整数倍
B. 同一导联上窦性 PP 间距相差>0.12 s
C. PP 间距逐渐缩短，继而出现一长 PP 间距，而后 PP 间距又重复以上规律
D. 不同导联上 PP 间距相差>0.12 s
E. 突然出现明显延长的 PP 间距，长 PP 间距是短 PP 间距的整数倍

26. 女性，31 岁，心慌待查。心电图如下图所示，应诊断为

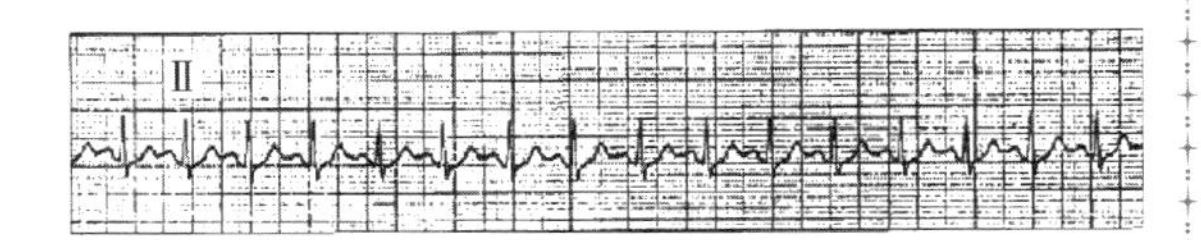

A. 心房颤动
B. 窦性心动过速
C. 窦性心律不齐
D. 窦房结内游走心律
E. 阵发性室上性心动过速

27. 女性，29 岁，听诊心律不齐，心电图检查见下图。应诊断为

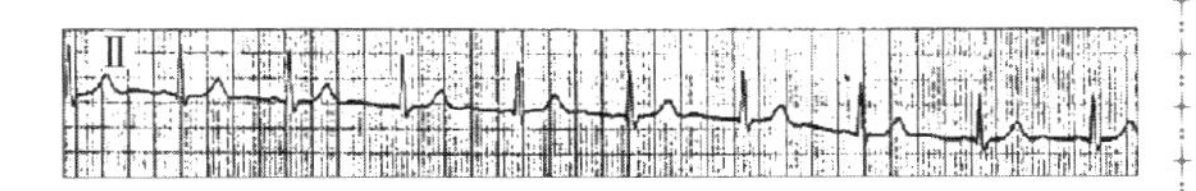

A. 窦性心律不齐
B. 窦房结内游走心律
C. 窦性停搏
D. 窦房结-心房游走心律
E. 二度Ⅰ型窦房阻滞

28. 男性，55 岁，呼吸困难、气喘，查体桶状胸体征，CT 如下图。最可能的诊断是
A. 双上肺结核
B. 左上肺结核，右上肺癌
C. 间质性肺炎
D. 右上肺癌并肺内转移
E. 肺硅沉着症

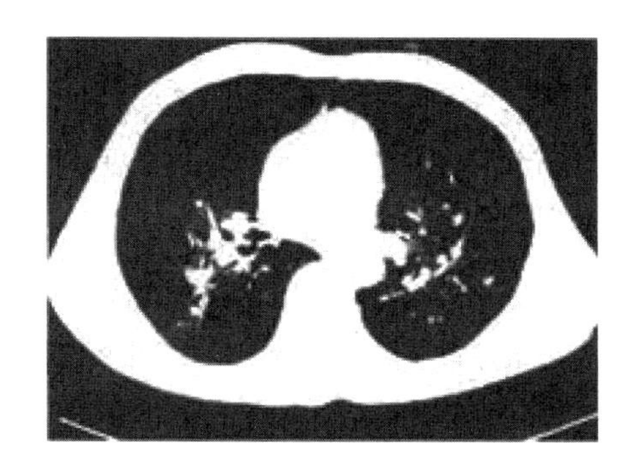

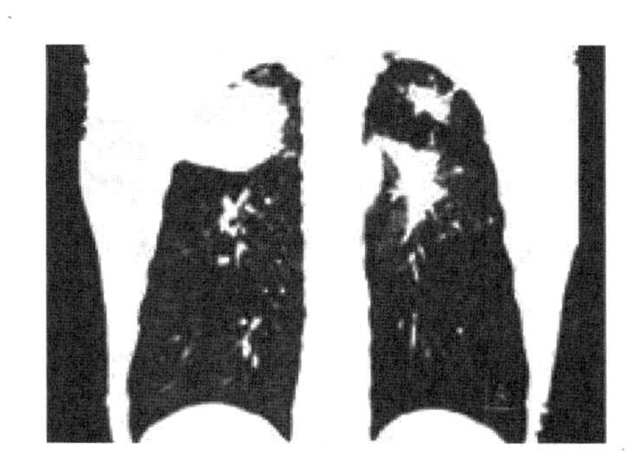

29. 有关结节病的描述，错误的是
A. 淋巴结可呈蛋壳样钙化
B. 肿大淋巴结不压迫周围血管
C. 纵隔淋巴结肿大而肺门淋巴结不大者多见
D. 肺门淋巴结对称性肿大
E. 激素治疗效果好

30. 青年农民，突发畏寒、高热，全身肌肉酸痛，以腓肠肌为著，3 天后出现咳嗽、咯血，胸片检查示肺纹理增粗、结构模糊，双肺多个斑片状模糊影。最可能的诊断是
A. 农民肺
B. 肺钩端螺旋体病
C. 过敏性肺炎
D. 间质性肺炎
E. 支气管肺炎

31. 下列不必进行 CT 增强扫描，也可做出诊断的是

A. 鉴别纵隔内结构
B. 鉴别血管、肿块、淋巴结
C. 大血管畸形
D. 肺肿块合并肺不张
E. 畸胎瘤

32. 关于胆管细胞癌错误的是
A. 为肝脏恶性肿瘤的第2位
B. 起源于胆管上皮细胞
C. 增强扫描动脉期肿瘤呈明显团块样强化
D. 间质中常含黏液成分
E. 常见肿瘤远侧胆管扩张

33. 再生障碍性贫血患者经治疗后需评价骨髓造血活性,应选用的核医学检查方法是
A. 骨显像
B. 骨髓显像
C. 标记白细胞显像
D. 抗人粒细胞单克隆抗体显像
E. ^{18}F-FDG PET 显像

34. 以下会导致肾小球滤过率增高的是
A. 肾血浆流量减低
B. 肾小球毛细血管压减低
C. 血浆晶体渗透压减低
D. 血浆胶体渗透压减低
E. 囊内压增高

35. 脑显像中额叶与顶叶分界线是
A. 中央沟
B. 外侧裂
C. 顶枕沟
D. 距状裂
E. 扣带沟

36. 脑 SPECT 灌注显像,脑灌注显像中放射性增高可见于
A. 缺血灶内
B. 梗死灶内
C. 变性灶内
D. 充血灶内
E. 出血灶内

37. 下列是脑肿瘤显像剂的是
A. ^{99m}Tc-MIBI
B. ^{99m}Tc-HSA
C. ^{99m}Tc-ECD
D. ^{99m}Tc-RBC
E. ^{99m}Tc-MAA

38. 下列不是心肌灌注显像的临床应用的是
A. 冠心病的诊断
B. 心肌梗死的诊断
C. 冠心病血运重建手术适应证的选择与疗效的评估
D. 心肌病和心肌炎的诊断
E. 心肌传导阻滞的诊断

39. 门控心血池显像中,心动电影见局部室壁无运动多见于
A. 心肌梗死
B. 可逆性心肌缺血
C. 肥厚性心肌病
D. 扩张性心肌病
E. 室壁瘤

40. 在葡萄糖负荷条件下,关于^{18}F-FDG 心肌显像中存活心肌与坏死心肌的图像,下列表现正确的是
A. 存活心肌摄取↑,坏死心肌不摄取
B. 存活心肌摄取↓,坏死心肌不摄取
C. 存活心肌摄取↑,坏死心肌摄取↑
D. 存活心肌不摄取,坏死心肌摄取↑
E. 存活心肌摄取↓,坏死心肌摄取↓

41. 关于冬眠心肌,下列正确的是
A. 严重缺血再灌注后,心肌细胞功能立即恢复
B. 严重缺血再灌注后,心肌细胞功能数小时、数周后可自行恢复

C. 慢性长期低灌注条件下，局部血流改善后，心肌细胞功能全部恢复
D. 慢性长期低灌注条件下，局部血流改善后，心肌细胞功能可部分或全部恢复
E. 以上均不对

42. 下列是放射性核素肝脾胶体显像的适应证的是
A. 诊断 Budd-Chiari 综合征
B. 诊断急性胆囊炎
C. 判断是否存在肝外分流
D. 诊断原发性肝癌
E. 诊断肝血管瘤

43. 肺灌注显像的原理为
A. 肺毛细血管暂时嵌顿
B. 肺泡网状细胞吞噬清除
C. 自由通过肺泡膜扩散
D. 通过肺泡壁弥散入血
E. 沉降在喉头、气管、支气管、细支气管以及肺泡壁

44. ^{133}Xe 肺通气显像的正常影像分析，以下正确的是
A. 吸入相影像放射性分布均匀，肺上下野无明显差别
B. 吸入相受胸腔内负压、肺组织顺应性不一致和重力等影响因素较小
C. 平衡相影像自上而下，放射性分布呈从低到高的均匀性移行，无局部放射性的改变
D. 清除相上无局部放射性滞留
E. 清除相肺内放射性在 5～8 min 逐渐减低

45. 下列不符合骨髓增生活跃型显像表现的是
A. 中央骨髓显影增强
B. 外周骨髓显影增强
C. 外周骨髓显影向四肢远心端扩张
D. 胸骨和肋骨骨髓不显影
E. A+B

46. 第一个被克隆的抑癌基因是
A. *P53*
B. *P16*
C. *Rb*
D. *PTEN*
E. *P15*

47. 生物反应调节剂有
A. 基因治疗
B. 天然或基因重组细胞因子
C. 抗体
D. 抗肿瘤的各种体细胞和辅助性的造血干细胞
E. 以上都是

48. NK 细胞、巨噬细胞、中性粒细胞等在抗肿瘤体液免疫效应中发挥作用的共同机制是
A. 与肿瘤细胞结合，影响其营养物质的吸收
B. 直接吞噬、消化肿瘤细胞
C. 与肿瘤细胞结合，激活补体，杀伤肿瘤细胞
D. 借助 ADCC 效应杀伤 IgG 包裹的肿瘤细胞
E. 产生细胞毒性因子，杀伤瘤细胞

49. 下列关于吸入性肺脓肿的描述不正确的是
A. 多属厌氧菌为主的混合感染
B. 仰卧位时好发于肺上叶后段和下叶背段，坐位时好发于下叶基底段
C. 急性起病，表现畏寒高热，全身中毒症状，病后 10～14 天咳大量脓痰，且常有恶臭味
D. 空洞内壁凹凸不平，为偏心性空洞
E. 有效抗生素治疗，不应少于 8 周

50. 女性，35 岁。35 min 前自汽车上跌下，左枕部着地，伤后昏迷不醒，枕部头皮挫伤，双

瞳孔散大,对光反射弱,四肢强直,双下肢病理征阳性。在急诊室输20%甘露醇250 ml后,左瞳孔缩小。进一步急救措施是

A. 左侧颞肌下减压
B. 右侧颞肌下减压
C. 枕部开颅减压术
D. 右额开颅血肿清除
E. 左额开颅血肿清除

51. 下列应首先考虑急性心肌梗死可能的情况是

A. 患者虽无症状但Ⅲ导联出现Q波
B. 夜间发生心绞痛
C. 缺血性胸痛持续大于30 min
D. 不明原因晕厥
E. 下肢深静脉血栓形成,患者突发胸痛、呼吸困难

52. 急性冠状动脉综合征的病理基础最可能为

A. 冠状动脉狭窄
B. 冠状动脉内炎症
C. 冠状动脉痉挛
D. 冠状动脉内粥样斑块破裂、出血、不全或完全血栓形成
E. 冠状动脉粥样斑块形成

53. 对于高血压患者的降压治疗,下述错误的是

A. 除危重病例外,降压药物从小剂量开始
B. 绝大多数患者需要长期用药
C. 血压降至正常时,即可停药
D. 首选第一线降压药物
E. 根据个体化原则选用降压药物

54. 双人进行心肺复苏时应

A. 每15 s使肺扩张1次
B. 每15 s使肺扩张2次
C. 每10 s使肺扩张1次
D. 每5 s使肺扩张1次
E. 每3 s使肺扩张1次

55. 女性,49岁。3天前无明显诱因突感左侧肢体乏力,1天后达高峰,伴右侧头枕部持续闷痛。无阵发性加重,自服感冒药能减轻,伴恶心,无呕吐,无头昏、眩晕及视物模糊,无饮水呛咳。头颅CT检查:见右顶叶有一大小约2.3 cm×1.8 cm环状密度增高影,周围见低密度水肿带明显,增强扫描有明显强化,环壁较厚,且不均匀。拟行手术治疗,术前来我科行^{18}F-FDG脑PET显像,以协助临床对脑占位定性。下列不是^{18}F-FDG脑PET显像对脑瘤检测临床优势的是

A. A脑瘤分级
B. 鉴别脑瘤复发和坏死
C. 判断放化疗的疗效
D. 发现术后残余肿瘤组织
E. 可替代CT和MRI

56. 女性,22岁。于18年前突发高热,失语伴右半侧肢体抽搐,在外院诊断为"乙型脑膜炎",治疗后好转。出院后出现发作性意识丧失、活动中断、两眼凝视,持续十几秒钟自行缓解,在多家医院诊断为"癫痫",给予卡马西平200 mg,1天3次,症状未能控制,发作次数逐渐频繁,最多每日发作达10余次,发作时间也逐渐延长至数分钟,发作症状逐渐加剧,时有四肢抽搐、人事不省。因药物控制无效,来院要求行手术治疗。门诊拟"癫痫"收入住院。术前为进一步对病灶定位,来我科行脑血流灌注断层显像。脑断层显像采集时,不正确的是

A. 固定头部
B. 用低能高分辨准直器
C. 探头贴近头部
D. 探头旋转采集
E. 每帧图像计数10K

57. 男性,40岁。左腿疼痛1个月余入院。行

MRI 及 CT 检查怀疑左侧股骨头坏死，拟行三相骨显像检查以协助诊断。关于骨盆局部骨显像的方法，不正确的是

A. 检查前空腹

B. 检查前排空膀胱

C. 必要时考虑导尿

D. 有些情况下，可将一块铅皮放在膀胱区

E. 怀疑患者有污染，则患者应换衣服，清洗污染部位

58. 女性，38 岁。因"发现左乳包块 1 月"入院，经乳腺钼靶摄片及包块穿刺，诊断为乳腺癌。体检及局部超声未发现同侧腋窝及锁骨上淋巴结肿大，患者要求行保乳手术，因此术前拟行乳腺癌前哨淋巴结核素显像。淋巴显像影像采集一般不包括

A. 全身显像

B. 局部显像

C. 断层显像

D. 动态显像

E. 延迟显像

59. 男性，25 岁。心慌、怕热多汗、多食消瘦 2 月，查体发现该患者心率 100 次/分，手颤(+)，甲状腺Ⅱ度肿大，质软无压痛，未触及明显结节。甲状腺功能显示：FT_3↑，FT_4↑，TSH↓，TPOAb(-)，TGAb(-)。拟诊断"甲亢"，建议行放射性碘治疗。下列甲亢患者不适合做放射性碘治疗的是

A. 手术后复发的青少年及儿童 Graves 甲亢患者

B. 严重肾功能障碍，但摄碘率高的甲亢患者

C. Graves 甲亢伴房颤的患者

D. Graves 甲亢合并桥本病，内科药物疗效差，摄碘率高的患者

E. Graves 甲亢伴白细胞或血小板减少的患者

60. 女性，30 岁。颈部疼痛不适 1 个月。患者 1 月前感冒之后出现颈部疼痛不适，自行服用抗炎药(头孢类，具体不详)不能缓解，体查发现患者双侧甲状腺增大、质硬、压痛(+)。甲状腺功能显示：FT_3↑，FT_4↑，TSH↓。甲状腺核素静态扫描：双侧甲状腺摄锝功能严重受损。该患者拟诊断为

A. 甲状腺功能亢进

B. Plummer 病

C. 亚急性甲状腺炎

D. 桥本甲状腺炎合并甲亢

E. 非毒性甲状腺肿

61. 男性，40 岁。甲亢 3 月，患者 3 月前在外院诊断甲亢，行甲巯咪唑治疗后 1 月出现皮肤瘙痒等症，即停甲巯咪唑改服丙硫氧嘧啶治疗，服药 1 月左右仍出现皮肤瘙痒等过敏症状。即停丙硫氧嘧啶治疗并来我科就诊，要求行放射性碘治疗甲亢。以下甲状腺疾病不适合放射性碘治疗的是

A. 甲状腺囊肿

B. Plummer 病

C. 桥本甲状腺炎合并甲亢

D. 分化型甲状腺癌

E. 非毒性甲状腺肿

62. 女性，60 岁。1 年前因右股骨颈骨折，行固定术，后痊愈出院。近 2 个月来，走路或活动较多时自感右髋部有疼痛。为明确诊断最好的检查是

A. X 线片检查

B. 放射性核素全身骨显像

C. 超声检查

D. 放射性核素局部骨断层显像

E. 以上都不是

63. 一患者心悸、心慌、食欲亢进、易怒。核医学检查结果：TSH 低于正常，T_3、T_4 高于正常，摄碘率明显下降，ECT"冷"结节。B 超检查显示：左甲状腺有 1.0 cm 占节。体检结节有压痛。最合适的诊断是

A. 原发性甲亢伴甲状腺腺瘤
B. 功能自主性腺瘤伴甲亢
C. 甲状腺癌伴甲亢
D. 桥本甲状腺炎
E. 亚急性甲状腺炎病

64. 一患者突发抽搐跌倒,口吐白沫,数分钟后缓解,送医院核素脑灌注显像提示右颞叶局部放射性摄取增加。最合适的诊断可能是
A. 脑出血
B. 颅脑损伤
C. 癫痫发作期
D. 精神分裂症发作
E. 癫痫发作间期

65. 男性,39 岁。健康体检发现甲状腺肿大就诊。查体甲状腺对称性Ⅲ度肿大,表面不平,中等硬度,无触痛,无血管杂音,心率 75 次/分。拟诊慢性淋巴性甲状腺炎,有助于确诊的首选检查是
A. TSH、FT_4、FT_4
B. 抗甲状腺抗体
C. 甲状腺 B 超声
D. 甲状腺吸^{131}I 率
E. 甲状腺 CT

66. 男性,54 岁。1 年前日常活动后出现胸骨后疼痛,每日 2～3 次,近 2 月发作次数增多,每日 5～6 次,轻微活动也能诱发,发作的心电图 ST 段呈一过性水平压低。应诊断为
A. 稳定性心绞痛
B. 不稳定性心绞痛
C. 心内膜下心肌梗死
D. 中间综合征
E. 变异型心绞痛

67. 一氧化碳中毒时皮肤、口唇颜色为
A. 皮肤发绀
B. 口唇呈樱桃红色
C. 皮肤呈青铜色
D. 皮肤黄染
E. 皮肤苍白

68. 男性,56 岁。慢性肺心病心力衰竭患者,因水肿加重,尿少,使用较多利尿剂,因而产生一系列并发症,但应除外
A. 易导致低钾、低氯性碱中毒
B. 出现神经精神症状
C. 使血液稀释,增加循环阻力
D. 易发生弥散性血管内凝血
E. 使痰液黏稠不易咳出,加重呼吸衰竭

69. 关于钙拮抗药治疗心力衰竭,下列叙述错误的是
A. 目前钙拮抗药对心力衰竭患者并未证实有益
B. 主张应用于收缩性心力衰竭患者
C. 氨氯地平可用于冠心病伴心力衰竭患者
D. 一般不主张用于严重心力衰竭患者
E. 有心绞痛发作的心力衰竭患者可酌情选用

70. 患者突然心跳停止,在心肺复苏的同时,应首选的处理为
A. 扩容
B. 胸膜腔内针刺减压
C. 心包穿刺引流
D. 溶栓治疗
E. 改善通气

71. 一小儿因一侧眼有黄光反射,做眼眶 CT 平扫:一侧眼环内后极部见软组织团块,伴有较大不规则钙化,相邻视神经明显增厚。首先考虑为
A. 视网膜血管瘤
B. 视网膜母细胞瘤
C. 脉络膜骨瘤
D. 黑色素瘤

E. 视网膜星形细胞瘤

72. 男性，30 岁。腰骶部疼痛 2 年。CT 扫描示骶 1～2 骨破坏伴肿块，肿块内并有斑片样钙化，首先应诊断为
A. 巨细胞瘤
B. 包囊虫病
C. 脊索瘤
D. 骨肉瘤
E. 转移癌

73. 男性，56 岁。右下腹痛、贫血 3 个月。钡灌肠检查示：盲肠充盈缺损，袋形消失，黏膜皱襞中断。首先应考虑诊断为
A. 淋巴结增生症
B. 平滑肌瘤
C. 淋巴瘤
D. 结肠炎块
E. 盲肠癌

74. 患者 25 岁。诉膝关节间歇性隐痛、肿胀半年多，查体胫骨上端内侧肿胀，触之有乒乓球感，X 线片示胫骨上端偏内侧呈膨胀性肥皂泡样骨质破坏，横径大于纵径，应诊断为
A. 骨巨细胞瘤
B. 动脉瘤样骨囊肿
C. 软骨母细胞瘤
D. 溶骨型骨肉瘤
E. 骨囊肿

75. 安乐死的定义是
A. 自然死亡
B. 他人干预死亡
C. 无痛苦死亡
D. 脑死亡
E. 自己结束生命

76. 下列各项不属中国古代医德思想内容的是
A. 救死扶伤、一视同仁的道德准则
B. 仁爱救人、赤诚济世的事业准则
C. 清廉正直、不图钱财的道德品质
D. 认真负责、一丝不苟的服务态度
E. 不畏权贵、忠于医业的献身精神

77. 撰写“医家五戒十要”的医家是
A. 李时珍
B. 陈实功
C. 孙思邈
D. 张仲景
E. 华佗

78. 在下述各项中，不符合有利原则的是
A. 医务人员的行动与解除患者的疾苦有关
B. 医务人员的行动使患者受益而可能给别的患者带来损害
C. 医务人员的行动使患者受益而会给家庭带来一定的经济负担
D. 医务人员的行动可能解除患者的痛苦
E. 受患者或家庭条件的限制，医务人员选择的诊治手段不是最佳的

79. 医学伦理学具体原则中不包括的是
A. 有利性原则
B. 尊重的原则
C. 不伤害的原则
D. 自主的原则
E. 公正的原则

80. 执业医师是指在医疗机构中的
A. 从业人员
B. 执业的医务人员
C. 经注册的医务人员
D. 取得医师资格的医务人员
E. 取得医师资格并经注册的执业医务人员

81. 构成医疗事故的主观方面，应当是
A. 技术水平欠缺的技术过失
B. 违反卫生法规和诊疗护理规范、常规的

责任过失
C. 违反操作规程的过失
D. 疏忽大意的过失
E. 过于自信的过失

82. 医务人员在医疗活动中发生医疗事故争议,应当立即向
A. 所在科室领导报告
B. 所在医院医务部门报告
C. 所在医疗机构医疗质量监控部门报告
D. 所在医疗机构的主管负责人报告
E. 当地卫生行政机关报告

83. 一中年男子,有高血压和心绞痛,临床表现为冠心病。如患者心肌已有梗死灶出现,此时^{201}Tl心肌显像的心肌放射性分布可表现为
A. 运动相正常,再分布缺损
B. 运动相缺损,再分布异常增高
C. 运动相异常增高,再分布异常缺损
D. 运动相异常缺损,再分布异常缺损
E. 运动相和再分布均有异常增高

84. 男性,51岁。低热、乏力半月。患者半月前无明显诱因出现低热、头晕、全身乏力,血常规示WBC、RBC、PLT减少,拟诊断为"骨髓增生异常综合征",来核医学科行骨髓显像。下列不符合骨髓增生活跃显像表现的是
A. 中央骨髓显影增强,影像清晰
B. 外周骨髓显影增强,影像清晰
C. 外周骨髓向四肢远心端扩张
D. 肱骨、桡骨、股骨、胫骨骨髓显影清晰
E. 中央骨髓及外周骨髓近端1/3骨髓显影清晰

85. 为降低静态图像的统计噪声,可以使用的方法是
A. 减少放射性药物的使用剂量
B. 增大采集矩阵
C. 减小采集矩阵
D. 改字节模式为字模式采集
E. 改字模式为字节模式采集

86. 为了获得高质量的断层图像,做SPECT采集时要采用
A. 尽可能大的旋转半径,以包括显像器官的全部
B. 尽可能小的采集矩阵,以加快图像重建速度
C. 尽可能多的投影数,以提高图像的分辨率
D. 尽可能短的采集时间,以减少核素在体内代谢的影响
E. 尽可能少的投影数,以提高图像的分辨率

87. 下列关于脑的解剖描述错误的是
A. 脑位于颅腔内,由端脑、间脑、脑干和小脑组成
B. 中脑、脑桥和延髓合称为脑干
C. 端脑由左右大脑半球组成
D. 两大脑半球之间的深裂称大脑纵裂,纵裂底部连接左右大脑半球的白质纤维板称脑干
E. 端脑与小脑之间略呈水平方向的深裂称大脑横裂

88. 放射性核素衰变的指数规律描述的是
A. 活度随着能量的变化
B. 能量随着时间的变化
C. 电离能力随着速度的变化
D. 射程随着密度的变化
E. 活度随着时间的变化

89. TIA近期内发生脑梗死的高度危险征兆是
A. 局部脑血流显像未见明显异常
B. rCBF呈局部低灌流区,24 h后恢复正常
C. rCBF显示为多个放射性稀疏或缺损区域

D. TIA 发作以后 24 h rCBF 仍呈局部低灌流区
E. rCBF 呈局部高灌流区

90. 不是 rCBF 的主要适应证的有
A. 缺血性脑血管病的诊断：TIA 和脑梗死
B. 癫痫病灶的诊断和定位
C. 脑瘤的诊断
D. 痴呆分型
E. 蛛网膜下腔出血

91. SPECT 脑血流灌注显像过度灌注现象的描述错误的是
A. 在一些缺血性病变病灶周围可出现放射性浓聚区
B. 可以出现在短暂性脑缺血发作的病灶旁
C. 可以出现在脑梗死亚急性期的病灶旁
D. 可以出现在脑梗死亚慢性期的病灶旁
E. 可以出现在脑梗死病灶中央

92. TIA 脑血流灌注显像典型表现为
A. 局限性异常放射性增高影
B. 脑萎缩征
C. 交叉性小脑失联络现象
D. 局限性异常放射性减低
E. 双侧顶叶和颞叶放射性明显减低

93. 患者，女性，反复发作黑矇多次，CT、MRI 检查颅内未发现异常，^{99m}Tc－HMPAO 脑血流灌注显像提示左侧颞叶放射性摄取减低，最可能诊断是
A. 早老性痴呆
B. 帕金森病
C. 血管性痴呆
D. TIA
E. 癫痫

94. 阿尔茨海默病的首发和明显症状主要为
A. 人格改变
B. 近记忆减退
C. 情绪急躁易怒
D. 幻觉
E. 妄想

95. 男性，30 岁。因反复出现癫痫大发作半年余，近 1 个月来智力有所下降，经 CT 检查诊断为脑囊虫病，应首先考虑的临床类型是
A. 脑实质型
B. 脑室型
C. 软脑膜型
D. 脊髓型
E. 混合型

96. 癫痫大发作的首选药物是
A. 丙戊酸钠
B. 氯硝西泮
C. 苯妥英钠或苯巴比妥
D. 地西泮
E. 扑痫酮

97. 下列不是运动实验禁忌证的是
A. 急性心肌梗死
B. 不稳定型心绞痛
C. 心力衰竭
D. 严重高血压
E. 冠心病

98. 核素显像在循环系统疾病的诊断和评价，错误的是
A. 核素显像不仅显示脏器的形态、位置、大小等解剖性信息，更重要的是反映该脏器的生理、生化，乃至病理过程
B. 核心脏病学的优势主要集中在冠心病，特别是隐匿性冠心病的诊断
C. PET 葡萄糖心肌代谢显像对心肌存活的判断是目前该领域的“金标准”
D. 对先天性心血管疾病的诊断方面，首次通过法十分有效，其灵敏度和特异性均

好于超声心动图
E. 核素显像的图像分辨率差,图像不如CT、MRI等清晰

99. 男性,60岁。有冠心病史,因常发生晕倒而住院,首选检查为
A. 心电图
B. 心脏彩超
C. 头颅CT
D. Holter心电图
E. 胸部CT

100. 男性,66岁。原有冠心病史10年,平素无症状,近日常清晨发作胸痛,持续时间20～30 min。胸痛发作时心电图V_4～V_6导联T波直立,缓解后T波倒置。此时诊断应考虑
A. 劳力型心绞痛
B. 卧位型心绞痛
C. 变异型心绞痛
D. 心内膜下心肌梗死
E. 梗死后心绞痛

101. 男性,60岁。冠心病史10年,突发胸痛伴呼吸困难10 h入院。查体:BP 89/50 mmHg,面色苍白,大汗,双肺底大量水泡音及双肺弥漫性哮鸣音,心率120次/分,心音低钝。考虑心梗合并左心衰,最不合适的治疗为
A. 地尔硫䓬静脉滴注
B. 多巴胺静脉滴注
C. 多巴酚丁胺静脉滴注
D. 呋塞米静推
E. 喘定静脉滴注

102. 男性,32岁。因发作性胸闷就诊,既往患高血压、糖尿病,吸烟12年,其父母均患冠心病。该患者患冠心病的危险因素不包括
A. 青年男性
B. 高血压病
C. 吸烟
D. 冠心病家族史
E. 糖尿病

103. 男性,60岁。冠心病,左心室扩大,快速走路或上四楼时感心悸、气短,超声心动图示左心室射血分数30%。该患者的心功能分级是
A. Ⅰ级
B. Ⅱ级
C. Ⅲ级
D. Ⅳ级
E. 介于Ⅲ级和Ⅳ级之间

104. 关于冠心病心绞痛的临床表现下列错误的是
A. 胸骨上段或中段后疼痛,放射至左臂内侧达无名指和小指
B. 胸骨后压迫感
C. 发生于劳力后或情绪激动后
D. 持续3～5 min,停止活动后即消失
E. 发作时心率增快,血压增高

105. 对于已有冠心病及心肌梗死病史者还应预防再次梗死及其他心血管事件,称为
A. 二级预防
B. 五级预防
C. 四级预防
D. 一级预防
E. 三级预防

106. 男性,48岁。急性前壁心肌梗死15 h,合并急性左心功能不全,BP 170/100 mmHg。治疗其心功能不全应首选
A. β受体阻滞剂
B. 地高辛
C. 硝普钠
D. α受体阻滞剂
E. 卡托普利

107. 对诊断贲门失迟缓症有较高敏感性的是
A. 胃食管反流显像
B. 食管通过显像
C. 胃排空试验
D. 十二指肠胃反流显像
E. 肝胆动态显像

108. 引起肝胆显像诊断急性胆囊炎假阳性的可能原因不包括
A. 营养过剩
B. 乙醇中毒
C. 肝功能不全
D. 胰腺炎
E. 先天性胆道闭锁

109. 放射性核素消化道出血显像主要用于什么部位的消化道出血的诊断
A. 胃、十二指肠上消化道
B. 口腔出血
C. 直肠出血
D. 胃、十二指肠以下，乙状结肠部位以上的小肠和结肠部位
E. 乙状结肠部位以下

110. 消化道出血显像的目的是
A. 确定出血部位
B. 了解出血原因
C. 测定胃肠出血的量
D. 判断预后情况
E. 完全替代创伤性的 X 线胃肠动脉造影检查

111. 胃食管反流指数至少超过多少可判断为胃食管反流
A. 1%
B. 2%
C. 3%
D. 4%
E. 5%

112. 男性，40 岁。上腹隐痛 1 年余，进食后缓解。2 h 前突发上腹部剧痛，查体剑突下压痛，反跳痛。应首先考虑
A. 消化道出血
B. 胃溃疡恶变
C. 消化道穿孔
D. 胃扭转
E. 胃平滑肌肉瘤

113. 中年男性，发现肝炎、肝硬化 5 年，超声见肝右叶约 6 cm×5 cm 中等回声分叶状肿块，边界尚清楚，可见低回声晕，其内回声不均匀，呈镶嵌样改变。彩色多普勒超声于肿块内记录到高速动脉血流信号，可提示诊断为
A. 肝血管瘤
B. 局限性脂肪肝
C. 腺瘤
D. 炎性假瘤

114. 肺栓塞核素诊断应用 ^{99m}Tc－MAA 的原理为
A. 细胞吞噬
B. 微血管暂时性栓塞
C. 选择性排泄
D. 合成代谢
E. 通透弥散

115. 诊断肺栓塞的“三联症”为
A. 呼吸困难、胸痛、咯血
B. 呼吸困难、胸痛、咳嗽
C. 呼吸困难、咳嗽、咯血
D. 胸痛、咯血、咳嗽
E. 呼吸困难、咯血、晕厥

116. 肺通气显像正常，肺灌注显像呈缺损改变，不考虑为
A. 肺动脉血栓栓塞症
B. 慢性阻塞性肺部疾病
C. 肺动脉狭窄

D. 大动脉炎
E. 胶原病累及肺动脉

117. 肺灌注显像呈非节段性缺损,且其他显像基本匹配,表明
A. 肺栓塞可以排除
B. 肺栓塞的可能性很小
C. 肺栓塞只有中等可能性或难以判定
D. 肺栓塞的可能性较大
E. 肺栓塞的可能性很高

118. 以下有关急性深静脉血栓的描述,正确的是
A. 管腔内为无回声或低回声
B. 管腔明显增宽
C. 探头加压后,管腔不能被压瘪
D. 管腔内完全无血流或仅有极少量血流信号
E. 以上均正确

119. 男性,52 岁。呼吸困难、胸痛和咯血 1 周。检查:患者有呼吸加快,可闻干啰音、湿啰音,可闻到高音调的第二心音,有发热(>37.8℃)。肺灌注显像表现为 3 个肺段并两个亚段放射性分布减低或缺损区,而同期的肺通气显像检查正常。诊断为
A. 肺动脉栓塞
B. 肺结核
C. 肺癌
D. COPD
E. 肺动脉高压症

120. 肺栓塞发生肺梗死的比例为
A. 30%~40%
B. 10%~15%
C. 50%~60%
D. 20%~30%
E. 40%~55%

121. 影响肾小球滤过率的因素不包括
A. 肾血浆流量
B. 肾小球毛细血管压
C. 血浆晶体渗透压
D. 囊内压
E. 滤过膜的通透性和面积

122. 以下会导致肾小球滤过率减低的为
A. 肾血浆流量增高
B. 囊内压减低
C. 血浆晶体渗透压减低
D. 血浆胶体渗透压减低
E. 肾小球毛细血管压减低

123. 肾静态显像正常影像的描述,以下不正确的是
A. 双侧肾脏基本对称,呈蚕豆状
B. 轮廓清晰,边缘整齐
C. 两肾纵轴呈“八”字形
D. 双肾中心平第 1~2 腰椎
E. 肾影的外带放射性较淡,中心和肾门区稍浓

124. 以下哪种为肾小球滤过型显像剂?
A. ^{99m}Tc-(Ⅲ)-DMSA
B. ^{99m}Tc-葡庚糖酸盐
C. ^{99m}Tc-二乙烯三胺五乙酸(DTPA)
D. ^{99m}Tc-EC
E. ^{99m}Tc-MAG_3

125. 肾静态显像显示肾实质受累,提示是
A. 肾结石
B. 肾盂肾炎
C. 输尿管狭窄
D. 肾动脉狭窄
E. 肾小球肾炎

126. 关于^{131}I-OIH 放射性肾图,错误的是
A. 需静脉注射药物
B. 通过肾小球滤过至肾小管腔
C. 肾小管上皮吸收分泌至肾小管腔

D. $^{99m}Tc-MAG_3$ 具有类似性质也可以应用
E. 经肾盂、输尿管汇集于膀胱

127. 女性，35 岁。右侧腰部胀痛近 1 年，逆行肾盂造影显示右侧输尿管下端梗阻及右侧重度肾积水。若想了解右肾残余皮质的功能，理想的检查方法是
A. 血肾功能检查
B. 肾脏超声
C. 肾盂静脉造影
D. 肾静态显像
E. 肾动态显像

128. 以下哪种情况下的核医学诊治是不正确的?
A. 甲状腺癌术后 3 天行 ^{131}I 内照射治疗
B. 甲亢药物治疗期间行 ^{131}I 内照射治疗
C. 肺癌术后 3 天行 $^{18}F-FDG$ PET 显像
D. 肿瘤化疗期间行 $^{18}F-FDG$ PET 显像
E. 以上均不正确

129. 放射性核素脑灌注显像时使用过氯酸钾最主要的目的是
A. 增加脑血流量
B. 封闭脉络丛
C. 减少胃黏膜的摄取
D. 减少甲状腺摄取
E. 封闭甲状腺

130. 心血池显像时，常用于封闭甲状腺及胃黏膜的药物是
A. 氯化亚锡
B. 苯巴比妥
C. 过氯酸钾
D. 卢戈氏液
E. 枸橼酸盐

131. 有关甲状腺激素不应症，下列说法不正确的是
A. 为受体缺陷病
B. 靶器官内细胞对 T_3 结合的核受体容量减少、亲和力大大降低
C. 部分患者由于 T_3 受体的 α 亚基有突变，此种变异的 α 亚基使正常受体活性受到阻滞或抑制
D. 可表现为全身广泛组织(包括垂体及外周组织)对甲状腺激素呈低反应或无反应
E. 患者血中 TSH、T_3、T_4 均增高，但临床表现为甲减或正常

132. 下列情况适合 ^{131}I 治疗的是
A. 妊娠或哺乳期 Graves 病患者
B. 近期有急性心肌梗死的 Graves 病患者
C. 有严重肾功能障碍的 Graves 病患者
D. 对内科抗甲状腺药物过敏的青少年 Graves 病患者
E. 对碘制剂严重过敏的患者

133. Graves 病核医学检查不存在的表现有
A. 甲状腺吸 ^{131}I 率增高
B. T_3、FT_4 增高
C. 吸 ^{131}I 率高峰前移
D. 血清 TSH 增高
E. TRH 兴奋试验呈低反应

134. 甲状腺激素抑制试验主要用于
A. 鉴别诊断甲亢
B. 鉴别诊断甲减
C. 了解有无碘的有机化障碍
D. 诊断亚急性甲状腺炎
E. 诊断地方性甲状腺肿

135. 甲状腺功能亢进内科药物治疗应经常复查
A. 摄碘功能测定
B. 血清 FT_3、FT_4 测定
C. 甲状腺显像
D. 肝肾功能

E. 以上都正确

136. 男性,38 岁。清晨欲起床时,发现四肢不能活动,既往:甲亢病史 6 年,查体:突眼(±),眼睑及眼球活动自如,甲状腺Ⅱ度肿大,双下肢无感觉障碍及肌萎缩。血钾 2.8 mmol/L。最可能的疾病是
A. 原发性醛固酮增多症
B. 甲亢伴周期性瘫痪
C. 重症肌无力
D. 感染性多发性神经炎
E. 癔症性瘫痪

137. 骨显像图上最常见的异常表现是
A. 放射性冷区
B. 放射性热区
C. 混合型(即放射性热区与冷区同时存在)
D. 放射性分布与正常骨组织相同
E. 以上都不是

138. 急性骨髓炎在发病多长时间后核素骨显像便可发现异常?
A. 1～2 周
B. 1～2 h
C. 3～5 天
D. 24～48 h
E. 1～2 个月

139. 女性,56 岁。2 年前因左股骨颈骨折,行三刃钉固定术,后痊愈出院。近 1 个月来,患者走路或活动较多时感左髋部疼痛,遂就诊。为明确诊断最好的检查手段是
A. X 线平片检查
B. CT 检查
C. 局部骨三时相显像
D. 放射性核素全身骨显像
E. 放射性核素局部骨断层显像

140. 诊断下列疾病,骨显像不是首选的是
A. 骨结核
B. 骨转移
C. 股骨头缺血坏死
D. 应力性骨折
E. 骨移植监测

141. 缺血性骨坏死的骨显像表现中,下列正确的是
A. 新的骨梗死表现为放射性摄取增强
B. 新的骨梗死表现为放射性缺损区
C. 骨梗死愈合期放射性缺损
D. 骨梗死发生时,局部放射性摄取增强,随后放射性稀疏
E. 新的骨梗死或愈合时相放射性均呈缺损改变

142. 骨肉瘤好发于
A. 颅骨
B. 骨盆
C. 肋骨
D. 干骺端的骨松质
E. 椎骨

143. 下列疾病不属于骨髓显像的适应证的是
A. 骨髓栓塞
B. 股骨头无菌性坏死
C. 特发性血小板减少性紫癜
D. 恶性淋巴瘤
E. 肿瘤骨转移

144. 下列可以使用 ^{32}P 治疗的是
A. 急性白血病
B. 亚急性白血病
C. 慢性白血病急性发作
D. 伴有出血的重度白血病
E. 以上都不是

145. 可能引起白血病的因素是
A. 低温

B. 激光
C. X射线和γ射线
D. 噪声
E. 振动

146. 肝胆延迟显像中发现病灶处放射性逐渐增高，考虑为
A. 肝血管瘤
B. 肝囊肿
C. 原发性肝细胞癌
D. 转移性肝癌
E. 肝硬化结节

147. 早期诊断结直肠癌较敏感的血清标志物是
A. AFP
B. 铁蛋白
C. 透明质酸酶
D. CEA
E. PSA

148. 男性，43岁。结肠癌术后1年，血CEA水平进行性升高，临床为鉴别吻合口处肿瘤复发抑或术后瘢痕，效果较好的影像学检查方法是
A. 常规X线
B. CT
C. MRI
D. 超声检查
E. ^{18}F-FDG PET

149. 临床上对乳腺癌骨转移诊断最灵敏的检查方法是
A. CT检查
B. MRI检查
C. 碱性磷酸酶检测
D. 放射性核素全身骨显像
E. 钼靶摄片

150. 肝癌肝血池显像的典型表现为病灶处放射性较周围肝组织
A. 增高
B. 相似
C. 稍低
D. 减低
E. 明显减低

二、A3/A4型题

（151～154题共用题干）

心肌灌注显像时可出现下列情况：第1种情况，运动负荷局部放射性稀疏、缺损，静息时放射性分布正常。第2种情况，运动负荷局部放射性稀疏、缺损，静息时放射性无变化。第3种情况，运动负荷局部放射性稀疏、缺损，静息时放射性分布部分恢复。第4种情况，运动负荷局部放射性弥漫不均，静息时放射性分布弥漫不均。第5种情况，运动负荷局部放射性正常，静息时放射性分布稀疏、缺损。

151. 第1种情况多见于
A. 心肌缺血
B. 心肌梗死
C. 心肌梗死＋心肌缺血
D. 心肌病或心肌炎
E. 瓣膜病

152. 第2种情况多见于
A. 心肌缺血
B. 心肌梗死
C. 心肌梗死＋心肌缺血
D. 心肌病或心肌炎
E. 瓣膜病

153. 第3种情况多见于
A. 心肌缺血
B. 心肌梗死
C. 心肌梗死＋心肌缺血
D. 心肌病或心肌炎

E. 瓣膜病

154. 第4种情况多见于
A. 心肌缺血
B. 心肌梗死
C. 心肌梗死+心肌缺血
D. 心肌病或心肌炎
E. 瓣膜病

(155～156题共用题干)
女性,55岁。糖尿病8年。发热咳嗽咳痰3周,咳痰带少量血丝。肺部未闻及啰音,胸片右肺上叶及中叶有密度较淡浸润影,似有透光区。血WBC 9.2×10^9/L,中性粒细胞比例67%。

155. 该患者肺部表现应首先考虑的诊断是
A. 肺结核
B. 金黄色葡萄球菌肺炎
C. 肺癌
D. 克雷伯杆菌肺炎
E. 肺囊肿继发感染

156. 该患者的抗结核治疗疗程应该是
A. 短程化疗,但可以适当延长治疗时间
B. 时间延长一倍
C. 时间延长两倍
D. 时间减少一半
E. 时间不变

(157～159题共用题干)
2008年,吉林省内B县医疗机构发现该县发生重大食物中毒事件。

157. 此时该医疗机构应当在几小时内向所在县级人民政府卫生行政部门报告?
A. 1 h
B. 2 h
C. 3 h
D. 4 h
E. 5 h

158. 该县人民政府卫生行政部门应当在几小时内向本级人民政府报告?
A. 1 h
B. 2 h
C. 3 h
D. 4 h
E. 5 h

159. 该县级人民政府卫生行政部门在接到医疗机构的报告后,应做到下列事项,除外
A. 向本级人民政府报告
B. 立即组织力量对报告事项调查核实、确证
C. 采取必要的控制措施
D. 及时报告调查情况
E. 向毗邻的省市人民政府卫生行政部门通报

(160～161题共用题干)
女性,72岁。因急性胆囊炎急诊行胆囊切除术,采用经右上腹腹直肌切口。术后出现不明原因的咳嗽和腹胀,第2天晚8:00剧烈咳嗽后突然出现切口处有崩裂感,随后有淡血性液体及肠管从切口处涌出。

160. 该患者出现的问题是
A. 切口内癌细胞种植
B. 切口感染
C. 切口裂开
D. 切口血肿
E. 切口脂肪液化

161. 对该患者的处理措施不正确的是
A. 立即用消毒敷料覆盖伤口及腹内容物;或用消毒碗、盆扣住伤口,急送手术室
B. 麻醉后,剪除切口缝线,防缝线割裂肠管

C. 冲洗伤口，检查肠管有否损伤
D. 切口全层缝合后，再逐一打结，必要时加减张缝合
E. 先不予处理，观察后再说

（162～164 题共用题干）

男性，70 岁。吸烟 30 年余，反复咳嗽、咳痰 7 年，近几年出现气促，以活动后明显。体检：桶状胸，两肺可闻及散在湿啰音。

162. 对确诊最有价值的检查是
A. 肺灌注/通气显像
B. 肺功能检查
C. 胸部 CT
D. 胸部 X 线平片
E. 以上都不是

163. 最可能的诊断是
A. 肺血栓栓塞症
B. 支气管哮喘
C. 慢性阻塞性肺疾病
D. 肺结核
E. 支气管扩张

164. 如果该患者进行放射性核素肺显像，其典型影像学表现是
A. 肺灌注显像正常，肺通气显像为多发肺段放射性稀疏或缺损
B. 肺灌注显像及肺通气显像均正常
C. 肺灌注显像为多发肺段放射性稀疏或缺损，肺通气显像正常，呈不匹配改变
D. 肺灌注显像及肺通气显像均为多发肺段放射性稀疏或缺损，呈匹配性改变
E. 肺灌注显像为多发肺段放射性稀疏或缺损，肺通气显像为放射性增高

（165～167 题共用题干）

某乳腺癌患者经手术后出现了患侧上肢肿胀，进行 ^{99m}Tc-植酸钠上肢淋巴显像。

165. 该患者存在的主要问题是
A. 双侧淋巴结显影不对称
B. 主要淋巴结缺失
C. 淋巴链中断伴远端淋巴滞留
D. 异常引流途径
E. 以上均不正确

166. 导致这一现象的原因可能是
A. 手术淋巴清扫范围过大
B. 术后全腋窝区放疗
C. 伤口愈合不佳
D. 术后在患侧进行过多静脉注射
E. 以上均可能

167. 为避免手术过程中因淋巴清扫范围过大而出现淋巴水肿，可以快速解决的方法为
A. 手术时不进行淋巴清扫，术后直接化疗
B. 通过染色或核素显像法确定前哨淋巴结，以减少淋巴清扫范围
C. 术前进行淋巴结穿刺，以了解有无转移情况
D. 术中进行快速病检，以确定清扫范围
E. 以上均不正确

三、X 型题

168. 下列核医学仪器主要用于放射防护监测的是
A. 表面污染监测仪
B. 铅屏风
C. 个人剂量笔
D. 活度计
E. 手持式 γ 探测仪

169. 关于止血类药物的叙述，下述正确的是
A. 维生素 K_3 在介入放射中主要用于肝脏疾病
B. 氨甲苯酸在介入放射中主要用于出血的全身治疗和血管鞘的并发症出血

C. 鱼精蛋白在介入放射中主要用于肝素过量所引起的出血
D. 酚磺乙胺在介入放射中主要用于各种手术前后的出血
E. 凝血酶在介入放射中主要用于肝硬化所致的消化道出血及穿刺局部出血

170. 脾功能亢进介入治疗的禁忌证有
A. 感染
B. 儿童脾亢
C. 衰竭
D. 严重黄疸
E. 高歇病

参考答案

第一部分　放射影像学

第一章　影像基础理论知识

一、A1/A2 型题

1. B　碘造影剂不良反应的分类及处理。①轻度反应：主要表现为头痛、恶心、轻度呕吐、轻度荨麻疹等。②中度反应：表现为中度呕吐，轻度的荨麻疹和面部水肿，以及轻度喉头水肿和支气管痉挛等，血压也可呈暂时性下降。③重度反应：表现危急，可有惊厥、昏迷、中度喉头水肿和支气管痉挛以及休克等，上述反应的出现，往往危及生命，必须迅速通知急救组、麻醉师、急诊科医师，就地急救处理。④极重不良反应（死亡）：表现呼吸循环停止。立即行心肺复苏术，进行心脏按压，人工呼吸。
2. C　穿过人体后剩余的 X 线首先被探测器接收，转换成电信号。
3. C　磁共振最常用的核是氢原子核质子（^{1}H），因为它的信号最强，在人体组织内也广泛存在。
4. E　X 线与临床医学成像有关的主要特性包括：①穿透性；②荧光作用；③感光作用；④电离作用；⑤生物效应。其中感光作用属于化学特性，它是将涂有溴化银的胶片经 X 线照射后感光而产生潜影，经显定影处理，感光的溴化银离子（Ag^{+}）被还原为金属银，并沉淀于胶片的胶膜内，在胶片上呈黑色。而未感光的溴化银在定影及洗涤过程中，从 X 线胶片上被洗掉，露出胶片片基的透明本色。由于金属银沉淀的不同，产生黑白不同的图像。
5. A　X 线成像的过程。
6. C　胶片的照相性能包括感光特性、物理特性与成像性能，而感光的特性又取决于感光材料，对比度、宽容度与锐利度是不可缺少的；通常对比度用反差系数表示，宽容度指产生诊断密度所对应的曝光量范围；反差系数越大，宽容度越小，而不同组织间的影像锐力度越高；反之则相反。
7. D　用特定频率的射频脉冲进行激发，则氢原子核吸收一定量的能量而共振，即发生了磁共振现象。停止发射射频脉冲，被激发的氢原子把所吸收的能量逐步释放出来，并恢复原来按磁场磁力线排列的状态，这一恢复过程称为弛豫过程；而恢复到原来平衡状态所需的时间，称为弛豫时间。人体不同器官的正常组织与病理组织的弛豫时间是相对固定的，而且它们之间有一定的差别。这种组织间弛豫时间上的差别，是 MRI 的成像基础。
8. C　选用短 TR（通常小于 500 ms）、短 TE（通常小于 30 ms）所获图像的影像对比主要由 T1 信号对比决定，称 T1WI。

9. B　选用长TR(通常大于1 500 ms)、长TE(通常大于80 ms)所获图像的影像对比主要由T2信号对比决定,称T2WI。

10. A　选用长TR、短TE所获图像的影像对比,既不由T1也不由T2信号对比决定,而主要由组织间质子密度差别所决定,称PDWI。

11. E　目前MRI对显示小血管和小病变仍不够满意。

12. E　磁共振对比剂种类很多,目前临床上最为常用的MRI对比剂为离子型非特异性细胞外液对比剂,即钆喷替酸葡甲胺(Gd-DTPA)。它是一种顺磁性物质,使T1、T2弛豫时间缩短。

13. D　蝶鞍的形状有椭圆形、扁平形和圆形,偶可见桥形蝶鞍。

14. B　常规的X线摄影是X线对三维空间的被照体进行照射,获得载有被照体信息成分的强度不均匀的X线,再通过介质转换成二维的光强度分布。最终是否数字化图像决定介质是否形成数字化。

15. B　散射线量与管电压、管电流、肢体厚度、拍摄距离等有关,与管电压、管电流、肢体厚度呈正比,与距离呈反比。

16. B　十二指肠降部位于第1～3腰椎右侧的腹膜后,属腹膜外位。

17. E　直肠位于骨盆腔内,在第3骶椎前方起自乙状结肠,已无结肠带、结肠袋等特征性结构,沿骶、尾骨前面下行,穿过盆膈移行于肛管。

18. B

19. E　对比剂可分为高密度(原子量高、比重大,又称为阳性对比剂)和低密度(原子量低、比重小,又称为阴性对比剂)。常用的高密度对比剂有硫酸钡和碘制剂,其中碘制剂的种类很多,可分为三大类,即无机碘化物、有机碘化物以及碘化油或脂肪酸碘化物。有机碘化物又分为非离子型和离子型。非离子型显影剂有碘海醇、碘帕醇、碘普罗胺、碘佛醇等,其渗透性降低甚至接近血浆,不良反应小,生物安全性大,对神经系统毒性低,不良反应发生率低,肌体的耐受性好,可用于各种血管显影及经血管的显影检查。离子型对比剂常用的为泛影葡胺,其性质稳定对比良好但溶液属高渗性,中毒不良反应发生率高,肌体的耐受性差。

20. E　**21.** C

22. B　男性的乳头约平第4肋间隙,约平第6胸椎水平。

23. A　像素(pixel)是构成CT图像的基本单位,即图像可被分解成的最小的独立信息单元。因为图像是二维的,所以像素也是没有"厚度"概念的,其最大特点就是一个二维的概念。体素(voxel)是指像素所对应的体积单位。与像素不同点在于,体素是一个三维的概念,是有厚度差别的,图像所对应的层厚就是体素的"高度"。CT图像是由一定数目由黑到白不同灰度的像素按矩阵排列所构成。这些像素反映的是相应体素的X线吸收系数。

24. A　连续无间隔扫描指层厚等于层距。

25. D　X线成像基本原理是基于X线的穿透性、荧光效应、感光效应和生物效应。第一,X线具有一定的穿透力,能穿透人体的组织结构;第二,被穿透的组织结构,存在着密度和厚度的差异,X线在穿透过程中被吸收的量不同,以致剩余下来的X线量有差别;第三,这个有差别的剩余X线,是不可见的,经过显像过程,例如经过X线片、荧屏或电视屏显示,就能获得具有黑白对比、层次差异的X线图像;第四,X线可以利用生物效应对肿瘤进行治疗。

26. A　外耳孔与同侧眼外眦的连线称为听眦线,颅部横断层扫描多以此为基线,也为临床影像上轴位扫描的基线。

27. C　**28.** B　**29.** C　**30.** C　**31.** C

32. D　窗宽窗位是CT中一项重要的图像处理技术。窗宽是CT图像上显示的CT值范围,增大窗宽,则图像所示CT值范围加大,显示的组织结构增多,但各结构之间的灰度差别减少,即信息量减少。反之减小窗宽,则显示的组织结构减少,各结构之间的灰度差别增加,即显示的信息量增加。窗位是窗的中心位置,同样的窗宽,由于窗位不同,所包括CT值范围的CT值也有差异。

33. C　碘过敏试验阴性也有可能发生碘过敏反应,只是相对发生率较低。

34. A　**35.** E　**36.** E

37. D　模拟量转换成数字量的过程被称为模数转换,简称A/D(Analog to Digital)转换;完成模数转换的电路被称为 A/D 转换器。

38. A　DSA 是将血管造影与计算机技术结合，消除了造影血管周围组织影，仅留下含对比剂的心血管影像，从而使心血管影像质量较常规血管造影明显提高。DSA 减影过程可分解为：①摄制兴趣区普通像；②制备蒙片像；③摄制心血管造影像；④把蒙片像与心血管造影像重叠相减，得到心血管减影像。

39. E　DSA 是用碘化铯探测器将穿过人体的信息 X 线进行接受，使不可见的信息 X 线转化为光学图像。经影像增强器亮度增强后，再用高分辨率的摄像机进行扫描，所得到的图像信号经模/数转换器后进行储存，此时将对比剂注入前所采集的蒙片与对比剂注入后所采集的血管充盈像进行减影处理，再经数模转换器后形成只留下含对比剂的减影血管影。

40. D　连合纤维是连接左右侧大脑半球皮质的长纤维，包括胼胝体、前联合和穹隆连合，其中胼胝体位于大脑纵列底部，联系左右侧大脑半球的额叶、顶叶、颞叶及枕叶，为大脑半球最大的连接结构。

41. A　枕骨大孔两侧有椭圆形关节面，称枕髁，枕髁外侧，枕骨与颞骨岩部交界处有一不规则的孔，称颈静脉孔，其前方的圆形孔，为颈动脉管外口。颈静脉孔的后外侧，有细长的茎突，茎突根部后方有茎乳孔。颈静脉孔中穿过的结构有舌咽神经(Ⅸ)、迷走神经(Ⅹ)、副神经(Ⅺ)及颈内静脉。

42. B　Meckel 腔为由颅后窝向颅中窝后内侧部分突入的硬脑膜陷凹，前方和上方与海绵窦后部静脉间隙、外侧与颅中窝内侧壁硬脑膜、内侧与颈内动脉和脑神经Ⅳ、后下方与颞骨岩部尖相毗邻。三叉神经节位于 Meckel 腔内，呈半月形或三角形，其表面覆盖有蛛网膜，此蛛网膜包绕三叉神经形成蛛网膜下腔的三叉池。

43. B　Verga 腔又称穹隆腔、第六脑室，为脑发育上的变异，位于第五脑室后方的穹隆连合与胼胝体之间，呈水平裂隙状，借穹隆柱与第五脑室相分隔。第五脑室及第六脑室并非真正的脑室，常共同存在且相互交通。CT 扫描其内容物与脑脊液密度相等。

44. A　半卵圆中心为横断面上大脑半球内呈半卵形的白质区，主要由胼胝体的连合纤维、经内囊的投射纤维和联络纤维组成，因横断面上呈半卵圆形而得名。在 CT 图像上呈低密度区，在 MRIT1 加权像上呈高信号。

二、X 型题

45. ABC　**46.** ABC

47. ABCDE　气管分为左、右主支气管，右主支气管分为右肺上叶、中叶、下叶支气管，左主支气管分为左肺上叶、下叶支气管。右肺上叶支气管分为尖端、前段和后段支气管，中叶支气管分为外侧段和内侧端支气管，下叶支气管分为背支、内基底段、前基底段、外基底和后基地支。左肺上叶支气管分为上、下两干，其中上干分为尖后段、前段支气管，下干分为上舌段、下舌段支气管，下叶支气管分为背支、内前基底段、外基底段和后基底段。

48. DE　CR 成像与传统拍摄比：X 线剂量降低，可与原有的 X 线摄片设备匹配工作，有后处理功能，密度分辨率高。

49. ABCDE

50. DE　CT 增强中最常用的对比剂为碘造影剂，碘造影剂又包括离子型对比剂和非离子型对比剂。

51. ABC　在 MRI 中表现为低 T1 信号的有水肿、脑脊液、瘤结节、钙化、含水囊肿等。

52. ABDE　**53.** ADE　**54.** BC　**55.** ABCDE

56. ABCDE　基底节是大脑的中心灰质核团，包括杏仁核、纹状体和屏状核。纹状体又分为尾状核和豆状核，豆状核又可分为壳核和苍白球。壳核和尾状核合称为新纹状体，苍白球为旧纹状体。内囊在脑皮层的水平切面上，为一横置的“V”字形，其尖端向内侧，左右各一，分前支、膝部和后支 3 部分。位于丘脑、尾状核和豆状核之间的白质区。

57. ABDE　鞍上池呈“五角形”或“六角形”。鞍上池的前方为大脑纵裂、额叶直回、视束。侧方为颞叶海马，后方为脑桥或中脑。

第二章 基本病变的影像学特征

一、A1/A2 型题

1. B 外伤、手术后及胸腔穿刺后均可产生液气胸。
2. E 坏死性肉芽肿在上呼吸道主要发生于鼻、鼻窦及鼻咽部;在下呼吸道时好发于气管、支气管和肺部等。一般在肺部以球形病灶最为多见,可单发或多发,平均约 2～4 cm,较少大于 4 cm。
3. E 松果体钙化最常见,成人显影率达 40%。
4. A 急性血肿(0～2 天),T2WI 低信号,T1WI 等信号;亚急性早期(3 天),细胞内正铁血红蛋白形成,可使 T1 时间缩短,T1WI 由外围开始出现高信号,对 T2 时间无明显影响,T2WI 仍呈低信号;亚急性中期(6～8 天),T1WI 高信号区域由外周向中央增大,红细胞破裂,细胞外正铁血红蛋白具有延长 T2 时间的作用,T2WI 出现高信号;亚急性后期(10～14 天),血肿周缘出现低信号环,以 T2WI 明显,为含铁血黄素沉着;晚期,呈液性长 T1、长 T2 信号。含铁血黄素、骨钙、流空血管均为低信号。
5. E 流动血液的信号强度取决于血流形式(层流和湍流)、流动方向、流动速度、脉冲序列及其成像参数等,但与流动血液黏稠度无关。
6. E MRI 对钙化不敏感,常表现为低信号,且与周围组织的对比不佳,因此不易发现钙化。
7. E 指状水肿不是脑肿瘤的特征性表现,脑肿瘤类型不同,影像表现不同。
8. E 正常组织对放射线的反应性,即放射敏感性有很大的差异。第一类为高度敏感组织,如造血细胞(骨髓)、淋巴组织、睾丸的生精上皮、卵巢的卵泡上皮和胃肠上皮;第二类为中等敏感组织,如脑、脊髓、心脏、甲状腺和垂体等;第三类为低等敏感组织,如口咽上皮、肺和气管上皮、肝和肾脏上皮、小血管、淋巴管上皮和皮肤上皮等;第四类为不敏感组织,如神经、肌肉、骨和软骨。将第一类组织称为早反应组织(亦称急性反应组织),指在放疗中或放疗后 3 个月内出现急性反应。将第二、三、四类组织称为晚反应组织(亦称慢反应组织),指在放疗结束 3 个月以后,甚至几年后所出现的慢性反应。晚期反应与组织和血管的纤维化有关,如慢性放射性肺纤维化、皮肤和肌肉的放射性纤维化、放射性肠粘连和狭窄等。骨髓增殖活跃、更新快,属于早反应组织。
9. C 颅内压增高时,可见颅骨骨缝分离,指状压迹增多,鞍背骨质稀疏及蝶鞍扩大,X 线对于诊断颅骨骨折、垂体瘤所致蝶鞍扩大及听神经瘤引起内听道孔扩大等,具有重要价值。
10. A Kerly B 线是由于肺间质水肿引起小叶间隔增宽,在两肺下野外侧可形成水平线状影,常位于肋膈角区,为长约 1～3 cm、宽约 1～2 mm 的水平横线,一般垂直于侧肋胸膜,是肺小叶间隔内积液的表现,是慢性肺瘀血的特征性表现。
11. D 中量积液指积液上缘在第 4 肋前端片面以上,第 2 肋前端平面以下。形成的弧形曲线主要与胸腔的负压、液体的重力、肺组织的弹力及液体表面的张力等因素相关。
12. B 回肠肠腔略小,皱襞少且浅,蠕动不活跃,钡餐检查时常显示为充盈像,轮廓光滑,黏膜皱襞多呈腊肠状。
13. A 胸腔积液分为游离性胸腔积液和局限性胸腔积液,其中游离性胸腔积液又分为少量、中量、大量,中量胸腔积液时表现为外高内低的弧线影。局限性胸腔积液又分为包裹性胸腔积液、叶间积液、肺底积液。
14. E 脂肪在 CT 平扫极低密度,在 MRI 表现 T1 高信号,T2 稍高信号。
15. A 颅脑的生理性钙化包括松果体钙化(一般不超过 5 mm)、缰联合钙化(范围<1 cm)、侧脑室脉络丛钙化、大脑镰钙化、基底节钙化等。
16. C
17. A 肺门影是由肺动脉、肺静脉、支气管及淋巴组织的综合投影,其中肺动脉和肺静脉的大分支为主要组成部分。
18. A 空洞包括无壁空洞(即虫蚀样空洞)、薄壁空洞、后壁空洞。虫蚀样空洞多见于干酪性肺炎；小于 3 mm 的为薄壁空洞，多见于浸润性肺结核、肺脓肿肺转移瘤；大于 3 mm 的为后壁空洞，可见于肺脓肿、慢性纤维空洞型肺结核和周围型肺癌。肺气囊表现的为空腔，即肺内生理腔隙的病理性扩大。

19. B　肺内球形病灶称为肿块的直径应大于 3 cm，小于 3 cm 的称为结节。

20. B　空洞包括无壁空洞（即虫蚀样空洞）、薄壁空洞、厚壁空洞。其中小于 3 mm 的为薄壁空洞，多见于肺结核、肺脓肿、肺转移瘤；大于 3 mm 的为厚壁空洞，可见于肺脓肿、肺结核和周围型肺癌；虫蚀样空洞多见于干酪性肺炎。

21. E　**22.** A　**23.** A

二、X 型题

24. ABCE　软骨内化骨指的是骨折端间及髓腔内的纤维组织亦逐渐转化为软骨组织并随着软骨细胞的增生、钙化而骨化，在骨折处形成环状骨痂和髓腔内骨痂。

25. ABCD　肺部空洞指肺内病变组织发生坏死后经引流支气管排出并吸入气体后形成，洞壁内可为坏死组织、肉芽组织、纤维组织、肿瘤组织等形成，是肺部疾病常见的影像学表现，其可见于结核、肺脓肿、肺癌、真菌病及韦氏肉芽肿等。

26. ABCDE　肺部空洞指肺内病变组织发生坏死后经引流支气管排出并吸入气体后形成，洞壁内可为坏死组织、肉芽组织、纤维组织、肿瘤组织等形成，是肺部疾病常见的影像学表现，其可见于结核、肺脓肿、肺癌、真菌病及韦氏肉芽肿等。其中以结核、肺脓肿与肺癌比较多见。

27. ABCD　骨骼基本 X 线病变包括骨质疏松、骨质软化、骨质破坏、骨质增生硬化、骨膜反应、骨质坏死、软骨钙化、骨内矿物质沉积、骨骼变形。

28. ABCE　钙化病理上属于变质性病变，受到破坏的组织局部脂肪酸分解而引起酸碱度发生变化时，钙离子沉积，一般发生于退行性变或坏死组织内，多见于干酪样肺结核病灶的愈合阶段。某些肺内肿瘤如周围型肺癌或囊肿壁也可发生。还可见于肺硅沉着症、骨肉瘤肺内转移、肺泡微石症。

29. ABCDE

30. BCD　良性骨肿瘤一般生长缓慢；骨质呈多呈膨胀性破坏，与正常边界分界清楚，骨皮质变薄且保持连续性；一般无骨膜增生，但当病理性骨折后可有少量骨膜增生且新生骨不被破坏；周围软组织多无肿胀或肿块影，若有肿块，其边界清楚。

第三章　神经系统影像

一、A1/A2 型题

1. A

2. D　某些病变有特定的发病部位，对定性诊断有帮助，如室管膜瘤易发生在脑室内，生殖细胞瘤多位于松果体区，颅咽管瘤多发生在鞍区。

3. C　蛛网膜下腔出血儿童脑外伤常见，出血多位于大脑纵裂和脑底池。CT 图像上表现为脑沟、脑池内密度增高影，可呈铸形。大脑纵裂出血多见，形态为中线区纵行窄带形高密度影。出血亦见于外侧裂池、鞍上池、环环池、小脑上池或脑室内。蛛网膜下腔出血一般 7 天左右吸收，此时 CT 检查阴性，而 MRI 检查仍可发现高信号出血灶的痕迹。

4. A　传统的柯氏分类法将星形细胞肿瘤分为Ⅰ～Ⅳ级，成人多发生于大脑，儿童多见于小脑。按肿瘤组织学分为 6 种类型。且依细胞分化程度之不同分属于不同级别，即毛细胞型星形细胞瘤（Ⅰ级）、室管膜下巨细胞星形细胞瘤（Ⅰ级）、弥漫性星形细胞瘤（Ⅱ级）、多形性黄色星形细胞瘤（Ⅱ级）、间变性星形细胞瘤（Ⅲ级）、和胶质母细胞瘤（Ⅳ级）。Ⅰ、Ⅱ级肿瘤的边缘较清楚，多表现为瘤内囊腔或囊腔内瘤结节，肿瘤血管较成熟；Ⅲ、Ⅳ级肿瘤呈弥漫浸润生长。肿瘤轮廓不规则,分界不清,易发生坏死、出血和囊变,肿瘤血管丰富且分化不良。

5. E 听神经瘤系成人常见的颅后窝肿瘤。起源于听神经鞘膜,早期位于内耳道内,以后长入桥小脑角池,包膜完整,可出血、坏死、囊变。颅骨平片示内耳道呈锥形扩大,骨质可破坏;CT扫描示桥小脑角池内等、低或高密度肿块,瘤周轻至中度水肿,偶见钙化或出血,均匀、非均匀或环形强化。第四脑室受压移位,伴幕上脑积水。骨窗观察内耳道呈锥形扩大。MRI表现与CT相似,增强MRI可无创性诊断内耳道内3 mm的小肿瘤。

6. C CT检查:蝶鞍扩大,鞍内肿块向上突入鞍上池,可侵犯一侧或者两侧海绵窦。肿块呈等或略高密度。内常有低密度灶,均匀、不均匀或环形强化。局限于鞍内小于10 mm的微腺瘤。宜采取冠状面观察,平扫不易显示,增强呈等、低或稍高密度结节。间接征象有垂体高度>8 mm,垂体上缘隆突,垂体柄偏移和鞍底下陷。少见水肿。

7. C CT扫描示鞍上池内类圆形肿物,压迫视交叉和第三脑室前部,可出现脑积水。肿物呈不均匀低密度为主的囊实性,囊壁的壳形钙化和实性部分的不规则钙化呈高密度。囊壁和实性部分呈环形均匀或不均匀强化。少见水肿。

8. A 脊索瘤为一少见的骨肿瘤。起源于错位或残留的胚性脊索,好发于骶尾椎、颈椎上段和颅底蝶枕骨部位,肿瘤好发部位依次为蝶鞍部,斜坡、中颅凹,桥小脑角区、颈静脉孔区。

9. E 头颅脊索瘤,多见于颅底之斜坡、蝶鞍附近、蝶枕软骨连合处及岩骨等处。肿瘤发生于斜坡,可向四周伸展,伸入蝶骨,使蝶骨体和大翼发生骨质破坏,并可侵犯筛窦、蝶窦、枕大孔或枕骨。蝶鞍可显著破坏。骨质破坏边界尚清楚,可有碎骨小片残留和斑片状钙质沉积。并可有软组织肿块凸入鼻咽腔,多较大,边缘光滑。CT表现:平扫为以斜坡或岩骨尖为中心的圆形或不规则的略高密度块影,其间散在点、片状高密度钙化灶,病灶边界较清楚,伴有明显的骨质破坏。增强后肿瘤呈均匀或不均匀强化。肿瘤较大时,可见相应的脑组织、脑池和脑室系统受压的表现。

10. D 无脑儿为中枢神经系统缺陷中最多见的一种畸形。无脑儿缺少颅盖骨,因而从头部眶上嵴以上似刀削瓶口状。顶部可见一堆血肉模糊的血块,大脑半球可能完全没有发育或发育不全,缩小成一小团块附着于颅底。

11. A 脊神经共有31对,其中包括颈神经8对,胸神经12对,腰神经5对,骶神经5对,尾神经1对。脊神经由脊髓发出,主要支配身体和四肢的感觉、运动和反射。

12. E

13. B 正常蝶鞍前后径的最大距离8~16 mm,平均11.7 mm,深径最大值为7~14 mm,平均9.5 mm。

14. C 脑内血肿常见于额叶、颞叶或邻近粉碎凹陷性骨折的脑内,常伴发脑挫裂伤,平扫为形态不规则的高密度肿块,周围有水肿及占位效应,可破入脑室,2~4周血肿逐渐吸收。

15. E 垂体是机体内最重要的内分泌腺,可分泌多种激素,调控其他多种内分泌腺。能分泌生长激素、促甲状腺激素、促肾上腺皮质激素和促性腺激素,后3种激素分别促进甲状腺、肾上腺皮质和性腺的分泌活动。垂体位于蝶鞍的垂体窝内。

16. D 脑挫裂伤为低密度水肿区出现斑片状高密度出血灶,占位效应明显,病变局部脑池沟变小、消失,白质或灰质同时受累,白质区明显,可有蛛网膜下腔出血。

17. D 4岁以后儿童冠状缝不应超过2.0 mm,超过时可为颅内高压。

18. E 分化不良的星形细胞瘤半数以上有囊变,易发生大片坏死和出血。而分化良好的星形细胞瘤位置表浅,轻度水肿,轻度增强,可见钙化。

19. C 室管膜瘤可发生于脑室系统的任何部位,以第四脑室为最多见。

20. E 转移瘤多位于皮质髓质交界区,70%~80%为多发,CT平扫肿瘤密度不等,高、等、低、混杂密度均可,小者为实性结节,有广泛的水肿;增强扫描,94.4%的病例有增强。

21. A 根据临床症状和影像表现不难得出。

22. D 颅咽管瘤可沿鼻咽后壁、蝶窦、鞍内、鞍上及第三脑室前部发生,但以鞍上多见,CT平扫显示鞍区囊性病变,常有各种形态的钙化,增强后囊壁及实性部分强化。

23. C 胆脂瘤亦称表皮样瘤，并非真正的肿瘤，为中耳乳突腔内的角化复层鳞状上皮团状，属慢性中耳炎类型之一。CT扫描示上鼓室、乳突窦入口及乳突窦内软组织密度肿块影，并骨质破坏，乳突窦入口、鼓室腔扩大，边缘光滑并有骨质增生硬化。CT值不能与肉芽肿鉴别，但胆脂瘤本身无增强，仅其周围炎性肉芽组织有强化环，而肉芽肿则可有强化。

24. D 患者原发食管癌，脑转移瘤在CT上病灶呈低、等、高密度，为多发性病灶，位于皮质下区，病灶周围有水肿带环绕，故很可能是脑转移瘤。

25. E “模糊效应”指CT平扫病灶为等密度，常出现在第2～3周。

26. D 化脓性脑膜炎指发生于软脑膜和蛛网膜受化脓性细菌感染所致的炎性病变，常合并蛛网膜下腔积液并同时累及室管膜而并发室管膜炎。CT平扫脑沟、脑池密度增高，脑回之间界限模糊。增强扫描见脑表面有细条或脑回状强化，可伴有脑梗死、脑积水、脑外积脓等征象。

27. B 神经纤维瘤病Ⅱ型(NF～2)为双侧听神经瘤同时伴发多种脑神经、脊神经和外周神经鞘膜瘤。

28. A 硬膜外血肿CT显示颅骨下双凸形高密度影，边界清楚，一般不超过颅缝，可伴有骨折。

29. D 硬膜下血肿CT表现为新月形或半月形高密度影，血肿范围广泛，跨越颅缝，临床表现为持续昏迷。

30. D 脑剪切伤指脑灰白质在头颅外伤中受到剪切力的作用，使脑灰白之交界处和中心结构等部位撕裂，致神经轴突或轴索损伤，常见多而小的点状出血。

31. C 脑梗死在24 h内，CT检查可无阳性变现，或仅显示模糊的低密度区，边界不清，轻微占位效应。

32. D 脑梗死发生后4～6 h脑组织发生缺血与水肿，继而脑组织发生坏死。脑梗死脑细胞水肿期为发生脑梗死的初期，故CT可无阳性表现或仅表现为边界不清的低密度区。

33. E 部分脑梗死病例在早期显示动脉致密征(即大脑中动脉或颈内动脉等较大动脉某一段由于栓塞或血栓形成致密度增高)，大脑中动脉闭塞早期，及岛带区(脑岛、最外囊和屏状核)灰白质界面消失。

34. C 动脉瘤好发于脑底动脉环及附近分支，是蛛网膜下腔出血的常见原因。颅内动脉瘤约90%起自颈内动脉系统，其中起自前交通动脉约为30%～35%。

35. B 海绵窦动静脉瘘没有出血时不会是出血性CT影像。

36. A 垂体瘤好发于鞍区；脊索瘤发生于脊柱骨肿瘤；血管母细胞瘤好发于小脑半球；胶质母细胞瘤好发于大脑半球皮下；海绵状血管瘤为椎管内血管畸形的一种。

37. C 脑膜瘤好发于脑外；淋巴瘤好发于脑实质内；少支胶母细胞瘤和胶质母细胞瘤好发于大脑半球皮质下，且两者影像表现基本一致，但少支胶母细胞瘤70%的病例有钙化的，为其特征性表现。出血性脑梗死CT平扫表现为低密度梗死灶内继发有斑点状或斑片状高密度影，出血灶一般不超出梗死灶边缘；增强会表现为不均匀强化，但内不会出现结节样表现。

38. B 颅咽管瘤好发于鞍上，肿瘤以囊性和部分囊性为主，常伴钙化，增强肿瘤囊壁及实性部分发生强化。

39. B 室管膜瘤多位于脑室系统内，以第四脑室多见。

40. A 脊索瘤是局部的侵袭性或恶性肿瘤，是累及斜坡与骶尾部常见的硬膜外肿瘤，由胚胎残留或异位脊索形成；肿瘤可以发生于沿脊柱中轴的任何部位，但以斜坡嘴侧和骶尾部最常见。

41. C 生殖细胞瘤好发于松果体区，多见于儿童。

42. E 脑转移瘤少见钙化。

43. D 脑内血肿大多表现为高密度，其余多表现为低密度；慢性血肿强化仅血肿轮廓发生强化。

44. C 皮质下动脉硬化性脑病，是一种发生于脑动脉粥样硬化基础上，CT表现为脑室周围白质区与半卵圆中心呈对称性散在或融合的低密度区，以前角周围明显，多伴有基底核、丘脑与内囊多发小梗死灶及脑萎缩征象。

45. C 海绵状血管瘤是由3种成分组成：①血管成

分，为窦状腔隙组成，含有缓慢流动的血液。②结缔组织间隔。③周围为围绕病变的胶质增生。CT一般表现为边界清楚的圆形或类圆形等至稍高密度影，可合并斑点状钙化，周围一般无水肿，较大的病灶可有轻度水肿。海绵状血管瘤急性出血可表现较均匀的高密度影，灶周有轻度水肿，注射造影剂后，70%～94%的病变可有轻度到中度增强，强化程度与病灶内血栓形成和钙化有关，典型表现为不均匀的斑点状增强。伴有囊性部分的病变，可见环形增强。延迟CT扫描的时间，造影剂增强的密度可以增高。病变周围的胶质增生带为低密度，灶周水肿一般不明显。如病灶较小或呈等密度，可被漏诊。

46. D　神经纤维瘤病为神经外胚层和中胚层的常染色体显性遗传性疾病，男性多见。其Ⅱ型诊断标准为：符合以下任何一条病变即可诊断神经纤维瘤病Ⅱ型：①双侧听神经瘤；②家族史伴单侧听神经瘤；③任何下列两个病变，神经鞘瘤、神经纤维瘤、脑膜瘤、胶质瘤、青少年晶状体包膜下浑浊。

47. C　神经鞘瘤平扫呈等或稍高密度圆形实质性软组织肿块影，瘤内可出现高密度钙化或低密度囊变、坏死区增强扫描时肿块呈中等均一强化。

48. B　神经源性肿瘤的CT表现增强扫描多强化。

49. A　最常见的椎管内神经源性肿瘤是神经鞘瘤，其次是脊膜瘤。

50. B　神经纤维瘤病为神经外胚层和中胚层的常染色体显性遗传性疾病，男性多见。其Ⅱ型诊断标准为：符合以下任何一条病变即可诊断神经纤维瘤病Ⅱ型：①双侧听神经瘤；②家族史伴单侧听神经瘤；③任何下列两个病变，神经鞘瘤、神经纤维瘤、脑膜瘤、胶质瘤、青少年晶状体包膜下浑浊。

51. D　脓肿壁的组成有细胞、肉芽组织、纤维组织及胶质细胞。

52. B　神经鞘瘤是颅内常见肿瘤之一，好发于中年人，约占颅内肿瘤的10%，最常见的颅神经鞘瘤为听神经瘤。

53. D

54. E　星形细胞瘤不按血管支配区分布而脑梗死按血管支配区分布。

55. D　囊内点状增强影为囊虫头节影，是脑囊虫病的特点之一。

56. E　脑梗死CT表现为等密度或低密度改变，其梗死区域与其动脉供血区域一致，呈楔形或扇形，同时累及灰质和白质，CT增强后病灶呈脑回样强化。

57. C　垂体瘤内分泌亢进症状：泌乳素腺瘤出现闭经、泌乳；生长激素腺瘤出现肢端肥大；促肾上腺皮质激素腺瘤出现库欣病，不会引起肢体偏瘫。压迫视交叉引起视力障碍。

58. D　颅内血肿的吸收依出血量多少判断。

59. A　左侧颞叶扇形异常信号，CT低密度影，伴基底节回避，T2WI较高信号，T2WI高信号，ADC低信号，结合病史，考虑为左侧大脑中动脉梗死。

60. B　颅咽管瘤CT表现为鞍上区圆形或椭圆形囊性肿物，单房或多房，边缘锐利，囊壁及囊间隔为等密度，光滑、薄而均匀，囊壁可见钙化，典型表现为蛋壳样钙化。

61. D　脑膜瘤常广基底与脑膜相连，可形成“D”字征，多可见“脑膜尾征”，内部可见钙化，或整个瘤体钙化，边界锐利光整，占位效应明显，增强扫描多均匀一致强化，也可囊变、坏死、出血。

62. D　海绵状血管瘤是血管畸形的一种。镜下主要由缺少肌层和弹力层的薄壁状海绵状组织组成。血管之间无正常神经组织，常伴钙化。常见于脑实质内，也可见于脑膜。

63. B　脑脓肿患者一般具有3类临床症状：急性感染症状、颅内高压症状和脑局灶性症状，病灶可以是单发、多发或多房性的。CT平扫显示脓肿中央为低密度影，周边显示完整或不完整规则或不规则的等密度或略高密度环；增强扫描显示脓肿内仍为低密度，脓肿壁轻度强化，表现为完整但不规则的浅淡环状强化，环壁可厚可薄，厚薄均匀或不均匀。外壁边缘模糊。脓肿周围可见低密度水肿带。

64. D　Gd-DTPA用于中枢神经系统检查可以鉴别大部分肿瘤性与肺肿瘤性病变，并非全部。

65. B　多发性硬化是继发性白质脱髓鞘疾病中最常见的一种，病因不明，以脑室周围白质和半卵圆形中心多发性硬化斑为主表现为多灶性低或等密度区，20～40岁女性多见，多无占位效应。

66. C　Ⅱ级星形细胞瘤平扫呈圆形或椭圆形等或低密度区，边界常清楚，但可见局部或弥漫性浸润生长，15%～20%有钙化及出血，增强扫描一般不强化。

67. D 化脓性脑膜炎 CT 平扫脑沟、脑池高密度，脑回之间界限模糊。增强扫描脑表面有细条或脑回状强化。可伴有脑梗死、脑积水、脑外积脓等征象。

68. D 髓母细胞瘤好发于颅后窝，以小脑蚓部最多见，易突入第四脑室，多见于男性儿童。为原始神经外胚层瘤，恶性度较高。可沿脑脊液播散。肿瘤囊变、钙化、出血较少见。

69. D 髓母细胞瘤好发于颅后窝，以小脑蚓部最多见，易突入第四脑室，多见于男性儿童。为原始神经外胚层瘤，恶性度较高。可沿脑脊液播散。肿瘤囊变、钙化、出血较少见。平扫多表现为略高密度，46%周围有水肿。增强肿瘤常呈均匀显著强化。

70. B

71. C 颅内动静脉畸形平扫常表现为边界不清的混杂密度病灶，其中可见等或高密度点状、线状血管影及高密度钙化和低密度梗死区及脑萎缩的脑脊液充填区。

72. E Ⅰ型 NF：头大，颞角脉络丛非肿瘤性孤立的钙化或沿整个脉络丛的钙化。蝶骨大翼发育不全，合并颞叶向眼眶疝出，搏动性凸眼，可并发脑膜瘤、神经鞘瘤及胶质瘤。

73. E 海绵窦动静脉瘘指颈内动脉及其分支与海绵窦之间形成异常的动静脉交通，属于脑缺血性改变。CT 表现为海绵窦增宽，增强扫描鞍旁高密度影，海绵窦明显强化，眼上静脉增粗扭曲。

二、A3/A4 型题

74. C 脑出血呈境界清楚的肾形、类圆形或不规则形均匀高密度影，周围水肿带宽窄不一，局部脑室受压移位。

75. A 当日行 MRI 检查，为急性期，最可能表现为 T1、T2 等信号或低信号。

76. D 第 5 天属于脑出血的亚急性期，T1 和 T2 均表现为周边环形高信号、病灶中心低信号或等信号。

77. E 第 20 天属于慢性期，T1 和 T2 表现为高信号血肿周围包绕一圈低信号环。

78. C 此患者有脑栓塞或脑梗死的病史，且脑梗死发生 24 h 内在 CT 平扫上无阳性表现或仅表现为低密度区，故脑梗死可能性最大。

79. C 脑梗死发生 24 h 内在 CT 平扫上无阳性表现或仅表现为低密度区，但 MRI 在发生 6 h 内 DWI 即可发现高信号。

80. B 腔隙性脑梗 CT 表现为脑深部的低密度缺血灶，大小为 5～15 mm，边界欠情，无占位效应。

81. E 腔隙性脑梗死最敏感的检查方法为 MRI。

82. A 腔隙性脑梗死需要与软化灶、血管周围间隙鉴别，需结合临床，必要时增强扫描。

三、X 型题

83. ABCDE Dandy-Walker 综合征又称 Dandy-Walker 畸形、第四脑室孔闭塞综合征、非交通性脑积水。第四脑室中间孔或侧孔为先天性纤维网、纤维带或囊肿所闭塞，枕大池被先天性脑脊膜膨出、小脑异位或脑膜感染粘连所阻塞，以及颅后窝中线肿瘤可造成程度不同的脑积水。

84. ACDE 海绵状血管瘤海绵状血管瘤是在出生时即出现的低血流量的血管畸形，又称为静脉畸形。血管损害一般发展较慢，常在儿童期或青春期增大，成人期增大不明显。CT 一般表现为边界清楚的圆形或类圆形等至稍高密度影，可合并斑点状钙化，周围一般无水肿，较大的病灶可有轻度水肿。海绵状血管瘤急性出血可表现为较均匀的高密度影，灶周有轻度水肿，注射造影剂后，70%～94%的病变可有轻度至中度增强，强化程度与病灶内血栓形成和钙化有关，典型表现为不均匀的斑点状增强。伴有囊性部分的病变，可见环形增强。延迟 CT 扫描的时间，造影剂增强的密度可以增高。病变周围的胶质增生带为低密度，灶周水肿一般不明显。MRI 诊断海绵状血管瘤具有较高的诊断特异性与敏感性。由于瘤巢内反复多次少量出血和新鲜血栓内含有稀释、游离的正铁血红蛋白，使其在所有序列中均呈高信号，病灶内有条带状长 T1、短 T2 信号带分割而形成爆米花或网格状混杂信号团，周围环以低信号带（尤以 T2 像明显）为典型脑内海绵状血管瘤的 MRI 表现。

85. ABDE 脑挫裂伤的CT征象有损伤区局部呈低密度改变,内可见散在点片状出血,有占位及萎缩表现,可合并脑内血肿,一般不合并蛛网膜下腔出血。

86. ACDE 化脓性脑膜炎的CT平扫早期可无异常发现。病情发展可显示颅骨内板下新月形低密度区,脑沟、脑池密度增高,脑回之间界限模糊,增强显示脑表面有细条或脑回状强化,可伴有脑梗死、脑积水、脑外积肿等征象。

87. ABCE

88. ACDE 考察垂体瘤的影像表现。

89. BCE

90. ABCDE 胼胝体发育不全是一种儿童罕见病。胼胝体发育不良可出现智力轻度低下、轻度视觉障碍或交叉触觉定位障碍。严重者可出现精神发育迟缓和癫痫。因脑积水可发生颅内压增高。婴儿常呈痉挛状态及锥体束征。MRI纵裂与第三脑室前部相通是最常见的表现;胼胝体全部或部分缺如,可合并脂肪瘤;侧脑室前角向外移位,侧脑室内侧缘有凹陷呈“八”字分离的压迹;侧脑室后角及体部增宽;顶,枕,距叶裂的会聚点消失;第三脑室扩大上移,插入两侧侧脑室体部之间。

91. ABDE 室管膜细胞肿瘤是来源于脑室与脊髓中央管的室管膜细胞或脑内白质室管膜细胞巢的中枢神经系统肿瘤。室管膜细胞肿瘤分为室管膜瘤、间变性(恶性)室管膜瘤、黏液乳头状室管膜瘤与室管膜下室管膜瘤四类。肿瘤在CT平扫上呈边界清楚的稍高密度影,其中夹杂有低密度。瘤内常有高密度钙化表现,幕上肿瘤钙化与囊变较幕下肿瘤多见。部分幕上肿瘤位于脑实质内,周围脑组织呈轻至中度水肿带。在MRI上,T1加权为低、等信号影,质子加权与T2加权呈高信号。注射增强剂后肿瘤呈中度至明显的强化影,部分为不规则强化。

92. ABCE 临床表现以进行性意识障碍加重为主,与急性硬脑膜下血肿甚相似。其意识障碍过程受原发性脑损伤程度和血肿形成的速度影响,由凹陷骨折所致者,可能有中间清醒期。CT表现为在脑挫裂伤灶附近或脑深部白质内见到圆形或不规则高密度血肿影,有助于确诊,同时可见血肿周围的低密度水肿区。MRI表现为呈圆形或不规则形,其影像特征及信号演变与自发性脑内血肿一致;超急性期血肿T1WI呈略低信号,T2WI和PDWI呈高信号;急性期血肿T1WI呈等信号,T2WI呈低信号;亚急性期血T1WI呈高信号,T2WI呈等或稍高信号;慢性期血肿T1WI和T2WI上核心层和核外层均为高信号。

93. BCE 平扫T1WI上脓肿呈低信号,脓肿壁呈等信号,壁周围脑组织内可见稍低信号的水肿区;T2WI上,脓肿呈明显高信号,肿壁呈环形等或低信号,周围水肿呈明显高信号。增强检查脓肿表现为完整、壁薄、厚度均匀一的环形明显强化,多房脓肿则表现为多个明显相连的环形强化。

94. ABCDE

第四章 头颈部影像

A1/A2 型题

1. E 血肿吸收声能少与血肿内有无血凝块有关,无血凝块的血肿吸收声能少,呈无回声;有血细胞凝集时,吸收声能可增加,表现为无回声中见斑点状。

2. B 硬膜下血肿呈新月形,而硬膜外血肿多呈梭形。

3. A 胶质瘤是最常见的原发性脑肿瘤,占全部颅脑肿瘤的40%~50%。

4. B CT扫描的基本理论。

5. D 有时枕大池较大易误认为蛛网膜囊肿。

6. B 最常见于大脑中动脉供血区的基底节区、放射冠区。

7. C **8.** A

9. B 眼痛、眼睑及结膜充血、水肿等炎症表现;眼球突出、眼球运动受限;眼眶可扪及硬性肿物;CT扫描见形状不规则、边界不圆滑、不均质软组织块影或占据眶内一部分或全眶区的云雾状高密度影。

10. E 根据病史及CT表现不难选出。

11. D 根据临床症状和CT表现可选出。

12. D 肿瘤早期可穿破硬脑膜，围绕视神经增长，CT显示肿瘤呈梭形、椭圆形、管状等高密度影像，晚期呈锥形。

13. B 视神经胶质瘤CT表现为神经孔扩大，视神经条状或梭形变粗，可有轻度增强，该瘤常侵及视交叉；视神经脑膜瘤有特征的“轨道”征；视神经血管瘤有钙化。

14. A 颈部C_5、C_6水平见长T1长T2信号影，冠状位可见病变跨越椎间孔生长，呈哑铃形，考虑A。

15. C 图示颈前正中甲状舌骨区类圆形囊性病灶，并见小分叶伸向舌骨体的后方，增强扫描不强化，结合病史考虑为甲状舌管囊肿。

16. E 图示右侧口咽旁颈动脉鞘区椭圆形软组织密度肿块，内可见更低密度囊变坏死灶，边界尚清，增强后轻度强化，囊变坏死灶不强化，结合病史考虑为E。

17. D 眼眶肿瘤最常见的是海绵状血管瘤，常表现为眼球突出。视神经胶质瘤是低度恶性肿瘤。

18. A 图示右侧甲状腺区一类圆形低密度肿块，边界清楚，密度均匀，增强扫描甲状腺明显强化而病变较明显均匀强化，颈部未见明显肿大淋巴结，结合病史考虑为甲状腺腺瘤。

19. A 据病史和CT图像不难选出。

20. D 视神经胶质瘤起源于神经内的神经胶质，儿童的视神经胶质瘤多为星形细胞瘤，胶质细胞瘤表现为浸润性视神经增粗，呈纺锤形、梨形或圆柱形，位于视神经管两端者可呈哑铃形。CT见视神经增粗、扭曲或肿块，为视神经胶质瘤最常见的表现。部分病例眶内视神经段表现为典型的纺锤形肿瘤，平扫呈中等或中等略偏低密度，境界清晰、密度均匀、边缘光滑；CT增强扫描见肿瘤轻至中度强化，且与视神经之间无明显分界。双侧视神经胶质瘤常是神经纤维瘤病的主要表现之一。

21. C 胆脂瘤是慢性化脓性中耳炎的一种类型。CT能显示胆脂瘤本身的软组织密度影占据含气腔，并向鼓室形成隆起边缘。CT值为30～50 Hu，或为负值，其密度、CT值无特异性。典型者CT表现为鼓室盾板、上鼓室侧壁（“骨桥”）及鼓前嵴（鼓大嵴）破坏，乳突窦入口及乳突窦扩大，边缘硬化，岩鳞板消失。

22. D 电性影响、立体效应影响及疏水效应影响彼此是独立可加的。

23. B 固相氧化法将氧化剂均匀涂布在反应管上或塑料微球上，氧化反应在固液两相界面上进行，取出反应液即终止反应。反应温和，对蛋白质生物活性损伤小。

24. E 脑底动脉环的主要功能是平衡血流，保持脑血液均衡配布。

25. D 基底神经核由纹状体、屏状核和杏仁体构成。

26. C **27.** D

28. D 血压下降、血供不足，脑组织局部代谢产物积聚，引起血管舒张，使血流恢复正常。

29. A 只有小分子（相对分子质量小于500）、脂溶性、电中性的物质，才能通过完整的血脑屏障。

30. C

31. A 在异常室壁运动中，弥漫性室壁运动低下是扩张性心肌病和各种原因所致心力衰竭的表现；局限性室壁运动低下，特别是出现在负荷试验后，是诊断冠心病的重要依据；局部无运动常见于心肌梗死；反向运动常见于室壁瘤。

32. E 时相电影分析是根据心脏内激动传导的顺序，将各个区域收缩的兴奋点，按时相的先后不同，以黑色或白色点表示依次收缩及其传导的顺序，因而是显示左心室激动传导的最佳方式。

33. E 室壁瘤在相位图上色阶分布不均匀。

34. E ^{99m}Tc－PYP显像主要应用于：①原有心电图异常可能掩盖急性心肌梗死心电图表现；②症状发作后48 h，心肌酶学检查已恢复正常；③范围小的非透壁性心肌梗死，心电图检查有困难；④老年性无痛性心肌梗死，心电图和酶学无法确诊者；⑤右室梗死，多与左室下壁心肌梗死同时存在；⑥陈旧性心肌梗死基础上急性再梗死的诊断；⑦心脏手术后发生心肌梗死的诊断。

35. A

36. D 所谓“冬眠心肌”，是指冠状动脉血流灌注减少引起室壁运动障碍，但心肌并未完全坏死，恢复血流灌注后,心脏收缩功能可全部或部分恢复。

37. A 心肌葡萄糖代谢显像是评价心肌活力的"金标准",在分析过程中,经常将心肌血流灌注显像与代谢显像一起评价。

38. B 灌注、代谢均缺失,即灌注/代谢匹配,表示心肌无活力,是心肌组织完全梗死、瘢痕化的表现。

39. D 主动脉狭窄好发部位为升主动脉和降主动脉起始部,多为先天异常。核素显像表现为病变处主动脉影像变细且减淡,常合并狭窄后动脉扩张,血池显像见扩张的动脉处有放射性滞留。

40. B 下腔静脉阻塞表现为下腔静脉影像中断,远端静脉内放射性滞留,HTT 明显延长或无法测出;伴有相应的侧支循环。

41. D **42.** B **43.** C **44.** A **45.** D

46. D 分子水平放射性核素治疗包括放射免疫治疗、放射反义治疗、放射受体治疗。

47. E 鼓室血管球瘤最大增强时间晚于颈动脉,平于颈静脉。

48. B 根据年龄及影像表现多考虑视网膜母细胞瘤。

第五章 呼吸系统影像

一、A1/A2 型题

1. E 后处理的功能有:图像 γ 转换、灰阶变换、图像平滑化、彩色编码变化、图像存储及电影回路。

2. A 按照公式 $\lambda=c/f$, $c=1\ 540$ m/s,按照医用超声诊断频率 1～10 MHz,计算超声波长的范围是 0.15～1.5 mm 之间,因此选择 A 最为恰当。

3. E 正确的回声强弱顺序为:胆汁＜血液＜肾髓质＜肾皮质＜肝、脾＜胰腺＜肾窦。

4. D

5. D 肥厚型梗阻性心肌病多呈非对称性增厚,即室间隔明显增厚,左室后壁亦增厚,呈非对称性,两者之比＞1.3～1.5。

6. C 肺不张时纵隔向患侧移位。

7. E 大量气胸时,气胸区可占据肺野的中外带,内带为压缩的肺,呈密度均匀软组织影。同侧肋间隙增宽,横膈下降,纵隔向健侧移位。

8. B 急性化脓性炎症阶段病灶呈浓密的片状致密影,占据一个或多个肺段,病灶中有厚壁的透亮空洞。

9. D

10. D 蝶翼征是中心分布的典型表现,为肺门周围的大片阴影。

11. A **12.** B

13. C 急性粟粒型肺结核发病初期,X 线仅见肺纹理增强,约在 2 周左右才出现典型的粟粒样结节,透视的空间分辨率及密度分辨率都不及胸片,所以更易漏诊。

14. A "帆征"是新生儿胸腺的正常表现。

15. E 分叶和毛刺是周围型肺癌具诊断意义的征象。

16. A

17. B 各种病原体如病毒、细菌、支原体、衣原体、立克次体、螺旋体、真菌、寄生虫等引起的急性、亚急性、慢性、局限性或全身性感染,均可导致发热。

18. B 脑出血时由于中枢神经系统受到严重损害,体温调节中枢功能失常而出现发热。

19. A 三叉神经是第Ⅴ对脑神经,有感觉纤维和运动纤维。感觉纤维由颅内三叉神经半月节分出眼支、上颌支、下颌支,下颌支出颅后分布于头面部及口腔司理感觉。运动纤维则伴随下颌支走行出颅,分布于颞肌、咬肌、翼内肌、翼外肌、下颌舌骨肌,二腹肌前腹司运动。头面部的疼痛是由三叉神经传导,沿三叉神经丘脑束上行至脑桥,与脊髓丘脑束会合,传入皮质。

20. A

21. B 风心病主动脉瓣狭窄患者伴随的胸痛产生的机制可能与心肌缺氧、耗氧量增大、左室收缩期室壁张力过高有关。

22. D 腹腔内脏器及腹膜的慢性炎症,如反流性食管炎、慢性胃炎、慢性胆囊炎及胆道感染、慢性胰腺炎、炎症性肠病、结核性腹膜炎等可引起慢性腹痛。

23. C　肝胆疾病的疼痛多在右上腹部，胆石症常为阵发性绞痛。

24. E　十二指肠溃疡疼痛的特点是节律性、周期性和长期性。较局限的上腹痛常发生在胃排空之后，尤以上午 10:00～11:00、下午 15:00～16:00 和晚上 22:00～23:00 腹痛较明显，有时凌晨 1:00～2:00 还会把患者痛醒，这是因为此时胃酸分泌很多而胃内又无食物缓冲。

25. C

26. A　支气管扩张症，炎症侵犯支气管黏膜或病灶毛细血管，使其通透性增高，血液渗出或黏膜下血管破裂出血，是咯血最常见的病因。

27. D　肺结核大咯血主要原因，一是在肺结核进展时，发生干酪样坏死，组织崩溃，肺部血管受到侵蚀破坏。因支气管动脉来自体循环，血液压力较高，当其压力比肺动脉压高出 6 倍时，咯血量大而迅猛。二是空洞型肺结核空洞壁中的动脉壁失去正常组织的衬托，逐渐膨出形成动脉瘤，该动脉瘤的管壁弹力纤维被破坏，脆性增加，在剧烈咳嗽或过度扩胸等外因的影响下，可导致血管内的压力突然改变或空洞壁的坏死血管断裂，造成致命性的大出血。

28. C　在窦房结冲动尚未抵达心室之前，由心室中的任何一个部位或室间隔的异位节律点提前发出电冲动引起心室的除极，称为室性期前收缩，简称室早。患者常诉说心悸、胸部有“停跳感”。

29. B　心源性水肿的特点：多有心脏病病史。水肿首先发生于身体的下垂部位，从下肢逐渐遍及全身，严重时可出现腹水或胸腔积液。水肿形成的速度较慢，性质坚实，移动性较小，常在午后加重，平卧后或晨起时可减轻。伴有心脏病的征象，如心脏瓣膜杂音等。

30. C　引起心源性水肿主要机制是毛细血管静水压增高及继发性醛固酮增多引起的水钠潴留。

31. A　由于器官或组织有病理改变或受到刺激，经神经反射而引起的呕吐为反射性呕吐，如急性胆囊炎。

32. D　颅内高压可出现剧烈头痛，多伴有恶心，呕吐常呈喷射性。头痛、呕吐、视盘水肿是颅内压增高的典型征象，称为颅压增高的“三联征”。

33. C　先天性巨结肠症确切地讲称为肠管无神经节细胞症，是胃肠道先天性畸形中最常见病之一。临床表现为婴儿往往数天才有一次排便。由于大便无法正常地排出而常常引起肠炎，或表现时好时坏并交替出现便秘、腹泻，伴腹胀和食欲缺乏。幼儿时期则以长期逐渐加重的便秘为主要症状。

34. B　急性肾炎并发高血压脑病在急性肾炎时的发病率为 5%～10%。常见症状是剧烈头痛及呕吐，继之出现视力障碍、意识模糊、嗜睡，并可发生阵发性惊厥或癫痫样发作，血压控制之后上述症状迅速好转或消失，无后遗症。

35. E　有机磷农药中毒可出现毒蕈碱样症状如视物模糊、瞳孔缩小、支气管痉挛、呼吸困难、肺水肿，烟碱样症状如肌束颤动、肌力减退、肌痉挛、呼吸肌麻痹，中枢神经系统症状如头痛、头晕、倦怠、乏力、失眠或嗜睡、烦躁、意识模糊、抽搐、昏迷。

36. B　Dubin-Johnson 综合征又称为慢性特发性黄疸，为遗传性结合胆红素增高Ⅰ型。由于毛细胆管对有机阴离子的转运障碍，致使结合胆红素从肝细胞向毛细胆管的运转发生障碍，结果使结合胆红素反流入血，血结合胆红素水平增高，患者出现黄疸。

37. D　肝内胆汁淤积如毛细胆管型病毒性肝炎、药物性胆汁淤积、原发性胆汁性肝硬化、妊娠期复发性黄疸等可引起胆汁淤积性黄疸。

38. A　血中胆红素增多，其浓度超过 34.2 μmol/L 可出现黄疸。此外，过多食用胡萝卜、南瓜、橘子汁等食物可使胡萝卜素在血中含量增多，超过 250 mg/100 ml，也可使皮肤黄染，但仅限于手掌、足底皮肤，一般不致使巩膜黄染。长期服用带有黄色的药物如米帕林、呋喃类药物也可使皮肤黄染，严重者甚至出现巩膜黄染，以角膜缘周最明显，离角膜越远则黄染越浅为其特点，可与黄疸相鉴别。

39. D　波状热体温在数小时内逐渐上升至 39℃或以上，经数天逐渐降至正常，持续数天后又开始发热，如此反复多次，常见于布氏杆菌病。

40. C　弛张热又称败血症热、消耗热。体温高峰在 39℃以上，24 h 内波动范围超过 2℃，体温最低时仍高于正常。常见于败血症、脓毒血症、重症肺结核、感染性心内膜炎、风湿热等。

41. B 暴饮暴食可诱发急性胰腺炎。该患者饮酒后突发上腹部剧痛，上腹部带状压痛，多考虑急性胰腺炎。

42. B 胸痛伴咳嗽、咯血，提示肺部疾病，如肺炎、肺结核、原发性支气管肺癌等。患者为老年男性，胸骨后疼痛伴有消瘦，应考虑肺癌。

43. B 十二指肠溃疡的典型表现是上腹部规律性疼痛，常伴有反酸、嗳气等症状。一般于进餐或服用抗酸剂后症状可以缓解。疼痛部位在上腹部，疼痛的特点是节律性、周期性和长期性。较局限的上腹痛常发生在胃排空之后，尤其以上午10:00～11:00、下午15:00～16:00和晚上22:00～23:00腹痛较明显，有时凌晨1:00～2:00还会把患者痛醒，这是因为此时胃酸分泌很高而胃内又无食物缓冲。查体：剑突下偏右压痛(+)，无肌紧张及反跳痛。

44. B 呕吐为幽门梗阻最突出的症状，呕吐多发生在下午和晚间，梗阻程度越重，呕吐次数越多。呕吐物含有宿食，又叫隔夜食，故有酸臭味。患者于呕吐后症状减轻或完全消失，故喜自行诱发呕吐。

45. D 患者曾患肝炎，长期携带乙型肝炎病毒，有蜘蛛痣，脾大，提示肝硬化。肝硬化病例中，12%～85%有食管静脉曲张。患者突然呕吐鲜红色血液，心悸头晕，血压下降，最可能的诊断为食管静脉曲张破裂(胃肠道出血由曲张静脉破裂而引起者约41%～80%)。

46. B 溃疡性结肠炎是一种病因不明的，以直肠和结肠的浅表性、非特异性炎症病变为主的肠道疾病，主要累及直肠和乙状结肠。临床症状以黏液脓血便、腹痛、腹泻或里急后重为主；急性危重病例有全身症状，并常伴有肠道外疾病和肝损害、关节炎、皮肤损害、心肌病变、口腔溃疡、虹膜睫状体炎及内分泌病症。

47. D 溶血性贫血：巩膜轻度黄染，在急性发作(溶血危象)时有发热、寒战、头痛、腰背酸痛，皮肤黏膜往往明显苍白，非结合胆红素增高，尿中尿胆原增加而无胆红素，急性发作时有血红蛋白尿(尿呈酱油色)。

48. E 腹式呼吸+缩唇呼吸，锻炼呼吸肌功能可以延缓肺心病的发展。

49. A

50. A 感染是慢支急性发作的主要原因，吸烟为主要诱因。

51. C 反复咳嗽、咳痰15年可诊断为慢支，双肺叩诊呈过清音，呼吸音减弱，肺底部有湿啰音，剑突下心尖冲动明显，该处可闻及3/6级收缩期杂音，肺动脉瓣区第二音亢进为肺气肿、肺心病体征。

52. B 患者青年女性，发作性喘息14年，考虑为支气管哮喘。根据本次发作1周入院及查体的影像表现应首先考虑并发气胸所致(哮喘发作时可并发气胸、纵隔气肿、肺不张)。

53. D

54. E 慢性胃炎诊断有赖于胃镜，胃镜所见符合慢性萎缩性胃炎表现。

55. A 自发性腹膜炎的致病菌多为革兰氏阴性杆菌。

56. E 应用8肽生长抑素类似物静脉滴注是治疗重症胰腺炎的措施。

57. E ID标准：①血清铁蛋白<12 μg/L；②骨髓铁染色显示骨髓小粒可染铁消失，铁粒幼红细胞少于15%；③血红蛋白及血清铁等指标尚正常。

58. D **59.** D

60. C 急性肾盂肾炎并不能引起肾病综合征。

61. C

62. A 肾病综合征是以大量蛋白尿(24 h尿蛋白超过3.5 g)、血清蛋白<30 g/L、高脂血症及水肿为特点的临床综合征。治疗主要是激素治疗。

63. B 泼尼松治疗效果欠佳时可选用泼尼松龙静脉注射。

64. A 急性肾炎为自愈性疾病，故首选休息治疗。

65. C 肺气囊是金黄色葡萄球菌肺炎的特征表现，可在发病1～2天内出现，并可一日数变，囊壁薄，一般无液面。

66. B 肺硅沉着症的X线表现主要有：肺纹理显著增强、随病变发展形成极细的网状纹理、硅结节及其融合、肺门改变、肺纹理的改变、肺气肿、胸膜改变、肺硅沉着症合并结核。

67. A 原发性肺结核最多见于儿童，常表现为原发综合征，包括肺部原发病灶、局部淋巴管炎和所属淋巴结炎；其次还表现为胸内淋巴结结核。

68. E 肺血增多时肺动脉段膨隆，心腰变浅。

69. E 急性血行播散型肺结核早期平片上只是表现为肺纹理增多增粗或呈细网状，3～4周后出现大小、密度、分布“三均匀”的弥漫性粟粒结节，直径1～2 mm，边界清楚。

70. C 肺气肿时深吸气肺体积变化不明显。

71. A 肺泡性肺水肿的典型X线征象是蝶翼征，是中央型分布的典型表现，即两肺内中带呈对称分布的大片阴影，境界比较清楚。

72. E A、B、C、D四项肺血都增多。

73. A 中心型肺癌常发生在肺段和段以上支气管，该患者行X线及CT扫描显示病变位于肺门处，另外患者有左声带麻痹，左膈肌升高，表示左喉返神经及膈神经已受到侵犯，故选A最为合适。

74. C 结节病分期：0期——无异常X线所见；Ⅱ期——肺门淋巴结肿大；ⅡA期——肺内弥漫性浸润，伴肺门淋巴结肿大；ⅡB期——肺内弥漫性浸润(无明显纤维化)，不伴肺门淋巴结肿大；Ⅲ期——肺纤维化：肺容积缩小，肺门变形，呈蜂窝状，支气管血管集束变形。

75. C

76. D 慢性肺脓肿的X线表现为空洞外围因急性炎症吸收变得清晰，内壁光滑清晰，可有液平面，空洞有时不规则或多房状。

77. E 肺错构瘤的典型X线表现为斑点状或爆米花状钙化。

78. E 影像检查发现隔离肺组织由主动脉或肋动脉分支供血可以明确肺隔离症的诊断。

79. B 肺气肿是指肺实质过度充气状态，X线平片主要表现为横膈低平，肺透亮度增高，肺纹理稀疏、纤细、变直，深吸气时肺体积变化减小，心影变窄小，胸骨后间隙增大，肋间隙增宽。

80. D 肺门肿块是进展期中央型肺癌的X线表现。A、B、C、E四项为间接征象。

81. B 支气管肺炎又称小叶性肺炎，指炎症累及细支气管、终末细支气管及其远端肺泡，是以肺小叶为中心的急性化脓性炎症。

82. C 风湿性心脏病最常侵犯二尖瓣，引起瓣叶增厚、硬化、腱索缩短而导致瓣膜狭窄和(或)关闭不全，从而引起一系列的临床症状。

83. C **84.** B

85. A 患者有股深静脉血栓性静脉炎，右下肢疼痛、肿胀3周。考虑下肢深静脉血栓形成。突然气急，咳嗽伴血痰，右侧胸痛，考虑肺栓塞。胸腔积液为肺梗死所致，胸腔积液为血性。

86. C 患者年轻女性，高热胸痛，出现胸腔积液。考虑感染性胸膜炎，以结核性胸膜炎可能性大。也应注意类肺炎胸腔积液，胸腔积液一般为渗出性胸腔积液。

87. A 肺心病的X线表现为右下肺动脉干扩张，横径≥15 mm；右下肺动脉横径/气管横径≥1.07；肺动脉段明显突出或其高度≥3 mm；中央动脉扩张，外周血管纤细，形成“残根征”；右室增大征。心电图表现为右心室肥大改变，如电轴右偏、重度顺钟向转位、$RV_1+SV_5\geq1.05$ mV及肺型P波等。

88. D 剧烈咳嗽、痰中带血、痰中2次找到结核菌，胸片及CT未见异常，最可能为支气管内膜结核。

89. B 据患者症状和影像表现可得出结核球。

90. A 患者考虑为血源性金黄色葡萄球菌肺炎，X线特征为：多样性与易变性，可有肺脓肿、脓胸、肺气囊肿等。

91. E 该患者病史符合非典型病原体感染特征，X线表现多以小叶性肺炎为主。

92. E 典型的克雷伯杆菌肺炎多见于中年以上男性患者，起病急剧，有高热、咳嗽、痰量较多和胸痛，可有发绀、气促、心悸、畏寒、虚脱等。痰为黏液脓性，量多，带血，灰绿色或砖红色，胶冻状，此为本病重要特征。X线检查显示肺叶或小叶实变，有多发性蜂窝状肺脓肿，叶间隙下坠。

93. D 葡萄球菌性肺炎患者有突发高热、寒战、胸痛，咳大量黄痰，痰中有血丝。X线检查可见：叶、段分布的炎性实变阴影，由于肺泡内充满炎性渗出物，在实变阴影中可见支气管气道征。该患者有糖尿病史，提示免疫力低下，容易发生葡萄球菌感染。

94. A 患者症状及实验室检查均提示结核症状，若X线胸片只有肺门淋巴结肿大，则诊断为胸内淋巴结结核。

95. E 老年患者，MRI脑内多发异常信号且有明显环形增强，伴灶周水肿，多考虑脑转移，且发生脑转移概率最高的为肺癌。

96. B 患者有结核中毒症状、左上肺体征，且PPD

试验1结素单位强阳性，X线为大片状渗出性改变，考虑为干酪性肺炎。

97. B 患者有结核中毒症状、体征，PPD强阳性，胸片示右上肺病变，故诊断为右上肺结核。

98. C 肺脓肿在急性期有明显感染症状，咳脓痰，X线片有空洞形成，壁薄，常有液平面；结核瘤多见于青年，一般病程较长，发展缓慢，常位于上叶尖后段或下叶背段，X线片上块影密度不均匀，可见到透光区和钙化，肺内常另有散在性结核病灶；硅结节常有密切接触史；转移性肺癌多为多发性圆形或类圆形大小不等的结节状阴影，单发者较少。

99. E 老年男性，低热、胸痛、咳嗽、咳痰，有时痰中混有血丝，消瘦，左锁骨上可触及一团质硬固定肿大淋巴结，结合胸片及CT显示左上肺叶不张首先考虑支气管肺癌。确诊需要纤维支气管镜检查加活检。

100. D 患者有发热、咳嗽，咳脓痰，血常规检查白细胞总数高，胸片示大片模糊阴影，其中有一带液平面的薄壁空洞，考虑为急性肺脓肿，空洞型肺结核病一般有先期低热史，X线胸片在空洞周围有纤维、硬结病变，或播散病灶的存在，可资鉴别，排除A；中央型肺癌X线显示病灶为厚壁偏心空洞，排除B，考虑患者为肺脓肿。

101. B 结核性胸膜炎常见于3岁以上的儿童，主要发生在原发感染6月内。大多数结核性胸膜炎是急性病。其症状主要表现为结核的全身中毒症状和胸腔积液所致的局部症状。X线检查：胸腔积液在300 ml以下时，后前位X线胸片可能无阳性发现。少量积液时肋膈角变钝，积液量多在500 ml以上，仰卧位透视观察，由于积聚于胸腔下部的液体散开，复见锐利的肋膈角。也可患侧卧位摄片，可见肺外侧密度增高的条状影。中等量积液表现为胸腔下部均匀的密度增高阴影，膈影被遮盖，积液呈上缘外侧高，内侧低的弧形阴影。大量胸腔积液时，肺野大部呈均匀浓密阴影，膈影被遮盖，纵隔向健侧移位。

二、A3/A4型题

102. D

103. A 该患者近期皮肤感染后出现肺炎，多为葡萄球菌感染。

104. A 对于MRSA治疗上选择万古霉素、利奈唑胺等。万古霉素对该致病菌最敏感。

105. A 据临床表现和X线表现诊断为肺炎支原体感染。

106. D

107. E 一般治疗时间为2周。

108. B 据病史可得出为大叶性肺炎，常见为肺炎链球菌感染。

109. D

110. E 肺炎链球菌肺炎并发症包括败血症、胸膜炎、休克等，治疗后体温不降或降而复升者应考虑肺外感染、混合细菌感染或合并其他疾病。

111. A

112. C 根据病史不难得出。

113. A 慢性支气管炎加重最常见的原因当然为感染。

114. D 慢性支气管炎主要治疗为抗菌治疗。

115. B 大叶性肺炎不会出现气管移位表现。

116. D 根据病史不难得出。

117. C 社区获得性肺炎常见致病菌为：流感嗜血杆菌、卡他莫拉菌、肺炎链球菌、非典型致病菌。其中，肺炎链球菌仍为较常见致病菌，同时肺炎链球菌肺炎以铁锈色痰、肺大叶实变为特征。

118. C 根据病史不难选出。

119. A 慢性肺源性心脏病X线表现包括：右下肺动脉扩张，其横径≥15 mm，其横径与气管横径之比≥1.07，后前位胸片可见肺动脉段明显突出或其高度≥3 mm。

120. D 心电图表现包括：电轴右偏，重度顺钟向转位，V_1导联R∶S>1，aVR导联R∶S>1，V_5导联R∶S<1，$RV_1+SV_5\geq1.05$ mV，肺型P波，$V_1 \sim V_3$导联QS型或qR型并排除心肌梗死。

121. B 血源性葡萄球菌感染多继发于肺外感染的血行播散，胸部X线表现为多发性化脓性炎症，脓肿形成，肺气囊肿形成，脓胸。

122. B 对金黄色葡萄球菌最有效的抗生素为青霉素，但现在患者大多对青霉素有耐受作用，故选取万古霉素。

123. D 根据患者年龄、病史和发生部位可诊断为肺结核，确诊需要痰菌培养出结核杆菌。

124. A　根据患者年龄、病史和肺结核的发生部位不难确诊。

125. C　一旦确诊为肺结核，均应早期接受肺结核化学治疗。

126. D　应该用肺 CT 来进一步协助检查。据年龄、病史及结核的好发部位不难得出。

第六章　循环系统影像

一、A1/A2 型题

1. B　正常成人心胸比率＜0.5。正常心脏大血管影像的形态和大小受年龄、呼吸、体位等诸多因素的影响。婴幼儿心影接近球形，横径较大，左右半心大致对称。由于胸腺较大，心底部较宽，心胸比率可达 55％，7～12 岁为 0.5。

2. A　右心室是心脏最靠前的部分，入口为三尖瓣，出口为肺动脉瓣，室腔的底部被右房室口和肺动脉口占据，两者之前的弓形隆起称室上嵴，室上嵴将室腔分为窦部(流入道)和漏斗部(流出道)。

3. C　血管性肺门增大可见于心脏病，使肺动脉扩大的先天性心脏病常见的有动脉导管未闭、心脏间隔缺损、特发性和继发性肺动脉高压等。

4. D　Kerley B 线多见于二尖瓣狭窄、慢性左心衰竭所致的间质性肺水肿。

5. A　肺源性心脏病是由于长期肺实质和肺血管的原发病变或严重的胸廓畸形所引起的心脏病，肺的原发疾病以慢支为最常见。

6. C　房间隔缺损时左心房不大。

7. C　室间隔缺损：左向右分流，肺循环血量增多，左室容量负荷增大。早期肺血管阻力呈功能性增高，随着时间推移，右心压力逐渐升高超过左心压力，转变为右向左分流，双室增大。

8. B　二尖瓣狭窄之心影 X 线表现为梨形。

9. A　X 线检查对少量的心包积液有限度。当积液量增加时，可见心影向两侧增大，甚至呈球形，心尖搏动普遍减弱或消失，部分患者可伴有上腔静脉扩张。

10. A　心影最大径是指心影左侧最突点至中线距离与右心缘最突点至中线距离之和。胸廓最大横径是左右膈顶平面两侧胸廓肋骨内缘间连线的长度。

11. A　左房增大顺序：后-右-左-上。

12. D　**13.** B

14. E　左室及主动脉搏动均减弱可见于心肌炎。

15. D　胸腔积液在左、右心衰时均可见。

16. D　肺门舞蹈这一 X 线征象常见于房间隔缺损，这是由心室收缩期有较多的血液进入肺动脉，使肺动脉在收缩期和舒张期的压力差增大所致。由左向右分流的先天性心脏病如动脉导管未闭亦可见到。

17. D　房间隔缺损时，左心房不大；室间隔缺损时，左心房增大。

18. C　肺心病原发病常为慢支，引起肺循环阻力增加，肺动脉高压，致右室增大，以肥厚为主。

19. B

20. B　根据影像表现诊断为室间隔缺损。房间隔缺损时左心房增大。

21. B

22. E　心包积血时 MRI 常呈高信号，而浆液性心包积液时 T1 上呈均匀低信号，炎性渗出液并蛋白含量高时呈不均匀中高信号。

23. D　带负电荷的显像剂不能通过血脑屏障。

24. B　原发性肝癌肝内血行转移最常见，发生最早。

25. A

26. C　动脉导管未闭时主动脉弓增宽凸出。

27. B　动脉导管未闭最典型的 X 线征象是主动脉弓增宽凸出，余征象其他心脏病亦可发生。

28. E　缩窄性心包炎的 X 线征象是：心影边缘不规则、变直，心包增厚部位搏动减弱，还可见心包钙化。CT 表现可见上、下腔静脉扩张。

29. A　患儿具有典型的法洛四联症的体征及影像征象，不难诊断。

30. C　体外放射分析是指在体外条件下，以放射性核素标记的配体为示踪剂，以结合反应为基础，以放射性测量为定量手段，对微量物质进行定量分析的一类分析方法的总称。

31. E 呼吸困难，颈静脉怒张，心界向两侧扩大，有舒张期奔马律，心尖部 3/6 级收缩期吹风样杂音，肝肋下 3 cm 为原发性扩张型心肌病的表现。

32. D 据病史和影像表现——动脉导管未闭。

33. A 主动脉夹层在 MRI 上，其内膜钙化内移现象不能显示。

34. B 根据病史，可以诊断为主动脉夹层，其影像表现为主动脉弓部和降主动脉上部影增宽。

35. A 平行于室间隔的心脏长轴位扫描位置可较清楚显示心房与心室的关系，主动脉根部及左室流出道的位置。

36. A 心包积液在 300～500 ml 以上者 X 线平片才有异常改变，典型者表现为心脏向两侧扩大，呈烧瓶样或球状。上腔静脉增宽，主动脉变短。

37. A 室壁瘤指心室壁内腔和表面局限性膨凸，主要征象是左室缘的局限性膨凸，其他均为次要征象。

38. D 冠状动脉粥样硬化性心脏病因冠状动脉粥样硬化病变造成冠状动脉管腔狭窄、闭塞，引起心肌缺血和坏死。

39. E MRI 不能判断肿大淋巴结的组织学改变。

40. B 肺充血是肺内血流量增多，X 线表现为肺透过度正常，肺动脉段膨隆，肺门影增大，右下肺动脉干增粗超过右中间支气管 15 mm，周围肺血管纹理成比例增粗、增多，扩张血管边缘清楚。

二、X 型题

41. ABCE 室间隔缺损的血流动力学改变为左、右心室及左心房增大，肺动脉高压。

42. ABCDE 主动脉硬化是动脉的一种非炎症性病变，可使动脉管壁增厚、变硬，失去弹性和管腔狭小。表现为升主动脉扩张(右心缘第一弓突出)、主动脉钙化、降主动脉迂曲(左心缘第一弓突出)；左前斜位，主动脉弓向前向后上方移位，主动脉窗扩大。

43. ABCDE 典型的二尖瓣关闭不全患者的 X 线表现为肺淤血，以左心房和左心室增大为主，可伴有右心室增大，晚期可见明显的肺循环高压。

44. ABCDE **45.** ABDE **46.** ABCDE

47. BCD 轻度二尖瓣狭窄，心影可正常，中度以上狭窄，在检查时可发现左心房增大，肺动脉段突出，左支气管抬高，并可有右心室增大等，后前位，心影如梨状，称为“二尖瓣型心”，主动脉结略小；右前斜位吞钡检查可发现扩张的左心房压迫食管，使其向后移位；左前斜位检查易发现右心室增大。二尖瓣狭窄的肺部表现主要为肺淤血，肺门阴影明显加深；由于肺静脉血流重新分布，常呈肺上部血管影增多而下部减少；肺淋巴管扩张，在后前位和左前斜位胸片上常见右肺外下野及肋膈角附近有水平走向的线状影，即 Kerley B 线；偶尔见到从肺上叶向肺门斜行走向的线状影，称 Kerley A 线。此外，长期肺淤血在肺野内可见含铁血黄素沉积的点状影。

48. ABCE

49. ABCDE 法洛四联症在胸部后前位片上的 X 线表现为左心腰凹陷，心尖圆钝上翘，主动脉结突出，呈“靴状心”，肺血管纤细。轻型患者肺动脉凹陷不明显，肺血管轻度减少或正常。

50. BC

51. ABCDE 主动脉夹层的 CT 平扫可显示钙化内膜片向主动脉腔内移位，增强扫描可显示主动脉夹层的各种征象，如内膜片、真假腔、假腔内血栓、心包和胸腔积血、纵隔血肿、累及分支血管增宽及血液外渗。

52. ABCD 动脉瘤在 CT 平扫可显示大小、形态、部位、瘤壁钙化及瘤体与周围结构的关系；增强扫描可显示附壁血栓、动脉瘤渗漏或破入周围组织脏器等；MSCTA 可显示重组出逼真的三维图像，可显示动脉瘤与血管分支的关系。

53. BC 动脉瘤在 MRI 上可显示主动脉内腔、管壁及其与周围组织结构的关系等及血流动态变化；在 MRI 三维成像上可显示动脉瘤的形态、大小、类型、病变的范围、瘤壁、附壁血栓及瘤体与主动脉及分支的关系。

54. ABCDE 心肌梗死并发症的 MRI 表现：①室壁瘤时左室扩大，室壁显著变薄，范围大，局部室壁向心脏轮廓外膨凸；瘤中信号异常，急性期是高信号，陈旧期呈低信号；室壁运动消失或反向运动,收缩期室壁增厚率消失。②室壁瘤附壁血栓形成时,表现为血栓在T1WI中等信号,心肌相似,T2WI信号强度较心肌高。③室间隔穿孔时。MRI示室间隔连续性中断,水平左向右分流。④左室乳头肌断裂和功能不全时,心室收缩期左房内有起自二尖瓣口低信号血流束,为二尖瓣关闭不全,并左房扩大。

55. ABCDE 冠心病冠状动脉造影的主要表现为病变段管腔阻塞、狭窄,管壁不规则,有充盈缺损,侧支循环建立。

第七章 消化系统影像

一、A1/A2型题

1. C 腹部平片常用于观察肠管外异常气体、肠管内气体分布异常及体液淤积、有无异常钙化、实质脏器大小轮廓及位置。

2. E B型超声是诊断肝囊肿的首选检查方法,具有敏感性高、无创伤、简便易行等优点,准确率达98%,而且能确定囊肿的性质、部位、大小、数目及累及肝脏的范围。

3. A T1WI,肝脏组织表现为均匀的中等信号,高于脾脏,脂肪为高信号,含水囊肿为低信号,肝内血管为低信号。

4. C 胃肠道穿孔常继发于溃疡、创伤破裂、炎症及肿瘤,其中胃和十二指肠溃疡穿孔最为常见。

5. E 盲肠癌临床表现为腹胀、腹痛、贫血、大便带血等,主要检查方法有纤维结肠镜检查、结肠气钡双重造影。结肠气钡双重造影表现为充盈缺损,袋形消失,黏膜皱襞中断等。

6. B 粘连性肠梗阻属于机械性肠梗阻,多见于腹部手术或腹腔炎症以后,临床表现为腹痛、呕吐、腹胀、停止排气排便。

7. E 早期胃癌是指癌组织限于胃黏膜层及黏膜下层,不论其范围大小和有否淋巴结转移。

8. D 肠梗阻时扩张的肠曲呈拱形,阶梯状气-液平面征是肠梗阻的典型征象。

9. D 食管静脉曲张最常见于肝硬化,肝硬化造成门脉高压,引起胃底食管静脉曲张,严重时可以出现上消化道大出血。

10. C 结肠癌临床表现为贫血、体重减轻、持续腹部隐痛、粪便隐血试验持续阳性、粪便带血、腹部扪及包块等。

11. A 髓质型食管癌常侵蚀一段管壁并向腔内生长,恶性程度高,手术切除率较低。

12. D 肠结核病理上可分为溃疡型和增殖型。溃疡型典型表现为跳跃征,可见点状龛影,后期管腔变窄、变形、近端肠管扩张瘀滞;增殖型以肠管不规则变形狭窄为主,并伴多发占位样充盈缺损。

13. B 胃癌可以发生在胃的任何部位,以胃窦>胃小弯>贲门处常见。

14. B 食管有3处生理狭窄,第一处狭窄位于食管的起始,第二处狭窄位于食管与左主支气管交点,第三处狭窄位于食管穿过膈的食管裂孔。

15. D 食管静脉曲张X线钡餐检查容易发现,特别是气钡双重造影,嘱患者Valsalva试验时曲张更为明显。

16. C 溃疡性结肠炎是一种慢性非特异性炎症性疾病,病变局限于大肠黏膜及黏膜下层,多位于乙状结肠和直肠,也可延伸至降结肠,甚至整个结肠。病程漫长,常反复发作。

17. A 胃溃疡和十二指肠溃疡同时存在是复合性溃疡,其中先患十二指肠溃疡的患者居多。

18. A 绞窄性肠梗阻X线平片检查可见梗阻部位以上肠段扩张并充满液体,状若肿瘤或呈"C"形。

19. C 项圈征及狭颈征为胃良性溃疡征象。

20. A 硬化性食管癌管腔呈环状狭窄,范围较局限,与正常区分界清楚。

21. B 肠结核感染可经口、血行播散和邻近器官结核的波及所致,通常分为溃疡型和增殖型,好发于回盲部。X线可见肠腔变窄、肠段缩短变形。

22. E 食管静脉曲张管腔扩张及舒缩性存在,管壁柔软无梗阻。

23. B 结肠癌好发于直肠与乙状结肠交界处。

24. B X线诊断肠梗阻可以判断有无梗阻存在、判断梗阻部位以及分析梗阻原因，而对软组织病变不敏感。

25. A X线诊断肝脓肿的主要征象是肝区含气或液平的脓腔影，同时可见右膈膨隆、右下肺盘状肺不张、右胸膜增厚及胸腔少量积液。

26. D 细菌性肝脓肿主要感染途径为胆道、门静脉、肝动脉以及邻近组织的直接蔓延。

27. B 直肠癌可通过直接浸润、淋巴、静脉和种植等途径扩展和转移，其中最主要的途径是淋巴转移。

28. C 肝/脾CT值之比＜0.85即可诊断脂肪肝，CT值测量低于正常，肝内血管呈相对高密度而显示清楚，对比增强扫描比脾的强化效果差。

29. C 胆管癌表现为肝内及近端胆管扩张，扩张的胆总管突然变小或中断。

30. E 肝血管瘤CT增强扫描的特点是从病灶周边开始强化，同时向肿瘤中央扩展，过程表现为“早出晚归”。

31. A 肝细胞癌中单个癌结节最大直径不超过3 cm或两个癌结节直径之和不超过3 cm的肝癌称为小肝癌。

32. B 肝硬化CT表现为早期可增大，中晚期可出现萎缩，各肝叶大小比例失调，表面凹凸不平，实质密度弥漫或不均匀降低，再生结节可表现为略高密度，肝裂增宽。继发可见脾大、侧支循环建立及腹水。

33. C 胰腺脓肿是急性胰腺炎的并发症，表现为增强后胰腺内有不规则低密度区，其可靠征象为低密度区内出现散在小气泡，提示产气杆菌感染。

34. D 胰腺局部增大并肿块形成是胰腺癌主要和直接的表现，胰管及胆总管受阻扩张，肿瘤可侵犯周围血管及脏器。

35. C 胰腺癌“双管征”指的是胆总管和胰导管的受阻扩张。

36. C 急性胰腺炎时胰腺体积增大。

37. A 壁厚型胆囊癌表现为囊壁的不规则或结节状增厚。

38. D 肝/脾CT值之比＜0.85。

39. C 囊壁水肿为急性胆囊炎征象。

40. B 肝硬化CT表现为早期可增大，中晚期可出现萎缩，各肝叶大小比例失调，表面凹凸不平，实质密度弥漫或不均匀降低，再生结节可表现为略高密度，肝裂增宽。继发可见脾大、侧支循环建立及腹水。

41. C

42. E 胃憩室好发于胃底。

43. B 急性水肿型胰腺炎经治疗1周内可恢复，为内科疾病，一般不会迁延反复形成钙化。

44. A 肝血管瘤CT增强特点为“早出晚归”，而肝癌为“快进快出”。

45. B 肝转移瘤CT增强常表现为不规则边缘环形强化，与外周水肿带形成“牛眼征”。

46. D 胰腺癌局部增大并肿块形成是胰腺癌主要和直接的表现。

47. B 肝/脾CT值之比＜0.85即可诊断为脂肪肝。

48. E “琴键征”见于肠黏膜皱襞水肿、增厚。

49. A 肝癌为肝硬化常见并发症。

50. D 肝脓肿不可做常规穿刺，易感染。脓腔靠近肝表面者更易播散至腹腔。

51. D 直肠周围筋膜增厚提示病变有盆腔转移，失去手术机会。

52. D 食管癌CT的常规扫描部位是胸部。

53. A 结石CT平扫表现为强回声。

54. B 原发性肝癌常并发肝硬化导致上消化道出血，其中以结节型常见。

55. A MRCP显示的“双管征”常见于胰头癌，为受阻扩张的胆总管及主胰管。

56. E 慢性胰腺炎MRI表现为胰腺弥漫或局限性增大，也可呈胰腺萎缩，钙化灶表现为低/无信号，MRCP可清楚显示串珠状扩张的主胰管。

57. C 胆囊癌MRI主要表现为胆囊壁增厚，胆囊内见T1WI低信号、T2WI稍高信号的实质性肿块。

58. C 胰管结石和胰腺实质钙化为慢性胰腺炎较可靠的CT征象。

59. A 肝血管瘤介入治疗并发症较多，常见治疗后的疼痛、出血等。

60. A 胃癌介入治疗适宜患者：①发现较晚，合并临近脏器或其他部位转移，不适合手术治疗的患者；②体质较差，伴随病变(高血压、糖尿病等)

较多,不能耐受手术治疗的;③术后、放化疗后复发的,或并发症较多,不能耐受继续治疗者;④合并肝转移或腹腔转移,病灶较大,压迫邻近脏器或重要结构(肠管、胆管、下腔静脉等),需尽快减瘤、减症,控制生长速度,改善生活质量者;⑤合并吻合口狭窄、吻合口瘘,梗阻性黄疸,肠道梗阻或下腔静脉梗阻,不宜采用手术或其他方法治疗者;⑥合并消化道、吻合口出血,保守治疗无效者;⑦晚期患者,需提供营养支持,建立固定输送路径者。

61. E　胆囊穿孔时可见胆囊增大、胆囊壁增厚、胆囊周围积液、胆囊壁的膨出及缺失等征象。

62. A　急性胰腺炎超声征象:胰腺肿大、增厚,实质回声减低,可见假性囊肿或胰腺内、外积液,严重时可见脓肿形成。

63. A　"同心圆"征或靶征是肠套叠的特征影像,由于扫描角度不同,还可见腊肠状或香蕉状。

64. A　胆囊癌分小结节型、蕈伞型、厚壁型、混合型及实块型。实块型为胆囊癌的晚期表现,表现为胆囊的无回声缩小或消失,取而代之的是实性肿块,肿块多呈弱回声,内部回声不均匀,并向周围组织浸润生长。

65. A　胆囊穿孔时可见胆囊增大、胆囊壁增厚、胆囊周围积液、胆囊壁的膨出及缺失等征象。

66. B　患者肥胖,超声表现为肝弥漫性回声增强,有低回声区,有正常血管穿过,应诊断为非均匀性脂肪肝。

67. A　Meckel 憩室是末端回肠壁上的指状突出物,阑尾位于回盲部,有炎症时肿大,应注意鉴别。

68. C　可见常规血管插管可能出现的并发症,如出血、穿孔等。

69. D　肝动脉栓塞术适应证:①原发性或转移性肝癌不能手术切除者;②对于可切除的肝癌,术前为使病灶缩小,避免术中转移或出血,以提高切除率和根治率;③PHC 术后复发者;④控制肿瘤疼痛和出血,如肝脏外伤或肿瘤的破裂出血;⑤小于 2 cm 的小肝癌,但属于肝内多发,无法手术切除;⑥有症状的肝脏海绵状血管瘤或瘤体增长过快或过大时,如大于 3～5 cm;⑦不能耐受手术或不愿手术的肝血管瘤患者。

70. C　严重肝硬化合并门静脉高压时,胆囊壁水肿主要是因为胆囊静脉及淋巴回流受阻。

71. E　诊断原发性肝癌的常用实验室指标是甲胎蛋白(AFP)。

72. C　"WES"征见于充满型胆结石,即弧形强回声光带,后伴大片声影,胆囊暗区消失。

73. B　Hartman 囊即胆囊颈部的袋装扩张,是胆囊结石常嵌顿部位,检查时需注意。

74. D　胆囊壁厚毛糙,囊内强回声团伴声影,为典型胆囊炎并胆囊结石征象,胆囊穿孔时可见胆囊增大、胆囊壁增厚、胆囊周围积液、胆囊壁的膨出及缺失等征象。

75. B　壶腹癌在癌肿较小时即可引起胆总管和主胰管的梗阻,因此患者黄疸出现早。

76. E　食管癌的典型临床症状为进行性加重的吞咽困难,食管钡剂可见管腔环状狭窄,管壁黏膜破坏、僵硬。

77. A　食管癌的典型临床症状为进行性加重的吞咽困难,食管钡剂可见管腔环状狭窄,管壁黏膜破坏、僵硬。

78. E　食管癌的典型临床症状为进行性加重的吞咽困难。

79. E　少数肝硬化表现为全肝萎缩;更多地表现为尾叶、左叶外侧段增大,右叶发生萎缩;部分也表现为右叶增大、左叶萎缩或尾叶萎缩,结果出现肝各叶大小比例失调。肝轮廓边缘显示凹凸不平,肝门、肝裂增宽以及脾大,腹水、胃底和食管静脉曲张等门脉高压征象。

80. E　胆管结石不会出现软组织块影,胆管突然中断为肿瘤表现。

81. C　胰腺段受胰头部软组织的压迫,胆道变细易发生梗阻。

82. D　X 线检查:低张十二指肠造影可见十二指肠曲扩大,其内侧缘出现压迹、双边征或反"3"字征。十二指肠内侧壁黏膜皱襞平坦、消失、肠壁僵硬,甚至破坏。ERCP 可显示胰管狭窄和阻塞。如已有阻塞性黄疸,PTC 可显示胆总管在胰腺段的梗阻。CT 检查:能更好地显示病变解剖细节,故在行超声检查后,常需再行 CT 扫描。CT 上肿瘤的密度常与胰腺的密度相等或略低,故平扫可发生漏诊。较大的肿块可引起胰腺局部增大。如病灶内出现坏死、液化则形成低密度区。由于胰腺癌是少血管性肿块,增强扫描时肿块强化不明显,呈相对低密度。胰管、胆管扩张可形成“双管征”,此为胰头癌的常见征象。可伴有胰体尾萎缩或引起远端潴留性假囊肿。胰腺癌进一步发展,可使胰周脂肪层消失,邻近血管可被推移或包埋。胰周、腹膜后、肝门淋巴结和肝内可发生转移。CT对胰腺癌能做出较为准确的术前分期,对判断手术切除的可能性与准确性较高。术前有条件者应常规作螺旋CT双期扫描以更清楚地显示病变细节。

83. C 结肠显著扩张,较大液气界面,小肠扩张,内有小的液气界面,提示结肠单纯性梗阻。

84. E 肠套叠典型的表现为梗阻远端呈杯口状充盈缺损,周围有弹簧状阴影。

85. C 早期胃癌是指癌限于黏膜或黏膜下层,而不论其大小或有无转移。

86. C 肠系膜上动脉开口过低,小肠系膜与后腹壁固定过紧,或腹壁松弛内脏下垂,使腹主动脉与肠系膜上动脉之间的夹角变小,肠系膜上动脉压迫十二指肠升段,引起慢性十二指肠壅积。

87. C 胃贲门口水平以上为胃底,立位时常充气,X线上称胃泡。非胃底即胃泡。

88. B 主动脉弓、气管分叉、左肺动脉及左心房均可在食管上直接形成压迫。肺动脉干起自右心室,在升主动脉前方向左后上方斜行,至主动脉弓下方分为左、右肺动脉。左肺动脉在左主支气管前方横行,右肺动脉经升主动脉和上腔静脉后方向右横行。

89. B 胃溃疡的X线表现因溃疡的形状、大小及部位、病理的不同,可有不同的X线表现,但归纳起来可分为两类:即直接征象,代表溃疡本身的改变,间接征象则为溃疡所致的功能性与瘢痕性改变。胃溃疡的直接征象是龛影,是钡剂充填胃壁缺损处的直接投影。

90. B 胃溃疡的X线征象以双重造影及加压法较易显示。

91. B 十二指肠溃疡好发于十二指肠球部,其次为球后部,其他部位则甚为少见。

92. C 阶梯状液气平面为单纯性小肠梗阻特征性表现。

93. D 平片见胃及十二指肠内各有一液面,呈双泡征,见于新生儿十二指肠闭锁,肠旋转不良和十二指肠不完全阻塞。如小肠及大肠内只要有极少量气体,就可以除外十二指肠闭锁,而可能是环状胰腺,或其他小肠上段先天性畸形引起的高度狭窄。

94. B 肝海绵状血管瘤特征性MRI表现主要为在多回波T2WI上,随TE的延长,肿瘤的信号强度递增,直至达到甚至超过胆囊和脑脊液信号。在重度T2WI上(TE 120～150 ms),病灶呈亮白高信号,被称为“灯泡征”。

95. A 临床上通常把从口腔到十二指肠的这部分管道称上消化道,空肠以下的部分称下消化道。

96. E CT横断面上脾外缘正常为5个以下肋单元,即2个肋骨和3个间隙,或3个肋骨和2个间隙。大于5个肋单元则视为脾脏增大。

97. B CT显示的肝内线状、蟹足状、斑块状、地图状钙化及门静脉、肠壁钙化和肝硬化、门静脉高压表现为血吸虫性肝病的典型特征。

98. D 胰管结石和胰腺实质钙化为慢性胰腺炎的较可靠的CT征象。

99. D 碘化油常用于支气管、瘘管与子宫输卵管的造影等,泛影葡胺、碘普罗胺多用于血管造影,硫酸钡主要用于食管及胃肠造影。

100. C 供血动脉粗细不均、杂乱为肝细胞癌血管造影征象。

二、A3/A4型题

101. E 胆囊结石大多数患者无症状,临床表现多为饱餐、进食油腻食物后或睡眠中右上腹隐痛或绞痛。坏疽性胆囊炎患者在进食油腻晚餐后半夜发病,表现为右上腹持续性疼痛、阵发性加剧,可向右肩背放射;常伴发热、恶心、呕吐,但寒战少见,黄疸轻。

102. D 腹部检查发现右上腹饱满,胆囊区腹肌紧张,明显压痛、反跳痛。

103. D 肝癌的症状较多,常见的临床表现有肝区疼痛、腹胀、食欲缺乏、乏力、消瘦、进行性肝大或上腹部包块等,中晚期常出现肝脏肿大、黄疸、腹水等体征。

104. A B超多呈圆形或类圆形结节,内部回声较复杂,以低回声型多见,周边常有声晕。血清AFP测定对诊断原发性肝癌有相对的特异性。

105. E 经肝穿刺针吸细胞学检查对肝癌的诊断最具临床意义。

106. D　盆腔脓肿患者病因多为手术操作后感染，脓肿形成后多有高热、心率加快和下腹部疼痛。

107. C　直肠指检简单方便，可发现肛管括约肌松弛，直肠前饱满并有触痛的软块。

108. C　急性阑尾炎常见临床表现为转移性右下腹痛及阑尾点压痛、反跳痛、恶心、呕吐，多数患者白细胞和中性粒细胞计数增高。

109. B　急性阑尾炎的病情变化多端，所以原则上急性阑尾炎，除黏膜水肿型可以保守后痊愈外，都应采用阑尾切除手术治疗。

110. A　急性阑尾炎并发症最严重的是阑尾静脉内的感染性血栓沿肠系膜上静脉至门静脉，导致化脓性门静脉炎。

111. E　阑尾炎术后常并发切口感染，多发生在术后4～7天，主要表现为切口处跳痛，局部红肿伴压痛，体温再度上升。

112. E　结肠癌中晚期可表现为腹胀、消化不良，而后出现排便习惯改变、腹痛、黏液便或黏血便。肿瘤溃烂、失血、毒素吸收后，常出现贫血、低热、乏力、消瘦、下肢水肿等症状。

113. D　纤维结肠镜检查可直接发现癌肿，观察其大小、位置及局部浸润范围。

114. B　此患者有饮酒史，数小时前发生剧烈的上腹部痛且向背部放射，并伴数次恶心、呕吐，吐后疼痛无缓解，且有休克，考虑急性坏死性胰腺炎。

115. C　血清(胰)淀粉酶在起病后6～12 h开始升高，48 h开始下降，持续3～5天，血清淀粉酶超过正常值3倍可确诊为本病。

116. B　治疗胰腺炎时禁用吗啡，以免引起Oddi括约肌痉挛。

117. B　胰腺假性囊肿多继发于急性胰腺炎和胰腺损伤。

118. E　临床上对早期发现的胰腺假性囊肿应先采用内科保守方法治疗，效果不佳时选择手术。

119. C　该患者上腹部压痛，腹肌紧张，血压下降(80/50 mmHg)，脉搏加速(108次/分)，血淀粉酶上升(250 U)，考虑出血坏死型胰腺炎。

120. D　急性出血坏死型胰腺炎治疗：禁食，持续胃肠减压；补充血容量并注意纠正水、电解质紊乱及维持酸碱平衡；抑酶剂(奥曲肽)等的应用；营养支持，适当补充钙剂；应用有效抗生素以防止感染的发生或发展。

121. A　该患者78岁，血钙1.7 mmol/L小于正常值2.25～2.75 mmol/L。

三、X型题

122. BE　腹部平片肠梗阻和肠套叠时可见气-液平面及扩张肠管，肠穿孔时可见膈下游离气体。

123. ABCD　肾结石位于集合系统内，不会引起肾盏、肾盂受压变形。

124. ABCD　经皮经肝胆道内引流术的并发症有胆道感染、出血，引流管移位、堵塞，瘘口渗漏、皮肤感染，胆汁性腹膜炎，胆汁引流过多，肝脓肿，急性胰腺炎等。

125. ABCDE　甲氨蝶呤为抗叶酸类抗肿瘤药，适用于急性白血病、乳腺癌、绒毛膜上皮癌及恶性葡萄胎、头颈部肿瘤、骨肿瘤、白血病脑膜脊髓浸润、肺癌、生殖系统肿瘤、肝癌、顽固性普通银屑病、系统性红斑狼疮、皮肌炎等自身免疫病。

126. CDE　闭襻性肠梗阻即绞窄性肠梗阻，X线可见特殊征象：假肿瘤征、咖啡豆征、多个小跨度卷曲肠袢、空回肠转位征。

127. ABCDE　腔内型食管癌X线表现为息肉状、结节状、梭形或不规则形充盈缺损，肿瘤直径大于管腔时，局部管腔呈梭形扩张。

128. ABCDE

129. ABCDE　机械性肠梗阻：由于肠内、肠壁和肠外各种不同机械性因素引起的肠内容通过障碍。单纯性肠梗阻：有肠梗阻存在而无肠管血循环障碍；不完全性肠梗阻：肠腔内容物可部分通过梗阻点；小肠低位梗阻：X线可显示上段小肠积液、胀气，下端小肠及直肠气体较少。

130. CE　溃疡性结肠炎当溃疡形成时，多发的浅小溃疡在结肠充盈影像上显示为肠壁外缘的锯齿状改变，若较大的溃疡则向外凸出呈领扣状或T字形，发展至晚期肠管狭缩短、僵硬。

131. CDE　假肿瘤征及空回肠转位征是绞窄性肠梗阻特殊征象。

132. ABC　克罗恩病的并发症常见肠梗阻，偶见腹腔内脓肿、吸收不良综合征、急性穿孔大量便血，罕见中毒性结肠扩张。

133. CE 克罗恩病好发于末端回肠和右半结肠。

134. BCDE 进展性结肠癌分为增生型、浸润性、溃疡型。X线表现为表面黏膜皱襞破坏中断,局部肠壁僵硬平直,结肠袋消失。增生型表现为腔内不规则的充盈缺损,浸润型表现为偏于一侧或向心性狭窄,溃疡型表现为腔内较大的龛影。

135. BCDE 静脉曲张可见于食管及胃底。

136. ABCDE 进展期胃癌可分为四型,X线造影一型可见局限性充盈缺损,形态不规则,表面欠光滑;二、三型可见不规则龛影,多呈半月形,外缘平直,内缘不整齐,可见明显的环堤;四型表现为胃壁僵硬,弥漫型呈典型的皮革胃。

137. ABCDE 进展期食管癌分为髓质型、蕈伞型、溃疡型、缩窄型。X线造影髓质型表现为不规则充盈缺损,表面伴有大小不等的龛影;蕈伞型表现为管腔内偏心性菜花状充盈缺损;溃疡型表现为不规则的长行龛影;缩窄型管腔呈环形狭窄。造影剂通过肿块时受阻。

138. BC "双泡征"为胃泡和十二指肠球部,其下端梗阻时可见。

139. ABCE 肝癌病灶可发生出血、坏死、脂肪变性及钙化。

140. ABCDE 肝硬化中晚期出现萎缩,各肝叶大小比例失调,表面凹凸不平,实质密度弥漫或不均匀降低,再生结节可表现为略高密度,肝裂增宽,门静脉增宽。继发可见脾大、侧支循环建立及腹水。

141. BCD 肝脓肿时可出现单环征(脓肿壁)、双环征(脓肿壁+水肿带)、三环征(脓肿壁+纤维肉芽组织+水肿带)。

142. ABCDE

143. ABCDE 平片显示阑尾区局限性密度增高,偶可见钙化。形成周围脓肿时表现为软组织肿块,钡餐造影阑尾可部分显影或不显影,扭曲固定,邻近肠管有激惹痉挛、外压、粘连表现,可有反射性肠瘀积征象。

144. ABCDE 慢性胰腺炎CT表现多样,轻型病例可完全正常,主要阳性表现为:胰腺体积大小正常、缩小或增大,主胰管不同程度的扩张,胰管结石和胰腺实质钙化,30%病例同时有假性囊肿存在。

第八章 泌尿生殖系统影像

一、A1/A2 型题

1. E 肾癌尿路造影:由于肿瘤的压迫、包绕,可使肾盏伸长、狭窄和受压变形,肾盏可以封闭或扩张,如肿瘤范围较大而波及多个肾盏,可使各肾盏互相分离与移位,造成"手握球"或"蜘蛛足"样表现。由于肿瘤的侵蚀和压迫,可使肾盏边缘不整齐或出现充盈缺损,甚至完全闭塞。

2. A **3.** D

4. D 肾结核易发生钙化,钙化形态不规则,可呈颗粒状、斑点状或囊状。发生肾自截时,可表现为散在云絮状、边缘模糊的钙化影。

5. E 肾囊肿无强化,包括高密度囊肿,这是与其他肾脏占位性病变的鉴别要点。

6. C 肾血管平滑肌脂肪瘤是由不同比例的平滑肌、血管及脂肪组织构成,是一种无包膜的错构瘤性肿块,而脂肪成分是影像检查确诊的依据。

7. A 肾细胞癌是肾脏最多见的恶性肿瘤,肿瘤来源于肾小管上皮细胞,肿瘤与邻近肾实质分界部分清楚、部分不清,周边可有假性包膜,肿瘤可出现囊变、坏死、出血及钙化。

8. C 因肾上腺腺瘤的瘤体内大部含有脂质成分,故在T1WI像上呈高信号,通过梯度回波正、反相位检查能够证实脂质的存在,肿块可发生强化。

9. C 病理上,肾上腺嗜铬细胞瘤常较大,易发生坏死、囊变和出血,肿瘤有完整包膜,恶性者有包膜侵犯并可发生淋巴结或脏器转移。

10. E 急性肾小球肾炎性血尿时,多伴有肾功能不良,此时肾盂显影不良,且对比剂的使用会加重肾功能损伤。

11. D 膀胱造影使用12.5%碘化钠溶液作为对比

剂，无毒性反应，无须做碘过敏试验。

12. C 肾上腺增生不出现类圆形软组织密度影，醛固酮腺瘤及 Cushing 综合征直径均较小，大者不超过 5 cm，嗜铬细胞瘤直径可达 10 cm 以上，因嗜铬细胞瘤可出现囊变、坏死和出血而出现明显不均匀强化。

13. C **14.** D

15. E 在脐下两侧，骶骨岬水平，输尿管向外下侧行走，压迫球形成对输尿管的压迫。

16. A 对泌尿系结石，应首选腹部平片检查为宜，因为大部泌尿系结石均系阳性结石。

17. C 肾癌行动脉造影，可见患侧肾动脉增粗，肿瘤周围血管移位、分离，呈“抱球”状，所以选择性肾动脉造影对肾癌诊断具有决定意义。

18. E **19.** B **20.** D

21. E 根据临床症状以及阳性结石在腹部平片的侧位片的位置即可诊断肾结石疾病，胆结石靠前而肾结石靠后。

22. D 肾结核平片征象根据病程表现亦不相同，一般是肾区可见不规则钙化灶。

23. C **24.** E **25.** C **26.** B **27.** B **28.** A

29. D 造影剂通过宫腔注入输卵管，从而显示输卵管腔内情况，是检查输卵管通畅的首选方法。

30. C

31. D 当见到节育器扭曲、变形，呈“8”字、纵“一”字形时应视为环变形。

32. B 前列腺常用的扫描采用软组织扫描模式，必要时可用 5 mm 层厚、层距扫描。

33. C 子宫肌瘤 T2WI 常为低信号。

34. E 肾癌常表现为无痛性血尿。CT 平扫时表现为密度不均匀的软组织肿块影，边界清楚或模糊。

35. E 卵巢囊肿的 CT 表现为圆形或椭圆形的水样密度肿块，边缘清晰光滑，增强扫描无强化。

36. C 肾细胞癌影像学表现肾动脉造影示肿瘤血管较多，肿瘤血管丰富。

37. B 老年患者，无痛性血尿症状，再结合 CT 表现可诊断为肾癌。

38. A 肾囊肿表现为边界清楚的低密度影，一般不强化。

39. E 图示为类圆形低密度病变，周边有厚度不等的略高密度环围绕，增强扫描有环形强化，考虑脓肿病变。

40. D 右侧输尿管结石直径小于 2 cm，最好的治疗方法为解痉止痛后体外震波碎石。

41. E 左肾结核和右侧输尿管结石，需要抗结核的同时体外冲击波碎石。

42. C 当结石直径＞1.0 cm 时应手术治疗。

43. B 考察肾结石的外科治疗。

44. C 依据结石的处理原则。

45. B 多囊肾 CT 常表现为双侧肾脏的大小不等的水样密度区，边界清晰，增强后不强化，尿路造影以双侧肾盏不规则增大、延长为主要特征。

46. D 前列腺后叶增大、病变与左盆底肌分界不清提示癌性病变可能。

47. A 前列腺炎根据病程可分为急性细菌性前列腺炎和慢性前列腺炎。病原体可通过直接蔓延、血行和淋巴等途径感染，尤以尿道蔓延最为常见。

48. B 肾盂输尿管畸形常为先天形成，一般无症状，完全重复畸形，常表现为有两个独立肾盂和两条输尿管与之相连。

49. D 左侧肾上腺区见较大类圆形肿块，密度不均匀，增强有不均匀强化，结合患者病史，考虑左肾上腺腺癌可能。

50. E 输尿管囊肿典型尿路造影可见输尿管下端呈“眼镜蛇头”或球状扩张，与膀胱区相比密度较低，充盈造影剂的囊肿周围可见一圈状透亮区。

51. D 肾结核主要为血行感染，也可经尿路上行、淋巴播散和直接蔓延感染。结核杆菌进入肾脏后，病灶多开始于肾小球的毛细血管丛或肾小管。

52. B 前列腺增生症又称前列腺肥大，是老年男性常见病，通常分为两型：纤维肌腺型和纤维肌型。

53. E 前列腺包膜光滑，境界清晰，未见肿块侵犯，结合病史应考虑为前列腺增生。

54. C 肾母细胞瘤，又称 Wilms 瘤，是婴幼儿最常见的恶性实体瘤之一，本患者影像学检查提示左侧肾脏占位性病变，目前此诊断可能性最大。

55. B 肾上腺腺瘤多数具有分泌功能，其中分泌过量糖皮质激素（主要是皮质醇）者称为皮质醇腺瘤，分泌醛固酮者称为醛固酮腺瘤，无分泌功能者称为无功能腺瘤。

56. A 肾癌为肾脏最常见肿瘤,约占肾脏恶性肿瘤的80%,包括透明细胞癌、颗粒细胞癌或两种细胞混合癌。

57. A 该患者有高血压,低血钾表现,结合MRI肾上腺所见,高度怀疑肾上腺皮质增生,考虑特发性醛固酮增多症。

58. C 图像明显表现为分房性囊性肿块,为囊腺瘤的特征表现。

59. D 结合高血压病史,病灶位于腹主动脉旁提示肾上腺外嗜铬细胞瘤。

60. C 膀胱癌的主要症状为无痛性血尿,多为间歇性出现的全程血尿,可为肉眼血尿或镜下血尿,此外可伴有尿频、尿急及排尿困难。

61. B T2像见膀胱内一卵圆形等信号充盈缺损区,T1像病灶呈等信号,结合患者血尿病史,考虑膀胱癌。

62. A 因病灶呈混杂密度,其内CT值不均,从−120~300 Hu不等,最可能为畸胎瘤。

63. B 急性肾盂肾炎起病急,可有寒战、高热,并出现尿频、尿急、尿痛等泌尿症状。CT扫描示肾脏体积增大,略为低密度改变,增强后肾实质强化减弱,皮髓质交界模糊不清,并常可见多个不强化区。

64. C 子宫肌瘤是导致不孕的常见原因,CT所示符合子宫肌瘤表现。葡萄胎及子宫内膜癌病变常位于宫腔内,少见钙化。子宫腺肌瘤可位于子宫肌层,肌层密度不均匀,少有钙化。

65. D 肾母细胞瘤又称Wilms瘤,约占肾脏恶性肿瘤的6%,为儿童期常见恶性肿瘤之一,68%见于1~5岁儿童。

66. C 盆腔内较大肿块,内有形态不规则的低密度囊性部分,间隔和囊壁厚薄不均,有明显呈软组织密度的实体部分,为囊腺癌的主要表现,且结合患者消瘦病史癌性病变可能性大,囊腺癌中浆液性囊腺癌最多见。

67. D 肾周脓肿常表现为发热、寒战,腰大肌受累时发生肌紧张及剧痛,平片表现为肾脏增大,轮廓不清,腰大肌影模糊甚至消失和脊柱侧弯。

68. C 结石影位于输尿管的膀胱入口处,为输尿管下段结石。

69. D 病灶为单房,壁薄,无分隔,而卵巢浆液性囊腺瘤的特征表现为分房性囊性肿块。

70. E 卵巢囊腺瘤多表现为盆腔内较大的分房性囊性肿块,与本题图像不符。

71. A 题中所示的囊性病变考虑卵巢囊肿可能性大,与其余选项鉴别:囊腺瘤常表现为盆腔内较大肿块,可为多房或单房状,如为多房性则壁和间隔有强化;畸胎瘤和皮样囊肿多为混杂样密度;卵巢脓肿壁多有强化。

72. C 该患者有典型的膀胱刺激症状,膀胱大小正常,壁轻度增厚,在T2WI上呈高信号,符合急性膀胱炎;慢性膀胱炎表现为体积变小,边缘不规整,壁增厚或有假性憩室形成。

73. C 肾上腺嗜铬细胞瘤通常表现为T1WI低信号,T2WI上高信号类似脑积液,注射Gd-DTPA后不均匀增强。

74. D 该患者有明确的胃癌手术病史,胃肠道肿瘤最容易发生种植转移,而种植转移最好发的部位就是卵巢。

二、A3/A4型题

75. D 结石位于输尿管上段,大小约1.0 cm,适用于体外冲击波碎石。

76. D 输尿管结石患者应保证每天的进水量达2 000 ml以上,可辅助与结石的排出。

77. C 膀胱镜检查多用于膀胱壁的病变的诊断检查,不是泌尿系结石的预防手段。

78. B

79. A 应采取膀胱切开取石术+前列腺摘除术,前列腺增生是病因,应摘除前列腺,否则还会复发。

80. A 患者处于急性感染期,应先抗感染治疗再行手术治疗。

81. C 膀胱内2.5 cm×3 cm占位,右输尿管口外侧1.5 cm×3 cm肿瘤。

82. B 血尿程度与肿瘤恶性程度不一致。

83. D 术前应行排泄性尿路造影。

84. E 患者处于输尿管急性痉挛期,应先服用解痉药解除输尿管痉挛性疼痛。

85. C 尿流中断及排尿终末痛为膀胱结石表现。

86. D 患者结石小于0.6 cm,大量饮水等待结石自然排出即可。

87. A 患者发生全程性无痛性肉眼血尿反复发作2个月,静脉肾盂造影:右肾上盏充盈缺损,中盏有弧形压迹，提示右肾癌的可能性大。

88. B 患者拟诊断为右肾癌，应行右肾根治性切除治疗。

89. C CT 或 MRI 扫描可有效排除肾癌。

90. E 患者检查结果提示静脉肾盂造影正常。CT 检查显示左侧肾下极占位性病变，4 cm×3 cm 大小，CT 值为负值，错构瘤的可能性较大。

91. A 应行肾下极错构瘤肾部分切除。

92. E 错构瘤是肾脏常见的良性的病变，但仍有一定的复发率。

93. A **94.** E

95. C 根据患者临床表现及影像学诊断，可考虑一侧肾结核，一侧肾积水。

96. B 患者考虑为肾结核，故因首选尿结核菌检查明确病因。

97. B 依据结核的治疗原则可知答案为 B。

98. C X 线不能很好地显示泌尿系统的疾病，需要借助 CT 或 MRI 水成像辅助诊断。

99. A 从典型表现该患者诊断为嗜铬细胞瘤，降压的首选药物为 α 受体阻滞剂，为防止术中血压波动大，术前常规扩容，嗜铬细胞瘤血供丰富，术中可能出血较多，少量备血不妥。

100. E 尿路结石的处理：结石<0.6 cm，光滑，无梗阻及感染、纯尿酸结石或胱氨酸结石，应试行药物排石或溶石治疗；直径<0.4 cm 光滑的结石，90%能自行排除。体外冲击波治疗适用于肾、输尿管上段<2.5 cm 的结石，具有正常肾功能，碎石成功率可达 90%左右。

101. C 尿流突然中断、疼痛符合膀胱结石的典型症状。尿道结石症状为排尿困难，点滴状排尿，重者引起会阴部疼痛。患者经过中西药治疗和饮水后，可能结石会从肾脏排出，排至膀胱，引起尿流中断。因此选 C。输尿管结石一般引起肾绞痛，疼痛剧烈难忍，因此可排除结石在输尿管段。输尿管结石可引起肾绞痛，肾绞痛的治疗以解痉止痛为主，如注射阿托品、哌替啶，同时应用钙通道拮抗剂等。

102. E 目前肾绞痛发作，大量饮水肯定错误，需要暂时对症治疗，解除肾绞痛的症状。

103. C 间歇性无痛性肉眼血尿是泌尿系统肿瘤的典型症状。目前提示肾盂充盈缺损，且腰腹绞痛，可考虑血块堵塞输尿管引起的肾绞痛。最能明确诊断的检查即活检。输尿管肾镜可直接观察到肿瘤并可活检做病理检查。

104. B 间歇性无痛性肉眼血尿是泌尿系统肿瘤的典型症状。目前提示肾盂充盈缺损，且腰腹绞痛，可考虑血块堵塞输尿管引起的肾绞痛。目前考虑肾盂癌。

105. E 肾盂癌主要治疗方法是患侧肾切除及全长输尿管包括输尿管开口部位的膀胱壁切除。在对侧肾功能受损或肾已切除的情况下，经活检细胞分化良好、无浸润的带蒂乳头状肿瘤，可做局部切除。

106. D 右肾盂癌表现为肾盂充盈缺损。早期肾癌临床表现为间歇性无痛性全程肉眼血尿。血块呈条状，排出时可有肾绞痛。血尿、疼痛和肿块，间歇无痛肉眼血尿为常见症状，表明肿瘤已侵入肾盏、肾盂。

107. B

三、X 型题

108. BCDE **109.** BDE

110. ABC 肾阳性结石、腹部淋巴结钙化、肋软骨钙化、胆囊结石这些在 X 线和 CT 上的影像学表现都是高密度影，而肾囊肿为低密度影。

111. ABCE 肾癌的影像表现有肾影局限性增大，肾盂、肾盏移位，肾盂内可有充盈缺损，不一定均有肾盂积水、肾功能降低，IVP 正常也不能完全除外肾癌。

112. ABCDE **113.** CD **114.** ACDE **115.** ABCDE

116. CD **117.** ABCDE **118.** ABC

119. ABCDE 超声检查为子宫肌瘤的筛查手段，MRI 是发现和诊断子宫肌瘤的最敏感的方法，能检出直径<3 mm 的子宫肌瘤。

120. DE 宫颈癌Ⅲ期，肿块向下侵犯阴道的下部，向外延伸至盆壁、可出现肾积水。

121. ABDE

第九章 骨关节系统影像

一、A1/A2 型题

1. B 影像学检查发现颅内积气为颅底骨折的重要证据。

2. C 脊索瘤好发于颅底及骶尾部,表现为溶骨性骨质破坏。

3. D 化脓性关节炎以承重的大关节较常见,X线早期以关节持重面骨质破坏为特征。

4. C 脆骨病,又称成骨不全症(osteogenesis imperfecta),是一种少见的先天性骨骼发育障碍性疾病,又称脆骨-蓝巩膜-耳聋综合征。

5. B 跖骨头骨骺缺血坏为跖骨头二次骨化中心及软骨的无菌性坏死,好发于第二跖骨头。

6. A

7. B 绿色瘤为髓性白血病,异常白细胞在骨膜下或软组织内所形成的一种局限性浸润。

8. C 痛风早期主要病理改变发生在关节滑膜,表现为关节炎。

9. D 骨肉瘤X线主要表现为骨质破坏、骨肿瘤形成、软组织肿块、骨膜新生骨和Codman三角。其中骨肿瘤是骨肉瘤本质的表现,也是影像诊断的重要依据。

10. C 尤文氏肉瘤好发于四肢长骨骨干;骨囊肿好发于股骨颈、股骨上端和肱骨上端;骨巨细胞瘤好发于干骺端;软骨肉瘤好发于长骨近关节处。

11. E 股骨头缺血性坏死时股骨头相对密度增高是在周围活性骨骨质疏松衬托下的相对性密度增高。

12. C

13. B 关节间隙变窄、消失是退行性骨关节病最常见的早期征象,是由于软骨被侵蚀破坏。

14. E 关节结核的关节面破坏首先发生在关节非持重部位。

15. C **16.** A **17.** B

18. E 骨髓源性肿瘤有尤文氏肉瘤、骨髓瘤、淋巴肉瘤(又称网状细胞肉瘤)等。

19. C 成人脊柱结核好发于腰椎,儿童以胸椎最多。

20. C 前列腺癌常易发生骨转移,引起骨痛或病理性骨折、截瘫。

21. C 骨膜反应为成骨性肿瘤常见征象。

22. A "骨片陷落征"多见于单纯性骨囊肿,为骨囊肿发生病理性骨折时,囊内液流出,骨折碎片向囊内移位形成。

23. E 骨膜增生的病因包括肿瘤、外伤、炎症、血管性疾病等。

24. E 脊索瘤好发于颅底蝶枕部和骶尾部。

25. D 慢性骨脓肿(Brodie 脓肿)是骨髓炎的一种,为相对静止的局限性感染性病灶。影像表现为广泛的骨质增生、脓腔和死骨存在,骨质破坏常位于干骺区。

26. D 骨瘤为良性骨肿瘤,好发于青少年,95%以上发生在颅骨和鼻旁窦内。

27. C 骨巨细胞瘤X线表现为病灶位于干骺端,呈偏心性、溶骨性、膨胀性骨破坏,边界清楚,有时呈"皂泡样"改变,多有明显包壳。

28. A 腕骨角增大见于腕关节骨折、脱位、骨骺发育异常。

29. B 皮质旁骨肉瘤源于骨表面外层,包括骨旁骨肉瘤、骨膜骨肉瘤和高度恶性表面骨肉瘤几种亚型。骨旁骨肉瘤最为常见,为低度恶性。

30. B 骨巨细胞瘤多在20～50岁发病。

31. D 骨皮质断裂为恶性骨肿瘤影像特点。

32. A 骨软骨瘤是发病率最高的骨肿瘤,骨巨细胞瘤发病率仅此骨软骨瘤。

33. D 骨软骨瘤可继发为骨肉瘤。

34. D 急性化脓性骨髓炎主要表现为骨质破坏、死骨形成、骨膜新生骨和骨质增生。以死骨形成为特点。

35. A 慢性化脓性骨髓炎的软组织以增生修复为主,形成局限性肿块。

36. D 类风湿关节炎的X线表现为小关节多发对称性关节肿胀,侵蚀性骨质破坏,关节间隙变窄。

37. D

38. E 骨软骨瘤好发于长骨干骺端,可随骨骺生长而移至骨干,X线上肿瘤包括骨性基底和骨性盖帽两部分,前者表现为自母骨骨皮质向外延伸突出的骨性赘生物，发生于长管状骨者多背离关节生长，瘤体与载瘤骨相连续，瘤帽软骨可钙化。

39. D

40. A 骨巨细胞瘤X线表现为病灶位于干骺端，呈偏心性、溶骨性、膨胀性骨破坏，边界清楚，有时呈“皂泡样”改变，多有明显包壳。

41. D 肢端肥大症末节指骨远端甲丛增大、变宽。

42. E X线摄片显示长骨干骺端有椭圆形密度均匀的透明阴影，病变局限，与正常骨质间有明显界线，骨皮质膨胀变薄。

43. E 骨折后2～3天血肿开始机化，形成纤维骨痂，24 h内摄片应为清晰、锐利的骨折线。

44. C 儿童短管骨结核最具特征性的X线表现是骨气鼓，即骨干内出现圆形、卵圆形骨破坏，呈多房性并向外膨隆。

45. D

46. E 骨肉瘤X线基本征象为骨质破坏、骨肿瘤形成、软组织肿块、骨膜新生骨和Codman三角。

47. E 儿童和幼年型类风湿关节炎多见于大关节，远侧指关节易常被累及，早期X线表现为骨骺生长加速，干骺早期融合及干骺端出现横带状透亮区。

48. D 椎体结核的前缘、上或下缘局部骨质首先破坏，再向椎体和椎间盘侵蚀蔓延，椎间隙变窄为其特点。

49. A “脊柱转移瘤”典型影像特征为多发的椎骨溶骨性破坏及椎旁软组织肿胀。

50. E 骨纤维肉瘤中央型的主要X线表现为溶骨性或轻度膨胀性骨破坏区，边缘模糊，呈筛孔样改变，周围伴有明显软组织肿块。

51. E 滑膜型关节结核早期表现为关节囊和软组织肿胀，关节间隙正常或稍增宽，随着病变发展，关节非承重面出现虫蚀状骨质破坏，晚期关节面及破坏边缘硬化，关节间隙变窄。

52. E 干骺周围型位于干骺端边缘，多呈溶骨性破坏并有软组织肿块和骨膜新生骨。

53. E 维生素D缺乏病恢复期长骨X线表现为先期钙化带增厚，边缘清楚、规则，骨骺骨化中心相继出现。

54. E 骨结核CT表现为椎体溶骨性骨质破坏，边缘不清，周围明显软组织肿胀。

55. C 椎动脉行走于横突孔中，CT扫描显示颈椎横突孔骨折，提示椎动脉损伤。

56. D 骨髓瘤表现为多发性骨质破坏，无硬化边和骨膜新生骨。

57. C 骨巨细胞瘤表现为膨胀性、多房性、偏心性骨质破坏，骨破坏区内无钙化和骨化影。

58. C 骨肉瘤基本征象为骨质破坏、骨肿瘤形成、软组织肿块、骨膜新生骨和Codman三角。

59. A 患者有外伤史，CT平扫示右胫骨中段后侧肿块，边界清楚，CT值20～70 Hu为软组织。

60. A 转移性骨肿瘤溶骨型转移的骨质破坏表现为骨松质或(和)皮质骨的低密度缺损区，边缘较清楚，无硬化，常伴有局限性软组织肿块。

61. E 脊索瘤颅底蝶枕部和骶尾部为最多见，CT扫描可表现为骨质吸收破坏伴软组织肿块及斑片样或蛋壳样钙化。

62. A 股骨头坏死CT扫描表现为股骨头前上部高密度硬化周围和边缘部出现条带状或类圆形低密度区，内为软组织密度，股骨头塌陷可发生于低密度区出现前后，表现为股骨头皮质成角、台阶征、双边征、裂隙征和股骨头碎裂。

63. D 动脉瘤样骨囊肿一般呈囊状、膨胀性骨破坏。

64. A 水肿在T1WI为低信号，T2WI为高信号。

65. E 干酪性坏死T1WI和T2WI均为高信号。

66. C **67.** E

68. E 骺板纤维桥和骨骺桥在T1WI表现为低信号，T2WI表现为高信号。

69. D **70.** B

71. E 骨性关节强直的X线征象为骨小梁通过关节间隙。

72. D 恶性骨肿瘤的X线征象为骨膜反应。

73. C 恶性骨肿瘤骨破坏区边缘模糊。

74. C **75.** C

76. C 关节结核骨破坏多发生在关节的非承重面。

77. C 缺血性肌挛缩是严重的骨折晚期并发症，是骨筋膜室综合征的严重后果，由于上、下肢的血液供应不足或包扎过紧超过一定时限，肢体肌群缺血而坏死，终致机化，形成瘢痕组织，逐渐挛缩而形成特有畸形。

78. E 疲劳性骨折，又称行军骨折或应力性骨折，多因骨骼系统长期受到非生理性应力所致，好发于胫骨、跖骨和桡骨,临床上无典型的外伤史,X线摄片检查,开始2周~4个月大多为阴性,随后可表现为骨膜增生、骨折线、骨痂或新骨形成。

79. B 患者腰背痛、低热,X线平片见胸椎体骨质破坏,胸椎旁有梭形肿大软组织影,考虑结核。

80. B 患者有低热病史,红细胞沉降率增快,X线片示胸椎体破坏,考虑结核。

81. B 胸椎后突畸形最合适的辅助检查是胸椎正、侧位X线片。

82. C 骨肉瘤是较常见的发生在20岁以下的青少年或儿童的一种恶性骨肿瘤,突出症状是肿瘤部位的疼痛。典型的骨肉瘤的X线表现为骨组织同时具有新骨生成和骨破坏的特点。

83. D 骨软骨瘤X线表现为骨性基底和骨性盖帽两部分,前者为自干骺端突出的骨性突起。

84. E 骨巨细胞瘤X线特征性骨性破坏表现为膨胀性改变,中央有肥皂泡样改变。

85. B 骨性骨痂一般在骨折后3周开始形成。

86. D 慢性骨髓炎主要表现为广泛的骨质增生、脓腔和死骨的存在,CT表现为骨内膜增生致髓腔变窄、闭塞消失,骨外膜增生致骨干增粗、轮廓不规整,髓腔内可有不规则密度减低区和不规则游离骨片。

87. D 骨肉瘤X线主要表现为骨质破坏、骨肿瘤形成、软组织肿块、骨膜新生骨和Codman三角。

88. D 需要检查的人群:出现贫血、消瘦、低热、乏力、食欲缺乏、局部的疼痛及病理性骨折,脊髓、马尾或神经根的压迫症状、肿胀、包块等病理型症状的人群。

89. A 骨软骨瘤好发于股骨远端、胫骨近端和肱骨近端,该肿瘤不产生疼痛,常因偶然摸到肿块。

90. D 骨肉瘤X线显示骨肿瘤多为云絮状、斑块状、针状。

91. B 本患者为老年男性,有腰背痛史,尿本-周蛋白质阳性,考虑骨髓瘤。其CT表现错综复杂,主要为广泛性骨质疏松、多发性骨质破坏、骨质硬化、软组织肿块、病理性骨折等。

92. A 该患者有外伤史,X线见月骨变形,体积较小,密度增高,考虑腕月骨缺血坏死。

93. D 骨血管瘤CT可见椎体骨纹理增粗、垂直走行而呈栅栏状;部分骨纹理吸收形成网眼呈囊状;椎体稍膨大或有不同程度的压缩;椎间隙正常。

94. B 了解骨折后对立、对线情况首选X线。

95. D 骨样骨瘤疼痛出现较早,病初为间歇性疼痛,夜间加重。典型的X线表现是由致密骨包绕的小病灶。

96. E 晚期前列腺癌患者以内分泌治疗为主,内分泌治疗的方法包括去势(手术去势或药物去势)和抗雄激素治疗(比卡鲁胺或氟他胺)或去势+抗雄激素治疗。

二、A3/A4型题

97. A X线可以明确骨折及移位。

98. E 人工股骨头置换术优点是可早期使用患肢。

99. B 股骨颈头下型骨折,股骨头有旋转,下肢外旋45°。

100. A 骨巨细胞瘤的X线改变主要表现为侵及骨骺的溶骨性病灶,具有偏心性、膨胀性,边缘无硬化,也无反应性新骨生成,病变部骨皮质变薄,呈肥皂泡样改变。

101. E 局部穿刺活组织检查可以确定病理:肿瘤由稠密的、大小一致的单核细胞群组成,大量多核巨细胞分布于各部,基质中有梭性成纤维细胞样和圆形组织细胞样细胞分布。

102. C 骨巨细胞瘤如为恶性,范围较大,有软组织浸润或术后复发,根据具体情况考虑局部切除或截肢。

三、X型题

103. BD 早期关节结核的主要X线表现是骨质疏松,随着病情发展出现关节非承重面的虫蚀状骨质破坏。

104. BDE **105.** ABCDE **106.** ACE

107. ACE 恶性骨肿瘤中不常有骨膜反应的是骨纤维肉瘤(网状细胞肉瘤)、转移性骨肿瘤。

108. ABCDE 骨软骨瘤若生长迅速,疼痛加剧;远处出现转移性病灶;边界不清;软骨帽增厚,发生于长骨者超过1 cm;瘤体内出现透亮区等,怀疑恶化。

109. ABC

110. ABCDE 氟骨症的X线表现有3种:①骨质

疏松型：骨纹理粗而稀疏可为早期氟骨症的唯一表现；②骨软化症：以脊柱和骨盆明显，其骨密度减低，纹理模糊。脊椎侧弯、驼背；③骨硬化型：骨硬化常发生在脊柱、骨盆肋骨和颅骨。

111. ABCDE　骨折的特有体征：①畸形。骨折端移位可使患肢外形发生改变，主要表现为缩短、成角、延长。②异常活动。正常情况下肢体不能活动的部位，骨折后出现不正常的活动。③骨擦音或骨擦感。骨折后两骨折端相互摩擦撞击，可产生骨擦音或骨擦感。

112. ABC

113. ACDE　缺血性骨坏死的严重程度取决于循环系统的受损程度，股骨头是最常见的受损部位，其次为股骨远端和肱骨头（肩部）、腕舟骨、足舟骨和距骨的骨坏死。

114. BCDE

115. ABC　骨折线需与骨骺线、颅缝、营养动脉血管相鉴别，以防漏诊误诊。

116. BCDE　骨肉瘤基本征象为骨质破坏、骨肿瘤形成、软组织肿块、骨膜新生骨和 Codman 三角。

117. ABCDE

118. CDE　成骨细胞瘤、骨瘤非软骨组织肿瘤。

119. ABC　骨质溶解是一种骨质病变症，是一种罕见的特异性骨吸收性疾患，其特征为骨质疏松和远端跖骨及近端趾骨程度不一的骨质吸收，好发于腕掌、跗跖、肘部。

120. BCDE　**121.** ABCDE　**122.** ABCDE

123. ABCE　非骨化性纤维瘤是由组织成纤维细胞组成的干骺端错构瘤，不会有骨性游离体。

124. ABC　亲骨性肿瘤，如前列腺癌、甲状腺癌、肺癌、乳腺癌等；厌骨性肿瘤，如皮肤癌、消化道癌等。

125. ABCD　骨髓瘤 X 线表现为多发性骨质破坏、骨质硬化、广泛性骨质疏松、软组织肿块、病理性骨折。

126. ABCDE　**127.** ABCDE　**128.** ABCDE

129. ABCDE　脊椎结核的 X 线表现为骨质破坏、后突畸形、死骨、椎间隙变窄或消失、软组织肿胀、寒性脓肿。

130. DE　硬化型骨髓炎主要表现为骨质的硬化增生。

131. ABCDE　骨髓瘤 X 线表现为多发性骨质破坏、骨质硬化、广泛性骨质疏松、软组织肿块、病理性骨折。

132. ABC　关节退行性变的 X 线表现为关节间隙变窄、软骨下骨质硬化、骨赘形成，后期出现关节失稳、畸形、游离体和关节面下囊性变等。

133. BCE　类风湿性关节炎早期 X 线表现为手足小关节多发对称性梭形软组织肿胀，进而关节间隙变窄，骨侵蚀起始于关节软骨的边缘，骨质疏松为类风湿性关节炎重要特点之一，可有骨质软化，软骨下囊性病灶。

134. BCD　强直性脊柱炎时骶髂关节为最早受累的关节，且几乎 100%被累及，关节间隙先假性增宽后变窄。致密性髂骨炎仅累及髂骨，骶骨骨质正常，关节间隙及双侧关节面不受累。

135. AE　剥脱性骨软骨炎是指外伤后，骨软骨骨折或反复轻度外伤导致血运障碍，骨软骨坏死脱落所致，完全游离碎片成为游离体吸收滑液营养而不断增大，关节面有局限性骨质缺损。

136. BCDE　显示肿瘤周围的软组织情况及与周围神经、血管的关系是 MRI 的优势。

137. CD　骨巨细胞瘤边缘无硬化、无液-液平面、无钙化。

138. ABCD　骨髓的充血、水肿、渗出和坏死在 T1WI 上均表现为低信号。

第十章　介入放射学

一、A1/A2 型题

1. E

2. B　动脉穿刺最常采用的部位为右侧腹股沟区股动脉，此处股动脉管径较粗，位置表浅，易固定，周围无重要器官，医师手术穿刺及压迫止血方便、安全，并发症发生率较低。

3. B　标准弹簧圈太粗，只能用普通导管送入。

4. E　超声成像可以实时、多方位显像,使用方便,无放射损伤。其缺点是断层影像,整体感差,有"盲区"。其他选项亦不适宜。

5. B　导管鞘在穿刺后,配合导丝与扩张管,便于导管进出更换,可减少血管和局部组织的损伤。

6. B　PVA是永久栓塞剂,主要用于良恶性肿瘤、动静脉畸形栓塞术中。

7. E　PTA是经皮经腔血管成形术,它采用导管技术扩张或再通动脉粥样硬化或其他原因所致的血管狭窄或闭塞性病变,主要包括球夹血管成形术和血管支架植入术两种方法。

8. E　Symphony支架为自扩式支架,用于胆管。

9. D　上述均为食管狭窄支架置入术的并发症,但食管反流的发生率最高,约占20%以上。

10. C　一般球囊扩张用直径20 mm,贲门失弛缓症可用直径40 mm的球囊。

11. E　应为术前禁食2～4 h,术前30 min肌内注射解痉镇静药。

12. E　吸收性明胶颗粒通常用于直径2 mm以下的小动脉栓塞。明胶条则可用于存在小动静脉瘘和动脉末梢粗大且数量较多时。微小栓塞剂是指用于毛细血管和小动脉末梢栓塞的直径在50～700 μm大小的微粒、微球和微囊,可通过微导管注入。

13. C　胆总管下端的支架稍突入肠即可,防止支架脱落。

14. C　MTX适用于绒毛膜上皮癌、恶性葡萄胎及各类急性白血病的治疗。

15. D　严重的膜性或节段性狭窄使回心血量减少,右心功能减退,行介入扩张后,回心血量突然增加,使右心前负荷增大,可发生右心功能衰竭。

16. E　动脉血栓的溶栓治疗属于血管再通术。

17. C　尿激酶为高效的血栓溶解剂,不良反应小,疗效高,是介入放射学治疗血栓最常用的药物。

18. D　支架成形技术已经比较成熟,并且效果最好。

19. E　经皮穿刺椎间盘切除术不会引起腰椎滑脱。

20. E　经导管血管栓塞术不能治疗静脉破裂。

21. C　同位素扫描不适合做穿刺活检导向。

22. E　介入放射学是在医学影像设备的引导下,以影像诊断学和临床诊断学为基础,结合临床治疗学原理,利用导管、导丝等器材对各种疾病进行诊断及治疗的一系列技术,即在影像医学(X线、超声、CT、MRI)的引导下,通过经皮穿刺途径或通过人体原有孔道,将特制的导管或器械插至病变部位进行诊断性造影和治疗、组织采集或细胞学、细菌学及生化检查的学科。

23. B　第一个系统阐述了介入放射学概念,并形成共识的学者是Wallace。

24. C　肾上腺素为最常使用的血管收缩类药物。

25. D　肝素是介入治疗术中常用的抗凝药物。

26. D　氟尿嘧啶(5-FU)属于细胞周期性药物,主要杀灭S期细胞。

27. B　介入放射学按照介入治疗的方法进行分为肿瘤介入、外科介入、内科介入等。

28. D　原发性肝癌射频消融术属于肿瘤介入。

二、X型题

29. ACDE　链激酶的作用是溶栓,主要用于急性血栓栓塞性疾病,自小剂量开始使用,在使用过程中,要严格监测凝血状态,一旦发生恶化或严重出血性并发症,要立即停止使用。

30. ABCDE　介入放射学是以影像诊断为基础,在医学影像诊断设备的引导下,利用穿刺针、导管及其他介入器材,对疾病进行治疗或采集组织学、细菌学及生理、生化资料进行诊断的学科。

31. BCD　血管栓塞术的优点出血少、止血快、控制肿瘤。

32. ACDE　经皮腰椎间盘切吸术是非血管介入。

第二部分 超声影像学

第十一章 超声影像物理基础

一、A1/A2 型题

1. B 超声波在人体软组织的平均声速为 1 540 m/s,根据 $\gamma=c/f$ 公式可知,1 540/2 000=0.77(λ)。
2. D 超声伪像(伪差,artifact)是指超声显示的断层图像与其相应解剖断面图像之间存在的差异。这种差异表现为声像图中回声信息特殊的增添、减少或失真。伪像在声像图中十分常见。理论上讲几乎任何声像图上都会存在一定的伪像,而且任何先进的现代超声诊断仪均无例外,只是伪像在声像图上表现的形式和程度上有差别而已。
3. C 部分容积效应是声像图伪像之一,又称为切片(断层)厚度伪像,是由于超声束形状特殊而且波束较宽,即超声断层扫描时断层较厚引起。例如肝、肾的小囊肿呈低回声,即囊肿内出现许多点状回声(来自小囊肿旁的部分肝实质)。
4. D 三维超声成像主要显示方式包括表面成像、透明成像、结构成像。目前,高档彩超三维模式中还包括三维血流显像。例如,心内血流的三维显示,可以定量估计分流量、反流量的大小。而宽景成像是利用计算机对连续扫查的范围进行的自动拼接和组合的技术,它不属于三维超声,是一种二维超声新技术,适用于扫查范围大的器官、组织和病变。
5. B 由于超声在人体组织中的传播及散射存在非线性效应,可出现两倍于发射波(基频)的反射波频率,即二次谐波。二次谐波的强度比基波低,但频率高,被接收时只反映了造影剂的回声信号,基本不包括基波(解剖结构)回声信号。因此,噪音信号少,信噪比高,分辨力高。
6. A 评价超声造影效果的方法有:目测法、灰阶强度测定法、时间-强度曲线法以及背向散射回声强度的射频测定法。用射频技术测定回声强度,理论上比灰阶测定法更准确,因为其对接收的原始信号进行测定,用分贝(dB)作为回声强度的计量单位,此方法应用的是超声组织定征的原理(UTC)。
7. B
8. D 微气泡是造影的散射回声源,包括空气、氧、二氧化碳、氟碳类、六氟化硫等。
9. C 超声造影又称声学造影(acoustic contrast),是利用超声造影剂使背向散射回声增强,明显提高超声诊断的分辨力、敏感性和特异性的技术。超声造影剂内含各种气体,与人体软组织和血液相比,气体的声学特性阻抗极低,因此用气体微泡作为声学造影剂注入人体,可增加各组织的声学特性差异,提高超声区分各组织包括正常和病变组织的能力。所以超声造影散射的主要回声信号源是微气泡。
10. C
11. A 造影剂在超声作用下产生振动,其振动的频率是非线性的,与超声波的频率和波长有关,并且与超声波的频率保持谐振关系。
12. B
13. E 腔内超声探头主要有:阴道探头、直肠探头、食管探头、胃镜探头,而普通扇形探头通常用于体表扫查,不属于腔内探头。
14. A A 型超声是振幅调制型超声,是以波形来显示组织特征的方法,主要用于测量器官的径线,以判定其大小。可用来鉴别病变组织的一些物理特性,如实质性、液体或气体是否存在等。
15. C
16. E 超声诊断仪的探头没有测量皮肤温度的作用。
17. C 多普勒超声探测时,当超声声束与血管夹角<60°时,仍需用角度引导线校正。
18. C 医学超声常用介质声速由快至慢:骨骼>肌肉>脂肪>肾脏>肝脏>血液>生理盐水>

水>空气。

19. B 超声是指频率超过人耳听觉范围(20～20 000 Hz)的高频声波。

20. B 在超声探头的压电晶片上施以交变电信号,压电晶片产生相应的机械振动,显示电能到声能的转变,就称为逆压电效应;在压电晶片上施加机械压力或振动,其表面产生电荷,实现声能转变为电能,就称为正压电效应。

21. A 超声生物学效应主要有:热效应、空化作用。正常医用超声强度下,热效应低,不会产生明显温度升高,因为人体组织中血流会传导消耗产生的热量。

22. B 临床诊断用超声的主要物理原理是超声波反射。

23. C 声束在器官组织异物内来回反射直至衰减,可产生特征性的彗尾征,就称为内部混响。

24. A **25.** C **26.** C **27.** E

28. B 超声波的发生是利用了逆压电效应,超声波的接收是利用了正压电效应。

29. D 频率,是单位时间内完成周期性变化的次数,是描述周期运动频繁程度的量,常用 f 表示,单位为 1/s。为了纪念德国物理学家赫兹的贡献,人们把频率的单位命名为赫兹。

30. B 声强即超声束在单位时间通过单位横截面积的超声能量。声强的单位是 W/m^2。声强的大小与声速、声波的频率的平方、振幅的平方成正比。

31. D 含气肺组织、钙化灶和骨骼是声衰减极高的介质。

32. D 超声耦合剂最主要的作用是使探头与检查部位声阻抗匹配良好,达到显示更清晰图像的效果。

33. E 多普勒效应是奥地利物理学家约翰·多普勒于 1942 年首先提出的,用来描述在振动源与观察者做相对运动时出现振动频率变化的现象。

34. E 识别超声伪像的临床意义是:避免误诊、漏诊,并且有助于某些病变或异常的识别帮助诊断。

35. B 声像图上,膈下出现肝实质回声(实像),膈上出现对称性的肝实质回声(虚像或伪像);若膈下的肝内有一肿瘤或囊肿回声(实像),膈上对称部位也会出现一个相应的肿瘤或囊肿回声(虚像或伪像)属于镜面伪像。

36. E 压电效应是产生超声波和接受反射回声信号,并非超声波的物理特性。

37. B

38. B 旁瓣伪像:旁瓣产生较大的旁瓣回声和主瓣回声相互重叠所形成的伪像。

39. C

二、X 型题

40. ACE 引起闪烁伪像的原因与所检测的器官性质有关。

41. ABCDE 常见伪像有混响、部分容积效应、折射声影、速差异伪像。

42. ABD 评价灰阶声像图的质量主要依据细微、对比、动态分辨力。

43. ACD 热指数的特性。

44. ABCD 最常见的疾病超声诊断。

第十二章 腹部超声

一、A1/A2 型题

1. E 急性肝炎早期,胆囊壁水肿增厚,胆囊增大,腔内可见异常沉积光点,后期约 1/3 的病例表现为肝静脉狭窄,门静脉多呈扩张,胆囊充盈不佳,体积缩小。

2. B 脂肪肝是由于肥胖、营养过剩、饮酒过度、糖尿病等原因致使肝脏内脂类代谢失去平衡,脂肪存积于肝细胞内而造成,肝脏的脂肪含量>5%。

3. C 脾脏增大时,肋缘下在仰卧位平静吸气或呼气均可探及脾脏,深吸气时,脾下缘在肋缘下超过 2～3 cm 内,为轻度肿大;深吸气时,脾下缘在肋缘下超过 3 cm,甚至平脐,脾脏上下极处轮廓圆钝，脾门切迹较浅而模糊，为脾脏中度肿大；脾下缘超过脐孔水平，脾门切迹消失，为重度肿大。

4. B 肝总管在十二指肠韧带外缘走行，位于肝固有动脉的右侧和门静脉的右前方。

5. B 主要影响胆囊底部超声显像的是含气肠襻干扰。

6. A 见下表。

胰腺(mm)	正常值	可疑	异常
胰头	<2.0	2.1～2.5	>2.5
胰体、尾	<1.5	1.6～2.0	>2.0
胰管	≤0.2		>0.3

7. D 因腰背部没有肠道，所以通过背部扫查可以减少肠道气体的干扰。

8. A

9. D 无回声型胃肠充盈剂是最常用和效果最好的充盈显影剂。

10. B 腹膜间隙器官包括：肾，肾上腺，输尿管，十二指肠降部、下部和升部，直肠中、下段和胰。十二指肠第一段为十二指肠上部，不属于腹膜后间隙。

11. D 艾滋病是一种危害性极大的传染病，由 HIV 引起，该病引起的淋巴结肿大为良性肿大。

12. E 腹膜后间隙主要的组织器官除胰腺、肾上腺、肾及输尿管、部分肝脏、大部分十二指肠等脏器外，发生于腹膜后不同部位的肿瘤可使以上脏器向前移位。

13. E 肝癌可引起肝形态失常，巨块型肝癌可压迫肝门使肝门向健侧移位。肿块挤压及浸润周围血管结构，可使血管绕行、抬高、受压和中断及门静脉癌栓形成。肿块侵及肝胆管或肝门结构，可引起肝内胆管不同程度扩张。而 E 为肝癌的直接征象。

14. E 胆总管与主胰管汇合形成膨大的肝胰壶腹。

15. D 壶腹癌可呈低回声、强回声及等回声。

16. B 壶腹周围癌是生长在 Vater 壶腹、十二指肠乳头、胆总管下端、胰管开口处、十二指肠内侧壁癌的总称。其共同特点是：在癌肿较小时即可引起胆总管和主胰管的梗阻，因此患者黄疸出现早。

17. E 胰腺的血管标志为下腔静脉、腹主动脉、肠系膜上动脉、肠系膜上静脉、脾静脉。

18. A 急性胰腺炎的病因主要有：①梗阻因素；②酒精因素；③血管因素：胰腺的小动、静脉急性栓塞、梗阻，发生胰腺急性血循环障碍而导致急性；④外伤；⑤感染因素；⑥代谢性疾病。

19. C 胸壁结核是一种较常见的胸壁疾病，多受肺或胸膜结核感染，结核菌主要通常经过淋巴管传播。

20. D 膀胱内肿块不随体位变化移动，肿块内多有血流信号；膀胱内血块随体位变化而移动，血块内无血流信号。

21. B 肾锥体在肾实质的髓质内。

22. D 头颅发育正常的胎儿胎死宫内出现胎儿颅骨变形，重叠、塌陷，头皮可出现水肿。无脑儿出现胎头颅骨消失，无法检测。

23. B 肾脏恶性肿块如肾癌具有沿肾静脉扩散引起肾静脉、下腔静脉瘤栓和阻塞倾向。

24. A 根据超声描述，为典型的肾囊肿声像图。

25. C 严重的脂肪肝患者最后将会演变为肝硬化，超声检查有肝硬化的表现，肝硬化一般都不会出现肝内胆管扩张的征象，合并肝外胆管梗阻性病变时除外。

26. E 脾脓肿时超声表现为脾大和脾实质内脓肿的回声。

27. B 蕈伞型胆囊癌边缘不整齐，基底较宽。

28. B 病灶以上整个胆道系统明显扩张是肝外胆管癌的间接征象，其余均为直接征象。

29. B 测量胰头应在下腔静脉之前，不包括钩突。

30. D 随着人体老龄化，胰腺组织萎缩，同时脂肪结缔组织和纤维组织增加，因此胰腺的声像图表现为体积缩小，回声增高。

31. D

32. D 胰岛素瘤一般为边界清晰，回声均匀的低回声结节。

33. D 胰腺癌肿块多数后方回声减弱，这是大量纤维结缔组织增生的结果。

34. C 胆囊腺瘤一般体积较大，基底较宽，这是和胆固醇息肉鉴别的主要依据。

35. B **36.** B

37. A 左右肝管属于肝内胆系。

38. C 有结石的胆管一般都扩张，但扩张程度受结石大小等因素影响而轻重不一，不一定均会发生明显扩张。

39. B　胃息肉大小一般不超过 2 cm，为自黏膜向腔内隆起性病变；胃脂肪瘤一般较小，为胃黏膜下类圆形肿块，边界清楚，呈均匀的强回声；胃平滑肌瘤一般小于 5 cm，为边界清晰的均匀的低回声肿块；胃恶性淋巴瘤探头加压易变形，回声近似无回声；平滑肌肉瘤的体积较大，边界不清且不规则，内部常发生液化及溃疡，彩色多普勒血流信号不明显，符合本题声像图特征。

40. C　胃恶性淋巴瘤可在胃壁形成较大肿块，回声均匀，透声好，肿块质地软，易变形，内可见弱回声结节，和上述特征相符。

41. D　肠系膜上静脉内探及的是栓子回声，血栓引起肠管缺血、坏死，肠壁黏膜皱襞隆起，肠壁无血流而腹腔可出现血性渗液。

42. C　婴幼儿易于因急性阑尾炎穿孔而导致阑尾周围脓肿，脓腔周围可见网膜组织包裹及炎性淋巴结增大，肠间可出现脓性渗出物。

43. B　长期不进食或胃切除术后可造成胆汁淤积，进食后可改善。

44. A　恶性淋巴瘤探头加压易变形，回声近似无回声；胰头癌较十二指肠癌出现胃潴留的概率低得多；平滑肌肉瘤的体积较大，边界不清且不规则；肠套叠有典型的病史和典型征象。

45. B　肠套叠常见于回盲部，有典型的声像图特征，小儿多见，临床上常有哭闹、腹痛、果酱样便病史。

46. B　成人肠套叠往往继发于肿瘤，根据病史及声像图征象，形成上述声像图特征的最可能的诊断是肠癌继发肠套叠，并导致机械性肠梗阻。

47. C　C 项是胃结石的特征，不是胃溃疡穿孔的声像图表现。

48. A　该患者临床症状及声像图表现符合急性胃肠穿孔，而 A 项是胃潴留的声像图，其余均是胃肠穿孔的声像图征象。

49. E　因胆囊未见显示，肝内外胆管均发育不良，故胆道闭锁的可能性最大。

50. C　因该囊肿和近端肝管相连，故诊断为先天性胆总管囊肿。

51. C　这是胆囊窝的较大实性肿块，故 A、B 皆可除外，主要鉴别点在于是原发性肝癌还是胆囊癌浸润肝脏。由于肿块内有强回声团伴声影，这是胆囊结石的特征，结石的长期慢性炎性刺激可导致癌变发生，其后胆囊癌生长将结石包裹于其内。另外，胆囊壁和胆囊肿瘤内可检测到高速动脉样血流信号。

52. D　在空腹条件下，超声检查时，正常人的肝外胆管的上段及胆囊均应显示。当肝门部发生梗阻，肝内胆管因胆汁淤积而扩张，而肝外胆管和胆囊因无正常胆汁充盈导致超声难以显示。当然若肿瘤浸润较广泛，破坏了肝外胆管亦难以显示。

53. D　胃泌素瘤的诊断依据为：胰腺内大小不等的低回声，边界清晰，内部回声较均匀，血流丰富，有顽固性的上消化道溃疡病史和高胃泌素血症。

54. D　该患者临床症状及声像图表现符合慢性胰腺炎改变，这是腺泡和胰岛组织萎缩、纤维化、炎性粘连、胰管分泌物淤滞、钙化等所致。需要鉴别的主要是 C 项，胰腺结核时，胰腺稍增大，胰管常不扩张，实质回声强弱不均匀，腹膜后可见多发结核病灶。

55. E　急性胰腺炎最常见诱因为胆道系统疾病和酗酒、高血脂等，它分为水肿型和出血坏死型，后者由于血管被损害，可导致蜂窝织炎、毗邻组织水肿、脂肪坏死和皂化灶形成，腹腔可见大量血性渗出液。

56. A　胰腺假性囊肿继发于胰腺炎症或外伤，位于胰尾部时常较大；潴留性囊肿为真性囊肿，由胰液潴留形成，体积一般不大，位于实质中；左肾囊肿和左肾在各个切面上均相连接；囊腺瘤时，囊壁较厚，可见较厚的强回声间隔带和乳头状实性肿块；腹膜后淋巴瘤为低回声，有继发改变时内部回声可有变化。

57. E　Murphy 征对急性胆囊炎的诊断十分重要。

58. C　该患者有高血压病史，由于动脉粥样硬化造成肠管缺血、肠壁水肿，引发缺血性结肠炎，导致结肠及其系膜下多发脓肿、结肠坏死，继发麻痹性肠梗阻。

59. A　患者进行性黄疸，肝内外胆管及胆囊均扩张，扩张的胆总管下端呈截断阻塞，局部隐约见一实性结节，主胰管扩张，确切的阻塞部位应是胆总管下段壶腹部。

60. D　多普勒超声在胆囊癌和胆泥及血块的鉴别诊断中具有重要意义，胆囊壁和胆囊肿瘤内检测到高速动脉样血流信号，是有价值的诊断指标。

61. B 基底宽、表面不平、搏动性频谱、胆囊浆膜层连续性欠佳提示该团块可能为恶性，故题干描述的是结节型胆囊癌特征。胆囊胆固醇沉着症常多发，以强回声多见，常不超过 1.0 cm，多有蒂；胆囊腺瘤多不超过 1.5 cm，恶变时和胆囊癌不易鉴别；胆囊炎性息肉常伴有胆囊炎、胆囊结石声像表现；胆囊腺肌增生症局限型浆膜层的强回声带连续性完好。

62. E 肝内外胆管扩张是超声判断胆道梗阻的标志，胆管扩张提示有梗阻，而胆管不扩张提示为非梗阻性黄疸。由于胆总管下段癌和壶腹癌在声像图上鉴别困难，故可统称为壶腹部癌。胆囊与胆总管处于矛盾的张力状态，提示胆囊颈部阻塞或胆囊本身存在病变，因此，低位梗阻时胆囊不一定均增大。而胆总管扩张不一定存在梗阻，要排除代偿性因素。

63. D 国际上较为通用分段方法是库氏法，此种方法根据 Glisson 系统的分布和肝静脉的走行将肝脏分为 8 个区，以肝段(S)命名。具体分区方位为：左内叶背侧由静脉韧带，将肝尾状叶(S1)及左内叶(S4)分开，余左外叶、右前叶、右后叶分别分成上下两个区域，故肝脏可分为 8 个区域。

64. D 门静脉管壁厚，回声高，肝静脉管壁薄，常以肝实质为其管壁。

65. A 正常肝实质回声均匀、细小，其回声强度多高于肾皮质回声，低于或与胰腺实质回声相似。

66. E 肝中静脉将肝脏分成左半肝及右半肝，肝右静脉将右半肝分成右前叶、右后叶且近膈面为上段，该肿物位于肝右静脉和肝中静脉之间。

67. E 急性肝炎胆囊征象：胆囊壁增厚，可呈 3 层结构，胆囊腔缩小，胆囊腔内见异常沉积性回声点，上述异常表现多发生于肝炎早期，伴随着炎症的好转，胆囊也恢复正常，即囊壁变薄，分层消失，体积正常，胆汁内回声消失。

68. B 肠系膜上静脉和脾静脉在胰颈后方汇合成门静脉。

69. B 门静脉高压形成时，可出现门静脉增宽，内径超过 13 mm，严重者可达 20 mm 以上；脾脏长期慢性瘀血而肿大；门静脉系统血管扩张、侧支循环及腹水形成。脐静脉、胃左、胃底食管静脉是门静脉重要侧支，脐静脉开放、胃左、胃底食管静脉迂曲扩张是诊断门静脉高压的重要指标。彩色多普勒检查，门静脉内血流速度减慢，可呈双向血流。

70. B 脂肪肝是由于肥胖、营养过剩、饮酒过度、糖尿病等原因致使肝脏内脂类代谢失去平衡，脂肪存积于肝细胞内而造成。

71. D 肝硬化门静脉高压时，可出现门静脉增宽，内径超过 13 mm，严重者可达 20 mm 以上。

72. A 肝实质回声弥漫性增强为脂肪浸润区域，其内出现的局限性片状弱回声区，为轻度脂肪浸润或相对正常肝残留区。好发于胆囊床，门静脉主干周围，无包膜，对周围胆囊、血管等结构无挤压即无肿瘤征象等超声特征有助于诊断。

73. E 超声检查对肝实质弥漫性病变是简便而实用的方法。

74. D

75. E 右心功能不全时，静脉回流障碍，使右心室、右心房及下腔静脉压力增高，全身静脉压上升，下腔静脉及肝静脉管径明显增宽，血流速度减慢。

76. E 肝囊肿在彩色多普勒上其内部无血流信号，个别可在囊壁上显示有静脉血流。

77. A 肝囊肿合并感染时，内部透声不好，可出现回声点，与肝脓肿不易鉴别。

78. D 肝囊肿类圆形的无回声区，壁菲薄、光滑、整齐，可伴有侧方声影。

79. D 肝脏的局部增大或弥漫性肿大，肝内回声增强，膈肌运动受限，右侧胸腔或膈下脓肿是肝脓肿时可能出现的伴随征象。

80. C 脓肿周围呈肉芽组织、纤维结缔组织，所以脓肿壁较厚而不光滑。

81. B 先天性肝内胆管扩张表现为囊肿沿左右肝胆管主支或分支分布，发生于三级肝胆管或以上则囊肿分布于全肝，注意囊肿与胆管相通，可以诊断。

82. C 肝囊性病变是病灶内部的无回声特点，病灶后方回声是否增强。

83. C 血管瘤回声的强度与血窦、间质的比例有关；直径<2 cm 的小血管瘤以强回声多见，5 cm 大小肿瘤约占半数为强回声，半数为等至弱回

声,较大的血管瘤可呈混合型;血管瘤的边界特征为轮廓清晰,有纤细包膜,表面欠平整,呈细毛刺样凹凸状;晕征是肝细胞癌的特征性图像。

84. C 深吸气后超声加压扫查,血窦受挤压,其与纤维间质之间的声阻抗差降低减少,血管瘤或一部分区域回声会发生强～等或强～弱的回声变化,其回声可与肝组织相近而呈全部或部分"消失";较大的血管瘤经探头加压后,瘤体前后径变小,放松探头则恢复原状。

85. D 肝血管瘤的边界特征为多数病变轮廓清晰,边缘与肝实质分界明显,呈纤细"包膜"样强回声,尤其是弱回声肿块常可更清晰地显示此边界特征。

86. E 肝脏炎性假瘤内部回声以弱回声或不均质回声多见,良性坏死灶多表现为弱回声或中心回声强,边缘回声低。炎性病灶多表现为混合性回声,弱回声中有散在的强回声点。保守治疗或短期内追踪观察,部分病例可见病变缩小或消失,有参考价值。彩色多普勒肿块内一般无血流信号。

87. C 肝细胞腺瘤较小时多呈均匀的弱回声,增大后呈等回声或稍强回声。彩超检查可见肿瘤周边有动、静脉血流,内部血供不丰富,所以肿块较大时内部可见不规则液化坏死区。肿块较大时对其旁肝组织及脉管组织仅有挤压而无浸润及癌栓形成。

88. D CDFI肿块内部有较粗、欠平整的动脉进入中心部,并在病灶中央分支呈"开花状"或"轮辐状"血流,声像图较典型。

89. E 原发性肝癌的彩色多普勒超声表现:在巨块型和结节型肿瘤内部彩色多普勒血流比较丰富,部分肿瘤周围血流增多,典型的肿瘤周围血管增多环绕的超声表现称为"篮网"征。频谱多普勒检测肿瘤内部有动脉样血流信号,且血管流速一般较快,血管阻力指数(RI)以低阻型为多,但也可见较高或高阻型。单纯胆管细胞肝癌的血流不丰富。

90. B 由于转移癌缺乏营养血管,在较大的肿瘤中心部位容易发生坏死液化,即牛眼征中心出现无回声液性区,肿瘤从中心到边缘形成特有的"无回声-强回声-弱回声"3层同心圆结构。

91. C A、B、D、E均为小肝癌的声像图特征表现。小肝癌周边多数显示晕征,这是由于机体免疫反应,周围纤维结缔组织所形成的假包膜,一般较细而规整,而非较宽的弱回声环状,后者多见于肝转移癌。

92. C 肝硬化或门静脉高压时,由于门静脉血流缓慢及脾大、脾功能亢进以及血小板降低对凝血机制的影响等因素,门静脉易发生血栓。弥漫型肝癌多在肝硬化基础上发生,由于其癌细胞具有浸润性生长的特点,难以形成结节或肿块,超声检查往往未发现具体肿块而已经直接侵犯门静脉并形成癌栓。

93. B 原发性肝癌肿块内出现极细的带状分隔,把肿瘤分隔成地图状,此特征反映了癌组织向外浸润性生长与纤维结缔组织增生包绕反复拮抗的病理过程,多个癌结节也可形成这样的图像,镶嵌征是肝癌声像图的重要特征,转移癌则罕见此征象。

94. E 肝癌可引起肝形态失常,巨块型肝癌可压迫肝门使肝门向健侧移位。肿块挤压及浸润周围血管结构,可使血管绕行、抬高、受压和中断及门静脉癌栓形成。肿块侵及肝胆管或肝门结构,可引起肝内胆管不同程度扩张。而E为肝癌的直接征象。

95. A 小肝癌是指单个癌结节直径在3 cm以下或结节数目不超过两个,其直径的总和在3 cm以下,患者常无临床症状,而血清AFP阳性的原发性肝癌。

96. B

97. C 由于转移癌缺乏营养血管,较早期的肿瘤仅达1～2 cm时,即可因肿瘤中心发生坏死表现为小牛眼征,即肿瘤中心呈强回声,边缘为弱回声。较大的肿瘤中心容易发生坏死液化,肿瘤从中心到边缘形成特有的"无回声-强回声-弱回声"3层同心圆结构即同心圆征;牛眼征边缘的肿瘤细胞呈弱回声环状,酷似肝细胞癌周围的纤维结缔组织假包膜"晕征",但前者较晕征为宽,内侧缘不清晰,外侧缘较清晰规整,由密集的癌细胞构成。

98. E 肝转移癌的回声表现多样化,以强回声最为多见,其次为弱回声型、混合回声型、等回声型、钙化型、囊肿型,而子囊孙囊型是肝棘球蚴囊肿特有的超声类型。

99. C 钙化型肝转移癌多见消化管肿瘤、甲状腺癌及骨肿瘤的转移，尤以大肠癌肝转移多见。

100. C 无回声型肝转移癌以液性无回声为特征，边界清晰，囊壁可厚薄不均，内壁欠光滑，可见乳头状强回声向囊腔内隆起。多见于卵巢、胰腺等部位的黏液性囊腺癌转移。

101. D 脾脏长轴自左后向右前斜行。脏面呈略凹陷状，脏面中央为脾门，其间有数条脾动静脉血管和神经淋巴管出入。

102. D 正常脾脏长 10～12 cm、宽 6～8 cm、厚 3～4 cm。脾大的诊断标准：①脾门部厚径成人＞4 cm，左肋缘下能容易地探及脾脏边缘；②最大长径＞11 cm；③面积测量：最大长径×脾门厚径≥40 cm^2。

103. A 脾脏是最大的淋巴器官，具有淋巴细胞和网织内皮细胞系统的功能，在全身发生感染和血液性疾病、肝脏病变时，其大小形态变化可反映上述病变的程度，并提供相关信息。

104. D 脾长轴断面呈类新月形，新月形的底为脾长径。

105. C 脾脏失去正常形态，各径线测值增加，增大比例可不一致：肋缘下在仰卧位平静吸气或呼气均可探及脾脏，深吸气时，脾下缘在肋缘下超过 2～3 cm 内，为轻度肿大；脾下缘在肋缘下超过 3 cm，甚至平脐，脾脏上下极处轮廓圆钝，脾门切迹较浅而模糊，为脾脏中度肿大；脾下缘超过脐孔水平，脾门切迹消失，为重度肿大。

106. D 副脾内部回声、强度、密度和分布与脾脏回声相似。

107. C 副脾有与脾动、静脉连通的血管。

108. C 晕环为占位性病灶特征。

109. D 脾破裂脾实质内可见低回声暗区。

110. B 真性脾破裂表现为脾脏轮廓线中断，从表面出现伸入脾实质内的楔形不规则缺口，缺口表面呈锯齿状，缺口部位乃至脾周围出现液性无回声区，出血量较大时在腹腔内可见液体。

111. D 门静脉血栓时局部门静脉管壁规整清晰，无中断或破坏征象。而原发性肝癌侵入门静脉形成癌栓时，局部门静脉管壁不清楚或残缺。

112. D 门静脉高压是由于门静脉血流循环障碍，门静脉及其分支内静脉压力增高，从而引发门静脉内径增宽＞13 mm，严重者可达 20 mm 或更高。

113. D 肝硬化的超声表现肝静脉走行迂曲，变细，门静脉增宽。

114. E

115. D 肝静脉为离肝血流，门静脉为入肝血流

116. E 急性肝炎时肝实质回声较正常减弱，回声点分布稀疏。肝脏后方回声较正常增强。

117. C 肝硬化时肝实质回声弥漫增强、增粗、不均，可有结节状区域。

118. D 肝血吸虫病是血吸虫侵入肝内门静脉细支，引起栓塞性门静脉炎和门静脉周围炎及纤维化改变，肝表面多呈龟甲状。超声图像具有典型的特征，肝组织呈网格状、鱼鳞状结构，大量纤维结缔组织增生，形成网格状强回声细带，把肝组织分隔为不规则小区或结节，肝内门静脉分支内腔狭窄，壁增厚，回声增强，细分支常过度显示。肝硬化明显时肝静脉壁细窄，静脉壁模糊不清。

119. D 肝硬化结节无包膜。

120. E 肝实质回声弥漫性增强为脂肪浸润区域，其内出现的局限性片状弱回声区，为轻度脂肪浸润或相对正常肝残留区。好发于胆囊床、门静脉主干周围，无包膜，对周围胆囊、血管等结构无挤压即无肿瘤征象等超声特征有助于诊断。

121. A 脓肿完全液化后呈典型的无回声区，脓液内常有粗细不均的点状或斑片状回声，还可有条索状隔膜或强回声的气体。

122. C 血管瘤体内血流速度较低，彩色多普勒的血流信号显示率低于 30%。阳性病例的彩色多普勒血流也仅见于边缘部。

123. C 巨块型肝癌表现为肝内较大的肿块，一般直径＞5 cm，呈类圆球状或分叶状，边缘有弱回声带，边界不规则，周边晕可因肿瘤穿破包膜而显示不完全或不规则，巨块型肿瘤周边晕不清晰或消失。肿块以强回声多见，呈粗而不均或是其间杂有弱回声区，肿块内可有坏死液化区，较大瘤体内常见有数个结节融合即“瘤中瘤”表现。

124. B

125. D 门静脉高压时，肠系膜下静脉-痔静脉-髂静脉-下腔静脉循环形成，肠系膜上静脉-下腔

静脉循环形成。

126. A 此患者具有急性肝炎典型的超声表现,肝大,胆囊征象及肝内血管变化门静脉及其分支显示增多,管壁回声增强,可呈小双管状或小等号状。

127. D 肝大小形态尚正常时,诊断肝硬化主要依据肝实质回声的变化。回声增强增粗,合并增生结节时,具有诊断价值。肝静脉的内径、管壁及走行改变是肝硬化的灵敏指标,表现为走行弧度不自然,蛇行,管径粗细不均,管壁不平整。

128. D 血吸虫性肝硬化是血吸虫侵入肝内门静脉细支,引起栓塞性门静脉炎和门静脉周围炎及纤维化改变,肝表面多呈龟甲状。超声图像具有典型的特征:肝组织呈网格状、鱼鳞状结构,大量纤维结缔组织增生,形成网格状强回声细带,把肝组织分隔为不规则小区或结节,肝内门静脉分支内腔狭窄,壁增厚,回声增强,细分支常过度显示。肝硬化明显时肝静脉细窄,静脉壁模糊不清。

129. A 强回声结节,无晕征,无明显包膜,无对周围血管挤压等肿瘤效应,考虑硬化结节。

130. D 肝实质回声弥漫性增强为脂肪浸润区域,其内出现的局限性片状弱回声区,为轻度脂肪浸润或相对正常肝残留区。好发于胆囊床,门静脉主干周围,无包膜,对周围胆囊、血管等结构无挤压即无肿瘤征象等超声特征有助于诊断。

131. C 肝囊肿典型声像图特征是圆形或类圆形,壁薄而光滑,内为无回声,后方回声增强,可有侧方声影。

132. A 肝脓肿囊壁一般较厚;肝恶性肿瘤坏死、液化,无回声区常位于强回声肿瘤内,形态不规则,残留的肿瘤组织似不规则增厚的囊壁,有时液性腔内可见强回声结节及分隔。

133. A 糖尿病患者因身体抵抗力下降,易发生肝脓肿。患者具有肝脓肿的超声图像。

134. A 肝血管瘤边界特征为边缘呈纤细包膜样强回声,尤其是弱回声肿块常可更清晰地显示此特征;较大的血管瘤其内可出现强回声带和不均匀的弱回声区,为纤维增生形成的间隔及囊状扩张的血窦所致。

135. A 海绵状血管瘤是一种最常见的肝良性肿瘤,发生率约占健康成人的1%,患者多数年轻而无症状,查体时偶然发现,且直径<2 cm的小血管瘤以强回声多见。肝良性腺瘤较少见。

136. D 巨块型肝癌表现为肝内较大的肿块,一般直径>5 cm,多数呈圆形、椭圆形或分叶状,边界不规则,周边晕征可因肿瘤穿破包膜而显示不完全或不规则,巨块型肿瘤周边晕征不清晰或消失。肿块以强回声多见,呈粗而不均或是其间杂有弱回声区,肿块内可有坏死液化区,“块中块”征是肝癌声像图的重要特征。

137. B 肝母细胞瘤是一种胚胎性肝脏恶性肿瘤,多发生于3岁以下婴幼儿,表现为肝内巨大实性肿块,肿块多呈圆形,部分略呈分叶状,边界清楚,内部回声以强回声多见,有时可呈现混合性回声或低回声,内部可以有不规则小片状液性暗区,部分可出现斑片状、条索状强回声,系结缔组织、类骨组织等所致,声像图上出现较大而致密的钙化灶强回声,其后方伴有声影,提示此为诊断该病的重要征象。

138. C 脾脏恶性肿瘤中以淋巴瘤最为常见,大多为全身性淋巴瘤在脾脏的一种表现,而原发于脾脏的恶性淋巴瘤较少见。

139. C 由于白血病细胞的异常增生和浸润,常可导致脾大。在脾明显肿大时,可因血管受压和阻塞而引起多发性脾梗死。楔形的不均匀低回声区,尖端指向脾门即为脾梗死典型表现。

140. C 患者肝炎病史多年,结合肿块形态、周边晕环及CDFI等声像图特点,首先应考虑为肝细胞癌。

141. B 脾脏内钙化点多见于脾结核,其余选项声像图上常表现为低回声或高回声。

142. E 肝血管瘤常较小,直径一般在1～3 cm,单发的多见,回声偏高,多在体检时发现。

143. B 副脾常位于脾门及胰尾区,单发或多发,回声同脾脏类似,有与脾动、静脉连通的血管。

144. C 包虫囊肿多为圆球状或类圆球状,包膜较厚呈高回声,边界清晰,完整,典型者呈双层高回声,囊液中有细小的点状回声(包虫蚴),随体位改变而出现滚动,即“飘雪”征。

145. B 结节型肝癌肿瘤体呈一个或多个圆球状或椭圆球状,瘤体直径≤5 cm,轮廓线整齐,多有边缘弱回声晕,直径<3 cm的结节以弱回声

多见。

146. C 根据脏器被腹膜所覆盖的范围大小，可将腹、盆脏器分为3类，即腹膜内位、间位和外位器官。其中仅一面被腹膜覆盖的器官为腹膜外位器官，临床上又称腹膜后位器官，包括：肾、肾上腺、输尿管，十二指肠降部、下部和升部，直肠中、下段和胰。

147. E 出入肾门的结构有肾动脉、肾静脉、神经、淋巴管及肾盂，它们为结缔组织包裹，称之为肾蒂。

148. D 肾蒂结构为高回声。

149. C 肾皮质和肾锥体之间有时可见短线状或点状高回声代表弓状动脉。

150. D 肥大肾柱为胚胎期的亚肾发育、融合所致，属肾脏正常变异。它的回声与正常肾皮质一致，肾内动、静脉血管及分布完全正常、规则，不存在任何占位效应。

151. E 靠近肾门肾实质内侧缘与外侧缘间的距离为肾脏宽径。

152. D 超声探头的频率越高，波长越短，则近场越长轴向分辨率越好。因此，儿童及较瘦的人应选择频率较高的探头。

153. B 肾发育不全系胚胎期血液供应障碍引起肾未能充分发育所致，其声像图表现为肾脏体积明显缩小，形态正常，皮质较薄，肾窦回声清晰可见。

154. C 游走肾是由于肾蒂过长而位置低下，可以还纳到原位。

155. A 马蹄肾是较为常见的先天性双肾融合畸形，融合部位多发生在双肾下极，融合部位横跨下腔静脉和腹主动脉的前方，融合部位回声以肾实质结构为主，肾窦结构不明显。

156. B 超声诊断轻度肾积水应特别慎重。在尿量增加的情况下(大量饮水或使用利尿剂)及膀胱过度充盈时，肾盂产生较宽的无回声区。肾积水常伴肾小盏扩张，肾乳头变平，排尿后无改变。故可与正常肾盂充盈和生理性扩张区别。

157. C 肾积水典型的声像图特点为肾盂、肾盏、集合系统内液性分离。

158. E 多囊肾是一种先天性发育异常疾病，具有显性遗传倾向，多发性肾囊肿不具此特点。

159. C 肾母细胞瘤亦称Wilms瘤，多见于2～4岁儿童。其特点是瘤体大，生长迅速。声像图依肿瘤大小、是否均质、出血坏死以及液化等而有很大不同。

160. A 肾细胞癌典型的声像图特征是肾内圆形、椭圆形占位性病灶，常向肾表面隆起。

161. B 肾盂肿瘤75%～85%为移行上皮细胞癌，20%左右为鳞状上皮细胞癌，腺癌更为少见。

162. C 超声显像对肾结核的早期诊断未必有很大帮助，轻型肾结核超声表现可能完全“正常”，一般可根据X线尿路造影和尿的细菌学检查等做出诊断。但是超声对于中-重度肾结核和X线不显影的重型肾结核颇有诊断价值。

163. E 肾外伤可分为肾挫伤、肾实质裂伤(包膜破裂)、肾盏(肾盂)撕裂、肾广泛撕裂(全层裂伤、甚至肾蒂断裂)4型。肾挫伤可发生在肾实质内，也可引起包膜下血肿；肾包膜破裂引起肾周围积血和积液(尿液)。

164. C 输尿管有3个狭窄部，第一狭窄在肾盂移行于输尿管处；第二狭窄在越过小骨盆入口，相当于髂总和髂外动脉处；第三狭窄位于膀胱壁间段。

165. B 膀胱底的下方为膀胱颈部，尿道内口位于该处，它是膀胱声像图正中矢状断面的重要标志。

166. E 膀胱肿瘤好发于膀胱三角区，其次为侧壁，发生在顶部者很少。

167. E 膀胱三角的尖向前下，续接尿道内口，底部两端有左右输尿管的开口。

168. B 膀胱肿瘤的病理类型中移行上皮癌占90%左右，少数为鳞状上皮癌和腺癌。

169. A 腺性膀胱炎是慢性膀胱炎的一种特殊类型。

170. D 前列腺内腺区是前列腺增生及炎症的好发部位，前列腺外腺区是前列腺肿瘤的好发部位。

171. B 有关前列腺的超声扫查途径，膀胱适当充盈状态下，经腹壁扫查。

172. A

173. D 内部常伴有钙化、结石引起的强回声为慢性前列腺炎的声像图表现。

174. D 精囊内点状回声增多且粗亮、浑浊、斑点状或条状强回声散在分布为慢性精囊炎的声像图表现；急性精囊炎的内部回声减低，其间可见散在的点状回声。

175. E 较小的腹主动脉瘤的彩色血流与腹主动脉彩色血流一致;较大的腹主动脉瘤内的彩色血流色彩杂乱,或呈涡流状;横切面的动脉瘤处彩色血流多呈红蓝相间或多彩色镶嵌状。

176. E 正常肾上腺切面可呈三角形、新月形、V字形或Y字形中等回声区。

177. A 移植肾发生急性排斥反应时,肾体积短时间内迅速肿大,厚径≥宽径,体积增加超过25%,肾积水、肾周围积液与肾排斥反应均为移植肾的并发症。

178. B 嗜铬细胞瘤多呈圆形或椭圆形,边界清楚,一般直径在3~5 cm,内部为均匀的中等或弱回声,可出现囊性变。异位嗜铬细胞瘤常位于腹主动脉旁、肾门、颈动脉体等交感神经节、嗜铬组织内。

179. A **180.** E

181. E 横纹肌肉瘤是一种恶性肿瘤。

182. D 掌握肾血管的解剖结构,左肾静脉走行位置是形成"胡桃夹征"的基础。

183. B 婴儿型多囊肾为无数微小囊肿,超声下显示不出微小囊肿,或有时可见个别1~2 cm的囊肿。

184. C

185. D 前列腺在欧美发病率较高,我国比较少见,近年发病率逐渐增加。

186. E 肾实质由肾皮质与肾锥体构成,其中肾锥体回声低于肾皮质回声,青年人和儿童肾锥体回声更低,近似于无回声。

187. D 肾错构瘤的声像图往往呈现圆形,边界清晰的高回声;肾结核声像图复杂多变,早期无改变或仅表现为局部的均匀性/非均匀性回声减弱,重者出现多发厚壁不同大小的片状透声不好无回声区;多囊肾表现为双肾增大,表面不规则,肾内出现多数大小相差悬殊、囊壁整齐、圆形无回声区,互不连通;肾肿瘤为肾内实质性肿块,较大时内部可有液化坏死,只有肾囊肿符合上述声像图表现。

188. E 肾结石典型的声像图表现为肾窦内出现点状或团块状强回声,通常有声影,血尿或镜下血尿比较多见。

189. B 当肾结石下移嵌顿于输尿管时会引起尿路梗阻从而继发肾积水,肾窦内出现无回声区。此外,结石刺激输尿管平滑肌强烈收缩则产生肾绞痛、血尿或镜下血尿。

190. E 肾脓肿、多囊肾、肾囊肿为肾内囊性肿块;肾结核声像图复杂多变,仅早期局部肿胀时表现为局部的均匀性/非均匀性回声减弱,酷似肾肿瘤,但内部及周边探及不到较丰富血流信号,因此结合患者的临床症状及声像图表现。

191. A 肾脓肿和肾囊肿为肾内囊性肿块;肾结核声像图复杂多变,仅早期局部肿胀时病灶呈实质性,但为局部的均匀性/非均匀性回声减弱,髓质海绵肾又称肾髓质囊肿,是以集合管广泛囊状扩张为特征的先天性疾病,内有小结石形成,超声表现为与肾锥体分布一致的高回声团呈放射状排列;只有肾错构瘤的声像图往往呈现圆形,边界清晰的高回声,肿瘤内一般无血流信号。

192. C 马蹄肾是较为常见的先天性双肾融合畸形,融合部位多发生在双肾下极,融合部位横跨下腔静脉和腹主动脉的前方,融合部位回声以肾实质结构为主,肾窦结构不明显。

193. E 肾母细胞瘤亦称Wilms氏瘤,多见于2~4岁儿童。其特点是瘤体大,生长迅速。声像图依肿瘤大小、是否均质、出血坏死以及液化等而有很大不同。

194. D 首先患者有明确的外伤史,血红蛋白低于正常表明有失血可能,超声特征则符合肾实质裂伤(包膜破裂)肾周血肿形成的声像图表现。

195. C 钙化型肾结核声像图难以显示肾盂和肾盏回声,而代之以形态不规则的团块状或斑片状强回声,后有明显声影,肾结核灶内大量钙盐沉着,则致整个肾广泛钙化,当肾功能丧失时,临床称为自截肾或"油灰肾"。

196. B 慢性肾衰竭时肾脏会缩小,实质回声增高皮髓界限不清晰;肾脓肿和肾血肿为肾脏局灶性病变,同时伴有肾内结构的破坏;肾结核声像图复杂多变,早期无改变或仅表现为局部的均匀性/非均匀性回声减弱,重者出现多发厚壁不同大小的片状透声不好无回声区,晚期可整个肾广泛钙化,丧失功能;急性肾衰竭时肾脏明显增大,肾实质增厚,回声增高,肾锥体肿大,回声极低,肾窦受压面积缩小,同时出现多尿期及少尿期。

197. A 膀胱结核早期无明显异常，长期病变表现为整个膀胱壁弥漫性增厚，回声不均匀，表面不光滑，有时可见到钙化形成的斑点状强回声，不随体位移动而改变位置，重者膀胱容量减少；膀胱肿瘤声像图为膀胱内实质性肿块，不随体位移动而改变位置，当蒂较长时，可轻微移动。只有膀胱结石符合题中所述表现。

198. A 膀胱肿瘤声像图多表现为膀胱壁局限性隆起或增厚，呈高回声、中等高回声的结节状或菜花状，向腔内突出，不随体位移动而改变位置，当蒂较长时，可轻微移动；膀胱结核早期无明显异常，长期病变表现为整个膀胱壁弥漫性增厚，回声不均匀，表面不光滑，有时可见到钙化形成的斑点状强回声，不随体位移动而改变位置，重者膀胱容量减少；血块常有较大幅度移动，与膀胱壁不相连，血块内不显示彩色血流；结石具有典型强回声和声影，一般容易区别，前列腺增生时，呈结节样增生的腺体突入膀胱时，酷似膀胱肿瘤，但多切面扫查仍可判断其与前列腺相延续。

199. C 输尿管结石及输尿管肿瘤在儿童少见。它们可以引起不同程度的肾积水，但在病变相应部位分别可以探及结石的强回声或局部管腔的不规则、中断及实性肿块，临床症状有肾绞痛、血尿等；膀胱肿瘤若能继发肾积水，必然继发输尿管的扩张在先，因此可以排除；先天性输尿管狭窄属输尿管先天畸形病变中的一种类型，其病理改变多见于狭窄段肌层肥厚和纤维组织增生，本病主要见于小儿，它没有自发性肾绞痛伴血尿的特点，当狭窄发生于肾盂输尿管连接部时，超声检查可观察到肾盂内出现无回声区，到输尿管连接部逐渐变窄或突然中断的声像图，输尿管无明显异常。

200. B 从该患者的临床症状、体征以及超声表现来看，我们可以初步判断这是一位腹主动脉瘤患者。腹主动脉瘤可以分为以下 3 种类型：真性动脉瘤，假性动脉瘤及夹层动脉瘤。真性动脉瘤的声像图特点为：腹主动脉局部呈瘤样增大，管壁变薄，与正常管壁相延续，瘤体较大时内见云雾状血流回声。假性动脉瘤的声像图特点为：腹主动脉旁显示厚壁无回声区，与腹主动脉壁不连续，主动脉壁和管腔回声通常无异常。夹层动脉瘤的声像图特点为：腹主动脉增宽，呈双层管壁。

201. C 嗜铬细胞瘤的临床表现主要是由于儿茶酚胺分泌增多引起。大量儿茶酚胺作用于肾上腺素能受体引起。因此高血压为本病的主要症状。由于肿瘤间歇或持续分泌儿茶酚胺，故高血压表现为阵发性或持续性。肿瘤一般多呈圆形或椭圆形，边界清楚，直径一般在 3～5 cm，内部为均匀的中等或弱回声。

202. D 后腹膜血肿是股动脉逆行冠脉造影术常见的并发症之一，血管损伤造成血液经破损口流入后腹膜间隙，结合患者的病史、临床症状及体征不难做出正确选择。

203. C 中等偏低回声肿块，边界清楚，内部回声欠均匀，肿块向肾表面隆起，并推挤肾窦为肾癌。

204. C 肥大肾柱为胚胎期的亚肾发育、融合所致，属肾脏正常变异。它的回声与正常肾皮质一致，肾内动、静脉血管及分布完全正常、规则，不存在任何占位效应。

205. C 膀胱肿瘤声像图多表现为膀胱壁局限性隆起或增厚，呈高回声、中等回声、高回声的结节状或菜花状，向腔内突出，不随体位移动而改变位置，当蒂较长时，可轻微移动，可探及血流信号自膀胱壁进入肿块内部；血块常有较大幅度移动，与膀胱壁不相连，血块内不显示彩色血流；结石具有典型强回声和声影，一般容易区别。

206. E 超声 Murphy 征阳性：是指在超声检查过程中，用探头按压胆囊，嘱患者深吸气时，触痛突然加剧而被迫屏气。这一体征对诊断急性胆囊炎具有很高的特异性。

207. C 肝外胆管癌起病隐匿，早期即可出现黄疸，直接征象可以归结为两大类：①扩张的胆管远端显示出来软组织肿块；②扩张的胆管远端突然截断或是狭窄闭塞，但是见不到有明显边界的肿块。

208. B 胰头钩突前方为肠系膜上静脉。

209. C 慢性胰腺炎胰腺轻度肿大或局限性肿大，轮廓不清，边界常不规整，内部回声多数增强，分布不均，主胰管扩张，呈囊状、扭曲或串珠状，胰管内可有结石增强的光点。

210. D 单纯性肾囊肿的鉴别诊断包括：多囊肾与多发性肾囊肿的鉴别，出血性肾囊肿与肾肿瘤的鉴别，肾盂旁囊肿与肾积水的鉴别，肾囊肿与肾囊性肿瘤的鉴别，肾囊肿与包虫囊肿的鉴别，肾囊肿与肾积水的鉴别。肾髓质囊肿是具有遗传倾向的先天性良性肾髓质囊性病变，典型的声像图表现为肾髓质回声显著增强，并无囊肿的声像图特征。

211. E 肾皮质脓肿简称肾脓肿，肾皮质脓肿形成时，患侧肾形增大，向外隆起，肾内出现低回声区，有球体感，边界模糊，且肾活动受限，尤以低回声区处与肾周围组织明显粘连，在呼吸时牵住肾脏，使之不能上下移动，是诊断肾脓肿的主要依据。粘连处肾轮廓线中断缺落。

212. A 膀胱肿瘤的诊断方法至今仍以膀胱镜检查为主要手段，其他方法不能代替，超声检查对于直径>0.5 cm的肿瘤容易漏诊，而膀胱镜检查可发现直径0.1 cm以下的肿瘤，超声不能检出平铺在黏膜表面的地毯样早期肿瘤。

213. B 前列腺癌约70%发生于周缘区，一般发生在近边缘3 mm范围内。血清PSA的反射免疫检验是一种敏感的前列腺癌的实验室诊断法。

214. E 胰腺、肾脏、肾上腺、腹主动脉与下腔静脉均属腹膜后脏器；十二指肠大部分位于腹膜后属腹膜后器官，而十二指肠上部全被腹膜所包绕，为腹膜内位器官。

215. A 前列腺增生内外腺比例异常，内腺增大，外腺受压变薄，内外腺比例为2.5∶1直到7∶1或以上。

216. C 膀胱肿瘤基底宽广者、可见到肿瘤回声侵入肌层，肿瘤部膀胱壁回声凌乱不清。

217. D 肾钙质沉淀症是钙质在肾组织内沉着，多发生于高钙血症，声像图极为典型，各椎体均完整显示呈强回声，但无声影。

218. A 肾血管平滑肌脂肪瘤又称良性间叶瘤，声像图分为两种类型。一种为边界清晰的圆形强回声，声衰减不明显，无声影；另一种类型呈洋葱片样图形。

219. A 肾囊肿的声像图表现为：肾内圆形无回声液区，壁薄，边界清楚，后方回声增强；多发囊肿时囊与囊之间互不相通。

220. E 彩色多普勒于肾内显示5支段动脉，即上极支、下极支、前上支、前下支和后支。

221. D 胃肠壁局限性增厚的常见超声病理征象：新月征、戒指征、马蹄征、靶环征、假肾征、面包圈征、火山征等；小肠梗阻致梗阻上方的肠管积液，肠皱襞水肿、增厚，在超声表现为"琴键征"。

222. A 胃主要位于上腹部，约4/5在中线左侧，1/5在中线右侧。十二指肠不是都位于腹膜后，它的起始部与末端完全为腹膜所包绕；十二指肠乳头开口于降部内侧壁。回肠不属于大肠。

223. D **224.** C

225. C 国务院1987年4月1日发布的《公共场所卫生管理条例》未包括银行营业大厅、证券交易厅、展销厅、会议中心、网吧、老年人活动中心、儿童活动中心、殡仪馆等公共场所。

226. A A、B、C、D为窒息性气体，主要为缺氧表现，甲烷中毒亦为窒息表现，所以B、C、D、E均可除外。题干为急性呼吸道刺激症状和肺部症状，胸透肺部异常表现也是刺激性气体氯气的中毒表现，故正确答案为A。

227. E CO为无气味气体，硫化氢有臭鸡蛋味。苯胺中毒出现发绀，砷化氢有大蒜味，有时可见黄疸。从呼出气有苦杏仁味及皮肤黏膜呈樱桃红色，可疑为氰化物中毒。

228. C 西维因是氨基甲酸酯类农药不可使用肟类复能剂，因这类化合物能增强其毒性，延长其抑制胆碱酯酶的作用。

二、A3/A4型题

229. C 肝脏右叶缩小，左叶或尾状叶代偿性增大是中晚期肝硬化肝脏大小典型变化。肝静脉的内径、管壁及走行改变是肝硬化的灵敏指标；表现为走行弧度不自然，蛇形，管径粗细不均，管壁不平整。肝实质回声增粗增强也符合肝硬化肝实质回声的改变。

230. E 门脉高压的诊断依据是脾大、脾静脉扩张、侧支循环形成。脐静脉是门静脉3支重要的侧支之一，脐静脉开放是诊断门静脉高压的重要指标。

231. A 胃底食管静脉破裂出血为肝硬化较为常见和严重的并发症，多突然发生大量呕血或黑便，引起出血性休克或诱发肝性脑病，病死率很高。

232. A　肝硬化或门静脉高压时，由于门静脉血流缓慢及脾大、脾功能亢进及血小板降低对凝血机制的影响等因素，门静脉易发生血栓。肝细胞性肝癌浸润肝内血管时超声显示管腔内中等或较强回声的癌栓，尤其是弥漫型肝癌与结节性肝硬化有时很难鉴别，弥漫型肝癌常见门静脉内充满等至稍强回声癌栓。

233. A　血栓时，局部门静脉管壁规整清晰，无破坏或中断征象。

234. C　如果超声扫查从门静脉栓子内取得搏动性血流信号，可以诊断不是血栓而是癌栓。

235. A　患者 HBsAg(＋)，超声声像图符合肝硬化，考虑乙肝后肝硬化。

236. B　肿瘤位于或靠近门静脉某一分支，即为某区，位于两分支之间即位于两分区之间。

237. A　结节型肝癌常伴有严重肝硬化，表现为肝内一个或多个圆形或椭圆形结节，其直径多在 2～5 cm，边界较清晰，以弱回声多见，合并坏死可呈强回声，肿瘤增大，回声也随之逐渐增强、不均，多有 1 毫米至数毫米的边缘弱回声晕，与肝实质分界清楚。

238. C　发生于近肝门部的胆管细胞癌，患者早期可出现黄疸症状。局限实块型胆管细胞肝癌多为类圆形或不规则形，可呈等回声及强回声，边缘欠清晰，与周围肝组织分界不清，少见晕征，末梢部胆管异常显示为其重要的间接征象，故第 1 小题 C 为正确答案。

239. B　因为有肝内胆管的扩张，且左右肝胆管汇合处可见一实性肿块，胆囊萎缩，所以此黄疸为梗阻性黄疸。梗阻位于肝总管与胆囊管汇合处以上为高位梗阻，反之为低位梗阻，故第 2 小题 B 为正确答案。

240. A　患者肝右叶可见边界清楚的强回声实性肿块，外周绕以较宽的声晕，中心部可见不规则无回声区，呈“同心圆”征，为典型肝转移癌的征象。

241. E　强回声型肝转移癌主要来源于消化系肿瘤及腺癌。

242. C　由于转移癌缺乏营养血管，较大的肿瘤中心容易发生坏死液化，肿瘤从中心到边缘形成特有的无回声-强回声-弱回声 3 层同心圆结构即“同心圆”征。“同心圆”征是肝转移癌典型的声像图特征。

243. E　“块中块”不是肝转移癌的声像图表现。

244. D　患者怀疑肝胆疾病，首选超声。

245. B　肝内可见大小不一的实性低回声结节，边界清，边缘尚规整，呈圆形或椭圆形，周边有低回声声晕，部分结节呈“牛眼征”，部分结节周围血管绕行均为占位性病灶特征。

246. E　各种原因造成的胆管梗阻均能造成梗阻部位上端的扩张。

247. B　需要与各种良、恶性肿瘤鉴别。

248. D　患者有牧区生活史，棘球蚴囊肿多为圆球状或类圆球状，包膜较厚呈高回声，边界清晰，典型者呈双层高回声，两层之间的无回声间隙通常小于 1 mm。囊肿可为单囊或多囊状，多囊型表现为大囊肿内有多个大小不等圆球状小囊，囊液中有细小的点状回声(棘球蚴)，随体位改变而出现滚动，即“飘雪”征。

249. D　形成肝棘球蚴病特征性表现——“囊中囊”征象。

250. E　肝棘球蚴囊肿变性、坏死及退化时，分离的内囊破裂塌陷于囊液中时呈现卷曲的条带状高强回声，可见脱落的内壁游离部分漂摆于囊液中，形成“水上百合花”征。

251. E　肝棘球蚴囊肿分为 6 型：单发囊肿型、多发囊肿型、子囊孙囊型、囊壁钙化型、囊肿实变型。

252. C　肝棘球蚴囊肿合并破裂者，不论破入何脏器、何组织内，均可产生强烈的过敏反应，部分患者可出现过敏性休克。

253. B　患者有外伤史，超声检查见脾脏被膜下有少量不规则片状液性暗区，相邻脾实质可见局限性弱回声区。

254. D　脾损伤较小，临床症状及体征不严重，可在密切观察下采取非手术治疗。

255. A　但应密切随访复查，以防在外伤后经过一段时间(48 小时至数日)，因患者活动或用力过度，可再发生被膜破裂出血，临床上称为“迟发性脾破裂”。

256. A　脾破裂分为中央破裂、被膜下血肿、真性脾破裂，真性脾破裂表现为脾脏轮廓线中断，从表面出现伸入脾实质内的楔形不规则缺口，缺口部位乃至脾周围出现液性无回声区。

257. C 糖尿病患者因身体抵抗力下降,易发生肝脓肿。肝脓肿的初期,病灶部位的肝实质发生急性炎症反应,声像图表现为一块块不均匀的强回声团,边界模糊,此时组织水肿、浆液渗出,呈浆膜性炎症,虽未形成脓腔,但透声性增加为一重要征象,而肝癌在较小的时候后方回声会稍有增强。

258. E 随着病情进展,炎性细胞破坏引起肝组织发生坏死、液化,病灶内渐形成脓腔,外周包裹增厚,但边缘不会出现晕征。

259. C 不均质低回声团,边界模糊,后方回声稍增强为肝脓肿声像图。

260. E 随着病情进展,炎性细胞破坏引起肝组织发生坏死、液化,病灶内渐形成脓腔,外周包裹增厚,但边缘不会出现晕征。

261. C 因为有肝内胆管的扩张,且左右肝胆管汇合处可见一实性肿块,胆囊萎缩,所以此黄疸为梗阻性黄疸。

262. D 梗阻位于肝总管与胆囊管汇合处以上为高位梗阻,反之为低位梗阻。

263. E 不均匀光团,与胆囊界限不清,形态不规整,内呈不均质低回声伴气体样强回声反射可能为占位。

264. A 本题探讨的是囊腔内强光团的性质是结石还是积气的鉴别点,结石形态稳定,后方声影干净整齐,而积气则相反。

265. C

266. E 年龄属于个体因素。

267. A 佝偻病骨骺端膨大,肋及肋软骨交界处可见圆形隆起,从上至下如串珠样突起。

268. C 该营养素的主要食物来源是奶制品。

269. D 佝偻病患者维生素D缺乏,应检查血清钙。

第十三章 浅表器官超声

一、A1/A2 型题

1. E 甲状腺的静脉引流:甲状腺侧叶上部的血流经甲状腺上静脉流入颈内静脉,侧叶前部和中部的血液经甲状腺中静脉流入颈内静脉,侧叶下部的血液经甲状腺下静脉流入无名静脉。

2. D 正常甲状腺两侧方为胸锁乳突肌,甲状腺两叶后方为气管,两叶后外方为颈总动脉和颈内静脉。

3. B 桥本甲状腺炎是一种自身免疫性疾病,自身抗体增高,应该选择免疫学检查。

4. B

5. B 乳腺囊性增生诊断本病应结合临床典型的症状:如患者乳房胀痛,月经前疼痛加重,肿大,不敢触碰,月经后有缓解。

6. C 乳房皮下脂肪层为弱回声,有时可见三角形增强回声条,为Cooper韧带。

7. B 炎性乳癌时皮肤改变广泛,往往累及整个乳房,其颜色为暗红或紫红色,皮肤水肿呈“橘皮样”外观。

8. C 正常成人妇女的乳房内,每侧包含15～20个腺叶,每一腺叶又分成许多小叶,每一小叶由10～15个腺泡组成。因此乳腺腺体主要组成内容是腺泡、小叶、腺叶3部分。

9. C 腮腺位于下颌后窝、外耳道前下方、咀嚼肌后部的皮下,穿过腮腺内的结构尚有面神经、颈外动脉等。

10. D 乳腺纤维腺瘤可单发或多发,边界光滑、完整,呈圆形或椭圆形,有一层光滑的包膜,内部回声均匀,呈弱回声,后方回声多增强。周围很少探及导管扩张。

11. A 乳腺癌边界不整、呈锯齿状、无包膜,内多为低回声区,分布不均,后方回声衰减,癌瘤向组织及皮肤浸润,癌瘤纵径大于横径;内部可见点状强回声为沙砾样钙化;彩色多普勒超声显像:血流丰富,有新生血管及动静脉瘘,呈高速、高阻血流,RI>0.7。

12. D 腮腺混合瘤又称多形性腺瘤,为腮腺中最多见的良性肿瘤。多发于中年,肿瘤生长缓慢,多无临床症状。肿瘤一般不大,多为圆形、椭圆形或分叶状,形态规则,表面光滑,与周围组织无粘连,有完整包膜。

13. E　视网膜母细胞瘤分为块型、不规则型、弥漫浸润型，80%以上的病灶内可见伴有声影的钙斑。

14. B　急性甲状腺炎常由上呼吸道或血行感染所致，较少见，超声表现为甲状腺弥漫性增大，回声减低，化脓后呈无回声。

15. B　结节性甲状腺肿甲状腺结节血流丰富、甲状腺多个结节，可为囊实性，结节内可有钙化点。

16. A　慢性淋巴细胞性甲状腺炎(CLT)又称自身免疫性甲状腺炎，是一种以自身甲状腺组织为抗原的慢性自身免疫性疾病。日本九州大学的Hashimoto首先(1912年)在德国医学杂志上报道了4例，故又被命名为Hashimoto(桥本)甲状腺炎(HT)，为临床中最常见的甲状腺炎症。超声表现为：甲状腺两叶轻度增大，但峡部增大明显，其内回声低，分布不均匀，多见血流丰富。

17. B　乳腺纤维腺瘤边界光滑、完整，呈圆形或椭圆形，有一层光滑的包膜，内部回声均匀，呈弱回声，后方回声多增强。CDFI：肿块内外无血流或有少许点状血流信号。

18. E　乳腺癌边界不整、呈锯齿状、无包膜，内多为低回声区，分布不均，后方回声衰减，癌瘤向组织及皮肤浸润，癌瘤纵径大于横径。内部可见点状强回声为沙砾样钙化。彩色多普勒超声显像：血流丰富，有新生血管及动静脉瘘，呈高速、高阻血流，RI>0.7。

19. B　黏液表皮样癌超声表现为腮腺区实性肿物，边界不甚清楚，轮廓不完整，内部呈弱回声，常有囊性变。

20. D　硬癌恶性程度高，易早期发生转移，声像图显示内部及后部回声明显衰减呈衰减暗区是其特点；同时边界不整，境界不清。

21. D　乳腺良性与恶性病变的超声鉴别点：①边界是否光滑、完整，或呈蟹足状。②内部回声是否减低、衰减；或增强。③肿物后方是否衰减；或增强有蝌蚪尾征。④皮肤有无浸润；纵横径比>1。⑤肿物内有无砂粒样钙化。⑥彩色多普勒超声检查，有无高速高阻血流。

22. B　脂肪小叶的后方一般不伴有回声增强。

23. B　髓样癌声像图特征是肿物体积较大，直径可达4～6 cm，呈圆球形，边缘光滑，质地较软，内部呈中等或低回声，后方不衰减。彩色多普勒超声显像：血流丰富。

24. E　腮腺炎的声像图表现为不同程度的弥漫性肿大；腮腺内血流信号增多；急性期轮廓不清，呈低回声；慢性期界限清晰，呈强回声。

25. A　睾丸鞘膜腔积液的超声表现为液体三面包绕睾丸周围。

26. C　甲状腺瘤包括常见的滤泡状腺瘤和少见的乳头状腺瘤，呈圆形或椭圆形，边界光滑，包膜完整。其中滤泡状腺瘤内部多为低回声，有囊性变时为无回声或混合回声。

27. A　乳腺纤维腺瘤超声表现为：肿块边界光滑、完整，呈圆形或椭圆形，有一层光滑的包膜，内部回声均匀，呈弱回声，后方回声多增强。

28. A　皮肤、皮下脂肪、胸壁肌层肌内外侧筋膜结构，其显示的回声层数为强-弱-等-弱-强。

29. B　甲状旁腺位于甲状腺背侧，体积小，低回声或等回声。大小为长5～6 mm，宽3～4 mm，厚1～2 mm。

30. D　桥本甲状腺炎是一种自身免疫性疾病，甲状腺两叶轻度增大，但峡部增大明显，其内回声低，分布不均匀，多见血流丰富。

31. A　**32.** A

33. B　腮腺形态不规则，大致呈三角形，上下径约6 cm，宽3～4 cm，最厚处约1 cm。

34. E　腺淋巴瘤又称淋巴乳头状囊腺瘤，属良性肿瘤，多见于中老年，绝大多数发生在腮腺，常见部位在腮腺后面浅层或腮腺下极。呈圆形或椭圆形，表面光滑呈分叶状，质软、活动无粘连，界限清晰，包膜薄而完整，有波动感，无红肿，无压痛，无功能障碍。二维超声检查表现：腮腺中见异常回声团块，形态尚规则，内部呈均质低回声。多普勒超声：彩色多普勒超声为中等型血流强度，分支型血流分布，实质部RI 0.55～0.8，峰值血流速度PSV<60 cm/s。

35. B　原发性视网膜脱离多见于近视眼，多普勒超声可见视网膜中央动、静脉相延续的血流信号，频谱形态与其完全相符。

36. E　经眼睑进行眼部二维超声检查，探头频率应大于或等于7.5 MHz，实际应用以10～15 MHz为宜。

37. E　眼附属器由眼肌(眼内肌、眼外肌)和泪器(泪腺、泪道)两部分组成。

38. C 阴囊内有液体,呈无回声区,睾丸附着于鞘膜囊的一侧。鞘膜积液分3类:液体三面包绕于睾丸周围,此为睾丸鞘膜积液;液体除包绕睾丸外,还包绕于精索者,称为婴儿型鞘膜积液;仅包绕于精索者称为精索鞘膜积液。

39. A 男性乳腺癌的超声表现与女性乳腺癌相似。肿块边界不整,无包膜,内多为低回声区,分布不均,后方回声衰减,癌瘤向组织及皮肤浸润,纵横比>1。内部可见点状强回声为沙砾样钙化。彩色多普勒超声显像显示:血流丰富,有新生血管及动静脉瘘,呈高速、高阻血流。

40. A 乳腺囊肿又称乳腺导管囊状扩张症,多由于乳腺管阻塞,继之扩大,呈囊性扩张。超声表现为乳腺内见单发或多发无回声区,边界光滑、整齐、光滑,呈圆形、椭圆形,后方回声增强,呈蝌蚪尾征,囊肿两侧有侧方声影。

41. D 乳腺恶性淋巴瘤的声像图特征是肿块常单发,呈圆球状或分叶状、边界清晰,有包膜样回声,内呈均匀的低回声,后方声增强,肿块通常较大,常>10 cm,少数<5 cm。

42. A 腺淋巴瘤又称淋巴乳头状淋巴囊腺瘤,几乎均发生于腮腺,由腺体及囊性结构组成,超声诊断标准:腮腺组织中局限性异常回声团块,回声分布均匀,显示低回声类型;形态尚规则,但无清晰界限与周围组织移行交界;无被膜轮廓线:后方回声无增强,亦无衰减,彩色多普勒血流图显示为中等型血流强度。

43. B 腮腺囊肿的超声特征:形态规整,多呈圆形,界限清晰,边缘整齐,囊内均匀无回声区,囊后回声增强。若由于外伤引起导管破裂,则呈不规则无回声区。

44. A 颈动脉体瘤是发生于颈动脉小体的肿瘤,体积较小时位于颈总动脉分叉处的外鞘内,体积较大时围绕于颈总、颈内与颈外动脉周围,为实性包块,它明显不同于其他血管性疾病表现的血管壁膨出、血管内膜分离和血管本身扭曲。

45. C 视网膜中央静脉阻塞的超声表现是:管腔血流速度下降、阻力指数增高。有学者认为在发病3个月内视网膜中央静脉血流速度大于3 cm/s,视力可维持原状;小于3 cm/s则视力下降,具有高危险性。所以用多普勒超声检查视网膜中央静脉血流速度不仅有诊断作用,对预后的判断也有重要价值。

46. A 腮腺混合瘤又称多形性腺瘤,为腮腺中最多见的良性肿瘤。多发生于中年,肿瘤生长缓慢,多无临床症状。二维超声表现,腮腺局限性增大。肿块形态规则,多为圆形、椭圆形或分叶状,边界清晰。内部回声多呈均质实性低回声,有时内部呈小蜂窝状结构,囊性变时呈无回声区;内部如有钙化灶,应考虑恶性变。

47. D 结节性甲状腺肿,其甲状腺呈不均匀、不对称性增大,内见多个大小不等的结节,结节可有囊性变,一般周边无包膜包绕。彩色多普勒示血流丰富,血流有时绕结节分布。

48. E 附睾炎多发生于附睾尾部,病变常不规则,内部回声不均匀。附睾常呈低回声肿大。如显示强回声钙化点或斑块,后方出现声影。

49. A 乳腺癌边界不整、呈锯齿状、无包膜,内多为低回声区,分布不均,后方回声衰减,癌瘤向组织及皮肤浸润,癌瘤纵径大于横径,纵横径比>1。内部可见点状强回声为砂粒样钙化。彩色多普勒超声现象:血流信号丰富,有新生血管及动静脉瘘,呈高速、低阻血流,RI>0.7。

50. A 腺淋巴瘤又称淋巴乳头状淋巴囊腺瘤,几乎均发生于腮腺,由腺体及囊性结构组成,超声表现特征:腮腺组织中局限性异常回声团块,回声分布均匀,显示低回声类型;形态尚规则,但无清晰界限与周围组织移行交界;无被膜轮廓线;后方回声无增强,亦无衰减;彩色多普勒血流图显示为中等型血流强度。

51. D 甲状旁腺为黄褐色圆形或卵圆形小体,通常有4个,分上下两对,下一对位于甲状腺侧叶后缘的下部,或离甲状腺而靠近甲状腺下静脉,少数可异位于颈侧肌肉、胸骨上窝、纵隔及胸骨后方等处。

52. D 甲状腺位于颈前下方,气管的前方,喉的两侧,平第5、6、7颈椎,可分为左、右两叶和连接两叶的峡部。

53. E 甲状腺腺瘤常为单发。

54. B Graves病超声表现为甲状腺弥漫性肿大,彩色多普勒发现血管增多呈“火海征”。

55. C 视网膜母细胞瘤无后运动。

56. E 视网膜炎症引起的视网膜脱离称继发性视网膜脱离。

57. A 囊肿呈圆形或椭圆形,形态规则,边界清晰。

58. C 正常淋巴结呈豆状,横径为 5 mm 左右。

59. D 睾丸胚胎癌声像图表现为:睾丸增大,在睾丸内出现不均匀肿块回声,在低回声区内有高回声,偶有囊性变和钙化,正常睾丸组织回声受侵犯、缺损直至全部消失,肿瘤边界欠整齐。

60. C 睾丸恶性畸胎瘤的声像图表现为:睾丸增大,表面高低不平,呈分叶状,内部回声极不均匀,常有多个不规则液性区,或有钙化强回声和声影出现。

61. A 睾丸网扩张的声像图表现:睾丸实质内细小不规则管状无回声区,主要分布在睾丸纵隔邻近区域,无回声区内无血流信号,邻近睾丸组织血流色彩正常。

62. D 周围呈蟹足样改变为乳腺癌表现。

63. B 黏液表皮样癌发生在腮腺者最多,超声表现为腮腺区实性肿物,边界不甚清楚,轮廓不完整,内部呈不均质的低回声或有强回声夹杂,有囊性变时其内见无回声区。

64. E 结节性甲状腺常可见囊性变,可表现为囊性或囊实混合性团块。

65. C 甲状腺腺瘤超声特点为圆形或椭圆形,边界光滑,包膜完整,周围有时可见暗环征。

66. B 乳腺癌中有三种癌超声显示有特征性,乳头状导管癌,髓样癌,硬癌。

67. E E 为精原细胞瘤的典型声像图,且多有丰富的血供。

68. D 乳腺淋巴回流途径,外侧均首先回流到腋下,以后可以到其他处。

69. E 半月板属浅表器官,超声检查时最适宜用高频线阵探头,其他均不全面或根本无关。

70. C 超声检查可以准确判断异物的有无,但不能客观显示异物的形状和大小。患部探测可见点片状、条带状或团块状强回声。金属及玻璃等异物回声强,后方拖有明亮的“彗星尾”征,木块、竹、塑料等异物回声强度低,后方拖有声影。异物合并出血、渗液或感染性脓肿时,异物周围可出现低回声或无回声区。

71. D 腮腺结石较大引起导管阻塞时,导管扩张呈无回声管状结构。

72. C 视网膜中央静脉阻塞的超声表现是:管腔血流速度下降、阻力指数增高。有学者认为在发病3个月内视网膜中央静脉血流速度大于 3 cm/s,视力可维持原状;小于 3 cm/s 则视力下降,具有高危险性。所以用多普勒超声检查视网膜中央静脉血流速度不仅有诊断作用,对预后的判断也有重要价值。

73. E 腮腺的导管宽 1～2 mm。

74. D 腮腺混合瘤可以囊性变。

75. D 甲状腺下动脉由锁骨下动脉的甲状颈干发出,从后面进入甲状腺后下缘,分布于甲状腺后面和甲状旁腺。

76. A 乳腺由腺体、腺管和脂肪组织组成,而腺体由腺泡、小叶及腺叶 3 部分组成。

77. E

78. D 原发性甲状腺功能亢进血流十分丰富,呈“火海征”。

79. D 超声诊断标准呈局限性异常回声团块,体积较大者可致腺体增大而变形,病变处形态规则,呈圆形或椭圆形,或表面呈分叶状,后方回声无增强,也无衰减,彩色多普勒血流图表现为中等型血流强度,多为边缘包绕型的分布。

80. D 甲状腺腺瘤常为单个椭圆形,有完整包膜,内部回声大部分为均匀偏低回声,少数可为等回声或稍高回声,部分病例可有不同程度的囊性变,结节周围的甲状腺组织回声正常。

81. E 桥本甲状腺炎即慢性淋巴性甲状腺炎,实验室标准尤以甲状腺微粒体抗体、甲状腺球蛋白抗体阳性可清晰鉴别。

82. E 甲状旁腺采用高频探头(7.5 MHz、10 MHz)检查,如用 3 MHz 频率的超声探头,应在探头与颈前部之间加一水囊进行检查,但图像效果不佳。

83. B 乳房由浅层至深层,依次为皮肤、浅筋膜浅层、皮下脂肪、乳腺腺体、浅筋膜深层、胸大肌和肋骨等。

84. E 乳腺癌超声的间接征象:①肿块处的皮肤水肿、乳头凹陷;②库伯韧带连续性中断;③乳腺导管扩张;④供应肿块血管增粗,血流丰富。

85. E 乳腺增生症者腺体回声紊乱,但腺体内的血流不丰富、不增多。

86. A 腮腺的解剖位置,位于咀嚼肌前部,上抵颧弓,下达上颌骨上缘,乳突下后方及胸锁乳突肌上部前缘。

二、A3/A4 型题

87. C 睾丸扭转二维超声改变急性期睾丸增大,可呈低回声,慢性期睾丸小,回声增强。

88. E 彩色多普勒超声显示睾丸内血流信号消失,为主要指征。

89. A 亚急性甲状腺炎超声表现:甲状腺对称性、弥漫性中度增大,边界包膜增厚,边界模糊,内部呈弱回声,夹有稀疏点状回声。

90. E 目前对桥本甲状腺炎的诊断标准尚未统一,1975 年 Fisher 提出 5 项指标诊断方案:①甲状腺弥漫性肿大,质坚韧,表面不平或有结节;②TGAb、TMAb 阳性;③血 TSH 升高;④甲状腺扫描有不规则浓聚或稀疏;⑤过氯酸钾排泌试验阳性。5 项中有 2 项者可拟诊为 CLT,具有 4 项者可确诊。对于亚急性甲状腺炎,其实验室检查早期红细胞沉降率增高,白细胞计数正常或稍高。血 T_3、T_4 增高,而血 TSH 降低,测摄碘率可降至 5%~10%以下。这一特征对诊断本病有重要意义

91. B 脉络膜黑色素瘤是成人中最常见的眼内恶性肿瘤。其超声表现:玻璃体内有一蘑菇状实性肿物自球壁向前方突出,边缘清楚、规整,内部回声渐次衰减至球后壁时变为无回声区,即"挖空"现象。病灶部位的脉络膜较周围部位回声低,表现为"脉络膜凹陷"。肿瘤后眼球壁及球后脂肪受肿瘤影响,声衰减明显,表现为"声影"。可伴继发性视网膜脱离。

92. B **93.** D

94. E 乳腺导管癌的声像图表现乳头下导管扩张,管内充满中低回声团,后方有衰减。

95. D 钼靶 X 线、CT、MRI 检查对判断乳腺肿块良恶性有较好的帮助,但确定其来源不如乳腺导管造影。乳腺导管造影可以较清晰显示肿瘤的部位、形态与周围组织的边界。

96. E 需要鉴别诊断是乳头状导管瘤,通过挤出分泌物涂片找到瘤细胞,确定其良恶性,此外还需与纤维腺瘤部分囊性变和乳腺囊肿鉴别。

第十四章 妇产科超声

一、A1/A2 型题

1. D 子宫内膜息肉蒂部可显示点状或短条状血流信号。

2. B 始基子宫能探测到很小的子宫,大多无宫腔回声。副中肾管会合不良包括双子宫、双角双颈子宫、双角单颈子宫和弓形子宫。单角子宫的外形呈棱形,在发育完好的一侧可有正常的卵巢,另一侧子宫形成残角,又称残角子宫。纵隔子宫单从子宫外形的探测难以发现。先天性无子宫常合并无阴道。

3. A 子宫内膜异位症最典型的症状为继发性痛经,并随局部病变的进展而渐进性加重。疼痛部位多位于下腹深部和腰骶部,并可向会阴、肛门、大腿放射。子宫内膜异位症患者不孕率高达 40%,另外有 15%~30%患者有经量增多、经期延长或经前点滴出血,但无闭经发生。

4. E 孕周的估算公式为:孕周=胚芽长(cm)+6.5。因此,本例孕周估计为 9 周。头臀长的测量适用于 7~12 孕周的估算。

5. B 卵巢非赘生性囊肿包括卵巢的子宫内膜异位症引起的巧克力囊肿,卵巢功能性改变形成的潴留囊肿,如卵泡囊肿、黄体囊肿、多囊卵巢综合征、黄素囊肿等。而囊腺瘤属于赘生性肿瘤。

6. E 子宫内膜癌的彩色及频谱多普勒超声表现为子宫内膜内或内膜基底部可显示一至数个条状、短棒状血流信号,血供丰富,呈低阻力动脉血流频谱,舒张期成分丰富,RI<0.4。而病灶周边血流信号丰富,呈环状,是子宫肌瘤的彩色血流表现。

7. D 卵巢黏液性囊腺癌呈椭圆形或分叶状无回声肿块,边界回声明显增厚且不规则。囊腔内有较多的间隔光带,呈不均匀增厚,并有散在光点和光团;增厚的囊壁可向周围浸润,有向外伸展的局限性光团,轮廓不规则。而囊肿表面光滑,

呈圆形或椭圆形无回声是黏液性囊腺瘤的囊肿表现。

8. E　孕 10 周时，卵黄囊最大，孕 10 周以后，卵黄囊逐渐缩小，早孕期末，卵黄囊不再为超声检出。

9. C　经腹部超声一般在 6 周诊断早孕，经阴道超声可提前 1 周，在 5 周诊断早孕。

10. B　头臀长度测量是判断孕周常用方法，早早孕期(6 周以前)胚胎仅呈小芽状测量易产生误差。妊娠 8 周胚胎初具人形可通过头臀长估测胎龄，此方法可沿用至孕 14 周，因 14 周后由于脊椎生理弯曲的出现，头臀长度测量的误差较大。

11. E　中晚期妊娠为较准确地估算孕龄，通常采用胎儿各部的径线的方法。

12. D　输卵管妊娠以壶腹部占多数，为 50%～70%，峡部占 22%，伞部和间质部各占 5%。

13. D　多胎妊娠以双胎较为多见，约占妊娠总数的 1/80，最常合并羊水过多。多胎妊娠孕妇并发症多，早产发生率和围生期死亡率高，属高危妊娠。多胎妊娠中，双绒毛膜囊双羊膜囊双胎妊娠，较常见，单绒毛膜囊单羊膜囊双胎妊娠罕见；多胎妊娠常合并羊水过多。孕早期诊断多胎妊娠，诊断准确性高。

14. A　正常脐带内有 3 条血管、2 条动脉和 1 条静脉。

15. D　羊水过多超声测值羊水最大深度＞8 cm，羊水指数＞20 cm。

16. B　葡萄胎临床表现为停经后不规则阴道流血；妊娠反应重，子宫大于相应妊娠月份，血和尿中 HCG 异常升高。绒毛膜癌早期可发生远处转移，最常见的转移部位是肺。

17. C　子宫位于骨盆腔中央，正常前倾位时呈倒置的梨形，后倾后屈位时子宫底向后弯曲，倾倒在子宫直肠窝内。

18. B　卵巢为扁椭圆形的性腺，青春期前卵巢表面光滑，青春期开始排卵后，表面出现凹凸不平；成年妇女的卵巢大小约 4 cm×3 cm×1 cm。

19. A　妇女乳腺受内分泌影响从发育至老年分期包括青春期、性成熟期、妊娠期、哺乳期、老年萎缩期。

20. A　葡萄胎声像图显示子宫常大于孕周，宫腔内充满大小不等的无回声区，呈蜂窝状。因此 3～5 mm 无回声囊泡，是指水肿绒毛。宫腔积液一般不会出现直径 3～5 mm 囊泡。葡萄胎时常伴发黄素囊肿，而不是黄体囊肿。

21. B　正常成年妇女子宫长 7～8 cm，宽 4～5 cm，厚 2～3 cm。

22. C　由于输卵管细而弯曲，位置不固定，且周围被肠管遮盖，正常情况下不能清楚显示。而子宫动脉和静脉可以通过彩色多普勒技术来清晰显示。

23. D　先天性无子宫是因双侧副中肾管形成子宫段未融合退化所致，常合并无阴道，卵巢发育正常。始基子宫的声像图特点是子宫极小，无内膜回声，无法分清宫体及宫颈，因此 D 不正确，该描述为幼稚子宫的声像图特点。由于女性生殖器官与泌尿器官在起源上相同，故两者发育异常可同时存在。

24. D　原发性卵巢功能衰竭子宫常萎缩变小。

25. A　子宫内膜异位症是激素依赖性疾病，因此多见于生育年龄妇女。其病灶小者仅数毫米，呈斑点状或小囊状，影像学检查无法显示，因此腹腔镜检查是目前国际公认的子宫内膜异位症诊断的最佳方法。在腹腔镜下见到大体病理所述典型病灶，诊断即可成立。

26. D　子宫内膜癌与雌激素长期刺激有关。

27. E　子宫发育畸形的患者常有原发性闭经、腹痛、流产、早产不孕等，子宫发育畸形与子宫内膜增厚无明显关系。

28. D　妊娠 5 周时卵黄囊很清晰，妊娠 10 周后萎缩消失。

29. B　宫外孕表现为附件区的囊性或囊实性包块，因此容易与附件的肿块相混淆。

30. B　在中孕期超声检查发现的胎盘位置较低，甚至超过宫颈内口，多数会发生胎盘迁移，至足月移至正常位置，因此妊娠 28 周前一般不下前置胎盘的诊断。

31. C　正常脐带内一条脐静脉与两条脐动脉呈螺旋状排列。

32. A　羊水过少超声测值羊水最大深度＜3 cm，羊水指数＜5 cm。

33. D　绒毛膜癌早期就可发生远处转移，最常见的转移部位是肺，其他有阴道、阔韧带、膀胱、脑部，晚期还可转移至肾脏及消化道器官。

34. D　子宫上部较宽为子宫体，其上端隆突部分为子宫底，子宫下部较窄，呈圆柱状，为子宫颈。

35. C 正常宫颈长度为20～30 mm，前后径15～20 mm，横径20～30 mm。

36. E 子宫动脉为髂内动脉前干分支，于子宫侧缘处分为2支：上行支分布于宫底部、卵巢及输卵管，下行支分布于宫颈及阴道上段。

37. A

38. B 超声发现卵黄囊可以肯定为宫内妊娠并有胚胎存在。

39. C

40. C 早孕时常通过测量胎囊和头臀长度估测胎龄。

41. D 受精卵在子宫腔以外着床称为异位妊娠。典型的临床表现为停经、腹痛及不规则阴道流血，但约有25%患者无明显停经史。胚胎存活或滋养细胞尚有活力时，β-HCG呈阳性，但异位妊娠时往往低于正常宫内妊娠。

42. E 超声检查胎儿宫内生长迟缓的主要观察胎儿的生长参数股骨长、胎头双顶径、胎儿头围、腹围及其比值、胎儿股骨长与腹围的比值等。不能仅根据一次测量结果做出诊断，应动态观察2～3周后才能下结论。

43. B 胎盘早剥的病理变化是底蜕膜血管破裂出血，形成的血肿使胎盘与底蜕膜分离。

44. C 正常脐带内有3条血管，2条动脉和1条静脉；脐动脉绕脐静脉呈螺旋状走行。

45. D 羊水过少多见于胎儿泌尿系统畸形，过期妊娠，胎儿宫内发育迟缓等。

46. E 胎儿中枢神经系统畸形包括颅内结构异常和脊柱异常，常见的有脑积水、无脑儿、露脑畸形、脑脊膜膨出、脊柱裂、脑膜膨出等。

47. E 葡萄胎刮宫数周后，血和尿中HCG才降至正常，而黄素囊肿的产生与HCG相关，因此不能据此判定诊断恶性葡萄胎。

48. B 正常女性的子宫位于膀胱后方，直肠前方。

49. A 绝经后妇女正常子宫内膜呈线状或显示不清，厚度一般不超过4 mm。

50. D 子宫的大小由于年龄、体型、人种、有无生育等不同而有所不同。生育年龄未产者三径之和<15 cm，经产者三径之和<16 cm，绝经后三径之和<13 cm。若经产妇三径之和>18 cm，则诊断为子宫增大。

51. C 子宫肌瘤绝大多数长在宫体部，原发于子宫肌层，根据肌瘤发展过程中与子宫肌壁的关系可分为肌壁间肌瘤、浆膜下肌瘤和黏膜下肌瘤3种类型。

52. C 子宫内膜癌80%以上发生于绝经年龄妇女。

53. D 肌壁间肌瘤位于肌层内，最为常见，占总数的60%～70%。

54. C 异位内膜随卵巢的功能变化，周期性出血和其周围组织纤维化而形成囊肿，囊肿多与周围组织紧密粘连，一般多有痛经，呈继发性、渐进性；囊壁厚、欠光滑，内可见颗粒状细小回声，囊肿破裂时需注意与卵巢肿瘤蒂扭转相鉴别。

55. C 胎儿双顶径的测量标准切面为丘脑水平横切面，颅骨光环呈椭圆形，左右对称，同时显示透明隔腔、第三脑室和两侧对称的丘脑。测量方法：测量自近侧颅骨环外缘至远侧颅骨环内缘，与脑中线垂直的最大距离。

56. A IUGR分为匀称型和非匀称型，前者约占30%，预后较严重；后者约占70%，因此，较常见的应该是非匀称型。

57. E 严重的脑积水诊断并不难，但20周以前，个别的单纯侧脑室扩大，可能为暂时性的失调，需定期监测，谨慎诊断。

58. C 胎儿多囊肾超声表现为双肾增大，肾的正常结构消失，双肾内可见多个大小不等的小囊。胎儿多囊肾很少伴有肾盂积水。

59. B 脊柱裂椎管闭合性三角形变成开放性，呈“V”或“U”字形，而不是封闭的环行回声。

60. C 边缘性前置胎盘的声像图特点是胎盘下缘抵达子宫颈内口，但未覆盖宫颈内口。

61. C 前置胎盘患者妊娠早期和中期一般无症状。妊娠晚期时发生无痛性反复阴道出血，出血量往往一次比一次多。

62. C 超声图像结合临床表现应考虑胎盘早剥。

63. E 无痛性不规则阴道出血是子宫内膜癌突出的症状，尤其是绝经后阴道出血应高度怀疑子宫内膜癌，最后确诊要靠诊断性刮宫。

64. E 妊娠9～10周时出现胎儿颅骨光环，12周时颅骨骨化明显因此可以测量双顶径。

65. C 孕9周左右声像图上显示胎盘，呈均匀的回声较强的新月形结构。

66. C 妊娠30～36周双顶径平均每周增长约

2 mm，但双顶径在晚期妊娠时用于预测胎龄误差较大，误差为 3～3.5 周，此时应采用头围测量判断胎龄。

67. D 所列均是子宫直肠陷窝积液的常见原因。

68. E 子宫内膜癌多发于 50 岁以上绝经前后妇女，突出的症状为不规则阴道出血，部分患者阴道排液，呈水样、血性或脓性。超声检查早期多无明显异常，当显示子宫增大回声不均，宫腔积液等回声时多已属于中晚期。

69. C 头臀长的测量是判断 7～12 周孕龄的准确方法。简易公式：妊娠周龄＝头臀长＋6.5。

70. B 羊膜囊是妊娠囊内的一个结构，胚胎位于其中。早期妊娠时围绕羊膜囊的结构是绒毛膜腔，随孕龄的增长羊膜囊渐渐增大，逐渐与绒毛膜靠近并融合。

71. A 子宫直肠陷窝为正常女性体腔中最低的部位，因此只有少量积液时，也会积于此。

72. C 卵巢转移性癌主要来自胃肠道、乳房及子宫内膜的原发性肿瘤，声像图显示形态轮廓较规则，多呈肾形，边界清晰、完整，内部呈弥漫性分布的强弱不等的回声或较均匀，后方回声有轻度增强效应，常伴有腹水。

73. B 据我国统计，乳腺癌是除子宫颈癌外，占妇女恶性肿瘤的第 2 位。

74. A 多囊卵巢综合征又称施-李综合征，多见于 17～30 岁妇女，常见的症状有多毛、肥胖、月经稀少、月经过少甚至闭经，也有表现为月经过多和不孕。妇检子宫多为正常大小，双侧卵巢增大。

二、A3/A4 型题

75. D 根据症状及超声表现，可提示为异位妊娠。

76. C 如明确诊断，则应做妊娠试验检查血或尿 HCG。

77. A 根据临床症状与超声表现可诊断为中央性前置胎盘。

78. E 该病最常见的病因为多产，多次宫腔操作史。

79. B 检查时需注意适度充盈膀胱，因为膀胱未充盈，子宫下段显示不清，难以暴露胎盘下缘与宫颈内口的关系，膀胱过度充盈，宫颈被拉长，可将胎盘下缘向下牵拉，造成前置胎盘的假象。且应该在 28 周后才可以诊断，对于疑似有前置胎盘的患者，可使用经阴道超声（TVUS）检查，但需慎用，以免引起阴道出血。

80. E 卵巢呈多房状，隔膜较厚，液暗区内有细弱散在点状回声，考虑囊腺瘤。

81. D 病史、临床症状及超声征象均不支持。

82. B 首选无创检查方法为超声检查。

83. E 患者在手术过程中曾发生囊液流入腹腔内现象，术后 2 年复查超声检查发现腹腔内布满大小不等液性暗区，呈多房状。

第十五章 心脏超声

一、A1/A2 型题

1. C 心输出量（CO）指每分钟左心室排入主动脉内的血量，计算方法为 CO＝SV×HR（心率），正常参考值为 4～6 L/min。

2. D 当风心病二尖瓣狭窄时，二尖瓣前后叶增厚、粘连、钙化，导致舒张期时二尖瓣瓣口缩小，开放受限，因此 M 型超声上表现为前叶 *EF* 斜率减慢，呈“城垛样”改变。二尖瓣前叶大，后叶小，发生粘连时，后叶随着前叶运动，表现为同向运动。

3. C 二尖瓣狭窄时，二尖瓣前叶于舒张期呈气球样向左心室突出，呈所谓“圆顶状”改变。

4. D 二尖瓣跨瓣压差是诊断二尖瓣狭窄的定量指标之一，正常时，平均压差＜5 mmHg；轻度瓣口狭窄时，平均压差为 5～10 mmHg；中度狭窄时，平均压差为 10～20 mmHg；重度狭窄时，平均压差＞20 mmHg。

5. D 原发性瓣叶脱垂主要是由于二尖瓣黏液样变性所致。二尖瓣脱垂亦可为某些疾病的继发性改变，如急性心肌梗死时乳头肌缺血、坏死，各种原因所致的腱索断裂，二尖瓣瓣环改变、过度扩张，肥厚型心肌病，心包积液等疾病导致的腱索乳头肌相对位置变化，均能引起瓣膜脱垂。

6. D　当舒张期二尖瓣开放时，主动脉瓣关闭不全的反流束沿二尖瓣前叶走行时会冲击二尖瓣前叶，造成二尖瓣前叶舒张期的细震颤。M型超声心动图检查可清晰观察到此现象。

7. C　右心室双出口的超声表现为：①室间隔缺损；②主动脉骑跨大于75%；③右心室肥大；④主动脉与肺动脉平行走行。

8. D　急性肺动脉栓塞有血栓栓塞、脂肪栓塞、空气栓塞、羊水栓塞，其中最为常见的栓塞为血栓栓塞。

9. D　镜面右位心是指左心室在右侧，右心室在左侧，左心房在右侧，右心房在左侧，心尖位于右侧胸腔，但心房与心室以及心室与大动脉的连接关系不变。

10. C　心输出量(CO)＝心搏出量(SV)×心率，心搏出量不变时，心输出量随心率的增加而增加。

11. B　收缩期肺动脉瓣血流频谱呈负向窄带波形，上升支与下降支近于等腰的三角形频谱。

12. D　主动脉窦瘤破裂的彩色多普勒：右心室流出道可探及源于主动脉窦的双期五彩镶嵌色的连续性高速分流血流信号。

13. E　右旋心又称单发右位心，心脏的主要部分位于右侧胸腔，心脏轴线指向右方，心尖朝右，心房正位，内脏正常位。

14. D　人体血液循环分为大循环(体循环)和小循环(肺循环)。左心血液循环是大循环，循环途径即血流从左心室到主动脉再到外周动脉、毛细血管网、静脉系统，最后经腔静脉回右心房。

15. E　左心室壁心肌厚度为：男8～12 mm，女8～11 mm；右心室壁心肌厚度为3～5 mm。

16. E　主动脉由左心室发出，起始段为升主动脉，向右前上方移行为主动脉弓，再向下移行为胸主动脉、腹主动脉。肺动脉由右心室发出后，分为左、右肺动脉进入肺脏。

17. A　肺静脉血流频谱为三相波，心电图P波之后出现一小的负向波(AR波)是心房收缩导致的肺静脉血流短暂倒流所致。

18. C　当取样容积置于二尖瓣口及左心室流出道交界处时，收缩期可录及左心室流出道的负向、单峰、层流的血流频谱；舒张期可录及二尖瓣口的正向、双峰、层流频谱。因此，在探测这两个位置的血流频谱时，要注意取样容积的位置。

19. C　正常二尖瓣口面积为4 cm^2；极轻度狭窄：2.0～2.5 cm^2；轻度狭窄：1.5～2.0 cm^2；中度狭窄：1.0～1.5 cm^2；重度狭窄：＜1.0 cm^2。

20. B　急性重症二尖瓣关闭不全指短时间内所发生的重度二尖瓣反流，往往与二尖瓣及其瓣器突然出现的机械性病变有关。二尖瓣装置包括乳头肌、腱索、二尖瓣环及二尖瓣前后叶。若小的腱索断裂，可能只会造成轻度二尖瓣反流，但如果大部分或全部腱索断裂，二尖瓣失去限制，则会导致急性二尖瓣重度反流，往往发生严重的血流动力学改变。

21. B　胸骨旁或心尖五腔心切面主动脉瓣反流的血流束与声束夹角小，测值较准确。

22. D　肥厚型梗阻性心肌病超声诊断标准为：①室间隔明显增厚，左心室后壁亦增厚，呈非对称性，室间隔与左心室后壁之比为1.3～1.5；②室间隔内见强弱不均的点片状回声，运动幅度减低，收缩期增厚率亦减低；③收缩前运动(SAM)征(＋)，即二尖瓣前叶收缩期前向运动，致左心室流出道内径变窄(＜20 mm)；④主动脉瓣收缩中期部分关闭；⑤左心室流出道血流速度明显增快，频谱峰值后移，呈“匕首状”；⑥左心房常增大，左心室腔内径减小；⑦常伴有二尖瓣反流。

23. E　高血压性心脏病分为原发性和继发性两种。高血压性心脏病左心房可轻度增大，左心室内径正常或高限，右心房室内径在正常范围。室间隔与左心室后壁增厚(或轻度增厚)，运动幅度及增厚率偏强。原发性高血压性心脏病可能与遗传、交感神经兴奋性和内分泌系统功能异常有关。

24. B　主动脉弓从右向左发出三大分支：头臂干、左颈总动脉和左锁骨下动脉。头臂干向右上方斜行至右胸锁关节后方分为右颈总动脉和右锁骨下动脉。

25. C　左心室通过房室口与左心房相连，左心房再与左心耳连接。

26. E　胸骨旁大动脉短轴切面舒张期可清楚显示三瓣叶关闭呈Y形，右冠瓣居右前，无冠瓣居右后，左冠瓣居左后。

27. B　冠心病超声诊断要点：①左心室壁的阶段性运动异常；②左心室整体心肌收缩和舒张功能降

低;③左心室重构:左心室形态及功能改变;④室壁收缩期增厚率:降低或不增厚;⑤正常心肌代偿性运动幅度增强。其中最主要的依据为节段性室壁运动异常。

28. D 单心室的超声特点为多切面探查心室腔内未见室间隔回声,可探及一组或两组房室瓣,大动脉位置异常,彩色多普勒观察可见心腔内的血流混为一体。

29. B 左心室血栓在整个心动周期中始终存在,随着心室壁同步运动,并能在至少两个切面中观察到。

30. E 室间隔缺损的超声表现:多切面示室间隔回声中断,断端回声增强,左心房、室内径增大,彩色多普勒示收缩期心室水平五彩镶嵌色高速穿隔血流信号。

31. B 三尖瓣下移畸形是指三尖瓣隔叶和后叶呈螺旋形向下移位,三尖瓣前叶冗长呈篷帆样改变,形成房化右心室,右心房增大,三尖瓣关闭不严,而左心房无明显扩大。

32. A E峰间隔距离(EPSS)是E-point of septal separation的缩写,表示舒张早期二尖瓣前叶与室间隔之间的距离,为肥厚梗阻型心肌病的诊断标准之一。

33. D 法洛四联症(TOF)是一种常见的先天性心脏畸形。其基本病理为室间隔缺损、肺动脉狭窄、主动脉骑跨和右心室肥厚。三尖瓣狭窄不包括在法洛四联症的病理改变中。

34. B 肺动脉高压时的肺动脉血流加速时间(AT)缩短,射血时间(ET)缩短,射血前时间(PEP)延长。因此AT/PEP比值变小。

35. E 共同动脉干通常表现为一条大动脉,一组半月瓣,而肺动脉起源于主动脉,均合并室间隔缺损。

36. B 肺动脉闭锁是指主肺动脉、肺动脉瓣及肺动脉左右分叉部这三者中的一处或几处发生闭锁,根据有无室间隔缺损分为两型。

37. E 先天性心脏病根据血流动力学变化将先天性心脏病分为:①无分流型即心脏左右两侧或动静脉之间无异常通路和分流,不产生发绀。包括主动脉缩窄、肺动脉瓣狭窄、主动脉瓣狭窄以及肺动脉瓣狭窄、单纯性肺动脉扩张、原发性肺动脉高压等。②左向右分流组,此型有心脏左右两侧血流循环途径之间异常的通道。早期由于心脏左半侧体循环的压力大于右半侧肺循环压力,所以平时血流从左向右分流而不出现青紫。当啼哭、屏气或任何病理情况,致使肺动脉或右心室压力增高,并超过左心压力时,则可使血液自右向左分流而出现暂时性青紫。如房间隔缺损、室间隔缺损、动脉导管未闭、主肺动脉隔缺损,以及主动脉窦动脉瘤破人右心或肺动脉等。③右向左分流组,所包括的畸形也构成了左右两侧心血管腔内的异常交通。右侧心血管腔内的静脉血,通过异常交通分流入左侧心血管腔,大量静脉血注入体循环,故可出现持续性青紫。如法洛四联症、法洛三联症、右心室双出口和完全性大动脉转位、永存动脉干等。

38. A 室间隔巨大缺损合并肺动脉高压时,肺动脉压力大于体循环压力水平,发生艾森曼格综合征,血液通过较大,产生右向左的反向分流。

39. C 法洛四联症其基本病理为室间隔缺损、肺动脉狭窄、主动脉骑跨和右心室肥厚。

40. C 慢性肺栓塞时下腔静脉腔内可见实质性回声充填、室间隔与左心室后壁呈同向运动、肺动脉主干腔内彩色血流信号暗淡、右心室腔扩大,肌窦异常丰富,局部变薄。

41. E 内膜弹力纤维增生症病理生理变化:心内膜出现弥漫性胶原和弹力纤维组织增生、心内膜增厚僵硬,造成心脏增大心力衰竭改变。血流动力学改变:由于全心增大,心内膜增厚僵硬,心室的顺应性明显减低,舒张及收缩功能均受损,二、三尖瓣出现反流。

42. A 室间隔缺损的直接征象是室间隔局部回声失落,间接征象有左心室容量负荷过重,表现为左心房、左心室扩大,肺动脉扩张等。心室水平左向右分流,而心房水平左向右分流指的是房间隔缺损。

43. E 肺静脉畸形引流(anomalous pulmonary-venous drainage)系指肺静脉血不进入左心房而引流入体循环的静脉系统,包括部分性肺静脉畸形引流和完全性肺静脉畸形引流,后者系肺血流增多的发绀性心血管病。肺静脉异位引流的解剖分型有心上型:共同肺静脉-垂直静脉-无名静脉-右上腔静脉-有心房;心下型:共同肺静脉-门静脉-下腔静脉-右心房;心内型:共同肺静脉-右心房(或冠状窦-右心房);混合型:肺静脉分别与不同部位的体静脉相连。

44. D 肺动脉瓣狭窄其解剖改变主要为肺动脉瓣增厚,开放幅度减小,主肺动脉内径呈狭窄后扩张,血流动力学改变主要为由于肺动脉瓣开放幅度减小,右心室进入肺动脉的血流受阻,血流速度增高,通常大于2.5 m/s。

45. A 由于室间隔缺损部位不同,显示切面观及在切面观上的具体位置亦不同,同时一个类型的缺损常可在不同切面的相应解剖结构处显示,大的缺损常可在多个切面观上显示。①漏斗部缺损位置高,偏左上前方,在右心室流出道长轴观及主动脉根部短轴观偏下方显示,其中干下型缺损在肺动脉瓣环下方,主动脉右冠瓣与左冠瓣交界处。嵴内型缺损位于主动脉短轴观右冠瓣下方、室上嵴(位于主动脉根部短轴观图12点处)的左侧。②膜部间隔缺损中嵴下型缺损在左心室长轴观上于主动脉右冠瓣下方主动脉前壁与室间隔连续中断;主动脉根部短轴观上位于主动脉右冠瓣前下方偏右,室上嵴的右侧。单纯膜部缺损多为小缺损,显示切面观同嵴下型缺损,位置略偏右后方,主动脉根部短轴观上位于主动脉右冠瓣与无冠瓣交界处,恰在三尖瓣隔叶根部旁,胸骨旁、心尖及剑突下五腔观可显示室间隔与主动脉根部右前壁连续中断。隔瓣下型缺损更偏右后方,在靠近主动脉根部后方的四腔观显示室间隔上部回声与房间隔连续中断。③肌部间隔缺损在左心室长轴观、四腔观、五腔观及各短轴观均可显示不同部位的肌部间隔缺损。

46. C 室间隔异常增厚,与左心室后壁厚度之比>1.3～1.5,为肥厚型心肌病的诊断标准之一。

47. D 肺血流在肺小动脉和(或)肺静脉水平受到阻塞,导致肺动脉压升高,右心室压力负荷增加,形成右心室肥厚、衰竭,心排出量降低。

48. D 高血压性心脏病左心房可稍大,左心室内径正常或高限,右心房室内径在正常范围。室间隔与左心室后壁增厚(或轻度增厚),运动幅度及增厚率偏强。

49. C 肠套叠的超声表现短轴图像上可见多环同心圆征象、套叠的肠壁全周性增厚、套入的肠系膜血管血流异常、套叠的肠壁均匀性增厚,近端肠管扩张。

50. E 干下型:室缺位于大动脉短轴2点的部位,靠近肺动脉瓣下。

51. D 左心房有4个入口,1个出口。血液由肺静脉流入左心房,由左心房经二尖瓣口流入左心室,故左心房压与肺静脉对左心房的充盈及二尖瓣有无狭窄密切相关。

52. D 肥厚型梗阻性心肌病超声诊断标准为:①室间隔明显增厚,左心室后壁亦增厚,呈非对称性,室间隔与左心室后壁之比>1.3～1.5;②室间隔内见强弱不均的点片状回声,运动幅度减低,收缩期增厚率亦减低;③SAM征(+),即二尖瓣前叶收缩期前向运动,致左心室流出道内径变窄(<20 mm);④主动脉瓣收缩中期部分关闭;⑤左心室流出道血流速度明显增快,频谱峰值后移,呈"匕首状";⑥左心房常增大,左心室腔内径减小;⑦常伴有二尖瓣反流。

53. B 心脏位于胸腔中纵隔内,两肺之间,周围包有心包。心脏的2/3位于身体中线的左侧,1/3位于右侧。

54. A 左心室射血分数即在每一个心动周期中,左心室射入主动脉内的血液(每搏输出量,stroke volume, SV)与左心室舒张末期容积(end-diastolic volume, EDV)之比。

55. A 心底:朝向右后上方,主要由大部分左心房及小部分右心房组成。上、下腔静脉分别从上、下注入右心房;左、右肺静脉分别从两侧注入左心房。

56. C

57. E 左冠状动脉主要供应左心房、左心室前壁,室间隔前2/3,左心室侧壁,左心室后壁的大部分,部分右心室前壁,心尖及前后乳头肌;右冠状动脉主要供应右心房、右心室前壁大部,右心室侧壁、后壁全部,部分左心室后壁,室间隔后1/3,房室结及窦房结。

58. D 胸骨旁左心室长轴切面显示的结构:右心室前壁、右心室、右心室流出道、室间隔、主动脉根部、主动脉瓣(右冠瓣和无冠瓣)、左心室腔、二尖瓣、乳头肌、左心室后壁、左心房。三尖瓣隔瓣结构在心尖四腔切面及胸骨旁主动脉根部短轴切面会有显示。

59. C 快速舒张期:心室被动快速充盈的间期。房室瓣开放后心室容积迅速扩大，这时心室内压更低于心房内压，积聚在心房和大静脉的血液迅速冲进心室，心室内血液约有 2/3 是在这段时间获得充盈的。

60. B　在风湿性心脏病的尸检资料中，二尖瓣病变为 100%、主动脉瓣病变为 48.5%、三尖瓣病变为 12.2%、肺动脉瓣病变为 6.5%。各瓣膜受损发病率的差别，可能与瓣膜所受的压力不同有关。临床分析亦表明，单纯二尖瓣病变最常见，为 70%～80%。

61. E　经胸超声的切面对于左心耳的显示均不理想，不利于左心耳内血栓的观察。而经食管超声主动脉短轴切面图像可清楚观察左心耳，是观察左心耳内血栓的最佳切面。

62. A　在二尖瓣狭窄时，由于舒张期经过二尖瓣口的血流受阻，左心房压升高，通过二尖瓣口血流速度加快，彩色多普勒检查显示左心室流入道血流经过二尖瓣狭窄口时形成红色明亮细窄的射流束，在左心室内形成五彩镶嵌的烛火状形态。

63. B　主动脉弓离断为主动脉的近端与远端之间无血液直接连通，降主动脉的血液通过动脉导管由肺动脉供给，均伴有室间隔缺损，解剖分型为 A 型：离断部位位于左锁骨下动脉起始部远端；B 型：离断部位位于左锁骨下动脉与左颈总动脉起始部之间；C 型：离断部位位于无名动脉与左颈总动脉之间。

64. C　室间隔明显增厚且与左室后壁之比＞1.3～1.5 是诊断肥厚型心肌病的依据之一；若室间隔明显增厚，造成左室流出道狭窄，则诊断为肥厚型梗阻性心肌病。左房增大，二尖瓣反流均是其间接征象。

65. D　主动脉瓣提前关闭现象是肥厚型梗阻性心肌病的特征性诊断标准之一，不会出现在扩张型心肌病中，其形成机制为：流出道梗阻时，左室加强收缩，主动脉瓣会由于流出道压差的存在，收缩中期血流在左室流出道受阻，主动脉瓣提前关闭，收缩晚期再次开放。主动脉瓣 M 形曲线显示右冠瓣呈“M”形，无冠瓣呈“W”形。

66. C　结核性心包炎心包腔内显示中到大量积液，液体多呈无回声液性暗区，也可在液体内显示水草状、飘带状的光带漂动。光带多黏附在脏层心包，长短、粗细不等。也有的患者心包腔内显示出大量的纤维光带，但在液体内无明显的漂动。

67. D　二维超声心动图检查能比较直观地显示本病的病理解剖改变，四腔心切面观察可显示双房明显扩大，双室相对较小，心包膜明显增厚，尤以房室瓣环部位为著。部分患者可有包裹性心包积液或少量心包积液，但不会伴有大量的心包积液。

68. E　左房黏液瘤二维超声特点包括左房内见大小不等、形态各异的异常回声团，柔顺度大，活动度大，随血流而动。黏液瘤蒂粗细不等，蒂的长度亦有很大差别，但一般都有蒂附着于房间隔、房壁或房室瓣上。

69. C　心尖部全收缩期吹风样杂音是二尖瓣关闭不全的听诊特点；彩超检查亦提示该患为二尖瓣反流。根据反流面积，提示该患者二尖瓣反流为重度。年龄大的患者，触诊一般可出现收缩期震颤。

70. B　缩窄性心包炎的征象包括心包增厚，脏、壁两层互相粘连、纤维化、钙化，尤其是房室瓣环处明显，运动受限，双室正常或缩小，双房明显增大，下腔静脉扩张且深吸气时不能明显减小。

71. E　E 峰间隔距离(EPSS)增大时左室明显扩大，左心衰竭的超声表现，在肥厚型心肌病中不应出现。

72. D　根据左房内略高回声团，随心动周期往返于二尖瓣口与左心房之间，可初步诊断为左房黏液瘤，黏液瘤造成二尖瓣口机械性狭窄，故于瓣口可录及舒张期高速射流。

73. C　聚焦技术可使聚焦区超声束变细，减少远场声束扩散，改善图像的横向和(或)侧向分辨力。超声造影包括右心造影、左心造影和心肌造影。可识别解剖结构，诊断心腔与大血管的各种分流与反流，检测心肌梗死的危险区，侧支循环是否建立，判断心肌存活，测定冠脉血流储备，评价介入治疗效果等。二次谐波技术是由于二次谐波的强度比基波低，但频率高，噪声信号少，信/噪比高，分辨率高。彩色多普勒超声可测量二尖瓣口血流速度，不能测量二尖瓣环运动速度，而多普勒组织成像是采用低通滤波器，使速度低、能量高的组织如心肌室壁、瓣环等结构被显示，而血流不被显示。检测室壁及瓣环的运动速度、方向，从而定量评价其左心功能。

74. C 肝动脉、门静脉及胆道的变异较多见。

二、A3/A4 型题

75. D 左心房 36 mm、左心室舒张末 60 mm、收缩末 52 mm,左心室射血分数减低,各瓣膜回声大致正常,二尖瓣前叶见舒张期震颤,考虑左心室前负荷增大,主动脉瓣关闭不全

76. B 主动脉关闭不全患者听诊第二主动脉瓣区可闻及舒张期叹气样杂音,测量血压时脉压增大。

77. D 二尖瓣脱垂瓣叶运动幅度超过 CD 点连线 2～3 mm 以上,具有诊断意义。

78. A 偏心性反流亦是该病的特征之一,可见左房内收缩期见源于二尖瓣口的蓝色花彩血流,沿二尖瓣前叶走行。

79. B 根据患者临床表现及影像学检查,应诊断为扩张性心肌病。

80. E 扩张性心肌病患者 EPSS 不减小。

81. B 扩张性心肌病患者易出现左室血栓,故在行心脏超声检查时应注意左心室是否有血栓形成。

第十六章 血 管 超 声

一、A1/A2 型题

1. B 先天因素与中层囊性变不是颈动脉夹层动脉瘤的最常见原因,常见原因为高血压。

2. E 椎动脉内膜回声增强,变厚,表面粗糙,连续性差,有中断现象;粥样硬化斑块形成;斑块内出血时,斑块内出现不规则低回声区;斑块有溃疡形成时,斑块内出现形似“火山口的龛影”;闭塞症继发血栓时,管腔内充满强度不等的实质性回声;椎动脉变窄或闭塞多是在起始部。

3. C 上肢深静脉:锁骨下静脉、腋静脉、肱静脉、尺静脉、桡静脉。而肘正中静脉为上肢的浅静脉。

4. B 四肢深静脉与同名动脉伴行。

5. A Ⅰ级:1～2 s;Ⅱ级:2～3s;Ⅲ级:4～6 s;Ⅳ级:大于 6 s。

6. D 静脉为单一方向的回心血流信号,持续性充盈于整个管腔,挤压远端肢体静脉时,管腔内血流信号增强,放松挤压或做 Valsalva 试验时,血流信号中断或出现短暂的反流。

7. A 浅静脉走行于皮下组织内,不与同名动脉伴行,主要有上肢的头静脉、贵要静脉、肘正中静脉,下肢的大隐静脉、小隐静脉。

8. D 经颅二维超声及彩色多普勒技术对动静脉畸形的定性诊断特异性高。因此,颅内动静脉畸形是二维及彩色多普勒技术检查颅内病变的最佳适应证。

9. D 超声心血管系统造影,是将超声造影剂由静脉注入体内。注入的方法可分为两种:弹丸式注射法和连续式注射法。

10. B 颈内动脉频谱为低速低阻。

11. D 正常下肢动脉频谱表现为窄频三相血流频谱。

12. B 肾动脉狭窄的程度不同,狭窄处血流频谱形态和流速亦不同。狭窄内径＜60%肾动脉峰值流速可正常;肾动脉内径减小≥60%,肾动脉湍流处峰值流速≥180 cm/s;肾动脉重度狭窄(内径减小≥80%),狭窄远端呈小慢波改变。

13. D 所列 4 条均是脂肪肝的常见原因。

14. C 肝方叶(又称肝左内叶)与尾状叶的分界标志为门静脉左支横段。肝左静脉、门静脉左支矢状段和肝圆韧带是左外叶与左内叶的分界标志,静脉韧带是左外叶与尾状叶的分界标志。

15. E 脾是腹膜内器官,其余均位于腹膜后间隙内。

16. D 横跨下腔静脉并在肝门处进入肝脏的是门静脉主干,肝静脉的血流是在第二肝门部汇入下腔静脉。

17. E 主动脉弓长轴切面上看不到左肺动脉,右肺动脉在主动弓下可以显示短轴,主动脉弓直接分支出头臂干动脉、左锁骨下动脉和左颈总动脉,故在主动脉弓长轴切面均可以显示。

18. C 下腔静脉内径受呼吸的影响,吸气时由于胸

腔内负压增加其内径变窄呈扁平状;呼气时胸腔负压减低下腔静脉内径变宽呈椭圆形。

19. A 椎动脉由双侧锁骨下动脉发出。

20. A 常用部位包括颞窗、枕窗、眼窗、额窗。

21. C 头应偏向受检部位的对侧或保持正中位。

22. C 肘正中静脉为上肢浅静脉。

23. E 超声区别急性血栓与慢性血栓的主要依据是:血栓回声的强弱,急性血栓回声弱,血栓随着时间的延长其回声渐增强。

24. B 肠系膜上静脉和脾静脉在胰头、胰颈交界后方汇合形成门静脉。

25. C 肝左静脉近端与门静脉左支矢状段行走于左叶间裂内,是肝左外叶与左内叶的分界标志。

26. B 彩色多普勒的取样框不宜过大,否则会影响空间分辨率,降低血流成像的敏感性。

27. A 主动脉窦瘤破裂最常见的是:右冠状动脉窦瘤破入右室,无冠状动脉窦瘤破入右心房。

28. B 单纯的矫正型大动脉转位没有血流动力学和临床的异常表现。

29. C 子宫动脉起自于髂内动脉的前干。

30. D 颅底动脉环由两侧颈内动脉终末端、大脑前动脉近侧段、前交通动脉、后交通动脉和大脑后动脉近侧段组成。

31. E 椎动脉因穿越颈椎横突孔而呈节段性显示。

32. D 下肢浅静脉血主要通过穿静脉和大、小隐静脉回流入深静脉系统,髂静脉-下腔静脉入心脏。

33. C 腹主动脉与肠系膜上动脉间探及左肾静脉。

34. C 左肾静脉较长,起自左肾向右水平发出,走行于肠系膜上动脉的后方,跨过腹主动脉前壁,汇入下腔静脉左侧壁。

35. C 母体子宫动脉是超声评价子宫-胎盘循环最常检测的血管。

36. C 十二指肠水平段的位置在肠系膜上动脉后方。

37. C 粥样斑块的大小与狭窄程度有关,而回声强弱与颈动脉狭窄程度无关。

38. A 颈内动脉分为眼动脉,脉络膜前动脉,大脑前动脉,后交通动脉,大脑中动脉。

39. A 颅底动脉环(Willis 环)组成的血管包括双侧大脑前后动脉近侧段、前后交通动脉、颈内动脉终末段。

40. C 主动脉瓣口的峰值血流速度,2～3 m/s 为轻度狭窄,3～4 m/s 为中度狭窄,大于 4 m/s 为重度狭窄。

41. C 肺栓塞常见于下肢深静脉血栓形成病例,常与长期卧床、下肢活动减少有关。栓子的大小不等,可以从微血栓到巨大的骑跨性栓子。

42. B DE 段为一急速上升之直线,产生机制为在等长舒张期之后,左心室扩张,压力迅速下降,当左心室压力低于左心房,左心房内血液立即推开二尖瓣向左心室灌注,故使二尖瓣前叶迅速前移,曲线由 D 点直线上升而达到 E 峰。

43. C 腮腺位于下颌后窝、外耳道前下方、咀嚼肌后部的皮下,穿过腮腺内的结构尚有面神经、颈外动脉等。

44. C 一般髂静脉使用 3～5 MHz 探头,而其他静脉则使用 5～7 MHz。

45. A 左侧颈总动脉、锁骨下动脉直接起自主动脉弓,右侧颈总动脉、锁骨下动脉通过头臂干(无名动脉)与主动脉弓相连接。

46. C 颈动脉斑块好发于颈总动脉近分叉处,其次为颈内动脉起始段,颈外动脉起始段较少见。

47. B 三尖瓣下移畸形又称 Ebstein 畸形,85%～90%合并房间隔缺损或卵圆孔未闭。

48. B 声像图显示肝脏及下腔静脉内可见隔膜形成。

49. C 黏膜下肌瘤向宫腔内突入,因此造成内膜移位或变形。黏膜下肌瘤以低回声型最常见,其回声低于肌壁回声。黏膜下肌瘤蒂较长时,可突入宫颈管或阴道内,但其蒂与子宫肌壁相连,而不是与内膜相连,蒂内有供血血管,以此可判断肌瘤附着处。

50. D 穿支静脉是浅静脉和深静脉的交通静脉。

51. B 经颅多普勒超声(TCD)常规探测大脑动脉血流信号,大脑前动脉、椎-基底动脉血流背离探头(负向流速曲线)。

52. A 正常颈总动脉内-中膜厚度<1.0 mm,分叉处<1.2 mm。

53. E 正常颈总动脉血流频谱形态收缩期频谱上升较陡直,而舒张期下降稍快,整个舒张期均有血流信号。

54. E 动脉粥样硬化的二维超声表现包括:①动脉管壁内中膜局限性增厚;②粥样硬化斑块形成;③斑块表面溃疡形成;④斑块内出血。

55. C　多发性大动脉炎青年女性多见，主要侵犯主动脉及其分支的起始部，很少累及髂、股动脉。早期是动脉周围炎及动脉外膜炎，以后向血管中层及内膜发展，后期表现为整个管壁弥漫性增厚，很少出现钙化斑块。

二、A3/A4 型题

56. D　无回声区，其中可见分隔光带，无回声区周边可见囊壁回声，且保持连续，肠管位于无回声后方一侧，肝脏受压移位，考虑淋巴管囊肿。

57. C　淋巴管囊肿也称为囊性淋巴管瘤，是一种先天性良性错构瘤。可发生在任何年龄，小儿多见。

58. C　冠状动脉造影可出现股动、静脉瘘形成，变现为患者下肢突然出现疼痛、水肿。

59. E　动静脉瘘的二维超声表现是瘘管近端动静脉管径明显增宽，瘘管远端动脉内径相对变细。创伤性动静脉瘘多可直接显示瘘管，彩色多普勒容易显示瘘口，瘘口处可见五彩镶嵌或色彩倒错的彩色血流，瘘管近端动静脉彩色血流增宽，色彩明亮；远端动脉彩色血流变窄，速度减慢。脉冲多普勒显示瘘管处出现高速湍流的血流频谱，瘘管近端动脉血流速度明显加快，频带增宽，呈高速度低阻力单向血流频谱。其静脉内出现动脉化血流频谱是诊断动静脉瘘最有力的证据。

60. B　风心病二尖瓣狭窄的M型超声表现是诊断标准之一，即二尖瓣前叶EF斜率减慢，呈“城墙样”改变，二尖瓣前后叶同向运动。二维超声表现为二尖瓣前后叶增厚、粘连、钙化，开放受限。

61. C　风心病除了累及二尖瓣，还常见累及主动脉瓣，彩色多普勒表现为主动脉瓣口探及高速射流，流速 40 m/s，证明病变累及主动脉瓣。

62. B　房颤是风心病的常见并发症，心率绝对不齐是房颤的典型心电图表现。

63. A　由于二尖瓣口狭窄，血流从左房进入左室受阻，随着时间的推移，左房内血液呈高凝状态，即“暴风雪”征，最后形成左房血栓。

第十七章　超 声 介 入

一、A1/A2 型题

1. C

2. A　右心造影能清晰显示大血管及分支，如从大血管根部发出不远处显示大血管有左右分支则为肺动脉，如显示大血管弓上有3根分支则为主动脉。

3. E　经食管超声对房间隔可清晰显示。

4. D

5. E　主动脉夹层是后天性心脏病。

6. A　动脉导管未闭的分流水平主要位于血管水平。

7. B　**8.** D

9. A　超声可依据主动脉瓣狭窄口面积估测其狭窄程度：轻度狭窄时瓣口面积 1.1～1.5 cm^2；中度狭窄瓣口面积 0.7～1.0 cm^2；重度狭窄瓣口面积 <0.7 cm^2。

10. C　主动脉瓣关闭不全由于主动脉瓣增厚、钙化，不能合拢，M型超声检查显示主动脉瓣活动曲线呈双线；主动脉瓣反流血流冲击二尖瓣前叶，二尖瓣前瓣或前后瓣可有舒张期震颤运动。

11. B　房间隔缺损是常见先天性心脏病，继发孔型约占95%，分为：中央型、下腔型、上腔型、混合型、冠状静脉窦型。

12. A　继发孔型房间隔缺损分为：中央型、下腔型、上腔型、混合型、冠状静脉窦型；其中最常见的是中央型，占继发孔型房间隔缺损中的76%。

13. E　室间隔缺损的间接征象为左心室容量负荷过度的表现，小的缺损由于分流量少，左、右心室无明显扩大，中等以上缺损左向右分流量多，出现左心室、左心房扩大。

14. A　部分型心内膜垫缺损由Ⅰ孔型房间隔缺损和部分房室瓣畸形组成；Ⅰ孔型房间隔缺损即原发孔型房间隔缺损，缺损位于房间隔的下部。

15. B　心肌造影是利用与红细胞直径(<8 μm)大小相似的微气泡，随红细胞一起从右心通过肺

循环回到左心，进而使心肌显影。临床用途包括：检测心肌梗死的危险区，心梗区，冠心病心绞痛型的心肌缺血区，心绞痛或心肌梗死侧支循环是否建立，判断心肌存活，测定冠脉血流储备，评价介入治疗效果。

16. C　检测颅内动脉血流可选用彩色多普勒速度型和能量型血流显像技术，条件选择低速度标尺，低滤波和较大的取样容积及发射功率。排除法即可选 C。

17. A　颈内动脉循环阻力小，收缩期加速时间短，频谱陡直上升。而舒张期减速时间较长，频谱下降缓慢，故为低阻力频谱。

18. C　诊断近端颈内动脉狭窄的指标。

19. B　颈内动脉狭窄，造成颈总动脉前方血流阻力增加，收缩期峰值流速相对增快，舒张期流速减低，根据阻力指数公式 RI=(收缩期峰值流速－舒张末期流速)/收缩期峰值流速，因此阻力指数升高。

20. D　呼吸时的血流变化影响下肢静脉频谱多普勒的时相变化。

21. E　探测主动脉瓣口的血流一般选取心尖五腔心切面，瓣口血流频谱为收缩期单峰窄带波形，负向血流频谱。其峰值流速一般高于肺动脉瓣口血流速度。

22. D　扩张型心肌病的二维超声表现包括：以左心室扩大最为明显的全心扩大；弥漫性室壁运动幅度减低，收缩期增厚率降低；室壁相对变薄；瓣膜开放幅度减低，心内可出现血栓，多发生在左室心尖部。

23. C　超声心动图是目前检出和评价心腔占位性病变的首选工具，其中二维超声心动图能准确地描述病变的部位、大小、数量、形状、活动性及与相邻组织的关系，是诊断心内肿瘤的重要手段，而多普勒超声心动图仅能评价病变所致的心脏血流动力学的改变。

24. D　冠状动脉瘘是指冠状动脉与心腔或管腔间存在的异常交通，约占先天性心脏病的 0.25%～0.4%。根据冠状动脉瘘所累及的冠状动脉又可分为右冠状动脉瘘、左冠状动脉瘘和双冠状动脉瘘等。可瘘入任何心腔内的任何部位，瘘入右心系统，则形成左向右分流；瘘入左心系统，则形成右向左分流。瘘口所在的心腔增大，部分心肌可出现运动减弱。

25. C　三尖瓣闭锁的解剖改变为三尖瓣呈闭锁状态，房间隔缺损、室间隔缺损，右心室发育不良，部分患者的大动脉位置可有异常。

26. D　动脉导管未闭是升主动脉与左肺动脉之间有一异常通道。

27. B　扩张型心肌病的特点是心肌收缩无力，心排血量减少，心储血量增多，两侧心室扩张，收缩功能损害，超声心动图上表现为室壁运动弥漫性减弱。

28. B　冠心病的并发症室间隔穿孔的超声表现为室间隔连续突然中断呈隧道样，常发生在室间隔肌部，穿孔处可见收缩期左向右的过隔血流。

29. C　颈内动脉与颈外动脉分叉处，在解剖学上称为颈动脉窦。

二、A3/A4 型题

30. E　肝内外胆管扩张，胆囊萎缩，内腔变小，扩张的胆总管下端截断阻塞部位应该位于胆总管。

31. A　胆汁淤积应出现胆囊增大。

32. C　强回声多为结石的声像图，在胆总管内谈及低回声团多为占位性病变，结合患者临床症状及超声表现，可考虑为答案 C。

33. D　该患为年轻男性，又有明确的外伤史，左腰部持续性疼痛，肉眼血尿。超声发现左肾下极实质回声不均匀，可见不规则低回声区，肾周围有无回声区包绕。那么我们首先就会想到左肾实质裂伤并肾周血肿形成，但当患有肾脏疾病(肿瘤、囊肿、结核、肾结石等)，肾局部组织较脆弱，受到外伤时，也可导致较为严重的肾创伤，甚至发生自发性破裂，

34. E　诊断性穿刺是判断脏器损伤最有效的方法，尤其是在超声引导下穿刺更为精准。

35. C　肾脏挫裂伤时，血液可经肾盂、输尿管流入膀胱形成凝血块，其特点为膀胱内不规则团块状高回声，随体位移动，不与膀胱壁相连，内无血流信号。

36. A　法洛四联症是一组先天性心血管的复合畸形，在儿童时期约占发绀型先天性心脏病的 75%，其病理解剖包括：主动脉骑跨、高位室间隔缺损、右室流出道狭窄和右心室肥厚。

37. E　法洛四联症患者可出现肺动脉狭窄，也可出现狭窄后优扩张，但不会出现肺动脉高压。

38. B 法洛四联症患者进行彩色多普勒检查时不会出现：五腔心切面可见收缩期左、右心室两股红色血流共同汇入主动脉。

39. D 主动脉骑跨并非法洛四联症患者所独有，需注意和右室双出口、永存动脉干、大动脉转位、肺动脉闭锁等其他复合畸形进行鉴别。

第三部分 核 医 学

第十八章 核医学基础

一、A1/A2 型题

1. B 增大采集矩阵可以增加采集数据，因此可以降低统计噪声

2. B 增大采集矩阵可以增加采集数据，因此可以解决静态图像采集过程中的计数溢出问题

3. C 核医学影像也可显示其解剖形态学变化，但是图像的解剖学分辨率较差。

4. C 原子核的衰变主要与核内质子或中子相对过剩及核能态有关。

5. D γ衰变是核素的原子核由激发态或高能态向基态或低能态转变，多余的能量以光子的形式射出。

6. D **7.** C

8. B γ射线成像设备才需要质控空间分辨率。

9. C 衰减校正属于图像处理和重建软件的内容。

10. D 天然营养物质的类似物进入细胞，参与代谢的部分环节，由于与天然营养物质的结构差异导致代谢障碍而停留在细胞中，这种作用机制称为代谢性陷入，是特异性底物中的一种。其他各项均为非特异性底物。

11. E 代谢性陷入是放射性药物作为特异性底物的作用机制。

12. D 药物体积与放射性药物质量没有关系，只在注入体内不同部位会有相应的要求。

13. E 个人剂量限值已有国家强制性标准，在实际工作中主要需要研究的是放射防护最优化。

14. C 辐射防护原则包括：辐射实践正当化、辐射防护最优化、个人剂量当量限值(剂量控制)，A、B、D、E均符合辐射防护原则，C选项不能为了方便管理而只设置一个出入口，应根据实际需要设立。

15. D 实验室内转运少量放射性物质应将容器置于铺有吸水纸的瓷盘中。

16. E **17.** C

18. D 保存图像所需的储存器字节数等于矩阵行数、矩阵列数和像素深度(即每像素的字节数)三者的乘积，即 $256\times256\times2=131\,072\approx128$ KB。

19. C 铁制剂可与骨骼中的钙竞争吸收^{99m}Tc-MDP，使骨吸收^{99m}Tc-MDP减少。

20. C 放射性药物的不良反应发生率很低，约万分之二，因此放射性药物检查是安全的。

21. B ^{99m}Tc-DTPA主要用作肾小球滤过型肾功能显像剂，因其脂不溶性和静负电荷，不进入细胞而是穿过毛细血管，扩散分布遍及细胞外液，经肾脏从血循环中清除。

22. D 两大脑半球之间的深裂称大脑纵裂，纵裂底部连接左右大脑半球的白质纤维板称胼胝体。

23. E 脂肪酸是心肌最主要的供能物质。

24. E 右肺共有3叶和10个肺段；而左肺共有2叶和8个肺段。

25. A 肾脏主要生理功能是排泄人体代谢的终末产物和维持水、电解质及酸碱平衡，廓清作用指血浆中某些物质、经过肾小球自由滤过到肾小管，不被重吸收，不被分泌，而被完全清除随尿排出。肾脏能分泌5种激素，即肾素、促红细胞生长素、前列腺素、血管舒缓素和1,25-二羟胆骨化醇，这些生理活性物质，对机体的生命活动起着重要调节作用。

26. A

27. E 放射性核素衰变的指数规律指放射性核素的原子数或活度随时间而改变的规律。

28. E 血清抗甲状腺微粒体抗体测定属病因诊断。

29. C γ射线与物质的相互作用包括光电效应、电子对效应，康普顿效应，以康普顿效应为主。

二、X型题

30. BCE 外照射防护包括：时间防护、距离防护、屏蔽防护和源项控制。

31. BDE 放射性核素显像是一种以脏器内外或脏器内各组织之间或脏器与病变之间的放射性浓度差别为基础的脏器、组织和病变显像方法，因此 A、C 错误。

32. ABCDE

33. ABCD 骨骼的基本病变包括：骨质疏松、骨质软化、骨质破坏、骨质增生与硬化、骨膜异常包括骨膜反应和骨膜新生骨、骨内与软骨内钙化、骨质坏死、矿物质沉积、骨骼变形、周围软组织病变。

34. ABCDE 适应证：①早期诊断转移性骨肿瘤——可用于肿瘤分期、分级，选择治疗方案以及疗效评价；②原发性骨肿瘤的诊断及其病变侵犯范围的确定；③原因不明的骨痛，排除骨肿瘤；④股骨头缺血性坏死的诊断；⑤诊断各种代谢性骨病及骨关节疾病；⑥骨髓炎的诊断及其与蜂窝组织炎的鉴别；⑦观察移植骨的血供及存活情况；⑧人工关节置换后的随访；⑨判断常规 X 线摄片难以发现某些细小的骨折；⑩骨创伤：骨折的诊断、移植骨监测；⑪骨坏死：股骨头缺血性坏死、急性骨髓炎的早期诊断；⑫代谢性骨病：畸形性骨炎(Paget's 病)、骨质疏松症；⑬早期诊断恶性转移性骨肿瘤；⑭对疾病分期、治疗方案的选择、疗效及预后判断有重要临床意义；⑮核医学经典检查项目。

35. ABCDE 不同部位的骨骼因其结构、代谢活性程度及血供的状态不同，显像剂聚集分布也不同。

36. ABCD **37.** CD

38. BCD 小动物 PET 主要用于探究神经系统疾病的病理过程，探寻有效的治疗方案，监测和评估疗效等重要手段。PET 灵敏度高。

39. BD 辐射防护的主要目的是：防止有害的确定性效应；将随机性效应的发生率降至可接受的水平。

40. AB 左心房血液通过二尖瓣进入左心室，右心房血液经过三尖瓣进入右心室。

41. ACE 包括：表面污染检测仪、场所辐射检测仪、个人剂量笔。

42. ABCD 包括：①^{131}I治疗甲亢及甲状腺转移癌；②如^{32}P-胶体胸腔内治疗；③敷贴治疗，如用^{90}Sr敷贴器治疗毛细血管瘤；④组织间插植治疗，如用^{125}I粒子植入治疗前列腺癌；⑤如用^{32}P或^{90}Y标记树脂颗粒加工成玻璃微球直接灌注到肿瘤组织供血的动脉，或将放射性核素胶体直接注射于肿瘤组织采用^{153}Sm-EDTMP、^{188}Re-HEDP、$^{89}SrCl_2$等放射性药物治疗恶性肿瘤骨转移骨痛，采用^{125}I、^{103}Pd和^{198}Au等籽粒源组织间植入方法治疗实体瘤。

43. ACD

第十九章 神经系统显像

一、A1/A2型题

1. D

2. D 单光子发射断层摄像术(SPECT)显示的急性脑梗死缺损的范围往往较 CT 所显示的病灶为大。

3. D **4.** E **5.** A **6.** D **7.** A **8.** C

9. B **10.** E **11.** E **12.** C

13. D 脑池显像时脑室系统始终不显影。

14. B 癫痫发作是脑内神经元阵发性异常超同步化电活动的临床表现，这种异常电活动可通过头皮脑电图或颅内脑电图记录到，称为癫痫样放电。癫痫样放电是癫痫发作的病理生理学基础，因此脑电图是癫痫诊断中最重要的实验室检查方法。

15. C

16. B 脑梗死是因为脑血管堵塞引起的。因此，为了了解脑血管动脉硬化的情况，了解哪些血管堵塞，堵塞有多严重，判断脑梗死的危险性，决定治疗方案，就必须进行脑血管检查。目前为止，脑血管造影是脑血管结构检查的最好手段和“金标准”。

17. D

18. D 可以提高TIA的诊断。

19. C

20. B 癫痫发作期可见病灶放射性增高,发作间期可见病灶放射性减低。

21. E 临床常用的药物负荷试验有:CO_2 试验、乙酰唑胺试验等。

22. C 由于显像剂随脑脊液反流入侧脑室,使侧脑室持续显影,故前位影像呈“豆芽”状。同时脑脊液的清除缓慢,24～48 h大脑凸面及上矢状窦区放射性分布极少,所以诊断交通性脑积水最佳。

23. C TIA发作时间短暂,进行脑灌注显像时多已处于发作后期,虽然常规脑灌注显像也有TIA发作后时间越短,脑血管病变阳性检出率越高的结论,但许多病灶仍难以发现,用脑灌注显像介入试验能明显提高TIA的阳性检出率。

24. C 图上可看出,在右侧颞叶区可见发作期时增高,间歇期减低,因此因诊断为右侧颞叶癫痫。

25. D TIA在脑血流灌注的典型表现为局限性异常放射性减低。

26. B 脑梗死患者脑血流灌注显像上显示病变部位放射性明显性减低,有时还可见到对侧小脑呈放射性减低,称为交叉性小脑失联络征。

27. B 近记忆障碍为首发及最明显的症状。

28. B 本题易误选A,正确答案是B。人格改变主要出现在阿尔茨海默病(AD)的早期。记忆障碍是首发和明显症状。

29. A AD＝记忆障碍＋生活能力下降＋CT脑萎缩。

30. C AD和VD的鉴别要点见下表:

鉴别点	AD	VD
高血压或反复卒中史	无	有
病程特点	起病缓慢、进行性发展	病情波动,阶梯式恶化
早期症状	早期即出现人格改变和智能障碍	情绪不稳和进记忆障碍常见
核心症状	全面性痴呆	情感脆弱,以进记忆障碍为主的部分性痴呆,且出现晚
人格与自知力	早期人格改变,自知力丧失	自知力与人格保存完好
脑影像学检查	轻度、中度或重度脑萎缩	淡出或多出梗死、腔隙和软化灶
Hachinski缺血评分量表	低于4分	高于7分

31. C 脑出血最常见的病因是高血压和动脉粥样硬化;脑栓塞最常见的病因是心源性的栓子脱落;脑血栓形成和短暂脑性缺血发作最常见的病因是动脉粥样硬化,动脉炎也是脑血栓的病因,但不是最常见病因;先天性颅内动脉瘤是蛛网膜下腔出血的最常见病因。

32. A **33.** D

34. B 脑梗死2～3周,CT平扫脑室可见梗死灶内及其边缘出现弧形或结节状等密度或稍高密度影,病灶范围变得不清楚,较小的病灶可完全变为等密度,称为“模糊效应期”。

35. E 基底节腔隙性脑梗死由脑深部的微小动脉发生闭塞引起。

36. B 大脑中动脉供血区是缺血性脑血管病最常累及的地方。

37. D

38. C TIA为反复发作,历时短暂的局部脑功能丧失疾病。一般持续数秒钟、半小时或1～2 h不等,也可一天数次,数周一次,数月一次发作,但不到24 h就自行缓解,不留任何后遗症。此病多在清醒状态下,突发病,无先兆,神经系统检查可正常。

39. A 帕金森以中枢神经系统不同部位变性为主,如进行性核上性麻痹(PSP)、纹状体黑质变性(SND)、Shy-Drager综合征(SDS)及橄榄脑桥小脑萎缩(OPCA)等。

40. A

41. D 齿轮样强直特点是当肌肉做被动运动时肌肉僵硬呈齿轮状运动。在固定前臂，然后活动腕关节的一系列活动时会诱发这一体征（齿轮样强直通常出现在手臂，但有时也会发生在踝关节），认为这是强直和震颤的综合反应。

42. A 常见并发症包括："剂末现象"（指药效维持时间越来越短，每次用药后期出现帕金森病的症状恶化，如晨僵）、"开关现象"（症状在突然缓解和加重间波动）等运动并发症。

43. D

44. C 帕金森病：运动迟缓＋肌强直＋静止性震颤＋姿势不稳。

45. A

46. A 开关现象：症状在突然缓解（开期）与加重（关期）之间波动，可反复迅速交替出现多次，这种变化速度非常快，且不可预测，如同电源开关一样。

47. D 阿尔茨海默病：记忆障碍＋生活能力下降＋CT 脑萎缩。

48. E 癫痫治疗选药与其发作类型有关，失神发作首选丙戊酸钠，次选氯硝西泮，其余 3 种药物无效。

49. E 乙琥胺或苯琥胺对失神小发作最有效，可作为首选药物。丙戊酸钠是一种广谱抗癫痫药，对各种癫痫均有一定疗效，可作为次选药物。三甲双酮虽有效，但因不良反应大，目前已少用。地西泮和硝基西泮用于治疗肌阵挛性小发作及非典型小发作。

50. C 苯妥英钠和苯巴比妥是控制大发作较好的药，价格低，从而比同样能控制癫痫大发作的丙戊酸钠和扑痫酮优越。口服地西泮在癫痫大发作的常规治疗中，只起辅助抗痫药的作用。氯硝西泮宜用于肌阵挛性小发作。

51. E 患者为脑肿瘤所致精神障碍，主要表现为抑郁症状，首先考虑选用抗抑郁剂。患者同时又有癫痫发作，而三环类抗抑郁剂可以降低癫痫发作阈值，引起强直-阵挛性抽搐，故阿米替林、米帕明及氯米帕明不宜选用。盐酸氟西汀属于选择性与羟色胺缓慢再摄取抑制剂（SSRI）类抗抑郁剂，很少引起抽搐，相对安全，故可选用。

52. C 颞叶主要供血动脉为大脑中动脉。

53. B 脑梗早期常见症状：头痛、头晕、恶心、呕吐、偏瘫、肢体无力等。

54. D rCBF 可间接反映脑功能状态，用于脑血管病、癫痫、神经变性、痴呆等的诊断、鉴别诊断，脑生理研究。

二、A3/A4 型题

55. C 局灶性脑缺血导致突发的、短暂性、可逆性神经功能障碍，发作持续数分钟，根据病史诊断为 TIA。

56. D TIA 时可对脑血管进行检查，可进行经颅多普勒超声检查。

57. B 根据病史，最可能为脑血管疾病，因此选 CT 检查。

58. D 血栓和栓塞是脑梗死发病的基础，因而理想的方法是使缺血性脑组织在出现坏死之前恢复正常的血流。脑组织获得脑血流的早期重灌注，可减轻缺血程度，限制神经细胞及其功能的损害。溶栓治疗可采用链激酶、尿激酶。

59. B 颈内动脉系统的 TIA 最常见的症状为单瘫、偏瘫、偏身感觉障碍、失语、单眼视力障碍等，亦可出现同向性偏盲等。主要表现：单眼突然出现一过性黑矇，或视力丧失，或白色闪烁，或视野缺损，或复视，持续数分钟可恢复。对侧肢体轻度偏瘫或偏身感觉异常。优势半球受损出现一过性的失语或失用或失读或失写，或同时面肌、舌肌无力，偶有同侧偏盲。其中单眼突然出现一过性黑矇是颈内动脉分支眼动脉缺血的特征性症状。短暂的精神症状和意识障碍偶亦可见。

60. B 偏头痛为一侧或两侧颞部反复发作的搏动性头痛，发作前可伴视觉、体觉先兆，发作时常伴呕吐，症状与病例不符

61. D 颈内动脉 TIA 患者可出现单瘫、偏瘫、偏身感觉障碍、失语、单眼视力障碍等多种临床表现，影响患者生活，不能因为可以缓解而不重视，应当给予高度重视。

62. B 可逆性缺血性神经功能缺失：脑血栓形成即粥样动脉硬化性脑梗死的临床类型之一，发病后神经缺失症状较轻，持续 24 h 以上，但可于 3 周内恢复。

63. B 根据症状，最可能为脑梗早期，CT 扫描尚未

发现异常。

64. D 内囊病变：对侧“三偏”(偏瘫、偏身感觉障碍、偏盲)。

65. C 患者出现意识障碍，左侧瞳孔散大，光反应迟钝，表面脑疝形成，需立即快速脱水。

66. A 降颅压脑梗患者容易引起吸入性肺炎，所以最可能是肺部感染。

67. C 癫痫患者发作间期病灶区放射性分布减低或缺失，发作期病变区放射性分布增加。

68. D

69. E 短暂性脑缺血发作是局灶性脑缺血导致突发短暂性、可逆性神经功能障碍。发作持续数分钟，通常在 30 min 内完全恢复。

70. C 一过性黑矇为颈内动脉系统 TIA 表现。

71. A 预防血栓形成选用阿司匹林。

72. B 阿尔茨海默病：记忆障碍＋生活能力下降＋CT 脑萎缩。

73. C AD 患者脑组织最可能出现神经元胞质内出现神经元纤维缠结。

三、X 型题

74. ABDE 脑脊液漏时不能进行 SPECT 脑血流灌注显像。

75. ADE X-CT 也可以诊断 B、C。

76. ABDE 癫痫发作期时无论 PET 还是 SPECT 显像均呈高灌注区。

77. ABCDE

第二十章 循环系统显像

一、A1/A2 型题

1. E 运动实验需严格掌握适应证，急性心肌梗死、不稳定型心绞痛、心力衰竭、严重高血压、大面积心肌梗死或左主干病变、严重心律失常等应列为禁忌证。

2. D ^{201}Tl 被局部心肌摄取的量和随后被清除的速度与该局部心肌冠状动脉血流量呈正相关，因而可根据心肌局部摄取^{201}Tl 的量和清除速度来诊断冠心病。

3. A ^{201}Tl 的生物特性近似 K^+，静脉注射后能迅速被心肌细胞摄取。^{201}Tl 被局部心肌摄取的量和随后被清除的速度与该局部心肌冠状动脉血流量呈正相关，因而可根据心肌局部摄取^{201}Tl 的量和清除速度来诊断冠心病。

4. D 心肌显像对于冠心病心肌缺血的诊断具有重要价值，尤其是负荷断层显像定量分析的开展，明显提高了诊断的灵敏度和特异性。利用心肌灌注显像对判断 CAD 的相对危险性是有帮助的。诊断室壁瘤的“金标准”仍然是 X 线左室造影。心肌灌注显像时心肌炎的诊断无特异性，主要表现为心肌壁内放射性分布不均匀。

5. D 在异常室壁运动中，弥漫性室壁运动低下是扩张性心肌病和各种原因所致心力衰竭的表现；局限性室壁运动低下，特别是出现在负荷试验后，是诊断冠心病的重要依据；局部无运动常见于心肌梗死；反向运动常见于室壁瘤。

6. D 对先天性心血管疾病的诊断方面，首次通过法有较大的限制，其灵敏度和特异性均不如超声心动图，因为此法受到多种因素的限制，如仪器的灵敏度及分辨率不高，弹丸注射质量差，采集时间短等。

7. D 核素心肌灌注显像提供心肌缺血和心肌梗死的位置、范围的准确信息，直接反映冠状动脉形态改变所引起的结果——心肌灌注血流量的改变，对冠心病的诊断具有独特价值。心血池显像测量心室功能。

8. B 自发性心绞痛指心绞痛发作与体力或脑力负荷引起心肌需氧量增加无明显关系，而与冠状动脉血流储备量减少有关，为心肌一过性缺血所致。

9. D 患者有冠心病史，且常晕倒，可进行 24 小时动态心电图试验。

10. B 冠脉造影是冠心病的“金标准”。

11. E 冠心病史患者突发胸痛长时间不缓解，血压下降，应考虑急性心肌梗死发作。

12. C　变异性心绞痛好发于半夜或凌晨，时间从几十秒到三十分钟不等，与劳累无关，好发于静息时，常于每天固定时间发作，发作时可有 ST 段抬高。
13. B　急性心肌梗死时，可有胸痛长时间发作不缓解，ST 段抬高或降低，根据病史，考虑急性心肌梗死发作。
14. E　心电图运动负荷实验禁用于急性心肌梗死。
15. A　急性心肌梗死合并急性左心衰竭，应用吗啡或哌替啶（止疼、镇静）和利尿剂为主，也可选用血管扩张药（硝酸甘油、硝普钠）来减轻左心室的负荷，或用多巴酚丁胺（β_1 受体激动剂）静滴增加心输出量。
16. E　心肌梗死急性期使用毛花苷 C 容易导致心律失常。
17. A　心包压塞：呼吸困难、颈静脉怒张、动脉压下降、奇脉。
18. D
19. C　硝酸甘油对急性心梗没有明显作用。
20. B　心绞痛静息期时心电图无阳性表现。
21. E　心肌缺血发作时心电图可有典型表现。
22. E　冠状动脉粥样硬化是冠心病的主要原因。
23. E　冠状动脉管腔狭窄达横切面面积的 70%时，患者常频发心绞痛；冠状动脉造影无阳性发现的一过性胸痛患者不能排除心绞痛；心绞痛可在含服硝酸甘油后几分钟缓解。
24. A　患者在行支架植入术中，突然出现胸痛、呼吸困难、血压下降、心脏扩大等，应首先考虑有可能存在导丝通过病变处或支架释放时冠状动脉破裂导致心脏压塞的可能。
25. A　冠心病的危险因素主要是：老年、高血压、糖尿病、高脂血症、吸烟、冠心病家族史等。
26. B　恶化型劳累性心绞痛，是指原有稳定型心绞痛的患者在 3 个月内疼痛的频率、程度、诱发因素经常变动，进行性恶化，患者的痛阈逐步下降，较轻的体力活动或情绪激动即能引起发作。因此，患者发作次数增加，疼痛程度较剧，发作的时限延长，可超过 10 分钟，用硝酸甘油后不能使疼痛立即或完全消除，发作时心电图示 ST 段明显压低与 T 波倒置，但发作后又恢复正常且不出现心肌梗死的变化。
27. C　56 岁患者有胸闷症状，应考虑冠心病的可能，同时有晕厥症状，应考虑是否由心律失常所致。最简便可行的首选检查应是 Holter 心电图。
28. D　约 50%～55%的肥厚型心肌病患者有家族史，属于常染色体显性遗传病。
29. C　二尖瓣脱垂典型体征：心尖区或其内侧可闻及收缩中晚期非喷射样喀喇音，紧接喀喇音可听到收缩晚期吹风样杂音，常为递增型。
30. E　因为硝酸甘油（扩血管药）会使左心室流出道梗阻加重，压力阶差增加。
31. D　冠心病分为无症状心肌缺血（隐匿性冠心病）、心绞痛、心肌梗死、缺血性心力衰竭（缺血性心脏病）和猝死 5 种。
32. A　缺血性心肌病指长期心肌缺血导致心肌局限性或弥漫性纤维化，从而产生心脏收缩和（或）舒张功能受损，引起心脏扩大或僵硬、充血性心力衰竭、心律失常等一系列临床表现的临床综合征。
33. C　**34.** C
35. E　主要是由于支气管-肺组织或肺动脉血管病变所致肺动脉高压引起的心脏病，本病发展缓慢，临床上除原有肺、胸疾病的各种症状和体征外，主要是逐步出现肺、心功能衰竭以及其他器官损害的征象，没有心前区疼痛的表现。
36. C　心绞痛发生于劳力时或情绪激动时。
37. C　心绞痛是心脏缺血反射到身体表面所感觉的疼痛，特点为前胸阵发性、压迫性疼痛。
38. D　缩窄性心包炎是由于心包的壁层及脏层的慢性炎症病变，引起心包增厚、粘连，甚至钙化，使心脏的舒张期充盈受限，从而降低心脏功能，造成全身血液循环障碍的疾病。限制型心肌病是以心内膜及心内膜下心肌纤维化，引起舒张期难于舒展及充盈受限，心脏舒张功能严重受损，而收缩功能保持正常或仅轻度受损的心肌病。两者都是引起舒张功能受限的疾病。
39. B
40. D　左室高电压多见于左室扩张或肥大，是左室肥大或扩张诊断标准中不可缺少的条件，收缩性功能不全性心力衰竭时可有左室肥大。
41. C　血管紧张素转换酶抑制剂（ACEI）类具有改善胰岛素抵抗和减少尿蛋白作用，在肥胖、糖尿病和心脏、肾脏靶器官受损的高血压患者具有相对较好的疗效，特别适用于伴有心力衰竭、心肌梗死后、糖耐量减退或糖尿病肾病的高血压患者。高血钾症、妊娠妇女和双侧肾动脉狭窄患者慎用。钙拮抗剂可用于合并糖尿病、冠心病或外周血管病患者,长期治疗时还有抗动脉粥样硬化作用。虽然糖尿病不是使用β受体阻滞剂的禁忌证,但它增加胰岛素抵抗,还可能掩盖和延长降糖治疗过程中的低血糖症,使用时应加以注意。利尿剂适用于轻、中度高血压,在盐敏感性高血压、合并肥胖或糖尿病、更年期女性和老年人高血压有较强降压效应。α_1受体拮抗药对轻、中度高血压有明确疗效。

42. C 心电图负荷试验增加心脏负担以激发心肌缺血。心电图改变主要以ST段水平型或下斜型压低≥0.1 mV持续2 min作为阳性标准。运动中出现步态不稳,室性心动过速或血压下降时,应即停止运动。心肌梗死急性期、不稳定型心绞痛、心力衰竭、严重心律失常或急性疾病者禁做运动试验。

43. B 诊断心绞痛首选方法是发作时心电图。心电图运动负荷试验应用价值:①对无症状者筛选有无隐性冠心病;②估计冠状动脉狭窄的严重程度,筛选高危患者以便进行手术治疗;③测定冠心病患者心脏功能和运动耐量,以便客观地安排患者的活动范围和劳动强度。

44. C 二尖瓣脱垂时刻有收缩中期喀喇音。在典型的二尖瓣脱垂则为随喀喇音之后的收缩晚期杂音。

45. C 主动脉瓣狭窄主要临床表现为呼吸困难、心绞痛和晕厥;重要体征为主动脉瓣区收缩期喷射样杂音,常伴震颤;X线检查可见左心室扩大,升主动脉扩张。患者的症状体征符合主动脉瓣狭窄。

46. A

47. B 冠心病分为无症状心肌缺血(隐匿性冠心病)、心绞痛、心肌梗死、缺血性心力衰竭(缺血性心脏病)和猝死5种。

48. A 冠心病二级预防,是指对已经发生了冠心病的患者早发现、早诊断、早治疗,目的是改善症状、防止病情进展、改善预后,防止冠心病复发。冠心病二级预防的主要措施有两个:一个是寻找和控制危险因素;另一个是可靠持续的药物治疗。

49. E 包括长期服用阿司匹林(aspirin)和血管紧张素转换酶抑制剂(ACEI)、应用β肾上腺素能受体阻滞剂(beta blocker)和控制血压(blood pressure)、降低胆固醇(cholesterol)和戒烟(cigarettes)、控制饮食(diet)和治疗糖尿病(diabetes)、教育(education)和体育锻炼(exercise)。

50. C 缺血性心肌病型冠心病的病理基础是心肌纤维化(或称硬化)。因为心肌的血供长期不足,心肌组织发生营养障碍和萎缩,以致纤维组织增生所致。其临床特点是心脏逐渐扩大,发生心律失常和心力衰竭。

51. C 可逆性缺损提示心肌缺血。

52. D

53. B 二尖瓣关闭不全可在心尖部可闻及3～4级收缩期杂音。

54. C 此患者心绞痛多在夜间发作,与活动无关,且发作时心电图有关导联的ST段抬高,为冠状动脉突然痉挛所致,患者迟早会发生心肌梗死,称为变异型心绞痛,该类心绞痛首选药物为钙离子拮抗剂。

55. B 急性心肌梗死一旦发现室性期前收缩或室性心动过速,立即用利多卡因50～100 mg静脉注射,5～10 min重复一次,至期前收缩消失或总量已达300 mg,继以1～3 mg/min的速度静脉滴注。

56. B 右旋糖酐主要用于低血容量性休克,包括急性失血、创伤和烧伤性休克。低分子右旋糖酐能改善微循环,抗休克效应更好。低、小分子右旋糖酐也用于DIC,血栓形成性疾病,如脑血栓、心肌梗死、心绞痛、视网膜动静脉血栓、血管闭塞性脉管炎等。输液后如中心静脉压上升>18 cm H_2O,肺小动脉楔压>15～18 mmHg,则应停止。

57. C 洋地黄制剂可能引起室性心律失常,应慎用,且心衰早期主要是坏死心肌间质充血、水肿引起顺应性下降所致,而左室舒张末容量尚不增大,因此急性心肌梗死发生24 h内尽量避免使用洋地黄制剂。β受体阻滞剂对于前壁心肌梗死伴有交感亢进者,可能防止梗死范围的进一步扩大,改善慢性期预后。ACEI类药物有助于改善恢复期心肌重塑,降低心力衰竭发生率。

后两者利于改善心梗的预后，而静脉滴注硝普钠，可迅速有效地减轻心脏前后负荷，降低血压，对于早期改善心衰症状是首选。

58. E　感染性心内膜炎典型的临床表现，有发热、杂音、贫血、栓塞、皮肤病损、脾肿大和血培养阳性等。

59. E　高血压性心脏病是指高血压病引起的左心室壁或左心室腔异常变化。严重者引起左心室肥厚、左心腔扩大伴舒张性、收缩性心功能不全的一种继发性心肌病。患者X线片提示左室增大，主动脉增宽，肺动脉凹陷，符合高血压性心脏病的诊断。

60. C　冠脉造影是冠心病"金标准"。

61. B　心肌缺血的静息态显像可以为正常表现；负荷态显像示病变部位有放射性缺损区，而再分布显像时原缺损区恢复放射性分布，为其特征。

62. D　心肌梗死时运动相异常缺损，再分布异常缺损，都是缺损状态。

二、A3/A4 型题

63. C　根据病史，得知患者半年前可能患有稳定性心绞痛，1周前，病情加重，休息后不缓解，ST段下移，可推测发生急性非ST段抬高型心梗。

64. C　治疗心肌梗死急性期首选冠脉介入治疗。

65. A　糖尿病合并高血压的老年患者，降压目标应为<130/85 mmHg。

66. D　冠脉造影是冠心病确诊的"金标准"。

67. C　糖尿病合并高血压患者：应常规应用利尿剂及ACEI。

68. C　冠脉造影是冠心病的"金标准"。

69. E　典型心绞痛体征为胸骨后压榨性疼痛向左上肢放射。

70. B　可能发生急性心梗。

71. C　多巴胺可增加肾小球滤过率、肾血流量和Na^+的排泄，所以可以用于心源性休克的治疗。

72. A　急性心肌梗死患者并发心源性休克，后期易发生心律失常，因心律失常死亡的患者较多。

73. D　根据题干，心界扩大，闻及奔马律，最可能为扩张型心肌病。

74. B　缺血性心肌病是指由于长期心肌缺血导致心肌局限性或弥漫性纤维化，从而产生心脏收缩和(或)舒张功能受损，引起心脏扩大或僵硬、充血性心力衰竭、心律失常等一系列临床表现的临床综合征，心脏可有扩大，扩张性心肌病需与其鉴别。

75. A　缺血性心肌病可有心绞痛与心肌梗死病史，扩张性心肌病则无。

76. A　冠脉造影是冠心病的"金标准"。

77. E　冠心病可能需要进行PTCA或冠状动脉内支架植入，扩张性心肌病则不需要。

78. C　病毒性心肌炎是一种与病毒感染有关的局限性或弥漫性炎症性心肌疾病，常见症状可有发热、全身酸痛等，发病前1～3周前有上感史，故考虑为病毒性心肌炎。

79. C　检查包括免疫学检查、病毒学检查，病毒学检查包括病毒中和抗体测定、血凝抑制试验。

80. A　多种病毒可引起心肌炎，其中以引起肠道和上呼吸道感染的病毒感染最多见。柯萨奇病毒A组、柯萨奇病毒B组、埃可(ECHO)病毒、脊髓灰质炎病毒为常见致心肌炎病毒。

81. A　肥厚型梗阻性心肌病是一种以心肌进行性肥厚、心室腔进行性缩小为特征，以左心室血液充盈受阻、舒张期顺应性下降为基本病理特点的原因不明的心肌疾病，1/3患者发生于突然站立和运动后晕厥，片刻后可自行缓解，此症状可以是患者唯一的主诉，根据病史考虑肥厚型梗阻性心肌病。

82. C　肥厚型心肌病在超声心动图有典型的声像图表现：①室间隔肥厚，室间隔活动度差，心室腔变小，左室收缩期内径缩小，室间隔与左室游离壁厚度之比>1.3～1.5；②左室流出道狭窄，一般<20 mm；③二尖瓣前叶在收缩期时常向前移动和肥厚的室间隔相接触。这种前移开始于收缩期的前1/3末，在收缩期中1/3呈平台样和室间隔接触，形成流出道狭窄，而在收缩期的后1/3时退回原位；④在舒张早期二尖瓣开放，前叶再次接触室间隔，且在舒张期时二尖瓣前叶与室间隔之间的距离较正常者小；⑤主动脉瓣在收缩期提前关闭，等容舒张期时间延长，它反映了心室肌的顺应性降低。

83. C　β受体阻滞药为治疗肥厚心的首选药物，因本病患者心肌对儿茶酚胺敏感性较高，β受体阻滞药可阻断儿茶酚胺的作用，降低心肌收缩力，并可通过减慢心率,延长心室舒张充盈期,增加舒张期充盈量,减轻左室流出道梗阻,并有预防、治疗心律失常的作用。

84. E 冠脉造影是冠心病的“金标准”。

85. C 患者实验室检查中,除胆固醇指标边缘性增高以外,其他各项指标都在范围内,所以目前影响冠心病的主要危险因素是高血压。

86. A 患者在生气或劳累时发生胸痛,应该询问疼痛的具体部位,性质、放射部位、诱因及缓解方式。

87. D 运动心电图负荷试验是通过一定量的运动增加心脏负荷,观察心电图变化,对已知或怀疑患有心血管疾病,尤其是冠状动脉粥样硬化性心脏病(冠心病)进行临床评估的方法,运动试验引发心肌梗死和死亡概率为0～0.005%,是比较安全的诊断手段。

88. E 运动心电图负荷试验的适应证:①对不典型胸痛或可疑冠心病患者进行鉴别诊断。②已知或可疑冠心病患者的严重程度、危险性、心脏负荷能力和预后的评价。③急性心肌梗死出院前预后评估、制定运动处方。④评价冠心病的药物或介入手术治疗效果。⑤进行冠心病易患人群流行病学调查筛选试验。A、B、C、D均为禁忌证。

89. E 陈旧性心梗患者,出现喘憋,夜间憋醒,提示左心衰竭,下肢水肿,则提示右心衰竭,因此最可能诊断为冠心病全心衰竭。

90. D 利尿剂可以快速减少血容量,缓解心衰。

91. D 脑钠肽与心力衰竭严重程度成正比。

92. C 超声心动图可以评估心室收缩功能,观察心脏整体运动等情况。

93. B β受体阻滞剂不适用于急性心力衰竭。

三、X型题

94. ABCD 二尖瓣脱垂患者中1/3患者无其他器质性心脏病而仅以二尖瓣脱垂为临床表现,亦可见于马方综合征、系统性红斑狼疮、结节性多动脉炎等患者,此外,亦可见于冠心病,心肌病,先天性心脏病,甲状腺功能亢进患者亦常合并二尖瓣脱垂。

95. ABCDE 适应证:①冠心病心肌缺血的诊断。②心肌梗死的诊断及心肌存活的判定。③评价冠状动脉旁路手术(CABG)、经皮冠状动脉成形术(PTCA)和其他治疗方法的疗效及选择治疗方案,并估测冠心患者的预后。④心肌病的鉴别诊断。⑤室壁瘤的辅助诊断。

96. ACDE 常见原因:高血压、冠心病、心肌病、心肌炎、甲亢与贫血性心脏病、先天性心脏病(室缺等)、主动脉狭窄或主动脉关闭不全等。

97. ABCD ^{18}F-FDG是指氟代脱氧葡萄糖,葡萄糖是人体三大能源物质之一,将可以被PET探测并形成影像的正电子核素^{18}F标记在葡萄糖上,即^{18}F-脱氧葡萄糖(^{18}FDG)。^{18}FDG是目前PET-CT显像的主要显像剂。恶性肿瘤细胞由于代谢旺盛,导致对葡萄糖的需求增加,因此静脉注射葡萄糖类似物——^{18}FDG后,大多数肿瘤病灶会表现为对^{18}FDG的高摄取,因此可应用^{18}FDG PET-CT显像可早期发现全身肿瘤原发及转移病灶,准确判断其良、恶性,从而正确指导临床治疗决策。此外,通过对心肌、脑组织的^{18}F-FDG糖代谢功能测定,可早期发现和诊断存活心肌和脑功能性病变,干预疾病的发生发展,达到早期防治目的,不能反映组织氨基酸的代谢情况。

98. ABCD ①冠心病心肌缺血的诊断。②心肌梗死的诊断及心肌存活的判定。③评价冠状动脉旁路手术(CABG)、经皮冠状动脉成形术(PTCA)和其他治疗方法的疗效及选择治疗方案,并预测冠心患者的预后。④心肌病的鉴别诊断。⑤室壁瘤的辅助诊断。

99. ABCD ^{18}F-FDG是指氟代脱氧葡萄糖,恶性肿瘤细胞由于代谢旺盛,导致对葡萄糖的需求增加,因此静脉注射葡萄糖类似物——^{18}FDG后,大多数肿瘤病灶会表现为对^{18}FDG的高摄取,因此可应用^{18}FDG PET-CT显像可早期发现全身肿瘤原发及转移病灶,准确判断其良、恶性,从而正确指导临床治疗决策。此外,通过对心肌、脑组织的^{18}F-FDG糖代谢功能测定,可早期发现和诊断存活心肌和脑功能性病变,干预疾病的发生发展,达到早期防治目的,不能用于心功能的测定。

100. AD 放射性核素心血管显像主要用于梗死灶部位的确定、下肢静脉梗阻的诊断等。

第二十一章　消化系统显像

一、A1/A2 型题

1. B　2. D
3. E　引起肝胆显像诊断急性胆囊炎假阳性的可能原因包括营养过剩、乙醇中毒、肝功能不全、胰腺炎。
4. A　5. E　6. D
7. D　^{99m}Tc 标记硫胶体注射后 15 min，绝大部分的放射性胶体已从血液中清除。
8. A　放射性浓聚灶随时间移动是消化道出血显像诊断消化道出血的重要依据。
9. B　高血糖素抑制肠蠕动，小肠内的示踪剂往往停留在出血部位。
10. A
11. D　^{99m}Tc 胶体显像时间短，显像剂从体内清除后不能通过延长观察时间来提高阳性率。
12. E　必须在出血的活动期才能发现出血灶。
13. A　为了确定出血部位。
14. A　胰高血糖素可以使十二指肠、小肠、结肠的平滑肌松弛，可以抑制胃肠蠕动，使放射性示踪记定位在小肠或结肠的出血部位，明显提高肠道出血的发现率。
15. E　用于检出实时出血灶。
16. D　反流指数超过 4%判断为胃食管反流。
17. D　急性胆囊炎常伴胆囊管炎症水肿，造成机械性或功能性完全梗阻，因此表现为肝、胆管、肠道显影正常而胆囊持续不显影。
18. D　苯巴比妥有诱导肝细胞微粒体，增加葡萄糖醛酸转移酶的形成，增加未结合胆红素与葡萄糖醛酸结合的能力，从而增加肝脏清除胆红素的功能；增加肝细胞内 Y 蛋白水平及增加肝细胞膜通透性，而增加肝细胞摄取未结合胆红素的能力，增加胆汁分泌的作用。
19. D　先天性胆道闭锁时，可表现为胆系和肠道内始终不出现放射性。
20. E　肝血管瘤在肝实质显像可见单发或多发的放射性减淡缺损区；肝血池显像表现为相应部位的放射性“过度填充”，即局部放射性明显高于周围正常肝组织。一般直径>2 cm 的血管瘤诊断准确性可达 90%。
21. C　突然发生剧烈腹痛是胃穿孔的最初最经常和最重要的症状。疼痛最初开始于上腹部或穿孔的部位，常呈刀割或烧灼样痛，一般为持续性，但也有阵发生性加重。疼痛很快扩散至全腹部，可扩散到肩部呈刺痛或酸痛感觉。
22. E
23. A　适应证：①各种原因所致的脾脏肿大并发脾功能亢进具有外科学术指征的患者。②肝癌合并肝硬化、脾大，脾功能亢进导致血细胞减少，阻碍动脉插管足量化学治疗栓塞患者。③门静脉高压、脾大、脾功能亢进有上消化道出血史或出血倾向，经颈静脉门-腔分流术失败患者，可行 PSE 或 PSE 加 PTPE。
24. E　肝癌：直径<3 cm 的肝癌结节常常包膜完整。包膜由纤维组织组成，其声阻抗较周围肝组织及癌肿均高，因此形成界面反射，在二维声像图上可显示一圈细薄的低回声膜包围整个癌肿节。体现小肝癌膨胀性生长的特点。但声像图上的包膜在结节两侧始终显示中断，此为大界面的回声失落效应。肝癌体积很大时，其包膜一般模糊不清。但也有癌结节直径>5 cm 以上时包膜仍然非常完整，此时，其内侧回声多伴声晕表现癌结节内部回声高低不一，且具多变倾向。除均匀低回声结节以外，其他各种癌结节回声均属不均匀分布。直径<1 cm 的肝癌结节，超声检测的检出率为 33%～37%。癌结节按回声的高低分类如下：①低回声结节；②高回声结节；③混合性结节；④等回声结节；⑤结节回声高低与血供的关系。肝癌结节及其周围因血供丰富，能准确反映肝癌的血供情况。彩色多普勒超声检查可识别肝癌结节的流入血管、流出血管及瘤内血管，流入血管可为肝动脉，也可为门静脉。流出血管可为肝静脉，也可为门静脉。瘤内血管表现为树干状、彩点状或彩色镶嵌的“簇状”斑块，在频谱多普勒分析中可为肝动脉、门静脉或肝静脉血流。癌结节周围的血流可表现为整

圈状或弧形围绕,可用频谱多普勒测出是连续性门脉血流或搏动性动脉血流。

25. E 患儿生后2周出现溢乳,随后出现喷射性呕吐,吐出物带凝块奶汁,呕吐后哭吵、欲食,体检在右季肋下触到橄榄状肿块,并可以移动,符合先天性肥厚性幽门狭窄的表现。

二、A3/A4型题

26. A 胆道闭锁是新生儿期一种少见的严重黄疸性疾病,主要症状是持续性黄疸,陶土色粪便,浓茶样尿和肝脾肿大,晚期可表现为胆汁性肝硬化,腹水,腹壁静脉曲张和严重的凝血障碍,个别患儿由于肝内生成"血管舒张物质",使肺循环与体循环短路开放,而出现发绀及杵状指。先天性胆道闭锁和新生儿肝炎是新生儿黄疸最常见的原因。若肝胆显像肝显影良好,追踪至24 h仍不见肠道出现放射性,且苯巴比妥试验胆汁促排无效,可诊断胆道闭锁。

27. D 新生儿肝炎肝胆显像多表现为肠道放射性延迟或不出现放射性,一般苯巴比妥试验胆汁促排有效,故通过肝胆动态显像可鉴别。

28. B 彩色多普勒血流显像把所得的血流信息经相位检测、自相关处理、彩色灰阶编码,把平均血流速度资料以彩色显示,并将其组合,叠加显示在B型灰阶图像上。它较直观地显示血流,对血流的性质和流速在心脏、血管内的分布较脉冲多普勒更快、更直观地显示,对左向右分流血流以及瓣口反流血流的显示有独到的优越性。

29. C 典型血管瘤超声造影:动脉期与周边出现结节状或环状钙化,随时间延长,增强范围逐渐向中间进展,门静脉期及延迟期,病灶回声等于或高于周围正常肝组织。

30. D 超声无辐射,准确率较高,方便,快捷,可以作为观察病灶方便及有效方式。

三、X型题

31. ABCDE **32.** ACE

33. BCDE 肝血管瘤平扫表现:呈圆形或卵圆形低密度,境界清楚,密度均匀。大的血管瘤,通常4 cm以上,瘤灶中央可见更低密度区,呈裂隙状,星形或不规则形。增强表现:早期病灶边缘呈高密度强化;增强区域进行性向病灶中央扩大散,持续时间长;延迟扫描病灶呈等密度充填;等密度持续时间10~15 min。

34. ACD

35. ABCD 急性胆囊炎:①胆囊的长径和宽径可正常或稍大,由于张力增高常呈椭圆形。②胆囊壁增厚,轮廓模糊;有时多数呈双环状,其厚度大于3 mm。③胆囊内容物透声性降低,出现雾状散在的回声光点。④胆囊下缘的增强效应减弱或消失。

36. ABCD 胃肠壁因各种原因出现活动性出血病灶时,核素从血管破裂处外逸进入胃肠道,形成异常放射性浓聚影像,据此可对消化道出血做出诊断和大致定位,称作胃肠道出血显像。腹部大血管和含血量多的肝、脾、肾显影,胃肠壁基本不显影。

第二十二章 呼吸系统显像

一、A1/A2型题

1. B 颗粒直径大于10 μm的放射性药物如 ^{99m}Tc-大颗粒聚合人血白蛋白(^{99m}Tc-MAA)注入静脉后随血流经肺毛细血管时,由于这些颗粒直径大于肺毛细血管的直径而被阻断不能通过,暂时性的阻塞于部分肺微血管内从而使肺显像,可以观察肺内血流灌注的情况并诊断是否有肺栓塞。

2. A 心律失常患者不适合进行门控心肌血流灌注显像,这一做法违反了申请核医学检查与治疗的原则。

3. A **4.** E

5. C 通过对肺灌注图像肺血流灌注分布状态的

分析，结合临床症状体征和其他检查结果，可以协助诊断肺部某些疾病，包括肺栓塞、先天性心脏病合并肺动脉高压、肺肿瘤和肺源性心脏病等。

6. B 慢性阻塞性肺部疾病肺灌注显像的典型表现是弥漫性散在的与通气显像基本匹配的放射性减低区或缺损区。

7. A 肺灌注显像正常，则不管反映通气状况的检查结果如何，均可排除肺动脉血栓栓塞症。

8. B 肺动脉栓塞时，肺灌注显像呈肺叶、肺段或亚段性缺损。若肺灌注显像呈非节段性缺损，且其他显像基本匹配，则诊断肺栓塞为低度可能性。

9. A 肺灌注显像可见肺多个节段的显像剂稀疏改变，且与肺通气显像结果不匹配，考虑为肺栓塞可能性大。

10. E 结合患者病史和临床表现，提示左下肢可能有静脉血栓形成，肺灌注和通气/X 线显像成不匹配的表现，考虑为肺动脉栓塞。

11. E 肺栓塞高度可能性（>90%）肺灌注显像出现≥2 个肺段放射性缺损区。

12. E COPD 的肺灌注显像表现为散在的放射性减低区，且与肺通气显像的平衡影像大致匹配，但肺通气显像的放射性减低区常常比肺灌注显像更为明显。

13. E

14. E 肺栓塞高度可能性（>90%），肺灌注显像出现≥2 个肺段放射性缺损区。患者为多个肺段出现放射性分布稀疏，应考虑为肺栓塞。

15. B MRA、肺灌注/通气显像、CTA、肺动脉造影均为确诊肺栓塞的影像学方法。D－二聚体检测：主要检测纤维蛋白溶解功能。

16. E 脓毒性流产是流产后子宫腔内感染，可能发生于自然流产或人工流产之后，常合并肺栓塞。

17. A 肺动脉血栓或脂肪栓子造成肺动脉主要分支受阻，可致肺动脉高压，右心室扩大，静脉回流受阻，引起急性肺源性心脏病。肺动脉血栓栓塞常见，而脂肪栓塞少见。

18. E 根据血流动力学，下肢的栓子易回到右房，右房-右室-肺动脉，故多产生肺动脉栓塞。

19. D 根据血流动力学，右房的栓子-右室-肺动脉，导致肺动脉栓塞。

20. D 诊断依据：①肺部变化：肺动脉段明显突出或其高度≥3 mm。除原有肺胸基础疾病及急性肺部感染的特征外，尚可有肺动脉高压症。②心脏变化：心脏呈垂直位，早期心脏都不见增大。右心室流出道增大时，表现为肺动脉圆锥部显著凸出。此后右心室流入道也肥厚增大，心尖上翘。③肺动脉高压表现：右肺动脉第一下分支横径≥15 mm，或右下肺动脉横径与气管横径比值≥1.07，或动态观察较原右肺下动脉干增宽 2 mm 以上，可认为有该扩张。

21. A 急性血栓的发病时间段为 1～2 周。

22. A 核素肺灌注显像临床应用：肺栓塞的诊断和疗效观察、肺部手术决策中的应用、评价肺动脉压力、慢性阻塞性肺部疾病病情严重程度的判断及疗效观察、其他等。

23. A 肺栓塞高度可能性（>90%），肺灌注显像出现≥2 个肺段放射性缺损区。

24. D 肿块压迫血管，并没有阻碍血供，不会出现肺灌注图像上出现的相应放射性减低区范围比 X 线片所示的小。

25. C **26.** B

27. A 肺栓塞是指由于内源性或外源性的栓子堵塞肺动脉主干或分支，引起肺循环障碍的临床和病理生理综合征。

28. B 核素肺灌注显像临床应用：肺栓塞的诊断和疗效观察、肺部手术决策中的应用、评价肺动脉压力、慢性阻塞性肺部疾病病情严重程度的判断及疗效观察、其他如肺透明膜病和成人呼吸窘迫综合征等。

29. D 血管介入包括：经皮腔内血管成形、血管支架、溶栓治疗、非血栓性缺血、控制出血（急慢性创伤、产后、炎症、静脉曲张等）、血管畸形以及动静脉瘘与血管瘤栓塞治疗、下腔静脉过滤器、经颈静脉肝内门体系统分流术（TIPSS）、血管再建、各种血管造影诊断、静脉取血诊断等。肿瘤性疾病方面：包括肿瘤的供血栓塞与药物灌注、动脉内照射、放射性损伤的预防、化疗、术前栓塞肿瘤血管、血管作用性药物及酒精等灌注。

30. E 肺门部肿块是肺肿瘤的征象。

31. D 阻塞性肺气肿时肋间隙变宽。

32. A 支气管肺癌间接征象有局限性肺气肿，阻塞性肺炎，肺不张，肋骨破坏，胸腔积液等。

33. A　肺栓塞：肺灌注显像出现≥2个肺段放射性缺损区(高度可能性)，肺通气显像或X线胸片的相应部位正常或病变范围小于灌注影像缺损区，即肺灌注显像与通气显像不匹配。不匹配的原因是由于肺组织的血液供应由两部分组成：肺动静脉系统及支气管动静脉系统，两者之间有非常丰富的吻合支。如果患者肺动脉分支栓塞后，由于支气管动脉可借助吻合支供血于该区肺组织，因此这部分肺组织很少发生坏死，肺组织通气功能正常，故肺通气显像与X线胸片多表现为阴性，而肺灌注显像在肺栓塞形成后即呈阳性表现。因此，肺灌注显像与肺通气显像联合应用，在早期诊断肺栓塞具有独特优势。

34. A　肺栓塞高度可能性：肺灌注显像出现≥2个肺段放射性缺损区，肺通气显像或X线胸片的相应部位正常或病变范围小于灌注影像缺损区，即肺灌注显像与通气显像不匹配。不匹配的原因是由于肺组织的血液供应由两部分组成：肺动静脉系统及支气管动静脉系统，两者之间有非常丰富的吻合支。

35. C　凝血酶原时间延长至正常的2倍时，应该停止减慢溶栓剂的注入速度或停止溶栓。

36. C　纤溶酶原激活因子催化纤溶酶原向纤溶酶的转化，后者可降解大量的组织蛋白，并将无活性的胶原酶原转变成有活性的胶原酶，是体内纤溶系统的生理性激动剂，在人体纤溶和凝血的平衡调节中发挥着关键性的作用。

37. E　体内照射可以抑制细胞增殖，同时也可以抑制细胞增殖。所以体内照射比体外照射效果好。

38. E

39. B　肺灌注肺段性稀疏缺损，肺通气显像正常，肺栓塞可以通过肺动脉造影诊断 D-二聚体阴性一般来说肺栓塞可能性小，肺灌注异常而肺通气正常。

40. C　肺癌可伴阻塞性肺炎，患者一般不发热或仅有低热，血白细胞计数不高，抗生素治疗后炎症吸收缓慢或炎症吸收后出现肿块阴影。对于有效抗生素治疗下炎症久不消散或消散后又复出现者，尤其是年龄较大的患者，应注意肺癌所致阻塞性肺炎的可能性。

41. C

42. E　X线：①一侧膈肌升高，肺容积减少；②一过性的肺实质浸润；③肺不张；④胸膜渗出；⑤Hampten's驼峰征，为一个肺内的实变征，呈圆形圆顶状轮廓，顶部指向肺门，位于肺肋膈角区或后肋膈窦区；Wamptark's征，栓塞侧近侧肺动脉扩张而远侧缺乏之灌注(无血管区)；⑥肺动脉主干扩张、肺动段突出，甚至右心室增大。

43. D　核素肺灌注显像临床应用：肺栓塞的诊断和疗效观察、肺部手术决策中的应用、评价肺动脉压力、慢性阻塞性肺部疾病病情严重程度的判断及疗效观察、其他等。

44. B　肺栓塞发生肺梗死的比例10%～15%。

45. E　肺栓塞(高度可能性)：肺灌注显像出现≥2个肺段放射性缺损区，肺通气显像或X线胸片的相应部位正常或病变范围小于灌注影像缺损区，即肺灌注显像与通气显像不匹配。

46. C　原因不明的肺动脉高压或右心负荷增加不是适应证。

二、A3/A4型题

47. B　根据患者症状，考虑COPD。COPD首选肺功能检查。

48. C　COPD＝反复咳嗽咳痰＋气短＋桶状胸。

49. D　COPD的肺灌注显像表现为散在的放射性减低区，且与肺通气显像的平衡影像大致匹配，但肺通气显像的放射性减低区常常比肺灌注显像更为明显。

50. C　患者女性，宫颈癌患者。有右下肢肿胀，存在肺栓塞高危因素。同时突发胸痛、与肺部体征不相称的呼吸困难、发绀和休克等临床表现，有肺动脉高压的体征，心界扩大，三尖瓣区闻及收缩期杂音及舒张期奔马律，急性右心负荷增加表现。诊断肺栓塞和急性肺源性心脏病。

51. A　患者存在肺栓塞急性心衰表现，首选行心电图、床旁胸部摄片、D-Dimer检查，进行肺栓塞筛查。

52. E　肺栓塞，肺动脉造影是目前诊断PTE的“金标准”。但是随着CT技术的发展，肺动脉增强CT作为无创检查，其准确性和肺动脉造影相当。

53. E　COPD＝反复咳嗽咳痰＋气短＋桶状胸。

54. B　血气分析是医学上常用于判断机体是否存

在酸碱平衡失调以及缺氧和缺氧程度等的检验手段。根据患者症状，应首选进行血气分析。

55. A 氧合指数＝PaO_2（动脉氧气压力）/FiO_2（吸入氧浓度）＝60/0.4＝150。

56. D 患者症状最可能诊断为急性呼吸窘迫综合征（ARDS），目前最重要的是进行呼吸支持，ARDS是吸氧难以缓解的疾病，需用呼吸机进行呼吸支持。

57. AEF 根据患者临床症状、体征及外伤史，初步考虑为肺栓塞，疑诊患者需完善血浆D-二聚体、动脉血气、心电图、心脏彩超、下肢静脉超声等。

58. A 肺栓塞典型超声表现：云雾状弱弱回声团。

59. ACDF 患者拟诊为肺栓塞，肺通气/灌注显像、CTPA、MRPA、肺动脉造影是诊断肺栓塞的“金标准”。

60. ABC 仅约20%患者表现为三联征，心电图的表现为非特异性的，血浆D-二聚体的敏感性较高，特异性较低。

61. BCF 根据患者的临床表现及检查，考虑为右心房血栓脱落，导致急性肺动脉血栓栓塞症，该患者以休克为主要表现，属于大面积高危患者，有溶栓适应证，无活动性出血和近期颅内出血的绝对禁忌证，可溶栓治疗。抗凝治疗为肺栓塞的基本治疗方法，吸氧可纠正低氧血症。腔静脉滤器为防止下肢深静脉大块血栓再次脱落阻塞肺动脉，该患者下肢未见血栓。

62. CD 活动性出血和近期颅内出血为绝对禁忌证，近期手术、外伤等为相对禁忌证。

63. BEFI 溶栓治疗主要适用于大面积肺栓塞病例，对于次大面积病例，若无禁忌证可考虑溶栓，对于血压和右心室功能正常的病例不适合溶栓，溶栓的时间窗为14天，溶栓并发颅内出血，死亡率高达50%，抗血小板药物的抗凝作用不能满足肺栓塞的抗凝要求，应用普通肝素治疗应监测激活部分凝血活酶时间（APTT），低分子肝素不需要监测凝血功能。

三、X型题

64. ABD 布-加综合征支架置入术不能用于下腔静脉长段完全性闭塞，身体差不能耐受手术者。

65. ABDE 禁忌证：①大动脉炎活动期；②有动脉瘤形成；③狭窄段有溃疡或钙化；④弥漫性狭窄或伴有附壁血栓；⑤重要脏器功能衰竭。

66. ABCDE 禁忌证：①2周内的大手术、分娩、器官活检或不能以压迫止血部位的血管穿刺；②2个月内的缺血性中风；③10天内的胃肠道出血；④15天内的严重创伤；⑤1个月内的神经外科或眼科手术；⑥难于控制的重度高血压（收缩压＞180 mmHg，舒张压＞110 mmHg）；⑦近期曾行心肺复苏；⑧血小板计数低于100×10^9/L；⑨妊娠；⑩细菌性心内膜炎；⑪严重肝肾功能不全；⑫糖尿病出血性视网膜病变；⑬出血性疾病等。

67. ABC 介入方式：①导管内溶栓；②导丝引导下导管血栓捣碎术；③局部机械消散术；④球囊血管成型术；⑤导管碎栓和局部溶栓的联合应用；⑥腔静脉滤器置入术（IVC）。

68. ABE 下腔静脉滤器植入的适应证有：复发性肺栓塞，禁忌抗凝治疗的肺栓塞，盆腔静脉有自由血。

69. ABCDE 核素肺灌注显像临床应用：肺栓塞的诊断和疗效观察、肺部手术决策中的应用、评价肺动脉压力、慢性阻塞性肺部疾病病情严重程度的判断及疗效观察等。

70. BCD 并发症：肺栓塞、精索内静脉穿孔、静脉炎、阴囊水肿、血肿等。

71. CDE 临床意义：急性深静脉血栓（DVT）、下肢深静脉有无侧支循环的建立、下肢深静脉有无梗阻等。

72. ACDE X线：①一侧膈肌升高，肺容积减少；②一过性的肺实质浸润；③肺不张；④胸膜渗出；⑤Hampten's驼峰征，为一个肺内的实变征，呈圆形圆顶状轮廓，顶部指向肺门，位于肺肋膈角区或后肋膈窦区；Wamptark's征，栓塞侧近侧肺动脉扩张而远侧缺乏之灌注（无血管区）；⑥肺动脉主干扩张、肺动段突出，甚至右心室增大。

73. ABCD 肺栓塞是肺灌注的适应证。

74. AD 下腔静脉滤器适用于：①肺动脉栓塞患者而为抗凝治疗禁忌和（或）出现并发症者。②肺动脉栓塞患者经抗凝治疗失败者。③深静脉血栓患者有较大可能并发肺动脉栓塞者。④有肺动脉栓塞史的患者或拟作外科手术摘除者。

第二十三章　泌尿系统显像

一、A1/A2 型题

1. C　表浅肾单位主要与保留水和电解质有关，髓旁肾单位在调节排出尿的渗透浓度和尿量中起主要作用。

2. C　影响肾小球滤过率的因素包括肾血浆流量、肾小球毛细血管压、血浆胶体渗透压、囊内压和滤过膜的通透性和面积。

3. E　肾小球毛细血管压减低，会引起有效滤过压的减低而导致肾小球滤过率减低。肾血浆流量增高、囊内压减低、血浆胶体渗透压减低均导致肾小球滤过率增加，而血浆晶体渗透压减低对其无影响。

4. C　菊粉清除率常用来测定肾小球滤过率，测定肾血浆流量，常用物质为邻碘马尿酸。

5. C　^{99m}Tc -(Ⅲ)- DMSA 和^{99m}Tc -葡庚糖酸盐能被选择性浓聚并暂时停留于肾小管上皮细胞内，因而可以聚集并滞留在肾实质从而显像。

6. B　肾静态显像剂为^{99m}Tc -(Ⅲ)- DMSA 和^{99m}Tc-葡庚糖酸盐。

7. A　肾静态显像可用于检测肾脏的大小、位置、形态及肾实质内占位性病变，不能用于测定肾小球滤过率。

8. C　^{99m}Tc - DMSA 和^{99m}Tc -葡庚糖酸盐能够被选择性浓聚并暂时停留在肾小管上皮细胞内，获得双肾放射性影像，根据图像可以了解肾的形态、位置、大小、占位病变和功能，不适于诊断上尿路梗阻。

9. E　肾静态显像，显像剂主要聚集在肾皮质，所以肾影的外带放射性较浓，中心和肾门区稍淡。

10. D　^{99m}Tc - DMSA 和^{99m}Tc -葡庚糖酸盐能够被选择性浓聚并暂时停留在肾小管上皮细胞内，获得双肾放射性影像，根据图像可以了解肾的形态、位置、大小、占位病变和功能，不适于诊断上尿路梗阻。

11. D　肾图通过肾图仪的两个探头在体表分别探测并记录双肾的时间放射性曲线而获得，仅能显示曲线，不能获得肾脏大小、位置和形态的图像信息。

12. B　肾动态常用显像剂分两类。肾小球滤过型如^{99m}Tc - DTPA 和肾小管分泌型如^{131}I - OIH、^{99m}Tc - EC、^{99m}Tc - MAG_3 等。^{99m}Tc - DMSA 聚集于肾皮质，为肾静态显像剂。

13. B　肾动态显像的血流灌注相为肾内小动脉和毛细血管床的灌注影像。

14. C　肾动态显像常用的参考值为峰时＜4 min，两肾峰时差＜1 min，峰值差＜30%；20 min 清除率：^{99m}Tc - DTPA＞40%，^{99m}Tc - EC 等肾小管分泌型显像剂＞50%。

15. B　肾图检查是一种用于了解肾功能及上尿路引流情况的非显像检查法，最常用的示踪剂是^{131}I - OIH。肾图检查前要求患者保持正常的睡眠及饮食，禁止憋尿，服用利尿剂，饮浓茶及咖啡等。

16. C　DTPA 几乎大部分通过肾小球滤出。

17. B　a 段为示踪剂的出现段，即静脉注射示踪剂后急剧上升段，此段放射性主要来自肾外血床，少量来自肾内血管，30%来自肾小管上皮细胞的摄取，它的高度一定程度上反映肾血流灌注量；b 段为示踪剂的聚集段；c 段为示踪剂的排泄段。

18. A　在肾动态显像的功能图像上画双肾和本底的感兴趣区，获得放射性-时间曲线，即为肾图。

19. D　患者身高和体重用于估算双肾的深度，注射前、后注射器计数用于计算注入的总计数，双肾及其周围的感兴趣区计数用于计算双肾的净计数率，最后通过公式计算出肾小球滤过率(GFR)值。因此，不需要的是膀胱感兴趣区计数。

20. D　常规肾动态显像 3/4 的放射性基本排完后，口服卡托普利 25～50 mg，卡托普利作用高峰约在 1 h 后，因此服药后 1 h 进行第 2 次肾动态显像。服药前后肾动态图像及肾图结果对比，双肾对比异常如明显增加，单侧肾动脉狭窄的可能性较大；但是若肾动脉狭窄严重，肾功能严重受损，对卡托普利已无明显反应，可能出现假阴性结果。

21. B　上尿路梗阻患者肾图出现 c 段下降延缓，半排时间延长。

22. B 在无上尿路梗阻的存在下,可以依据 RI 值判断功能受损的程度,即 30%~45%为轻度受损,20%~30%为中度受损,<20%为严重受损。

23. B 肾静态显像可灵敏的显示肾实质受累的情况,即肾萎缩、肾盂扩张伴皮质变薄、瘢痕征等。如果显示肾实质受累,提示是肾盂肾炎,且可提示患肾受累及受损的程度。如肾静态显像示正常,则病变往往在肾外或病变较轻。

24. B ^{131}I-OIH 是肾小管分泌型显像剂。

25. C a 段放射性 60%来自肾外血管床,在一定程度上反映肾血流灌注;b 段主要与肾血流量和肾小管功能有关;c 段与尿路通畅情况、肾有效血浆流量改变和肾小球功能均有关。

26. A 持续上升型肾图可见于尿路梗阻和急性肾衰竭。

27. D 肾静态显像剂能选择性浓聚并暂时停留在肾小管上皮细胞内,获得双肾放射性影像,根据图像可以了解肾的形态、位置、大小、占位病变和功能。

28. C 肾静态显像瘢痕征表现为局部放射性减低,多发生在肾上、下极近边缘处。它有时仅为局部血流减少,X 线及超声检查皆不能发现。肾静态显像出现瘢痕征表明肾实质已受累,可作为急性肾盂肾炎的诊断参考标准;结合 GFR 和有效肾血浆流量(ERPF)测定,还可以提供受损的程度等重要信息。

29. C 急性肾小管坏死时,血流灌注轻度减低,肾实质摄取明显减低。

30. B 单纯性肾盂扩张患者利尿后,原滞留于肾盂内的显像剂明显减少。

31. A 肾脏大小不影响 GFR 测定。

32. B 上尿路梗阻时,显像剂排泄缓慢,半排时间延长。

33. C 肾图 b 段反映肾脏摄取示踪剂的速度和数量,主要与肾小管功能和肾有效血浆流量有关。

34. E 因为使用两种不同的核素显像,所以设置参数时,要设定双能窗,进行采集。

35. D 膀胱尿反流显像分间接显像法和直接显像法。间接显像法是进行肾动态显像时,待大部分显像剂排至膀胱,肾和输尿管内放射性已很低时,令受试者用力憋尿,随即排尿。直接法是将 $^{99m}TcO_4$ 经导尿管直接注入膀胱内,然后缓慢灌入生理盐水,当膀胱充盈到难以忍受时,停止灌入,让受检者用力排尿。在排尿的整个过程中,用 γ 照相机行动态采集直至排尿完成,分析得到的系列影像,若输尿管或肾内有放射性出现,即可诊断膀胱尿反流,并根据放射性出现的部位和量的多少来判断尿反流的程度。

36. B 膀胱尿反流显像吸收剂量小,仅为 X 线的 1/100。

37. A 肾动态显像是单侧肾血管性高血压常用的筛选方法。凡高血压患者,肾动态显像表现一侧肾动脉灌注不良,肾实质影像小且淡、显影和消退延缓,提示有单侧肾血管性高血压的可能。B、D 选项应是双侧肾功能同时受损,C、E 患者不易出现高血压。

38. B 肾静态显像和肾脏超声主要了解肾的形态、位置、大小,占位病变等。静脉肾盂造影用于了解肾脏、输尿管的位置,肾脏的分泌功能,有无梗阻及梗阻的部位。肾功能检查无法提示单侧肾功能。肾动态显像(renal dynamic imaging)包括反映肾血流的肾动脉灌注显像(renal artery perfusion imaging)和反映肾功能、上尿路引流的肾动态显像(renal dynamic imaging),其灵敏的和特异性最高。

39. E 肾动态显像。静脉注射能为肾实质摄取且迅速随尿流排出的显像剂,用 γ 照相机快速动态采集双肾的放射性影像,可以依次观察到肾动脉灌注影像和肾实质影像,根据肾实质显影程度,可了解肾皮质的功能状态。

40. B 肾静态显像主要了解肾的形态、位置、大小,占位病变等。C、D、E 均无法测定肾功能。肾动态显像可分别显示分肾灌注血流及其功能,灵敏度高、特异性强。

41. D 利尿试验主要用于鉴别明显的机械性梗阻和单纯肾盂扩张:利尿后,原滞留于肾盂内的放射性明显减退,肾图 c 段明显改善,即可排除明显的机械性梗阻。利尿后肾盂影和肾图无显著变化,表明有明显的机械性梗阻存在。

42. D 肾动态显像可以获得双肾分别的肾功能,为肾移植手术的适应证提供可参考的数据。

43. B 原发性醛固酮增多症的诊断常用的确诊试验包括盐水负荷试验、高钠负荷试验、氟氢可的松抑制试验和卡托普利抑制试验。其余四项均是肾上腺髓质显像的临场应用。

44. B ^{131}I-MIBG。74～111 MBq(2～3 mCi)是肾上腺髓质常用显像剂，静脉注射后24 h、48 h、72 h显像。

45. E 尿路梗阻时肾动态显像中在显像初期积水扩张的区域呈放射性减淡区或缺损区，随时间延长，显像剂逐渐进入并滞留于其内而无法排除，显影逐步增浓。

46. D 肾功能受损时肾图a段降低，b段上升缓慢，峰时后延，c段下降延缓等。受损严重时肾图可无明显b段，c段呈低水平递减型。

47. D 急性排异大多发生在术后5天～3个月，肾动态显像见肾动脉灌注明显减少，肾摄取显像剂少而慢，清除也延迟，动脉灌注较实质功能受损严重；慢性排异发生在术后几个月至数年，表现为肾动脉灌注及肾实质摄取均减少，肾影缩小且显影延迟。放射性持续积聚在增大的肾盂中多由于输尿管梗阻。显影剂不能排除所致，与排异反应无关。

48. C 肾动态显像(renal dynamic imaging)可反映肾血流的肾动脉灌注显像。肾移植术后发生肾动脉血栓，肾动脉灌注显像见腹主动脉显影后，患肾不显影。

49. C 肾静态显像瘢痕征表现为肾影中单个或多个局部放射性减低缺损区，常发生在肾上、下极近边缘处，多见于泌尿系感染。肾静态显像中的瘢痕征是诊断肾盂肾炎的参考指标。

50. A 肾动态显像是单侧肾血管性高血压常用的筛选方法。凡高血压患者，肾动态显像表现一侧肾动脉灌注不良，肾实质影像小且淡、显影和消退延缓，提示有单侧肾血管性高血压的可能。卡托普利试验可以进一步提高单侧肾血管性高血压检出的灵敏度和特异性。

51. B 常用的显像剂分为两类：① 肾小球滤过型：显像剂主要经肾小球滤过进入肾内，不被肾小管重吸收，然后很快随尿排出。常用的是^{99m}Tc-DTPA(^{99m}Tc-二乙三胺五乙酸)。② 肾小管分泌型：显像剂随血流经肾脏时，大部分被肾小管近端上皮细胞吸收，然后分泌到管腔，小部分由肾小球滤过，两者在小管腔内汇集后随尿液排出体外。常用的有^{131}I-OIH(^{131}I-邻碘马尿酸盐)；^{99m}Tc-EC(^{99m}Tc-双半胱氨酸)或^{99m}Tc-MAG_3(^{99m}Tc-巯基乙酰基三甘氨酸)。

52. A 单纯性肾盂扩张患者利尿后，原滞留于肾盂内的显像剂明显减低，c段下降增快。

53. C 卡托普利介入实验主要是用于鉴别诊断肾动脉狭窄引起的高血压，其适应证是单侧肾动脉下载但肾功能基本正常或仅轻度减低的患者。

54. D 间位碘代苄胍^{131}I-间位碘代苄胍(MIBG)类似于去甲肾上腺素，能与肾上腺素能受体结合。是常用的肾上腺髓质显像剂。

55. A ^{99m}Tc-DTPA是常用的肾小球滤过型显像剂主要经肾小球滤过进入肾内，不被肾小管重吸收，然后很快随尿排出。

56. E 肾动态显像可以获得双肾分别的肾功能，为肾移植手术的适应证提供可参考的数据。其他几项检查均没有这个功能。

57. D 肾上腺髓质合成和分泌肾上腺素和去甲肾上腺素，间位碘代苄胍(meta-iodobenzyl guanidine，MIBG)类似于去甲肾上腺素，能与肾上腺素能受体结合。可用于治疗肾上腺素能肿瘤，治疗时60～90 min慢静脉滴注。

58. C 肾图反卷积定量分析不能对占位性病变进行诊断。

59. C 肾移植后如肾图逐渐恢复正常，表明移植成功；移植后肾图呈无功能或严重受损图形，提示肾缺血或坏死；肾图持续上升，而膀胱内放射性很少，可能为上尿路梗阻，也可能为急性肾小球坏死(ATN)或急性排异。当肾动脉血栓形成时肾图可无明显b段，c段呈低水平递减型。尿漏表现为肾周围出现放射性显影剂。

60. C 肾移植后肾动态显像表现为泌尿系以外出现放射性浓聚，则为尿漏。

61. D ^{99m}Tc-EC是常用的淋巴显像剂。

62. A 尿路梗阻时肾图曲线c段下降明显延缓或曲线持续上升不出现c段。肾功能受损严重时肾图可无明显b段，c段呈低水平递减型。

二、A3/A4型题

63. D A、C不是核医学行为，肾图检查是一种用于了解肾功能及上尿路引流情况的非显像检查法。肾静态显像可了解肾的形态、位置、大小，占位病变和功能。肾动态显像可反映肾血流的肾动脉灌注显像、肾功能、上尿路引流，且灵敏度和特异性最高。

64. A　肾动态显像常用的显像剂分为两类：①肾小球滤过型：显像剂主要经肾小球滤过进入肾内，不被肾小管重吸收，然后很快随尿排出。常用的是^{99m}Tc－DTPA（^{99m}Tc－二乙三胺五乙酸）。②肾小管分泌型：显像剂随血流经肾脏时，大部分被肾小管近端上皮细胞吸收，然后分泌到管腔，小部分由肾小球滤过，两者在小管腔内汇集后随尿液排出体外。常用的有^{131}I－OIH（^{131}I－邻碘马尿酸盐）、^{99m}Tc－EC（^{99m}Tc－双半胱氨酸）或^{99m}Tc－MAG$_3$（^{99m}Tc－巯基乙酰基三甘氨酸）。

65. E　尿路梗阻原因较多，包括结石、肿瘤在内的各种原因，肾动态显像无法了解其原因。

66. B　肾动态检查前要求患者保持正常的睡眠及饮食，禁止憋尿，服用利尿剂，饮浓茶及咖啡等。

67. E　利尿试验主要用于鉴别明显的机械性梗阻和单纯肾盂扩张：利尿后，原滞留于肾盂内的放射性明显减退，肾图 c 段明显改善，即可排除明显的机械性梗阻。利尿后肾盂影和肾图无显著变化，表明有明显的机械性梗阻存在。

68. D　肾图通过肾图仪的两个探头在体表分别探测并记录双肾的时间放射性曲线而获得，仅能显示曲线，不能获得肾脏大小、位置和形态的图像信息。

69. C　肾动态显像可以获得显像剂逐渐浓聚于肾实质，后随尿流经肾盏、肾盂和输尿管而进入膀胱的系列影像，通过计算机感兴趣区（ROI）技术同时获得肾区时间—放射性曲线可通过分析系列影像或肾图，得到肾实质功能等多方面的信息。

70. B　利尿试验主要用于鉴别明显的机械性梗阻和单纯肾盂扩张：利尿后，原滞留于肾盂内的放射性明显减退，肾图 c 段明显改善，即可排除明显的机械性梗阻。利尿后肾盂影和肾图无显著变化，表明有明显的机械性梗阻存在。

71. B　肾动态显像可以推测梗阻部位、了解双肾血流灌注情况、估计肾积水的程度、了解分肾功能。

72. B　^{99m}Tc－DMSA 能被选择性浓聚并暂时停留于肾小管上皮细胞内，可以聚集并滞留在肾实质从而显像，常用于肾静态显像，其余 4 种显像剂均可用于肾动态显像。

73. B　患者经过治疗后肾功能好转，但左肾造瘘管引流不畅。肾动态显像可了解两分肾各自的功能。

74. C　肾动态显像常用显像剂常用的是^{99m}Tc－DTPA（^{99m}Tc－二乙三胺五乙酸）。

75. C　已经用多种其他的影像技术对患者进行了初步的诊断，了解了梗阻的部位及积水的程度，现选用 Tc－DTPA 进行肾动态显像就是为了了解两个肾脏各自的滤过功能，以确定治疗的最佳方案。

76. C　肾动态显像是单侧肾血管性高血压常用的筛选方法，肾动脉狭窄在肾动态显像表现为灌注不良，实质影小且淡，肾图为小肾图。

77. B　进行卡托普利试验，可提高对单侧肾动脉狭窄检出的灵敏度和特异性。卡托普利试验（captopril test）是以肾动态显像和肾图对卡托普利的反应来提高对单侧肾血管性高血压检出灵敏度和特异性的一种方法。方法是：以常规肾动态显像为基础显像；口服卡托普利 25～50 mg 1 h 后行药物负荷肾动态显像。比较服用卡托普利前后 2 次肾动态显像及肾图。若服用卡托普利后两侧对比异常明显增加，患肾从正常变为异常，从轻微异常变为明显异常，单侧肾动脉狭窄的可能性大。

三、X 型题

78. BCD　常用的显像剂分为两类：①肾小球滤过型：显像剂主要经肾小球滤过进入肾内，不被肾小管重吸收，然后很快随尿排出。常用的是^{99m}Tc－DTPA（^{99m}Tc－二乙三胺五乙酸）。②肾小管分泌型：显像剂随血流经肾脏时，大部分被肾小管近端上皮细胞吸收，然后分泌到管腔，小部分由肾小球滤过，两者在小管腔内汇集后随尿液排出体外。常用的有^{131}I－OIH（^{131}I－邻碘马尿酸盐）；^{99m}Tc－EC（^{99m}Tc－双半胱氨酸）或^{99m}Tc－MAG$_3$（^{99m}Tc－巯基乙酰基三甘氨酸）。

79. CD　肾静态显像剂能选择性浓聚并暂时停留在肾小管上皮细胞内，获得双肾放射性影像，根据图像可以了解肾的形态、位置、大小、占位病变和功能。肾动态显像可以粗略观察肾脏的位置、形态、大小、占位性病变。A主要是测定肾功能。肾素-血管紧张素主要由肾脏分泌，它的测定主要反应肾脏的分泌功能，无法了解肾脏是否有占位性病变。

第二十四章 内分泌系统显像

一、A1/A2型题

1. E 甲状腺摄碘功能可通过测量摄碘率来了解，无须进行^{131}I显像。
2. E 内照射治疗会影响手术伤口愈合；药物治疗会影响内照射治疗效果；未愈合手术伤口会非特异性摄取^{18}F-FDG而影响显像效果；化疗期间肿瘤组织对^{18}F-FDG的摄取会受到明显影响。
3. A $^{99m}TcO_4$甲状腺功能显像会对甲状腺摄碘率检测带来干扰，因不可先进行显像；答案B为甲状旁腺^{99m}Tc-MIBI/$^{99m}TcO_4$减影显像法；答案C由于^{13}N半衰期仅为10 min，可于当日再行其他核医学检查；答案D为^{201}Tl再注射法评价心肌细胞活性；答案E为二次法利尿试验。
4. D TGAb和TPOAb是两种甲状腺自身免疫性抗体。甲状腺球蛋白由甲状腺滤泡上皮合成分泌，存在于滤泡的胶质中，TGAb是以其为抗原的抗体。TPOAb则是针对胞质中的甲状腺过氧化物酶的抗体。TGAb和TPOAb的升高与甲状腺自身免疫性疾病的发生密切相关。检测这两种抗体对甲状腺自身免疫性疾病的诊断和疗效评价有重要参考价值。桥本氏病是甲状腺免疫性疾病，检测TPOAb、TGAb可确诊。单纯性甲状腺肿无血清学改变，仅有甲状腺的增大。
5. A 患者有高代谢综合征，且T_3、T_4增高，TSH降低，TPOAb、TGAb强阳性，可判定为甲状腺免疫性疾病，排除C、D、E。而在Graves病患者中，85%～100%TSAb呈强阳性，故TSAb是诊断Graves的一个重要指标。
6. A 过氯酸钾可封闭甲状腺、胃黏膜，使其不能摄取$^{99m}TcO_4$，因此异位胃黏膜也不摄取$^{99m}TcO_4$而呈阴性。
7. E ^{131}I-NaI可作为甲状腺激素特异合成原料而被甲状腺上皮细胞摄取和利用，因此可用于相关甲状腺疾病的诊断和治疗。甲状腺髓样癌起源于C细胞，不表达NIS，不摄取碘，因此不能用^{131}I治疗。
8. B 放射性核素脑灌注显像时使用过氯酸钾最主要的目的是封闭脉络丛减少干扰。
9. C 过氯酸钾可封闭甲状腺、胃黏膜，使其不能摄取TcO_4。
10. D 甲状腺显像可通过结节对^{99m}Tc或^{131}I的摄取来判断结节的功能。
11. C 部分甲状腺激素不应症患者由于T_3受体的β亚基有突变，此种变异的β亚基使正常受体活性受到阻滞或抑制。
12. E 高度恶性的神经胶质瘤和神经母细胞瘤等多表现为血流灌注增加。
13. A 抗甲状腺药物治疗、放射性核素碘治疗、手术治疗和介入栓塞治疗。四者中以抗甲状腺药物疗法最方便和安全，应用最广，中医中药对症轻者也有一定的疗效状。碘剂仅用于危象和手术治疗前准备。放射性核素碘治疗应该合理选择，要认真考虑其适应证和禁忌证，特别是远期效应问题。
14. C 不适用放射性^{131}I治疗的情况：①妊娠或哺乳妇女；②年龄＜25岁者(宜首选抗甲状腺药物治疗)；③有严重或活动性肝、肾疾病患者；④周围血液白细胞总数＜3×10^9/L者(但如分类中中性粒细胞在2×10^9/L以上或经治疗改善后仍可考虑)；⑤重度甲亢患者；⑥结节性肿伴功能亢进，结节扫描显示“冷区”者。A、B、D、E不是放射性^{131}I治疗的绝对禁忌证。
15. D 放射性^{131}I治疗适用于下列情况：①年龄在25岁以上；②对抗甲状腺药物过敏而不可续用者，或长期治疗无效，或停药后复发者；③甲状腺次全切除术后复发者；④合并有心脏病、糖尿病、严重肝或肾病有手术切除禁忌证者；⑤甲亢伴有突眼者；⑥甲状腺内^{131}I转换的有效半衰期不小于3天者。

16. B 用^{131}I治疗Graves病时，2～4周后甲状腺组织出现破坏性变化，如水肿、变性、空泡形成等。

17. D 甲状腺髓样癌实际上并非甲状腺癌，它来源于分泌降钙素的甲状腺滤泡旁细胞（又称C细胞），是神经内分泌细胞，和甲状腺滤泡细胞无关。

18. D Graves病患者服用^{131}I治疗2～4周内，患者可出现甲亢症状加重。若遇诱因（感染、情绪激动等）可能发生甲状腺危象，危及生命，应及时发现并处理。

19. D 甲状腺具有高度选择性聚^{131}I能力，^{131}I在甲状腺内停留的有效半衰期平均为3～4天，因而电离辐射可使大部分甲状腺滤泡上皮细胞遭到破坏，从而减少甲状腺激素的产生，达到治疗甲亢的目的。甲状腺囊肿无甲状腺功能亢进的症状，故不能进行^{131}I治疗。

20. C ^{131}I治疗分化型甲状腺癌时，若无转移灶用量为100 mCi，有转移灶时用量为150～200 mCi（1 mCi＝37 MBq），以达到清除剩余甲状腺组织，治疗转移灶的目的。

21. A 维A酸是维生素A的生物活性代谢物，能诱导分化型甲状腺癌细胞的分化，使原本不能浓聚碘的分化型甲状腺癌细胞再次摄取碘，而使^{131}I治疗再次成为可能。

22. D ^{131}I治疗Graves病可产生多种并发症，如粒细胞减低、白细胞减低，肝肾功能受损，其中最主要的并发症是甲状腺功能低下，其原因与甲状腺细胞转换速度和甲状腺的增值能力有关。

23. E 颈部水肿是^{131}I治疗早期出现的不良反应，严重者可出现呼吸困难，加剧患者心理恐慌，威胁患者生命；糖皮质激素可减轻患者局部炎性反应从而减轻颈部水肿发生。

24. E 颈部水肿是^{131}I治疗早期出现的不良反应，严重者可出现呼吸困难，加剧患者心理恐慌，威胁患者生命；糖皮质激素可减轻患者局部炎性反应从而减轻颈部水肿发生。

25. D ^{131}I治疗甲状腺癌时，当体内滞留的^{131}I少于30 mCi时，方可出院。

26. C 甲状腺癌术后出现胸部不适，咳嗽，右颈部可触及明显肿大的淋巴结。X线胸片发现双肺多个粟粒状阴影，考虑甲状腺癌肺转移及淋巴结转移，应行^{131}I全身显像，以确诊。

27. B 局部放射性增高是最常见的骨骼影像异常表现。骨外的钙化灶和磷酸盐异常聚集灶可浓聚显像剂而显影。

28. E 急性心肌梗死灶显像、放射免疫显像属于阳性显像，肿瘤代谢显像、属于受体显像正电子显像。

29. C 碘是甲状腺合成甲状腺激素的原料之一。

30. A 碘是甲状腺合成甲状腺球蛋白的重要原料之一，甲状腺细胞内的碘的浓度大于血浆中碘浓度，甲状腺通过主动转运方式将碘从低浓度的血浆中运往高浓度的甲状腺细胞内。

31. D 滤泡旁细胞（parafollicular cell）又称C细胞，可分泌甲状旁腺激素。

32. D 促甲状腺激素（TSH）是垂体前叶分泌的调节甲状腺功能的重要激素。它能促进甲状腺合成和分泌甲状腺激素，血中T_3和T_4浓度对垂体有负反馈调节。甲状腺功能增高时，TSH降低；原发性甲减时TSH增高。甲状腺功能改变时，TSH的变化快而明显，是反映下丘脑-垂体-甲状腺轴功能的敏感指标，尤其是对亚临床甲亢和亚临床甲减的诊断有重要意义。

33. D Graves病是一种伴甲状腺激素分泌增多的器官特异性自身免疫性疾病，临床主要表现为甲状腺功能亢进症状。发生甲状腺功能亢进时血清TSH降低，D错。

34. B TSH是垂体前叶分泌的调节甲状腺功能的重要激素。甲状腺功能改变时，TSH的变化快而明显，是反映下丘脑-垂体-甲状腺轴功能的敏感指标，亚临床甲减时，T_3、T_4正常，而TSH已经升高。

35. D 发生甲状腺功能减低时，甲状腺吸碘率降低，血清T_3、T_4、FT_3、FT_4、rT_3降低，因其对TSH有反馈抑制作用，故TSH降低。

36. A 甲状腺功能改变时，TSH的变化快而明显，是反映下丘脑-垂体-甲状腺轴功能的敏感指标，甲状腺功能减低时，当T_3、T_4未降低时，TSH已经升高。

37. B 甲状腺功能降低，TSH升高。

38. E 慢性淋巴细胞性甲状腺炎（chronic lymphocytic thyroiditis，CLT）又称自身免疫性甲状腺炎及桥本氏甲状腺炎，是一种以自身甲状腺组织为抗原的慢性炎症性自身免疫性疾病。实验室检查可见抗甲状腺球蛋白抗体(TGAb)和抗甲状腺微粒体抗体(TMAb)明显增高。

39. D 正常人的甲状腺摄^{131}I率随时间延长逐渐上升,24 h达到高峰。甲状腺功能亢进患者摄^{131}I率增高,达峰值时间前移。

40. D 甲状腺摄碘率高峰前移见于甲状腺功能亢进。Graves病是一种伴甲状腺功能亢进的特异性免疫性疾病,行甲状腺摄碘率检查时,其高峰前移。

41. D 甲状腺功能减退时可出现甲状腺摄碘率减低,甲状腺过氧化物酶在合成T_3和T_4过程中催化甲状腺球蛋白酪氨酸的碘化,它的缺乏导致T_3、T_4增高,出现摄碘率增高。

42. B 甲状腺功能亢进时,甲状腺摄碘率增高,高峰提前。

43. D 释放率≤10%,表明碘氧化过程正常;释放率>10%且≤50%,提示碘有机化轻度障碍;释放率>50%,提示碘有机化重度障碍。

44. C 过氯酸钾释放试验通过测定服用过氯酸盐前后甲状腺摄^{131}I率的变化,来判断甲状腺内碘有机化过程有无障碍。

45. A 甲状腺功能受垂体分泌的TSH调节。给予外源性的甲状腺激素(T_3或T_4)后,血中甲状腺激素水平升高,通过负反馈调节使TSH分泌减少,甲状腺摄^{131}I率也随之降低,表现为明显受抑。甲亢时由于各种病理因素的存在,甲状腺功能表现为自主性。口服甲状腺激素后,甲状腺摄^{131}I率无明显下降,表现为不受抑。

46. D 抑制率>50%为甲状腺功能正常,抑制率<50%为甲亢。

47. E TSAb不仅反映了这种抗体与TSH受体结合,而且反映了这种抗体对甲状腺细胞的产生刺激功能。因此,TSAb是诊断GD的重要指标之一,也是否停止抗甲状腺药物治疗的最好指标。

48. C 根据甲状腺影像中结节所在部位的放射性高低,常将其分为4种:“冷”结节、“凉”结节、“温”结节和“热”结节。“温”结节和“热”结节的恶性概率低,而“冷”结节和“凉”结节的恶性概率较高。该患者表现为冷结节,恶性的概率较大,故需进一步行病理检查明确诊断。

49. D 亚急性甲状腺炎的诊断典型表现:甲状腺摄^{131}I率明显降低,血清T_3、T_4正常偏高或高于正常,与摄^{131}I率呈“分离现象”。

50. B 甲状腺功能亢进时,可出现甲状腺肿大,摄碘率增高,24 h峰值提前。

51. B 甲状腺功能亢进时甲状腺显影增强而不是显影不清。

52. C 结节所在位置吸收^{131}I率接近或相同于正常的甲状腺组织,则称为温结节,它是一种良性的甲状腺腺瘤。如结节所在位置吸收^{131}I率高于正常的甲状腺组织为热结节,热结节是功能自主性甲状腺结节,几乎多为良性。

53. B 甲状腺冷结节是指用放射性元素作甲状腺扫描时,结节所在位置的放射性比附近正常甲状腺组织明显降低或接近无放射性,多见于甲状腺癌,但甲状腺囊肿、腺瘤、出血、纤维化、钙化、甲状腺炎等都可以见到冷结节。高功能腺瘤表现为热结节。

54. A 结节所在位置吸收^{131}I率接近或相同于正常的甲状腺组织,则称为温结节,它是一种良性的甲状腺腺瘤。

55. C 甲状腺显像时“冷”结节和“凉”结节的恶性概率较高。进一步行甲状腺动脉灌注显像:结节部位供血丰富表现者,提示恶性结节可能性。

56. D ^{99m}Tc-MIBI甲状腺显像:常规甲状腺显像中若正常甲状腺组织功能完全受抑可不显影,只能看到腺瘤的团状浓聚影像,行^{99m}Tc-MIBI显像正常甲状腺可摄取^{99m}Tc-MIBI而显影,故腺瘤的团状浓影以外出现甲状腺影像;若为先天性一叶甲状腺缺如,则常规甲状腺显像和^{99m}Tc-MIBI显像的影像相似。甲状腺激素抑制显像:用于功能自主性腺瘤与非功能自主性腺瘤的鉴别。服用甲状腺激素前后分别行甲状腺显像,比较两次显像中腺瘤影像浓淡的变化。功能自主性腺瘤在服用甲状腺激素后显像时,正常甲状腺组织影像明显减淡甚至不显影,而腺瘤的影像仍很浓,与服激素之前显像所见相近;非功能自主性腺瘤在服用甲状腺激素后显像中则表现为腺瘤影像与正常甲状腺组织共同减淡。

57. B FT_3和FT_4即血中以游离形式存在的甲状腺激素,是真正发挥生理作用的部分,测定FT_3和FT_4的浓度能够最直接、最准确地判断甲状腺功能。甲状腺功能增高,FT_3和FT_4升高;甲状腺功能减低,FT_3和FT_4下降。

58. B 多种原因均可引起甲状腺功能亢进，发病率最高的是腺瘤。

59. B 放射性碘标记的间位碘代苄胍(MIBG)能够使肾上腺髓质及其他富含肾上腺素能受体的组织和器官显影。

60. B 肾上腺髓质显像主要用于嗜铬细胞瘤作定位诊断。

61. D ^{201}Tl的生物学性能与K^+离子类似，经Na^+-K^+-ATP酶主动转运进入细胞，在甲状腺癌显像中早期影像浓，晚期减淡；胸部纵隔显影，心脏显影明显。腹部可见肝、脾、肾、肠道显影；其余部位仅轻度显影。

62. D 镓-67(^{67}Gallium，^{67}Ga)进行显像时：鼻咽部、泪腺、唾液腺、肝脏明显显影，脾及全身骨骼轻度显影。由于^{67}Ga主要由泌尿及消化系统排泄，因此肾脏、膀胱及肠道内可见放射性分布，而甲状腺不显像。

63. E 甲状腺毒症表现，可造成多系统损害。

64. A 95%的Graves病患者血清中可检出由B细胞产生的甲状腺刺激性抗体(TSH受体抗体)。TSBAb是自身免疫甲状腺炎导致甲减的原因之一。

65. E 甲状腺毒症表现，可造成多系统损害。

66. E

67. D 抗甲状腺治疗后甲状腺明显增大，突眼加重最可能是由于甲状腺激素反馈抑制减弱所致，因此可加用甲状腺素片。

68. A 原发性甲状腺功能减退症最早出现异常的是血TSH。

69. B 甲状腺毒症性周期性瘫痪在20～40岁亚洲男性好发，病变主要累及下肢，有低钾血症。

70. A 鉴别毒性甲状腺瘤和结节性甲状腺肿伴甲亢的主要手段是甲状腺放射性核素扫描和甲状腺B超。

71. B 甲亢治疗过程中甲状腺肿及突眼加重，可加用甲状腺片观察临床症状是否改善。

72. D 亚急性甲状腺炎是一种与病毒感染有关的自限性疾病，与自身免疫功能关系不大。

73. B 甲状腺结节若在甲状腺显像中表现为“冷”结节或“凉”结节，在肿瘤阳性显像中表现为放射性浓聚区，高度提示为恶性肿物。

74. C ^{131}I-SPECT常用于诊断滤泡型甲状腺癌。

75. D 嗜铬细胞瘤是由嗜铬细胞所形成的肿瘤，肿瘤细胞大多来源于肾上腺髓质，肾上腺髓质显像主要用于嗜铬细胞瘤作定性定位诊断。

76. E 碘治疗甲状腺癌的指征有：①手术不能切除者；②有残留甲状腺组织，其摄^{131}I率>1%，甲状腺显像时甲状腺床有残留甲状腺显影者；③经手术切除原发灶、^{131}I去除残留甲状腺组织后，复发灶转移灶不能手术切除，经^{131}I显像显示病灶有^{131}I浓集，一般情况良好的患者。外科手术后出现下列情况，应进行^{131}I治疗：①存在远处转移，如肺或骨转移等；②肿瘤大于4 cm；③肿瘤大于1 cm伴有颈部淋巴结转移；④年龄大于45岁或小于15岁，尤其是男性；⑤病理类型为实体亚型、高细胞、柱状细胞、弥漫性硬化等侵袭性表现者。

77. E 放射性^{131}I治疗的禁忌证：①妊娠或哺乳妇女；②有严重或活动性肝、肾疾病患者；③周围血液白细胞总数$<3\times10^9$/L者(但如分类中中性粒细胞在2×10^9/L以上或经治疗改善后仍可考虑)；④重度甲亢患者；⑤结节性肿伴功能亢进，结节扫描显示“冷区”者。

78. E 甲状腺癌行碘治疗前准备：①促使TSH升高到适合的水平。要提高血清中的TSH，常用方法是让患者停止服用左甲状腺素4～6周，使得患者血清中的TSH升高。②忌碘4周。

79. C 肿瘤的放射敏感性与细胞的分化程度有关，分化程度越高，放射敏感性越低。选项中神经母细胞瘤分化程度最低，放射敏感性高。A、B、E为低度敏感性，D为中度敏感性。

80. D 在甲状腺癌类型中，未分化癌恶性程度最高，早期即可发生转移及浸润。

81. B 甲状腺乳头状腺癌发生率最高，占甲状腺癌的40%～60%。

82. E 在肿瘤分类和命名原则中，不同组织来源的良性肿瘤称为瘤，但也有例外，如淋巴瘤、内胚窦瘤、精原细胞瘤为恶性肿瘤。某些称为母细胞瘤的肿瘤中也有良恶性之分，胶质母细胞瘤、髓母细胞瘤、神经母细胞瘤为恶性肿瘤，而软骨母细胞瘤为良性肿瘤。

83. A APUD肿瘤系指弥漫分布于许多器官及内分泌腺体内的内分泌细胞来源的肿瘤。该类肿瘤能从细胞外摄取胺前体，通过脱羧作用，使胺前体形成相应的胺和多肽类激素。例如,胃肠道各种神经内分泌细胞癌(最常见为类癌)、甲状腺髓样癌(甲状腺C细胞来源)、副神经节瘤(乳腺、宫颈、胆管)、胰岛细胞瘤、Merkel细胞瘤等。

84. A ^{131}I-MIBG是肾上腺髓质显像剂,^{131}I-6β-胆固醇用于肾上腺皮质显像。

85. E 5项均为甲状腺癌的CT表现,其中甲状软骨破坏特异性最强。

86. D 组织分化较好的甲状腺癌(如乳头状癌和滤泡状癌)及其转移灶能够摄取^{131}I而显影,故可以利用^{131}I寻找甲状腺癌的转移灶。

87. A 根据甲状腺影像中结节所在部位的放射性高低,常将其分为4种:"冷"结节、"凉"结节、"温"结节和"热"结节。"冷"结节表现为放射性缺损区,结节基本上无甲状腺功能;"凉"结节表现为放射性减淡区,结节功能低于正常甲状腺组织;"温"结部位放射性分布与正常甲状腺影像相近,功能也接近正常组织;"热"结节所在部位放射性增浓,结节功能高于正常甲状腺组织。结节的良恶性与结节功能关系密切,"温"结节和"热"结节的恶性概率低,而"冷"结节和"凉"结节的恶性概率较高,为20%~35%。

88. C 根据甲状腺影像中结节所在部位的放射性高低,常将其分为4种:"冷"结节、"凉"结节、"温"结节和"热"结节。"冷"结节表现为放射性缺损区,放射性低于正常甲状腺组织,结节基本上无正常甲状腺组织及功能;此类结节约20%左右为癌。

89. B 甲状腺乳头状癌是青年女性甲状腺癌中发病率较高的病理类型,虽然淋巴结转移率较高,但肿瘤细胞恶性程度低,病理检查异型性低,预后好。鼻咽癌、上段食管癌、喉癌虽然颈部淋巴结转移率比较高,但其肿瘤细胞恶性程度高,病理检查异型性大。而肺癌出现颈部淋巴结转移较少见,多为锁骨上淋巴结转移。

90. E 分化型甲状腺癌术后应行^{131}I治疗以达到清除残余甲状腺癌细胞及转移灶。A、B、C、D术后均不需要进行^{131}I治疗。

91. D 甲状腺乳头状癌属于甲状腺分化癌的一种。行手术治疗后应进行^{131}I治疗,目的是清除杀死残余的甲状腺癌细胞灶和转移病灶。接受T_3甲状腺素替代治疗4周,目的是抑制TSH。

92. E 甲状腺核素显像"热"结节所在部位放射性增浓,结节功能高于正常甲状腺组织。B是"温"结节,结节部位与周围正常甲状腺组织相接近。

93. B 副癌综合征特指除肿瘤本身压迫及浸润和转移所引起的症状以外的其他全身性表现,又叫伴癌综合征。肺癌肿瘤细胞可产生甲状旁腺激素样活性蛋白及异位甲状旁腺激素,异位甲状旁腺激素相关蛋白可能增加肾小管对钙的吸收,从而引起高钙血症。

94. A 嗜铬细胞瘤是由嗜铬细胞所形成的肿瘤,由于肿瘤或增生细胞阵发或持续性分泌过量的儿茶酚胺及其他激素而导致血压异常(常表现为高血压)与代谢紊乱综合征。血压可高达200~300/130~180 mmHg,伴剧烈头痛,全身大汗淋漓、心悸、心动过速、心律失常、皮肤苍白、恶心、呕吐等各种代谢紊乱症候群。

95. A 嗜铬细胞瘤一经确诊,应行手术根治治疗,术前应使用α受体阻滞剂降低血压,使血压控制大致正常,高血压发作次数明显减少或者消失。

96. B 原醛症是由于肾上腺皮质发生病变从而分泌过多的醛固酮,导致水钠潴留,血容量增多,肾素-血管紧张素系统的活性受抑制,临床表现为高血压、低血钾为主要特征的综合征。

97. E 哌唑嗪能同时降低心脏的前、后负荷,因此可用于治疗高血压和心功能不全。充血性心衰是心脏前负荷升高;肾上腺嗜铬细胞瘤可引起心脏后负荷升高;降低后负荷可同时减轻外周血管痉挛的症状。故该患者使用哌唑嗪是最好的选择。

二、A3/A4型题

98. D 根据患者的临床症状及体征,应首先考虑甲亢可能,在5个选项中,甲状腺免疫功能全套是诊断甲亢最为直接且较为特异的方法。

99. C Graves甲亢患者合并白细胞减低应首选^{131}I内照射治疗,^{131}I治疗甲状腺功能亢进的原理是通过放射性杀伤甲状腺组织以达到控制甲亢症状的目的,^{131}I具有一定的放射性,行治疗前应准确计算甲状腺的摄碘率及估测甲状腺的重量,准确计算碘的用量,以免用量过多导致甲低。

100. E 进行^{131}I治疗的患者应1周内避免与因幼

儿接触，女性患者半年内避免怀孕，因为妊娠会加重甲亢症状，碘的放射致畸性，以上说法均正确。

101. E　甲状腺功能亢进症是由于甲状腺激素增多引起的机体代谢亢进和交感神经兴奋的一组症状，A、B、C、D均是甲状腺功能亢进的常见临床表现。

102. D　内科治疗史和甲状腺手术史是^{131}I治疗甲亢剂量确定时要考虑的因素；询问月经史和哺乳史是为了避免^{131}I对胎儿和幼儿的影响。

103. C　肾功能与甲亢的诊断关系不大。

104. E　甲状腺过氧化酶(TPO)催化碘化酪氨酸的偶联，硫脲类药物通过抑制TPO治疗甲状腺功能亢进。

105. E　甲亢伴房颤、手术治疗后复发等都首选^{131}I为主的综合治疗。

106. D　^{131}I经过肾脏排泄，严重肾功能障碍患者^{131}I可能加重肾功能损害。

107. B　海带、紫菜等高碘食物会抑制患者对^{131}I的吸收，影响甲亢治疗效果。

108. C　甲亢性突眼与甲亢病程不呈平行关系，目前未发现其影响甲亢^{131}I治疗效果。

109. A　性别对^{131}I治疗甲亢无影响。

110. B　畏寒、乏力、食欲稍减退等为甲减症状。

111. D　FT_3、FT_4和TSH能灵敏反映患者甲状腺功能状况，尤其是TSH更敏感。

112. E　放射性碘治疗后也会出现甲减。

113. C　游离甲状腺激素浓度的微小变化就会带来TSH浓度向反方向的显著调整。因此，TSH是测试甲状腺功能尤其是甲减的非常敏感的特异性指标。亚临床甲减时TSH浓度升高，但T_3、T_4浓度正常。

114. A　^{201}Tl、^{99m}Tc-(V)-DMSA、^{18}F-FDG及^{99m}Tc-MIBI均可应用于甲状腺结节良恶性的鉴别，而^{99m}Tc-ECD为脑血流灌注显像剂，不应用于甲状腺结节良恶性的鉴别。

115. C　甲状腺癌^{99m}Tc-MIBI血流灌注显像呈高灌注，早期相及延迟相明显显像剂滞留，故正确答案为C。

116. D　^{131}I全身显像阴性而TG水平升高，提示甲状腺癌失分化，为^{18}F-FDG PET/CT甲状腺癌随访的适应证。

117. E　患者有长期服用避孕药史，可对甲状腺功能产生影响，同时患者出现高代谢综合征，故应该考虑甲状腺功能亢进。上述5项均可出现在甲状腺功能亢进的患者中，其中甲状腺肿大、可闻及血管杂音是特异性体征。

118. B　FT_3、FT_4和TSH能灵敏反映患者甲状腺功能状况，尤其是TSH更敏感。

三、X型题

119. ACD　^{131}I因有放射性而禁止用于妊娠患者、哺乳患者、肝、肾功能严重损害的患者。E选项是^{131}I去除分化型甲状腺癌术后残留甲状腺组织的适应证，B选项不是其绝对禁忌证。

120. DE　再次进行^{131}I治疗甲状腺功能亢进时，如第1次治疗无效或病情加重，可适当增加；如第1次治疗好转而未痊愈，应适当减少剂量。

121. BDE　因治疗方法不同，使用的剂量也相对有别。在治疗甲亢时，^{131}I的剂量，应根据治疗的方法、患者的具体情况分别计算。主要参考因素有甲状腺重量、甲状腺最高摄^{131}I率、有效半衰期等。

122. ABCD　妊娠妇女是^{131}I治疗的禁忌证。其余4项均为碘放射治疗的适应证。

123. BD　过氯酸盐能阻止甲状腺摄取碘并促进碘离子从甲状腺释放。服用过氯酸盐后，碘离子会从甲状腺内被大量释放到血中，通过测定服用过氯酸盐前后甲状腺摄^{131}I率的变化，来判断甲状腺内碘有机化过程有无障碍。过氯酸钾排泌试验阳性，碘释放率>10%可作为慢性淋巴性甲状腺炎辅助诊断依据。A选项是通过测血清T_3、T_4、TSH来诊断；C选项甲状腺吸碘率通过甲功仪对空腹口服^{131}I后2 h、4 h和24 h分别测量甲状腺部位、标准源以及本底的计数率。

124. BD　使用^{131}I治疗甲亢前，若患者可出现心率增快、情绪紧张等情况可给予镇静剂及β受体阻滞剂降低心率，安抚情绪。

125. ABE　肾髓质钙化症是指利用影像学检查，发现肾实质内有钙沉积量。其病因包括甲状旁腺功能亢进症、肾小管性酸中毒、髓质海绵肾，其中甲旁亢占主要原因。

126. ACE　甲状旁腺功能亢进患者可出现骨骼囊样改变即骨质硬化，好发于颌骨、肋骨、锁骨外1/3

端及长骨。

127. AD 豆骨是手腕豆状骨,易愈合,不影响骨的代谢。肢端肥大症是由于成人GH分泌过多而引起肢端肥大,不易出现钙流失而致的骨质疏松。多发性骨髓瘤分泌破骨细胞因子使骨质溶解,出现骨质疏松。而绝经后妇女、甲旁亢患者主要症状是骨骼钙流失而引起骨质疏松。

128. ABCD “超级影像”的出现主要是由于全身弥漫性骨转移致成骨代谢异常活跃。乳腺癌、前列腺癌容易出现骨转移而出现超级影像。甲旁亢、肾性骨病出现骨代谢活跃而出现超级影像。

129. BCDE “超级影像”的出现主要是由于全身弥漫性骨转移致成骨代谢异常活跃。骨软化症、肾性骨病、甲旁亢时钙、磷代谢障碍而出现超级影像。Paget病是乳腺癌的一种。

130. ABCDE 甲状腺相关眼病是一组复杂的眼眶病,包括畏光,流泪,异物感,视力下降和复视等,体征包括:眼睑退缩,上睑迟落,结膜充血,眶周组织水肿,眼球突出,眼外肌肥大,眼睑闭合不全,暴露性角膜炎及压迫性视神经病变等,双眼球突出合并眼睑退缩,凝视和甲状腺肿大是典型的内分泌突眼病征。

131. ABCDE 桥小脑角肿瘤压迫迷走神经,鼻咽癌侵犯颅底浸润或压迫颈静脉孔处的迷走神经可致喉麻痹;甲状腺肿瘤可压迫喉返神经而发生喉麻痹;肺癌、食管癌可压迫胸腔段喉返神经而发生喉麻痹。

132. CD 双侧声带麻痹常见原因是甲状腺全切术、喉外伤损伤喉返神经而出现声带麻痹。

133. AD ^{131}I全身显像是诊断甲状腺癌术后转移灶的“金标准”,甲状腺切除后5～10天后TG降低到正常值,而手术后血TG阳性提示肿瘤复发或转移。血清CEA、AFP分别用于胃肠道和肝癌的术后随访。TSH受体抗体水平与Graves病发病有密切关系,常用于Graves病的随访检查。

134. ABCD 甲状腺癌根据组织学可以分类为分化型和未分化型。其治疗方式包括:①手术治疗,推荐对大多数分化型甲状腺癌采取甲状腺全部切除和近全部切除术式。②术后^{131}I治疗目的是杀死残留的甲状腺癌细胞灶和转移病灶。③抑制TSH治疗。抗甲状腺药物治疗主要用于甲亢的治疗。

135. AB Graves病是一种伴甲状腺功能亢进的器官特异性免疫性疾病。甲状腺功能亢进时,T_3、T_4增高,TSH降低,摄碘率升高,峰值提前,A、B正确,C、D错。甲亢时,促甲状腺激素释放激素兴奋试验TSH出现低反应型或无反应,E错。

136. ABCD 增强分化型甲状腺癌摄取^{131}I可使^{131}I对甲状腺起到杀伤作用。A、B、C、D四项中措施均可增强甲状腺的摄碘功能,其中维A酸应用较常用。

137. BCE ^{99m}Tc-MIBI、^{201}Tl常用于心肌灌注显像答案。

138. ABCD 甲状旁腺显像原理:^{99m}Tc-MIBI可以被功能亢进的甲状旁腺组织摄取,同时也被甲状腺组织摄取,其从甲状腺清除要快于甲状旁腺。进行早期显像和延迟显像,比较两次影像的变化可以分析得到甲状旁腺的影像。正常甲状旁腺由于体积较小,摄取的显像剂很少,一般不能显示。本法主要用于甲状旁腺腺瘤的诊断和定位,A正确。多种因素可影响检查结果出现假阳性和假阴性,当病灶过小或位置过深时显像不明显。甲状腺结节、癌等可出现延迟显像而被误诊为甲状旁腺病灶。B、C、D正确。本显像只能得到功能亢进的甲状旁腺影像,故不能鉴别诊断由甲状旁腺功能降低的低钙血症。

第二十五章 骨骼系统显像

一、A1/A2型题

1. B **2.** E **3.** B **4.** B **5.** B **6.** E

7. D **8.** B

9. C 全身核素骨显像见左股骨下端呈不规则团块状放射性浓聚影。该患者的诊断可能是骨肉瘤。

10. C **11.** A **12.** A

13. D 代谢性骨病的共同特征是全身骨骼的放射性分布对称性增浓，中轴骨显像剂摄取增高，四肢长骨显像剂摄取增高，肋骨软骨连接处有明显的显像剂摄取，呈"串珠样"改变。

14. B 核素骨显像适应证是恶性肿瘤骨转移，股骨头缺血性坏死，应力性骨折，代谢性骨病。

15. D **16.** C **17.** E **18.** A **19.** B

20. C 骨显像主要的优点是：一次成像能显示全身骨骼，尽管特异性低，但由于可判断单骨病变或多骨病变，以及病灶的解剖分布，有助于疾病的鉴别诊断；探测成骨病变灵敏度高，与放射学检查相比，发现病灶不仅早，而且多；价格相对低廉，有很好的价值效益比。

21. A

22. B 缺血性骨坏死可以由很多原因引起，其骨显像的表现与疾病的过程密切相关，当血液供给急性中断时，新的骨梗死表现为放射性缺损区；在梗死后或愈合时期，骨生成增加，在梗死区的边缘，放射性摄取增加；在愈合期时骨显像能够显示很强的放射性摄取。

23. A 成骨细胞活跃和新骨形成时，可较正常聚集更多的显像剂(^{99m}Tc－MDP)，呈现异常的放射性浓聚区。

24. C 若骨组织血流量减少，或出现溶骨病灶时，显像剂聚集减少，呈现异常的放射性缺损区。

25. D 骨密度由骨密度仪测定，多用双能 X 线骨密度仪测定。

26. D 骨肉瘤好发于干骺端的骨松质；骨转移瘤好发于扁骨(如椎骨)和长骨两端的松质骨，发生于椎骨的转移瘤最常见于椎体的前部和后部，并扩展至椎弓和附件。

27. D 经静脉注入^{99m}Tc－MDP 555～1 110 MBq(15～30 mCi)，显像设备常使用配置低能高分辨或低能通用准直器的大视野 γ 照相机或 SPECT。

28. D 全身骨显像即通过从头到足或从足到头扫描的一次检查获得全身骨图像，是最常用的显像方式，在给予显像剂后 3～4 h 完成，常用于评价转移性肿瘤和代谢性骨病，也用于不明原因的骨痛和原发性骨肿瘤评价。

29. A 局部骨显像则根据病情需要只选择某一局部骨骼进行检查，亦常在全身骨显像发现可疑病变时进行。

30. D 三时相骨显像包括弹丸式注射显像剂后的动态血流、早期血池和骨显像。

31. D 鼓励患者于注射显像剂后饮水 500～1 000 ml，多次排尿，特别是显像前排尿。

32. D

33. C 断层骨显像为常规骨显像之一。

34. B **35.** E **36.** D

37. C 如在肘部静脉注射失败，肘窝部位有较多的放射性滞留，常致胸壁放射性增高，有时还可见腋下淋巴结显影，此时用铅屏蔽注射部位，能减少胸壁的人工伪影。

38. B 患者上肢骨有症状时，要选择可疑病变对侧的血管注入显像剂。

39. C 对一般患者，骨显像前饮水的时间最好是在注射显像剂后即刻至 2 h 内，而不是临显像前，以免胃内容物过多，致左上腹部放射性减低或在显像过程中膀胱迅速充盈。

40. B

41. C 血池相仍可见大血管影，软组织轮廓更为清晰，骨影模糊，放射性分布均匀；骨显像：全身骨骼呈对称性的放射性分布，但各部分骨骼由于结构不同、代谢活性程度及血运情况不一，放射性分布也不均匀。扁平骨如椎骨、肋骨、髂骨、颅骨板等以及长骨的骨骺端均含有大量代谢活跃、血运丰富的疏质骨，能摄取较多的显像剂，而长骨的骨干含密质骨较多，血运亦不丰富，摄取较少的显像剂，故前者较后者显像清晰。

42. E 正常变异主要包括："热髌骨征"，乳腺聚集放射性，肋软骨钙化和甲状软骨钙化，胸骨影呈多样性，颅骨放射性可不均匀，表现为不规则和斑状等。

43. C

44. D 骨囊肿在骨显像图上多表现为异常放射性缺损或减低区。

45. E 骨异常放射性缺损或减低区出现在可产生骨骼组织血液供应减少或产生溶骨的病变，如骨囊肿、骨梗死或骨坏死早期、早期股骨头缺血性坏死、儿童股骨头骨软骨病(Legg-Perthes

病)、多发性骨髓瘤、骨转移瘤、骨折后前几个小时以及激素治疗或放射治疗后，均可产生异常的放射性缺损或减低区；在骨髓炎早期，由于炎症细胞侵犯到骨髓腔，血管发生栓塞，血供中断，亦可出现放射性缺损区。

46. C　骨外异常放射性浓聚区是指许多骨外病变可摄取骨显像剂，在判断结果时应予注意。如胸腔积液、心包积液、有不同程度钙化的心瓣膜、心包、包囊虫病、畸胎瘤；有羟基磷灰石形成的急性心肌梗死，泌尿系统结石；某些恶性肿瘤转移，如肝摄取常见于结肠癌、乳腺癌和肺癌的肝转移；脾摄取可见于镰状细胞病或地中海病所致的脾梗死；由于患者接受右旋糖酐铁等注射治疗的药物，有可能在注射部位出现放射性增加；脑梗死时在梗死部位可见火焰状放射性增高。

47. D　骨显像时，外来物品引起的放射性衰减，如硬币、钥匙、皮带金属扣环、耳环、项链、纪念章和金属移植物(起搏器、导管、关节假肢等)，移动放射性缺损伪影和消化道钡造影剂滞留有关。

48. A

49. E　影响骨显像质量的因素有放射性治疗，代谢状态，患者年龄，肾功能，饮水状态等。

50. D　对骨显像质量有延迟效应。在亚急性期，即放射治疗后45天～3个月，辐射引起的骨炎可致辐射野放射性增加；治疗后6个月或更长时间，出现放射性骨纤维化，辐射野放射性弥漫性减低。

51. E　见上题。

52. A　原发性骨肿瘤病变部位放射性浓聚增高。骨囊肿病变部位放射性减少或缺损；高钙血症引起骨聚集放射性减低。辐射治疗后6个月或更长时间，出现放射性骨纤维化，辐射野放射性弥漫性减低。注射骨显像剂后静脉输注葡萄糖都引起骨聚集放射性减低。

53. C　骨显像时，抗酸剂铝血液水平低于10 μg/ml无影响，超过20 μg/ml可见肾增加放射性，超过40 μg/ml出现肝脏沉积二膦酸盐。

54. D　骨显像作为诊断骨骼疾病的手段，在激烈的医学影像技术竞争中，以一次成像能显示全身骨骼、对探测成骨病变有很高的灵敏度、价格相对低廉以及无绝对禁忌证而占优势。

55. C　X线平片检查是骨关节疾病最常用的检查方法，经常作为诊断骨转移的初筛手段和对骨显像可疑四肢骨骨转移的进一步诊断手段。但对骨转移的诊断远不及骨显像灵敏，可比骨显像发现病变晚3～6个月，这是因为在X线平片上能发现骨转移，骨密度要有30%～50%的改变。

56. D　在诊断肿瘤骨转移方面，尤其是对全身骨骼情况的评价方面，骨显像为首选，其次是MRI等检查，^{18}F-FDG-PET诊断肿瘤骨转移的灵敏度仅在溶骨性肿瘤病变方面优于骨显像，成骨性病变方面则低于骨显像，并且^{18}F-FDG-PET价格较贵。

57. E　骨是容易发生转移瘤的部位，仅次于肺和肝，居第3位。

58. B　肿瘤骨转移的途径有直接蔓延和血行转移，以后者为主。

59. D　骨转移主要为成骨性反应的原发肿瘤有前列腺癌、成神经管细胞瘤、甲状腺髓样癌和支气管类癌瘤；主要为溶骨性反应的有肾癌、甲状腺癌、子宫癌、Ewing氏肉瘤、肾上腺癌、Wilm瘤、恶性嗜铬细胞瘤、黑色素瘤、肝癌、皮肤鳞状细胞癌和头颈部鳞状细胞癌；主要为混合性反应的有乳腺癌、肺癌、结肠直肠癌、胃癌、成神经细胞瘤、鼻咽癌和胰腺癌。

60. D

61. B　临床表现方面骨转移瘤最先出现的症状为疼痛和压痛，约1/4病例合并有病理性骨折。

62. A

63. C　为了便于分析骨转移瘤的分布特点，将全身骨骼划分为如下5个区域(包括14个部位)：①胸部(包括肋骨、锁骨、胸骨、肩胛骨)；②脊柱(颈、胸、腰椎)；③骨盆(髂骨、坐骨、耻骨、骶骨及骶髂区)；④四肢；⑤颅骨。

64. A　**65.** C　**66.** D

67. B　骨显像时，骨转移瘤的骨转移病灶80%以上位于红骨髓丰富的中轴骨(脊柱、骨盆、肋骨和胸骨)。

68. B　当骨显像显示有多发、无规律、大小不等和形态各异的放射性浓聚区时，首先要考虑骨转移。骨转移病灶80%以上位于红骨髓丰富的中轴骨(脊柱、骨盆、肋骨和胸骨)，20%以下位于四肢骨和颅骨。

69. E

70. C 纯溶骨性转移出现在主要为溶骨性反应的肿瘤，如肾癌、甲状腺癌、子宫癌、Ewing 氏肉瘤、肾上腺癌、Wilms 瘤、恶性嗜铬细胞瘤、肝癌、皮肤鳞状细胞癌和头颈部鳞状细胞癌等。

71. D 一些恶性肿瘤，如前列腺癌、乳腺癌和胃癌等，在其他器官系统被累及之前有先播散到骨的倾向，由于广泛的骨转移引起高度的成骨性反应，弥漫且相当均匀地累及全身骨骼，易误认为是正常图像，称之为超级影像。

72. C 不伴有典型的成骨性反应，骨转移瘤的骨显像可以完全正常。这种假阴性结果可反映病变性质较不活跃，也可能是病变缺乏修复反应所致，后者提示肿瘤的侵袭性，预后不良。

73. A 在乳腺癌和前列腺癌中常见。患者对化疗或放疗有较好的治疗反应，治疗后 6 个月内临床上有改善，但骨显像似有恶化的表现（最明显在治疗后 3 个月），称之为"闪耀"现象。

74. E 骨转移瘤按病灶的密度及形态分为溶骨型、成骨型、混合型和囊状扩张型。

75. C 多发性骨梗死早期表现为多个放射性缺损，在梗死后和愈合阶段，因有骨修复在梗死区周围放射性摄取增加，能与骨转移表现相似，这常见于镰状细胞贫血。镰状细胞贫血可产生骨和骨髓梗死，该病不仅罕见，而且骨显像有特征性表现，如颅骨和膝、踝关节放射性增加，脾显影，肾影较大。

76. B 尤文氏肉瘤是起源神经外胚层的骨或软组织的小圆细胞肿瘤，主要症状为局部疼痛、肿胀，开始时疼痛常不剧烈，呈间歇性，活动时加剧，并逐渐加重，变为持续性疼痛。位置表浅者，早期即可发现包块，有压痛、皮温高，发红。全身情况差，常伴有发热、贫血、白细胞计数增高，血沉增快。根据题意，最可能为尤文氏肉瘤。

77. D 根据题意，患者可能患有股骨头缺血性坏死，断层显像可避免解剖结构重叠对显示病变部位和形态的影响；提高深部解剖结构和病变的显示；降低邻近组织或器官高放射性的影响；区别体表放射性污染；能获得靶与非靶组织的高信噪比和对比度。因此，对于股骨头缺血性坏死的早期诊断、鉴别诊断和疾病的分期均有一定的临床应用价值。

二、A3/A4 型题

78. B 患者 51 岁，X 线示左股骨病变在股骨中段，不支持骨肉瘤诊断。无低热、盗汗等症状，TB-Ab 阴性，不支持结核病变。左股骨病程较短（1 周），不支持慢性骨髓炎诊断。本例 ^{18}F-FDG PET/CT 全身显像示左下肺前基底段结节、纵隔及同侧肺门淋巴结、左股骨代谢异常增高，且血 CEA 水平增高，支持答案 B。

79. C ^{18}F-FDG 为一种非肿瘤特异性显像剂，选项 A 说法不正确。本病例通过 ^{18}F-FDG PET/CT 显像进行肺癌的临床分期，有助于治疗方案的合理制订。

80. C 全身骨扫描是通过放射性核素检测骨组织的代谢异常，所以能在 X 线和 CT 扫描出现异常之前显示某些骨组织病变。此外，骨扫描可辅助其他影像学检查明确临床诊断。骨扫描的敏感性很强，X 线检查未发现胸、背部和腰部等处骨骼异常可进一步检查全身骨显像。

81. B 锶-89（$^{89}SrCl_2$）全部病灶疼痛都能减轻或消除，有效率达 85%。^{89}Cr 的主要治疗作用是镇痛，以改善患者的生活质量，减少临终前的痛苦。

82. D 骨三相显像可以观察骨骼血流、血池，为临床鉴别诊断提供更为客观的指标：①血流相注入显像剂后 8～12 s 可见局部大血管显影，软组织轮廓逐渐显示，骨组织放射性较少。两侧对应的动脉和各部位显影时间基本相同。②血池相骨显像剂大部分仍停留在血液中，软组织轮廓更为清晰，放射性分布较均匀，骨骼部位放射性稍稀疏，两侧基本对称。③延迟相各骨骼显示同静态及全身骨显像。

83. C ^{111}In-WBC 和 ^{67}Ga 显像可用于诊断和鉴别诊断。

84. E

85. D 患者拟诊为再障，再障骨髓显像. 中央骨髓和外周骨髓肱骨、股骨近端骨髓放射性分布稀疏，显影不清晰。

三、X 型题

86. DE 87. BCDE

第二十六章 骨髓、淋巴系统显像

一、A1/A2型题

1. C **2.** A

3. E ^{32}P治疗的适应证：红细胞计数≥6×10^{12}/L，血红蛋白在180 g/L以上，血小板计数≥1×10^{11}/L者。

4. C **5.** E

6. D ^{32}P治疗慢性白血病，若需重复治疗，两次治疗的间隔时间至少为4～6个月。

7. E 综合治疗治愈率在90%以上的有儿童的霍奇金氏病、睾丸精原细胞瘤、急性淋巴细胞白血病、乳腺癌。

8. E

9. B 烷化剂远期有可能导致不育症、免疫功能抑制、畸形发生和肿瘤(包括白血病)，一般不会出现心脏毒性。

10. E IFN-α的主要有效病种是肾癌，毛细胞白血病，恶性黑色素瘤，慢性粒细胞白血病。

11. C

12. D 肿瘤细胞的基本特征之一是细胞的异常分化。由于细胞分化异常在肿瘤发病学上占有重要的地位，诱导分化已经成为恶性肿瘤治疗的一条新的途径。例如，用全反式维A酸治疗急性早幼粒细胞白血病，完全缓解率可达80%。

13. E **14.** C **15.** C **16.** E

17. D 多发性骨髓瘤骨膜反应少见。

18. B 急性白血病是造血干细胞的恶性克隆性疾病，发病时骨髓中异常的原始细胞及幼稚细胞(白血病细胞)大量增殖，蓄积于骨髓并抑制正常造血。

19. D 该病例表现为贫血，有破碎红细胞，网织红细胞增高，提示微血管性溶血；伴有肾功能损害，血小板减少，符合溶血尿毒综合征的表现。

20. E MRI容易区分白血病与正常骨髓增生不是骨髓病变。

21. A **22.** D **23.** D **24.** D

二、A3/A4型题

25. D 骨髓栓塞骨髓显像时表现为局部骨髓放射性缺损，缺损区周围伴有放射性增高。

26. C 在全身造血功能不同程度抑制的骨髓中出现界限明确的岛状显影灶，灶内活性明显高于周围骨髓组织，为再障骨髓显像的特征性表现。

27. C 活性局灶出现率增大，说明病情好转。

28. C 根据患者临床症状及检查结果可考虑患者淋巴链中断伴远端淋巴滞留。

29. E

30. B 由于原发肿瘤的淋巴引流往往存在两个甚至更多的淋巴循环参与，很难预测究竟哪个淋巴循环转移的可能性大，而跳跃转移现象的存在更使实施准确淋巴结活检显得困难。因此，通过染色或核素显像方法显示前哨淋巴结，可以准确检测出肿瘤的局部淋巴结状况，对判断是否需要性区域淋巴结清扫有重要意义。

31. C

32. B 化验时应着重观察血液系统情况，观察其他指标有误异常。

33. E 长期从事放射工作可能患有白血病。

三、X型题

34. ABCDE **35.** ABCDE

36. ABE 骨髓瘤的分型：①按发病数目可分为单发和多发性骨髓瘤。②按是否分泌免疫球蛋白可分为分泌型和非分泌型骨髓瘤。③分泌型骨髓瘤中，以IgG型多见。

37. ABCDE **38.** BDE **39.** ABCDE

第二十七章 肿瘤显像

一、A1/A2 型题

1. E 因为乳腺癌易发生骨转移，术后 3 年出现背痛，应首先考虑骨转移可能，所以应首先选择骨显像。

2. C **3.** C **4.** D

5. E 肺癌的临床分期影响治疗方案的选择。在肺癌 TNM 分期中，转移至对侧纵隔淋巴结、对侧肺门淋巴结，同侧或对侧斜角肌或锁骨上淋巴结，N 分期均为 N_3。

6. C PET 显像时，若病灶直径＜6～7 mm，则因部分容积效应影响，病灶摄取 FDG 不高或无摄取，可呈假阴性(FN)结果，本题中病灶太小引起 FN 的原因之分析不成立。而肿瘤分化程度高、血糖水平增高、类癌等原因可致 FN 结果。

7. E ^{18}F－FDG PET 最独特的优势之一是肿瘤疗效的早期判断，肿瘤病灶^{18}F－FDG 摄取在有效放化疗的早期就会产生明显的变化，从而早期及时地反映临床治疗效果。常规 X 线、CT、MRI 及超声等检查难以在有效治疗后的早期阶段显示出相应的变化。

8. E 常规 X 线、CT、MRI 及超声等检查难以在有效治疗后的早期阶段显示相应的变化。而肿瘤病灶^{18}F－FDG 摄取在有效放化疗的早期就会产生明显的变化，从而早期及时地反映临床治疗效果。

9. E 肺部^{18}F－FDG PET/CT 显像时，肺泡癌、类癌、高分化的恶性肿瘤及神经内分泌肿瘤等均可呈现假阴性结果。

10. C 若^{18}F－FDG PET 早期显像示肠道局灶性浓聚，此时应优先进行^{18}F－FDG PET 延迟显像，以进一步鉴别肠道生理性摄取与肠道恶性肿瘤。

11. E 常规 X 线、CT、MRI 及超声等检查往往难以有效鉴别结肠癌术后吻合口处肿瘤复发抑或术后瘢痕。而^{18}F－FDG PET 根据局部代谢的不同常可有效鉴别两者。

12. C **13.** C

14. C 全身多处骨骼疼痛，X 线胸背部和腰部检查未见异常，骨显像发现肋骨、胸椎和腰椎有多处放射性异常浓聚，该患者应选择的治疗措施为^{153}Sm－EDTMP 治疗。

15. E **16.** A **17.** E

18. E 血清胆红素明显升高，血清 CEA、CA199 明显增高，AFP、CA125、SCC、CA724、CYFRA211、NSE、PSA 均正常，考虑患者为胰腺癌。

19. A 血清 CEA、NSE 明显增高，AFP、CA125、SCC、CA724、CYFRA211、PSA、CA199 均正常，考虑患者为小细胞肺癌。

20. D **21.** B

22. B 首选 AFP 的测定对原发肝细胞癌的诊断最有意义。

23. C **24.** C **25.** C

26. E PET/CT 示直肠壁结节影^{18}F－2－氟－2 脱氧葡萄糖(FDG)浓聚，标准化摄取值(SUV)约 7.4，考虑该患者为直肠转移。

27. C 右上肺结节、大脑左侧颞叶及右肾上腺^{18}F－FDG 异常浓聚，首先考虑该患者为右上肺癌，并脑及肾上腺转移。

28. D ^{18}F－FDG PET/CT 检查寻找转移灶。

29. E

30. A 鼻咽部解剖结构复杂，与重要血管神经相邻，致使鼻咽癌的手术治疗受到很大限制，并且鼻咽癌对放射线敏感，故首选放疗。

31. D **32.** C **33.** E **34.** A **35.** B **36.** E

37. E

38. C 放射治疗是恶性肿瘤治疗的三大手段之一，据统计，60％～70％的癌症患者需要接受放疗。

39. B 食管癌的 X 线征象的是不规则的充盈缺损，不规则的龛影，管腔不规则狭窄，局部管壁僵硬不能扩张。

40. D 鼻咽癌患者出现同侧咀嚼肌群萎缩，向外侵犯咀嚼肌提示肿瘤。

41. C 乳腺癌直接征象是肿块和钙化，多为细小沙砾样钙化。

42. B 癌前病变是指一类统计学上具有明显癌变

危险的疾病,而癌前疾病即一类可能发展为恶性肿瘤的前驱阶段病变,如不治疗即可能转变为癌,包括黏膜白斑,慢性宫颈炎和宫颈糜烂,乳腺增生性纤维囊性变,结肠、直肠的息肉状腺瘤,慢性萎缩性胃炎及胃溃疡,慢性溃疡性结肠炎,皮肤慢性溃疡,肝硬化。

43. A

44. E 消化道类癌起源于神经内分泌系统属于低度恶性肿瘤,阑尾和直肠类癌较少转移,胃和回肠较多转移。

45. C 胸膜牵拉征,空泡征,分叶征象和毛刺征象是周围型肺癌影像检查的征象。

46. C 甲胎蛋白在肝癌、畸胎瘤等肿瘤中均有表达;癌胚抗原在胃肠道肿瘤、肺腺癌等肿瘤中均有表达;而甲胎蛋白和癌胚抗原是两种主要的胚胎抗原,此类抗原一般仅表达于发育中的胚胎组织,出生后在成熟组织中几乎不表达,但在部分肿瘤中有表达 CA19-9 在胆管癌、胰腺癌、胃肠道肿瘤中均可表达。黑色素瘤抗原为肿瘤特异性抗原。

47. B CD20 是 B 细胞淋巴瘤的特异性抗原,约95%的 B 细胞淋巴瘤可表达 CD20,治疗 B 细胞淋巴瘤的分子靶向药物利妥昔单抗即为 CD20 单抗。

48. C 非典型型增生属癌前病变,可发展为原位癌,增生细胞大小不一,核深染,核分裂增多,重度非典型增生需积极治疗。

49. A 曲妥珠单抗是针对 *Her*-2 的单克隆抗体的胞外端,阻止由 *Her*-2 传递到核内的生长信号。*Her*-2 也就是表皮生长因子受体 2。

50. E 目前研究认为与 EBV 病毒有关的人类肿瘤包括淋巴瘤,尤其是 Burkitt 淋巴瘤,其次鼻咽癌的发病也与 EBV 病毒有关。

51. A 胚胎抗原一般仅表达于发育中的胚胎组织,出生后在成熟组织中几乎不表达,但在部分肿瘤中有表达,甲胎蛋白和癌胚抗原是两种主要的胚胎抗原,由于在多种不同肿瘤中均可高表达,对肿瘤的诊断无特异性,如甲胎蛋白在肝细胞癌和畸胎瘤中均可高表达,癌胚抗原在胃肠道肿瘤和肺腺癌中均可高表达。胚胎抗原对异种动物具有强免疫原性,将其免疫动物可制得抗血清,用于临床诊断。

52. D 缩窄型食管癌,食管中段局部环形狭窄。

53. C 鳞状细胞癌最常发生在身体原有鳞状上皮覆盖的部位,有些部位如支气管、胆囊、肾盂等处,正常时虽不是鳞状上皮覆盖,但可通过鳞状上皮化生而发生鳞状细胞癌。

54. B 心型肺癌引起肺门影增大,支气管播散灶,阻塞性肺炎,阻塞性肺不张。

55. E

56. E 乳腺癌征象的为乳头凹陷肿块,呈毛刺状,皮肤呈橘皮样改变,成簇的钙化。

57. E 晚期胃癌常经血道转移到全身各处,最常见的播散部位是肝,其次是肺、骨、脑。

58. E

59. D 鼻咽癌 CT 扫描示右咽隐窝和耳咽管闭塞,局部有软组织密度肿块,颈部淋巴结肿大。

60. D 肿瘤 MRI 表现平扫 T1 加权呈低信号,T2 加权像肿瘤呈高信号。

61. E 肺癌的检查方式多样,X 线正侧位胸片 CT、HRCT、MRI 检查均为检查方式。

62. D 胰腺癌起病隐匿,管状腺癌多见,CA199 是较好的肿瘤标记物,胰头癌壶腹癌和胆总管下端癌治疗方案相同。

63. A 基底细胞癌是由皮肤基底细胞发生的恶性肿瘤,多发生在面部皮肤等日光照射的部位,局部形成溃疡,侵犯邻近组织,很少发生转移。

64. A

65. B 脑组织缺少淋巴引流,转移到颈部淋巴结的极其罕见,多为沿着脑脊液的流动而播散。

66. A

67. B 三叉神经侵犯、咽旁间隙变窄、颅底骨质破坏是鼻咽癌局部扩散的表现。

68. D 鼻咽癌的组织学类型是低分化鳞状细胞癌。

69. E 宫颈刮片可见重度核异质细胞,为确诊宫颈癌最可靠的方法是宫颈活检。

70. D Krukenberg 瘤是一种胃肠道癌转移到卵巢的肿瘤,90%患者的原发灶在胃,少数在肠道,偶见于胆囊,也有找不到原发灶者。其主要症状体征与其他卵巢癌无明显差异。表现为下腹部肿块,多为双侧性,或有腹胀、腹水。部分患者表现为月经改变,如月经失调、闭经。

71. D

72. D 胰腺癌起源于腺管或腺泡细胞,大多数肿块边界不清，胰头癌以“围管浸润”方式侵犯胆总管，胰腺癌较其他肿瘤转移早。

73. E　叶段或全肺阻塞性肺不张或肺炎为中央型肺癌的表现。

74. B　**75.** D

76. A　乳腺外 Paget 病(湿疹样癌)病变特点病变呈界限清楚的红色斑片或斑块，表面呈湿疹样、糜烂、渗出或结痂，可伴发真皮内侵袭性癌，表皮内有单个或呈巢状排列的 Paget 细胞，病程缓慢，按湿疹治疗无效。

77. C　鼻咽癌的蔓延途径向上侵犯破裂孔及蝶窦、颈动脉管、卵圆孔或颈静脉窝，向下沿咽肌累及软腭和扁桃体，向后经咽旁间隙累及斜坡和椎前肌群，向外蔓延使咽旁间隙向外移位。

78. B　锁骨上窝触及一个肿大的淋巴结，质硬无压痛，提示该患者的诊断可能是肺癌或 PR 阳性，应首选内分泌治疗。他莫昔芬的疗效只与 ER 相关，而与患者月经情况、淋巴结转移等无关。

二、A3/A4 型题

79. E　目前，^{99m}Tc-抗 CEA McAbRII、^{99m}Tc-奥曲肽(Octreotide)生长抑素受体显像、^{18}F-FDG PET 显像或^{18}F-FDGPET/CT 显像均可应用于消化道肿瘤的良恶性鉴别，而^{99m}Tc-MIBI 显像未能应用于消化道肿瘤的性质评价。

80. D　患者消瘦伴血便，大便 OB(+)，查体：右下腹似触及一包块，血 CEA 水平升高，而血 AFP 在正常水平。^{99m}Tc 抗 CEAMcAb 显像示右下腹局灶性放射性分布异常浓聚，上述考虑为消化道恶性肿瘤。

81. E　肝脏多发局灶性放射性异常浓聚影，应提示为消化道恶性肿瘤肝内多发转移。

82. E　确定乳腺肿块性质最可靠的方法是组织病理学检查。

83. B　乳腺^{99m}Tc-MIBI 显像时患者采用俯卧位行侧位采集可使乳腺深部病灶与胸壁分离，并减少心、肝部位放射性干扰。

84. C　患者核素显像示右乳及右锁骨上窝早期相及延迟相均呈局灶性异常浓聚，考虑为右乳腺癌并右颈部淋巴结转移。

85. B　为减低血浆葡萄糖水平对病灶摄取 FDG 的影响，若血浆葡萄糖水平超过 11.1 mmol/L 时需注射胰岛素以控制血糖水平。

86. A　结节代谢异常增高伴血 CEA 升高而 NSE 水平正常，考虑结节为恶性病变可能性大，结合血 CEA 升高，则支持肺腺癌。

87. E　肺结节病、真菌感染、炎性假瘤及结核球均可表现为 FDG 的异常聚集而呈假阳性表现。

88. E　纤维胃镜检查是诊断胃癌的有效方法，通过胃镜取材活检提供组织病理学证据，本例首选的检查方法应为纤维胃镜活检。

89. D　若^{18}F-FDG PET 早期显像示消化道局灶性浓聚，此时应优先进行^{18}F-FDG PET 延迟显像以进一步鉴别消化道生理性摄取与消化道恶性肿瘤。

90. C　胃癌通过血行转移途径转移至肝脏、肺、骨骼等部位，故胃癌肝转移的途径是血行转移。

91. C　患者无畏寒、高热，超声示肝内多发实质性占位，^{18}F-FDG PET 示病灶代谢异常增高，血 AFP 正常水平，提示肝内病灶为转移性病变。双肺胸膜下多发小结节首先考虑为转移性病变。同时^{18}F-FDG PET/CT 显像示食管胸下段代谢异常增高，血鳞状上皮细胞癌(SCC)-Ag 水平增高，故诊断考虑为食管癌伴双肺及肝脏转移。

92. E　通过食管镜检查取材活检提供组织病理学证据，首选的检查方法应为食管镜检查组织活检。

93. A　为排除由于 CT 衰减校正时过度补偿所致的 PET 伪影，比较 PET 衰减校正图与 PET 非衰减校正图可有效鉴别。

94. B　根据患者症状，最可能为鼻咽癌。

95. A

96. C　根据患者表现，最可能为鼻咽癌。

97. D　鼻咽癌 MRI 中，横轴位 T1 加权像对病变显示最好。

三、X 型题

98. ABCD　中央型肺癌一般表现为一侧肺门增大。

99. ABCDE　**100.** AB

101. ABCE　小叶性肺炎多见于片状，结节状少见。

102. BCDE　支气管气相为肺实质的急性炎症主要

表现为渗出,肺泡内的气体被渗出的液体、蛋白及细胞所替代,而形成实变,大片状影中有时可见其内充气的支气管影。肺癌本质不是炎症。

103. ACDE **104.** ABCDE

105. ABCD 肠环扩大。

106. ABCDE 以上均为卵巢癌超声表现。

107. BCD 食管癌易发生淋巴转移。

108. ABE

109. ABCD 环后癌女性较多。

110. ABCDE **111.** BC

112. ABCD 心脏转移少见。

113. ABC T_4 首选手术治疗:全喉切除。按声门型>声门上型>声门下型癌顺序判定预后。

第四部分 其 他

第二十八章 临床相关科室常见病

一、A1/A2型题

1. B 初期肝硬化肝脏形态可正常或轻度肿大,而进一步见肝右叶和左内叶萎缩,而尾叶及左外叶肥大,中晚期肝硬化肝脏左叶或尾状叶增大,右叶缩小。

2. E 肝内胆管结石可引起阻塞部位以上的胆管扩张,肝外胆管轻度扩张,梗阻的叶、段肝胆管以上的肝实质萎缩,继发感染时可形成肝脓肿。

3. E 假性胰腺囊肿多继发于急慢性胰腺炎和胰腺损伤,由血液、胰液外渗及胰腺自身消化导致局部组织坏死崩解物等的聚积,不能吸收而形成,囊壁由炎性纤维结缔组织构成,囊内无胰腺上皮层衬垫,因此称为胰腺假性囊肿,胰腺炎通常是胰腺弥漫性受损,而胰腺损伤也可发生于胰腺各个部位,所以假性胰腺囊肿可发生于胰腺任何部位。

4. D 脂肪瘤、纤维瘤超声多表现为均匀的高回声。

5. B 法洛四联症的超声表现:室间隔缺损、肺动脉狭窄、主动脉骑跨和右心室肥厚。房间隔缺损不是法洛四联症的表现。

6. E 联合瓣膜病组合主要是二尖瓣合并主动脉瓣病变,可出现狭窄和(或)关闭不全,组成类型较多,病理生理变化比较复杂,通常瓣膜的病变较重者起主导作用,其中二尖瓣狭窄患者约75%合并有主动脉瓣关闭不全。

7. C 肺动脉高压是由于种种原因引起肺血管压力增加,肺动脉高压,右心室肥厚扩张,室间隔运动异常,直至右心衰竭,而不会直接引起左心室壁的增厚。

8. B 高血压性心脏病分为原发性和继发性两种。高血压性心脏病可引起左心房轻度增大,左心室内径正常或高限,右心房、室内径在正常范围。室间隔与左心室后壁增厚(或轻度增厚),运动幅度及增厚率偏强。主动脉壁舒张速率减慢,重搏波减慢。病程较长的患者可产生左心室肥厚。

9. E 胃平滑肌瘤为最常见的胃肠间叶组织肿瘤,起始于黏膜下层或肌层,具有完整的包膜,不论在临床表现和影像学检查上均与胃癌容易鉴别。

10. C 乳腺癌边界不整、呈锯齿状、无包膜,触诊时不易被推动,肿块与周围组织粘连感明显。

11. D 胡桃夹综合征又称左肾静脉压迫综合征或胡桃夹现象,是由于先天或后天形体变化等原因,腹主动脉和肠系膜上动脉之间的夹角过小,左肾静脉受到挤压引起反复血尿和蛋白尿。

12. B 慢性淋巴细胞性甲状腺炎(CLT)又称自身免疫性甲状腺炎,是一种以自身甲状腺组织为抗原的慢性自身免疫性疾病。日本九州大学Hashimoto首先(1912年)在德国医学杂志上报道了4例,故又被命名为Hashimoto(桥本)甲状腺炎(HT),为临床中最常见的甲状腺炎症。一般在临床中只要具有典型CLT临床表现,血清TGAb(抗甲状腺球蛋白抗体)、TPOAb(抗甲状腺微粒体抗体)阳性即可临床诊断为CLT。

13. D **14.** E

15. B 胎儿消化系统畸形常合并羊水过多。

16. E 阑尾炎病理特征与临床分型：①急性单纯性阑尾炎：属轻型或病变早期，病变只限于黏膜和黏膜下层，阑尾轻度肿胀，有中性粒细胞浸润，临床症状和体征较轻。②急性化脓性阑尾炎：阑尾肿胀明显，浆膜充血，表面有脓性渗出物，病变深达肌层和浆膜的阑尾全层，腔内可积脓，临床症状和体征典型，可形成局限性腹膜炎。③坏疽性及穿孔性阑尾炎：属重型，阑尾管壁坏死，呈暗紫或发黑，腔内积脓，压力高，可发生血运障碍，最后导致穿孔，感染扩散可引起弥漫性腹膜炎。④阑尾炎周围脓肿：大网膜将坏疽或穿孔的阑尾包裹并形成粘连，形成炎性肿块，属炎症局限化的结果。

17. E 反酸属于消化道疾病常见的临床症状，不是手术指征。

18. D 骑跨伤狭窄部位多位于前尿道球部。

19. C 压电振子是探头中发射超声和接收超声的主要部分。

20. B 阻塞性肺不张为支气管腔内完全阻塞、腔外压迫或肺内瘢痕组织收缩引起，以支气管阻塞最为多见。

21. A 常见类型为鳞癌，其他亦可见。

22. C 上颌窦、额窦和前组筛窦开口于中鼻道，后组筛窦、蝶窦开口于上鼻道。

23. D 眼眶内侧壁主要由筛骨外侧板组成，其前后方小部分由泪骨和蝶骨组成。

24. A 儿童骨内钙盐沉积较少、柔韧性较大，长骨骨干不完全骨折时表现为骨皮质发生皱褶、凹陷或隆起而不见骨折线，或部分骨皮质横行裂开伴有相连的纵行裂隙，颇似青嫩树枝折曲后的表现，故又称青枝骨折。

25. A 肩关节是全身活动范围最大、最灵活的关节，但关节盂较浅，关节囊、韧带薄弱松弛，易因外伤发生脱位，占大关节脱位的第 2 位。肩关节脱位可分为前脱位和后脱位，关节囊前下部缺少韧带和肌腱的加强，故易发生前下脱位，约占 95%以上，依肱骨头前脱的位置又分为喙突下、盂下和锁骨下脱位 3 种，其中以前者多见，肩关节后脱位很少见。

26. C 肠结核好发部位为回盲部，其次为回肠、空肠，严重者可累及升结肠。

27. B 由于儿童对辐射较为敏感，所以一般情况下，放射性检查不作为首选的方法。小儿所用的放射性活度必须较成人为少。一般可根据年龄、体重或体表面积按成人剂量折算，按年龄组粗算用药量，即 1 岁以内用成人用量的 20%～30%、1～3 岁用 30%～50%、3～6 岁用 40%～70%、6～15 岁用 60%～90%。

28. E “凉”结节和“冷”结节还见于结节性甲状腺肿、甲状腺癌、囊肿、出血、亚急性甲状腺炎等，也有部分单发的结节是良性的。

29. B 抑制率在 25%～50%之间为轻度抑制，可考虑抗甲状腺药物治疗甲亢。

30. B 畸形性骨炎(Paget 病)是一种骨质代谢紊乱性疾病。

31. B 在理论上，任何恶性肿瘤都有发生骨转移的可能，但实际上有的恶性肿瘤常转移至骨，如前列腺癌、肺癌、乳腺癌、肾癌和甲状腺癌等；有的相对较少转移到骨，如食管癌、卵巢癌和脑肿瘤等。

32. E 脾显像用于检测脾脏肿瘤、囊肿、脓肿及浸润性病变。

33. B 腹股沟斜疝一旦嵌顿，须立即施行急诊手术。如嵌顿时间较短(3～5 h 以内)，估计尚未形成绞窄，可试行手法复位。

34. B 骨巨细胞瘤很可能起源于骨髓结缔组织间充质干细胞，以基质细胞和多核巨细胞为主要结构，是一种潜在恶性或介于良恶性之间的溶骨性肿瘤。

35. E 漂浮导管并发症有心律失常、导管气囊破裂、感染及血栓性静脉炎、肺栓塞、导管堵塞或肺动脉血栓形成、肺动脉破裂(最严重)、导管在心腔内扭曲、打结。

36. B 突发上腹痛，弥漫性腹膜炎，剑突下为甚，肝浊音界缩小，应考虑上消化道穿孔的可能性大。淀粉酶正常，基本除外胰腺炎。腹部 B 超和 CT 检查对诊断胰腺炎和胆囊炎价值较大。腹腔灌洗只能帮助腹膜炎的诊断，不能做出病因诊断。生化检查对病因诊断帮助不大。因此应选择立位腹平片。

37. C 该病例按 1997 年国际肺癌 TNM 分期系统为 $T_3N_0M_0$，属Ⅱb 期。

38. D 早期小细胞肺癌宜选择手术＋化疗的治疗

策略。

39. A 由于儿童的支气管较成人细小，呼吸道感染又多，因而发生支气管扩张的机会较成人更多。所谓先天性支气管扩张大多与后天原因有关，不能仅凭患者是小儿就诊断为先天性支气管扩张。真正先天性支气管扩张少见，常伴内脏异位、鼻旁窦炎或其他畸形。

40. C 对直径>3 cm的结核球与肺癌难以鉴别时，复治的单侧纤维厚壁空洞、长期内科治疗未能使痰菌转阴者，或单侧的毁损肺伴支气管扩张、已丧失功能并有反复咯血或继发感染者，可做肺叶或全肺切除。

41. C 嵌顿疝最重要的是要判断有无绞窄疝存在，因为嵌顿疝与绞窄疝的处理及治疗上有很大区别。

42. B 急腹症的诊断和诊断方法：突发上腹痛、弥漫性腹膜炎，剑突下重，肝浊音界缩小，应考虑上消化道穿孔的可能性大。淀粉酶正常，基本除外胰腺炎，因此，应选择立位腹平片。腹部B超和CT检查用于诊断胰腺炎和胆囊炎，腹腔灌洗只能帮助腹膜炎的诊断，不能做出病因诊断，生化检查对病因诊断帮助不大。

43. B 平片检查发现腹膜后花斑状改变，提示后腹膜积气，十二指肠破裂可引起后腹膜出现气体。

44. D 考查急腹症的诊断。Charcot三联症并伴有血压下降，黄疸，胆囊肿大，白细胞计数升高，为典型的急性梗阻性化脓性胆管炎的表现；肝内胆管结石并发胆道感染一般无胆囊肿大；急性化脓性胆囊炎和胆囊穿孔一般无黄疸。

45. C 原发性腹膜炎较少见，多见于严重肝、肾病患者，发病前有上呼吸道感染史，脓液革兰氏染色多为阳性球菌，继发性腹膜炎革兰氏染色为阴性杆菌。

46. D 根据患者的状况不难看出最先应考虑的诊断为急性胰腺炎。

47. D 患者有阑尾手术病史，临床表现为腹痛、腹胀、停止排气排便，X线检查示右下腹可见两个小肠气液平面，考虑粘连性肠梗阻。

48. B 受伤史，右上腹痛，右肩背放射痛；B超、CT、X线检查均有阳性发现；完全性肝破裂的患者除失血性休克外，常有严重的胆汁性腹膜炎，移动性浊音，肠鸣音消失，腹膜穿刺抽出混有胆汁的血液等表现。偶尔血液经胆道流入十二指肠，会出现呕血或柏油样便。临床上把有腹外伤、胆绞痛及消化道出血等三联征者，称为外伤性血胆症。

49. D 排空膀胱后经直肠或阴道后穹隆穿刺得脓液可确诊。B超检查有助诊断。其临床特点为局部表现显著而全身表现轻微。如患者有里急后重，大便次数增多、带黏液，或尿频、尿急、排尿困难等。直肠指检可发现直肠前壁饱满、有触痛或波动感。

50. C 阑尾切除术后上腹隐痛，伴发热、寒战，右下胸叩痛，腹稍胀，右上腹压痛，应考虑膈下脓肿。

51. D 小儿脾损伤，应尽量保留脾脏，对患儿的免疫功能有利。病例中脾下极裂伤，可行脾修补术。

52. D 患者的诊断为多根肋骨骨折，同时有腹腔脏器损伤，因此主要的改变为反常呼吸及出血引起的血容量不足。

53. D 回肠小穿孔早期查无腹膜刺激症状原因有肠管痉挛、黏膜外翻、血凝块堵塞。

54. C 腹部闭合性损伤，未明确诊断时禁止注射吗啡止痛，不然会掩盖临床症状。

55. C 胃癌的早期常无特异症状，可能出现的临床表现有上腹部疼痛、食欲缺乏、消瘦乏力及呕血黑便等。上腹肿块、锁骨上淋巴结肿大是胃癌晚期的体征。胃癌的某些表现与胃炎或胃溃疡相类似，易被忽视，直到出现消化道出血(便潜血呈持续阳性)或梗阻时才引起重视。

56. B 多处多支病变应首选冠状动脉搭桥术，介入治疗后再狭窄仍应积极选择冠状动脉搭桥术。

57. D 临床症状符合左肺不张。

58. A 心包穿刺可以确诊心包内出血填塞，并可同时进行减压。

59. D 该题考核的知识要点是急、慢性脓胸的临床表现。根据题干所提供患者的病史及影像学表现，提示该患者处于脓胸的急性渗出期，可能出现的体征包括气管移向健侧、右胸叩诊浊音、右胸呼吸动度小以及右肺呼吸音减弱等，而肋间隙变窄则是慢性脓胸机化期时出现的临床表现，不是急性脓胸时应有的表现。

60. D 神经源性肿瘤是纵隔最常见肿瘤，畸胎样肿瘤是前纵隔最常见肿瘤，胸腺瘤最常见于前上纵隔，支气管囊肿见于中纵隔。

61. C　该题考核的知识要点是急性脓胸的治疗原则。根据题干所提供患者的病史及影像学表现，提示该患者为外伤性血胸后继发的急性脓胸，最恰当的治疗应为胸腔闭式引流，彻底排净脓液，使肺早日复张，同时根据致病菌对于药物的敏感性，选用有效的抗生素。

62. C　贲门失弛缓症是由食管神经肌肉功能障碍所致的疾病，其主要特征是食管缺乏蠕动，食管下端括约肌高压和对吞咽动作的松弛反应减弱。临床表现为咽下困难、食物反流和下端胸骨后不适或疼痛。吞钡造影，可见食管贲门呈"鸟嘴样"改变。

63. A　乙型肝炎病史 20 年，极有可能发生肝硬化，造成食管下段静脉曲张，钡餐造影易与食管癌混淆，故应采用食管镜检查；而 E 项有诱发上消化道大出血之可能，故不适于该患者。

64. C　食管镜检查可以直接观察黏膜改变，配合组织学活检，对早期食管癌诊断尤为适用。

65. B　肺癌的典型表现为咳嗽、痰血，当侵犯喉返神经时出现声音嘶哑，锁骨上淋巴结为常见转移部位。

66. E　经胸壁穿刺活检适应于靠近胸壁的周围型肺部结节的定性诊断。

67. C　自发性气胸可突然发生胸痛，呼吸困难，胸闷，气管向健侧移位，患侧胸部饱满，呼吸运动减弱或消失，叩诊呈鼓音，语颤及呼吸音减弱。严重者烦躁不安、大汗、发绀，呼吸加快，脉搏细速，甚至休克。

68. E　该患者受力部位位于后枕部，有后组脑神经损伤表现，故后颅凹骨折的可能性很大。

69. D　患者为右桥小脑角占位，CT 扫描表现为低密度，故表皮样囊肿最常见。

70. A　患者为鞍区病变，病史 8 个月，头颅平片示蝶鞍明显扩大，MRI 显示鞍内及鞍上占位，诊断首先考虑垂体瘤。

71. C　患者病史 3 个月，有颅内压增高，以及偏身感觉障碍，无感染。

72. D　根据查体，后发际低，双侧 $C_4 \sim T_3$ 节段性分离性感觉障碍，双手鱼际肌萎缩，故考虑小脑扁桃体下疝畸形。

73. B　压力性尿失禁的定义为平时并无尿失禁症状，当增加腹压时如：提重物、咳嗽、跑步、大笑时出现尿失禁。常见于老年多次分娩的妇女，由于骨盆底的肌肉筋膜组织松弛，膀胱与尿道的后角消失所致。

74. C　肾母细胞瘤是幼儿最多见的肾脏肿瘤。

75. E　经直肠超声可对前列腺结节进行定位穿刺活检，成功率较高。

76. A　该患者为会阴骑跨伤造成尿道球部损伤，并出现排尿困难，导尿管也不能置入。尿道球部损伤的治疗原则是急诊手术，经会阴切口清除血肿，彻底止血并行尿道的一期修补手术。尿道会师手术适用于骨盆骨折造成尿道膜部的损伤，此手术是经下腹切口进行，对会阴部的出血不能进行止血治疗。尿道套入手术是适用于骨盆骨折造成尿道膜部损伤的二期手术方法。单纯的耻骨上膀胱穿刺造瘘并不能对会阴部的出血加以控制，血肿感染会造成日后的尿道会阴瘘。

77. C　直径<4 cm 的肾上腺无功能偶发瘤，可等待观察，患者高龄，肿瘤直径 1 cm，无功能，治疗首选等待观察。

78. C　从患者的受伤病史了解到醉酒后往往膀胱是充盈的，此时摔伤有可能造成膀胱破裂，腹膜炎症状重，但是生命指征比较平稳。为明确这一诊断，最有说服力的诊断方法是膀胱造影，此方法简单、快捷。当然膀胱的注水试验也可有助于诊断，但是不如膀胱造影准确。膀胱镜检查缺乏急诊处理的可操作性。

79. B　此患者首选判断有感染伴休克。

80. B　老年男性间断全程无痛性肉眼血尿半年，此症状是泌尿系肿瘤的特点。泌尿系的肿瘤最常见的是膀胱癌，且肾癌、肾盂癌、输尿管癌也都有可能。结合右侧精索静脉曲张，且平卧后不消失提示腹膜后有肿瘤压迫精索静脉。血尿＋后腹膜肿瘤的特点，首先考虑肾癌的可能性最大，故选择 B 超检查最为恰当。如果怀疑肾盂和输尿管肿瘤应首选静脉肾盂造影，怀疑膀胱癌就应首选膀胱镜检查。

81. B　透光试验阳性证明有积液存在，囊肿与睾丸有明显分界，可排除睾丸鞘膜积液和交通性鞘膜积液。

82. B　磷酸镁铵结石的形成往往与尿路感染有关，通常在碱性尿液中容易生成尿路结石，在治疗中抗感染和酸化尿液是常规治疗方法。口服氯化铵可以起到酸化尿液的作用，而碱化尿液则起到相反的作用。

83. A　该患者有肾绞痛病史，临床提示为上尿路结石，但泌尿系统平片检查又未发现异常，说明结石在X线片上不显影，结合患者有大量进食动物蛋白时出现足趾关节红肿疼痛，临床高度怀疑为尿酸代谢障碍引起的痛风。为明确痛风的诊断和上尿路结石是否存在应选择A。

84. D　患者出现肾癌的临床表现，同时此老年患者出现右精索静脉曲张Ⅲ度，大多要考虑为肿瘤引起的症状性曲张。

85. E　胸部正位摄片时需要使用大毫安。

86. A　提高图像清晰度可以使用滤线器、遮光器、缩短曝光时间、小焦点技术、加大焦片距。

87. D　头颅摄片定位标志线有听眶线、听眦线、听鼻线和听口线。

88. B

二、A3/A4型题

89. C　患者有房颤病史，突发左下肢冷、痛、麻木，左小腿下皮温明显降低，足部发绀，左侧腘动脉、足背动脉、胫后动脉搏动均消失，应考虑动脉栓塞。

90. D　左侧腘动脉、足背动脉、胫后动脉搏动均消失，病变平面应在腘动脉。

91. A　动脉造影是诊断动脉栓塞的“金标准”。

92. E　动脉取栓术是治疗急性动脉栓塞的主要手段。

三、B型题

93. E　动脉造影能准确显示病变的部位、范围、程度、侧支和闭塞远侧动脉主干的情况，是目前最有价值的检查。

94. C　施行腰交感神经阻滞试验，如阻滞后皮肤测温升高超过1～2℃，提示痉挛因素占主要。

四、X型题

95. ABCDE　测定血清中甲状旁腺激素(PTH)的浓度。正常情况下与血钙呈反馈关系，如血钙正常，而PTH增高，则可以诊断。甲状旁腺功能亢进症常有尿中环磷酸腺苷(cAMP)的排出量升高。另外，血钙值、血中钙磷比值、肾小管磷回吸收试验对诊断有帮助。骨骼X线片可了解有无骨稀疏等脱钙病变。

96. ABCDE　碘缺乏引起甲状腺素分泌减少，垂体前叶分泌促甲状腺素增强，刺激甲状腺代偿性肿大。青春期、妊娠期、哺乳期和绝经期，身体代谢旺盛，甲状腺激素的需要量增加，亦可引起甲状腺代偿性肿大。

97. BD　气管三角出现多发、质硬、固定淋巴结，考虑为转移癌，最常见的原因是来源于喉癌及甲状腺癌。

98. ABCD　腹部闭合性损伤有内脏受损时，伤情严重，需早诊断、早治疗。腹内实质性脏器损伤破裂时常有内出血，早期出现休克。空腔脏器损伤破裂主要表现为腹膜炎、胃肠道症状、腹膜刺激征、气腹征等。

99. ACDE　骨巨细胞瘤的肿瘤细胞的特征为大量梭形和椭圆形基质细胞。

100. ABCDE　慢性腰腿痛是骶骨肿瘤的主要症状，发病缓慢，经常误诊，肿瘤生长迅速，后期出现：①排尿困难；②便秘；③剧烈疼痛；④足踝运动障碍。

101. ABCE　慢性腰腿痛是骶骨肿瘤的主要症状，初期常误诊为：①脊索瘤；②骨巨细胞瘤；③神经纤维瘤；④腰椎间盘突出症。

102. AC　髋臼发育不良及关节囊、韧带松弛是典型性先天性髋脱位的主要发病因素，是先天性、原发性改变，而髋关节则是继发性改变，为髋臼发育不良的结果。

103. ABC　动脉瘤性骨囊肿内细胞一般不是恶性的，治疗方面是手术治疗，不需放射治疗。

104. ABCD　骨巨细胞瘤的治疗主要以手术治疗：病灶切除加植骨，必要时行关节置换，其他4种肿瘤对化学治疗较敏感。

105. ABC　尿酸增高不是恶性肿瘤的化验检查指标，酸性磷酸酶升高仅是前列腺癌骨转移实验室指标。

106. ABE　X线片上可鉴别。非霍奇金淋巴瘤无葱皮样也有骨膜反应，Ewing氏肉瘤需60～70 Gy照射。

107. ABCDE 主要临床表现为发病缓慢，部位局限，活动多则加重，休息即可缓解；晨僵时间不超过0.5 h；受累关节以疼痛和压痛为主，偶伴有一过性滑膜炎；活动时关节有摩擦音，严重者发生关节畸形；颈椎或腰椎病变可引起神经受压或刺激症状。

108. ABCD 题干已交代清楚，骨盆结构的稳定性主要取决于后环的完整，耻骨骨折属前环，属稳定骨折。其他均为后环损伤。

109. BCD 病理分化差的纤维肉瘤是软的，放疗并无指征。

110. ABCDE **111.** ABD

112. ACD 高危人群不可做CT引导下经胸壁穿刺活检；肺部肿块经多种检查和短期诊断性治疗仍未能明确病变性质，肺癌的可能性又不能除外者，做剖胸探查术。

113. BCD 临床表现为面、颈、上胸部皮肤出现针尖大小的紫蓝色瘀斑，以面部与眼眶部为明显；口腔、球结膜、鼻腔黏膜瘀斑，甚至出血；视网膜或视神经出血可以产生暂时性或永久性视力障碍；鼓膜破裂可致外耳道出血、耳鸣，甚至听力障碍。伤后多数患者有暂时性意识障碍、烦躁不安、头昏、谵妄，甚至四肢痉挛性抽搐，瞳孔可扩大或极度缩小。

114. BD 青枝骨折、骨骺分离是儿童常见骨折类型。

115. ABC

116. ABCDE 囊状动脉瘤是蛛网膜下腔出血最常见的病因，其他4项也可引起。另外，垂体卒中、脑血管炎、颅内静脉系统血栓等也可引起蛛网膜下腔出血。长段动脉膨胀为动脉硬化性"动脉瘤"，也是蛛网膜下腔出血的病因之一。

第二十九章 基本技能

一、A1/A2型题

1. E 2.5～3.5 MHz为低频探头，穿透力好，适合肝脏等较深部位的器官扫查，但对浅表组织的分辨率不高；7～10 MHz有很好的分辨率，但穿透力不够，只适合浅表器官如甲状腺、乳腺的扫查；周围血管的多普勒扫查与探头之间有脂肪、肌肉层等软组织，所以进行多普勒扫查时既要选择有适当的穿透力，也要有较好的分辨率，应采用频率为5～10 MHz的探头。

2. A

3. D 彩色多普勒血流显像，又称二维多普勒，它把所得的血流信息经相位检测、自相关处理、彩色灰阶编码，把平均血流速度资料以彩色显示，并将其组合，叠加显示在B型灰阶图像上。它能较直观地显示血流空间分布情况，对血流的性质和流速在心脏、血管内的分布较脉冲多普勒更快、更直观地显示。对左向右分流血流以及瓣口反流血流的显示有独到的优越性。但对血流的定量不如脉冲波和连续波多普勒。

4. C 正常人心脏瓣膜口、静脉和动脉血管中血流通畅呈层流（所谓层流是指流体以相同的方向呈分层的有规律流动，流动没有横向的交流，同一层流体的流速相同，不同层流体的流速不相同），只有在瓣膜狭窄、血管管腔狭窄时其内部的血流才会呈现湍流。

5. C 超声诊断仪需配置可靠的稳压器，有良好的接地，保证持续稳压电源供应，防止经常断电。

6. C 频谱多普勒主要用于观察血流的性质、方向、速度，血流量需要计算。

7. A

8. E 所列几项均是临床常用的超声探头频率。根据不同的检查部位和患者的年龄、胖瘦等选用探头频率。

9. C 碘化油常用于支气管、瘘管与子宫输卵管的造影等。心血管造影多选用非离子型碘造影剂。

10. C 窗宽是指CT图像上所包括的CT值范围。窗位是指窗宽的中心CT值。在实际操作中，窗口技术是应用多且最重要的技术，根据计划显示结构CT值的变化范围来确定合适的窗宽、窗位。

11. C 能谱可以反映晶体中接收到的能量的分布

情况。

12. A　PET的空间分辨率优于SPECT,可以达到4～5 mm。

13. B

14. D　在动态采集时,为提高检测的灵敏度,宜选用较小的矩阵(如64×64)。

15. C　采集图像的帧数即投影数越多,断层图像的分辨率越能接近最佳值。

16. C　由于放射性核衰变具有统计分布,因此在相同的时间间隔内对样品进行测量得到的计数值也有同样的统计分布,各次测量值围绕平均值上下涨落,称为统计涨落。

17. C　该种方法最接近射线衰减的实际情况。

18. D　严重不良反应的成年患者可以用生理盐水10倍稀释1∶1 000肾上腺素0.5～1 mg后静脉注入。

19. D　检查甲状腺浅表器官时,使用高频探头,直接探查。

20. D　现代超声技术迅速发展的主要热点是谐波成像技术、声学造影技术、三维超声成像技术和介入超声技术。

21. B　远区回声过低,声像图不清楚时,应使用增益(TGC)补偿调节。

22. B　探头的维护和保养措施中,避免探头撞击、落地,探头消毒时不可采用高温蒸煮,探头电缆线避免用力牵拉、扭曲,禁用液状石蜡做耦合剂。

23. E　按压频率为100次/分。与人工呼吸配合,无论单人还是双人操作。每吹气2次,心挤压30次。小儿复苏用单手按压100次/分,新生儿只用2指按压。胸外心脏按压最常见的并发症是肋骨骨折,应注意预防。

24. E　一氧化碳中毒现场急救应迅速转移到空气新鲜的地方,然后再迅速纠正缺氧状态,包括通畅呼吸道、吸氧。

25. B　腕关节屈曲、手背着地受伤是Smith骨折的典型受伤机制。

26. B　按美国心脏病学会(NYHA)心功能分级标准,该患者左心室射血分数降低明显,但目前仅在较重的体力活动后出现症状,属于体力活动轻度受限,心功能诊断以Ⅱ级较为合理。

27. A　淡水和海水淹溺均引起全身缺氧并引起各种并发症。

28. E　因为环境温度过高、产热增加、散热障碍、汗腺功能障碍均会引起体温升高,导致中暑,而睡眠不足不会引起体温升高。

29. C　鼻腔血管比较丰富,鼻咽癌在放疗期间出现大出血,放疗、止血药等都是止血方法,但急诊止血方法仍以填塞压迫止血法为最好。

30. A

31. E　子宫内膜癌常合并卵巢囊肿。

32. E　子宫肌瘤女性生殖器官最常见的良性肿瘤为肌瘤,肌瘤由平滑肌与纤维结缔组织交叉组成,肌瘤周围有被压缩的肌纤维所组成的假包膜,假包膜与肌瘤间有疏松的结缔组织,肌瘤变性时,声像图可为圆形无回声区。

33. E　超声诊断胎儿宫内生长迟缓指标的是胎头,双顶径,胎儿头围,胎儿腹围,胎儿股骨长度。

34. B

二、A3/A4型题

35. C　治疗前最需要做全身显像检查。

36. D　**37.** D

38. C　用以判断危重患者心血管功能状况的信息来源,主要是通过应用气囊漂浮导管行血流动力学的监测而实现的。

39. E　PTCA是经皮冠状动脉腔内血管成形术的简称,所有冠心病介入治疗技术的基础,提高冠心病预后。

40. A　右侧基底节区表现为口角右偏,左侧鼻唇沟变浅,伸舌左偏,左侧偏瘫。

41. B　右侧基底节区病变进一步发展,可表现为右侧瞳孔先扩大,再缩小。

42. C　有严重心、肾、肝功能不全者,禁用脑血管造影检查(DSA)。

43. C　小脑天幕以上的脑组织内肿瘤、血肿、梗死等病变引起脑组织体积肿大,致颞叶的海马沟回经小脑天幕也向下膨出。通常动脉神经受压,瞳孔扩大。

三、X型题

44. ABE　**45.** BCD　**46.** ABCDE　**47.** ABCD

第五部分 模拟试卷

第三十章 模拟试卷一

一、A1/A2 型题

1. C 急性化脓性甲状腺炎时，多继发于口腔或颈部感染所致，和一般急性炎症过程一样，有渗出、水肿、化脓，最后吸收痊愈。超声检查在腺体内可见脓肿的无回声区。

2. A 超声检查应安排在X线钡剂检查之前进行，避免钡剂存留在胃肠影响超声检查的效果。

3. D 左心室等容收缩期是指房室瓣关闭至半月瓣开放的间期。

4. A 乳腺纤维腺瘤是乳腺常见的良性肿瘤，双侧乳腺常见，以外上象限多见。

5. B 患者有牧区生活史，声像图显示肝右叶内可见厚壁性无回声包块，其内见多个大小不等的圆形无回声小囊及多个分隔光带。

6. B 声像图显示胃壁不规则增厚，呈中心强回声的“假肾样”低回声团块，其近端胃腔扩大，内容物潴留。

7. E 声像图表现结合临床病史，可提示为结核性腹膜炎。

8. C 结合病史考虑法洛四联症可能性大。

9. A 该例为急性胰腺炎的典型超声表现，病因与胆石症有关。

10. D 肿瘤多为单侧，体积一般为中等大小，有5～10 cm^3，亦有极大者。

11. D B超为腹内实质性脏器病变的首选检查方法，简单、经济、快捷。

12. D 按需要决定是否进行增强扫描。

13. B 蛋壳样钙化是颅咽管瘤的特异性表现。

14. C 缺血性梗死CT示低密度灶，其部位和范围与闭塞血管供血区一致。于梗死2～3周脑水肿消失，受损部位开始修复，此时，梗死区边缘模糊、密度相对增高而成等密度，称模糊效应期。

15. E 其他均为直接征象。

16. E 脑膜瘤中年女性多见，起源于蛛网膜粒帽细胞，多居于脑外，与硬脑膜粘连。好发部位为矢状窦旁、脑凸面、蝶骨嵴、嗅沟、桥小脑角、大脑镰或小脑幕，少数肿瘤位于脑室内。肿瘤包膜完整，多由脑膜动脉供血，血运丰富，常有钙化，少数有出血、坏死和囊变。组织学分为上皮型、纤维型、过渡型、沙砾型、血管瘤型等15型。

17. B 肺癌分叶状是由于癌细胞分化程度不一致各部位生长速度不同所致。70%～80%具有分叶征肺部结节是恶性病变。在CT表现中较具有指向恶性病变的意义。

18. C 沙砾样钙化常见于乳腺癌。

19. E 病理学上分3型：巨块型，肿块直径≥5 cm，最多见；结节型，每个癌结节＜5 cm；弥漫型，＜1 cm的小结节弥漫分布全肝。直径＜3 cm的单发结节，或2个结节直径之和不超过3 cm的结节为小肝癌。肝细胞癌主要由肝动脉供血，且90%病例都为血供丰富的肿瘤。

20. D 肾脏具有超乎寻常化的代偿功能，一般来说肾功只有在很严重的时候才受影响。

21. B 肺源性心脏病主要表现为右心室肥大，肺动脉高压所致。

22. B 中心型肺癌早期，支气管略有狭窄时，使肺泡内气体通过狭窄。

23. C 肺淤血时，肺内小静脉扩张，上组肺静脉扩张明显，呈1～2条长而宽的血管影，从肺野的外上方引向肺门。

24. C 风湿性心脏病二尖瓣狭窄时心脏左房右室增大，心脏外形多呈“二尖瓣”形，少数病例呈“二尖瓣一普大”形。

25. C 本病X线表现主要为骨髓腔内不规则骨破坏和骨增生，骨皮质的破坏，不同形式的骨膜增生及骨膜新生骨的再破坏，软组织肿块和其中的肿瘤骨形成等。在众多的征象中，确认肿瘤骨的存在，是诊断骨肉瘤的重要依据。

26. A 肾结核灶可发生钙化，甚至全肾钙化，称为肾自截。

27. E CT检查禁忌证：①孕妇不宜做CT检查，早期孕妇(<3个月)除特殊情况外应视为禁忌。②生命垂危者应慎重,先行抢救,待生命征平稳后再行检查。

28. B　渗出性病变多见于急性病变,空洞、纤维化多见于肺结核病变,钙化灶多见于陈旧性肺结核。慢性肺炎为急性肺炎转变而来,主要表现肺黏膜增生。

29. C　瓦氏位照片上,岩骨投影于上颌骨的下方,上颌窦显示清楚,若有炎症则可清楚显示。

30. C　铝等轻金属、含有金属的矿石及重金属异物,X线检查即可发现。

31. E　此为法洛四联症的影像学表现。

32. A　广泛的骨质增生硬化为慢性化脓性骨髓炎的主要X线表现。另外,尚见脓腔和死骨,且脓腔周围亦见明显骨质增生硬化。

33. B　椎间隙有无狭窄或消失是两者的重要鉴别点,脊椎结核常累及椎间盘,造成椎间隙狭窄或消失,而肿瘤则椎间隙多不受累。

34. A　关节造影相对较常应用于膝关节,以观察半月板和交叉韧带等的改变。但目前MRI已相对较普及,可以无创性清楚显示膝关节半月板、交叉韧带及关节软骨等改变,因而目前关节造影在临床上已较少实际应用,基本上已由MRI取代。

35. D　肩关节由肱骨头与肩胛骨的关节盂构成,是典型的球窝关节,关节盂浅而小,关节囊薄而松弛,关节囊的下方缺少肌附着,成为关节的薄弱处。

36. E　胃癌有4种扩散途径:①直接扩散。浸润到胃浆膜层的癌组织,可直接扩散至邻近器官和组织,如肝、胰腺及大网膜等。②淋巴道转移。为胃癌转移的主要途径,首先转移到局部淋巴结,其中以胃小弯侧的胃冠状静脉旁淋巴结及幽门下淋巴结最为多见。由前者可进一步扩散到腹主动脉旁淋巴结、肝门处淋巴结而达肝内;由后者可到达胰头上方及肠系膜根部淋巴结。转移到胃大弯淋巴结的癌瘤可进一步扩散到大网膜淋巴结。晚期,癌细胞可经胸导管转移到锁骨上淋巴结,且以左锁骨上淋巴结多见。③血行转移。多在晚期,常经门静脉转移到肝,其次是肺、骨及脑。④腹腔内种植。胃癌特别是胃黏液癌细胞浸润至胃浆膜后,可脱落到腹腔,种植于腹壁及盆腔器官腹膜上。有时在卵巢形成转移性黏液癌,称Krukenberg瘤。

37. C　Budd-Chiari综合征分别由Budd(1899)和Chiari(1945)先后报道,是由于肝段下腔静脉和(或)肝静脉狭窄或阻塞所致肝静脉回流障碍的临床综合征。Budd-Chiari综合征分为4型:Ⅰ型,下腔静脉隔膜阻塞,肝静脉主干通畅,有一支或两支肝静脉阻塞;Ⅱ型,肝静脉主干开口处闭塞,腔静脉无病变;Ⅲ型,下腔静脉纤维化狭窄,肝静脉通畅;Ⅳ型,下腔静脉狭窄、血栓形成或闭塞、肝静脉闭塞。

38. B　由于近90%的尿路结石为阳性结石,所以临床上仍将腹部X线平片作为诊断尿路结石的首选方法,高度怀疑结石而无阳性发现者,则应行超声检查或平扫CT检查确诊。

39. B　腹部平片的简称是KUB,是Kidney-Ureter-Bladder的简称。

40. E　第四脑室与枕大池扩大,后颅凹变大且窦汇位于人字缝之上,小脑半球及蚓部发育不全,第三脑室和双侧脑室扩大,颅后窝巨大囊肿并与第四脑室相连,60%以上的患者合并有其他畸形,如脑积水,胼胝体发育不良,多小脑和灰质异位,ABCD均正确。中脑导水管畸形或炎性粘连引起的脑积水仅见第三脑室和侧脑室扩大,而第四脑室正常,E错误。

41. E　若有几种同类放射性药物可供诊断检查用,则选择所致辐射吸收剂量最小者;对用于治疗疾病的放射性药物,则选择病灶辐射吸收剂量最大,而全身及紧要器官辐射吸收剂量较小者。

42. C　彩色多普勒血流显像对血流的显示是直观的,它已经成为定性诊断的最可靠的方法。

43. A　心肌灌注断层显像重建图像时,由于心脏的长短轴与人躯体的轴向不一致,故重建图像时常应用专门的计算机软件处理,首先经滤波反投影重建得到如下3个断面图像:垂直长轴断面、水平长轴断面和短轴断面。

44. D　高锝[^{99m}Tc]酸盐显像时,哺乳期妇女乳腺才显影。

45. A　结肠癌常通过淋巴转移至腹膜后、左颈部锁骨上等,通过血行转移至肝脏、肺、骨骼,通过直接浸润或种植转移至后腹膜、卵巢。结肠癌并不常转移至脑实质。

46. C 患者为青年男性，表现为结核中毒的临床症状。胸片检查示：左肺上叶尖段炎症，伴空洞形成，浸润型肺结核好发于肺尖可伴空洞形成。

47. D 患者为老年女性，有冠心病病史，近期出现胸痛、呼吸困难等症状。肺通气显像示：双肺通气未见明显异常，可排除 C 选项，患者无感染及结核中毒症状，排除 A、E 选项。肺灌注显像示：右肺下叶灌注缺损，余肺段灌注未见明显异常，此为肺动脉栓塞的专有表现，故答案为 D。

48. E 炎性假瘤、结核球、肺隔离症、真菌感染等均可聚集^{18}F－FDG，呈假阳性结果，鉴别时需进一步甄别。

49. C 若^{18}F－FDG PET 早期显像示肠道局灶性浓聚，此时应优先进行^{18}F－FDG PET 延迟显像以进一步鉴别肠道生理性摄取与肠道恶性肿瘤。

50. A 室上嵴位于右房室口和肺动脉口之间，此肌束收缩时参与使心尖作顺钟向旋转，故右心室肥大的患者出现更明显的心脏顺钟向转位，多系室上嵴肥厚所致(可能与右心室肥厚时心电图 V_1 导联出现 q 波有关)。室上嵴肥厚还可引起右心室流出道狭窄，称为漏斗部狭窄。

51. B J 波是指紧接 QRS 波群之后出现的一个稍隆起的小波，振幅不大，占有一定时限。J 波振幅较低，往往落在 R 波降支的底部，极易被忽略。J 波的出现常由于早期复极、心肌缺血、心室除极延迟、低温所致。J 波反映心室除极尚未完全结束之前，一部分心室肌就已经开始提前复极，故 J 波出现在 QRS 波群终末部结束之前，此时，心室肌的电活动处于一种不稳定状态，在特定的条件下(心肌缺血等)易引发室性心律失常，甚至心室颤动。

52. E ST 段是指有 J 点到 T 波开始的平线，反映心室各部均在兴奋而各部处于去极化状态，无电位差。

53. B 正常成人中，V_1 导联 R/S 一般＜1，约 6.4% 的男性和 1.5% 的女性 V_1 导联 R/S＝1。若 V_1 导联 R/S＞1，则通常属于异常。

54. E 正常人 V_5、V_6 导联 ST 段抬高应＜0.1 mV。

55. C 心电图检查显示窦性心律，P－R 间期 0.20 s。电轴左偏，QRS 波群电压显著增高。RV_5 及 RV_6＞2.5 mV，SV_1＋RV_5＞4.0 mV，RaVL＞1.2 mV，RⅠ＋SⅢ＞2.5 mV，Cornell 指数(RaVL＋SV_3)＞2.8 mV。另外，在 R 波为主的导联出现 ST 段压低及 T 波倒置，为左心室肥大伴继发性改变。严重左心室肥大时，V_1～V_2 导联可呈 QS 波，酷似前间壁心肌梗死。

56. A 心电图检查显示窦性心律，心率约 90 次/分。Ⅱ、aVF 导联 P 波高尖，振幅＞0.25 mV；V_1 导联 P 波振幅的算术和＞0.2 mV，均提示右心房肥大。另外，Ⅰ、aVL、VV_5 导联 P 波增宽伴切迹，提示左心房肥大。心电轴右偏＞＋90°，V_1 导联呈 Rs 型，V_5 导联 S 波加深，RV_1＋SV_5＞1.2 mV，V_1 导联 ST 段压低及 T 波倒置，均为严重右心室肥大的心电图表现。本图 V_5 导联 R 波振幅≥2.5 mV(注意：图中 V_5 导联记录电压减半)，结合患者有二尖瓣关闭不全病史，提示还可能存在左心室肥大。

57. C 肺癌增强时间密度曲线上升速度快，峰值维持时间长。

58. D 胸内甲状腺多为颈部甲状腺向胸骨后的延伸，一般无临床症状，X 线检查示突出软组织影与颈部肿物相连，并可随吞咽而上下移动，胸腺瘤多为前纵隔肿瘤，若病变为囊性，X 线上可见病变为上窄下宽。中心性肺癌重要的临床表现为间断性痰中带血。X 线上常显示肺门肿块阴影，并有支气管阻塞征象，阻塞型肺不张与肿块影形成特征性的反“S”征。淋巴瘤为全身性恶性肿瘤，有恶性肿瘤临床表现。畸胎瘤较小时无临床症状，发生支气管瘘时可出现咳嗽、咯血，典型者可咳出毛发和钙化物。

59. C 右心输出量降低，肺血减少。房间隔缺损，构成左向右的分流，右心房、右心室因容量过负荷而增大，肺血增多。

60. B 胸腺瘤与食管相距远，一般不引起压迹。

61. E 骨巨细胞瘤 X 线摄片示肥皂泡沫样或峰房状囊性阴影，伴骨质膨胀。

62. B 肾盂输尿管畸形常为先天形成，一般无症状，完全重复畸形，常表现为有两个独立肾盂和两条输尿管与之相连。

63. C CT 对良性前列腺增生和早期前列腺癌鉴别有限度，对晚期前列腺癌能作出诊断并能较准确显示肿瘤侵犯范围及是否有骨、淋巴结等部位转移。

64. B 医疗事故是指医疗机构及其医务人员在医

疗活动中,违反医疗卫生管理法律、行政法规、部门规章和诊疗护理规范、常规,直接过失造成患者人身损害的事故。

65. B　《母婴保健法》规定,经婚前医学检查,医疗保健机构应当出具婚前医学检查证明,并提出医学意见:①患指定传染病在传染期内或有关精神病在发病期内,准备结婚的男女双方应当暂缓结婚;②对患有医学上认为不宜生育的严重遗传性疾病的,医师应当说明情况,提出医学意见,经男女双方同意,采取长期避孕措施或施行结扎手术后可以结婚的。婚姻法规定禁止结婚的除外。

66. C　第三十九条规定医疗机构发现甲类传染病时,应当及时采取下列措施:①对患者、病原携带者,予以隔离治疗,隔离期限根据医学检查结果确定;②对疑似患者,确诊前在指定场所单独隔离治疗;③对医疗机构内的患者、病原携带者、疑似患者的密切接触者,在指定场所进行医学观察和采取其他必要的预防措施。

67. B　新修订的《传染病防治法》规定,对乙类传染病中的非典、肺炭疽和人感染高致病性禽流感患者采取甲类预防、控制措施。

68. A　《药品管理法》第四十九条规定,药品成分的含量不符合国家药品标准的,为劣药。有下列情形之一的药品,按劣药论处:①未标明有效期或者更改有效期的;②不注明或者更改生产批号的;③超过有效期的;④直接接触药品的包装材料和容器未经批准的;⑤擅自添加着色剂、防腐剂、香料、矫味剂及辅料的;⑥其他不符合药品标准规定的。

69. D　医学道德是医务人员在医疗卫生工作中形成并依靠社会舆论和内心信念指导的,用以调整医务人员与服务对象以及医务人员相互关系的行为准则和规范的综合,医学道德的特征包括:科学性、服务性、继承性、实践性、时代性。医学道德属于医务人员及服务对象的行为准备,具有全人类性及稳定性的特点。

70. D　常见患者角色变化有:①角色行为冲突,患者在角色转换中不愿意或不能放弃原有的角色行为;②角色行为减退,因其他角色冲击患者角色,从事了不应承担的活动;③角色行为强化,安于患者角色的现状,期望继续享有患者角色所获得的利益;④角色行为异常,指患者受病痛折磨感到悲观、失望,不良心境导致行为异常;⑤角色行为缺如,即未能进入角色,没有意识到自己是个患者,拒绝认同患者角色。

71. C　尊重原则首要是尊重患者的人格尊严。①尊重原则是指医务人员要尊重患者及其做出的理性决定。②医务人员尊重患者的自主性绝不意味着放弃自己的责任,必须处理好患者自主与医师之间的关系。③尊重患者包括帮助、劝导、甚至限制患者进行选择。④医师要帮助患者选择诊治方案,必须向患者提供正确、易于理解、适量、有利于增强患者信心的信息。⑤当患者充分了解和理解了自己病情的信息后,患者的选择和医师的建议往往是一致的。⑥当患者的自主选择有可能危及其生命时,医师应积极劝导患者做出最佳选择。⑦当患者(或家属)的自主选择与他人或社会的利益发生冲突时,医师既要履行对他人、社会的责任,也要使患者的损失降低到最低限度。⑧对于缺乏或丧失选择能力的患者,如婴幼儿和儿童患者、严重精神病和严重智力低下等患者,其自主选择权由家属或监护人代理。题中提出的“医方对患方的尊重”是片面的。

72. C　根据安乐死实施中“作为”与“不作为”将其分为主动(积极安乐死)和被动(消极安乐死)。积极安乐死是指对符合安乐死条件的患者,医师使用药物或其他方式尽快结束患者的痛苦生命,让其安宁、舒适地死去;消极安乐死是指医师停止使用抢救措施而仅给适当的维持治疗或者撤除所有的治疗和抢救措施,任其自然死去。

73. E　按压频率为100次/分。与人工呼吸配合,无论单人还是双人操作。每吹气2次,心挤压30次。小儿复苏用单手按压100次/分,新生儿只用2指按压。胸外心脏按压最常见的并发症是肋骨骨折,应注意预防。

74. E　图像重建是计算机断层摄影技术,而非磁盘的功能。

75. D　CT是用X线束从多个方向对人体检查部位具有一定厚度的层面进行扫描,由探测器而不用胶片接收透过该层面的X线,转变为可见光后,由光电转换器转变为电信号,再经模拟/数字转换器转为数字,输入计算机处理。

76. C　Seldinger 术是由 Sven Ivar Seldinger 于 1953 年提出来的血管穿刺技术，分为经典 Seldinger 术和 Seldinger 改良法。经典 Seldinger 术的定义是：用带针芯的穿刺针穿透血管前后壁，退出针芯，缓慢向外拔针，直至血液从针尾喷出，迅速插入导丝，拔出针，通过导丝引入导管，将导管放至主动脉；Seldinger 改良法由 Driscoll 于 1974 年提出。其方法为，用不带针芯的穿刺针直接经皮穿刺血管，当穿刺针穿破血管前壁，进入血管内时，即可见血液从针尾喷出，再引入导丝导管即可。改良法和经典 Seldinger 术的区别是，前者不用穿透血管后壁，成功率高，并发症少。

77. A　神经源性肿瘤为最常见的原发性后纵隔肿瘤，绝大多数发生于后纵隔脊柱旁沟处，少数肿瘤可部分发生在椎间孔内，使肿瘤呈哑铃状生长。

78. C　脂肪瘤是由成熟脂肪细胞所构成的一种常见表浅良性肿瘤，可发生于任何部位，表现为单个和多个皮下局限性肿块，脂肪组织的 CT 值为 −110～−55 Hu。结合患者 CT 检查结果，可诊断为脂肪瘤。

79. D　CT 或 MRI 检查是明确肿块的位置、大小等情况，不是介入治疗术前常规准备项目，而是专项准备。

80. D　栓塞剂具有栓塞肿瘤血管的功能，促进肿瘤的缺血、坏死。由于酒精潜在的硬化作用和相对的良性代谢过程使其可以作为一种有效的栓塞剂。但相比于其他液体栓塞剂，酒精流入其他区域造成正常组织坏死而引起的并发症更为严重。

81. D　因为肺循环，人体许多部位的肿瘤都可以转移到肺，答案 A 正确；血行转移可转移到肺内、肺外任何部位，答案 B、C 正确；淋巴转移多通过颈部淋巴道转移到颈部淋巴结，D 错。

82. C　屈曲型肱骨髁上骨折合并神经血管损伤不常见。

83. B　长骨干骨折后突然出现呼吸困难、发绀等症状，应高度怀疑脂肪栓塞综合征的发生。

84. D　颈静脉怒张及肝颈静脉回流征是体循环淤血的表现，在右心衰竭时可以出现，而肝硬化引起门静脉系统高压，不会影响到上腔静脉，一般不会出现颈静脉怒张。

85. D　患者主要临床表现为左胸疼痛、呼吸困难伴低氧血症。超声心动图检查提示右心室、右心房扩大，应首先考虑急性肺源性心脏病、肺栓塞可能。64 排 CT 肺血管成像或肺通气灌注扫描可确诊，应列为首选检查。

86. A　低排血量型心力衰竭是指患者在静息时其心输出量低于或接近正常。常见于心脏本身疾病，如心肌病，心脏瓣膜病等。

87. B　脾大提示可能有肝硬化，在腹压增加的情况下造成食管静脉曲张破裂出血。

88. E　本例严重外伤后急性肾衰竭诊断明确；有心力衰竭、高钾、无尿、氮质潴留等表现，透析指征也十分强烈。然而，血压偏低出血倾向明显，这对血液透析(包括滤过)是不利的，不仅因血液流经透析器影响血容量及动静脉分流增加心脏负荷，更主要的是活动性出血后或大手术后不久应用肝素是有危险性的。该患者腹腔情况尚属良好，使用腹膜透析，安渡难关，才不失为明智之举。

89. E　肾实质性急性肾衰竭的尿液检查：尿比重固定，多在 1.015 以下，尿渗透压低于 350 mmol/kg，尿钠增高，多在 20～60 mmol/L；肾衰竭指数常大于 1；钠排泄分数大于 1。

90. B　本病多由毒力较弱的草绿色链球菌引起，少数由肠球菌、肺炎双球菌等引起。常发生于已有病变的瓣膜上(如风湿性心瓣膜病、先天性心脏病等)，多侵犯左房室瓣和主动脉瓣。在原有病变的瓣膜上形成由血小板、纤维素、细菌菌落、炎症细胞和少量坏死组织构成的大而松脆的血栓性赘生物。赘生物内的病菌可以不断进入血流而引起相应的临床表现。此外，约 2/3 患者并发局灶性肾小球肾炎，少数则可并发弥漫性肾小球肾炎。

91. A　面颅骨有 15 块，包括成对的上颌骨、颧骨、泪骨、鼻骨、腭骨和下鼻甲骨，单块的犁骨、下颌骨和舌骨，面颅诸骨连接构成眼眶、鼻腔和口腔的骨性支架。额骨属于脑颅骨。

92. E　生理性基底节钙化最常见于苍白球，40 岁以后可出现，无临床意义。

93. A　颅咽管瘤来源于颅咽管的残存鳞状上皮细胞，多数为囊性，少数为实性，鞍上者多为囊性，鞍内者多为实性。其中鞍上者较常见。

94. B　年龄偏小的儿童食管化学性烧伤急性期应

积极治疗减轻水肿,预防瘢痕形成,急性期后应定期检查,以确定有无狭窄形成,若有瘢痕狭窄,待年龄稍长,方可行支架成形术。余选项患者均可出现食管狭窄,给予支架成形术治疗。

95. C 经颈静脉途径肝内门体分流术(transjugular intrahepatic portosystemic stent shunt, TIPSS)是经颈内静脉途径,在肝静脉/下腔静脉与门静脉之间建立一条有效的分流通道,使一部分门脉血直接进入体循环,达到降低门静脉压力、控制和防止食管胃底静脉曲张破裂出血和促进腹水吸收的目的。

96. B,碘造影剂不良反应的分类及处理:①轻度反应:主要表现为头痛、恶心、轻度呕吐、轻度荨麻疹等。②中度反应:表现为中度呕吐,轻度的荨麻疹和面部水肿,以及轻度喉头水肿和支气管痉挛等,血压也可呈暂时性下降。③重度反应:表现危急,可有惊厥、昏迷、中度喉头水肿和支气管痉挛以及休克等,上述反应的出现,往往危及生命,必须迅速通知急救组、麻醉师、急诊科医师,就地急救处理。④急重不良反应(死亡):表现为呼吸循环停止。立即行心肺复苏术,进行心脏按压,人工呼吸。

97. A 支气管肺癌间接征象有局限性肺气肿,阻塞性肺炎,肺不张,肋骨破坏,胸腔积液等。

98. A 高度真空保护灯丝不致因灯丝氧化而被烧坏。

99. E X线穿过均匀物质时,其衰减与物质的面积无关。

100. B 男性的乳头约平第4肋间隙,约平第6胸椎水平。

101. B 外伤、手术后及胸腔穿刺后均可产生液气胸。

102. C 颅内压增高时,可见颅骨骨缝分离,指状压迹增多,鞍背骨质稀疏及蝶鞍扩大,X线对于诊断颅骨骨折、垂体瘤所致蝶鞍扩大,及听神经瘤引起内听道孔扩大等,具有重要价值。

103. A 颅脑的生理性钙化包括松果体钙化(一般不超过5 mm)、缰联合钙化(范围小于1 cm)、侧脑室脉络丛钙化、大脑镰钙化、基底节钙化等。

104. D 某些病变有特定的发病部位,对定性诊断有帮助,如室管膜瘤易发生在脑室内,生殖细胞瘤多位于松果体区,颅咽管瘤多发生在鞍区。

105. A 传统的柯氏分类法将星形细胞肿瘤分为Ⅰ～Ⅳ级,成人多发生于大脑,儿童多见于小脑。按肿瘤组织学分为6种类型,且依细胞分化程度之不同分属于不同级别,即:毛细胞型星形细胞瘤(Ⅰ级)、室管膜下巨细胞星形细胞瘤(Ⅰ级)、弥漫性星形细胞瘤(Ⅱ级)、多形性黄色星形细胞瘤(Ⅱ级)、间变性星形细胞瘤(Ⅲ级)、和胶质母细胞瘤(Ⅳ级)。Ⅰ、Ⅱ级肿瘤的边缘较清楚,多表现为瘤内囊腔或囊腔内瘤结节,肿瘤血管较成熟;Ⅲ、级Ⅳ肿瘤呈弥漫浸润生长。肿瘤轮廓不规则,分界不清,易发生坏死、出血和囊变,肿瘤血管丰富且分化不良。

106. A 脊索瘤为一少见的骨肿瘤。起源于错位或残留的胚性脊索,好发于骶尾椎、颈椎上段和颅底蝶枕骨部位,肿瘤好发部位依次为蝶鞍部,斜坡、中颅凹,桥小脑角区、颈静脉孔区。

107. D 脑内血肿常见于额叶、颞叶或邻近粉碎凹陷性骨折的脑内,常伴发脑挫裂伤,平扫为形态不规则的高密度肿块,周围有水肿及占位效应,可破入脑室,2～4周血肿逐渐吸收。

108. A 根据临床症状和影像表现不难得出。

109. B 硬膜下血肿呈新月形,而硬膜外血肿多呈梭形。

110. D 有时枕大池较大勿误认为蛛网膜囊肿。

111. E 右侧口咽旁颈动脉鞘区椭圆形软组织密度肿块,内可见更低密度囊变坏死灶,边界尚清,增强后轻度强化,囊变坏死灶不强化,结合病史考虑为E。

112. C 胆脂瘤是慢性化脓性中耳炎的一种类型。CT扫描能显示胆脂瘤本身的软组织密度影占据含气腔,并向鼓室形成隆起边缘。CT值为30～50 Hu,或为负值,其密度、CT值无特异性。典型者CT表现为鼓室盾板、上鼓室侧壁("骨桥")及鼓前峭(鼓大峭)破坏,乳突窦入口及乳突窦扩大,边缘硬化,岩鳞板消失。

113. D 脑组织中灰质血流量是白质血流量的3～4倍。

114. B 根据年龄及影像表现多考虑视网膜母细胞瘤。

115. E 大量气胸时,气胸区可占据肺野的中外带,内带为压缩的肺,呈密度均匀软组织影。同侧肋间隙增宽，横膈下降，纵隔向健侧移位。

116. C　急性粟粒型肺结核发病初期，X线仅见肺纹理增强，约在2周左右才出现典型的粟粒样结节，透视的空间分辨率及密度分辨率都不及胸片，所以更易漏诊。

117. E　结合患者病史和临床表现，提示左下肢可能有静脉血栓形成，肺灌注和通气/X线显像成不匹配的表现，考虑为肺动脉栓塞。

118. D　腹腔内脏器及腹膜的慢性炎症：如反流性食管炎、慢性胃炎、慢性胆囊炎及胆道感染、慢性胰腺炎、炎症性肠病、结核性腹膜炎等可引起慢性腹痛。

119. D　肺结核大咯血主要原因，一是在肺结核进展时，发生干酪样坏死，组织崩溃，肺部血管受到侵蚀破坏。因支气管动脉来自体循环，血液压力较高，当其压力比肺动脉压高出6倍时，咯血量大而迅猛。二是空洞型肺结核空洞壁中的动脉壁失去正常组织的衬托，逐渐膨出形成动脉瘤，该动脉瘤的管壁弹力纤维被破坏，脆性增加，在剧烈咳嗽或过度扩胸等外因的影响下，可导致血管内的压力突然改变或空洞壁的坏死血管断裂，造成致命性的大出血。

120. B　暴饮暴食可诱发急性胰腺炎。该患者饮酒后突发上腹部剧痛，上腹部带状压痛多考虑急性胰腺炎。

121. B　十二指肠溃疡的典型表现是上腹部规律性疼痛，常伴有反酸、嗳气等症状。一般于进餐或服用抗酸剂后症状可以缓解。疼痛部位在上腹部，疼痛的特点是节律性、周期性和长期性。较局限的上腹痛常发生在胃排空之后，尤其以上午10:00～11:00、下午15:00～16:00和晚上22:00～23:00腹痛较明显，有时凌晨1:00～2:00还会把患者痛醒，这是因为此时胃酸分泌很高而胃内又无食物缓冲之故。查体：剑突下偏右压痛(+)，无肌紧张及反跳痛。

122. D　溶血性贫血：巩膜轻度黄疸，在急性发作(溶血危象)时有发热、寒战、头痛、腰背酸痛，皮肤黏膜往往明显苍白；非结合胆红素增高；尿中尿胆原增加而无胆红素，急性发作时有血红蛋白尿(尿呈酱油色)。

123. C　反复咳嗽、咳痰15年可诊为慢性支气管炎，双肺叩诊呈过清音，呼吸音减弱，肺底部有湿啰音，剑突下心尖冲动明显，该处可闻及3/6级收缩期杂音，肺动脉瓣区第二心音亢进为肺气肿、肺心病体征。

124. E　慢性胃炎诊断有赖于胃镜，胃镜所见符合慢性萎缩性胃炎表现。

125. A　肾病综合征以大量蛋白尿(24 h尿蛋白超过3.5 g)、血清蛋白<30 g/L，高脂血症以水肿为特点的临床综合征治疗主要是激素治疗。

126. C　辐射所致的细胞凋亡主要经历引发性刺激、滞后阶段调节、死亡反应3个过程。

127. A　肺心病的X线表现为右下肺动脉干扩张，横径≥15 mm；右下肺动脉横径/气管横径≥1.07；肺动脉段明显突出或其高度≥3 mm；中央动脉扩张，外周血管纤细，形成“残根征”；右室增大征。心电图表现为右心室肥大改变。如电轴右偏、重度顺钟向转位、$RV_1+SV_5 \geq 1.05$ mV及肺型P波等。

128. B　正常成人心胸比率<0.5。正常心脏大血管影像的形态和大小受年龄、呼吸、体位等诸多因素的影响。幼儿心影接近球形，横径较大，左右半心大致对称。由于胸腺较大，心底部较宽，心胸比率可达55%，7～12岁为0.5。

129. C　室间隔缺损：左向右分流，肺循环血量增多，左室容量负荷增大。早期肺血管阻力呈功能性增高，随着时间推移，可使右心压力逐渐升高超过左心压力，转变为右向左分流，双室增大。

130. A　心影最大径是指心影左侧最突点至中线距离与右心缘最突点至中线距离之和。胸廓最大横径是左右膈顶平面两侧胸廓肋骨内缘间连线的长度。

131. E　心包积血时MRI扫描常呈高信号，而浆液性心包积液时T1上呈均匀低信号，炎性渗出液并蛋白含量高时呈不均匀中高信号。

132. B　根据病史，可以诊断为主动脉夹层，其影像学表现为主动脉弓部和降主动脉上部影增宽。

133. E　少数肝硬化患者表现为全肝萎缩；更多地表现为尾叶、左叶外侧段增大，右叶发生萎缩，部分也表现为右叶增大，左叶萎缩或尾叶萎缩，结果出现肝各叶大小比例失调。肝轮廓边缘显示凹凸不平，肝门、肝裂增宽以及脾大，腹水、胃底和食管静脉曲张等门脉高压征象。

134. D X线检查：低张十二指肠造影可见十二指肠曲扩大，其内侧缘出现压迹、双边征或反“3”字征。十二指肠内侧壁黏膜皱襞平坦、消失、肠壁僵硬，甚至破坏。ERCP可显示胰管狭窄和阻塞。如已有阻塞性黄疸，PTC可显示胆总管在胰腺段的梗阻。CT检查：能更好地显示病变解剖细节，故在行超声检查后，常需再行CT扫描。CT上肿瘤的密度常与胰腺的密度相等或略低，故平扫可发生漏诊。较大的肿块可引起胰腺局部增大。如病灶内出现坏死、液化则形成低密度区。由于胰腺癌是少血管性肿块，增强扫描时肿块强化不明显，呈相对低密度。胰管、胆管扩张可形成“双管征”，此为胰头癌的常见征象。可伴有胰体尾萎缩或引起远端潴留性假囊肿。胰腺癌进一步发展，可使胰周脂肪层消失，邻近血管可被推移或包埋。胰周、腹膜后、肝门淋巴结和肝内可发生转移。CT扫描能对胰腺癌能做出较为准确的术前分期，对判断手术切除的可能性与准确性较高。术前有条件者应常规作螺旋CT双期扫描以更清楚地显示病变细节。

135. C 肠系膜上动脉开口过低，小肠系膜与后腹壁固定过紧，或腹壁松弛内脏下垂，使腹主动脉与肠系膜上动脉之间的夹角变小，肠系膜上动脉压迫十二指肠升段，引起慢性十二指肠壅积。

136. B 胃溃疡的X线表现因溃疡的形状、大小及部位、病理的不同，可有不同的X线表现，但归纳起来可分为两类：①直接征象，代表溃疡本身的改变；②间接征象则为溃疡所致的功能性与瘢痕性改变。胃溃疡的直接征象是龛影，是钡剂充填胃壁缺损处的直接投影。

137. C 肾血管平滑肌脂肪瘤是由不同比例的平滑肌、血管及脂肪组织构成，是一种无包膜的错构瘤性肿块，而脂肪成分是影像学检查确诊的依据。

138. C 肾上腺增生不出现类圆形软组织密度影，醛固酮腺瘤及Cushing综合征直径均较小，大者不超过5 cm，嗜铬细胞瘤直径可达10 cm以上，因嗜铬细胞瘤可出现囊变、坏死和出血而出现明显不均匀强化。

139. E 肾癌常表现为无痛性血尿。CT平扫时表现为密度不均匀的软组织肿块影，边界清楚或模糊。

140. B 老年患者，无痛性血尿症状，再结合CT表现可诊断为肾癌。

141. E 图示为类圆形低密度病变，周边有厚度不等的略高密度环围绕，增强扫描有环形强化，考虑脓肿病变。

142. D 结合高血压病史，病灶位于腹主动脉旁提示肾上腺外嗜铬细胞瘤。

143. E 面对艾滋病患者，医师应该像对待其他患者一样为其提供诊疗服务，并给予相应的诊疗意见，而不应该向医疗机构负责人请示后决定是否接诊。

二、A3/A4型题

144. C 间歇性无痛性肉眼血尿是泌尿系统肿瘤的典型症状。目前，提示肾盂充盈缺损，且腰腹绞痛，可考虑血块堵塞输尿管引起的肾绞痛。最能明确诊断的检查即活检。输尿管肾镜可直接观察到肿瘤并可活检做病理检查。

145. B 间歇性无痛性肉眼血尿是泌尿系统肿瘤的典型症状。目前提示肾盂充盈缺损，且腰腹绞痛，可考虑血块堵塞输尿管引起的肾绞痛，考虑肾盂癌。

146. E 肾盂癌主要治疗方法是患侧肾切除及全长输尿管包括输尿管开口部位的膀胱壁切除。在对侧肾功能受损或肾已切除的情况下，经活检细胞分化良好、无浸润的带蒂乳头状肿瘤，可做局部切除。

147. B 双下肢水肿应首先考虑为心源性，超声心动图可对心脏结构及其功能、有无心包积液等进行检查。

148. B 室壁瘤通常在发生急性心肌梗死时，是急性心肌梗死后期常见并发症之一。其心电图表现为：$V_1 \sim V_3$导联ST段持续性抬高≥0.2 mV，$V_4 \sim V_6$、肢体导联(aVR除外)ST段持续性抬高≥0.1 mV，可认为是室壁瘤的心电图较特异性现象。

149. C 舒张中晚期隆隆样杂音是二尖瓣关闭不全的专有体征。

150. A 二尖瓣关闭不全患者首选瓣膜修补术治疗。

151. C 患者同班同学与患者有相似症状，表明此次发病有可能在人与人之间传染，A、B、D、E均无传染性，唯有流行性感冒可在人之间传染。

152. D 流行性感冒是病毒性感染，且实验室检查白细胞计数升高，以中性粒细胞为主，也支持病毒性感染，故应该给予抗病毒治疗。

153. C 典型的脑膜瘤CT的表现为等密度或稍高密度区。在MRI，T1加权像上60%肿瘤与灰质信号相同，30%为低于灰质的低信号；在T2加权像上，50%为等信号或高信号，40%为中度高信号，也可能为混杂信号。肿瘤边界清楚，圆形或类圆形，多数边缘有一条低信号边，呈弧形或环形。经静脉增强后呈均匀状，明显强化。

154. D 脑膜尾征：肿瘤附着的硬膜和邻近硬膜可增强，反映该处硬脑膜的通透性增大，并不是肿瘤浸润。此为脑膜瘤较为特异性的病变。

155. A 三叉神经瘤：CT扫描表现为颅中窝或颅后窝卵圆形或哑铃形的等密度或低密度影，实质部分增强后明显强化。MRI在T1加权上表现为低信号或等信号，T2加权上呈高信号，增强后呈均一强化。故从疾病为位置及CT、MRI表现脑膜瘤需与三叉神经瘤相鉴别。

156. B 腔隙性脑梗死好发于老年人，可出现颅内占位所致的肢体活动障碍，行CT检查时表现为低密度灶。脑出血表现为高密度灶，排除A；星形细胞瘤表现为边界清楚的中等密度灶，排除C；脑软化灶多位常见于颅内破坏性病变后脑脊液填充形成囊性软化灶，一般在病变1个月后出现，排除E。脑囊虫病因类型不同，CT表现可不同，有低密度灶、低、高密度混杂影，排除D。答案为B。

157. E MRI显示腔隙性脑梗死灶比CT优越，因为MRI的空间分辨力高，组织对比较好，能检出更小的病灶，而且在MRI上因无骨质伪影，故脑干小脑的腔隙性梗死灶显示清楚。

158. A 脑软化灶也表现为低密度灶，故该病应与之相鉴别。

三、X型题

159. ACD 图像储存和传输系统(PACS)是集影像采集与存储管理、影像诊断查询与报告管理、综合信息管理等综合应用于一体的综合应用系统。影像的输出输入不属于该系统。

160. ACE 前列腺素能引起子宫频率而强烈的收缩，应用于足月妊娠的引产、人工流产以及避孕等方面，排除B；妥拉唑啉是周围血管扩张药，排除D。A、C、E均为常用血管收缩类药物。

161. ABC 脊髓外硬膜肿瘤指发生于硬脊膜下、脊髓外的原发或继发的肿瘤病变，约占脊髓肿瘤的65%，大部分是良性，常见的有：①神经纤维瘤；②脊膜瘤；③神经鞘瘤。胶质细胞瘤常见于颅内；转移癌可见于身体各处，常见的部位是肝、肺。

162. AE 胸腹腔内介入治疗是将放射性药物(如胶体等)注入由恶性肿瘤引起积液的胸腔或腹腔内，让其充分稀释并均匀分布。利用放射性胶体发射的β射线对胸腔或腹腔的转移灶产生辐射生物效应，以减少或暂时停止积液的产生，达到姑息治疗的目的。其适应证是：①病理学检查证实有胸腹膜转移或积液中查见癌细胞。②反复多次胸腹腔穿刺仍有积液。禁忌证是：①结核、肺炎、肺栓塞、胶原血管病、外伤、心脏病、肝硬化和脾功能亢进所引发的胸腔积液和腹水。②有明显恶病质、贫血或白细胞减少者。③体积小的包裹性积液。④伤口渗液或无法关闭体腔者。⑤儿童及妊娠妇女。

163. BDE A、C是常数，闪烁探测器测量γ射线时，不需调节这两个参数。

164. ABC 支气管扩张是由于支气管及其周围肺组织慢性化脓性炎症和纤维化，使支气管壁的肌肉和弹性组织破坏，导致支气管变形及持久扩张。好发于中下叶，右侧支气管因短、宽、直较左侧常见。

165. ABCDE 异常的胸部X线表现常是结节病的首要发现，多为双侧肺叶受累，目前可分为4期：0期，肺部X线检查阴性，肺部清晰；Ⅰ期，两侧肺门和(或)纵隔淋巴结肿大，常伴右气管旁淋巴结肿大；Ⅱ期，肺门淋巴结肿大，伴肺浸润；Ⅲ期，仅见肺部浸润或纤维化，而无肺门淋巴结肿大。病情发展到最后，可并发肺功能降低、肺源性心脏病。桡骨囊性变也是结节病的一种常见形式。

166. ABCDE 结核性腹膜炎是由结核菌引起的一

种慢性、弥漫性腹膜感染。ABCDE 均为结核性腹膜炎的 X 线表现。

167. ACDE CT 显示眼球突出、眼外肌肥厚、眼上静脉增粗。横轴位显示增粗的眼上静脉在眶内的走行和全程形态改变,呈弯条状,可增强血管影;眼下静脉管径较细,冠状面上与上直肌下内方则可发现眼下静脉的增粗,呈粗大圆点高密度影。

168. ACDE 囊性外形规则,边界清晰,实性肿瘤外形多不规则,边界不清晰;囊性病变内部回声呈液性暗区,实性肿瘤内部回声呈中等或强弱混杂回声;囊性病变后方回声增强,实性肿瘤后方回声不增强;囊性肿瘤无侧边声影,实性肿瘤有。而囊性肿瘤和实性肿瘤均有大有小,无法从大小上给予区分。

169. ABE 超声伪像不可避免,超声医师在诊断疾病时应多角度多方位检查识别排除伪像,可提高诊断正确率、避免漏诊、误诊、给临床提供更准确的诊断方向。分辨率和图像质量和超声诊断机性能有关,而与识别伪像否无关。

170. BCDE 急性胰腺炎分为水肿型和出血坏死型,出血坏死型又称重症胰腺炎。伴有休克、腹膜炎、多器官功能衰竭。因胰腺坏死较多,血淀粉酶可不升高或轻度升高或降低。实验室检查血钙降低、血糖升高,这些均是重症胰腺炎的症状。

171. ACDE 缺铁性贫血可由吸收不良、摄入不足、需求过多引起。A、C、D、E 均可导致铁吸收不良而引起缺铁性贫血。心功能不全不影响铁的吸收,不会引起缺铁性贫血。

172. BDE 肾上腺疾病的影像检查方法包括腹部 CT、B 超、MRI,腹部平片与静脉尿路造影不能显示肾上腺。

173. ABC 与辐射损伤有关的因素为辐射线性质、X 线剂量、照射的部位和范围等。

174. ABCE 软骨内化骨指的是骨折端间及髓腔内的纤维组织亦逐渐转化为软骨组织并随着软骨细胞的增生、钙化而骨化,在骨折处形成环状骨痂和髓腔内骨痂。

175. ABCDE 软组织基本 X 线表现包括软组织肿胀、软组织肿块、软组织内钙化和骨化、软组织内气体和肌肉萎缩。

第三十一章 模拟试卷二

一、A1/A2 型题

1. E 按照国际与国内的规定,彩色多普勒血流显像的彩色图规定红色表示血流朝向探头,蓝色表示血流背离探头。彩色多普勒血流显像的红蓝色与动静脉血管无关。

2. C 实性肿瘤较大时内部会出现液化坏死,呈现出不同大小的无回声。

3. D 散射是指声波在介质中传播时,遇到物体表面和介质声学特征不连续而出现的物理现象,它与原来的入射波和传播方向不同,相当于多方向声束反射。

4. B 彩色多普勒血流成像调节是对高速血流的检测用较低频率超声,对低速血流的检测,在能达到被检测血流深度的前提下,应尽可能用高的超声频率。

5. B 声场随所用探头的形状、大小、阵元数及其排列、工作频率、有无聚焦和聚焦方式不同而有很大的不同。近场声束集中,呈圆柱形,其横断面上声能分布很不均匀;远场声束呈扩散,呈喇叭形,横断面上能量分布均匀。

6. C 彩色多普勒血流显像是以脉冲多普勒技术为基础,运用运动目标显示器(MTI),自相关函数计算,数字扫描转换、彩色编码等技术,达到对血流的彩色显像,其中核心技术就是自相关函数计算。

7. B 超声探头通常是由多种阵元组成,并与一定数目的“声通道”对应。振子数是超声探头质量的重要指标,也是决定超声主机使用结果的关键技术之一。一个阵元由 4~6 个振子分组构成。振子数越多,成像质量越好,阵元越多声束聚焦效果越好。控制各阵元的激励电压实施延时聚焦，所有通道并不是在同一时间起作用。

8. A 人耳听觉范围是 20 Hz～20 kHz，大于 20 kHz 的声波为超声波。

9. D 多普勒效应是说明振动源与接收体之间存在运动时，所接收的振动频率发生改变的物理现象。

10. B 由于振动源和接收体之间有相对运动，使接收频率发生变化的现象，称为多普勒效应。如果两者相互接近，接收到的频率增大；如果两者远离，接收到的频率减小。

11. B 多普勒(Doppler)效应是说明振动源与接收体之间存在运动时，所接收的振动频率发生改变的物理现象。

12. D 脾梗死部位呈楔形、三角形或折扇形低回声区，基底较宽，位于脾脏边缘，尖端指向脾门内部，可有散在的条状强回声。

13. D 在正常人的 M 型超声心动图上，左心室后壁运动幅度大于室间隔的运动幅度。收缩期左心室后壁向前运动，舒张期左心室后壁向后运动。左心室后壁与室间隔呈反向运动。

14. C 甲状腺超声检查方法无特殊要求，一般采取仰卧位，颈部垫枕，使头后仰，以充分暴露颈前部。无特别情况，不需要加仿生模块。

15. C 青春期乳房内构造致密，腺体与脂肪组织分界不清，超声图像表现为乳腺各层次不清晰。

16. E 睾丸鞘膜腔内有少量浆液，起润滑的作用。

17. A 前列腺增生症声像图表现：①前列腺对称性增大，形态饱满，呈圆形或接近球状，前后径增大程度比横径明显；②边界整齐、清晰；③向膀胱凸出；④内外腺比例异常；⑤实质内增生结节；⑥前列腺结石；⑦前列腺小梁小房形成；⑧残余尿量增多的尿潴留；⑨常见并发症：膀胱结石、双侧肾盂积水和输尿管逆流；⑩前列腺实质内血流丰富。

18. E 前列腺癌时前列腺外腺区左、右叶基本不对称，内部回声不均质，可探及异常回声区。

19. C 颈动脉狭窄程度的诊断标准主要是看内径减少百分比和面积狭窄百分比，以及狭窄处峰值流速、狭窄处舒张末期流速、峰值血流速度之比和舒张末期血流速度之比。而与斑块的回声强弱无关。

20. D 颈动脉体瘤是一种较为少见的化学感受器肿瘤，为副神经节瘤的一种，发生于颈总动脉分叉部位的颈动脉体。由于颈动脉体瘤的挤压，颈内动脉和颈外动脉可明显向外推移，但管腔无明显狭窄。

21. C 原发性下肢深静脉瓣功能不全的超声图像特征如下：二维超声显示，下肢深静脉管腔增宽，静脉瓣膜可显示，但边缘模糊，且相对短小。彩色多普勒在立位下可见脉管彩色血流充盈良好，边缘整齐，挤压小腿而后迅速放开或做 Valsalva 试验后可见彩色血流出现逆转。继发性下肢深静脉瓣膜功能不全的超声图像特征有管腔管径粗细不一，静脉瓣膜增厚、残缺或消失。

22. C 先天性动静脉瘘因血管发育异常引起，瘘口常为多发；后天性动静脉瘘多因创伤引起，瘘口常为单发。

23. D 恶性肿瘤通常呈浸润性生长，压迫或侵犯邻近大血管则能更进一步说明该肿块为恶性肿瘤。

24. D 静脉内出现动脉样血流频谱为诊断肢体动静脉瘘的有利证据。

25. D 脑动脉血流成像有局部膨大，直径大于 0.8 cm 时可诊断脑动脉瘤。

26. B 三房心的超声表现：左心房明显扩大，余各房室内径正常范围；左心房中部可见一环形纤维隔膜样强回声，使左心房分成两个心腔(副房与真房)，4 支肝静脉分别与副房和真房相连(或均与副房相连)，隔膜中部(或侧部)有交通孔。肺静脉血只回流到右心房是肺静脉异位引流的表现。

27. E 静脉管壁较薄，有压缩性。管腔内均为无回声区，内径大于伴行动脉内径，且进行乏氏动作时内径增宽。

28. D 黏液瘤为最常见的心脏良性肿瘤，且左心房黏液瘤发病率最高，黏液瘤的主要超声心动图特征有：①M 型超声。舒张期肿瘤脱垂至房室瓣口，在房室瓣口可观察到云团状回声，收缩期肿瘤摆回心房，云团状回声消失。②二维超声。左心房内见大小不等、形态各异的异常回声团，活动度大，随血流而动。黏液瘤蒂长度差别很大，但一般都有蒂附着于房间隔、房壁或房室瓣上。③彩色多普勒。可用以评价瓣口阻塞和反流程度等。

29. A Krukenberg 瘤是常见的卵巢转移癌，大多来自胃肠道,常伴有腹水。

30. B 应用 Doppler 技术可检测血流类型、血流方向和血流流速。

31. D 肠套叠是指一段肠管套入与其相连的肠腔内,并导致肠内容物通过障碍,常并发肠梗阻,肠套叠好发于婴幼儿。超声检查表现为套叠部位呈现一实质性团块,横切面时表现由多层叠肠壁形成的"同心圆"征,纵切面时呈"套筒"征。肠肿瘤伴肠套叠多见于成人继发性肠套叠。

32. B 既往有胃癌病史,髂窝处声像图显示髂血管旁见多个低回声团,边界清晰,肿大淋巴结(转移性)可能性大。

33. D 枯萎孕卵的声像图特点是宫腔内可见一大的空胎囊(一般大于 8 周),囊内充满液性暗区(羊水),无胚胎或仅见死亡的胚胎光条。

34. A 输卵管峡部妊娠多在妊娠 6 周左右破裂,根据题中所述停经时间及妊娠囊大小推断该患妊娠龄近 8 周,故 A 项为最不可能的妊娠部位。

35. A 根据声像图特点盆腔偏右的实质性占位为凝血块声像图,再根据临床表现及化验结果,异位妊娠破裂的诊断可以成立。

36. A 根据病史,症状及二维超声表现可提示为子宫内膜癌,该疾病与患者体内雌激素水平过高有关,应该使用 PW+CDFI 对病变区血流及 RI 进行探查以协助诊断。

37. C 患者无症状,可以排除甲状腺炎及毒性甲状腺肿;囊实性结节,可以排除单纯性甲状腺肿及甲状腺囊肿。

38. C 乳腺囊肿多由于乳腺管阻塞,继之扩大,成囊性扩张。声像图表现,乳腺内有单发或多发大小不等的无回声区,边界光滑,后方回声增强。

39. D 鞘膜积液的分类:液体三面包绕于睾丸,但不影响精索为睾丸鞘膜积液;液体除包绕睾丸外,还包绕精索为婴儿型鞘膜积液;仅包绕精索者为精索鞘膜积液。

40. D 动脉粥样硬化、大动脉炎等原因造成锁骨下动脉起始段或无名动脉近心端发生狭窄或闭塞后,对侧椎动脉血流经过基底动脉反流至患侧椎动脉再流入锁骨下动脉远端的病理过程是患侧椎动脉出现反向血流的原因。

41. B 二尖瓣脱垂的主要征象是收缩期二尖瓣体尖部突入左房,从胸骨旁左室长轴切面可见收缩期脱垂的二尖瓣叶突向左房,越过瓣环水平。

42. B 主动脉瓣关闭不全即主动脉瓣反流,其彩色多普勒表现是左室流出道内舒张期可探及源于主动脉瓣口的以红色为主花彩血流束。

43. C 题干所提供的信息均为扩张型心肌病的超声特点,尤其是左室明显扩大呈球形是其重要的诊断依据之一。冠心病合并左心衰竭,甲亢性及尿毒症性心肌病早期时其超声表现与扩心病不同,虽然晚期有很多相似点,但均应有相应的病史。

44. C 由题干我们知道该患者右大腿根部刀伤后,超声检查显示股动脉、股静脉之间见一无回声管道,该处可见从动脉流向静脉的五彩镶嵌血流,说明动脉、静脉之间有一瘘口,应为股动静脉瘘。

45. B 根据患者超声心动图检查,可诊断为心包积液,且心包积液时心电图表现为除 aVR 外,其余导联 ST 段弓背向下抬高。

46. E 幼儿因主动配合差,应在幼儿安静状态下进行,CD 正确;婴幼儿因为身躯小,应用规格较小的胸导联电极。婴幼儿还应加做 V_3R、V_4R 导联,更加了解病情。

47. E 左心房肥大表现为 P 波电压增高、时间增宽、峰间距>0.04 s、电轴偏移和复极改变,这种改变不仅见于左心房肥大,也可见于心房负荷增加、房内阻滞等情况。近年,《国际心电图指南》建议使用术语"左心房异常"来代替"左心房肥大"更为合理。

48. D 图中见窦性 P 波规律出现,额面 QRS 心电轴右偏,V_1 导联 QRS 波群呈 R 型,$RV_1>1.0$ mV,T 波倒置,V_5 导联 S 波变深,符合右心室肥大的心电图改变。

49. A 心电图(注意:胸前导联电压定标为 5 mm/mV)示窦性心律,PR 间期 0.16 s。$PtfV_1$ 绝对值>0.04 mm·s;QRS 波群电压增高,$RV_5>2.5$ mV,$RV_5+SV_1>4.0$ mV,且在 R 波为主的导联出现 ST 段压低及 T 波倒置,为左心房肥大及左心室肥大的心电图改变。另外,可见多个提前出现的宽大畸形 QRS 波群,其前无相关 P 波,为室性期前收缩。

50. E 洋地黄用于治疗各种原因引起的慢性心功能不全、阵发性室上性心动过速和心房颤动、心房扑动等，而当洋地黄服用过量时可出现洋地黄中毒现象，包括心律失常，如室性心动过速，室性期前收缩、房性期前收缩、心房颤动伴三度房室传导阻滞、房视结阻滞、窦房结阻滞等。ST-T呈鱼钩样改变称为洋地黄影响，而非洋地黄中毒的表现。

51. D 低钾血症的典型心电图表现为：ST段压低，T波低平及(或)U波出现。

52. E 窦性心律失常主要包括窦性心动过速、窦性心动过缓、窦性停搏、窦性心律不齐、窦房折返性心动过速、窦房阻滞等；房性逸搏心律属于房性心律失常。

53. A 淋巴瘤早期常无明显症状，肿大淋巴结在MRI上等T1稍高T2信号，结节病临床表现轻微，且可以自愈，淋巴结肿大具有对称性且以肺门为主。转移性淋巴结多有原发病灶且肿大淋巴结多为一侧，多见于老年患者。肺癌肿大淋巴结多位于肺门。胸腺瘤一般低T1稍高T2信号。

54. B 肺大疱为肺内腔隙病理性扩大所致，透光区周围壁较薄，周围无实变影，腔内可有或无液平面。

55. E 肺静脉通过左上腔引流是上纵隔影突出，与下方的心影构成“8”字形。

56. E 周围型肺癌的主要征象有分叶征、毛刺征、强化征和胸膜凹陷征。次要征象有结节征、空泡征、支气管充气征、空洞征和血管集束征。

57. D 溃疡性结肠炎在钡灌肠表现为黏膜粗乱、多发溃疡、息肉形成，肠管狭窄短缩，结肠袋消失呈管状肠管的特征。D项为恶性病变的特征。

58. A 麻痹性肠梗阻时扩张的肠管相互靠近，但一般肠间隙正常，如肠间隙增宽，常提示腹腔内有感染。

59. B 骨髓瘤又称浆细胞瘤，可分为单发骨髓瘤和多发骨髓瘤，多发者占绝大多数，单发者少见。临床表现复杂，泌尿系统表现为急慢性肾功能衰竭(骨髓瘤肾)。

60. A 年龄的分布在多数骨肿瘤患者中有相对的规律性，尤其是对恶性骨肿瘤，年龄更有参考价值。骨软骨瘤好发于青年，尤因氏肉瘤少年多见，骨巨细胞瘤好发年龄是20～40岁。软骨肉瘤多见于40岁以上。

61. E 新生儿心肺复苏的步骤：A，清理呼吸道；B，建立呼吸；C，维持正常循环；D，药物治疗；E，评估。以前3项最重要，其中A是根本，B是关键。

62. C 脑挫裂伤多表现为颅内较表浅位置的出血高密度灶伴伴周边水肿。A、B常为颅内血管性病变引起的出血，如高血压所致的脑出血；D为硬膜外出血；E为硬膜下水肿。

63. B 输尿管分为上中下3段。

64. C 食管气管瘘是指气管与食管间由瘘管相连通，治疗方法是胃造瘘并做食管旷置术。

65. A 神经纤维瘤病做头颅平片检查时，常出现骨缺损改变。

66. B 《执业医师法》第十七条规定医师变更执业地点、执业类别、执业范围等注册事项的，应当到准予注册的卫生行政部门依照本法第十三条的规定办理变更注册手续。

67. B 医疗事故，是指医疗机构及其医务人员在医疗活动中，违反医疗卫生管理法律、行政法规、部门规章和诊疗护理规范、常规，过失造成患者人身损害的事故。医疗事故的主观过错表现行为为人在诊疗护理中的过失。过失是医疗单位承担医疗事故赔偿责任的主观要件。它是医疗单位对患者的生命健康权应尽到的注意义务为前提的。在传统民法中，过失分成疏忽大意的过失和过于自信的过失。医疗过失只包括过失，不包括故意。

68. B 《母婴保健法》规定，经婚前医学检查，医疗保健机构应当出具婚前医学检查证明，并提出医学意见：①患指定传染病在传染期内或有关精神病在发病期内，准备结婚的男女双方应当暂缓结婚；②对患有医学上认为不宜生育的严重遗传性疾病的，医师应当说明情况，提出医学意见，经男女双方同意，采取长期避孕措施或施行结扎手术后可以结婚。婚姻法规定禁止结婚的除外。

69. D 乙类传染病是指：传染性非典型肺炎、艾滋病、病毒性肝炎、脊髓灰质炎、人感染高致病性禽流感、麻疹、流行性出血热、狂犬病、流行性乙型脑炎、登革热、炭疽、细菌性和阿米巴性痢疾、肺结核、伤寒和副伤寒、流行性脑脊髓膜炎、百日咳、白喉、新生儿破伤风、猩红热、布鲁氏菌病、淋病、梅毒、钩端螺旋体病、血吸虫病、疟疾。

70. B 新修订的《传染病防治法》规定，对乙类传染病中的非典、肺炭疽和人感染高致病性禽流感患者采取甲类预防、控制措施。

71. D 尿激酶作用于内源性纤维蛋白溶解系统，能催化裂解纤溶酶原成纤溶酶，后者不仅能降解纤维蛋白凝块，亦能降解血循环中的纤维蛋白原、凝血因子Ⅴ和凝血因子Ⅷ等，从而发挥溶栓作用。介入治疗时，给予尿激酶的作用是进行溶栓治疗。

72. A 婴幼儿因为颅缝未闭合，当颅内高压时，最明显的表现是颅缝分离。

73. B 由于近端支气管堵塞，导致远端肺组织炎症与不张，而远端支气管仍然有空气存在，形成支气管充气征。无论是炎症反应还是肿瘤均可导致出现支气管充气征。

74. D 2 h内的显像称为早期显像，超过2 h的显像称为延迟显像。

75. A 核素图像融合技术主要是用来了解病灶的功能代谢变化血流情况。

76. A 放线菌病(actinomycosis)是由放线菌引起的慢性化脓性感染，病变以多发性脓肿和窦道形成，分泌物含有硫黄色颗粒脓液为特征，易形成纤维化。肺脏罹患放线菌感染，称为肺放线菌病。

77. B 次极量踏车运动试验用于对冠心病的诊断，在进行该项试验时要求测试者心率应达到最大心率的85%。

78. D 指压迹征是指龛影口部周围有凸向溃疡腔的弧形透光压迹影，形如手指端部的压迫所造成的压迹，多数宽约1 mm，甚至有宽达1.5 cm左右者。常见于恶性溃疡或良性溃疡恶变时。

79. D 患者为老年男性，CT检查提示前列腺占位表现，且有盆腔浸润表现，结合病史应首先考虑前列腺癌。

80. C 根据CT检查结果，可首先排除选项E，葡萄胎CT表现为宫内内多发大小不等的低密度囊泡影及等密度软组织影。子宫内膜癌表现为宫腔内软组织密度影，而不是宫腔受压变形。子宫肌腺瘤表现子宫均匀性增大，较少呈分叶状。子宫肌瘤是子宫最常见的良性肿瘤，可发生在子宫肌壁间、可发生在子宫腔内称黏膜下肌瘤、可发生在子宫外称浆膜下肌瘤，当发生在肌壁间时可见子宫实质呈分叶状，当发生在宫腔内时可挤压宫腔使之变形，故答案为C。

81. E 肾盂癌多表现为血尿；肾脓肿表现为高热；肾错构瘤、肾囊肿是肾上常见病变，患者一般无临床症状；患者有结核中毒症状，CT检查可清楚地显示扩大的肾盏，钙化，肾实质受压变薄等均应考虑该患者为一肾结核患者。

82. A 骨X线片肥皂泡样骨质破坏是骨巨细胞瘤的特有体征。

83. E 胰腺假性囊肿是胰腺炎后常见的并发症，不是真正囊肿，存在于胰腺周围、囊内为胰液。假性囊肿由于常与胰管分支和功能性胰腺组织相沟通，因此往往持续存在并不断增大。

84. C 肾脏穿刺活检并发症：60%～80%的患者出现不同程度的镜下血尿，部分患者可出现肉眼血尿，为了使少量出血尽快从肾脏排出，除绝对卧床外，应嘱患者大量饮水，应观察每次尿颜色的变化以判断血尿是逐渐加重还是减轻。

85. E 穿刺活检术是有创检查，在超声引导下可更准确地进行穿刺活检，而当出现①、②、③、④的情况时，禁止行穿刺活检。

86. D 心肌明显缺血时心肌灌注显像提示固定性放射性缺损。“冬眠”心肌是指，患者有心肌灌注呈长期减少时，心肌可维持组织生存，但又处于一种持续性的左心室功能低下的状态，此时行FDG心肌代谢显像时显示该处代谢功能正常。

87. B 咳嗽伴声音嘶哑为喉返神经压迫症状，右锁骨上窝触及一个肿大的淋巴结，质硬无压痛为肿瘤转移。

88. C 支气管舒张试验用以测定气道可逆性，有效的支气管舒张药可使发作时的气道痉挛得以改善，肺功能指标好转。常用吸入型的支气管舒张剂如沙丁胺醇、特布他林及异丙托溴铵等。舒张试验阳性诊断标准：①FEV_1较用药前增加12%或以上，且其绝对值增加200 ml或以上；②PEF较治疗前增加60 L/min或增加≥20%。1秒钟用力呼气容积及最大通气流量为呼气流速指标，用于检查通气功能；支气管激发试验用以测定气道反应性，可能诱发或加重哮喘。

89. E 手术应紧贴甲状腺上极结扎、切断甲状腺上动静脉，以避免损伤喉上神经；如要结扎甲状腺下动脉，则要尽量离开腺体背面，靠近颈总动脉结扎其主干，以避免损伤喉返神经。手术通常需切除腺体的80%～90%，并同时切除峡部。必须保存两叶腺体背面部分，以免损伤喉返神经和甲状旁腺。手术野应常规放置橡皮管引流24～48 h，并随时观察和及时引流切口内的积血，预防积血压迫气管，引起窒息。

90. C 甲状腺癌的诊断主要根据临床表现，若甲状腺肿块质硬、固定，颈淋巴结肿大，或有压迫症状者，或存在多年的甲状腺肿块，在短期内迅速增大者，均应怀疑甲状腺癌，细针穿刺细胞学检查可帮助诊断，正确率达80%以上。

91. C 早产儿动脉导管未闭时，可以用消炎止痛药治疗，往往具有较好的效果。

92. B 嗜铬细胞瘤因可分泌儿茶酚胺类而引起阵发性高血压或持续性高血压突然加剧，此为嗜铬细胞瘤的特征性临床表现。

93. B 弓形虫主要经过消化道传播。

94. D 对于第一型肩锁关节脱位，仅有肩锁关节囊与韧带扭伤，X线检查不能发现锁骨外侧端有脱位。

95. B 正常膝关节内液体约5 ml，当液体达中等量时，浮髌试验呈阳性，积液太多太少均不能呈阳性。

96. B 本题考点：左心衰竭的早期症状。左心衰竭，肺循环瘀血表现为：①呼吸困难是最早、最常见的症状，最初为劳力性，以后出现夜间阵发性，端坐呼吸，心源性哮喘；②咳嗽，咯白色泡沫样痰，有时呈粉红色；③倦怠，乏力；④体征可见心率加快，心尖部舒张期奔马律，相对性二尖瓣关闭不全的收缩期吹风杂音，两肺底湿性啰音。

97. A 由各种原因引起的心肌原发性损害及心功能受损，不可避免地会导致心脏发生不同程度的代偿变化，如心腔扩大等。同时心肌细胞、胞外基质、胶原纤维网等都有可能发生相应的变化，即发生心室重构。如基础心脏疾患不能去除，则必然心肌长期负荷过重，细胞能量供应不足，心肌细胞坏死，纤维化增加，顺应性下降，重构明显，形成恶性循环面最终导致死亡。因此，心室重构是心力衰竭发病死亡的直接原因。心内膜炎、活动风湿、心内膜下心肌梗死等都是造成心肌原发性损害的病因，而心室内附壁血栓不是导致心力衰竭的直接病因。

98. D 食管贲门黏膜撕裂综合征往往先有频繁剧烈呕吐，之后出现呕吐鲜血。

99. C 急性肾衰竭多尿期为急性肾衰竭的恢复期，肾小管细胞再生、修复，肾小管完整性恢复，肾小球滤过率逐渐回复正常或接近正常范围，血尿素氮及肌酐即可降至正常。

100. B 超声波在人体软组织的平均声速为1 540 m/s，根据 $\lambda = c/f$ 公式可知，1 540/2 000=0.77(λ)，正确答案为B。

101. D 三维超声成像主要显示方式包括：表面成像、透明成像、结构成像，目前高档彩超三维模式中还包括三维血流显像，例如心内血流的三维显示，可以定量估计分流量、反流量的大小。而宽景成像是利用计算机对连续扫查的范围进行的自动拼接和组合的技术，它不属于三维超声，是一种二维超声新技术，适用于扫查范围大的器官、组织和病变。

102. C 声束在器官组织异物内来回反射直至衰减，可产生特征性的彗尾征，就称为内部混响。

103. C 脾脏增大时，肋缘下在仰卧位平静吸气或呼气均可探及脾脏，深吸气时，脾下缘在肋缘下超过2～3 cm内，为轻度肿大；深吸气时，脾下缘在肋缘下超过3 cm，甚至平脐，脾脏上下极处轮廓圆钝，脾门切迹较浅而模糊，为脾脏中度肿大；脾下缘超过脐孔水平，脾门切迹消失，为重度肿大。

104. D 因腰背部没有肠道，所以通过背部扫查可以减少肠道气体的干扰。

105. B 肾脏恶性肿块如肾癌具有沿肾静脉扩散引起肾静脉、下腔静脉瘤栓和阻塞倾向。

106. B 病灶以上整个胆道系统明显扩张是肝外胆管癌的间接征象，其余均为直接征象。

107. B 胃息肉大小一般不超过2 cm，为自黏膜向腔内隆起性病变；胃脂肪瘤一般较小，为胃黏膜下类圆形肿块，边界清楚，呈均匀的强回声；胃平滑肌瘤直径一般小于5 cm，为边界清晰的均匀的低回声肿块；胃恶性淋巴瘤探头加压易变形，回声近似无回声；平滑肌肉瘤的体积较大，边界不清且不规则，内部常发生液化及溃疡，彩色多普勒血流信号不明显，符合本题声像图特征。

108. C 胃恶性淋巴瘤可在胃壁形成较大肿块，回声均匀,透声好,肿块质地软,易变形,内可见弱回声结节,和上述特征相符。

109. D 肠系膜上静脉内探及的是栓子回声,血栓引起肠管缺血、坏死,肠壁黏膜皱襞隆起,肠壁无血流而腹腔可出现血性渗液。

110. A 马蹄肾是较为常见的先天性双肾融合畸形,融合部位多发生在双肾下极,融合部位横跨下腔静脉和腹主动脉的前方,融合部位回声以肾实质结构为主,肾窦结构不明显。

111. B 肾盂肿瘤75%~85%为移行上皮细胞癌,20%左右为鳞状上皮细胞癌,腺癌更为少见。

112. B 膀胱肿瘤的病理类型中移行上皮癌占90%左右,少数为鳞状上皮癌和腺癌。

113. B 婴儿型多囊肾为无数微小囊肿,超声下显示不出微小囊肿,或有时可见个别1~2 cm的囊肿。

114. D 肾错构瘤的声像图往往呈现圆形,边界清晰的高回声;肾结核声像图复杂多变,早期无改变或仅表现为局部的均匀性/非均匀性回声减弱,重者出现多发厚壁不同大小的片状透声不好无回声区;多囊肾表现为双肾增大,表面不规则,肾内出现多数大小相差悬殊、囊壁整齐、圆形无回声区,互不连通;肾肿瘤为肾内实质性肿块,较大时内部可有液化坏死,只有肾囊肿符合上述声像图表现。

115. E 甲状腺的静脉引流:甲状腺侧叶上部的血流经甲状腺上静脉流入颈内静脉,侧叶前部和中部的血液经甲状腺中静脉流入颈内静脉,侧叶下部的血液经甲状腺下静脉流入无名静脉。

116. B 正常乳房构造由浅至深依次看到皮肤、浅筋膜浅层、皮下脂肪、乳腺腺体、浅筋膜深层、胸大肌及肋骨等解剖结构。

117. D 腮腺混合瘤又称多形性腺瘤,为腮腺中最多见的良性肿瘤。多发于中年,肿瘤生长缓慢,多无临床症状。肿瘤一般不大,多为圆形、椭圆形或分叶状,形态规则,表面光滑,与周围组织无粘连,有完整包膜。

118. E 乳腺癌边界不整、呈锯齿状、无包膜,内多为低回声区,分布不均,后方回声衰减,癌瘤向组织及皮肤浸润,癌瘤纵径大于横径。内部可见点状强回声为沙砾样钙化。彩色多普勒超声显像:血流丰富,有新生血管及动静脉瘘,呈高速、高阻血流,RI>0.7。

119. D 乳腺良性与恶性病变的超声鉴别点:①边界是否光滑、完整,或呈蟹足状;②内部回声是否减低、衰减,或增强;③肿物后方是否衰减,或增强有蝌蚪尾征;④皮肤有无浸润,纵横径比>1;⑤肿物内有无沙砾样钙化;⑥彩色多普勒超声有无高速高阻血流。

120. B 原发性视网膜脱离多见于近视眼,多普勒超声可见视网膜中央动、静脉相延续的血流信号,频谱形态与其完全相符。

121. B 腮腺囊肿的超声特征:形态规整,多呈圆形,界限清晰,边缘整齐,囊内均匀无回声区,囊后回声增强。若由于外伤引起导管破裂,则呈不规则无回声区。

122. B Graves病超声表现为甲状腺弥漫性肿大,彩色多普勒发现血管增多呈"火海征"。

123. D 睾丸胚胎癌声像图表现为:睾丸增大,在睾丸内出现不均匀肿块回声,在低回声区内有高回声,偶有囊性变和钙化,正常睾丸组织回声受侵犯、缺损直至全部消失,肿瘤边界欠整齐。

124. D 子宫内膜息肉蒂部可显示点状或短条状血流信号。

125. A 子宫内膜异位症最典型的症状为继发性痛经,并随局部病变的进展而渐进性加重。疼痛部位多位于下腹深部和腰骶部,并可向会阴、肛门、大腿放射。子宫内膜异位症患者不孕率高达40%,另外有15%~30%患者有经量增多、经期延长或经前点滴出血,但无闭经发生。

126. E 孕10周时,卵黄囊最大;孕10周以后,卵黄囊逐渐缩小,早孕期末,卵黄囊不再为超声检出。

127. D 多胎妊娠以双胎较为多见,约占妊娠总数的1/80,最常合并羊水过多。多胎妊娠孕妇并发症多,早产发生率和围生期死亡率高,属高危妊娠。多胎妊娠中,双绒毛膜囊双羊膜囊双胎妊娠,较常见,单绒毛膜囊单羊膜囊双胎妊娠罕见;多胎妊娠常合并羊水过多。孕早期诊断多胎妊娠,诊断准确性高。

128. D 当风心病二尖瓣狭窄时,二尖瓣前后叶增厚、粘连、钙化,导致舒张期时二尖瓣瓣口缩小,开放受限，因此 M 型超声像上表现为前叶 EF 斜率减慢，呈“城垛样”改变。二尖瓣前叶大，后叶小，发生粘连时，后叶随着前叶运动，表现为同向运动。

129. D 原发性瓣叶脱垂主要由于二尖瓣黏液样变性。二尖瓣脱垂亦可为某些疾病的继发性改变，如急性心肌梗死时乳头肌缺血、坏死，各种原因所致的腱索断裂，二尖瓣瓣环改变、过度扩张，肥厚型心肌病，心包积液等疾病导致的腱索乳头肌相对位置变化，均能引起瓣膜脱垂。

130. D 主动脉窦瘤破裂的彩色多普勒：右心室流出道可探及源于主动脉窦的双期五彩镶嵌色的连续性高速分流血流信号。

131. E 主动脉由左心室发出，起始段为升主动脉，向右前上方移行为主动脉弓，再向下移行为胸主动脉、腹主动脉。肺动脉由右心室发出后，分为左、右肺动脉进入肺脏。

132. A 右心造影能清晰显示大血管及分支，如从大血管根部发出不远处显示大血管有左右分支则为肺动脉，如显示大血管弓上有 3 根分支则为主动脉。

133. A 继发孔型房间隔缺损分为：中央型、下腔型、上腔型、混合型、冠状静脉窦型；其中最常见的是中央型，占继发孔型房间隔缺损中的 76%。

134. B 颈内动脉狭窄，造成颈总动脉前方血流阻力增加，收缩期峰值流速相对增快，舒张期流速减低，根据阻力指数公式 RI＝(收缩期峰值流速－舒张末期流速)/收缩期峰值流速，因此阻力指数升高。

135. C 超声心动图是目前检出和评价心腔占位性病变的首选工具。其中二维超声心动图能准确地描述病变的部位、大小、数量、形状、活动性及与相邻组织的关系，是诊断心内肿瘤的重要手段，而多普勒超声心动图仅能评价病变所致的心脏血流动力学的改变。

二、A3/A4 型题

136. C 肝脏右叶缩小，左叶或尾状叶代偿性增大是中晚期肝硬化肝脏大小典型变化。肝静脉的内径、管壁及走行改变是肝硬化的灵敏指标；表现为走行弧度不自然，蛇形，管径粗细不均，管壁不平整。肝实质回声增粗增强也符合肝硬化肝实质回声的改变。

137. B 胃底食管静脉破裂出血为肝硬化较为常见和严重的并发症，多突然发生大量呕血或黑便，引起出血性休克或诱发肝性脑病，病死率很高。

138. B 肝硬化或门静脉高压时，由于门静脉血流缓慢及脾大、脾功能亢进以及血小板降低对凝血机制的影响等因素，门静脉易发生血栓。肝细胞性肝癌浸润肝内血管时超声显示管腔内中等或较强回声的癌栓，尤其是弥漫型肝癌与结节性肝硬化有时很难鉴别，弥漫型肝癌常见门静脉内充满中等至稍强回声癌栓。

139. A 二维超声见患部静脉血管腔内为实性低回声改变，发病几小时或几天内可为无回声，有的新鲜血栓可能不吸附血管壁，而管腔内呈游离状态。肢体静脉的血栓分为急性血栓：1～2 周的血栓；亚急性血栓：数周以后的血栓；慢性血栓：数月到数年的血栓新鲜血栓最易发生的并发症是肺梗死。

140. D 见上题。

141. A 新鲜血栓最易发生的并发症是肺梗死。此期不宜做超声检查，需要做时，操作也要特别小心，切勿挤压。

142. D 肥厚型梗阻性心肌病的超声表现：多见室间隔增厚，常见于上段，回声增粗增强，与左室后壁厚度比值＞1.3～1.5；二尖瓣前叶收缩期前向运动，即收缩前运动(SAM)现象(＋)；常见二尖瓣反流。

143. D 左室流出道梗阻时见左室流出道狭窄，其内收缩期可见五彩镶嵌的花彩血流信号，频谱表现为收缩期、负向、高速、宽频带的湍流。肥厚型心肌病左心室进行性缩小。

144. E 两者的区别在于静息状态下做可引起左室舒张末期容积减小的动作时流出道有无梗阻，以及是否有收缩期压力阶差形成。

145. C 有梗阻者左室流出道狭窄，无梗阻者无左室流出道狭窄。二尖瓣反流最常见。

146. D 2∶1 心房扑动心室率通常在 150 次/分左右；窦性心动过速常见于正常人活动或情绪激动时，较少引起血压下降；阵发性室性心动过速发作时间短于 30 s；心房颤动心室率绝对不规则。

147. D 洋地黄制剂是阵发性室上性心动过速的首选药物之一，尤其适用于伴随有心功能不全的患者。

148. A RR 间期绝对不等是房颤的特异性表现。

149. B 心电图检查示 QRS 波群宽 0.14～0.16 s，起始部粗钝，是预激综合征的心电图特点。可采用电复律方法进行治疗。

150. E 预激综合征患者禁用洋地黄制剂。

151. E 患者就诊时，病历由首诊医师建立。

152. B 由二级以上医院具有麻醉药品处方权的医师开具麻醉药品适用证明。

153. C 至少 1 个月随诊一次。

154. E 左肾静脉压迫综合征又称胡桃夹综合征。是指左肾静脉在腹主动和肠系膜上动脉间受机械性挤压后，肾静脉血流回流受阻引起的左肾静脉高压现象。临床主要表现为反复性、发作性血尿或蛋白尿，由于对左肾静脉压迫综合征缺乏认识，常易误诊为肾小球肾炎，但尿红细胞形态为非肾小球性可予以鉴别。据统计，胡桃夹现象多见于儿童及青春期少年，发病年龄 4～20 岁，以男性多见。

155. D 超声是诊断左肾静脉压迫综合征首选的无创性非侵袭性检查。主动脉左侧方的左肾静脉直径比主动脉正前方的左肾静脉宽 50%以上，即左肾静脉扩张部直径是狭窄直径 2 倍以上可诊断。

156. E 胡桃夹综合征的血尿为非肾小球性。

157. C 肝脏右叶缩小，左叶或尾状叶代偿性增大是中晚期肝硬化肝脏大小典型变化。肝静脉的内径、管壁及走行改变是肝硬化的灵敏指标；表现为走行弧度不自然，蛇形，管径粗细不均，管壁不平整。肝实质回声增粗增强也符合肝硬化肝实质回声的改变。

158. E 门脉高压的诊断依据是脾大、脾静脉扩张、侧支循环形成。脐静脉是门静脉 3 支重要的侧支之一，脐静脉开放是诊断门静脉高压的重要指标。

159. A 胃底食管静脉破裂出血为肝硬化较为常见和严重的并发症，多突然发生大量呕血或黑便，引起出血性休克或诱发肝性脑病，病死率很高。

160. A 肝硬化或门静脉高压时，由于门静脉血流缓慢及脾大、脾功能亢进以及血小板降低对凝血机制的影响等因素，门静脉易发生血栓。肝细胞性肝癌浸润肝内血管时超声显示管腔内中等或较强回声的癌栓，尤其弥漫型肝癌与结节性肝硬化有时很难鉴别，弥漫型肝癌常见门静脉内充满等～稍强回声癌栓。

161. A 血栓时，局部门静脉管壁规整清晰，无破坏或中断征象。

162. C 而如果超声扫查从门静脉栓子内取得搏动性血流信号，可以诊断不是血栓而是癌栓。

三、X 型题

163. ABD 放射性核素示踪技术的定义：是以放射性核素或其标记化合物作为示踪剂，应用射线探测仪器来探测它的行踪，是研究示踪剂在生物体系或外界环境中运动规律的核技术。

164. ABCDE 扩张型心肌病：心房、心室均可增大，以左心室为甚，可呈球形改变；二尖瓣开放幅度小呈棱形小开口及钻石样改变；E 峯间隔距离(EPSS)增宽；二尖瓣曲线 CD 段平坦；2a 区变现为心腔大、开口小的征象。

165. ABCDE 二尖瓣狭窄的 M 型超声心动图见：二尖瓣回声增强、前叶 D－E 振幅减低；E－F 斜率缓慢，呈城墙样改变；前后叶同向运动；多可见左心房增大。

166. ABDE 胰腺某一局部或胰腺相邻部位出现无回声区为胰腺假性囊肿的超声声像图表现。

167. ABCD 肝血肿纤维化时，在超声声像图中表现为强回声、低回声相混杂的杂乱回声。

168. BE 消化系统畸形、神经系统畸形常并发羊水过多的并发症。

169. ABCD 内脏结构紊乱清楚是胎儿发育畸形的一种，如内脏外翻，而不是死胎的声像图。死胎时；胎心、胎动消失；胎儿停止生长发育，个生长参数小于正常孕；胎儿颅骨变形，颅缝重叠；胎儿全身水肿，皮肤呈双层改变等都是死胎的表现。

170. ABCD A、B、C、D 均可在进行睾丸触诊出现睾丸触摸不清的情况。睾丸结核表现为睾丸肿大，质地稍硬光滑，所以不会出现睾丸触摸不清的情况。

第三十二章 模拟试卷三

一、A1/A2 型题

1. B 胆总管位于门静脉主干的右前方。

2. E CT 检查以上要求均能达到。

3. E 脑梗死是由脑血管栓塞所引起，按血管供血区分布。

4. D

5. E 核素稀释法是根据化学反应物在稀释前后质量相等的原理，分为正稀释法和反稀释法，可用于测定血容量、全身水含量及细胞外液量等。

6. D 质子和中子统称为核子。

7. A 单位质量或容积的物质或制剂内的放射性活度简称比活度，如 Bq/g、Bq/ml 等。

8. C

9. D ^{99m}Tc 和 ^{131}I 都可作为甲状腺静态显像剂，但其他腺体也可摄取 ^{99m}Tc 而显影，会干扰异位甲状腺影像。因此，^{131}I 最适宜异位甲状腺显像。

10. B 注射 ^{131}I - 6 -胆固醇后 3 天开始显影，5～9 天显影最清晰，右侧肾上腺可以略浓于左侧。

11. A 大多数正常人肾上腺髓质不显影，少数人（<20%）可以在注射显像剂 48～72 h 后，双侧肾上腺髓质隐约显影，其影像小且多不清晰，两侧大致对称。

12. D ^{131}碘率明显降低，FT_3、FT_4 升高，两者分离现象是亚急性甲状腺炎的特异性改变。

13. E

14. C 恶性淋巴瘤治疗前后，由阳性转为阴性者，尽管 CT 扫描示肿大淋巴结未完全消退，仍提示病灶活性明显降低或抑制，预后良好。肺癌中，肺鳞状细胞癌阳性率最高。肝细胞性肝癌的阳性率为 70%～90%，对胆管细胞癌及转移性肝癌的阳性率较低。肝胶体显像放射性分布缺损而 ^{67}Ga 显像有明显放射性填充，提示肝脏恶性占位性病变可能。肝脏局灶性异常聚集既可见于肝癌，也可见于肝腺瘤、肝脓肿等假阳性病例。综上，正确答案是 C。

15. B 属于肿瘤显像剂的有：^{99m}Tc - MIBI、^{99m}Tc -(V) - DMSA、^{123}I - MIBG、^{201}Tl、^{18}F - FDG 及 ^{67}Ga。炎症显像剂有：^{18}F - FDG 及 ^{67}Ga。因此，既属于肿瘤显像剂，又属于炎症显像剂的是 ^{67}Ga 和 ^{18}F - FDG。

16. E 国内外均认为以肺癌脑转移最多见，其次是黑色素瘤，泌尿生殖系肿瘤和消化道肿瘤。

17. E 吸入相主要反映肺的局部通气功能，平衡相主要反映肺脏各部分的通气容量。

18. A 肺灌注显像可见肺多个节段的显像剂稀疏改变，且与肺通气显像结果不匹配，考虑为肺栓塞可能性大。

19. E 肺部 ^{18}F - FDG PET/CT 显像时，肺泡癌、类癌、高分化的恶性肿瘤及神经内分泌肿瘤等均可呈假阴性结果。

20. E 常规 X 线、CT、MRI 及超声等检查往往难以有效鉴别结肠癌术后吻合口处肿瘤复发抑或术后瘢痕，而 ^{18}F - FDG PET 根据局部代谢的不同常可有效鉴别两者。

21. A 大多数阵发性室上性心动过速与房室交界区参与的折返有关，不属于窦性心律失常。

22. A 窦性心律不齐是由于窦房结不匀齐地发出激动所致，临床上最常见的类型是呼吸性窦性心律不齐及窦房结内游走性心律。前者是由于呼吸运动导致自主神经张力强弱改变引起心率变化；后者是由于窦房结内节律点游走不定引起起搏频率发生变化。

23. E 阵发性室上性心动过速的心室律匀齐，窦性心动过速可匀齐也可伴窦性心律不齐；阵发性室上性心动过速的 P 波可以倒置，也可以直立，而窦性心动过速的 P 波形态正常。

24. D 用刺激迷走神经的方法只能使自律性增高的窦性心动过速的频率减慢，而不能终止其发作。

25. B 心电图表现：P 波为窦性；在同一心电图导联上 PP 间期不等相差>0.12 s；PR 间期≥0.12 s。

26. B P 波、QRS 波群及 T 波的形态、振幅和时限均正常，心率为 122 次/分，PP 间距匀齐，故诊断为窦性心动过速。

27. D 本图可见 P 波形态由直立逐渐转变为倒置(但 PP 间期>0.12 s),随后 P 波又逐渐过渡为直立,PP 间距略不齐,PR 间期略不等,符合窦房结-心房游走心律的心电图特点。

28. E CT 上示两肺上叶结节状影,双肺野弥漫性网状病变。

29. C 结节病是多数器官的非干酪性肉芽肿,淋巴结受累后肿大。两肺淋巴结最易受累,其次为气管旁和主动脉弓旁淋巴结。

30. B 肺沟端螺旋体病为肺出血性疾病,临床表现特点为畏寒发热,全身酸痛,以腓肠肌为著。两肺出现广泛片状模糊影,吸收快。

31. E 畸胎瘤内含皮脂样物质、脂肪、毛发,并可有浆液、牙齿或骨组织。平扫即可发现。

32. C 胆管细胞癌增强扫描动脉期病灶较平扫时边缘清楚,病灶有不均匀强化,但增强程度明显低于正常肝实质。

33. B 骨显像是评价骨质代谢活性的方法,标记白细胞显像和抗人粒细胞单克隆抗体显像是炎症显像方法,^{18}F-FDG PET 显像主要用于肿瘤显像,骨髓显像可特异性评价骨髓造血活性。

34. D 血浆胶体渗透压减低会引起有效滤过压的增高而导致肾小球滤过率增高。肾血浆流量减低、囊内压增高、肾小球毛细血管压减低均导致肾小球滤过率减低,而血浆晶体渗透压减低对其无影响。

35. A 中央沟是脑显像中额叶与顶叶分界线。

36. D 充血时脑 SPECT 灌注显像脑灌注显像中病灶放射性增高。

37. A ^{99m}Tc-MIBI 是脑肿瘤显像剂。

38. E 心肌灌注显像的主要临床应用为:冠心病的诊断、心肌梗死的诊断与存活心肌的判断、室壁瘤的诊断、冠状动脉血运重建手术适应证的选择与疗效判断、瓣膜病合并冠心病的诊断、心肌炎和心肌病的诊断。

39. A 在异常室壁运动中,弥漫性室壁运动低下是扩张性心肌病和各种原因所致心力衰竭的表现;局限性室壁运动低下,特别是出现在负荷试验后,是诊断冠心病的重要依据;局部无运动常见于心肌梗死;反向运动常见于室壁瘤。

40. A 葡萄糖负荷下,适量的葡萄糖负荷可刺激机体分泌适量胰岛素,增强存活心肌的^{18}F-FDG 摄取,因而存活心肌与坏死心肌对比度增加,存活心肌放射性浓聚,而坏死心肌无明显放射性分布。

41. D 所谓"冬眠心肌",是指冠状动脉血流灌注减少引起室壁运动障碍,但心肌并未完全坏死,恢复血流灌注后,心脏收缩功能可全部或部分恢复。

42. A 放射性核素肝脾胶体显像的适应证包括诊断 Budd-Chiari 综合征。

43. A 由于肺毛细血管的直径约为 10 μm,故自静脉内注入 10～60 μm 直径的放射性颗粒后,这些颗粒随血流暂时随机地嵌顿于肺毛细血管床。利用放射性颗粒在肺毛细血管内暂时嵌顿的原理,可以得到肺血平面影像或断层影像。

44. D 吸入相影像自上而下,放射性分布呈从低到高的均匀性移行,无局部放射性的改变;平衡期影像由于反复吸入,胸腔内负压、肺组织顺应性不一致和重力等影响因素减少,影像放射性分布均匀,肺上下野无明显差别;清除相由于肺内放射性随自由呼吸而排出体外,各部位放射性迅速减低,2～3 min 内应基本消失,影像图上无局部放射性滞留。

45. D 骨髓增生活跃型显像:中心骨髓和外周骨髓显影增强,甚至向四肢远心端扩张。

46. C 人类第一个抑癌基因——*Rb*(retinoblastoma)基因直到 1986 年才分离克隆鉴定出来。

47. E 生物反应调节剂的概念涉及范围较广,既包括一大类天然产生的生物物质,又包括能改变体内宿主和肿瘤平衡状态的方法和手段。

48. D 体液免疫是通过抗体发挥作用,而直接吞噬、消化细胞这是巨噬细胞的功能;抗肿瘤体液免疫效应均由抗体介导,抗体依赖性细胞毒性(ADCC)是指抗体 IgG 的 Fab 段与抗原特异性结合,其 Fc 段与 NK 细胞、巨噬细胞、中性粒细胞和嗜酸性粒细胞表面 Fc 受体结合,介导效应细胞杀伤携带特异性抗原的靶细胞。故 ACE 均有误。

49. D 肺脓肿胸片早期为大片浓密模糊浸润阴影,边缘不清。脓肿形成后出现圆形透亮区及液平面,脓腔内壁光整或略有不规则。内壁凹凸不平,偏心性空洞为癌性空洞改变。

50. B 患者左枕部外伤后出现双侧瞳孔散大.说明患者已出现脑疝。经脱水治疗后,左侧瞳孔缩小,结合左枕着地,说明损伤在右侧,应手术治疗行右侧颞肌下减压。

51. C Ⅲ导联出现Q波并不是心肌梗死的特征性改变,夜间发生心绞痛属于不稳定型心绞痛。晕厥原因很多,心肌梗死表现为持续性缺血性胸痛,表现为晕厥的并不多见,下肢深静脉血栓形成患者突发胸痛、呼吸困难应首先考虑急性肺栓塞的可能。

52. D 急性冠状动脉综合征的发病机制是:冠状动脉内粥样斑块破裂或斑块内出血,内膜下层暴露,最终在斑块破裂处形成血栓,部分或全部阻塞冠状动脉。冠状动脉痉挛、冠状动脉斑块形成、冠状动脉内炎症、冠状动脉狭窄等4个选项均是属于急性冠状动脉综合征形成的部分机制或因素。

53. C 原发性高血压诊断一旦确立,通常需要终身治疗。因为降压治疗的益处主要是通过长期控制血压达到的,所以高血压患者需要长期降压治疗,尤其是高危和极高危患者。停服降压药后多数患者在半年内又回到原来的高血压水平,这是治疗是否有成效的关键,在血压平稳控制1~2年后,可以根据需要逐渐减少降压药品种与剂量。

54. A 无论是单人还是双人进行心肺复苏时,按压和通气的比例为30∶2,交替进行。

55. E PET不能代替CT和MRI,3种检查方式各有利弊,互相补充。

56. E 每旋转6°采集1帧,共采集60帧,每帧25~30 s。

57. A 不用空腹。

58. C 淋巴显像:局部显像、全身显像、动态显像、延迟显像。

59. B 适应证:①弥漫性甲状腺肿大并功能亢进者。②合并有严重器质性病变,如心脏病、慢性肾炎、高血压、肝硬化、慢性支气管炎、严重糖尿病、精神失常及神经系统器质性病变的患者。③长期应用抗甲状腺药物治疗效果差,病情多次复发,或对药物过敏不宜药物治疗者。④甲亢伴白细胞或血小板减少的患者。⑤甲亢伴房颤的患者。⑥已做过甲状腺切除术而又复发者,因再次手术时将有更大的可能伤及喉返神经或甲状旁腺,采用^{131}I治疗更安全,或不愿手术或不宜手术者。⑦伴有严重突眼病变的患者(^{131}I治疗后大多数突眼程度减轻)。⑧甲亢合并慢性淋巴性甲状腺炎摄^{131}I率增高的患者。

60. C 亚急性甲状腺炎病发作前常有上呼吸道感染病史或腮腺炎病史,病情开始时多有咽喉痛、头痛、发热(38~39℃),畏寒、战栗、周身乏力、多汗、可伴有甲状腺功能亢进症状,如心悸、气短、易激动、食欲亢进、颤抖及便次增多等症状。甲状腺肿可为单侧或双侧肿大,可呈弥漫性或结节性肿大,多无红肿,而有压痛,疼痛性质为钝痛,也可较重,并可放射至下颌、耳后、颈后或双臂等部位,触痛较明显,因而患者拒按,少数患者也可发生食欲减退,声音嘶哑及颈部压迫感觉症状等。总T_3、T_4水平升高或正常,TSH水平降低、^{131}I吸碘率下降。

61. A 适应证:①弥漫性甲状腺肿大并功能亢进者。②合并有严重器质性病变,如心脏病、慢性肾炎、高血压、肝硬化、慢性支气管炎、严重糖尿病、精神失常及神经系统器质性病变的患者。③长期应用抗甲状腺药物治疗效果差,病情多次复发,或对药物过敏不宜药物治疗者。④甲亢伴白细胞或血小板计数减少的患者。⑤甲亢伴房颤的患者。⑥已做过甲状腺切除术而又复发者;因再次手术时将有更大的可能伤及喉返神经或甲状旁腺,采用^{131}I治疗更安全,或不愿手术或不宜手术者。⑦伴有严重突眼病变的患者(^{131}I治疗后大多数突眼程度减轻)。⑧甲亢合并慢性淋巴性甲状腺炎摄^{131}I率增高的患者。

62. D 放射性核素骨显像广泛应用于骨骼系统的诊断和治疗,对转移性骨肿瘤,骨髓炎及股骨头无菌性坏死,具有早期诊断价值,能够早期判断移植骨是否成活。

63. E 亚急性甲状腺炎:总T_3、T_4水平升高或正常,TSH水平降低、^{131}I吸碘率下降。

64. C 癫痫发作期病灶区的血流增加,局部脑血流量(rCBF)显像表现为病灶区放射性增浓;而发作间期癫痫病灶的血流低于正常,rCBF显像病灶呈放射性减低区。

65. B 慢性淋巴细胞性甲状腺炎又称桥本甲状腺炎(HT),属于自身免疫性甲状腺炎,凡是弥漫性甲状腺肿大,表示伴峡部椎体叶肿大,不论甲状腺功能是否有改变,都应怀疑 HT,如血清抗甲状腺抗体 TPOAb 和 TGAb 显著升高对诊断即可成立。

66. B 本病例属恶化型劳力性心绞痛为不稳定型心绞痛。中间综合征:症状非常严重,24 h 内心绞痛症状反复发作,严重且持续时间长,常在静息和睡眠时发作,但发作时血清酶一般正常,ST 改变但无异常 Q 波。

67. B 一氧化碳中度中毒时面色潮红,口唇呈樱桃红色。

68. C 肺心病患者使用利尿剂后血容量减少,血液黏稠,而非稀释,因为碱中毒可出现神经精神症状,其他亦可出现。

69. B 钙通道阻滞剂具有负性肌力作用,使心肌收缩力进一步下降,血流动力学恶化。

70. C 由于病因已经确定是心脏穿孔破裂,则立即行心包穿刺引流,减轻对心脏的压塞,积极准备外科手术缝合。

71. B 视网膜母细胞瘤 CT 扫描表现:①眼内高密度肿块;②肿块内钙化斑;③视神经增粗,视神经孔扩大。

72. C 脊索瘤 CT 扫描可清晰显示脊索瘤骨破坏和软组织阴影与马尾神经、大血管及周围组织的关系,发现肿瘤有钙化或斑块形成。

73. E 根据钡剂灌肠症状,考虑盲肠恶性肿瘤。

74. A 骨巨细胞瘤 X 线摄片示肥皂泡沫样或蜂房状囊性阴影,伴骨质膨胀。

75. C “安乐死”来源于希腊文,意思是无痛苦的、幸福的死亡。它包括两层含义,一是无痛苦的死亡,安然地去世;二是无痛致死术,为结束患者的痛苦而采取致死的措施。安乐死的对象,主要是那些患了绝症,目前无法救治,只是在人为条件下维持心跳、呼吸或意识已处于昏迷或完全丧失状态,虽生犹死的患者。

76. D 我国古代医德思想有仁爱救人、赤诚济世的事业准则;不图名利,清廉正直的道德品质;一心救治,不畏艰苦的服务态度;谦虚谨慎,认真负责的医疗作风;不畏权势,忠于医业的献身精神。

77. E 陈实功在《医家五戒十要》中就医家的专业学习、思想修养、言行举止、服务态度及如何处理同事之间的关系等做了正确的论述。被美国《生命伦理学百科全书》收录,被认为是世界上较早成文的医德法典。选项 C 孙思邈著有《大医精诚》被看作我国医学史上医德规范的开拓者。

78. B 医务人员的行动使患者受益而可能给别的患者带来损害,违背了有利原则。医学伦理的基本原则是每年考核重点。

79. D 医学伦理学是以生命论、人道论、美德论和公益论等为基本理论。不伤害原则、有利原则、公正原则、尊重原则属于医学道德的具体原则,属于医学伦理学范畴。

80. E 《中华人民共和国执业医师法》第一章第二条:依法取得执业医师资格或者执业助理医师资格,经注册在医疗、预防、保健机构中执业的专业医务人员,适用本法。本法所称医师,包括执业医师和执业助理医师。选项 E 较为完整地对执业医师的资格进行定义,而其他答案均有所欠缺。

81. B 医疗事故,是指医疗机构及其医务人员在医疗活动中,违反医疗卫生管理法律、行政法规、部门规章和诊疗护理规范、常规,过失造成患者人身损害的事故。医疗事故的主观过错表现行为为人在诊疗护理中的过失。过失是医疗单位承担医疗事故赔偿责任的主观要件。它是医疗单位对患者的生命健康权应尽到的注意义务为前提的。在传统民法中,过失分成疏忽大意的过失和过于自信的过失。医疗过失只包括过失,不包括故意。

82. A 作为一名医师必知,一旦发生医疗事故争议,应当立即向所在科室领导报告。科室领导应及时向医疗质量管理部门报告。

83. D 心肌梗死时进行心肌核素扫描表现为心肌运动相异常缺损,再分布异常缺损。

84. E 骨髓增生异常综合征骨进行核素扫描时中央骨髓、外周骨髓全段显影增强,影像清晰,外周骨髓向四肢远心端扩张,肱骨、桡骨、股骨、胫骨骨髓显影清晰。

85. B 增大采集矩阵可以增加采集数据,因此可以降低统计噪声。

86. C 采集图像的帧数即投影数越多,断层图像的分辨率越能接近最佳值。

87. D 两大脑半球之间的深裂称大脑纵裂,纵裂底部连接左右大脑半球的白质纤维板称胼胝体。

88. E　放射性核素衰变的指数规律指放射性核素的原子数或活度随时间而改变的规律。

89. D　TIA 发作以后 24 h SPECT 仍呈局部低灌流区是近期内发生脑梗死的高度危险征兆。

90. E　蛛网膜下腔出血不是局部脑血流显像(rCBF)的主要适应证。

91. E　过度灌注现象不会出现在脑梗死病灶中央。

92. D　典型表现为局限性异常放射性减低。

93. D　TIA 典型症状在脑血流灌注典型表现为局限性异常放射性减低。

94. B　人格改变主要出现在阿尔茨海默病(AD)的早期。记忆障碍是首发和明显症状。

95. A　脑实质型是猪囊尾蚴病的主要类型，占猪囊尾蚴病的 80%以上，而脑室型和软脑膜型分别只占 10%左右。患者出现癫痫大发作提示有脑实质的损害，所以首先应考虑脑实质型。

96. C　苯妥英钠和苯巴比妥不仅是控制大发作较好的药物，而且毒性低，价格低，从而比同样能控制癫痫大发作的丙戊酸钠和扑痫酮优越。口服地西泮在癫痫大发作的常规治疗中，只起辅助抗痫药的作用。氯硝西泮宜用于肌阵挛性小发作。

97. E　运动实验需严格掌握适应证，急性心肌梗死、不稳定型心绞痛、心力衰竭、严重高血压、大面积心肌梗死或左主干病变、严重心律失常等应列为禁忌证。

98. D　对先天性心血管疾病的诊断方面，首次通过法有较大的限制，其灵敏度和特异性均不如超声心动图，因为此法受到多种因素的限制，如仪器的灵敏度及分辨率不高，弹丸注射质量差，采集时间短等。

99. D　患者有冠心病史，且常晕倒，可进行 24 h 动态心电图试验。

100. C　变异性心绞痛好发于半夜或凌晨，时间从几十秒到 30 分钟不等，与劳累无关，好发于静息时，常于每天固定时间发作，发作时可有 ST 段抬高。

101. A　急性心肌梗死合并急性左心衰竭，应用吗啡或哌替啶(止疼、镇静)和利尿剂为主，也可选用血管扩张药(硝酸甘油、硝普钠)来减轻左心室的负荷，或用多巴酚丁胺(β_1 受体激动剂)静滴增加心输出量。

102. A　冠心病的危险因素主要是：老年、高血压、糖尿病、高脂血症、吸烟、冠心病家族史等，故选项 A 不属于冠心病危险因素范畴。

103. B　按美国心脏病学会(NYHA)心功能分级标准，该患者左心室射血分数降低明显，但目前仅在较重的体力活动后出现症状，属于体力活动轻度受限，心功能诊断以Ⅱ级较为合理。

104. C　心绞痛发生于劳力时或情绪激动时。

105. A　冠心病二级预防，就是指对已经发生了冠心病的患者早发现、早诊断、早治疗，目的是改善症状、防止病情进展、改善预后，防止冠心病复发。冠心病二级预防的主要措施有两个：一个是寻找和控制危险因素；另一个是可靠持续的药物治疗。

106. C　洋地黄制剂可能引起室性心律失常，应慎用，且心衰早期主要是坏死心肌间质充血、水肿引起顺应性下降所致，而左室舒张末容量尚不增大。因此，急性心肌梗死发生 24 h 内尽量避免使用洋地黄制剂。β 受体阻滞剂对于前壁心肌梗死伴有交感亢进者，可能防止梗死范围的进一步扩大，改善慢性期预后。ACEI 类药物有助于改善恢复期心肌重塑，降低心衰发生率。后两者利于改善心梗的预后，而静脉滴注硝普钠，可迅速有效地减轻心脏前后负荷，降低血压，对于早期改善心衰症状是首选。

107. B　对诊断贲门失迟缓症有较高敏感性的是食管通过显像。

108. E　引起肝胆显像诊断急性胆囊炎假阳性的可能原因包括营养过剩、乙醇中毒、肝功能不全、胰腺炎。

109. D　消化道出血显像主要用于胃、十二指肠以下，乙状结肠部位以上的小肠和结肠部位的消化道出血。

110. A　为了确定出血部位

111. D　反流指数 GER 超过 4%判断为胃食管反流。

112. C　突然发生剧烈腹痛是胃穿孔的最初最经常和最重要的症状。疼痛最初开始于上腹部或穿孔的部位，常呈刀割或烧灼样痛，一般为持续性，但也有阵发生性加重。疼痛很快扩散至全腹部，可扩散到肩部呈刺痛或酸痛感觉。

113. E　肝癌：直径<3 cm 的肝癌结节常常包膜完

整。包膜由纤维组织组成，其声阻抗较周围肝组织及癌肿均高，因此形成界面反射，在二维声像图上可显示一圈细薄的低回声膜包围整个癌肿节，体现小肝癌膨胀性生长的特点。但声像图上的包膜在结节两侧始终显示中断，此为大界面的回声失落效应。肝癌体积很大时，其包膜一般模糊不清。但也有癌结节直径大于5 cm以上时包膜仍然非常完整，此时，其内侧回声多伴声晕表现癌结节内部回声高低不一，且具多变倾向。除均匀低回声结节以外，其他各种癌结节回声均属不均匀分布。<1 cm的肝癌结节，超声检测的检出率为33%～37%。癌结节按回声的高低分类如下：①低回声结节；②高回声结节；③混合性结节；④等回声结节；⑤结节回声高低与血供的关系。肝癌结节及其周围因血供丰富，能准确反映肝癌的血供情况。彩色多普勒超声可识别肝癌结节的流入血管、流出血管及瘤内血管，流入血管可为肝动脉，也可为门静脉。流出血管可为肝静脉，也可为门静脉。瘤内血管表现为树干状、彩点状或彩色镶嵌的“簇状”斑块，在频谱多普勒分析中可为肝动脉、门静脉或肝静脉血流。癌结节周围的血流可表现为整圈状或弧形围绕，可用频谱多普勒测出是连续性门脉血流或搏动性动脉血流。

114. B　颗粒直径>10 μm的放射性药物如Tc-大颗粒聚合人血白蛋白(^{99m}Tc-MAA)注入静脉后随血流经肺毛细血管时，由于这些颗粒直径大于肺毛细血管的直径而被阻断不能通过，暂时性的阻塞于部分肺微血管内从而使肺显像，可以观察肺内血流灌注的情况并诊断是否有肺栓塞。

115. A　呼吸困难、胸痛、咯血是临床典型肺栓塞的三联征。

116. B　慢性阻塞性肺部疾病肺灌注显像的典型表现是弥漫性散在的与通气显像基本匹配的放射性减低区或缺损区。

117. B　肺动脉栓塞时，肺灌注显像呈肺叶、肺段或亚段性缺损。若肺灌注显像呈非节段性缺损，且其他显像基本匹配，则诊断肺栓塞为低度可能性。

118. E　急性深静脉血栓表现：管腔可见明显增宽、管腔内为无回声或低回声充填、探头加压后，管腔不能被压瘪、CDFI显示管腔内完全无血流或仅有极少量血流信号。

119. A　**120.** B

121. C　影响肾小球滤过率的因素包括肾血浆流量、肾小球毛细血管压、血浆胶体渗透压、囊内压和滤过膜的通透性和面积。

122. E　肾小球毛细血管压减低会引起有效滤过压的减低而导致肾小球滤过率减低。肾血浆流量增高、囊内压减低、血浆胶体渗透压减低均导致肾小球滤过率增加，而血浆晶体渗透压减低对其无影响。

123. E　肾静态显像，显像剂主要聚集在肾皮质，所以肾影的外带放射性较浓，中心和肾门区稍淡。

124. C　二乙烯三胺五乙酸(DTPA)几乎大部分通过肾小球滤出。

125. B　肾静态显像可灵敏的显示肾实质受累的情况，即肾萎缩、肾盂扩张伴皮质变薄、瘢痕征等。如果显示肾实质受累，提示是肾盂肾炎，且可提示患肾受累及受损的程度。如肾静态显像示正常，则病变往往在肾外或病变较轻。

126. B　^{131}I-OIH是肾小管分泌型显像剂。

127. E　肾动态显像，静脉注射能为肾实质摄取且迅速随尿流排出的显像剂，用γ照相机快速动态采集双肾的放射性影像，可以依次观察到肾动脉灌注影像和肾实质影像，根据肾实质显影程度，可了解肾皮质的功能状态。

128. E　内照射治疗会影响手术伤口愈合，药物治疗会影响内照射治疗效果，未愈合手术伤口会非特异性摄取^{18}F-FDG而影响显像效果，化疗期间肿瘤组织对^{18}F-FDG的摄取会受到明显影响。

129. B　放射性核素脑灌注显像时使用过氯酸钾最主要的目的是封闭脉络丛减少干扰。

130. C　过氯酸钾可封闭甲状腺、胃黏膜，使其不能摄取TcO_4。

131. C　部分甲状腺激素不应症患者由于T_3受体的β亚基有突变，此种变异的β亚基使正常受体活性受到阻滞或抑制。

132. D　放射性^{131}I治疗适用于下列情况：①年龄在25岁以上；②对抗甲状腺药物过敏而不可续用者，或长期治疗无效，或停药后复发者；③甲状腺次全切除术后复发者；④合并有心脏病、糖尿病、严重肝或肾病有手术切除禁忌证者；⑤甲亢伴有突眼者；⑥甲状腺内^{131}I转换的有效半衰期不小于3天者。

133. D Graves病是一种伴甲状腺激素分泌增多的器官特异性自身免疫性疾病，临床主要表现为甲状腺功能亢进症状。发生甲状腺功能亢进时血清TSH降低。

134. A 甲状腺功能受垂体分泌的TSH调节。给予外源性的甲状腺激素（T_3或T_4）后，血中甲状腺激素水平升高，通过负反馈调节使TSH分泌减少，甲状腺摄^{131}I率也随之降低，表现为明显受抑。甲亢时由于各种病理因素的存在，甲状腺功能表现为自主性。口服甲状腺激素后，甲状腺摄^{131}I率无明显下降，表现为不受抑。

135. B FT_3和FT_4即血中以游离形式存在的甲状腺激素，是真正发挥生理作用的部分，测定FT_3和FT_4的浓度能够最直接、最准确地判断甲状腺功能。甲状腺功能增高，FT_3和FT_4升高；甲状腺功能减低，FT_3和FT_4下降。

136. B 甲状腺毒症性周期性瘫痪在20～40岁亚洲男性好发，病变主要累及下肢，有低钾血症。

137. B

138. D 急性骨髓炎在发病24～48 h后核素骨显像便可发现异常。

139. C 局部骨三时相显像检查局部骨破坏。

140. A 骨显像不是骨结核的首选。

141. B 缺血性骨坏死可以由很多原因引起，其骨显像的表现与疾病的过程密切相关，当血液供给急性中断时，新的骨梗死表现为放射性缺损区；在梗死后或愈合时期，骨生成增加，在梗死区的边缘，放射性摄取增加；在愈合期时骨显像能够显示很强的放射性摄取。

142. D 骨肉瘤好发于干骺端的骨松质；骨转移瘤好发于扁骨（如椎骨）和长骨两端的松质骨，发生于椎骨的转移瘤最常见于椎体的前部和后部，并扩展至椎弓和附件。

143. C **144.** E **145.** C **146.** C **147.** D

148. E 常规X线、CT、MRI及超声等检查往往难以有效鉴别结肠癌术后吻合口处肿瘤复发抑或术后瘢痕。而^{18}F-FDG PET根据局部代谢的不同常可有效鉴别两者。

149. E **150.** B

二、A3/A4型题

151. A 人体心脏具有很强的储备功能，即使冠状动脉狭窄达到70%时，由于冠状动脉自身调节作用，在静息心肌灌注显像图上看不到血流降低；但是在冠状动脉狭窄达40%左右时，心脏的储备功能实际上已受损害，如果给患者一定量的运动负荷，正常的冠状动脉为适应心肌氧耗可增加其血流量达3～5倍，而有病变的冠状动脉血流量不能相应增加，导致局部心肌血流灌注不足和心肌氧供需的不平衡，这时在心肌灌注显像图上表现为放射性稀疏、缺损区。

152. B 心肌梗死时负荷与静息心肌显像图上见到同一部位均呈放射性缺损区，形态大小一致。

153. C 负荷图像上的放射性缺损区，在静息图像上有部分填充，表示心肌缺血+心肌梗死。

154. D 心肌炎或者心肌病多表现为放射性分布不均匀。

155. A 患者为糖尿病，有发热咳嗽咳痰，痰中带血丝，病变在右肺上野及中野。X线似有空洞改变，结合肺部表现考虑肺结核。

156. A 肺结核合并糖尿病治疗原则与单纯结核相同，只是治疗期可适当延长。

157. B 重大食物中毒应当在2 h内向所在县级人民政府卫生行政部门报告。

158. B 该县人民政府卫生行政部门应当在2 h内向本级人民政府报告。

159. E 无须向毗邻的省市人民政府卫生行政部门通报。

160. C 根据综合症状，患者最可能为切口裂开。裂口较小无肠管脱出或仅为皮肤及皮下裂开，可用胶布拉紧对合切口。

161. E 较长全层切口裂开应立即用无菌盐水纱布覆盖，送手术室缝合。术后以腹带加压包扎，给予支持疗法，必要时输血及蛋白，防治切口感染，拆线时间延迟至第12～14日。

162. B 根据患者症状，考虑COPD。COPD首选肺功能检查。

163. C COPD=反复咳嗽咳痰+气短+桶状胸，

164. D COPD的肺灌注显像表现为散在的放射性减低区,且与肺通气显像的平衡影像大致匹配,但肺通气显像的放射性减低区常常比肺灌注显像更为明显。

165. C 根据患者临床症状及检查结果可考虑淋巴链中断伴远端淋巴滞留。

166. E 由于原发肿瘤的淋巴引流往往存在两个甚至更多的淋巴循环参与,很难预测究竟哪个淋巴循环转移的可能性大,而跳跃转移现象的存在更使实施准确淋巴结活检显得困难。A、B、C、D四项均可导致此现象的发生。

167. B 通过染色或核素显像方法显示前哨淋巴结,可以准确检测出肿瘤的局部淋巴结状况,对判断是否需要性区域淋巴结清扫有重要意义。

三、X型题

168. ACE **169.** ABCDE **170.** ACD

附录一

住院医师规范化培训内容与标准——放射科培训细则

放射影像学是一门涉及面广、整体性强、发展迅速、独立而成熟的学科，它主要包括 X 射线诊断、X 射线造影诊断、计算机体层成像(CT)、磁共振成像(MRI)、介入放射学等临床应用方向。

一、培训目标

能够掌握正确的放射医学相关的临床工作方法。熟悉与放射医学领域相关的临床知识，掌握最基本的相关临床急救技能和方法；明确放射医学在临床疾病诊治过程中的价值和限度。了解以放射医学为主的医学影像学现状和发展前景，建立较为完整的现代医学影像概念(包括放射影像诊断及其治疗)。在初步掌握专业知识的基础上，熟悉放射影像诊断中各种常见病的临床表现(症状、体征和实验室检查)，掌握放射影像诊断对这些病变的诊断和鉴别诊断。了解适于影像介入治疗常见疾病的临床表现、各种治疗方法。培训期间，住院医师应通过执业医师资格考试，有良好的职业道德和人际沟通能力。培训结束时，住院医师应具有相当于本专业高年住院医师的水平，独立从事放射科临床工作的能力，参加地市级及其以上卫生计生行政部门组织的放射医学工作人员放射防护知识培训，并通过考核，获得证书。

二、培训方法

采取在放射科轮转为主，辅以在超声科、核医学科及其他相关临床科室轮转的形式进行。通过书写病例报告，参加门、急诊工作和各种教学活动，完成规定的病种和基本技能操作数量，学习专业理论知识；认真填写《住院医师规范化培训登记手册》；规范书写病例及影像报告；低年资住院医师参与见习/实习医生的放射科临床教学工作，高年资医师指导低年资医师。

放射科住院医师培训分为 3 个阶段进行。

第一阶段(第 1～15 个月)：在医学影像相关的各专业轮转，其中放射科 9 个月、超声学科 3 个月、核医学科 3 个月。

第二阶段(第 16～33 个月)：在住院医师选定的执业方向相关的专业组内进行培训。

各阶段轮转科室及时间安排如下。

阶段	轮转科室	时间(月)
第1阶段	放射科[神经(含头颈)、呼吸循环、消化泌尿(含生殖)及骨关节各2个月、介入组1个月]	9
	超声医学科	3
	核医学科	3
第2阶段	放射科	18
合计		33

注：第34～36个月可根据培训基地的具体情况和住院医师本人的需求，安排答辩或轮转临床非指定科室。

三、培训内容与要求

(一) 第一阶段(第1～15个月)

系统掌握和熟悉本专科的基本理论、基本技能和基本操作，初步掌握本专科所涉及的常见病、多发病的基本诊断和治疗原则。了解这些专业组的日常工作程序、内容及涉及的相关临床知识。

1. 放射科(共9个月，其中放射诊断学专业组8个月，介入组1个月)

(1) 轮转目的：

可根据培训基地具体情况选择下面两个轮转方案之一轮转放射科。

第一方案：神经(2个月)、心胸(2个月)、腹盆(2个月)、骨关节(2个月)、介入(1个月)。

第二方案：X射线普放(2个月)、X射线造影(2个月)、CT(2个月)、MRI(2个月)、介入(1个月)。

掌握：放射影像的基本理论，包括X射线、CT和MRI的成像原理和检查方法；放射影像诊断报告书的书写原则。放射防护基本原则与措施。

熟悉：放射影像的观察和分析方法及其诊断原则，电离辐射的生物学效应。

了解：介入放射学的基本理论和应用原则；介入放射学的基本操作技术；X射线投照和CT、MRI检查操作方法；放射影像诊断的临床应用价值和限度，工作场所放射性水平检测。

(2) 基本要求：

要求住院医师完成的工作量为X射线普放≥2 000份、X射线造影(在二线指导下操作)≥150例、CT≥400例、MRI≥100例、介入观摩≥30例，其中应包括但不少于下表所列疾病报告书的建议书写例数。

系统(检查技术)	疾 病 名 称	最低例次
神经系统(以CT和MRI为主)	脑血管病(包括出血及梗死)	5
	脑肿瘤(包括脑膜瘤等)	5
	脑外伤	5
呼吸循环系统(以X射线片和CT为主)	肺部感染(包括肺结核等)	5
	肺部肿瘤(包括良性及恶性肺部肿瘤)	5
	气管、支气管疾病(包括支气管扩张等)	5
	纵隔肿瘤	5
	胸膜疾病(包括胸腔积液等)	5

（续表）

系统(检查技术)	疾病名称	最低例次
	主动脉疾病	3
	心包疾病(包括心包积液等)	5
消化、泌尿系统 (以CT和造影为主)	肝硬化(包括食管静脉曲张)	5
	胰腺炎	5
	胆系炎症与结石	5
	肝脏肿瘤(包括良性及恶性肝脏肿瘤)	5
	胰腺肿瘤(包括良性及恶性胰腺肿瘤)	3
	胆系肿瘤	5
	消化道溃疡(包括造影检查)	5
	消化系统空腔脏器肿瘤(包括造影检查)	5
	泌尿系炎症与结石	5
	泌尿系肿瘤(包括肾、输尿管、膀胱等)	5
骨关节系统 (以X射线片为主)	骨折与脱位	5
	骨肿瘤(包括良性及恶性骨肿瘤)	5
	骨关节炎性疾病(包括骨结核、类风湿关节炎、强直性脊柱炎)	5
	退行性骨关节病	5
放射性检测	工作场所放射性水平	2

2. 超声医学科(3个月,应包括腹部、心脏、妇产、小器官及周围血管等亚专业的轮转)

(1) 轮转目的:

掌握:超声医学基础知识,包括超声医学基本原理、超声诊断基础和诊断原则及其在临床的应用;超声常用术语;能基本正确书写诊断报告,并完成下表所列疾病的报告书写。

熟悉:超声诊断的步骤、图像分析方法,包括检查前准备、操作程序和手法、观察内容和指标、分析及诊断原则。常见病和多发病的超声表现。

了解:超声仪器的类型、原理和结构。

(2) 基本要求:

轮转超声医学科书写报告包含的病种及例数要求见下表:

系统	操作技术名称	最低例次
超声基础	超声基本原理、伪像、超声仪器及探头、超声诊断原则	
腹部	肝弥漫性病变(肝炎、肝硬化、脂肪肝)	6
	肝局灶性病变(肝囊肿、肝血管瘤、肝细胞癌)	6
	胆囊疾病(炎症、结石、息肉、胆囊癌)	6
	胰腺(急慢性炎症、良恶性肿瘤)	3
	脾脏(肿大、占位性病变)	3
	泌尿系结石及梗阻	3
	泌尿系肿瘤(包括肾、输尿管、膀胱)	3
	前列腺病变,残余尿测定	3
妇产科	子宫疾病(肌层病变、内膜病变)	6
	卵巢囊肿和肿瘤(常见类型)	6

(续表)

系统	操作技术名称	最低例次
	正常早孕及孕11～14周超声检查	6
	正常中晚孕	6
	异常妊娠及妊娠合并症(流产、异位妊娠、羊水及胎盘异常)	3
	常见胎儿结构畸形	3
	妊娠滋养细胞疾病	1
心脏	先天性心脏病(常见类型)	6
	后天获得性心脏病(瓣膜病、冠心病、心肌病、心包疾病,心脏肿瘤)	10
小器官及血管	甲状腺(炎症性疾病、甲状腺肿、结甲、甲状腺癌)	6
	乳腺(增生、炎症、良恶性占位)	6
	颈椎动脉(动脉粥样硬化、支架)	6
	四肢动脉(动脉粥样硬化、动脉瘤)	6
	四肢静脉(血栓、静脉瓣功能不全、动静脉瘘)	6
	腹部血管病变	3

3. 核医学科(3个月)

(1) 轮转目的:

掌握:核医学基础理论和基本知识,包括核医学的内容和特点;放射性核素示踪技术的原理;放射性核素显像的原理、类型和图像分析方法;核医学仪器设备的分类,单光子显像设备(SPECT、SPECT/CT)和正电子核素显像设备(符合线路SPECT、PET、PET/CT)的工作原理和临床价值;常用放射性药物的定位机制,放射性药品临床使用的基本要求及制备的基本原理,放射性核素体内外治疗的基本原理;核医学中的放射性污染及防护措施。

熟悉:常用核素显像的显像原理、显像剂、图像分析及临床应用,主要包括骨显像、肾动态显像、甲状腺显像、心肌灌注显像、肺通气/灌注显像、正电子及单光子肿瘤显像、脑血流灌注显像等。

了解:核素显像基本操作(包括放射性药物注射、图像采集及处理等);核医学体外分析技术的特点和基本原理,体外放射分析的基本类型和基本操作技术;脏器功能测定的原理及应用,甲状腺摄碘(^{131}I)试验及有效半减期测定;放射性核素治疗甲状腺功能亢进症、分化型甲状腺癌(术后残留、复发或转移)和恶性肿瘤骨转移骨痛的原理、方法及适应证和禁忌证;核医学常用检查和治疗方法与其他影像技术诊断及治疗手段的比较;医学影像图像融合技术的优势。

(2) 基本要求:

要求正确采集病历、书写核医学影像诊断报告200份,具体要求,见下表。

检查名称	包含主要疾病名称	最低例数
骨显像	骨转移瘤、骨关节病	20
心肌灌注显像	心肌缺血、心肌梗死	6
肿瘤代谢显像	肺部肿瘤、淋巴瘤、消化系统肿瘤	3
肾动态显像	肾衰竭、肾积水	12
甲状腺显像	甲状腺结节、甲状腺肿	12
肺显像	肺栓塞、慢性阻塞性肺疾病	3
脑血流灌注显像	脑血管病	5
放射性检测	工作场所放射性污染水平	2

(二) 第二阶段(第16～33个月)

放射科住院医师应继续在本专业的头颈和中枢神经系统、呼吸和循环系统、消化及泌尿生殖系统、骨关节系统和介入诊疗五个专业组内轮转,每个专业组培训时间为3～4个月。也可根据基地安排,按照X射线普放、X射线造影、CT、MRI、介入的轮转方式轮转放射影像学专业,每个专业组培训时间为3～4个月。

1. 轮转目的

掌握:下表所列疾病的影像诊断和鉴别诊断要点;不同系统常见疾病多种影像检查方法的优选;各种以X射线为基础的影像检查技术的理论知识,包括X射线相关对比剂的成像特点及成像原理;自主操作完成多层螺旋CT的各种基本图像后处理方法;在二线医师指导下,自主操作胃肠造影机进行各种消化道造影检查。

熟悉:MRI基础检查序列的成像原理、方法及其临床应用;放射防护基本知识、规则和要求;影像对比剂的使用规范及不良反应的相关基本知识。

了解:临床少见病或罕见病的影像特点;放射影像专业临床研究工作的基本方法。

2. 基本要求

本阶段培训期间,住院医师完成的报告及操作总量要求:X射线普放≥3 000例、X射线造影(在二线指导下操作)≥300例、CT≥1 200例、MRI≥400例,报告书应包括的疾病种类和例数要求见下表。

系统	病 种	最低例次
头颈和中枢神经系统(MRI和CT检查为主)	脑血管病:脑出血、脑梗死等	10
	神经系统肿瘤:胶质瘤、脑膜瘤、垂体瘤、转移瘤等	10
	颅脑外伤:颅内血肿、脑挫裂伤等	10
	神经系统变性疾病:多发性硬化等	5
	颅内感染:脑脓肿、脑膜炎等	10
	脊髓病变:椎管内肿瘤等	8
	头颈部肿瘤(包括鼻咽癌、喉癌等)	8
	中耳乳突炎症:急慢性炎症、胆脂瘤型中耳炎等	8
	鼻旁窦病变:鼻窦炎、鼻窦肿瘤等	5
	眶内病变:外伤、眶内肿瘤等	5
呼吸和循环系统(X射线平片和CT检查为主,纵隔病变增加MRI检查)	肺部感染:大叶性肺炎、支气管肺炎、肺脓肿、肺结核等	20
	肺间质病变:间质性肺炎、肺间质纤维化等	5
	气道病变:支气管扩张、复发性多软骨炎、支气管异物等	5
	肺部肿瘤:错构瘤、血管瘤、肺癌	15
	纵隔肿瘤:胸腺瘤、淋巴瘤、畸胎瘤、神经源性肿瘤等	8
	胸膜病变:胸腔积液、气胸和液气胸、胸膜粘连、肥厚和钙化等	10
	心脏病变:先天性心脏病、风湿性心脏病、冠心病等	10
	心包病变:心包积液、缩窄性心包炎等	5
	主动脉病变:真性及假性主动脉瘤、主动脉夹层等	8
	肺动脉病变:肺动脉高压、肺动脉栓塞等	3
	头颈及下肢动脉病变:动脉粥样硬化性疾病等	5

(续表)

系统	病　　种	最低例次
消化系统(消化道造影、CT和MRI检查为主)	急腹症(以腹部X射线平片和CT为主要检查方法):胃肠道穿孔、肠梗阻、阑尾炎、腹部外伤等	20
	食道病变:食管静脉曲张、食管癌、食道异物等	5
	胃及十二指肠病变:十二指肠憩室、胃和十二指肠溃疡、胃癌、壶腹癌等	10
	空回肠病变:克罗恩病等	3
	结直肠病变:结直肠癌、溃疡性结肠炎等	5
	肝脏病变:肝细胞癌、肝囊肿、肝海绵状血管瘤、肝转移癌、肝硬化等	15
	胆系病变:胆囊癌、高位胆管癌、胆总管恶性肿瘤(包括梗阻性黄疸)、胆系炎症、胆系结石等	10
	胰腺病变:胰腺炎、胰腺癌、胰腺囊腺瘤、胰岛细胞瘤等	8
	脾脏病变:脾梗死等	3
泌尿生殖系统(包括腹膜后病变,以CT和MRI检查为主)	肾脏病变:包括肾脏囊性病变、肾癌、肾盂癌、泌尿系结核等	15
	输尿管及膀胱病变:输尿管肿瘤、膀胱肿瘤、泌尿系结石等	10
	肾上腺病变:肾上腺增生、肾上腺腺瘤、嗜铬细胞瘤等	8
	前列腺病变:前列腺增生、前列腺癌等	5
	女性生殖系统病变(以MRI检查为主):子宫肿瘤(子宫肌瘤、子宫内膜癌、子宫颈癌)、卵巢肿瘤等	8
骨关节系统(X射线平片、CT检查为主,辅以MRI检查)	骨关节外伤:骨折、关节脱位等	15
	骨肿瘤:骨瘤、骨软骨瘤、骨巨细胞瘤、骨肉瘤、骨转移瘤等	15
	骨关节炎症:化脓性骨关节炎、骨关节结核、类风湿关节炎、强直性脊柱炎等	10
	退行性骨关节病:颈椎病、腰椎退行性变、膝关节退行性变等	10
	骨代谢病:佝偻病等	5

针对个人需求,住院医师可有选择性地轮转介入诊疗部分。对于接受此轮转安排的住院医师,应达到以下要求。

① 台上实习时应能够在上级医师指导下对患者进行消毒铺巾、换药等简单操作,作为一助或二助参与简单的介入操作。

② 掌握穿刺插管,选择性动脉造影及穿刺活检等介入基本操作,了解导丝、导管等各种介入器械的结构特点与使用方法。

③ 掌握常见疾病的造影表现、各种介入治疗方法。

④ 熟悉各项常见介入操作的适应证、禁忌证,介入导管室的各项规章制度,包括消毒隔离制度。

⑤ 了解患者接受介入操作术后的注意事项、常见并发症及其处理原则。

介入轮转期间完成观摩或参与操作的介入技术及例数要求见下表。

血管介入技术	最低例数	非血管介入技术	最低例数
头颈部动脉造影	3	插管肠道造影	3
胸腹部动脉造影	3	经皮穿刺胆道造影	3
四肢动脉造影	3	CT 引导下肿物穿刺活检术	3
上/下腔静脉造影	3	CT 引导下积液置管引流术	3
动脉球囊/支架成形术	1	动脉栓塞术	1

3. 较高要求

① 完成 2 次读书报告或病例讨论,作为平时的考核成绩。

② 翻译 1 篇专业英文综述,并在科内报告,鼓励完成 1 篇综述、个案报道或原著性论文。

③ 参加其他临床科室的病例讨论会 1～2 次。

(三) 其他

第 34～36 个月可根据培训基地和住院医师的具体情况,安排答辩或轮转临床指定科室。

可选择的临床科室包括内科、外科、儿科、妇产科、神经内科、神经外科、耳鼻咽喉科和口腔科等,可根据专业特点适当调整各科室轮转时间。

1. 基本要求

(1) 内科：熟悉下列疾病的病因、临床表现及临床治疗原则。具体要求见下表。

系统	病　种
呼吸、循环系统	支气管扩张、肺部感染(肺结核、肺炎等)、肺癌、风湿性心脏瓣膜病、冠状动脉心脏病、心包炎
消化、泌尿系统	胃、十二指肠溃疡,消化道肿瘤(胃癌、胰腺癌、肝细胞癌、结直肠癌)、肝硬化、胰腺炎、各种类型肾炎、肾衰竭、膀胱炎

(2) 外科：熟悉下列疾病的病因、临床表现及临床治疗原则,具体要求见下表。

部位	病　种
胸部	胸部恶性肿瘤(肺癌、食管癌、纵隔肿瘤或乳腺癌)、主动脉瘤
腹部	消化系统恶性肿瘤(胃癌、结直肠癌、胰腺癌、胆系肿瘤或肝细胞癌)、胆系结石、泌尿系统结石、胃溃疡、胰腺炎、泌尿系统肿瘤(肾肿瘤、膀胱肿瘤)
骨与关节	骨折、半月板撕裂、椎间盘脱出

(3) 儿科：熟悉下列疾病的病因、临床表现及临床治疗原则。具体要求见下表。

系统	病　种
中枢神经系统	颅内感染(如脑膜炎、脑脓肿)、颅内肿瘤
呼吸、循环系统	小儿先天性心脏病(常见类型)
消化、泌尿系统	先天性消化道畸形(常见类型)、小儿急腹症(常见类型)、肾母细胞瘤

(4) 妇产科：熟悉下列疾病的病因、临床表现、临床检查手段及治疗原则见下表。

科别	病　种
产科	早孕、异位妊娠、胎儿畸形、胎盘异常、妊娠合并症(常见类型)
妇科	子宫内膜异位症、子宫肿瘤(常见类型)、卵巢肿瘤和瘤样病变(常见类型)

(5) 神经内科和神经外科：熟悉下列疾病的病因、临床表现、临床检查手段及临床治疗原则，具体要求见下表。

病种	病　名
脑血管疾病	脑出血、脑梗死
脑变性疾病	Alzheimer 病、Parkinson 病
脱髓鞘疾病	多发性硬化
脑肿瘤	神经胶质瘤、脑膜瘤、垂体瘤、转移瘤
颅内感染及外伤	颅内感染和寄生虫疾病、脑内血肿、硬膜外和硬膜下血肿
脊髓疾病	椎管内肿瘤、脊髓外伤

(6) 耳鼻咽喉和口腔科：熟悉下列疾病的病因、临床表现、临床检查手段及临床治疗原则，具体要求见下表。

病种	病　名
眼和眼眶	炎性假瘤、视网膜母细胞瘤、泪腺肿瘤、眶内异物
耳部	先天性中、内耳发育畸形、中耳乳突炎、颞骨骨折
鼻和鼻窦	急慢性鼻窦炎、鼻窦囊肿和息肉、鼻和鼻窦肿瘤(常见类型)
咽、喉部	咽和咽旁脓肿、鼻咽癌、喉癌
口腔颌面部	腮腺良/恶性肿瘤(常见类型)

2. 其他要求

轮转各临床科室需完成病例摘要分析1份。

附录二

住院医师规范化培训内容与标准
——超声医学科培训细则

超声医学科是一门专业强、技术发展迅速、临床涉及面广泛的临床医学学科。超声医学包括腹部超声、心脏超声、妇产超声、血管超声、浅表器官及肌肉骨骼超声、介入及术中超声等。超声医学科住院医师规范化培训是为各级医疗机构培养具有良好的职业道德、扎实的超声医学理论知识和临床技能、能独立和规范地承担本专业常见病和多发病诊疗工作的临床超声医学人才。

一、培训目标

能够掌握正确的超声医学的临床工作方法，掌握超声医学领域各种常见病、多发病的诊断和鉴别诊断，掌握最基本的临床急救技能和方法。熟练操作超声仪器，并掌握正确的检查手法。了解超声医学的现状和发展前景，熟悉相关影像学知识，包括其适应证、检查方法及主要临床价值。培训期间，住院医师应通过执业医师资格考试，应获得良好的职业道德和人际沟通能力。培训结束时，住院医师应具有独立从事超声医学科临床日常工作的能力。

二、培训方法

采取在超声医学科及放射科、核医学科、相关临床科室轮转的形式进行。通过参加门、急诊工作及临床实践，参加各种教学活动，完成规定的病种和基本技能操作数量，学习专业理论知识；认真填写《住院医师规范化培训登记手册》；规范书写超声报告；参与见习/实习医生的超声科临床教学工作。轮转科室及时间安排见下表：

科室	时间(月)	科室	时间(月)	科室	时间(月)
超声医学科	22	核医学科	1	合计	33
放射科	4	临床科室	6		

注：临床科室的轮转须安排在执业医师考试前完成；超声科的轮转建议安排在放射科和核医学科之前进行。

三、培训要求与内容

(一)超声医学科(22个月)

1. 轮转目的

第一时段(第1～3个月):为理论学习和记录报告时段,通过自学相关书籍及观摩学习,了解超声医学的基础知识,包括超声基本原理、仪器类型和原理、诊断基础和原则、检查步骤、图像分析方法等;考核合格后进入以下时段。

第二时段(第4～6个月):为带教学习时段,要求掌握检查前准备、操作程序和手法,学习超声解剖学和常见病的超声表现,能基本正确书写诊断报告;考核合格后进入以下时段。

第三时段(第7～22个月):为学习操作检查患者时段,进一步深化掌握超声诊断物理学基础,仪器的工作原理、性能和基本操作方法。掌握超声伪像的识别。掌握腹部(含胸部)、心脏、妇产、浅表器官、周围血管的常见疾病超声诊断及鉴别诊断。掌握超声报告规范书写方法。在带教老师指导下,参与门急诊、床旁检查工作。了解介入超声的适应证、价值和限度,及其一般临床应用,如肝、肾囊肿穿刺及超声引导下活检。

2. 基本要求

住院医师应在超声医学科各专业进行全面的轮转培训,缺一不可。时间安排为腹部6个月、心脏4个月、妇产5个月、浅表器官3个月、周围血管3个月及介入超声1个月,具体病种及例数要求见下表:

系统/部位	病　　种	最低例数
超声基础	超声基本原理、伪像、超声仪器及探头、超声诊断原则	/
腹部(含胸部)	肝弥漫性病变(肝炎、肝硬化、脂肪肝、肝血吸虫病等)	100
	肝局灶性病变(肝囊肿、肝脓肿、肝血管瘤、肝细胞癌、肝内血肿、肝包虫病等)	100
	胆囊疾病(炎症、结石、息肉、胆囊癌、胆囊腺肌症等)	100
	胆管疾病(肝外胆管癌、胆管扩张等)	50
	胰腺(急慢性炎症、良恶性肿瘤等)	20
	脾脏(脾大、副脾、脾囊肿、脾血管瘤、脾转移瘤、脾淋巴瘤等)	50
	泌尿系畸形(重复肾、异位肾、融合肾、肾缺如等)	10
	泌尿系结石及梗阻	50
	肾脏弥漫性病变及移植肾	30
	泌尿系肿瘤(包括肾、输尿管、膀胱等)	30
	肾上腺肿瘤	5
	前列腺病变,残余尿测定	30
	腹腔积液	100
	胸腔积液、胸壁及胸膜病变、周围型肺病变	50
妇产科	子宫疾病(子宫畸形、肌层病变、内膜病变等)	80
	卵巢囊肿和肿瘤(常见类型)	50
	盆腔炎性疾病	10
	正常早孕及第11～14周超声检查	50
	正常中晚孕(含中孕胎儿结构畸形筛查等)	30

（续表）

系统/部位	病　　种	最低例数
	异常妊娠及妊娠合并症（流产、异位妊娠、多胎妊娠、羊水及胎盘异常等）	30
	常见胎儿结构畸形	5
	妊娠滋养细胞疾病	5
心脏	先天性心脏病（常见类型等）	30
	后天获得性心脏病（瓣膜病、冠心病、心肌病、心包疾病，心脏肿瘤等）	50
浅表器官	甲状腺疾病（炎症性疾病、甲状腺肿、甲状腺癌等）	100
	甲状旁腺疾病	5
	乳腺（增生、炎症、良恶性占位等）	100
	涎腺（炎症、肿瘤等）	5
	淋巴结（良、恶性疾病）	30
	阴囊（阴囊急症、睾丸肿瘤、鞘膜积液、斜疝等）	10
周围血管	颈动脉、椎动脉（动脉粥样硬化、支架等）	80
	四肢动脉（动脉粥样硬化、动脉瘤等）	50
	四肢静脉（血栓、静脉瓣功能不全、动静脉瘘等）	50
	腹部血管（腹主动脉瘤、门脉病变、布加综合征、肾静脉疾病等）	30
介入超声（上级医师指导）	腹部脓肿穿刺抽吸置管引流，肝、肾脏穿刺活检，肾囊肿穿刺硬化疗法，前列腺穿刺活检	各1

此外，还需翻译2篇专业英语文献，并提倡完成一篇综述或原著性论文。

（二）放射科（4个月）

1. 轮转时间

其中CT为1.5个月、MR为1个月、普通放射为1个月、介入放射0.5个月。

2. 轮转目的

熟悉：放射影像学的基本理论，包括X射线、CT和MRI的成像原理和检查方法、放射影像学的观察和分析方法及其诊断原则、放射影像诊断报告的书写原则，并完成下表所列疾病例数的诊断报告书写。

了解：介入放射学的基本理论和应用原则、介入放射学的基本操作技术、X射线投照和CT及MRI检查操作方法、放射影像学的临床应用价值和局限性。

3. 基本要求

在放射科轮转期间，需要学习的病种及例数要求见下表：

系统（检查技术）	疾 病 名 称	例数
神经系统（CT和MRI为主）	脑血管病（包括出血及梗死）	5
	脑肿瘤	5
	脑外伤	5
呼吸、循环系统（以平片和CT为主）	肺部感染（包括肺结核）	5
	肺肿瘤	5
	支气管扩张	5
	纵隔肿瘤	5

(续表)

系统(检查技术)	疾病名称	例数
	胸腔积液	5
	主动脉疾病	2
	心包积液	5
消化、泌尿、生殖系统(以CT和MRI为主)	实质脏器肿瘤(包括肝脏肿瘤、胰腺、胆系等)	10
	肝硬化	5
	胰腺炎	5
	胆系结石	5
	消化道肿瘤	5
	消化道溃疡(造影检查)	5
	泌尿系结石	5
	泌尿系肿瘤(包括肾、输尿管、膀胱等)	5
	子宫肿瘤	5
	卵巢肿瘤	5
骨关节系统	骨折(以平片为主)	5
	骨肿瘤(以平片为主)	2
	骨关节炎性疾病(包括结核、类风湿关节炎、强直性脊柱炎)	5
	退行性骨关节病	5

(三)核医学科(1个月)

1. 轮转目的

熟悉:常用核素显像的显像原理、显像剂、图像分析及临床应用。

了解:核素显像基本操作(包括放射性药物注射、图像采集及处理等)、核医学体外分析技术的特点和基本原理、体外放射分析的基本类型和基本操作技术、脏器功能测定的原理及应用。

2. 基本要求

在核医学科轮转期间,需要学习的病种及例数要求见下表:

检查技术	例数	检查技术	例数	检查技术	例数
骨显像	5	肿瘤代谢显像	3	甲状腺显像	2
心肌灌注显像	2	肾动态显像	5	肺显像	2

(四)临床相关科室(6个月)

可选择的临床科室包括内科(2个月)、外科(2个月)、妇产科(1个月)、急诊科及重症监护室(1个月)等。熟悉有关疾病的病因、临床表现及临床治疗原则,特别是心肺复苏、各种休克等抢救措施。根据住院医师的具体情况和专业基地所在医院的特点,适当调整轮转科室的类别和时间。学习的病种见下表:

系统	内科学习的病种
呼吸系统	支气管扩张、肺部感染(肺结核、肺炎)、肺癌等
循环系统	风湿性心脏瓣膜病、冠状动脉心脏病、心包炎等
消化系统	胃、十二指肠溃疡，消化道肿瘤(胃癌、胰腺癌、肝细胞癌、结直肠癌)、肝硬化、胰腺炎等
泌尿系统	各种类型肾炎、肾衰竭、膀胱炎等

部位	外科学习的病种
胸部	胸部恶性肿瘤(肺癌、食管癌、纵隔肿瘤或乳腺癌)、主动脉瘤等
腹部	消化系统恶性肿瘤(胃癌、结直肠癌、胰腺癌、胆系肿瘤或肝细胞癌)、胆系结石、泌尿系统结石、胃溃疡、胰腺炎、泌尿系统肿瘤(肾肿瘤、膀胱肿瘤)等
骨与关节	骨折、半月板撕裂、椎间盘脱出等

科别	妇产科学习的病种
产科	早孕、异位妊娠、胎儿畸形、胎盘异常、妊娠合并症(常见类型)等
妇科	子宫内膜异位症、子宫肿瘤(常见类型)、卵巢肿瘤和瘤样病变(常见类型)等

部位	急诊科及重症监护室(ICU)学习的病种
胸部	急性心肌梗死、心力衰竭、高血压危象、心包压塞等 呼吸衰竭、肺栓塞、气胸、胸腔积液等 各种外伤、手术后等
腹、盆部	急腹症(胆系、胰腺、肠道、泌尿、妇科等)、各种外伤、手术后等

注：必须掌握心肺复苏、各种休克基本抢救措施，熟悉深静脉穿刺技术，这些要求也相应的适用于其他轮转科室。

附录三

住院医师规范化培训内容与标准
——核医学科培训细则

核医学是一门应用放射性核素诊断、治疗疾病和进行医学研究的独立临床医学学科。它分为实验核医学和临床核医学。核医学科住院医师规范化培训的主要内容是临床核医学，具体由影像核医学，包括伽马照相、单光子发射计算机断层显像(SPECT和SPECT/CT)、正电子发射计算机断层显像(PET、PET/CT和PET/MR)；治疗核医学，包括内照射治疗和外照射治疗；功能测定技术和体外分析技术四部分组成。其自身特点是集功能/解剖影像、分子影像、靶向治疗为一体。核医学科既与其他影像学科、临床各学科关系密切，同时又涉及核物理学、核药学、计算机等多学科技术。

一、培训目标

能够掌握核医学科常见疾病的诊疗常规和临床路径；熟悉各轮转科室的诊疗技术；了解核医学和放射学的现状及发展前景。参加省级卫生行政部门组织的医学放射工作人员放射防护知识培训，并通过考核，获得证书。培训结束时，住院医师具有良好的职业道德和人际沟通能力，具有独立从事核医学科临床日常工作的能力。

二、培训方法

采取在核医学科及其他相关科室轮转的形式进行。培训内容和难易度逐步递增。通过参加门诊、病房工作和各种教学活动，完成规定数量的病种和基本技能操作，学习专业理论知识；认真填写《住院医师规范化培训登记手册》；规范书写诊断报告及病历；低年资住院医师参与见习/实习医生的核医学科临床教学工作，高年资医师指导低年资医师。

核医学科住院医师培训分为3个阶段进行，各阶段轮转科室及时间安排见下表：

阶段	轮转科室	时间(月)
第一阶段(第1～6月)	内分泌科	2
	肿瘤科	2

（续表）

阶段	轮转科室	时间(月)
第二阶段(第7～16月)	非指定科室(心内科、呼吸科和神经内科选其一)	2
	放射影像诊断专业组(神经、骨关节组各1个月,胸部、腹部组各1.5个月)	5
	核医学科(高活性室1个月,体外分析1个月,核素治疗和功能测定1个月,SPECT或SPECT/CT 2个月)	5
第三阶段(第17～33月)	放射影像诊断(神经组1个月,胸部、腹部组各2个月)	5
	核医学科(技术组1个月,SPECT或SPECT/CT 5个月,核素治疗和功能测定3个月,PET(含符合线路)或PET/CT 3个月)	12

(一) 第一阶段(综合临床能力培训)

第1～6月,在与核医学相关的临床科室轮转。要求在内分泌科、肿瘤科各轮转2个月;根据住院医师和临床培训基地的具体情况,从心内科、呼吸科和神经内科选择一个科室轮转2个月。

(二) 第二阶段(核医学与放射学知识基础培训)

第7～16月,巩固在校期间已学过的理论基础,通读国内外出版的有关专著1～2本,阅读国内外核医学杂志,认真参加科内组织的业务学习与讲座。

在放射科和核医学科各轮转5个月。放射科轮转全部在影像诊断,包括神经、骨关节组各1个月,胸部、腹部组各1.5个月;核医学科包括核医学高活性室1个月,体外分析1个月,核素治疗和功能测定1个月,SPECT或SPECT/CT 2个月。

(三) 第三阶段(核医学与放射学知识加强培训)

第17～33月,进一步深入学习核医学与放射学的基础理论和临床知识,包括图像采集与处理、图像融合技术、多模式分子显像。参加科室组织的有关业务学习和专题讲座。

先在放射影像诊断科轮转5个月,包括神经组1个月,胸部、腹部组各2个月;核医学科轮转12个月,包括图像采集与处理1个月,SPECT或SPECT/CT 5个月,PET(含符合线路)或PET/CT 3个月,核素治疗和功能测定3个月。

三、培训内容与要求

(一) 第一阶段(第1～6个月)

根据住院医师和基地具体情况,安排到相关临床科室轮转,其中内分泌科2个月,肿瘤科2个月,非指定科室2个月)。

1. 轮转目的

掌握:最基本的临床急救技能和方法;明确核医学在临床疾病诊治过程中的价值和限度。

熟悉:与核医学影像领域相关的临床知识,核医学诊断中各种常见病的临床表现(症状、体征和实验室检查),明确核医学对这些病变的诊断和鉴别诊断价值。

了解:适于影像诊断的各种疾病之临床表现及影像学应用价值。

2. 基本要求

(1) 内分泌科和肿瘤科:掌握常规问诊和物理检查技术;熟悉下表所列疾病的临床表现、体征、实验室检查和诊断要点。

科室	内分泌科、肿瘤科学习的病种要求
内分泌科	甲状腺疾病(包括甲状腺功能亢进症、甲状腺功能减退症、甲状腺炎、甲状腺肿、甲状腺腺瘤、甲状腺癌)、肾上腺疾病、糖尿病
肿瘤科	肺癌、乳腺癌、前列腺癌、淋巴瘤、食管癌、胃癌、肠癌、肝癌、胰腺癌

(2) 非指定科室:掌握常规问诊和物理检查技术;熟悉下表所列疾病的临床表现、体征、实验室检查和诊断要点。

科室	心内科、呼吸科或神经内科学习的病种要求
心内科	冠心病、心绞痛、急性心肌梗死、高血压、心肌病、慢性心力衰竭、心律失常、常见心脏病急诊的诊断与处理
呼吸科	肺动脉栓塞、慢性阻塞性肺病、肺动脉高压、肺结核、肺炎、肺癌、支气管扩张、结节病
神经内科	脑出血、脑梗死、阿尔茨海默病、帕金森病、脑肿瘤、癫痫

(二) 第二阶段(第7~16月)

1. 放射诊断(5个月)

(1) 轮转目的:

掌握:诊断报告书的书写原则,并完成下表所列疾病报告书的书写例数,要求住院医师每周至少书写诊断报告书50份,不同地区和医院可以根据具体情况适当上调报告数量。

熟悉:放射学的基本理论,包括X射线、CT和MRI的成像原理和检查方法;影像学图像分析及其诊断原则;放射性防护原则、外照射防护措施。

了解:X射线投照和CT、MRI检查操作方法;放射学诊断的临床应用价值和限度;电离辐射的生物学效应。

(2) 基本要求:见下表。

系统(检查技术)	操作技术名称	最低例数
神经系统	脑出血	10
	脑梗死	15
	脑肿瘤	10
	脑外伤	10
呼吸、循环系统	肺结核	15
	肺肿瘤	10
	支气管扩张	10
	肺炎	10
	纵隔肿瘤	5
	胸腔积液	10
	心包积液	5
消化、泌尿系统	肝肿瘤	9
	肝硬化	8
	胰腺炎及肿瘤	10

（续表）

系统(检查技术)	操作技术名称	最低例数
	胆系肿瘤	5
	肾肿瘤	8
	膀胱肿瘤	5
	消化道肿瘤及溃疡(造影检查)	10
骨关节系统	骨折	15
	骨肿瘤和结核	10
	骨关节病	20
放射性检测	工作场所放射性水平检测	2

2. 核医学科(5个月)

(1) 轮转目的：

掌握：核医学基础理论和基本知识，包括核医学的内容和特点；放射性核素示踪技术的原理；放射性核素显像的原理、类型和图像分析方法；核医学仪器设备的分类，SPECT和正电子核素显像设备的工作原理和临床价值；常用放射性药物的定位机制，放射性药品临床使用的基本要求及制备的基本原理和方法，放射性核素体内、外治疗的基本原理；放射防护基本原则，核医学中的放射性污染及防护措施；高活性实验室的放射性药品、显像剂的制备、标记、分装和使用，活性实验室设备操作，放射性废物、放射性污染的处理，开放性放射源防护。

熟悉：甲状腺吸碘(^{131}I)率测定的原理、方法及临床意义；骨显像、甲状腺显像、肾动态显像、心肌血流灌注显像和心肌存活检测、脑血流灌注显像、肺通气/灌注显像、肝胆显像、涎腺动态显像、甲状旁腺显像和FDG肿瘤显像等核素显像的原理、方法、图像分析及临床应用；碘(^{131}I)治疗甲状腺功能亢进症的原理、方法及适应证和禁忌证。

了解：核医学常用检查和治疗方法与其他影像技术诊断及治疗手段的比较；核医学体外分析技术的特点和基本原理，体外放射分析的基本类型和基本操作技术；医学影像图像融合技术的优势；电离辐射的生物效应。

(2) 基本要求：完成下表所列的技术操作和报告书的书写例次。

技术操作或检查项目名称	最低例次
放射性核素分装	5
显像剂制备	5
放射性药物注射	50
每日工作场所污染检测	5
参与全程碘(^{131}I)治疗甲亢	5
参与体外分析实验	400
甲状腺吸碘(^{131}I)率测定操作及指导下书写报告	20
骨显像指导下书写报告	50
甲状腺显像指导下书写报告	40
甲状旁腺显像指导下书写报告	5
肾动态显像指导下书写报告	40
心肌血流灌注显像指导下书写报告	20

(续表)

技术操作或检查项目名称	最低例次
脑血流灌注显像，或肝胆显像，或涎腺动态显像指导下书写报告	20
肺通气/灌注显像指导下书写报告	5
工作场所放射性污染检测	2

(三)第三阶段(第17～33月)

1. 放射影像诊断科(5个月，其中神经组1个月，胸、腹部组各2个月)

(1) 轮转目的：

掌握：放射学的基本理论，包括X射线、CT和MRI的成像原理和检查方法；影像学图像分析及其诊断原则；本专科常见病的诊断和鉴别诊断，并对本专科治疗项目的指征、技术操作有一定的认识和实践经验。

熟悉：放射学常见病的诊断和鉴别诊断及其最佳影像检查方法，放射学诊断的临床应用价值和限度。

了解：X射线投照和CT、MRI检查操作方法；本专科国内、外发展的最新动态；学习本专科的科研方法，并能在上级医师指导下，进行简单的科研工作。

(2) 基本要求：完成下表所列疾病报告书的书写例数。

系统	病　种	最低例数
头颈部	胶质瘤、脑膜瘤、垂体瘤、转移瘤	15
	脑出血、脑外伤	10
	脑梗死	20
	椎管内肿瘤、胆脂瘤、鼻窦肿瘤	5
	鼻咽癌、甲状腺癌	5
	痴呆	2
胸部	胸腔积液、气胸、液气胸	30
	肺肿瘤、胸膜肿瘤、乳腺肿瘤	20
	冠状动脉狭窄	10
	肺动脉栓塞	5
	支气管扩张	20
	肺炎、肺结核	40
	慢性阻塞性肺病	20
	胸腺瘤、淋巴瘤、神经源性肿瘤	5
	风湿性心脏瓣膜病、主动脉瘤、大动脉炎或夹层	5
	心包积液、冠状动脉钙化	10
腹盆部	胃肠道穿孔、肠梗阻、胰腺炎	10
	食管静脉曲张、食管癌、胃和十二指肠溃疡、胃癌、结直肠癌	10
	肝癌、肝血管瘤、肝硬化、胰腺癌、肾癌、胆囊炎、胆囊结石	10
	肾囊肿、肾结石	20
	膀胱癌、前列腺增生、前列腺癌、子宫肿瘤、卵巢肿瘤	10
血液系统	淋巴瘤、多发性骨髓瘤	10

（续表）

系统	病　　种	最低例数
骨关节系统	骨折、骨关节病	40
	骨肿瘤、骨结核	8

2. 核医学科（12 个月）

其中图像采集与处理 1 个月，SPECT 或 SPECT/CT 5 个月，PET 或 PET/CT 3 个月，核素治疗和功能测定 3 个月。

（1）轮转目的：

掌握：甲状腺吸碘（^{131}I）率测定的原理、方法及临床意义；骨显像、甲状腺显像、甲状旁腺显像、肾动态显像、心肌血流灌注显像、脑血流灌注显像、肺通气/灌注显像、肝胆显像、涎腺动态显像等核素显像的原理、方法、图像分析、诊断和鉴别诊断；FDG 肿瘤显像和脑代谢显像的原理、方法、图像分析、临床应用；碘（^{131}I）治疗甲状腺功能亢进症的原理、方法、适应证和禁忌证，正确估算给药剂量；核医学体外分析技术的特点、基本原理、基本类型和基本操作技术；甲状腺疾病体外分析结果的临床意义；核医学常用检查和治疗方法与其他影像技术诊断及治疗手段的比较。

熟悉：心肌存活检测方法及临床意义；前哨淋巴结显像、下肢深静脉显像、淋巴系统显像、肾静态显像和骨髓显像原理及方法；FDG 肿瘤显像诊断和鉴别诊断；碘（^{131}I）治疗甲状腺癌的原理、适应证和禁忌证；心脏负荷试验。

了解：常见病的诊断和治疗中各种医学影像技术的优化选择；多模式分子影像。

（2）基本要求：完成下表中所列的技术操作和报告书的书写例数。

技术操作或检查项目名称	最低例次
SPECT 或 SPECT/CT 图像采集与处理	80
PET（含符合线路）或 PET/CT 图像采集与处理	20
骨显像书写报告	200
甲状腺显像书写报告	80
甲状旁腺显像书写报告	10
肾动态显像书写报告	150
心肌血流灌注显像书写报告	60
肺通气/灌注显像书写报告	20
脑血流灌注显像或肝胆显像或涎腺动态显像书写报告	50
心肌存活检测或前哨淋巴结显像或下肢深静脉显像或淋巴系统显像或肾静态显像或骨髓显像书写报告	5
甲状腺吸碘（^{131}I）率测定操作和报告书写	40
全程碘（^{131}I）治疗甲状腺功能亢进症	15
FDG 肿瘤显像书写报告	60
FDG 脑代谢显像书写报告	10

附录四

放射科住院医师规范化培训结业理论考核大纲

大纲一级	大纲二级	大纲三级	大纲四级	掌握程度
公共理论	1. 政策法规	1. 卫生法基本理论		了解
		2. 医疗机构管理法律制度		了解
		3. 执业医师法律制度		了解
		4. 医疗事故与损害法律制度		了解
		5. 母婴保健法律制度		了解
		6. 传染病防治法律制度		了解
		7. 药品及处方管理法律制度		了解
		8. 血液管理法律制度		了解
		9. 突发公共卫生事件的应急处理条例		了解
	2. 循证医学与临床科研设计			了解
	3. 医学伦理学	1. 医学伦理学的理论基础和规范体系		了解
		2. 医患关系伦理		了解
		3. 临床诊疗中的伦理问题		了解
		4. 死亡医学伦理		了解
		5. 生命科学发展中的伦理问题		了解
		6. 健康伦理		了解
		7. 医学道德的评价、监督和修养		了解

（续表）

大纲一级	大纲二级	大纲三级	大纲四级	掌握程度
专业理论知识	1. 与本专业相关的基础理论知识	1. 影像技术学	X线基本特征及成像原理	掌握
			DSA基本原理	了解
			CT成像基本原理	掌握
			CT成像基本技术	掌握
			MRI基本原理	了解
			MRI常用脉冲序列	掌握
			MRI基本技术	掌握
			CT、MRI对比剂应用	掌握
		2. 影像解剖学	神经系统影像解剖	掌握
			头颈部影像解剖	掌握
			呼吸系统影像解剖	掌握
			循环系统影像解剖	掌握
			消化系统影像解剖	掌握
			泌尿生殖系统影像解剖	掌握
			肌骨系统影像解剖	掌握
	2. 本专业基本理论知识	1. 基本病变的影像学特征	液化坏死的影像学特征	掌握
			凝固性坏死的影像学特征	掌握
			干酪样坏死的影像学特征	掌握
			各种水肿的影像学特征	掌握
			钙化的影像学特征	掌握
			骨化的影像学特征	掌握
			纤维化组织的影像学特征	掌握
			含脂异常的影像学特征	掌握
		2. 各系统基本影像征象	神经系统基本影像征象	掌握
			头颈部基本影像征象	掌握
			呼吸系统基本影像征象	掌握
			循环系统基本影像征象	掌握
			消化系统基本影像征象	掌握
			泌尿生殖系统基本影像征象	掌握
			肌骨系统基本影像征象	掌握

（续表）

大纲一级	大纲二级	大纲三级	大纲四级	掌握程度
专业理论知识	3. 临床常见病种的影像诊断与鉴别诊断	1. 神经系统疾病	脑血管病：脑出血、脑梗死等	掌握
			颅内肿瘤：胶质瘤、脑膜瘤、垂体瘤、转移瘤、神经鞘瘤等	掌握
			颅脑外伤：脑挫裂伤、各种颅内出血等	掌握
			神经系统变性疾病：多发性硬化等	了解
			颅内感染：脑脓肿、脑囊虫、病毒性脑炎、脑膜炎等	掌握
			椎管内常见肿瘤	掌握
		2. 头颈部疾病	头颈部肿瘤：鼻咽癌、喉癌等	掌握
			中耳乳突炎症：急慢性中耳乳突炎(单纯性、胆脂瘤型)	掌握
			鼻窦病变：炎症、肿瘤等	掌握
			眼眶病变：外伤、眶内常见肿瘤等	掌握
		3. 呼吸系统疾病	肺部感染：大叶性肺炎、支气管肺炎、肺脓肿、肺结核等	掌握
			肺间质病变：间质肺炎、肺间质纤维化等	了解
			气道病变：支气管扩张、支气管异物等	掌握
			肺内肿瘤：肺癌、错构瘤、硬化性血管瘤等	掌握
			纵隔肿瘤：胸内甲状腺、胸腺瘤、淋巴瘤、畸胎瘤、神经源性肿瘤	掌握
			胸膜病变：胸腔积液、气胸、液气胸等	掌握
		4. 循环系统疾病	心脏病变：先天性心脏病、风湿性心脏病、冠心病等	掌握
			心包病变：心包积液、缩窄性心包炎等	掌握
			主动脉病变：真性及假性动脉瘤、主动脉夹层等	掌握
			肺动脉病变：肺动脉高压、肺动脉栓塞等	掌握
			其他大血管病变：动脉粥样硬化性疾病等	了解
		5. 消化系统疾病	急腹症：消化道穿孔、肠梗阻、阑尾炎、腹部外伤等	掌握
			食管病变：食管癌、食管静脉曲张、食管异物等	掌握
			胃十二指肠病变：消化性溃疡、胃癌、憩室、壶腹癌等	掌握

（续表）

大纲一级	大纲二级	大纲三级	大纲四级	掌握程度
专业理论知识	3. 临床常见病种的影像诊断与鉴别诊断	5. 消化系统疾病	空回肠病变：克罗恩病、结核、小肠肿瘤等	了解
			结直肠病变：结直肠癌、溃疡性结肠炎等	掌握
			肝脏病变：肝细胞癌、胆管细胞癌、转移瘤、囊肿、血管瘤、脓肿、肝硬化、脂肪肝等	掌握
			胆系疾病：胆囊癌、急慢性胆囊炎、肝外胆管癌、胆结石等	掌握
			胰腺病变：急慢性胰腺炎、胰腺癌、胰腺囊性肿瘤、胰腺神经内分泌肿瘤等	掌握
			脾脏病变：脾梗死、常见脾肿瘤等	了解
		6. 泌尿生殖系统疾病	肾脏病变：肾囊性病变、肾癌、肾盂癌、肾结核等	掌握
			输尿管及膀胱病变：输尿管癌、膀胱癌、尿路结石等	掌握
			肾上腺病变：增生、皮质腺瘤、嗜铬细胞瘤、转移瘤等	掌握
			前列腺病变：前列腺增生、前列腺癌、前列腺炎	掌握
			女性生殖系统病变：肌瘤、内膜癌、宫颈癌、卵巢肿瘤等	掌握
		7. 骨关节系统疾病	骨关节外伤：骨折、关节脱位等	掌握
			骨肿瘤：骨瘤、骨软骨瘤、骨巨细胞瘤、骨肉瘤、转移瘤等	掌握
			骨关节炎症：化脓性骨关节炎、骨关节结核、类风湿关节炎、强直性脊柱炎等	掌握
			退行性骨关节病：颈椎病、腰椎退行性病变、膝关节退行性病变等	掌握
			骨代谢病：佝偻病等	了解
临床基本技能	1. 基本急救技能	1. 心肺复苏		掌握
		2. 对比剂不良反应的处置		掌握
	2. 本专业基本技能	1. Seldinger 技术		了解
		2. 胃肠双重对比造影		掌握
		3. CT 各种重建技术		掌握

附录五

超声医学科住院医师规范化培训结业理论考核大纲

大纲一级	大纲二级	大纲三级	大纲四级	掌握程度
公共理论	1. 政策法规	1. 卫生法基本理论		了解
		2. 医疗机构管理法律制度		了解
		3. 执业医师法律制度		了解
		4. 医疗制度与损害法律制度		了解
		5. 母婴保健法律制度		了解
		6. 传染病防治法律制度		了解
		7. 药品及处方管理法律制度		了解
		8. 血液管理法律制度		了解
		9. 突发公共卫生事件的应急处理条例	群体伤事件分级标准及相应应急预案	掌握
	2. 循证医学与临床科研设计	循证医学与临床科研设计基本概念及关系		了解
	3. 医学伦理学	1. 医学伦理学的理论基础和规范体系		了解
		2. 医患关系伦理		了解
		3. 临床诊疗中的伦理问题		了解
		4. 死亡医学伦理		了解
		5. 生命科学发展中的伦理问题		了解
		6. 健康伦理		了解
		7. 医学道德的评价、监督和修养		了解

（续表）

大纲一级	大纲二级	大纲三级	大纲四级	掌握程度
专业理论知识	1. 与本专业相关的基础理论知识（如解剖病理、病理生理、生理学等）	1. 腹部	1. 肝脏、肝内外胆管、胰腺、脾脏、肾脏、输尿管、肾上腺、前列腺正常超声表现及解剖	掌握
			2. 腹部常见脏器发育异常、肝脏弥漫性病变、肝脏占位性病变的病理改变	掌握
			3. 胆道系统结石、炎症、肿瘤的病理基础	掌握
			4. 急、慢性胰腺炎；胰腺癌的病理学改变、分型	掌握
		2. 浅表器官	1. 甲状腺、甲状旁腺、涎腺、乳腺、淋巴结、阴囊正常超声表现、解剖基础及病理	掌握
			2. 颈部淋巴结分区	掌握
		3. 妇产	1. 女性盆腔结构正常超声表现、解剖及病理	掌握
			2. 女性生殖器官周期性生理学变化	掌握
			3. 卵巢肿瘤的病理类型	掌握
			4. 异位妊娠临床表现及相关实验室检查	掌握
			5. 正常妊娠的胚胎学基础	掌握
		4. 心脏	心脏的胚胎学基础、正常解剖、生理及病理	掌握
		5. 血管	腹部、周围血管解剖、病理	掌握
	2. 本专业基本理论知识	超声影像物理基础	1. 超声基本理论及概念	掌握
			2. 超声成像基础	掌握
			3. 超声伪像	掌握
			4. 超声造影、超声弹性成像技术	掌握
	3. 临床常见病的诊疗规范（诊断及鉴别诊断）	1. 腹部疾病诊断及鉴别诊断	1. 肝脏弥漫性病变	掌握
			2. 肝脏局灶性病变	掌握
			3. 胆囊疾病	掌握
			4. 胆管疾病	掌握
			5. 胰腺弥漫性病变	掌握
			6. 胰腺占位性病变	掌握
			7. 脾脏占位性病变	掌握
			8. 脾外伤、梗塞等	掌握
			9. 肾脏弥漫性肾病变	掌握
			10. 肾脏占位性病变	掌握
			11. 肾结石	掌握
			12. 肾和输尿管积水	掌握

(续表)

大纲一级	大纲二级	大纲三级	大纲四级	掌握程度
专业理论知识	3. 临床常见病的诊疗规范(诊断及鉴别诊断)	1. 腹部疾病诊断及鉴别诊断	13. 肾先天性异常	掌握
			14. 肾外伤与血肿	掌握
			15. 移植肾	掌握
			16. 输尿管结石	掌握
			17. 膀胱肿瘤	掌握
			18. 膀胱结石	掌握
			19. 肾上腺皮质疾病	掌握
			20. 肾上腺髓质疾病	掌握
			21. 良性前列腺增生症	掌握
			22. 前列腺癌	掌握
			23. 残余尿测定	掌握
			24. 胃肠常见急腹症、常见胃肿瘤	掌握
			25. 腹腔及腹膜后病变	掌握
			26. 胸腔积液	掌握
			27. 胸壁、胸膜病变	掌握
		2. 浅表器官疾病诊断及鉴别诊断	1. 甲状腺占位性病变	掌握
			2. 甲状腺弥漫性病变	掌握
			3. 甲状旁腺增生	了解
			4. 甲状旁腺占位性病变	掌握
			5. 腮腺及颌下腺病变	掌握
			6. 乳腺良性病变	掌握
			7. 乳腺恶性病变	掌握
			8. 腮腺、颌下腺结石	掌握
			9. 涎腺肿瘤	掌握
			10. 睾丸肿瘤	掌握
			11. 睾丸、附睾及精索良性病变	掌握
			12. 淋巴结良、恶性疾病	掌握
		3. 妇产疾病诊断及鉴别诊断	1. 子宫病变及畸形	掌握
			2. 卵巢良恶性肿瘤	掌握
			3. 正常妊娠及测量	掌握
			4. 异常妊娠	掌握

（续表）

大纲一级	大纲二级	大纲三级	大纲四级	掌握程度
专业理论知识	3. 临床常见病的诊疗规范（诊断及鉴别诊断）	4. 心脏疾病诊断及鉴别诊断	1. 后天获得性心脏病	掌握
			2. 先天性心脏病	掌握
		5. 血管疾病诊断及鉴别诊断	1. 动脉瘤	掌握
			2. 周围动静脉疾病	掌握
			3. 动静脉肿瘤	掌握
		6. 介入	肝、肾穿刺活检、前列腺穿刺活检	掌握
基本技能知识	1. 基本急救技能	1. 心肺复苏	心肺复苏的操作	掌握
		2. 休克抢救措施	过敏性休克、心源性休克	掌握
		3. 临床危急病症	常见危急病症的诊查和处理	掌握
	2. 本专业基本技能	仪器的使用及调节	1. 超声探头的种类与临床应用	掌握
			2. 超声诊断设备的使用及调节	掌握
			3. 彩色多普勒的调节	掌握
			4. 频谱多普勒的调节	掌握
			5. 超声设备的维护	了解

附录六

核医学科住院医师规范化培训结业理论考核大纲

大纲一级	大纲二级	大纲三级	大纲四级	掌握程度
公共理论	1. 政策法规	1. 卫生法基本理论		了解
		2. 医疗机构管理法律制度		了解
		3. 执业医师法律制度		了解
		4. 医疗事故与损害法律制度		了解
		5. 母婴保健法律制度		了解
		6. 传染病防治法律制度		了解
		7. 药品及处方管理法律制度		了解
		8. 血液管理法律制度		了解
		9. 突发公共卫生事件的应急处理条例		了解
	2. 循证医学与临床科研设计			了解
	3. 医学伦理学	1. 医学伦理学的理论基础和规范体系		了解
		2. 医患关系伦理		了解
		3. 临床诊疗中的伦理问题		了解
		4. 死亡医学伦理		了解
		5. 生命科学发展中的伦理问题		了解
		6. 健康伦理		了解
		7. 医学道德的评价、监督和修养		了解

（续表）

大纲一级	大纲二级	大纲三级	大纲四级	掌握程度
专业理论	1. 与本专业相关的基础理论知识	1. 解剖与生理基础	1. 脑的解剖与生理基础	掌握
			2. 心脏解剖和生理基础	掌握
			3. 消化系统解剖与生理基础	了解
			4. 呼吸系统解剖与生理基础	掌握
			5. 肾脏的解剖和生理基础	了解
			6. 内分泌系统解剖与生理基础	掌握
			7. 骨髓和淋巴解剖与生理基础	了解
			8. 骨骼系统解剖与生理基础	掌握
		2. 核物理基础	1. 原子核	了解
			2. 核的衰变及其方式	了解
			3. 放射性核素的衰变规律	掌握
			4. 射线与物质的相互作用	掌握
			5. 电离辐射量及其单位	了解
	2. 本专业基本理论知识	1. 核医学诊断概论	1. 核医学成像技术	掌握
			2. 核医学图像处理与分析	掌握
			3. 与其他影像技术比较	了解
			4. 分子影像技术的融合	了解
		2. 核医学仪器	1. 核医学射线测量仪器	掌握
			2. γ照相机和单光子发射计算机断层(SPECT)	掌握
			3. 正电子发射计算机断层仪(PET)	掌握
			4. 放射性计数的统计规律	了解
		3. 电子计算机在核医学中应用	1. 核医学计算机的组成	了解
			2. 图像的数字化和计算机显示	了解
			3. 图像的采集和处理	掌握
		4. 核化学与放射性药物	1. 放射性药物的作用机理与药物设计	了解
			2. 质量控制与质量保证	了解
			3. 正确使用、不良反应及其防治	掌握
			4. 99 mTc 化学与 99 mTc 的放射性药物	掌握
			5. 放射性碘、镓、铟、铊的放射性药物	了解
			6. 放射性治疗药物	掌握
			7. 放射性药物新进展	了解

(续表)

大纲一级	大纲二级	大纲三级	大纲四级	掌握程度
专业理论	2. 本专业基本理论知识	5. 放射卫生防护	1. 放射生物效应与防护原则	掌握
			2. 核医学实验室	掌握
			3. 工作人员的防护	掌握
			4. 工作人员的职责	掌握
			5. 患者的防护	掌握
			6. 放射卫生防护法规	了解
	3. 临床常见病种的诊疗规范	1. 神经系统疾病	1. 短暂性脑缺血发作	掌握
			2. 脑梗死	掌握
			3. 癫痫	掌握
			4. 阿尔茨海默病	掌握
			5. 帕金森病	掌握
			6. 交通性脑积水	了解
		2. 循环系统疾病	1. 冠心病	掌握
			2. 心肌病	掌握
			3. 急性心肌梗死	掌握
		3. 消化系统疾病	1. 胃食道反流	掌握
			2. 糖尿病胃瘫	了解
			3. 消化道出血	掌握
			4. 异位胃黏膜	了解
			5. 先天性胆道闭锁	掌握
			6. 婴肝综合征	了解
			7. 急性胆囊炎	掌握
			8. 肝内血管瘤	掌握
			9. 脾功能亢进	掌握
		4. 呼吸系统疾病	1. 肺栓塞	掌握
			2. COPD	掌握
			3. 下肢深静脉血栓	掌握
		5. 泌尿系统疾病	1. 单侧肾血管性高血压	掌握
			2. 尿路梗阻	掌握
			3. 肾功能不全	掌握

（续表）

大纲一级	大纲二级	大纲三级	大纲四级	掌握程度
专业理论	3. 临床常见病种的诊疗规范	6. 内分泌系统疾病	1. 甲状腺腺瘤	掌握
			2. 甲状腺机能亢进	掌握
			3. 甲状腺机能减退	掌握
			4. 甲状旁腺瘤	掌握
			5. 甲状腺癌	掌握
			6. 异位甲状腺	掌握
			7. 肾上腺嗜铬细胞瘤	掌握
			8. 肾上腺外异位嗜铬细胞瘤	了解
			9. 恶性嗜铬细胞瘤多发转移	了解
			10. 神经母细胞瘤	了解
		7. 骨骼系统	1. 骨转移瘤	掌握
			2. 原发骨肿瘤	掌握
			3. 代谢性骨病	掌握
			4. 缺血性骨坏死	掌握
		8. 骨髓、淋巴系统	1. 再生障碍性贫血	掌握
			2. 白血病	掌握
			3. 骨髓栓塞	了解
			4. 多发性骨髓瘤	掌握
			5. 原发性真性红细胞增多症	了解
			6. 慢性溶血性贫血	了解
			7. 骨髓纤维化	掌握
			8. 淋巴水肿	掌握
		9. 肿瘤	1. 鼻咽癌	掌握
			2. 喉癌	掌握
			3. 甲状腺癌	掌握
			4. 肺癌	掌握
			5. 食管癌	掌握
			6. 乳腺癌	掌握
			7. 胰腺癌	掌握
			8. 胃癌	掌握
			9. 结直肠癌	掌握

(续表)

大纲一级	大纲二级	大纲三级	大纲四级	掌握程度
专业理论	3. 临床常见病种的诊疗规范	9. 肿瘤	10. 宫颈癌	了解
			11. 卵巢癌	掌握
			12. 恶性淋巴瘤	掌握
			13. 神经内分泌肿瘤	掌握
基本技能	1. 基本急救技能	1. 心肺复苏		掌握
		2. 常见不良反应的处置		掌握
	2. 本专业基本技能	1. 高活性室基本技能操作		掌握
		2. SPECT 各种显像采集和处理		掌握
		3. PET/CT 各种显像采集和处理		掌握

附录七

放射科住院医师规范化培训结业实践技能考核指导标准

<table>
<tr><th>考站设计</th><th colspan="2">考核内容</th><th>考核形式与方法</th><th>时间（分钟）</th><th>分值</th><th>合格标准</th><th>备注</th></tr>
<tr><td rowspan="18">一、多学科影像诊断</td><td rowspan="7">（一）影像诊断</td><td>神经系统常见病</td><td rowspan="18">人机对话</td><td rowspan="18">60</td><td rowspan="18">50 分：
X 线(6)
CT(15)
MR(15)
超声(7)
核医学(7)</td><td rowspan="18">40</td><td rowspan="18"></td></tr>
<tr><td>头颈常见病</td></tr>
<tr><td>呼吸常见病</td></tr>
<tr><td>心血管常见病</td></tr>
<tr><td>消化常见病</td></tr>
<tr><td>泌尿生殖常见病</td></tr>
<tr><td>骨骼常见病</td></tr>
<tr><td rowspan="5">（二）超声诊断</td><td>消化超声</td></tr>
<tr><td>泌尿生殖超声</td></tr>
<tr><td>心血管超声</td></tr>
<tr><td>甲状腺超声</td></tr>
<tr><td>乳腺超声</td></tr>
<tr><td rowspan="6">（三）核医学</td><td>骨显像</td></tr>
<tr><td>心肌灌注显像</td></tr>
<tr><td>肿瘤代谢显像</td></tr>
<tr><td>肾动态显像</td></tr>
<tr><td>甲状腺显像</td></tr>
<tr><td>肺显像</td></tr>
</table>

（续表）

<table>
<tr><th>考站设计</th><th colspan="2">考核内容</th><th>考核形式与方法</th><th>时间（分钟）</th><th>分值</th><th>合格标准</th><th>备注</th></tr>
<tr><td rowspan="30">二、影像病例分析实践技能（面试）</td><td rowspan="6">（一）头颈考站</td><td>脑血管病</td><td rowspan="30">①按放射亚专业分五站；②采取面试，胃肠造影考题要求演示检查体位；③每站1～2例；④每例由主诉、简要病史、图像及问题组成</td><td rowspan="30">15～20</td><td rowspan="30">50分：头颈(10)心胸(10)腹部(15)骨骼(8)面试(7)</td><td rowspan="30">40</td><td rowspan="30"></td></tr>
<tr><td>颅内常见肿瘤</td></tr>
<tr><td>颅脑外伤</td></tr>
<tr><td>神经系统变性疾病</td></tr>
<tr><td>颅内感染</td></tr>
<tr><td>椎管内常见肿瘤</td></tr>
<tr><td rowspan="7">（二）心胸考站</td><td>肺部感染</td></tr>
<tr><td>肺肿瘤</td></tr>
<tr><td>肺间质病变</td></tr>
<tr><td>气道病变</td></tr>
<tr><td>纵隔病变</td></tr>
<tr><td>胸膜病变</td></tr>
<tr><td>心血管病变</td></tr>
<tr><td rowspan="12">（三）腹部考站</td><td>急腹症</td></tr>
<tr><td>消化道溃疡、炎症及常见肿瘤</td></tr>
<tr><td>肝脏肿瘤、感染、弥漫病变</td></tr>
<tr><td>胰腺炎症、肿瘤</td></tr>
<tr><td>胆道结石、肿瘤、炎症</td></tr>
<tr><td>脾脏肿瘤、梗死及外伤</td></tr>
<tr><td>肾脏肿瘤、炎症</td></tr>
<tr><td>尿路结石、炎症、肿瘤</td></tr>
<tr><td>肾上腺常见肿瘤、增生</td></tr>
<tr><td>前列腺病变</td></tr>
<tr><td>子宫常见肿瘤</td></tr>
<tr><td>卵巢常见肿瘤</td></tr>
<tr><td rowspan="5">（四）骨骼考站</td><td>退行性骨关节病</td></tr>
<tr><td>骨关节外伤</td></tr>
<tr><td>骨关节炎症</td></tr>
<tr><td>骨肿瘤</td></tr>
<tr><td>骨常见代谢病</td></tr>
</table>

（续表）

考站设计	考核内容		考核形式与方法	时间（分钟）	分值	合格标准	备注
合计	—	—	—	75～80	100	80	

1. 考站设计，考核内容等可根据基地实际情况进行调整。
2. 以上两部分必须同时合格。

附录八

超声医学科住院医师规范化培训结业实践技能考核指导标准

考站设计（四部分共九站）	考核内容		考核形式与方法	时间（分钟/考站）	分值	合格标准	备注
一、超声病例分析诊断（共四站）	（一）腹部考站	消化系统	①按超声亚专业分四站；②面试方式：图像认读、病例分析和问题解答；③每站题3例；④每例由主诉、简要病史、图像及问题	20	腹部（9）	20	
		1. 图像认读、分析					
		2. 诊断依据					
		3. 鉴别诊断					
		4. 问题解答					
		泌尿系统和胸腹腔腹膜后大血管					
		1. 图像认读、分析					
		2. 诊断依据					
		3. 鉴别诊断					
		4. 问题解答					
	（二）妇产考站	超声检查技术解答		20	妇产超声（5）		
		子宫疾病					
		卵巢囊肿和肿瘤					
		妊娠					
	（三）心脏考站	心脏常规超声扫查技术		20	心脏超声（6）		
		常用扫查切面认读					
		先天性心脏病					
		后天获得性心脏病					

（续表）

考站设计（四部分共九站）	考核内容		考核形式与方法	时间（分钟/考站）	分值	合格标准	备注
一、超声病例分析诊断（共四站）	（四）浅表器官及周围血管考站	甲状腺疾病		20	浅表部位和周围血管超声(5)		
		甲状旁腺疾病					
		乳腺疾病					
		涎腺炎症、肿瘤					
		淋巴结良恶性疾病					
		阴囊					
		颈动脉、椎动脉、四肢动脉疾病					
		四肢静脉疾病					
		腹部血管					
二、上机操作考站（共三站）	（一）腹部考站	仪器操作和调节	①按部位分三个考站；②每考站设2名考官，1名秘书。	20	腹部(10)	20	
		图像存储					
		肝脏检查及测量					
		胆囊、胆管显示及测量					
		胰腺检查及测量					
		脾脏、肾脏显示及测量					
	（二）心脏考站	仪器操作和调节		20	心脏(8)		
		图像存储					
		规范扫查和标准切面获取					
		图像认读					
		解剖结构测量					
	（三）颈部考站	仪器操作和调节		20	颈部(7)		
		图像存储					
		甲状腺显示及测量、上动脉的显示及测量					
		颈部淋巴结分区（解剖或 Level 分区）及测量					
		乳腺和腋下扫查问题解答（不做实际操作）					

(续表)

<table>
<tr><th>考站设计(四部分共九站)</th><th colspan="2">考核内容</th><th>考核形式与方法</th><th>时间(分钟/考站)</th><th>分值</th><th>合格标准</th><th>备注</th></tr>
<tr><td rowspan="10">三、放射影像学与核医学考站(一站)</td><td rowspan="4">(一)放射影像学</td><td>神经系统(以CT和MRI为主):脑血管病、脑肿瘤、脑外伤</td><td rowspan="10">①阅片形式,纸质或屏幕答题;②题量或病例10～20题,放射占60%～70%,核医学占30%～40%;③每题或病例由主诉、简要病史、图像及问题组成。</td><td>10</td><td rowspan="10"></td><td rowspan="4">16</td><td rowspan="10">15</td></tr>
<tr><td>呼吸、循环系统(以平片和CT为主):肺部感染、肺肿瘤、支气管扩张、纵隔肿瘤、主动脉疾病、心包积液</td><td>10</td></tr>
<tr><td>消化、泌尿、生殖系统(以CT和MRI为主):实质脏器肿瘤、肝硬化、胰腺炎、胆系结石、消化道肿瘤、消化道溃疡(造影检查)、泌尿系肿瘤、子宫肿瘤、卵巢肿瘤</td><td>10</td></tr>
<tr><td>骨关节系统:骨折、骨肿瘤(以平片为主)、骨关节炎性疾病、退行性骨关节病</td><td>10</td></tr>
<tr><td rowspan="6">(二)核医学</td><td>骨显像</td><td rowspan="6">20</td><td rowspan="6">9</td></tr>
<tr><td>心肌灌注显像</td></tr>
<tr><td>肿瘤代谢显像</td></tr>
<tr><td>肾动态显像</td></tr>
<tr><td>甲状腺显像</td></tr>
<tr><td>肺显像</td></tr>
<tr><td rowspan="5">四、人际沟通与人文知识考站(一站)</td><td>(一)</td><td>仪容仪表</td><td rowspan="5">①面试(2名考官);②共3～5个问题,以口头提问或PPT放映问答。</td><td rowspan="5">15～20</td><td rowspan="5">25</td><td rowspan="5">20</td><td rowspan="5"></td></tr>
<tr><td>(二)</td><td>检查前或术前问诊,与患者及家属沟通</td></tr>
<tr><td>(三)</td><td>对报告描述及诊断的解释是否恰当</td></tr>
<tr><td>(四)</td><td>应对“超声危急值”及突发事件(如患者突发心脏疾病、休克等)的能力</td></tr>
<tr><td>(五)</td><td>与其他科室人员的沟通及协作能力合计</td></tr>
<tr><td>合计</td><td colspan="2">—</td><td>—</td><td>215～220</td><td>100</td><td>75</td><td></td></tr>
</table>

1. 考站设计,考核内容等可根据基地实际情况进行调整。
2. 以上一～四部分必须同时合格。

附录九

核医学科住院医师规范化培训结业实践技能考核指导标准

考站设计	考核内容	考核形式与方法	时间（分钟）	分值（分）		合格标准	备注
第一站：接诊病人	病史采集	考官模拟病人	25	20	6	16	
	查体				6		
	医患沟通				4		
	选取检查方式				4		
第二站：基本技能操作	高活性室	高活室及机房实地操作	35	30	10	24	
	图像采集				10		
	图像处理				10		
第三站：临床思维（读片）	图像分析	现场读片	30	30	30	24	
第四站：检查报告	一般项目	现场书写报告	30	20	4	16	
	影像描述				6		
	结论印象				3		
	检查图像				3		
	图像质量				4		
合计	—	—	120	100		80	

1. 考站设计，考核内容等可根据基地实际情况进行调整。
2. 以上任何一站不通过，均视为不通过。